国医大师

颜正华

孟河京派学术思想传承全集

主　审　颜正华

主　编　张　冰　吴嘉瑞

副主编　邓　娟

编　委　（按姓氏笔画排序）

王志斌　邓　娟　刘　欣　刘玉德　刘树民

吴嘉瑞　邱　浩　沈惠军　张　冰　张晓朦

苗明三　林志健　郑虎占　孟　杰　赵晓霞

钟赣生　袁秀荣　徐　刚　徐晓玉　高　琰

高承琪　郭金龙　黄　星　黄　晖　黄幼群

崔　瑛　彭　康

U0235654

人民卫生出版社

图书在版编目（CIP）数据

国医大师颜正华孟河京派学术思想传承全集 / 张冰，
吴嘉瑞主编 . —北京 : 人民卫生出版社，2019

ISBN 978-7-117-29061-6

Ⅰ.①国… Ⅱ.①张… ②吴… Ⅲ.①中医临床 - 经
验 - 中国 - 现代 Ⅳ.①R249.7

中国版本图书馆 CIP 数据核字（2019）第 226946 号

| 人卫智网 | www.ipmph.com | 医学教育、学术、考试、健康，购书智慧智能综合服务平台 |
| 人卫官网 | www.pmph.com | 人卫官方资讯发布平台 |

国医大师颜正华孟河京派学术思想传承全集

主　　编：张　冰　吴嘉瑞
出版发行：人民卫生出版社（中继线 010-59780011）
地　　址：北京市朝阳区潘家园南里 19 号
邮　　编：100021
E - mail：pmph @ pmph.com
购书热线：010-59787592　010-59787584　010-65264830
印　　刷：保定市中画美凯印刷有限公司
经　　销：新华书店
开　　本：710×1000　1/16　印张：34.5　插页：8
字　　数：657 千字
版　　次：2019 年 11 月第 1 版　2019 年 11 月第 1 版第 1 次印刷
标准书号：ISBN 978-7-117-29061-6
定　　价：88.00 元

打击盗版举报电话：010-59787491　E-mail：WQ @ pmph.com
（凡属印装质量问题请与本社市场营销中心联系退换）

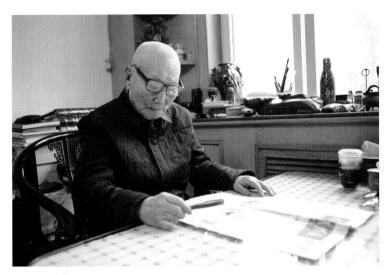

颜正华教授近照

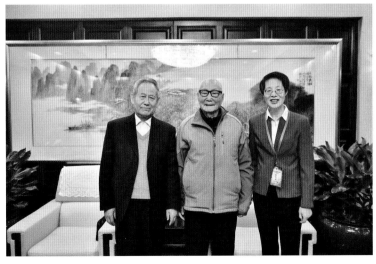

颜正华教授与李振吉教授及弟子张冰合影

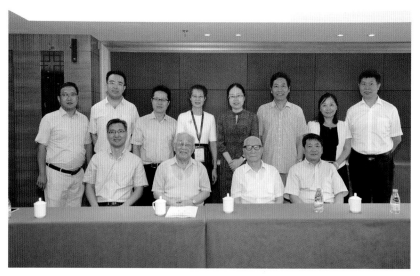

颜正华教授与国医大师金世元及相关领导专家、弟子合影

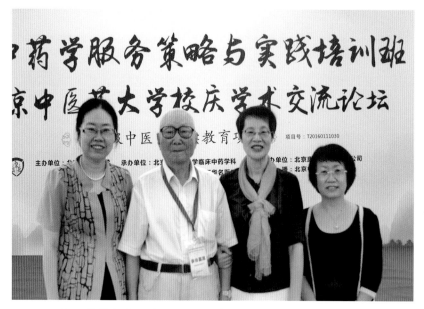

颜正华教授与谷晓红教授及学术继承人张冰、邓娟合影

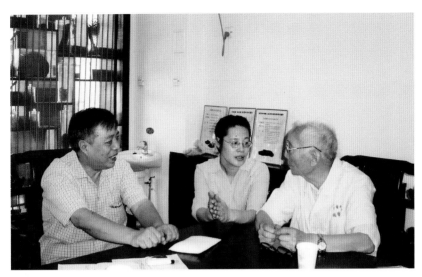

颜正华与学术继承人常章富教授、张冰教授诊余合影

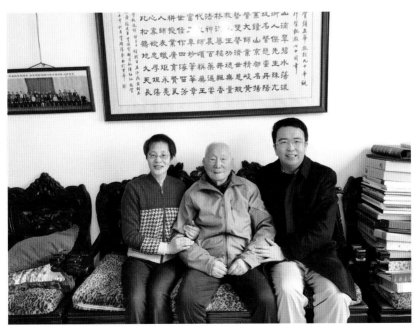

颜正华教授与本书主编张冰、吴嘉瑞教授合影

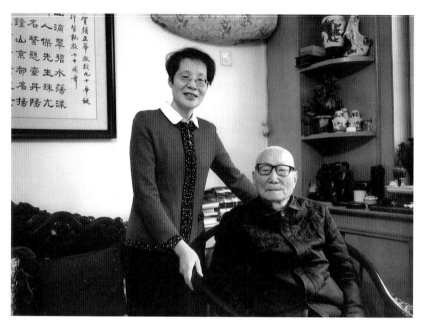

颜正华教授与工作室负责人、学术继承人张冰教授合影

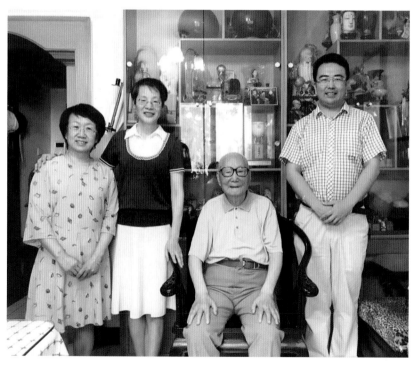

颜正华教授与主编张冰教授、吴嘉瑞教授和副主编邓娟主任医师合影

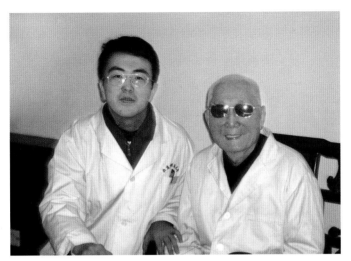

颜正华教授与工作室秘书、学生吴嘉瑞诊余合影

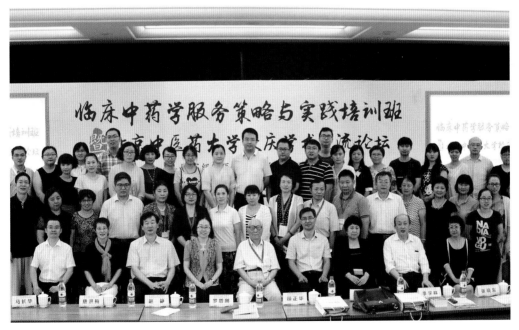

颜正华名医工作室举办的第一届临床中药学服务策略与实践培训班合影

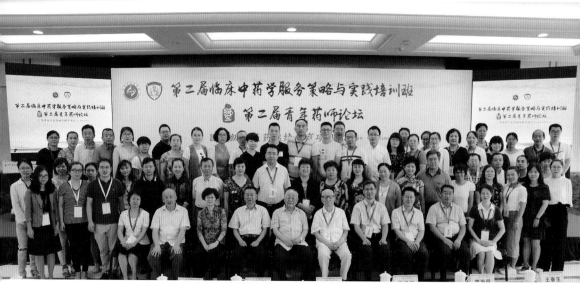

颜正华名医工作室举办的第二届临床中药学服务策略与实践培训班合影

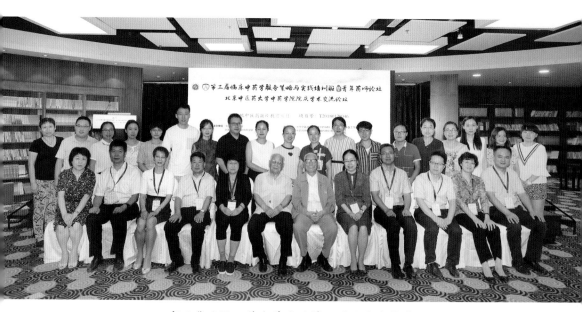

颜正华名医工作室举办的第三届临床中药学
服务策略与实践培训班合影（部分学员）

陈　序

中医药是我国医药宝库的瑰宝，为中华民族的卫生保健和繁衍昌盛作出了杰出贡献。名老中医药专家是中医药事业的宝贵人才资源。他们精通中医药理论，临床经验丰富，学术特点鲜明，学术地位突出。他们勤于钻研，勇于创新，医德高尚，医术精湛。充分发挥名老中医药专家的作用，系统传承他们的宝贵学术思想和临床经验，是推进中医药事业发展的重要举措。

颜正华教授是我国著名中医药学家、中医药教育家、北京中医药大学终身教授、博士研究生导师，新中国高等教育中药学学科主要创建人和奠基人之一，孟河医派第四代传人，首届国医大师，首届首都国医名师，全国继承老中医药专家学术经验指导老师，第一批国家级非物质文化遗产项目（中医传统制剂方法）代表性传承人。曾任国务院学位评定委员会医学药学组成员、国家教委科技委员会医药组成员、国家药典委员会委员等职。

我与颜正华教授相识数十年，他推崇理论实践紧密结合，中医中药汇通融合，中医西医相互学习。他勤奋工作，严谨治学，虚怀若谷，孜孜以求，为中医药事业的发展作出了突出贡献。他勤求医理，博采众长，注重临床，技艺精湛，力求在平淡中求疗效，是当代孟河医派的杰出代表。他仁和宽诚，胸襟宽阔，高风亮节，和谐处世，德高品端，学验俱丰，备受同仁尊敬和学生与患者爱戴。

在颜正华教授的指导下，他的弟子北京中医药大学张冰教授和吴嘉瑞教授主编了这部专著——《国医大师颜正华孟河京派学术思想传承全集》。本部著作以介绍国医大师颜正华教授学术思想及其创立的孟河京派学术思想体系为核心内容，系统介绍了颜正华教授的习医与工作经历、孟河医派学术思想渊源与孟河京派整体用药特色传承，重点论述了颜正华教授的学术思想、经典医案、用药规律和颜正华教授的传承人、学生的医案文集及他们在中药药性理论和中药药物警戒方面的研究成果。本书真实、系统地论述了颜正华教授的学术思想，总结了颜正华教授的临床经验，内容翔实，科学严谨，具有很高的学术与应用价值。

　　本书付梓之际恰逢颜正华教授百岁华诞,衷心祝愿颜正华教授健康长寿!祝愿颜正华教授学术思想、临床经验传承光大!

中国科学院院士、国医大师　陈可冀

2019 年 9 月

屠　序

颜正华教授是国医大师，首都国医名师，国家级非物质文化遗产代表性传承人，著名中医药学家，北京中医药大学终身教授，中华中医药学会终身理事，全国继承老中医药专家学术经验指导老师，曾担任国务院学位评定委员会医学药学组成员、国家教委科技委员会医药组成员、国家药典委员会委员等职。

颜正华教授是孟河医派当代杰出代表，与马培之、邓星伯、杨博良一脉相承。1937 年 1 月，颜正华教授拜孟河医派第三代传人、清末名医马培之再传弟子杨博良为师学习中医，开启了他学习、传承、光大孟河医派的心路历程。颜老总是深情地说："杨博良老师对我人生影响最大，如果我没有跟随杨先生学习，在临床经验的积累方面可能还要摸索更长时间，随名师习医是学习中医的最好途径。"1940 年 6 月，颜正华教授出师回到丹阳，独立悬壶行医，誉满乡里。1947 年秋，颜正华教授参加全县中医统考，名列榜首，声噪丹阳，成为当年孟河医派青年一辈的杰出代表。新中国成立后，颜老参与创建了高等教育中药学学科和临床中药学学科，同时在中医临床中传承拓新孟河医派诊疗思路，名噪京城，治验甚众。如今，年近百岁高龄的颜正华国医大师仍坚持指导名医工作室的建设发展和学生弟子的学术创新，以颜老为代表的孟河颜氏京派已经成为北京名老中医经验传承和中药临床药学服务领域具有鲜明特色的学术传承团队，为孟河医派在北京的传承发扬作出了突出贡献。

本著作以介绍国医大师颜正华教授学术思想及其创立的孟河京派学术思想体系为核心内容，系统介绍了颜正华教授的习医与工作经历、孟河医派学术思想渊源与孟河京派整体用药特色传承，重点论述了颜正华教授的学术思想、经典医案、用药规律、药学研究思想、药学教育思想和颜正华教授的传承人、学生的医案文集及他们在中药药性理论和中药药物警戒方面的研究成果，全面反映了国医大师颜正华教授的学术思想和临床经验，具有较高的学术水平和临床价值。这部著作的出版将会对繁荣中医药学术，推进我市名医学术传承发挥积极示范作用。

　　衷心祝愿国医大师颜正华教授健康长寿！祝愿颜正华教授传承的孟河学术思想发扬光大！

北京市中医管理局局长

2019 年 9 月

谷　序

　　颜正华教授是首届国医大师、首都国医名师,我国著名中医药学家、中医药教育家,北京中医药大学终身教授、博士研究生导师,孟河医派第四代传人,中华中医药学会终身理事,全国继承老中医药专家学术经验指导老师,第一批国家级非物质文化遗产项目(中医传统制剂方法)代表性传承人。

　　颜正华教授少年立志学医,14 岁步入岐黄,从事中医药工作 80 余个春秋,从事中医药教育事业 60 余个春秋,一直致力于中药学教育、科研及中医临床工作,推崇理论实践紧密结合,倡导医药互学互鉴,是医药融合之大家! 40 年前即 1979 年,我作为一名学子步入岐黄殿堂时,有幸聆听颜正华教授讲授了中药学全部课程。颜正华教授治学严谨,知识渊博,精通本草,学贯古今,至今仍记忆犹新! 他所主编的自编教材《中药学》富有中医的理论性、先进性、实用性,一直使用至今。颜老赠给我他的座右铭"量大、气和、不争、助人",是他的人生真实写照!

　　颜正华教授桃李满天下,他的学生和弟子很多已成为著名中医药学家、全国名老中医或中医药相关工作的骨干力量。由他的学术传承人张冰教授担任负责人的颜正华名医工作室是传承、研究、挖掘颜正华教授学术思想和临床经验的重要平台和团队。工作室成立 10 余年来,一直致力于传承和发扬颜正华教授学术思想与临床经验,著述丰富,成果丰硕,获得中华中医药学会科学技术奖一等奖、二等奖各 1 项,获得中国药学会科学技术奖一等奖 1 项,连续 3 年成功举办国家级继续教育项目"临床中药学服务策略与实践培训班",并在北京市 18 家医院设立"颜正华临床中药学学科服务基地"。由于在传承工作中业绩突出,工作室被授予"全国先进名医工作室"等荣誉称号。本部专著《国医大师颜正华孟河京派学术思想传承全集》是工作室多年来潜心研究的重要成果。本书系统呈现了颜正华教授作为孟河医派传人对孟河思想的传承发扬,也展现了颜正华教授创立的孟河京派传承特色,融实用性、科学性、创新性于一体,是一部高水平学术著作。

　　本书出版恰逢颜正华教授百年华诞之际,谨以学生、大学党委书记的身份感谢颜老为祖国中医药事业和北京中医药大学建设和发展作出的突出贡献! 感谢他多年来对我们的教育、教诲和教导！颜老的为人、为师、为医是后辈永远的典范！祝颜老健康快乐，继续带领我们开创中医药事业更加辉煌的明天。

北京中医药大学教授、党委书记、博士研究生导师

2019 年 9 月

颜　序

　　我今年已年近百岁,行医八十载。回顾我的求学和习医经历,孟河学术思想对我影响深远,传承孟河学术思想是我一直努力践行的使命和责任。1937年,我拜孟河名医马培之再传弟子杨博良为师。1940年,我出师回到丹阳,独立悬壶行医。新中国成立后,在党和人民政府的关心下,我从一个普通医生,成长为大学教授、博士研究生导师,还被授予"国医大师"和"首都国医名师"等荣誉称号。

　　自1957年到北京中医学院(现北京中医药大学)工作,我在北京从事临床、教学和科研工作已经62年。62年来,我一直努力践行孟河医学的理论与经验,一直传承发扬孟河医派的学术思想,一直以在首都北京传播光大孟河医派为己任。我已培养学术传承人、博士研究生、硕士研究生数十人,他们中有的已成为全国老中医药专家学术经验继承工作指导老师和相关领域的学术大家,形成了孟河京派的学术队伍,传承发扬了孟河学术思想与临床经验。将孟河京派的学术思想和临床经验传承整理,著书立传,是我多年来的心愿。2017年底,我的名医工作室、传承工作室和名老中医工作室负责人张冰和工作室秘书吴嘉瑞来向我汇报工作,我嘱他们负责策划编写孟河京派的传承著作。2018年春,本部专著《国医大师颜正华孟河京派学术思想传承全集》在人民卫生出版社立项,并被列为"'十三五'国家重点图书",我甚感欣慰。

　　张冰和吴嘉瑞联合我的其他学生悉心整理我的医案、学术论文、教学论著,体悟我的临床思想并应用数据挖掘等多种方法对我的处方用药进行了深入挖掘,同时结合国家重点基础研究发展计划(973计划)和国家科技支撑计划课题成果对我中药药性思想和安全用药思想进行了拓展与深化,并精心整理成文,历时两年,著作完稿由我审定。本部著作以我对孟河学术思想的继承与发扬为核心内容,共设上、中、下三篇,分别介绍了孟河马派学术思想渊源,我个人的学术思想、经典医案、用药规律、药学研究思想、药学教育思想及我的传承人对学术思想的拓展与创新。书中所整理的中药学研究理念、治学思想、教学方法改革思路、常见病用药规律、临床验案等均系我学术思想和临床经验之体会。本书是一部融实用性、科学性、创新性于一体,全面反映我学术思想和临床用药经验的学术著作,体现了我对孟河医派学术思想的传承和孟河京派的学术特色,我十分欣慰与高兴,特撰序以表鼓励与祝贺。

　　稿成之际,承蒙中国科学院院士、国医大师陈可冀教授,北京市中医管理局屠志涛局长和北京中医药大学党委书记谷晓红教授为书作序,特表感谢!

国医大师　颜正华

2019 年 9 月

前　言

颜正华教授是首届"国医大师"，首届"首都国医名师"，全国继承老中医药专家学术经验指导老师，当代孟河医派杰出代表，第一批国家级非物质文化遗产项目（中医传统制剂方法）代表性传承人。颜正华教授现任北京中医药大学终身教授，曾荣获中华中医药学会终身成就奖，曾任国务院学位评定委员会医学药学组成员、国家药典委员会委员。颜正华教授从事中医药临床、教学、科研工作80余年，是新中国高等教育中药学学科的主要创建人之一，培养了新中国几代中医药工作者，在中医药界享有崇高威望。

颜正华名医工作室成立10余年来，一直致力于传承和发扬颜正华教授学术思想与临床经验，著述丰富，成果丰硕，发表颜正华教授临床经验论文60余篇，发表中药药性研究、中药药物警戒思想相关文章200余篇，获得中华中医药学会科学技术奖一等奖、二等奖各1项，获得中国药学会科学技术奖一等奖1项，举办全国性学术会议5次，连续4年成功举办国家级继续教育项目"临床中药学服务策略与实践培训班"，并在北京市18家医院设立"颜正华临床中药学学科服务基地"。由于在传承工作中业绩突出，工作室被授予"全国先进名医工作室"等荣誉称号。

作为颜正华教授的学生和弟子，整理挖掘并凝练总结老师的学术思想是我们的职责和使命。2017年底，我们向颜老汇报工作时，颜老指示以孟河京派为主题编写他的学术思想著作，我们深感荣幸和义不容辞！在颜老的指导和关心下，在人民卫生出版社中医药中心的支持下，这部《国医大师颜正华孟河京派学术思想传承全集》顺利完稿。本部著作以介绍国医大师颜正华教授学术思想及其创立的孟河京派学术思想体系为核心内容，共设上、中、下三篇。上篇共分三章，分别介绍颜正华教授的习医与工作经历、孟河医派学术思想渊源与孟河京派整体用药特色传承；中篇共分五章，介绍颜正华教授的学术思想、经典医案、用药规律、药学研究思想、药学教育思想；下篇共分四章，主要呈现了颜正华教授的传承人和学生的医案、文集，以及他们在中药药性理论和中药药物警戒方面的研究成果。附录中包括颜正华教授大事年鉴、研究生目录和传承人目录。

本书付梓恰逢颜正华教授百年华诞之际，谨以此书献礼，感谢颜老为祖国中医药事业作出的突出贡献！感谢他数十年来对我们的教诲与培育！感谢他对本书编写给予的指导和关心！

本书编写过程中得到中国科学院院士、国医大师陈可冀教授，北京市中医管理局屠志涛局长和北京中医药大学党委书记谷晓红教授的关心和指导，且书稿付梓之际，他们欣然作序。在此向陈可冀院士、屠志涛局长、谷晓红书记表示崇高敬意和衷心感谢！

本书立项和编写过程中得到颜正华教授首批学术继承人、北京中医药大学常章富教授的指导、关心和帮助，特此表示衷心感谢！

由于我们水平所限，以及对颜正华教授学术思想和临床经验的挖掘、领悟尚在进一步完善、提高阶段，故书中缺憾与不足在所难免，敬请同道赐教指正！

张　冰　吴嘉瑞

2019 年夏于北京中医药大学

目　录

上篇　孟河学术继承篇

中篇 颜氏孟河京派学术思想精华篇

第八章　颜正华药学教育思想

下篇　颜氏孟河京派传承篇

上 篇

孟河学术继承篇

第一章　颜正华习医与工作经历

一、少志鸿鹄，献身岐黄

1920 年 2 月 27 日，颜正华出生于江苏省丹阳县一个普通农民家庭。他的祖父曾参加太平天国起义部队，后定居于江苏丹阳，因豪侠仗义，乐善好施，深得当地人尊敬，被称之为"颜客人"。颜正华的父亲原做桑蚕生产工作，日寇侵华时，房屋连同家产被全部烧毁，遂改做农民。颜正华乃家中长子，自幼具长者风范，又受家庭环境熏陶，聪颖过人，敏而好学，知书达理。幼年的颜正华已十分懂事，他下定决心，不辜负父母的期望，将来要成为国之栋梁。新中国成立前，颜正华所处的江苏农村惨淡可泣，哀鸿遍野。面对封建统治的黑暗，帝国主义的入侵，国人奋斗自强的呼声极高。此时的颜正华正值风华少年，耳濡目染，感触颇深。亲眼目睹人民的疾苦，面对父母的期望，他立下鸿鹄之志，一定要发奋学习，为中华民族崛起而奋斗。1934 年 6 月，14 周岁的他第一次走出家门，跟随同邑儒医戴雨三学习，步入岐黄。戴雨三时年七十上下，是当地名儒，有深厚的中国传统文化功底。他既教书又行医，在当地很有名望。颜家与戴家相距十八里，颜正华食宿都在戴家，上午听课，下午自读。戴先生见颜正华聪颖好学，年少有志，很是器重，颜正华也与戴先生朝暮相随，聆听教诲。戴先生每以亲身经历启发教导颜正华，告诉他"不为良相，便为良医"，要为民献心尽力，解除疾苦。这些观点对年少的颜正华影响很大。期间，他研读了《黄帝内经》《神农本草经》《伤寒论》《金匮要略》《本草纲目》《温病条辨》等典籍。凡所读之书，颜正华均逐字推敲，仔细琢磨，重点之处均圈点批注，且力求抄录背诵。因敏而好学，博闻强记，颇得戴雨三先生赏识。目睹戴先生的临床治验，颜正华从内心深处由衷地敬佩医术高超的老师，学习中医的兴趣日加浓厚。1936 年 12 月，颜正华在跟随戴雨三学习两年半之后，结束学业回到家中。

1937 年 1 月，颜正华来到毗邻的武进县城，拜孟河医派第三代传人、清末名医马培之再传弟子杨博良为师，继续学习中医。杨先生家学深厚，精通内外科，名震江、浙、皖，求诊者甚众。颜正华借住在老师家中，珍惜难得的机会，白天随师侍诊，勤习临床技艺，晚间秉灯研读医经、方书与本草。他悟性极好，侍诊三年,颇得杨氏真传。此后,每当谈及自己的人生经历,颜老总是深情地说:"杨博良老师对我人生影响最大,如果我没有跟随杨先生学习,在临床经验的积累方面可能还要摸索更长时间,随名师习医是学习中医的最好途径。"

1940年6月,颜正华出师回到丹阳,独立悬壶行医。日间接诊,至夜仍专心苦读。他以"善良、诚信、尽责、求精"为座右铭,对患者一视同仁,誉满乡里。1947年秋,颜正华参加全县中医统考,名列榜首,声噪丹阳。1949年,中华人民共和国成立后,颜正华切身感受到社会主义制度的优越和国家的进步,更加努力为群众健康事业服务。他积极响应政府号召,与其他医生一道成立了丹阳县导墅区联合诊所,并担任导墅区联合诊所所长与卫生工作者协会主任。

二、创建学科,誉满杏林

颜正华不仅是我国当代著名中医临床大家,也是中医药教育家。他参与创建了新中国高等教育中药学学科,主持并参与编写了新中国第1版至第5版《中药学》教材,培养了数以万计的中医药高等人才,为我国中医药教育事业作出了突出贡献。

(一)建业京华,创立学科

新中国成立后,党和政府高度重视中医药事业的发展,先后成立了多所中医药高等院校,以培养高级中医药人才。江苏省中医进修学校即是早期试点之一。颜正华1955年进入江苏省中医进修学校(现南京中医药大学的前身)学习。次年,从师资进修班毕业后,受命担任中药教研组组长,为南京中医学院(现南京中医药大学)创建和开设中医本科中药学课程进行筹备。当时,中药教研组只有几名教师,既无教材,更无讲授经验,一切须从头摸索,而建院招生任务又迫在眉睫。颜正华带领全组教师,昼夜工作,数月内编写完成适合中医本科学习所用的《中药学讲义》,并积极组织备课和试讲,为讲好中药学课程摸索经验。此外,颜正华还收集多种中药材标本,以备直观教学之用。这些均为南京中医学院的创建及中医本科中药学课程的开设奠定了基础。1957年,颜正华奉调至北京中医学院(现北京中医药大学)任教,9月报到,10月就上台主讲中药学。面对师资力量不足、教材不完备、实验设施条件差等诸多困难,担任教研组组长的颜正华知难而上,在实践中总结摸索出一套适合中药学教学的思路与方法,即课堂讲授与生产实践相结合的教学方法。颜正华认为,中药学讲授应当以中医理论为指导,紧密结合临床,这样才能做到学以致用。在讲授方法上,应当以药物的功效主治为核心,用性味归经等药性理论加以阐明,并进一步结合临床说明药物的配伍应用、用量、用法及禁忌等。对于药物的来源、形态、产地、采制可仅作简单介绍,通过穿插观看标本、参观药厂实际操作等,使学生加深对药物性能的了解。

他带领全组教师认真编讲义、备课、讲课。同时,收集标本,联系安排临床见习,参观药厂及上山采药等,使学生通过实践加深了对药物的了解。实践证明,颜正华创立的课堂讲授与生产实践相结合的教学方法完全适合中药学的教学,且效果良好。时至今日,这套教学方法仍然在教学中发挥着重要作用。

(二)呕心沥血,创编教材

颜正华深知,编写好《中药学》教材是建立中药学学科和提高中药学教学质量的基础。故此,在多年的教学工作中,他始终将编写、修改、充实、提高《中药学》教材放在首位。每讲一轮课,他都要对自己的讲稿进行修改,不断补充完善。1964年,颜正华在历版讲义的基础上,正式筹划编写《中药学》教材。该教材介绍了中药学的发展概况和药性理论,对各论中的每味药,从《神农本草经》到《本草纲目》,从古代各家论述到现代临床应用进行了系统总结,将药物的性味、归经、功效、主治等紧密联系,进行阐述。该项工作量大,难度高,没有可供借鉴的成熟经验,但他凭着对中药学的挚爱,对中医药事业的一颗赤诚之心,日以继夜,呕心沥血,用了两年多的时间基本完成了《中药学》1版教材的初稿。遗憾的是,因“文化大革命”,这部教材未能及时问世。至1976年高考恢复以后,这本教材才得以正式使用。此后,颜正华又对教材进行了多次修改,增加了许多现代研究的内容。20世纪70年代末,在学校的大力支持和其他教师的通力协助下,颜正华这本自编教材作为本科教材正式出版。该教材内容丰富,被历版《中药学》教材视为圭臬,为《中药学》教材从无到有、不断发展奠定了基础,标志着中药学学科地位的确立。1984年,本教材以《临床实用中药学》之名,由人民卫生出版社出版。现已多次再版,成为全国医药人员学习中药的重要参考书,取得了良好的社会效益。此外,为了帮助学生更好地学习记忆单味中药的性能主治,颜正华又编写了内容与教材相匹配的《中药药性歌诀》,对《中药学》教学质量的提高和中药学的人才培养起到了积极的作用。颜正华除自编《中药学》教材外,还参加了全国高等医药院校统编教材——《中药学》的编写。1959—1963年,颜正华先后编修或审定了第1、第2版《中药学》教材。1983年,颜正华与成都凌一揆共同编写了《中药学》第5版教材。1987—1990年,颜正华又主持编写了高等中医院校教学参考丛书《中药学》,全书150余万字,是中医药人员学习研究中药学难得的参考书,具有很高的学术价值。

(三)殚精竭虑,创组科室

颜正华注重中药直观教学,认为这是提高教学质量的重要一环。到京任教伊始,他即着手组织筹建中药标本室。在不到3年的时间内,共收集到标本1 000余种,并仿《中药学讲义》,按药物功效将其分类陈列,以便教学使用。他组织制作或与兄弟院校交换蜡叶标本,并配以文字说明,装入镜框内,陈列于教室和教学楼走廊,以便供学生熟悉药物的形态、产地及功效。颜正华还与校内外美工合作,绘制了常用中药彩色标准图,供课堂教学使用,使北京中医学院(现北京中医药大学)在20世纪60年代便具备了国内一流的中药标本室和较完备的中药直观教具。颜正华常说,中药文献资料甚为丰富,古本卷帙浩繁,现代实验研究及临床报道更是层出不穷,这些都是研究教学、编写教材、更新讲稿所必需的资料。他常教导后学要广泛地积累资料,并将抄录的资料做成卡片,凡涉及药性理论、药物采制、临床经验及实验研究的新内容都加以收录。在他的带领下,教研室的全体成员在教学之余均主动查阅文献资料,摘录成卡片,作为教研室的共同财富,供大家使用。颜正华认为,合理的学科梯队是学科存在与发展的根本。为此,他非常注重中药学学科的梯队建设,对中青年教师精心培养,言传身教,诲人不倦。每以"业精于勤荒于嬉"之古训告诫后学,要求青年教师广读书,多思考,勤动手,特别提倡在实践中学习理论,增长才干。在教学实践中,他要求青年教师通过随班辅导、备课试讲、研习文献、编修讲义、撰文著书、临床治疗及实验研究等,进一步钻研中医药理论,学会讲授、研究中药学的方法,提高业务水平与工作能力。在颜正华数十年的潜心培育下,北京中医药大学中药学学科已成为国家级重点学科,中药学教学团队成为教育部首批国家级教学团队。

(四)辛勤耕耘,誉满杏林

颜正华热爱中医药教育事业,执教60余年,为培养中医药人才辛勤耕耘。他先后为中医药专科、本科、中药研究班、西学中班、赤脚医生培训班等数十个班次和数以千计的各类学生主讲中药学、方剂学、中医基础理论、中医临床课,以及带教临床见习、实习。颜正华于1979年被聘为硕士研究生导师,于1986年被聘为博士研究生导师,先后培养硕士研究生5个年级19名,博士研究生9个年级13名,指导学术经验继承人7名。20世纪80年代以来,他又积极支持社会办学,主持北京市高等自学中药学考试,参与光明中医、中药函授学院等民办中医药学校教学工作,与其他同道一起,又为国家培养了数以千计的中医药专科人才。20世纪90年代中期,国家决定在药品生产、经营、使用单位实行执业药师资格制度,颜正华又积极参加国家执业药师资格考试及应试指南的审定工作,为国家选拔数以万计的执业药师作出了应有的贡献。在教学中,他对学生严格要求,并毫无保留地将自己数十年积累的中医药知识与临床经验传授给学生。他讲课简明生动,深入浅出,重点明确,具有长者风度,待学生如子弟,宽厚仁爱。他处处为人师表,使学生既学到了渊博的知识,又学到了良好的品质,深受学生爱戴。如今他所培养的学生遍布神州大地,大多数已成为业务骨干或专业领导,有的甚至已成为国家药典委员会委员和国家级重点学科带头人、博士研究生导师。部分弟子涉洋过海,或行医办学,或合作研究,或继续深造,为中医药事业的发展贡献力量。

三、精诚济世,享誉大师

颜正华常说,诊病疗疾是医生的工作,救死扶伤是医生的天职。他一直以大医精诚标准要求自己,想患者之所想,急患者之所急。他认为,临床实践是中医的根本,中医离开了临床实践就失去了根基。他还认为,一个称职的医生要德高技精,既要有精湛的医技,更要有良好的品德。修仁德,精医技,服务社会,普助苍生,是医生的信念。他不但是这样说的,也是这样做的,在80余年的岐黄生涯中,始终将临床医疗作为自己工作的主旋律。

早年在家乡开业时,他无论是诊所应诊,还是到病家出诊,从不懈怠。他对患者的社会地位不分贵贱,一视同仁。对于病家要求出诊的请求,无论白昼还是黑夜,也无论是晴天还是雨天,总是有求必应。对疾病的诊治,不论是病情较缓的常见病,还是病情较重乃至极重的传染病,从不推托。在无数次的诊病疗疾过程中,颜正华十分注意以中医药理论为指导,分析、体悟方药的治疗机理,总结、提高自己的临床经验,使医疗技术日加精湛,医疗水平迅速提高,不但治愈了不少常见病、多发病,而且对许多疑难病也是药到病除,受到了患者们的信赖与赞誉。20世纪50年代中期,颜正华开始从事中医药教学工作。他在认真搞好中药教学工作的同时,仍然重视临床实践,将临证诊病作为自己工作的重点之一,总是在繁忙的教学工作中抽出时间为患者诊病疗疾,或定期去医院出门诊,或带本科生、研究生、进修生临床实习,或利用休息时间为上门求医者诊治,或与同事们一起到基层巡回医疗,处处都可以见到他为患者把脉诊病的身影。20世纪90年代,当颜正华被确定为全国继承老中医药专家学术经验指导老师后,他更是注重临床,全身心地投入到临床带教与指导徒弟诊治疾病的工作中,每周数次,按时出诊,从不耽误。即便是在2003年严重急性呼吸综合征(传染性非典型肺炎)流行的日子里,他也毫不退缩,依然坚守岗位,带着徒弟们出诊。当时有的徒弟曾劝他停诊。他却说:"没事的,'非典'属瘟疫类疾病,不必惧怕,日本侵华时期曾有瘟疫流行,那时我在家乡行医,还不是照样应约出诊,只要自己注意预防就行了。"直至21世纪的今天,颜正华虽已年过九旬,仍然坚守自己的信念,不顾年迈,坚持每周出半天门诊,一面为患者诊治疑难杂病,一面指导徒弟及学生。在悬壶应诊的伊始,颜正华专工内、外科,兼及儿科。近30年来,他独重中医内科、中医儿科,兼及中医妇科,尤擅治中医内科杂病及疑难病证。他遣药组方,知常达变,平和轻灵,在平淡中见奇效。他主张在药治的同时,要调饮食,畅情志,慎起居,以巩固或增强疗效。他推崇未病先防,已病防变,并把它贯穿于诊病疗疾的各个环节。漫长的临床实践,铸就了他辨证细腻、用药精当、综合调治的独特风格,展现了一个又一个治验案例与验方,留下了十分宝贵的临床经验。颜正华这种注重临床实践的牢固信念和从不脱离临床实践的执着坚守,为后学树立了热爱本职工作、无怨无悔地为传承岐黄之术而努力奋斗的光辉典范。

2009年1月6日,在北京市政府召开的首都中医药发展大会上,颜正华被北京市卫生局等三部门授予"首都国医名师"称号,并作为代表讲话。6月16日,又参加了由人力资源和社会保障部、卫生部、国家中医药管理局举办的《国务院关于扶持和促进中医药事业发展的若干意见》(国发〔2009〕22号)座谈会,并接受"国医大师"荣誉称号证书和奖章。

第二章　孟河医派（马派）先贤

一、孟河医派溯源

作为我国著名医学流派之一，孟河医派源远流长，其形成可追溯至魏晋南北朝时期，葛洪、陶弘景是其中杰出代表。明末至近代，孟河医派名医辈出，逐渐形成了以费、马、巢、丁四大医家为代表的孟河医派。费家最具代表性的大家是费伯雄（1800—1879），以归醇纠偏、平淡中出神奇盛名于晚清，同时他是孟河医派的奠基人之一。马家以疡科闻名于世，其中以马培之（1820—1903）影响最大。1880年，马培之进京为慈禧太后治病，名声大振。宫廷里传出"外来医生以马文植最著"的声誉。此后，马培之被称"以外科见长而以内科成名"。巢家最著名者为巢崇山（1843—1909）、巢渭芳（1869—1929）二人。巢崇山在上海行医50余年，家学渊源，学验两富。巢渭芳系马培之学生，精内科，尤长于时病。丁家医学造诣最深者是丁甘仁（1865—1926），他师从马培之，因首创上海中医专门学校，有"医誉满海上，桃李遍天下"之称颂。孟河四大家以其高深的学术造诣，丰富的临床经验，对祖国近现代医学的发展作出了卓越的功绩，后继者遍及天下，承前启后，垂范百年。由他们为核心而形成的孟河医派，似一颗灿烂的明星，照耀在清代末年、民国的医坛上。当今国医大师、全国名老中医中，师承孟河医派者众多。国医大师颜正华即是孟河医派马家传人，具体传承关系图见下图。

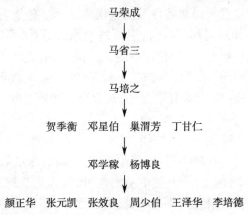

马荣成

↓

马省三

↓

马培之

↓

贺季衡　邓星伯　巢渭芳　丁甘仁

↓

邓学稼　杨博良

颜正华　张元凯　张效良　周少伯　王泽华　李培德

二、孟河名医马培之

马培之（1820—1903），常州孟河镇人，孟河马氏医派的杰出代表。马培之先生强调诊病讲究眼力和药力。他常说："看病辨证，全凭眼力；而内服外敷，又有药力。讲究眼力，就是要能深入剖析病情，抓住疾病症结所在；讲究药力，则是注重药物的性能、配伍、炮制等，以利药效充分发挥。"马培之主张辨证时要考虑到天时、年运、方土、禀赋、嗜好、性情等因素，细审病在气在血，入经入络，属脏属腑。马培之自幼从祖父习医16年，尽得家传，又旁收费伯雄等名家之经验，医技精湛。他精研《灵枢》《素问》及金元四大家医籍，广收博采众家效方、民间验方，并合家藏秘方、自制验方，整理成书。马培之对中医各科都有高深的造诣和成就，尤以外科见长。他的外科著作《外科传薪集》等共载有内服、外用之丸、散、膏、丹共1 000余方，并详细记载了主治、组成、剂量、炮制、配制和用法。此外，马培之的主要医著还有《纪恩录》《马培之外科医案》《医略存真》《外科集腋》《青囊秘传》《伤寒观舌心法》《药性歌诀》《马培之医案》《马评外科证治全生集》《马评急救百病回生良方》等。光绪六年（1880），慈禧太后身染疾病，诏征天下精医术者，经江苏巡抚推荐，马培之应诏入京为慈禧太后诊病。慈禧太后看了马培之所用药方后说："马文植脉理精细，所拟药方甚佳。"慈禧太后服药后，病势有所好转。进京为慈禧太后治病后，宫廷里传出"外来医生以马文植最著"的声誉，从此名声大振。马培之先生博览群书、务实求学、勤采众长的治学精神和丰富的临床经验、高超的医疗技术均值得后辈敬仰与学习。

三、孟河名医邓星伯

邓星伯师承马培之先生。从师期间，他认真观察老师临证，后学有所成，曾进京治愈摄政王载沣重疾，而名声大振。邓星伯临证重视醇正和缓，辨证准确，用药得当。马培之先生曾赞曰"弟子首推星伯"。

邓星伯先生非常重视经典著作及历代医家名著。他崇古而不泥于古，善吸取历代医家之长。如对时病，除历代温热病诸家专著外，邓星伯更推崇马培之《务存精要》一书，认为该书既集诸家学说之大成，又有理法方药，是不可多得的重要研习著作。治时病，邓星伯喜按三焦辨证，尤喜参考刘河间之三焦同治法，医案简洁，每例必书治则，药物轻清流畅，常收事半功倍之效。对咳嗽，邓星伯用药尤注意宣肃两法，宣有温清之别，肃又温清之异，邪未尽者，于肃肺药中酌加宣肺药物。清宣如马兜铃、牛蒡子、桔梗、前胡，温宣有苏叶、紫菀、麻黄、香薷，清肃有桑白皮、枇杷叶，温肃有款冬花、旋覆花，泾渭分明。邓星伯非常重视"有胃气则生，无胃气则死"之说，强调五脏中不论何脏，其虚凡与胃有关者，必先治胃。邓星伯先生治病，既遵经旨，又别出机杼，看似平淡，实臻化境。他的早年医案，辨证精当,理法方药具备,不尚浮论;晚年限于精力,医案简朴,每例必书治则,用以启发后学。邓星伯强调用药如用兵,用之得当,药虽少性味平和,辄能中病,喜以和、缓、平三法治病,为他学术思想之重要体现。

四、孟河名医杨博良

杨博良先生,是国医大师颜正华的授业恩师,生于清光绪六年庚辰(1880),卒于中华人民共和国成立后三年(1952)。先生世居江苏武进孟河横山桥西崦村芳茂山。孟河原属常州府武进县辖地,依山临江,水网交织,有"齐梁故里""兰陵古墟"之美誉,山清水秀,人杰地灵。清代道光、咸丰以降,直至当今,此地名医踵出,灿若云星,蔚为大观,自成医派,号曰"孟河"。先生为"孟河医派"中佼佼者,毕生精力,致力岐黄,刀圭济世,活人无算。杨博良先生出生于簪缨世家,其父曾为清代左宗棠手下大将,镇守嘉峪关;母亲旗人,为清宗室之女。他自幼聪颖过人,熟读四书五经。15岁以童生应乙未科(清光绪二十一年,即1895年)岁试,考秀才不第。时值中日甲午海战,北洋水师全军覆没后,《马关条约》割地赔款,朝野上下人心涣散。目睹清廷朝纲不振,日益腐败,先生深感仕途艰险。戊戌变法以降,学堂日兴,科举渐废,遂绝意功名。他恪守庭训,"不为良相,当为良医",锐志学医。时孟河名医马培之老先生尚在,欲拜为师。马老先生辞以年迈体衰,恐难善教,推荐得意门生无锡邓星伯。杨博良遂拜邓星伯先生为师,成为孟河医派第三代传人。在邓星伯先生门下出师后,杨博良于常州茅司徒巷悬壶,早年以外科闻名,渐于内、妇、幼等各科圆通无碍,屡起大恙沉疴。上至达官显贵,下逮走卒贩夫,远至宁沪皖浙,近及常郡四衢,应诊者络绎不绝。杨先生嫡系亲传可考者有:郑陆姚中明,礼河吕元英,新闸陆子立,十字街季志仁、蒋少枫,青果巷孙德然,陈塘桥王益之,丫河潘焕林,邹区张郊良,礼河谢绍安、吕元阳、吴寿生,加泽吴宣育,北岸徐铁之、湟里张元凯,丹阳颜正华,礼河戴民康、李培德,戚墅埝许伯羲,潞城江朝良、王泽华,鸣凤周少伯,潞城李中华等。

杨博良先生临证造诣高深,深得马培之、邓星伯诸先生心要。他经史功底深厚,博览医书,蓄采众长,持论醇和,常常别具只眼。平日尤喜读《临证指南医案》《张氏医通》诸书,推崇医家叶天士。主要特色为审因辨证,立法处方,环环紧扣,用药灵活,讲究炮制,注重煎服,内外妇幼,各科均佳,擅治疑难。杨先生用药恪守孟河家法,绝大多数为平淡常用之品,剂量轻灵,但应变配伍,药无虚发,故多药到病除,甚或起死回生。先生用药扎扎实实,做到了马培之在《医略存真》中所云:"古人治一病,立一方,何药为君,何药为佐,君以何药而能中病之的,佐以何药而能达病之里,或炒、或煅、或姜制、或酒浸、或蜜炙、或生切、或熟用、或生熟并进,孰升孰降,孰补孰泻,孰为攻伐,孰为调和,孰宜辛凉,孰宜甘苦,孰宜咸寒酸淡;若者养荣,若者和卫,若者入于经络,若者通乎脏腑,若者治乎三焦，皆几费经营配合而成，大有精意存乎其间。后之学者，必穷究前人用意之所在。"形成以下风格：①注重使用道地药材，如别直参、潞党参、云茯苓、大有芪、甜冬术、野於术、霍石斛、怀牛膝、上瑶桂、上安桂、西血珀、建泽泻、宣木瓜、新会皮、广湘黄、广藿香、广木香、川朴、川连、川黄柏、川萆薢、川百合、川郁金、广郁金、杭白菊、真滁菊（又写作池菊）、甘菊、湘莲肉、南枣、京独活、香独活、大抚芎、细羌活、细菖蒲、细生地、软柴胡、霜桑叶、雨前茶、双钩尖、陈阿胶、陈天竺子、陈关蜇、抱木茯神、紫衣核桃肉等；②喜用药引子，如青盐、再生苗、荸荠苗、香稻叶、雨前茶、荷叶边、荷梗、陈粟梗、青葱管、绿豆衣、梧桐包、青果、刀豆子、玉蝴蝶、焦锅巴、陈粳米、蟋蟀、五谷虫、炙自穿茧、米蛀虫屑、坎炁等；③擅用鲜药，如带刺鲜荷梗、鲜荷叶、鲜荷蒂、鲜藕节、鲜藕汁、清水芦根、鲜芦尖、鲜马蓝根、鲜生地、鲜首乌、鲜节根、鲜藿香叶、鲜车前草、鲜车前子、雅梨等；④擅用花类药，如红扁豆花、白扁豆花、玫瑰花、月季花、绿梅花、山茶花、茅根花、代代花、白残花、夜合花、佛手花、菊花、金银花、葛花、红花、旋覆花、蔷薇花、厚朴花、辛夷花等；⑤注重使用药物的特殊部位，如桂枝木、桂心、腹皮绒、连皮槟、玄参心、麦冬心、百合心、连翘心、远志肉、牛膝梢、甘草梢、柴胡梢、薄荷尖、竹卷心、荷叶边、莲须等；⑥重视药物炮制，如乳汁拌炒谷芽、砂糖炒楂炭、姜汁炒竹茹、米炒党参、土炒冬术、土炒白芍、醋炒柴胡、醋制香附、醋青皮、醋柴胡、酒炒丝瓜络、酒炒黄芩、酒炒川牛膝、酒炒全当归、煅牡蛎、煅龙骨、煅龙齿、炒青蒿、炒香薷、炒苏梗、炒荆芥、炒甘菊、炒香豉、炒枳壳、炒枳实、炒大黄、炒怀药、炒远志、炒丹参、炒当归、炒杞子、炒麦冬、炒苡仁、炒芡实、炒扁豆衣、煨葛根、煨木香、制首乌、制苍术等；⑦讲究对药佐治，如川连、吴萸同打，生地、豆豉同打，白芍、桂枝拌等；⑧擅将药炒炭用，如荆芥炭、池菊炭、菊花炭、槐花炭、金银花炭、地榆炭、紫菀炭、瓜蒌炭、蒌皮炭、淡芩炭、黄柏炭、大黄炭、贯众炭、丹皮炭、茜草炭、蒲黄炭、陈棕炭、藕节炭、生地炭、牛膝炭、白术炭、党参炭、当归炭、炮姜炭、木香炭、焦楂炭、鸡金炭、红曲炭等；⑨善用曲类药物，如六神曲、六和曲、沉香曲、采芸曲、半夏曲、建曲等。

杨博良先生临证视野开阔，思路灵活，外感六淫、内伤杂病，外、妇、幼、喉、牙、眼等各科疗效均佳，尤其擅治疑难重病，治内伤杂病祖述《金匮要略》，择善前人所长，得力于《马征君医案》甚多，医理精熟，多有切己体会。如，首重调中："上下俱病，宜从中治。""宜和中气，以利机关。""平肝理气，和中化痰，从乎中治。""有形之滞与无形之气逗留未化，先和中气。""九窍不和，皆属胃病。""和营通络，分化痰湿，独取阳明。""苦辛通降，佐以运化。"注重理气："治风当先治血，养血必先理气。""欲运其脾，必疏其肝；欲疏其肝，必先理气。补气不如运气为主。""和中理气，运脾化湿。"注重养阴："壮水可以涵木，养血可以祛风。""外风引动内风，法宜泻南补北。""急宜滋水涵木，育阴潜阳。""壮水抑木，清金保肺。""清金肃肺，和胃化痰，毋伤气阴。""补肾不如运脾，运其脾以理其气，毋伤气阴。"等等。处方轻巧灵活，如临证所见脾失健运、神倦乏力者，力诫一味蛮补，或考虑南方多湿，脾喜燥恶湿，患系湿困引起者，遂用佩兰、豆卷、苡仁、六一散、荷叶等化湿以助脾运，湿去，气畅，脾醒，而中焦斡旋自得康健；或考虑肝木克土，患系肝气纵，脾不运，以致湿郁成痰，滞碍中州者，即予青陈皮、炒枳壳、郁金、瓜蒌、苏梗、半夏等行气化痰；若脾气、脾阳损而难复者，处温中理气、补益命火之方，再予健脾、温脾膏方、丸药缓图之。否则邪不去、正虚不受补，徒增壅滞。汤剂之外，杨博良先生善用膏方、丸药培本。服药同时，反复叮咛情志调养，如"尚须恬淡无为，自养心神。草木之功，难与性情争胜也。""但所服之药，无非草木，难与性情争胜、指日奏功。宜恬淡无为，以助药饵。""预后尚望恬淡无为，静养性天，为养生之一法耳。""再须怡悦情怀，恬淡无为，以助药饵。""还望怡悦性情，解郁宽中，以助药饵。"杨博良先生精通外科，曾手录其师邓星伯等所辑马氏《外科集腋》《青囊秘传》等，平日喜读马氏评点之清代王洪绪《外科证治全生集》。马培之在《医略存真》中反复强调："轩岐评症，原无内外之分……疮疡之生也，六淫伤于外，七情扰于中，气血阻滞经脉，隧道为之壅塞，有随感随发者，有积久而发者，无论恶症险候，即疥癣之小患，无一不由内而达外……故瘕痹可以内消，痈疽可以内散，即破溃之症，亦可以内收。""凡业疡医者，必须先究内科。""浑内外而为一，乃探源之治也。"杨博良先生推崇此说。外科所治范围极广，凡痈、疽、疔、疮、疹、疖、疱、丹毒、痰毒、痰疬、痰块、痰注、流注、乳癖、乳风、横痃、肾岩、疝、痔、湿热毒发等，从头至足无论发于何部，屡用内服汤液治愈外疡重证。妇科善于调经及治产后疾病，立法多予疏肝运脾、调和木土，处处兼顾冲任；孕期辨证处方的同时，刻刻留意护养胎元，从不用破血、峻猛之剂；考虑妇人体质，用药尤为注重气分药与血分药的协调配伍。幼科善治痧麻、厥证、咳嗽、积滞等，立法重在肃肺运脾、化痰导滞；处方与内科大致相同，唯用药剂量缩至 1/2 或 1/3；小儿热证，稍有疏忽，易成神昏痉厥之变，考虑"纯阳之体"易化热化燥，故特别关注顾护阴液，避免刚燥之品，常予鲜药，如鲜金斛、鲜芦尖、鲜菖蒲、淡竹油等，且不用苦寒克伐伤阳之剂。

第三章 孟河京派整体用药特色传承研究

本研究所选医案涉及孟河医派费伯雄、马培之、巢崇山、巢渭芳、丁甘仁、邓星伯、杨博良7位医家的12部著作，涵盖了各医家已出版且获得公认的医案（处方），能全面、系统地反映早期孟河医家的用药规律；研究还选取了孟河京派颜正华、张冰2位医家近年来的出诊医案，可作为研究京派用药规律的典型代表。本研究通过对各家常用药及用药药性规律的梳理了解各医家用药特色。

费伯雄、马培之、巢崇山、巢渭芳、丁甘仁的医案（处方）来自《孟河四家医集》中《费伯雄医案》《马培之医案》《务存精要》《外科集腋》《巢崇山医案》《玉壶仙馆外科医案》《巢渭芳医话》《诊方辑要》《丁甘仁医案》《丁甘仁晚年出诊医案》各部分。其中费伯雄的医案（处方）来自《费伯雄医案》，共计492例；马培之的医案（处方）来自《马培之医案》848例、《务存精要》108例、《外科集腋》611例；巢崇山的医案（处方）来自《巢崇山医案》36例、《玉壶仙馆外科医案》84例；巢渭芳的医案（处方）来自《巢渭芳医话》97例；丁甘仁的医案（处方）来自《诊方辑要》167例、《丁甘仁医案》698例、《丁甘仁晚年出诊医案》165例；邓星伯的医案（处方）来自《邓星伯临证医集》，共计1 209例；杨博良的医案（处方）来自《杨博良医案》，共计1 263例；国医大师颜正华医案为2000年8月10日—2008年5月24日期间在北京中医药大学国医堂的出诊医案，共计1 405例；张冰医案为2015年4月23日—2017年3月30日期间在北京中医药大学国医堂的出诊医案，共计1 395例。共纳入8 578例病案。

采用Microsoft Excel 2016进行医案（处方）录入，共获得8 578条有效数据。依据2015年版《中华人民共和国药典》（以下简称《中国药典》）、《中华本草》和《江苏省植物药材志》、《中药学》（5版教材）对药物名称进行规范。成方制剂的成分参考《伤寒论》《太平惠民和剂局方》《丁甘仁先生家传珍方》和《方剂学》（5版教材），以及《孟河四家医集》《邓星伯临证医集》《杨博良医案》的附录、注释。统计各家医案（处方）中四气、五味、毒性、归经等药性的频率分布及高频次药物，应用韦恩图考察各家用药品种的异同，挖掘由孟河医派到孟河京派的传承过程中高频用药的沿革规律。

第一节 各家医案药性研究

一、孟河医派费伯雄用药药性特点研究

费伯雄是孟河医派第一代医家中行医最早者,也是平正轻灵、和法缓治思想的开创者。费伯雄治病首重辨证,主张遣方用药应师古而不泥古,立论以和缓、平正为宗,治法以清润、平稳为主,总以协调阴阳、顾护正气为前提。其后的马、巢、丁三个家族的代表医家均直接或间接师从于费伯雄,用药虽各有特色,但总不离轻灵和缓的基本准则。

(一)药物频次统计

整理《费伯雄医案》,共获得医案(处方)492例。涉及单味药及成方制剂共430种,其中单味药411种,成方制剂19种。对药物的四气、五味、毒性、归经等药性信息完整的404种单味药进行频次统计,出现频次前十的药物分别是茯苓、当归、陈皮、甘草、半夏、薏苡仁、白芍、丹皮、牛膝、浙贝母。按出现频次由高到低排列,前20位药物见表3-1。19种成方制剂涉及内服及外用制剂,剂型多为丸剂和散剂,详见表3-2。

表3-1 费伯雄医案(处方)中高频次药物统计表

序号	中药名称	频次	序号	中药名称	频次
1	茯苓	284	11	木香	75
2	当归	179	12	南沙参	73
3	陈皮	148	13	杏仁	73
4	甘草	125	14	橘红	72
5	半夏	109	15	丹参	71
6	薏苡仁	104	16	赤芍	70
7	白芍	98	17	生地	70
8	丹皮	96	18	厚朴	69
9	牛膝	88	19	白术	66
10	浙贝母	80	20	青皮	66

表 3-2　费伯雄医案（处方）中成方制剂一览表

序号	成方制剂	频次	序号	成方制剂	频次
1	益元散	3	11	清凉散（外）	1
2	左金丸	3	12	琼玉膏	1
3	补中益气丸	1	13	通关滋肾丸	1
4	疗药（外）	1	14	万灵丹	1
5	更衣丸	1	15	消痞阿魏膏	1
6	鸡苏散	1	16	醒消丸	1
7	金枣丹（外）	1	17	玉红膏（外）	1
8	六一散	1	18	玉雪丹	1
9	梅花点舌丹	1	19	紫雪	1
10	牛黄清心丸	1			

（二）药性统计

按照四气出现的频次由高到低排列，依次为寒性（2 315）、温性（2 159）、平性（1 295）、凉性（349）、热性（62）。按酸味、苦味、甘味、辛味、咸味、淡味、涩味药物出现的频次由高到低排列，依次为苦味（3 045）、甘味（2 953）、辛味（2 541）、淡味（515）、酸味（394）、咸味（306）、涩味（131）。对费伯雄所用药物的气味组合进行统计，发现费伯雄应用辛温药物的频次最高、达 1 692，且苦－寒、苦－温、甘－寒的出现频次也均超过 1 000。按照由高到低排列，出现频次前 10 位气味组合见表 3-3。

表 3-3　费伯雄医案（处方）中气味组合出现频次统计表

序号	气味组合	频次	序号	气味组合	频次
1	辛－温	1 692	6	甘－温	700
2	苦－寒	1 493	7	辛－寒	450
3	苦－温	1 065	8	苦－平	425
4	甘－寒	1 032	9	淡－平	307
5	甘－平	925	10	甘－凉	276

按照各经药物出现频次由高到低排列，前 5 位分别是肺经（3 151）、脾经（2 783）、肝经（2 592）、胃经（2 297）、心经（1 852）。将互为表里的脏腑综合后可以发现，入脾、胃经的药物出现频次高于其他组合。费伯雄所用药物中，无毒

药物的出现频次远高于具有毒性药物,出现频次随毒性增加呈降低趋势,其中毒性为大毒的 5 味药马钱子、巴豆、斑蝥、草乌、川乌均仅出现 1 次,除巴豆入丸剂内服外,其余 4 味均为外用。

(三)讨论

费伯雄是孟河医派的开创者,精研药性,创制的方剂立足"和缓",对药物取舍极为精当。如其师东垣补中益气汤而不用"升、柴"升阳,自制和中养胃汤,以薄荷代升麻,再加茯苓、薏苡仁、砂仁等和中化湿安胃;师丹溪大补阴丸滋阴而不用知柏苦寒泻火,自制来苏汤以二地二冬二沙参等壮水之主以制阳光,贯彻了和缓、轻灵的用药原则。对药物四气进行分析,费伯雄使用寒凉药的频次整体多于温热药,其中对寒性药应用最多,前 5 位高频次药物为白芍、丹皮、浙贝母、生地、南沙参;温性药次之,前 5 位高频次药物为当归、陈皮、半夏、木香、橘红;热性药应用较少,前 5 位高频次药物为干姜、肉桂、吴茱萸、炮姜、附子。按照五味分类,费伯雄用药以辛味、苦味、甘味药物的用药频次最高,应用淡味药物的品种更为集中,所应用的疾病范围也更加广泛。以其中高频次药物茯苓(284)、薏苡仁(104)为例,不仅可利湿消肿,而且兼有健脾、安神、除痹等功效,在消除疾病的同时还可发挥顾护脾胃的作用。结合四气和五味可以发现,药物气味组合应用频次最高的 5 种分别为辛-温、苦-寒、苦-温、甘-寒、甘-平。辛温药物行散作用较强,多见当归、陈皮、半夏、木香、橘红等理气活血。苦寒药物清热力强,又常兼能燥湿,费伯雄喜用的苦寒药物如白芍、丹皮、浙贝母、丹参、赤芍等兼有甘味、辛味、酸味,清热柔肝而不伤正气。苦温药物性多偏燥,又常兼辛味而能辛开苦降,燥湿化痰,高频次药物为陈皮、木香、橘红、厚朴、白术。甘寒药物补中兼清,多能养阴除热,高频次药物为生地、南沙参、瓜蒌、车前子、石斛。甘平药物多为平和之品,入脾胃和中益气,高频次药物为茯苓、甘草、牛膝、山药、党参。费伯雄医案(处方)中的药物以入脾、胃、肝、肺经为主。在出现频次较高的药味中,主入脾、胃经的茯苓、陈皮、甘草、半夏、薏苡仁等多可健脾、行气、燥湿,主入肝经的白芍、丹皮、牛膝等药物多可柔肝、活血、平肝,入肺经的浙贝母、南沙参、杏仁等多可化痰、润燥、降气,由此可印证费伯雄对升降气机及保护阴血的重视。费伯雄对具有毒性的药物应用较为慎重,具有小毒药物的平均出现频次最高、达11.64,常用者为苦杏仁、蒺藜、川楝子、吴茱萸、艾叶;有毒药和有大毒药物平均出现频次均小于 3。

二、孟河医派马培之用药药性特点研究

马培之幼承家学,随祖父马省三治医 16 年,尽得其传。后旁收王九峰、费伯雄的学术思想,融会贯通,成为马家造诣最高、影响最大的医家。马氏内、外、喉

三科兼擅，而以外科最著，近代名医秦伯未赞其"方案戛戛独造，不同浮响"，著有《马批外科全生集》《外科集腋》等。

（一）药物频次统计

整理《马培之医案》《务存精要》《外科集腋》，共获得医案（处方）1 567例，涉及单味药及成方制剂共564种，其中单味药504种，成方制剂60种。对药物信息完整的477种单味药进行频次统计，出现频次前十的药物分别是茯苓、当归、甘草、半夏、陈皮、白芍、白术、生地、丹皮、山药。按出现频次由高到低排列，前20位药物见表3-4。58种成方制剂涉及内服及外用制剂，剂型多为丸剂和散剂，使用频次前10位的成方制剂及频次详见表3-5。

表3-4　马培之医案（处方）中高频次药物统计表

序号	中药名称	频次	序号	中药名称	频次
1	茯苓	816	11	丹参	246
2	当归	796	12	大枣	244
3	甘草	584	13	黑料豆	219
4	半夏	478	14	浙贝母	206
5	陈皮	406	15	薏苡仁	191
6	白芍	400	16	党参	189
7	白术	352	17	麦冬	186
8	生地	352	18	北沙参	181
9	丹皮	328	19	黄芪	180
10	山药	308	20	枳壳	179

表3-5　马培之医案（处方）中成方制剂一览表

序号	成方制剂	频次	序号	成方制剂	频次
1	黛蛤散	10	6	金匮肾气丸	6
2	左金丸	9	7	海浮散（外）	4
3	柳华散（外）	6	8	绿枣丹（外）	4
4	清阳散（外）	6	9	资生丸	4
5	益元散	6	10	乌梅丸	4

（二）药性统计

对药物寒性、热性、温性、凉性、平性按照应用频次由高到低进行排列,结果依次为温性（6 698）、寒性（6 557）、平性（4 023）、凉性（953）、热性（281）,温性药应用频次超过寒性药。对药物酸味、苦味、甘味、辛味、咸味、淡味、涩味按照应用频次由高到低排列,结果依次为甘味（9 975）、苦味（8 279）、辛味（6 822）、淡味（1 337）、酸味（1 270）、咸味（959）、涩味（477）。对马培之所用药物的气味组合进行统计,发现马培之应用辛温药物的频次最高,达 4671,苦－寒、甘－平的出现频次也均超过 3 000。按照由高到低排列,出现频次前 10 位气味组合见表 3-6。

表 3-6　马培之医案（处方）中气味组合出现频次统计表

序号	气味组合	频次	序号	气味组合	频次
1	辛－温	4 671	6	甘－温	2 762
2	苦－寒	4 215	7	辛－寒	1 155
3	甘－平	3 320	8	苦－平	910
4	甘－寒	2 968	9	淡－平	848
5	苦－温	2 844	10	甘－凉	811

对药物归经按应用频次由高到低排列,前 5 位分别是肺经（9 314）、脾经（8 507）、肝经（7 547）、心经（6 741）、胃经（6 695）。将互为表里的脏腑综合后可以发现,入脾、胃经的药物出现频次均高于其他组合。马培之所用药物中,无毒药物的出现频次远高于具有毒性药物,且药物出现频次随毒性增加呈降低趋势,其中毒性为大毒的 2 味药巴豆、草乌均仅出现 1 次,且均作外用。

（三）讨论

马培之用药谨慎,极为反对用药孟浪。如他在《医略存真》中提出:"若第挟偏见,妄施方药,则所用不合,每至相反,其贻误匪浅鲜矣。"马培之力辟时论,提出多种主张。如在外科方面提出"凡业疡科者必需先究内科""既求方脉而刀圭益精",提出了以内科辨证用药指导及辅助外科手术治疗的思想,为外病内治思想开辟了道路;又如马培之认为治疗内科杂病首当重视脾肾,而在治疗胸腹久痛时提出伐肝不如养肝的主张,力辟一味辛香耗散的时弊。马培之重视从临床实践中总结经验,在各科均取得了卓越的成就。对药物四气进行分析,温性药使用频次最多,前 5 位高频次药物为当归、半夏、陈皮、白术、大枣;寒性药次之,前 5 位高频次药物为白芍、生地、丹皮、丹参、浙贝母;热性药应用较少,前 5 位高频次药物为干姜、肉桂、附子、炮姜、吴茱萸。对药物五味进行分析,马培之用药常用甘味、苦味、辛味。甘味能补、能和、能缓,具有补益、调和药性和缓急止痛的作用,马培之常用茯苓、当归、甘草、白术、生地健脾益气、养阴柔肝。苦味能泄、能燥、能坚,具有清泄火热、降泄气逆、通泄大便、燥湿、坚阴等作用,常用陈皮、白芍、白术、丹皮、丹参燥湿化痰、凉血解毒。辛味能行、能散,具有发散、行气行血的作用,常用当归、半夏、陈皮、丹皮、枳壳等行气活血散结。淡味能渗、能利,具有渗湿利小便的作用,马培之所用淡味药平均出现频次最高,常用茯苓、薏苡仁、泽泻等淡渗利水以祛湿浊。结合四气和五味可以发现,药物气味组合应用频次最高的 5 种分别为辛–温、苦–寒、甘–平、甘–寒、苦–温。辛温药物行散作用较强,常用当归、半夏、陈皮、木香、橘红以活血行气化痰。苦寒药物清热力强,马培之喜用白芍、丹皮、丹参、浙贝母、麦冬清心肝而益阴血。甘平药物最为平和,多具补益之性,常用茯苓、甘草、山药、党参、牛膝益气养阴。甘寒药物补中兼清,高频次药物生地、麦冬、北沙参、金银花、南沙参多入肺、胃,能养阴清热。苦温药物性多偏燥,又常兼辛味而能辛开苦降,燥湿化痰,高频次药物为陈皮、白术、苦杏仁、木香、橘红。马培之所用药物多入肝、肺、脾、胃四经,将互为表里的脏腑用药合并后,入脾、胃二经的药物出现频次远高于其他脏腑组合。脾胃主受纳、腐熟五谷而能将水谷精微输布于五脏;肝主条达,肺主宣肃,二者相互配合以调畅全身气机和水液运行。马培之用药注重顾护脾胃,常用入脾、胃经的茯苓、甘草、半夏、白术、陈皮、薏苡仁等健脾益气、化湿和中,使中焦气机调畅。此外,以入肝经的当归、白芍、生地、丹皮、丹参等柔肝活血,以入肺经的茯苓、甘草、半夏、陈皮、山药益气理气,使全身气血运行调畅。马培之使用毒性药极为慎重,在毒性药中具有小毒药物的平均出现频次最高、达 23.50,常用者为苦杏仁、蒺藜、川楝子、吴茱萸、艾叶;具有大毒药物巴豆、生草乌仅在外用方中使用 1 次。

三、孟河医派巢崇山用药药性特点研究

巢崇山于同治、光绪年间前往上海行医,秦伯未赞其"家学渊源,学验两丰"。巢崇山内外科兼长,尤以外科为精,为巢家代表人物,但平生诊务繁忙,著述极少,内科医案仅见于秦伯未整理的《清代名医医案精华》。

(一)药物频次统计

整理《巢崇山医案》《玉壶仙馆外科医案》,共获得医案(处方)120 例,涉及单味药及成方制剂共 207 种,其中单味药 204 种,成方制剂 3 种。对药物信息完整的 201 种单味药进行频次统计,出现频次前十的药物分别是甘草、连翘、金银花、浙贝母、桑叶、丹皮、玄参、赤芍、薄荷、当归。按出现频次由高到低排列,前 20 位药物见表 3-7。3 种成方制剂分别为六神丸(7 次)、六一散(1 次)、益元散(1 次)。

表 3-7　巢崇山医案（处方）中高频次药物统计表

序号	中药名称	频次	序号	中药名称	频次
1	甘草	82	11	苦杏仁	31
2	连翘	58	12	生地	30
3	金银花	56	13	石斛	29
4	浙贝母	46	14	茯苓	28
5	桑叶	39	15	川贝母	27
6	丹皮	37	16	牛蒡子	27
7	玄参	35	17	黄芩	26
8	赤芍	33	18	芦根	26
9	薄荷	32	19	桔梗	25
10	当归	32	20	丝瓜络	23

（二）药性统计

按四气应用频次由高到低排列,结果依次为寒性（905）、平性（296）、温性（270）、凉性（89）、热性（3）。按五味应用频次由高到低排列,结果依次为甘味（831）、苦味（823）、辛味（415）、咸味（131）、淡味（81）、酸味（51）、涩味（7）。对巢崇山所用药物的气味组合进行统计,发现巢崇山应用苦寒药物的频次最高、达606,甘－寒、甘－平的出现频次也均超过200。按照由高到低排列,出现频次前10位气味组合见表3-8。

表 3-8　巢崇山医案（处方）中气味组合出现频次统计表

序号	气味组合	频次	序号	气味组合	频次
1	苦－寒	606	6	甘－温	116
2	甘－寒	458	7	苦－温	111
3	甘－平	208	8	咸－寒	107
4	辛－温	160	9	苦－平	87
5	辛－寒	130	10	辛－平	81

按归经出现频次由高到低排列,前5位分别是肺经（1 006）、胃经（674）、心经（620）、肝经（612）、脾经（415）。将互为表里的脏腑综合后可以发现,入肺、大肠经的药物出现频次最多,入脾、胃经的药物次之。巢崇山所用药物中,无毒药物的出现频次远高于具有毒性药物,且药物频次随毒性增强呈递减趋势。巢崇山所用小毒药物共5种,所用有毒药物共2种,未见应用大毒药物。

（三）讨论

巢崇山治学宗《黄帝内经》，而博采众长，曾有用药如用兵之论。巢崇山主张用药宜掌握进退之道："夫用药之道，一如用兵。假令有事于巴蜀，而不修栈道，则峻岖之路，奚利我行？惟我行既利，然后进可以长驱制敌，退可以保守汉中。鄙人立方主意，亦犹是也。"对药物的四气进行分析，发现寒凉药的频次整体多于温热药，其中寒性药使用频次大于其他药性频次的总和。寒性药前5位高频次药物为连翘、金银花、浙贝母、桑叶、丹皮；热性药应用极少，仅有干姜、吴茱萸2味。对药物五味进行分析，巢崇山用药常用苦味、甘味、辛味。苦味能泄、能燥、能坚，巢崇山常用连翘、浙贝母、桑叶、丹皮、玄参清泻肝肺、凉血解毒。甘味能补、能和、能缓，常用甘草、金银花、桑叶、玄参、当归等清凉益阴、柔肝缓急。辛味能行、能散，具有发散、行气行血的作用，常用丹皮、薄荷、当归、牛蒡子、桔梗等疏风散热、解毒疗疮。淡味能渗、能利，巢崇山所用淡味药平均出现频次最高，常用茯苓、竹叶、薏苡仁等淡渗之品以导热从小便排出。结合四气和五味可以发现，药物气味组合应用频次最高的5种分别为苦－寒、甘－寒、甘－平、辛－温、辛－寒。苦寒药物清热力强，巢崇山喜用连翘、浙贝母、桑叶、丹皮、玄参等兼具甘味、辛味之品，清肝肺之热而无凝滞气血之患。甘寒药物补中兼清，高频次药物金银花、桑叶、玄参、生地、石斛多入肺、肝、胃，能养阴清热。甘平药物最为平和，多具补益之性，常用甘草、茯苓、丝瓜络、橘络、牛膝健脾益气、通络蠲痹。辛温药物多走而不守，常具散寒、通络功效，高频次药物当归、陈皮、半夏、皂角刺、蒺藜可活血行气、散结消肿。巢崇山所用药物多入肝、肺、胃三经，将互为表里的脏腑用药合并后，入肺、大肠经的药物出现频次最高，入脾、胃经次之。巢崇山擅外科。外科疮疡多由肺胃火毒壅盛所致，巢崇山常以甘草、金银花、玄参、石斛、牛蒡子等清胃热，以连翘、浙贝母、桑叶等清肺热，以丹皮、玄参、生地、石斛等清肝肾虚火，通过解毒益阴最终实现外病内治。巢崇山慎用毒性药，未见应用具有大毒的药物，所用201种单味药中无毒药物达194种，占96.52%。巢崇山喜用具有小毒药物，常用者为苦杏仁和蒺藜；有毒药物仅见牵牛子和全蝎。

四、孟河医派巢渭芳用药药性特点研究

巢渭芳为巢崇山之侄，马培之入室弟子，精内科，长于时病。孟河四家中唯巢渭芳前后四代均在孟河行医，一生留居孟河，名重乡里。著作毁于战乱，仅门人抄录《门人问答》医话一卷存世。

（一）药物频次统计

整理《巢渭芳医话》，共获得医案（处方）97例，涉及单味药及成方制剂共

217种,其中单味药208种,成方制剂9种。对药物信息完整的204种单味药进行频次统计,出现频次前十的药物分别是甘草、石斛、茯苓、金银花、牛膝、当归、丹皮、薏苡仁、白芍、连翘。按出现频次由高到低排列,前20位药物见表3-9。9种成方制剂及出现频次见表3-10。

表3-9　巢渭芳医案(处方)中高频次药物统计表

序号	中药名称	频次	序号	中药名称	频次
1	甘草	41	11	川贝母	16
2	石斛	35	12	浙贝母	16
3	茯苓	29	13	木香	15
4	金银花	25	14	生地	15
5	牛膝	24	15	瓜蒌	14
6	当归	22	16	赤芍	13
7	丹皮	21	17	牡蛎	13
8	薏苡仁	21	18	栀子	13
9	白芍	18	19	红花	12
10	连翘	18	20	桃仁	12

表3-10　巢渭芳医案(处方)中成方制剂一览表

序号	成方制剂	频次	序号	成方制剂	频次
1	益元散	7	6	平安散	1
2	黛蛤散	5	7	五苓散	1
3	六一散	5	8	银杏散	1
4	甘石散(外)	1	9	玉枢丹	1
5	九转灵砂丹	1			

(二)药性统计

按四气应用频次由高到低排列,结果依次为寒性(478)、温性(260)、平性(206)、凉性(40)、热性(13)。按五味应用频次由高到低排列,结果依次为甘味(528)、苦味(444)、辛味(291)、淡味(77)、酸味(77)、咸味(67)、涩味(20)。对巢渭芳所用药物的气味组合进行统计,发现巢渭芳应用苦寒药物的频次最高、达283,甘-寒、辛-温、甘-平的出现频次也超过100。按照由高到低排列,出现频次前10位气味组合见表3-11。

表 3–11 巢渭芳医案（处方）中气味组合出现频次统计表

序号	气味组合	频次	序号	气味组合	频次
1	苦－寒	283	6	甘－温	88
2	甘－寒	226	7	辛－寒	59
3	辛－温	193	8	咸－寒	58
4	甘－平	174	9	苦－平	58
5	苦－温	89	10	甘－凉	38

按归经频次由高到低排列，前 5 位分别是肺经（498）、胃经（432）、心经（401）、肝经（377）、脾经（372）。将互为表里的脏腑综合后可以发现，入脾、胃经的药物出现频次高于其他组合。巢渭芳所用药物中，无毒药物的出现频次远高于具有毒性药物，且药物出现频次随毒性增加呈降低趋势，大毒药物川乌、草乌作外用各出现 1 次。

（三）讨论

巢渭芳内、外、妇、儿各科均谙熟，治伤寒尤有特色，认为"治时病贵在不失时机，尤需审证求因、药有专任。片面求稳每致贻患，一味求全反将掣肘，皆不足取法"。通过分析可知，巢渭芳重用寒性药物，寒凉药的频次整体多于温热药，其中对寒性药应用最多，前 5 位高频次药物为石斛、金银花、丹皮、白芍、连翘；温性药次之，前 5 位高频次药物为当归、木香、红花、藿香、白扁豆；热性药应用较少，按使用频次由多到少依次为干姜、吴茱萸、草乌、川乌、附子、肉桂。甘味药应用频次最高，达 528；涩味药应用频次最低。将四气、五味组合后排序发现，巢渭芳最擅用苦寒药物和甘寒药物。苦能清泄，常与寒性相互为用而增强清热之效。巢渭芳所用苦寒之品多属微寒，常兼有辛、酸、甘味，如丹皮、白芍、连翘、川贝母、浙贝母等寒而不滞，既可清热，又可活血、养血、散结、化痰等。甘味常有补益之能，甘寒并用可清热益阴，如巢渭芳常用的石斛、金银花、川贝母、生地、瓜蒌等，常可清肺胃、养阴生津。归经方面，巢渭芳最擅用肺经药物，对肝经、脾经、胃经、心经药物也应用较广。肺为华盖，主治节，又为水之上源，巢渭芳常用肺经药物清肺火、散痰结、通调水道。如应用频次最高的甘草性平味甘，可补益肺气、清热解毒、调和诸药，清补而不恋邪；茯苓、薏苡仁甘淡渗泄，祛邪而不伤正；金银花、连翘等疏散风热、清热解毒，既可用于内科肺热诸证，又为"疮家圣药"，可用于外科疮疡。肝主疏泄，又主藏血，肝对调控气血正常运行发挥着重要作用。巢渭芳常以牛膝、当归、丹皮等活血疏肝，以白芍、生地等养血柔肝，兼顾肝体与肝用，使气血通畅而阳气得以封藏。脾胃位居中焦，为气血生化之源，与肝、肺关系密切。巢崇山常用脾经药物包括甘草、茯苓、当归、薏苡仁、白芍等,常用胃经药物包括甘草、石斛、金银花、薏苡仁、木香等。从中可以看出,巢渭芳重视健运脾胃而少用补益之品,擅以当归、白芍柔肝缓急止痛,以金银花、薏苡仁清热解毒利水,以达到肝脾同调、肺胃同治的效果。巢渭芳应用毒性药较少,小毒药物仅见苦杏仁、川楝子、鹤虱、吴茱萸、蒺藜5种;有毒药物附子、全蝎、制天南星,大毒药物川乌、草乌均仅出现1次,其中大毒药物均作外用。

五、孟河医派丁甘仁用药药性特点研究

丁甘仁祖居孟河,三代业医。丁甘仁先受业于马仲清及费伯雄的学生丁松溪,后学于马培之,兼收并蓄马培之内外喉三科之长。丁甘仁行医于上海,声名远播,又创立上海中医专门学校,培养了大批中医药优秀人才。著有《医经辑要》《思补山房医案》《诊方辑要》等,其子丁仲英于1927年将《思补山房医案》补充为八卷《丁甘仁医案》出版。

(一)药物频次统计

整理《诊方辑要》《丁甘仁医案》《丁甘仁晚年出诊医案》,共获得医案(处方)1 030例,涉及单味药及成方制剂共521种,其中单味药423种,成方制剂98种。对药物信息完整的405种单味药进行频次统计,出现频次前十的药物分别是茯苓、甘草、浙贝母、半夏、陈皮、川贝母、竹茹、谷芽、白术、荷叶。按出现频次由高到低排列,前20位药物见表3-12。98种成方制剂涉及内服及外用制剂,剂型多为丸剂和散剂,频次详见表3-13。

表3-12 丁甘仁医案(处方)中高频次药物统计表

序号	中药名称	频次	序号	中药名称	频次
1	茯苓	646	11	白芍	187
2	甘草	366	12	苦杏仁	179
3	浙贝母	301	13	连翘	162
4	半夏	293	14	当归	155
5	陈皮	274	15	赤芍	152
6	川贝母	267	16	桑叶	146
7	竹茹	223	17	芦根	135
8	谷芽	218	18	冬瓜子	131
9	白术	190	19	砂仁	128
10	荷叶	190	20	远志	125

表3-13 丁甘仁医案（处方）中出现频次前十一的成方制剂

序号	成方制剂	频次	序号	成方制剂	频次
1	纯阳正气丸	224	7	阳和膏	12
2	鸡苏散	17	8	左金丸	12
3	滋肾通关丸	17	9	玉枢丹	11
4	甘露消毒丹	16	10	九黄丹	10
5	六一散	14	11	指迷茯苓丸	10
6	益元散	13			

（二）药性统计

按四气应用频次由高到低排列,结果依次为寒性（5 228）、温性（3 568）、平性（2 919）、凉性（640）、热性（256）。按五味应用频次由高到低排列,结果依次为甘味（6 914）、苦味（5 592）、辛味（3 929）、淡味（1 182）、咸味（697）、酸味（683）、涩味（293）。对丁甘仁所用药物的气味组合进行统计,发现丁甘仁应用苦寒药物的频次最高、达3 200,甘－寒、辛－温、甘－平药物的出现频次也超过2 000。按照由高到低排列,出现频次前10位气味组合见表3-14。

表3-14 丁甘仁医案（处方）中气味组合出现频次统计表

序号	气味组合	频次	序号	气味组合	频次
1	苦－寒	3 200	6	甘－温	1 408
2	甘－寒	2 772	7	淡－平	732
3	辛－温	2 390	8	辛－寒	646
4	甘－平	2 113	9	甘－凉	497
5	苦－温	1 467	10	咸－寒	494

按归经频次由高到低排列,前5位分别是肺经（7 435）、脾经（5 480）、胃经（5 402）、心经（4 228）、肝经（4 028）。将互为表里的脏腑综合后可以发现,入脾、胃经的药物出现频次高于其他组合。丁甘仁所用药物中,无毒药物出现频次远高于具有毒性药物。丁甘仁所用小毒药物共10种,所用有毒药物共15种,大毒药物仅巴豆霜1种应用1次,用于丸剂。

（三）讨论

丁甘仁在学术上继承了孟河前辈不拘一格、博采众长的治学精神,曾师从伤寒大家汪莲石,治疗外感病经方、时方并用,治疗内伤杂病兼采金元以来各家之长,治疗喉科病不离温病卫气营血辨治之法而疗效斐然。丁甘仁用药以轻灵见长,临证必估计患者体质强弱,衡量病势缓急,参考患者居处习惯、饮食嗜好等。如投药无效,必细究是否药不对症或药不胜病。丁甘仁常用茯苓、甘草、浙贝母、半夏等药,其中茯苓、甘草、半夏、陈皮、白术健脾益气燥湿,浙贝母、半夏、陈皮、川贝母、竹茹化痰散结,诸药性味较平和,入于脾、胃、肺经而多具燥性,而对白芍、当归、生地、石斛等凉润之品应用频次稍低。丁甘仁用药以寒性为主、温性为次,寒性药常用浙贝母、川贝母、竹茹、白芍、连翘等,温性药常用半夏、陈皮、谷芽、白术、苦杏仁等。丁甘仁所用6味热性药物分别为附子、干姜、炮姜、吴茱萸、肉桂、巴豆霜。除巴豆霜仅用1次入丸剂服用外,其余诸药应用频次均不小于20,且附子应用最频繁、达104次。按照五味分类,丁甘仁最喜用甘味药,如茯苓、甘草、川贝母、竹茹、谷芽等;其次为苦味药,如浙贝母、陈皮、川贝母、白术、荷叶。丁甘仁常用苦寒兼具的药物,如浙贝母、川贝母、白芍、连翘、赤芍、桑叶等,出现频次第2位的甘寒药物常用川贝母、竹茹、桑叶、芦根、冬瓜子、通草等,第3位的辛温药物常用半夏、陈皮、当归、砂仁、远志等。丁甘仁应用肺经药物频次最高,达7 435。脾为湿土,喜燥而恶湿,丁甘仁常用茯苓、甘草、半夏、竹茹、陈皮、谷芽、白术等入脾、胃经的药物燥湿健脾、化痰消食,使中气健运则湿浊自消。丁甘仁擅用小毒药物,慎用有毒及大毒药物,但整体而言对具有毒性的饮片应用仍较为慎重。丁甘仁所用小毒药物共10种,分别为苦杏仁、川楝子、吴茱萸、蒺藜、贯众、椒目、艾叶、鹤虱、重楼、皂角,其中前4味的应用频次均超过20;有毒药物常用附子,应用达104次;大毒药物仅见巴豆霜用于妙功丸中,出现1次。除此之外,丁甘仁喜用成药,医案(处方)中出现的成药品种达98种,其中不乏含有毒性成分者,如益元散含朱砂,左金丸含吴茱萸。

六、孟河医派邓星伯用药药性特点研究

邓星伯为马培之弟子,孟河第二代传人中的佼佼者。邓星伯先随祖辈习医,躬耕不辍,继承家学,后拜马培之为师,尽得马氏薪传。兼长于内、外、妇、儿各科,尤以外科著称。行医50余年,诊务繁忙,每日接诊百余人。

(一)药物频次统计

整理《邓星伯临证医集》,共获得医案(处方)1 209例,涉及单味药及成方制剂共488种,其中单味药428种,成方制剂60种。对药物信息完整的411种单味药进行频次统计,出现频次前十的药物分别是茯苓、栀子、陈皮、半夏、白芍、石斛、浙贝母、郁金、丹皮、竹茹。按出现频次由高到低排列,前20位药物见表3-15。60种成方制剂涉及内服及外用制剂,剂型多为丸剂和散剂,频次详见表3-16。

表 3-15　邓星伯医案（处方）中高频次药物统计表

序号	中药名称	频次	序号	中药名称	频次
1	茯苓	1 075	11	当归	266
2	栀子	487	12	僵蚕	233
3	陈皮	484	13	天花粉	225
4	半夏	446	14	山楂	222
5	白芍	443	15	赤芍	215
6	石斛	371	16	紫苏	212
7	浙贝母	365	17	瓜蒌	208
8	郁金	286	18	枳壳	200
9	丹皮	272	19	蒺藜	199
10	竹茹	270	20	丝瓜络	192

表 3-16　邓星伯医案（处方）中出现频次≥5 的成方制剂

序号	成方制剂	频次	序号	成方制剂	频次
1	六一散	50	5	黛蛤散	9
2	益元散	36	6	戊己丸	6
3	玉泉散	17	7	避瘟丹	5
4	碧玉散	16			

（二）药性统计

按四气应用频次由高到低排列，结果依次为寒性（7 483）、温性（4 871）、平性（3 711）、凉性（746）、热性（165）。411 种单味药中以甘味药品种最多，达 196 种。按五味应用频次由高到低排列，结果依次为苦味（8 575）、甘味（8 174）、辛味（6 005）、淡味（1 632）、酸味（1 339）、咸味（1 023）、涩味（390）。对邓星伯所用药物的气味组合进行统计，发现邓星伯应用苦寒药物的频次最高、达 3 200，辛-温、甘-寒、甘-平、苦-温药物的出现频次也超过 2 000。按照由高到低排列，出现频次前 10 位气味组合见表 3-17。

表 3-17　邓星伯医案（处方）中气味组合出现频次统计表

序号	气味组合	频次	序号	气味组合	频次
1	苦-寒	4 969	3	甘-寒	3 293
2	辛-温	3 756	4	甘-平	2 815

续表

序号	气味组合	频次	序号	气味组合	频次
5	苦－温	2 248	8	苦－平	1 130
6	甘－温	1 438	9	淡－平	1 106
7	辛－寒	1 236	10	辛－平	681

按归经频次由高到低排列,前5位分别是肺经(9 515)、肝经(6 896)、脾经(6 674)、胃经(6 674)、心经(4 701)。将互为表里的脏腑综合后可见,入脾、胃经的药物出现频次最高,肺、大肠经药物及肝、胆经药物分列第2、3位。邓星伯所用药物中,无毒药物出现频次远高于具有毒性药物。邓星伯所用小毒药物共计15种,所用有毒药物共计20种,所用2种大毒药物分别为生川乌、生草乌,多作外用。

(三)讨论

邓星伯崇古而不泥于古,善吸取历代医家之长,时病喜按三焦辨证,尤喜参考刘完素三焦同治之法;治内伤杂病关注脾胃,赞赏《脾胃论》《张氏医通》,对张子和、朱丹溪等的观点有独到见解;外科尤为推崇马培之《医略存真》《外科集腋》所述。邓星伯最喜用茯苓,其次为栀子、陈皮、半夏、白芍、石斛。邓星伯继承了费伯雄、马培之等的经验,用药精准,常根据病情开具不同的用药部位及炮制品。如茯苓的规格用到了茯神、白茯苓、赤茯苓、茯苓皮、连皮茯苓,又有炒茯神、炒白茯苓、朱茯神等多种炮制品种。茯苓味甘、淡,性平,可利水渗湿、健脾、宁心。其中中心带有松根的白色部分为茯神,偏于安神;其余白色部分为白茯苓,偏于健脾;皮层下赤色的部分为赤茯苓,偏于利湿;黑色外皮为茯苓皮,功专利水消肿。除饮片外,邓星伯还常将六一散、益元散、玉泉散等成药入汤剂,医案(处方)中涉及成药达60种。邓星伯用药偏于寒凉,其中寒性药应用最多,前5位高频次药物为栀子、白芍、石斛、浙贝母、郁金;温性药次之,前5位高频次药物为陈皮、半夏、当归、山楂、紫苏。高频次温性药中理气药占比较高,如陈皮、苏梗、大腹皮、青皮、乌药等。就五味而言,邓星伯使用苦味及甘味药的频次高于其他药味。综合四气和五味可以发现,医案(处方)中最常出现的是苦寒药物,其次为辛温药和甘寒药。苦寒药常用栀子、白芍、浙贝母、郁金、丹皮、天花粉等,辛温药常用陈皮、半夏、当归、紫苏、蒺藜、大腹皮等,甘寒药常用石斛、竹茹、天花粉、瓜蒌、菊花、南沙参。邓星伯的弟子徐南甲及邓学稼在《邓星伯临证医案》的按语中多次以气味相合诠释方义,如"此辛苦甘寒清热法,用以疏宣、和中、分利也",又如"肝郁化火生风,走窜胸背,当苦辛甘寒法进治,此方是也。盖苦辛疏泄,甘寒滋阴清热,且苦寒坚阴"。由此可知邓星伯清热并非一味清泄,而是兼用辛甘之品疏通气机、顾护中气,以防寒凝气滞、寒伤脾胃。邓星伯应用肺经药物频次最高,常用茯苓、栀子、陈皮、半夏、浙贝母、郁金、竹茹等;肝经药次之,常用白芍、郁金、丹皮、当归、僵蚕、山楂、赤芍等。综合表里两经的用药可以发现,入脾、胃经的药物应用频次最高,其中脾经高频次药如茯苓、陈皮、半夏、白芍、当归等偏于健脾理气柔肝,胃经高频次药如半夏、石斛、竹茹、僵蚕、天花粉等以化痰泻热养阴为主。邓星伯同样善用小毒药物,常用的5味药为蒺藜、苦杏仁、川楝子、吴茱萸、蟋蟀。邓星伯使用有毒及大毒药较慎重,有毒药中附子使用频率最高,大毒药生川乌和生草乌多作外用。

七、孟河医派杨博良用药药性特点研究

杨博良师承邓星伯,乃孟河医派第三代传人,也是国医大师颜正华的授业恩师。每当念及杨博良的耐心教导,颜正华总是深情地说:"杨博良老师对我人生影响最大,如果我没有跟随杨先生学习,在临床经验的积累方面可能还要摸索更长时间,随名师习医是学习中医的最好途径。"杨博良用药以"轻清和缓"为特色,用药剂量尤轻,而疗效弥佳。

(一)药物频次统计

整理《杨博良医案》,共获得医案(处方)1 263例,涉及单味药及成方制剂共377种,其中单味药355种,成方制剂22种。对药物信息完整的336种单味药进行频次统计,按出现频次由高到低排列,前20位药物见表3-18。23种成方制剂多为丸剂和散剂,涉及内服及外用,应用频次前10位药物如表3-19所示。

表3-18 杨博良医案(处方)中使用频次前20位的药物情况表

序号	中药名称	频次	序号	中药名称	频次
1	茯苓	1 000	11	陈皮	286
2	半夏	635	12	紫苏	276
3	枳壳	513	13	浙贝母	273
4	郁金	451	14	泽泻	272
5	栀子	449	15	通草	271
6	黄芩	401	16	白芍	239
7	瓜蒌	382	17	菊花	232
8	薏苡仁	309	18	苦杏仁	212
9	丹皮	302	19	竹茹	206
10	连翘	287	20	生地	185

表 3-19　杨博良医案（处方）中出现频次 ≥10 的成方制剂

序号	成方制剂	频次	序号	成方制剂	频次
1	六一散	163	6	益元散	32
2	左金丸	63	7	黛蛤散	31
3	鸡苏散	59	8	玉枢丹	14
4	玉泉散	58	9	神犀丹	12
5	碧玉散	37	10	天水散	10

（二）药性统计

按四气应用频次由高到低排列，结果依次为寒性（7 788）、温性（4 572）、平性（2 719）、凉性（763）、热性（134）。按五味应用频次由高到低，结果依次为苦味（8 629）、辛味（6 689）、甘味（6 595）、淡味（2 126）、酸味（1 035）、咸味（661）、涩味（142）。杨博良应用苦寒药物的频次最高、达 5 748，辛 - 温、甘 - 寒、甘 - 平药物的出现频次也超过 2 000。按照由高到低排列，出现频次前 10 位气味组合见表 3-20。

表 3-20　杨博良医案（处方）中气味组合出现频次统计表

序号	气味组合	频次	序号	气味组合	频次
1	苦 - 寒	5 748	6	苦 - 温	1 879
2	辛 - 温	3 811	7	淡 - 平	1 058
3	甘 - 寒	2 948	8	甘 - 温	1 032
4	甘 - 平	2 116	9	淡 - 寒	759
5	辛 - 寒	1 948	10	苦 - 平	736

按归经频次由多到少排列，前 5 位分别是肺经（10 057）、脾经（7 346）、胃经（7 187）、肝经（4 764）、心经（4 730）。将互为表里的脏腑综合后可以发现，入脾、胃经的药物出现频次最高，肺、大肠经药物次之。杨博良所用药物中，无毒药物的出现频次远高于具有毒性药物。药物使用频次随毒性增强呈下降趋势，未见大毒药物应用。

（三）讨论

本研究应用数据挖掘技术对杨博良的用药规律进行了分析，重点分析了高频次药物和药物四气、五味、归经和有毒药物的出现频次。杨博良所使用药物以寒性居多，如枳壳、郁金、栀子、黄芩、瓜蒌，其次为温性、平性、凉性，而干姜、吴茱黄、肉桂、附子等热性药则极为少用。苦味药应用频次最高,频次由高到低依次为为枳壳、郁金、栀子、黄芩、瓜蒌、丹皮等。高频次苦味药多兼辛味,可辛开苦降相合以燥湿行气。从气味组合看,枳壳、郁金、栀子、黄芩、瓜蒌等苦寒药,半夏、陈皮、紫苏、砂仁、大腹皮等辛温药,瓜蒌、泽泻、通草、菊花、竹茹、生地等甘寒药占据前三。综上可以看出,行气泻热、和中利湿是杨博良较为常用的治法。杨博良重用肺经药物,其使用频次居首位,常用药为茯苓、半夏、郁金、栀子、黄芩等。脾经、胃经药物应用频次居2、3位,常用茯苓、半夏、枳壳、瓜蒌、薏苡仁等。杨博良应用频次最高的毒性药物为苦杏仁,频次达202,其余毒性药应用均小于100次。含有毒性成分的中成药种数有10种,以左金丸和益元散使用次数较多,而毒性药所含毒性成分则集中于朱砂和雄黄。总体来说,杨博良所用有毒药物或含有毒成分的中成药使用频次整体较低,不难看出杨博良对有毒药物的使用颇为谨慎,也能佐证杨博良用药平和且轻灵的特点。

八、孟河京派颜正华用药药性特点研究

颜正华师承杨博良,是首届国医大师、首都国医名师,第一批国家级非物质文化遗产项目(中医传统制剂方法)代表性传承人,全国继承老中医药专家学术经验指导老师。颜正华临证强调四诊合参,证症结合,顾护脾胃;用药平和飘逸,善灵活使用药对配伍及化裁古方,治验甚众。

(一)药物频次统计

整理颜正华2000年8月10日—2008年5月24日期间的医案,共获得医案1 405例,涉及单味药及成方制剂332种,其中单味药326种、成方制剂6种。对326种单味药进行频次统计,按由高到低排列前20位药物见表3-21,频次前十的药物分别是赤芍、白芍、丹参、陈皮、茯苓、酸枣仁、甘草、枳壳、牡蛎、首乌藤。6种成方制剂均为内服用药,剂型以丸剂为主,详见表3-22。

表3-21 颜正华医案中使用频次前20位的药物情况表

序号	中药名称	频次	序号	中药名称	频次
1	赤芍	741	7	甘草	517
2	白芍	636	8	枳壳	457
3	丹参	635	9	牡蛎	449
4	陈皮	631	10	首乌藤	438
5	茯苓	576	11	香附	388
6	酸枣仁	521	12	当归	385

续表

序号	中药名称	频次	序号	中药名称	频次
13	龙骨	384	17	薏苡仁	305
14	白术	354	18	黄芪	287
15	桑寄生	308	19	牛膝	276
16	麦芽	307	20	神曲	274

表 3-22 颜正华医案中的成方制剂

序号	成方制剂	频次	序号	成方制剂	频次
1	百令胶囊	1	4	天王补心丹	1
2	金水宝	1	5	香砂六君丸	1
3	麦味地黄丸	1	6	玉枢丹	1

（二）药性统计

按四气应用频次由高到低排列,结果依次为寒性（8 719）、温性（6 572）、平性（5 869）、凉性（733）、热性（82）。按五味应用频次由高到低排列,结果依次为苦味（11 542）、甘味（11 133）、辛味（7 452）、酸味（2 660）、咸味（1 547）、淡味（1 289）、涩味（727）。对颜正华医案药物的气味组合进行统计,发现颜正华应用苦寒药物的频次最高、达 6 460,甘－平、辛－温、苦－温、甘－温、甘－寒药物的出现频次也超过 2 000。按照由高到低排列,出现频次前 10 位气味组合见表 3-23。

表 3-23 颜正华医案中气味组合出现频次统计表

序号	气味组合	频次	序号	气味组合	频次
1	苦－寒	6 460	6	甘－寒	2 593
2	甘－平	5 189	7	辛－寒	1 948
3	辛－温	4 460	8	苦－平	1 605
4	苦－温	3 255	9	酸－寒	1 165
5	甘－温	2 638	10	咸－寒	1 143

按归经频次由多到少排列,前 5 位分别是肝经（11 354）、肺经（8 847）、脾经（8 714）、心经（6 979）、胃经（6 919）。将互为表里的脏腑综合后可以发现,入脾、胃经的药物出现频次均最高,入肝、胆经及肺、大肠经药物分列第 2、3 位。颜正华所用药物中无毒药物的出现频次远高于具有毒性药物,医案中未见大毒药物应用。

（三）讨论

肝气条达与否关系着全身气机的运行，颜正华不仅注重调护脾胃正气，还强调疏肝解郁、调畅肝气，如常用白蒺藜、香附、薄荷、青皮等疏理肝气。《伤寒论》记载"见肝之病，知肝传脾，当先实脾"，肝失疏泄、肝气郁结可对其他脏腑造成影响，因此颜正华在调肝的同时常兼顾他脏。如根据具体情况酌加苦杏仁、桔梗、苏子等宣降肺气，加陈皮、枳壳、砂仁等调理脾胃，加党参、白术、茯苓等益气扶正，加当归、川芎、赤芍、丹参等活血化瘀。对药物四气进行分析发现，颜正华应用寒性药最多，前5位高频次药物为赤芍、白芍、丹参、枳壳、牡蛎；温性药次之，前5位高频次药物为陈皮、当归、白术、黄芪、神曲。按照五味分类，颜正华喜用苦味药及甘味药，其中苦味药常用赤芍、白芍、丹参、陈皮、枳壳，贴合苦味清泄、燥湿的特性；甘味药常用茯苓、酸枣仁、甘草、首乌藤、香附，主要应用了甘味补益、缓急的特性。对药物气味组合进行考察发现，颜正华擅用苦-寒、甘-平、辛-温药物。颜正华使用频次最高的10味苦寒药中，赤芍、白芍、丹参、枳壳、丹参、益母草、决明子7味均性微寒，上述诸药以理气活血药为主，能清热而药性较为平和，不易耗伤阳气。性味甘平的药物如茯苓、酸枣仁、甘草、首乌藤、香附等，性味辛温的药物如陈皮、当归、神曲、佛手、砂仁等，使用也较为普遍。综上可以看出，颜正华用药多平补平泻，重视调畅气血。颜正华重用肝经药物，常用赤芍、白芍、丹参、酸枣仁、牡蛎等。肺经、胃经、脾经、心经药物应用频次也较高，其中入肺经药物常用陈皮、茯苓、甘草、薏苡仁、黄芪等，入脾、胃经药物常用白芍、陈皮、茯苓、甘草、枳壳、白术、麦芽等。颜正华医案中出现频次较高的毒性药物是有小毒的苦杏仁和蒺藜，应用分别达202次和169次。医案中含有毒性成分的中成药品种仅天王补心丹和玉枢丹，所含毒性成分集中于朱砂。方中未见应用大毒药物，所用有毒药物或含有毒成分的中成药种类较少，使用频次整体也较低，对有毒药物的使用颇为谨慎。本研究讨论部分参考了对颜正华的采访内容，研究结果获得了颜正华的认可。

九、孟河京派张冰用药药性特点研究

张冰是国医大师颜正华学术经验继承人，颜正华名医工作室负责人，第六批全国老中医药专家学术经验继承工作指导老师。张冰师古而不泥古，善化裁古方而活用药对，用药以平为期，关注对肝肾功能的保护；临证注重调肝理脾，衷中参西，治验甚众。

（一）药物频次统计

整理张冰2015年4月23日—2017年3月30日期间的医案，共获得医案

1 395 例,涉及单味药 294 种,未见成方制剂。对 294 种单味药进行频次统计,出现频次前十的药物分别是白术、太子参、黄芩、川芎、酸枣仁、砂仁、赤芍、白芍、合欢皮、丹参。按出现频次由高到低排列,前 20 位药物见表 3-24。

表 3-24 张冰医案中使用频次前 20 位的药物情况表

序号	中药名称	频次	序号	中药名称	频次
1	白术	708	11	龟甲	310
2	太子参	683	12	浙贝母	305
3	黄芩	599	13	夏枯草	294
4	川芎	588	14	香附	294
5	酸枣仁	498	15	黄芪	272
6	砂仁	484	16	桑白皮	268
7	赤芍	442	17	白花蛇舌草	266
8	白芍	379	18	牛膝	254
9	合欢皮	352	19	薏苡仁	254
10	丹参	325	20	麦冬	249

（二）药性统计

按四气应用频次由高到低排列,结果依次为寒性(8 516)、温性(6 039)、平性(4 006)、凉性(740)、热性(166)。按五味应用频次由高到低排列,结果依次为苦味(10 005)、甘味(9 669)、辛味(6 735)、酸味(1 818)、咸味(1 718)、涩味(685)、淡味(592)。对张冰医案药物的气味组合进行统计,发现张冰应用苦寒药物的频次最高、达 5 793,辛 - 温、甘 - 平、甘 - 寒、苦 - 温药物的出现频次也超过 2 000。按照频次由高到低排列,前 10 位气味组合见表 3-25。

表 3-25 张冰医案中气味组合出现频次统计表

序号	气味组合	频次	序号	气味组合	频次
1	苦 - 寒	5 793	6	辛 - 寒	1 917
2	辛 - 温	3 889	7	苦 - 平	1 669
3	甘 - 平	3 723	8	咸 - 寒	1 422
4	甘 - 寒	2 966	9	酸 - 平	759
5	苦 - 温	2 225	10	甘 - 凉	682

按归经频次由高到低排列，前5位分别是肝经（10 049）、肺经（7 855）、脾经（7 560）、心经（5 786）、胃经（5 550）。将互为表里的脏腑综合后可见，入脾、胃经的药物出现频次最高，入肝、胆经及肺、大肠经药物分列第2、3位。张冰所用药物中，无毒药物的种类及出现频次远高于具有毒性药物。小毒药物使用种类少，平均使用频次高、达55.50；有毒药物使用种类少且平均使用频次低；医案中未见大毒药物应用。

（三）讨论

张冰师承颜正华，擅用白术、太子参、砂仁健脾益胃，扶助中气，又长于以黄芩、川芎、酸枣仁、赤芍、白芍、合欢皮清肝、疏肝、柔肝，以达到降肝火、缓肝急的疗效。张冰擅用药对，常化裁古方而别出新意。如小柴胡汤的柴胡－黄芩药对可和解少阳，疏肝泄热，而张冰认为柴胡性偏凉，且疏肝之力较强，用之不当易耗气伤阴，只有肝气郁结较重较久或肝郁有化热之象时才选用。因此，张冰常以香附、合欢皮二味药物代替柴胡与黄芩配伍使用，同样取得了显著疗效。整体而言，张冰应用寒性药最多，前5位高频次药物为黄芩、赤芍、白芍、丹参、龟甲，其中除黄芩外均属微寒；温性药次之，前5位高频次药物为白术、川芎、砂仁、黄芪、白芷。医案中苦味、甘味和辛味药物的频次较高，苦味药以白术、太子参、黄芩、赤芍、白芍为代表，集中体现了苦味清泄、燥湿的特点；甘味药以白术、太子参、酸枣仁、合欢皮、龟甲为代表，发挥了甘味补益、缓急的作用；辛味以川芎、砂仁、夏枯草、香附、野菊花为代表，集中于行气、活血、散结等功效。从气味组合看，黄芩、赤芍、白芍、丹参、浙贝母等苦寒药，川芎、砂仁、白芷、刺五加、延胡索等辛温药，太子参、酸枣仁、合欢皮、香附、牛膝等甘平药占据前三。张冰重用肝经药物，其种类及使用频次均居首位，常用药为川芎、酸枣仁、赤芍、白芍、合欢皮等。肺经、胃经、脾经药物应用种类也较高，其中肺经常用太子参、黄芩、合欢皮、浙贝母、黄芪等，脾胃经常用白术、太子参、黄芩、砂仁、白芍、薏苡仁等。综上可知，健脾、调肝是张冰用药的主要方向。张冰医案中仅有小毒的吴茱萸和川楝子使用超过100次，毒性药品种范围窄、应用频次低，整体用药安全性高。本研究讨论部分参考了对张冰的采访内容，研究结果获得了张冰的认可。

第二节　各家安全用药规律对比研究

孟河医派博采百家之长而不拘泥于古人之方，自费伯雄之后便奠定了以和缓为宗，以平淡之法获取神奇之效的用药思想。后继者如马培之、巢崇山、丁甘仁虽各自偏重于养阴、清热、温阳等法,但用药仍保持着鲜明的孟河特色。孟河一贯和缓轻灵的用药宗旨对颜正华安全用药思想的形成有着至关重要的影响,故而本研究将对各代医家的用药特色进行系统梳理,从常用药、毒性药、用药剂量、炮制品应用四方面深入分析,厘清孟河京派颜正华安全用药思想发展的源与流,并对散在的安全用药思想进行挖掘整理。

一、用药品种传承研究

(一)用药品种异同

按照传承关系将本研究中的孟河医家分为 5 组:A 组包括费伯雄、马培之、巢崇山、巢渭芳、丁甘仁,B 组为邓星伯,C 组为杨博良,D 组为颜正华,E 组为孟河京派颜正华学术经验继承人张冰。对各组医家医案(处方)中出现的药物作韦恩图,如图 3-1 所示,统计各医家所用的药物的异同。

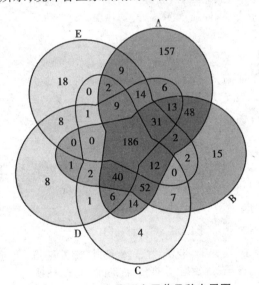

图 3-1　孟河各代医家用药品种韦恩图

A. 费伯雄、马培之、巢崇山、巢渭芳、丁甘仁　B. 邓星伯

C. 杨博良　D. 颜正华　E. 张冰

由图 3-1 所示,颜正华医案中 95.09% 的用药品种曾在前人医案中出现,张冰医案中 91.16% 的用药品种曾在前人医案中出现。图 3-1 中心位置的药味在各组医家医案中均有出现,共 186 种;D 区和 E 区共有 34 味药未在 A、B、C 区出现,即前代孟河医派未使用而在京派医案中出现的药物。将上述 220 种药物按功效分类,如表 3-26 所示。

表3-26 孟河京派与孟河医派用药品种异同

功效	各家医案（处方）中均出现的药物	仅见京派使用的药物
解表药	葛根、蝉蜕、菊花、麻黄、桂枝、辛夷、紫苏、升麻、蔓荆子、桑叶、荆芥、生姜、白芷、柴胡、羌活、防风、细辛、薄荷、牛蒡子	鹅不食草
清热药	石膏、知母、青蒿、白薇、木蝴蝶、蒲公英、山豆根、金银花、生地、赤芍、地骨皮、贯众、黄柏、夏枯草、土茯苓、黄连、天花粉、芦根、黄芩、桑白皮、连翘、玄参、板蓝根、栀子、龙胆、	半边莲、半枝莲、拳参、穿心莲、大血藤、金莲花、金荞麦、水牛角、地锦草、鱼腥草、白花蛇舌草、龙葵
泻下药	郁李仁、火麻仁、大黄	
利水渗湿药	冬瓜皮、猪苓、瞿麦、葶苈子、萹蓄、茵陈、薏苡仁、木通、通草、萆薢、滑石、茯苓、车前子、泽泻	香加皮、虎杖、金钱草
祛风湿药	秦艽、防己、络石藤、威灵仙、桑寄生、路路通、木瓜、忍冬藤、伸筋草、豨莶草、海风藤、桑枝、独活、狗脊	乌梢蛇、蕲蛇、徐长卿、青风藤、穿山龙
化湿药	苍术、白豆蔻、砂仁、佩兰、藿香	草豆蔻
理气药	薤白、香附、乌药、柿蒂、枳实、枳壳、陈皮、槟榔、厚朴、大腹皮、川楝子、佛手、木香	
温里药	附子、肉桂、干姜、丁香、吴茱萸	
消食药	鸡内金、谷芽、莱菔子、山楂、麦芽、神曲	
活血化瘀药	泽兰、牛膝、皂角刺、月季花、桃仁、川芎、穿山甲、延胡索、丹参、五灵脂、郁金	凌霄花、红花、水蛭
止血药	白茅根、藕节、茜草、小蓟、侧柏叶	大蓟
安神药	龙骨、龙齿、柏子仁、酸枣仁、首乌藤、琥珀	灵芝
止咳化痰平喘药	白芥子、紫苏子、半夏、竹茹、枇杷叶、旋覆花、瓜蒌、瓦楞子、款冬花、苦杏仁、百部、胆南星、桔梗、川贝母、浙贝母	猫爪草
平肝息风药	天麻、代赭石、蒺藜、地龙、牡蛎、钩藤、石决明、白僵蚕	罗布麻叶
开窍药	石菖蒲	
补益药	当归、大枣、甘草、黑芝麻、鳖甲、熟地、杜仲、天冬、百合、女贞子、龟甲、山药、墨旱莲、益智仁、白芍、党参、枸杞子、白扁豆、石斛、北沙参、菟丝子、阿胶、人参、麦冬、黄芪、沙苑子、续断、白术、南沙参	刺五加、绞股蓝、锁阳、红景天
收涩药	莲子肉、山茱萸、浮小麦、乌梅、芡实	

由表 3-26 可见,孟河京派所用药物与孟河医派重合度高,应用解表药、清热药、止咳化痰平喘药和补益药的品种较多,与擅用苦、甘、辛味的药性规律相吻合。孟河京派与孟河医派的选药方向相一致,新增的选药品种多属于清热药、祛风湿药、补益药、利水渗湿药及活血化瘀药,体现了孟河京派攻补兼施,注重疏通经络与调畅气血的治疗思路,对孟河医派的用药既有传承又有发扬。

(二) 讨论

研究发现 9 位医家所用药物大多药性平和,高频次用药品种多不具有强烈的偏性以及毒性,即孟河医派和缓醇正思想的体现。本部分研究即围绕这部分药物展开,探究常用药与用药安全之间的关系,进一步探究孟河医派用药醇正和缓的深层含义,以及京派对前人用药特色的传承性。本研究应用 OmicShare 平台对各家用药品种进行韦恩图分析,获取各家用药的重叠品种与特异品种。结果表明,186 个药物品种在各组医案中均有出现,34 个药物品种为孟河京派所特有。其中颜正华医案中 95.09% 的用药品种曾在前人医案中出现,张冰医案中 91.16% 的用药品种曾在前人医案中出现。本研究分别梳理了京派与前人在用药品种上的异同,并进一步探究了不同医家常用药使用频率上的差异。结果显示,颜正华和张冰系统继承了前人经验,无论是用药品种范围还是高频次用药品种均有较高的相似性,但二人用药频率与前人相比有一定的变动,可聚类为一组新的集合——孟河京派。无论是孟河医派对于用药和缓醇正的主张,还是孟河京派对用药安全性的要求,其首要的特征都是将性味平和、无毒的药物作为临证用药时的首选。

二、毒性药应用特色传承研究

颜正华临证选药精当,对毒性药的选择尤为谨慎,从而在保证疗效的前提下,进一步提升了用药的安全性。本研究以国医大师颜正华及其学术继承人、第六批全国老中医药专家学术经验继承工作指导老师张冰的医案为基础,以京派传承谱系医家的医案作为对照,总结京派对毒性药的应用经验,并梳理其传承规律。

(一) 毒性药品种应用传承研究

1. 毒性饮片品种使用概况　对传承谱系医家和孟河京派的用药分别进行考察,结果如表 3-27 所示。传承谱系医家所应用的毒性饮片范围较广,且擅用朱砂、吴茱萸等作为辅料的炮制品。毒性饮片品种共计 51 个,大毒饮片中的斑蝥,有毒饮片中的大枫子油、硫黄、密陀僧、天南星、硇砂、商陆、藤黄、雄黄共9个品种仅作外用。孟河京派未见应用以毒性药作为炮制辅料的饮片,医案(处方)共涉及毒性单味药23种,仅为传承谱系医家的45.10%,且23种药物中的18种与前代医家重叠,而蕲蛇、水蛭、蜈蚣、香加皮、芫花等5种为新增品种。

表3-27　孟河医派医案(处方)中具有毒性饮片及其炮制品使用情况

派别	大毒	有毒	小毒	无毒 (原药材 具有毒性)	无毒 (辅料具有毒性)
传承谱系医家医案所含毒性饮片	斑蝥*、草乌、川乌、马钱子	白附子、白果、半夏、苍耳子、蟾皮、常山、大枫子、大枫子油*、大戟、胆矾、附子、甘遂、金钱白花蛇、苦楝皮、硫黄*、六轴子、密陀僧*、天南星*、制天南星、硇砂*、蜣螂、牵牛子、铅、全蝎、商陆*、藤黄*、望江南子、雄黄、罂粟壳、朱砂	艾叶、蒺藜、重楼、川楝子、大皂角、贯众、鹤虱、椒目、蝼蛄、青木香、蛇床子、土鳖虫、吴茱萸、蟋蟀、杏仁、猪牙皂	法半夏、姜半夏、盐半夏、仙露半夏、宋半夏、制半夏	小茴香(川楝子炒)、当归(附子炒)、熟地黄(附子炒)、白芍(吴茱萸炒)、黄连(吴茱萸炒)、乌药(吴茱萸炒)、麦冬(朱砂拌)、滑石(朱砂拌)、灯心草(朱砂拌)、连翘(朱砂拌)、茯苓(朱砂拌)、茯神(朱砂拌)
孟河京派医案所含毒性饮片	马钱子、川乌	白附子、白果、苍耳子、附子、甘遂、大戟、蕲蛇、牵牛子、全蝎、蜈蚣、香加皮、芫花	白蒺藜、重楼、川楝子、贯众、蛇床子、水蛭、土鳖虫、吴茱萸、苦杏仁	法半夏、姜半夏、清半夏	

注:*表示仅作外用的药物。

2. 各家应用毒性饮片特色　孟河各代医家使用毒性饮片的种类整体呈现减少趋势,内服、外用医案所涉及毒性饮片的范围均逐渐缩小。其中费伯雄、马培之、丁甘仁、邓星伯应用毒性饮片的种类较多,至第三代医家杨博良时明显减少。孟河京派应用毒性药的范围较为固定,以内服为主。各医家医案中内服、外用毒性饮片的种类统计详见图3-2。传承谱系医家所用毒性饮片包括4个大毒品种(7.84%),31个有毒品种(60.78%),16个小毒品种(31.38%);经炮制去除毒性的炮制品种共6个,全部为半夏炮制品;使用具有毒性饮片作为炮制辅料的品种共12个。京派所用毒性饮片包括2个大毒品种(8.70%),12个有毒品种（52.17%），9个小毒品种（39.13%），以及经炮制去除毒性的3个半夏炮制品种，未见以毒性饮片作为炮制辅料的品种。历代孟河医家应用大毒饮片及有毒饮片的范围呈缩小趋势，尤其是杨博良及之后的孟河京派已极少应用大毒饮片，具体数据详见图3-3。传承谱系医家所用毒性饮片涉及植物药35种，动物药9种，矿物药7种，其中矿物药的使用占有一定的比重，具体数据详见图3-4。在孟河医派的发展过程中，逐渐认识到重金属及部分毒性成分可在体内蓄积，且对肝肾功能有损伤，因而采用药性更平和的药物替代矿物药及毒性峻猛药物。至第三代传人杨博良及其后的孟河京派颜正华、张冰，医案中均未见矿物来源的毒性饮片。与之相反，孟河京派对毒性动物药则较为青睐，且动物类药在京派所用的全部毒性药中占比高于前代各家。孟河京派擅用虫蛇类药物，用毒法度严谨且考虑周详。对癌肿、风湿痹痛等重症患者，京派常用有毒的蕲蛇、全蝎、蜈蚣及有小毒的水蛭、土鳖虫以搜风通络散结，而具有大毒的斑蝥等品未在医案中发现。

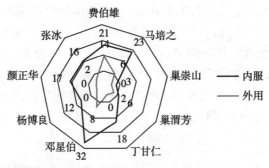

图3-2 孟河医家内服、外用医案（处方）中具有毒性饮片使用种类

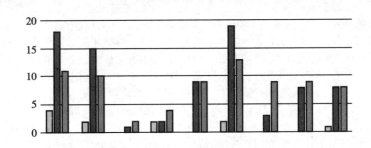

	费伯雄	马培之	巢崇山	巢渭芳	丁甘仁	邓星伯	杨博良	颜正华	张冰
大毒	4	2	0	2	0	2	0	0	1
有毒	18	15	1	2	9	19	3	8	8
小毒	11	10	2	4	9	13	9	9	8

图3-3 各家医案（处方）中具有毒性饮片品种毒性等级分布情况

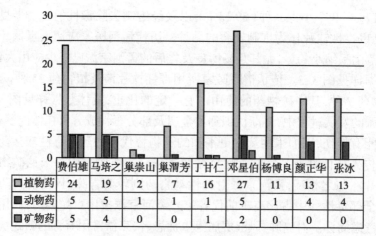

图3-4 各家医案（处方）中具有毒性饮片来源分布情况

3. 含毒性药成方制剂使用概况及传承研究 成方制剂在孟河医案（处方）中较为常见，除作外用直接涂敷患处外，还常与内服饮片配伍服用，颇具特色。孟河医派所用部分方药亦含有毒性成分，整理如表3-28所示。传承谱系医家所用含毒性药成方制剂共计54个品种，其中内服制剂42种，占77.78%；外用制剂12种，占22.22%；含毒性植物药的成方制剂共25种，占46.30%；含毒性动物药的成方制剂共10种，占18.52%；含矿物来源毒性饮片的成方制剂共38种，占70.37%。成方制剂中出现频次前3位的矿物来源毒性饮片分别为朱砂、雄黄、硝石，频次最高的朱砂共涉及24个成方制剂品种。

表3-28 孟河医家医案（处方）中含毒性药成方制剂使用情况

派别	含毒性药成方制剂	种类数量
孟河传承谱系医家	左金丸（吴茱萸）、益元散（朱砂）、玉枢丹（红大戟、千金子霜、雄黄、朱砂）、桂附八味丸（附子）、指迷茯苓丸（半夏）、阳和膏*（蓖麻子、半夏、天南星、附子、草乌、青木香）、紫雪*（青木香、硝石、朱砂）、九黄丹*（朱砂、雄黄、升丹）、济生肾气丸（附子）、六神丸（雄黄、蟾酥）、金箍散*（川乌、草乌、天南星、半夏、狼毒）、半硫丸（半夏、硫黄）、苏合香丸（朱砂）、黑锡丹（附子、川楝子、铅、硫黄）、人参再造丸（附子、白附子、全蝎、朱砂）、万氏牛黄清心丸（朱砂）、乌梅丸（附子）、醒消丸（雄黄）、大黄䗪虫丸（苦杏仁、干漆、虻虫、水蛭、蛴螬、土鳖虫）、更衣丸（朱砂）、金液丹（硫黄）、梅花点舌丹（藤黄、蟾酥、朱砂）、牛黄清心丸（苦杏仁、雄黄）、神仁丹（千金子、红大戟、朱砂、雄黄）、外科蟾酥丸（蟾酥）、再造丸（全蝎、附子）、震灵丹（朱砂）、舟车丸（大戟、芫花、甘遂、牵牛子、轻粉）、黑虎丹*（蜘蛛、蜈蚣、全蝎）、呼脓散*（雄黄）、九仙丹*（黄升药）、凉血散*（黄丹）、青阳散*（朱砂）、鳖甲煎丸	54

续表

派别	含毒性药成方制剂	种类数量
孟河传承谱系医家	（蜈蚣、土鳖虫、硝石、半夏）、纯阳正气丸（半夏、青木香、朱砂、雄黄）、加减八珍化毒丹（朱砂）、蟾酥丸（蟾酥）、磁朱丸（朱砂）、大活络丹（白花蛇、草乌、全蝎、贯众、制南星、附子、两头尖）、甘遂丸（甘遂、朱砂）、妙功丸（轻粉、朱砂、巴豆、鹤虱）、四开抱龙丸（雄黄、朱砂）、天王补心丹（朱砂）、犀角六黄丸（雄黄）、消疔泻毒丸（巴豆）、小活络丹（制川乌、制草乌）、行军散（雄黄、硝石）、养正丹（水银、硫黄、朱砂、铅）、至宝丹（朱砂、雄黄）、朱白金丸（朱砂）、九宝丹*（朱砂）、九一丹*（升丹）、马氏吹喉散*（硝石）、平安散*（硝石、雄黄、朱砂）	54
孟河京派	人参再造丸（附子、白附子、全蝎、朱砂）、紫雪（硝石、朱砂）、小活络丹（制川乌、制草乌）、天王补心丹（朱砂）、大活络丹（金钱白花蛇、草乌、全蝎、贯众、制南星、附子、两头尖）、牛黄清心丸（苦杏仁、雄黄）、更衣丸（朱砂）、鳖甲煎丸（蜈蚣、土鳖虫、硝石、半夏）、苏合香丸（朱砂）、大黄䗪虫丸（苦杏仁、干漆、虻虫、水蛭、蛴螬、土鳖虫）、六神丸（雄黄、蟾酥）、济生肾气丸（附子）、桂附八味丸（附子）、左金丸（吴茱萸）、磁朱丸（朱砂）、乌梅丸（附子）	16

注:（ ）中为成方制剂所含毒性成分,*表示外用制剂。

京派医案中所出现的 16 种含毒性药成方制剂在传承谱系医家的医案中均曾出现,且均为内服用药。其中含毒性植物药的成方制剂共 10 种,占 62.50%;含毒性动物药的成方制剂共 5 种,占 31.25%;含矿物来源毒性饮片的成方制剂共 8 种,占 50.00%。3 种矿物成分按涉及成方制剂数量由多到少分别为朱砂、雄黄、硝石。

（二）毒性饮片配伍研究

选取京派医案中使用频次均大于 10 的蒺藜、半夏、吴茱萸、川楝子、苦杏仁 5 味常用毒性药物,对与之相关的配伍关系开展研究。研究结果显示,颜正华和张冰均擅长通过寒温并用、润燥并用及配伍健脾和中的药物以缓解毒性。如颜正华擅用苦杏仁－浙贝母、吴茱萸－黄连药对平衡寒热;擅用赤芍、白芍等与蒺藜、川楝子等配伍以顾护津液;常配伍甘草以和中解毒。张冰常以苦杏仁－浙贝母、苦杏仁－黄芩、吴茱萸－黄连、半夏－黄芩等药对寒热并用;以太子参配伍半夏、川楝子等护卫津液、补益正气,以白术配伍蒺藜等顾护脾胃。

（三）讨论

本研究采用文献计量学方法,对孟河历代医家应用毒性药种类、频次、剂量的经验进行了梳理,并通过对比挖掘孟河京派在毒性药应用方面的创新点。孟河医派对毒性药的应用经历了反复探索的过程,最终在京派这一分支形成了较为稳定的用药思想。由于巢氏二人因所留医案极少,且缺少剂量信息,未能总结其用药思路,故对其他医家的经验进行整理,大致可归纳为以下四个阶段:①早期的费伯雄、马培之所用毒性药多为饮片,内服及外用所选饮片差异性大,医案中成方制剂均作内服,其所含毒性成分以朱砂、雄黄、附子为主。②中期的丁甘仁、邓星伯应用毒性药的经验更加成熟,内服及外用所选饮片差异减小,对矿物饮片、大毒饮片的使用种类减少,应用成方制剂的种类及频次大幅增加。③第三代传人杨博良应用毒性药种类少,用药剂量小,少用动物饮片,未见使用矿物饮片及大毒饮片,也未见在外用药中使用毒性药。杨博良用药毒性较前人更缓和,所用小毒饮片占其全部毒性饮片种类的75%。④孟河京派颜正华及其学术继承人张冰继承了杨博良的用药经验,极少使用大毒饮片、矿物药,外用药中极少使用毒性药。另外,由于对药物有了更全面的认识,在毒性药的应用上也取得了发展。如相比于前人,京派对部分药物的用量有所增加,且扩大了动物药的用药品种,尤为注重应用虫蛇类药搜风通络。由分析结果可以发现,孟河京派颜正华及其学术经验继承人张冰对毒性药的应用经验有较好的传承性。结合影像、录音资料及访谈内容,总结孟河京派应用毒性药物具有以下特色:①尽量选择毒性小的药物。一方面,孟河京派继承了孟河医派一贯的用药经验,最常应用的毒性饮片为具有小毒的吴茱萸、苦杏仁、川楝子、白蒺藜及无毒的半夏炮制品,安全性高。另一方面,京派基于药物所含成分及临床不良反应/事件报道等,对孟河医派的用药经验进行了取舍和补充。如孟河医派内服成方制剂多用于开窍、泻下、清热、温里、祛痰、息风、通经络,外用成方制剂多用于消肿软坚、托毒排脓、化腐生肌,其中所含巴豆、红粉有大毒,千金子、轻粉、铅丹、藤黄等有毒。京派所用成方制剂的功效范围与之类似,而毒性较为缓和,其毒性成分以朱砂、附子多见,未见前述峻烈之品。②缩小毒性药应用范围,即仅在必要时应用毒性药物。如外用药物虽相比于内服更安全,但受年龄、体质、涂抹面积、病情进展等影响,在应用毒性药时仍有中毒风险。孟河京派继承并发扬了前人外病内治的思想,治疗以内服常规饮片为主,减少外用接触含重金属药的可能。如确有使用必要,则必从小剂量开始使用,同时间隔用药,以利于保护肝肾功能。③毒性药物用量宜小。孟河医派以用药轻灵见称,对毒性药的使用剂量尤其小。如半夏炮制品的《中国药典》用量为 3~9g,费伯雄、马培之、邓星伯、杨博良的平均剂量均在4~6g;吴茱萸的《中国药典》用量为 2~5g,费伯雄、邓星伯、杨博良的平均剂量均小于2g,低于《中国药典》用量下限。孟河京派根据药物毒性、患者体质、病情等因素灵活调整毒性药的用量,对毒性较小者可用至《中国药典》用量上限,对毒性较大或刺激性强的药物则从《中国药典》用量下限逐渐加量。④选用炮制品。炮制可使药品疗效增强,还可矫正气味、缓解峻烈之性,故孟河京派对毒性饮片的炮制极为重视。如炒川楝子为京派疏肝理气常用药,但生品性苦、寒,有小毒,长于杀虫、疗癣;炒制后可缓解苦寒之性,降低毒性,并减轻滑肠之弊,长于疏肝理气。又如京派常用炒蒺藜平肝潜阳,但蒺藜生品味辛,其性开散,主疏散肝经风热;炒制后辛散之性减弱,长于平肝潜阳,开郁散结。此外,孟河医派常将毒性药作为炮制辅料以发挥引经报使、调节药性、增强功效等作用,最多见者为用朱砂炮制的朱麦冬、朱茯苓、朱茯神等,以增强安神的功效,但以上药物在京派医案中未见使用。

中 篇

颜氏孟河京派学术思想精华篇

第四章　颜正华学术思想集要

颜正华学术思想博大精深,涉及临床辨证、中药合理应用、养生保健等诸多领域。本部分内容以颜正华亲笔撰写的学术论文和颜正华的弟子、学生在其指导下撰写的论文为依据整理,囊括临床合理用药、诊断辨证思路、中药研究探讨等诸方面。

一、肾气丸的配伍分析与临床应用

颜正华　《南京中医学院学报》　1985 年

肾气丸来源于汉代张仲景著的《金匮要略》,故又名金匮肾气丸。因由 8 味药物组成,所以又称八味丸。原方为干地黄八两,山茱萸四两,山药四两,茯苓三两,丹皮三两,桂枝一两,炮附子一两。研末,蜜丸如梧子大,每服 6~9g,日服 1~2次,温开水或淡盐水送服。也可用水煎服,用量按原方比例酌减。

(一)处方分析

1. 配伍分析　本方即六味地黄丸加附子、桂枝而成。六味地黄为滋补肾阴的基础方,附子功能补肾阳、逐寒湿,桂枝具有助阳散寒、温通血脉功效。可见本方是在滋补肾阴的基础上加小量附子、桂枝以助肾阳,使助阳不伤阴,意在"微微生火",即生肾气,所以称为肾气丸。正如《景岳全书》说:"善补阳者,必于阴中求阳,则阳得阴助而生化无穷。"方中有泽泻、茯苓等利水药,与附子、桂枝配伍,增强了化气行水作用;丹皮凉血散瘀,配桂枝温通行瘀。两药合用,散瘀活血,通畅肾之血行,促进肾功能恢复,有利于肾的气化。诸药合用,补而不腻,温而不燥,使阴阳协调,肾气充足,故为补肾助阳、化气行水的有效方剂。

2. 适应证　本方适用于肾阳不足、水气不化之证。如肾阳不足,不能温养下焦而致的腰痛脚弱,下半身常有冷感,少腹拘急,阳痿遗精;肾阳虚不能化气行水,而致的小便不利,尿闭,残尿感,以及水肿、痰饮等水病;肾气虚弱不能固摄,膀胱失去约束能力而致的尿多,尿频,夜尿多,小儿遗尿,老人小便失禁;肾阳不足,不能蒸腾津液上升,而为口渴、多尿之消渴;肾阳虚,水湿下注而为脚气浮肿或脚气上入、少腹不仁等症。"腰为肾之府""阳虚生外寒""肾藏精""肾主水",故辨证要点是腰酸腿软,下半身常有冷感,小便不利或小便反多,脉虚弱,舌淡而胖嫩。

3. 加减　本方的加减,常以熟地易干地黄,以肉桂易桂枝,以增强温补肾阳作用。《济生方》以之加鹿茸、五味子名十补丸,治肾阳虚衰、体弱面黑、耳鸣耳聋、足冷足肿、腰痛腿软、小便不利等症;以之加牛膝、车前子,名济生肾气丸,能增强利水消肿作用。

（二）临床应用

肾气丸的临床应用范围很广,但必须属于肾虚阳衰、肾气不足者。现举病例数则:

1. 慢性肾炎　本方既能温阳行水,又能促进肾功能的恢复,用治慢性肾炎的临床报道较多,可以消退浮肿和尿蛋白。

病例一

刘某,男,43岁。

头面四肢浮肿,阳痿滑精,精冷,腰膝酸冷,两足痿软,五更泄泻。舌胖嫩,脉沉迟。病已50余天。经化验,尿蛋白、管型、血细胞、脓细胞均为强阳性。西医诊断为慢性肾炎。

中医辨证为阳虚水肿。用金匮肾气丸加味。

处方:熟地10g,山药10g,山萸肉10g,丹皮6g,泽泻10g,茯苓15g,制附子15g,肉桂6g,车前子10g,牛膝10g,炮姜3g。水煎服,每日1剂。连服16剂,水肿消退。继用香砂六君子汤调理脾胃获愈。

2. 尿崩症　糖尿病、尿崩症有口渴、多饮、多尿等症状,中医称为消渴。《金匮要略》说:"男子消渴,小便反多,以饮一斗,小便一斗,肾气丸主之。"据临床验证,糖尿病无论男女,只要辨证属阳虚不能蒸腾津液上升者均可用肾气丸,但属肾阴虚者不宜服。

病例二

郑某,男,26岁。

口渴、多饮、多尿5年,饮水和尿量多时达7 000~17 000ml/d,西医诊为尿崩症。经治尿量控制在5 000~10 000ml/d,尿比重1.005~1.006,伴疲乏无力,气短便溏,手足厥冷。

辨证属肾阳不足,命门火衰,肾关不固,膀胱失约。

治法:温补肾阳,固理肾气。用肾气丸加减。

处方:熟地30g,山药30g,炮附子9g,肉桂9g,干姜9g,补骨脂25g,党参9g,乌药9g,益智仁15g,桑螵蛸25g,制何首乌25g。水煎服,每日1剂。连服1个多月,尿量减至3 500~2 800ml/d。

3. 口腔溃疡、咽喉痛、牙痛　口腔溃疡、咽喉痛、牙痛等常为火热或阴虚引起,但也有肾阳亏虚、虚火上炎之证,不易治愈,治法常须清温合用,"引火归原",使浮火下降,方能有效。用肾气丸加减是有效方剂。

病例三

王某,女,37 岁。

口舌咽喉经常溃烂作痛,每次发作约半月自愈。随即两眼发赤,昼夜刺痛,入夜尤甚,经过 3 日亦自愈,而口疮又复发。按此规律交替发作,已有 8 年,患者痛苦无法形容。检查患者口腔溃疡上下左右分布较密,但不红肿,亦无臭气,以指扪之不热,自述下肢常冷,冬季如冰,脉象沉细而缓。

辨证属肾虚阳衰,浮火上炎。用肾气丸改汤加减。

处方:熟地 15g,山药 24g,山萸肉 10g,泽泻 10g,茯苓 10g,车前子 10g,牛膝 10g,肉桂 1.5g,熟附片 10g,细辛 1.5g,玄参 15g。水煎服,10 剂,病愈。

二、谈老年人怎样吃补药

颜正华　《长寿》 1985 年

人到老年,体质渐衰,需要吃些补药,以抗衰老,延年益寿,更好地发挥余热,安度晚年。但是补药很多,服用适当,能增强体质;服用不当,则有害而无益。因此,怎样吃补药,也是值得重视的问题。

吃补药当根据人的体质,选择相应的补药,这样才能收到良好的效果。人的体质有气虚、阳虚、血虚、阴虚、气血两虚、阴阳俱虚的不同,而补药有补气药、补阳药、补血药、补阴药等区别。

1. 据证选择　气虚是指人体功能活动能力不足,包括脏腑功能的降低。最常见的有肺气虚、脾气虚、心气虚等。其主要表现:肺气虚则少气懒言,行动作喘,易出虚汗,容易感冒;脾气虚则四肢倦怠,食欲不振,大便溏泄,脘腹虚胀,甚至浮肿、脱肛;心气虚则心悸气短,下肢浮肿,神倦,脉弱等等。这就需要服用补气药,如人参、党参、太子参、西洋参、黄芪、山药、大枣等。

阳虚与肾阳不足有密切关系。由于"肾为先天之本",肾阳对人体脏腑起着温煦生化的作用。肾阳虚则一身阳气皆虚,故表现为全身功能衰退。最常见的表现是畏寒肢冷,腰膝酸软冷痛,阳痿、早泄,白带清稀,夜尿增多,脉沉而弱,舌淡苔白等。这就需要服用补阳药,如鹿茸、紫河车、淫羊藿、肉苁蓉、锁阳、菟丝子、沙苑子、韭菜子等。

血虚是指人体的血液亏损。主要表现是面色萎黄,嘴唇及指甲苍白,头晕眼花、心慌心悸,失眠,健忘等。这就需要服用补血药,如当归、熟地黄、制何首乌、白芍、阿胶、龙眼肉等。

阴虚是指人体精血津液的损耗。最常见的有肺阴虚、胃阴虚、心阴虚、肾阴虚等。其主要表现：肺阴虚多见干咳少痰，咯血，虚热，口干舌燥；胃阴虚多见咽干口渴，或不知饥饿，或胃中嘈杂，呕哕，或大便燥结；心阴虚多见心中烦热，惊悸不安，失眠，多梦；肝阴虚多见两目干涩昏花，眩晕，耳鸣；肾阴虚多见腰膝酸软，手足心热，或潮热盗汗、遗精等等。这就需要服用补阴药，如南沙参、北沙参、天冬、麦冬、石斛、玉竹、女贞子、枸杞子、墨旱莲、银耳等。

但是人体在生命活动过程中，气、血、阴、阳是相互依存的，所以在虚损的情况下，也常互相影响。气虚和阳虚表示机体活动能力衰退，阳虚多兼气虚，气虚也常导致阳虚；阴虚和血虚表示机体精血津液损耗，阴虚多兼血虚，血虚也常导致阴虚。

因此，补气药与补阳药、补血药与补阴药往往需要同时服用。至于气血两亏、阴阳俱虚，吃补药就需要气血双补或阴阳兼顾了。

2. 使用注意

（1）有病时当以治病为主，不得滥用补药。例如体质本虚又兼感冒，或伤食积，这就需要停服补药，先治感冒或消化食积了。

（2）服补气药往往产生胸闷腹胀、食欲不振等"气滞"现象，可以适当配伍陈皮、砂仁等理气药同用。

（3）服补阳药易伤阴助火，所以阴虚内热者不宜服用。

（4）服补血药易妨碍消化，所以痰湿较重、脘腹胀满、食少便溏者不宜服用。

（5）服补阴药易伤阳助湿，所以阳虚畏寒或痰湿内阻、腹胀便溏者均不宜服用。

（6）服补药宜在饭前 1~2 小时服，以免影响消化吸收。

三、谈中药教学

颜正华　《北京中医学院学报》　1981 年

中药学是学习中医必修的基础课程之一。能否学好中药学，关系到学习中医的基本功打得扎实不扎实，对学习方剂学和临床各科以及日后的辨证用药都有直接影响。因此需要重视这门课程的教学工作。多年来，中药教学还存在一些有争论的问题，如药性理论到底包括哪些基本内容，对临床实践有无指导意义？应该学习多少味药才能满足一般需要？在教学方法方面应注意哪些环节，才能保证教学质量等等。现就这方面的问题，提出一些自己的看法，与同志们共同讨论。

（一）药性理论的基本内容和重要意义

所谓药性，即是药物与疗效有关的性质和性能的统称。它包括药物治疗效能的物质基础和药物治疗过程中所体现的作用。药性理论即是研究药物的性质、性能及其运用规律的理论。

药性理论范围很广,以《神农本草经》为例,在序例中所论述的有关药性理论即包括药物的分类、产地、采集、加工、四气、五味、有毒无毒、制剂、剂量、用法、服法、组方原则、配伍宜忌等内容,以后历代本草又不断补充,凡涉及与药物疗效有关的理论问题,均可列入药性理论范畴之中。但以其主要内容而言,一般认为包括药物的产地、采集、贮藏、加工炮制、制剂、四气、五味、有毒无毒、升降浮沉、归经、配伍、禁忌、剂量、服法等,其中四气、五味、有毒无毒、升降浮沉、归经、配伍、禁忌等,更是药性理论的核心内容。

药性理论是指导临床用药的理论。在《内经》中有不少关于气味的论述,如《素问·脏气法时论》所说"辛散、酸收、甘缓、苦坚、咸耎",即指出药味不同,作用有别;又说"寒者热之,热者寒之",这是治疗原则,也是用药的指导思想。《神农本草经·序例》中记载的"药有酸苦甘辛咸五味,又有寒热温凉四气及有毒无毒""药有阴阳配合"等,也都是说明气味相合以成药性。药性有阴阳之不同,可以调整人体阴阳之偏胜,以寒治热,以热治寒,以阳胜阴,以阴胜阳,以阳补阳,以阴补阴,这是临证选药组方的基本规律。正如成无己所说:"一物之内,气味兼有;一药之中,理性具矣。主对治疗,由是而出。"(《伤寒明理论》)可见四气、五味的重要了。有毒无毒也是值得重视的药性。凡有毒的药物能伤人体的正气。故《素问·五常政大论》说:"大毒治病,十去其六;常毒治病,十去其七;小毒治病,十去其八;无毒治病,十去其九;谷肉果菜,食养尽之,无使过之,伤其正也。"掌握药物的有毒无毒或大毒小毒,以便根据病情,选择使用。

随着药性理论的发展,金元以来,在药性理论中,又增加了升降浮沉及归经的内容。张洁古在《珍珠囊》中,根据药物的气味阴阳,首先提倡升降浮沉的理论,以后又经李东垣、王好古等的阐发,从而成为药性理论的重要内容之一。升降浮沉是指药物作用的趋向,其中升浮药有利于病情的下陷、不利于病情的升浮,沉降药有利于病情的升浮、不利于病情的下陷,这就为药物作用的定向提出了理论根据。归经理论也是张洁古《珍珠囊》首先记载的,是指某药主要对某些脏腑经络的病变起治疗作用,这是药物作用的定位,为辨证用药不可缺少的理论。所以升降浮沉、归经成为四气、五味等理论的补充。

药物的运用由单味到复方,是为了适应病情的需要。古代医家在长期医疗实践中,积累了不少有关药物配伍、禁忌的经验和理论。《神农本草经·序例》即有"有单行者,有相须者,有相使者,有相畏者,有相恶者,有相反者,有相杀者,凡此七情,合和视之。当用相须相使者良,勿用相恶相反者;若有毒宜制,可用相畏相杀者。不尔,勿合用也"的记载。《本草经集注》在序例中承袭了《本经》有关相使及畏恶反忌的药物,并加以补充而成"七情表",以便查阅。后世在这一基础上不断补充,内容更为丰富。这些药物配伍理论,不仅指导着临床实践,而且是进一步研究的重要课题。

单味药的禁忌,也是必须注意的。如缪希雍说:"故凡有益于阳虚者,必不利乎阴;有益于阴虚者,必不利乎阳。能治燥者,必不宜于湿;能治湿者,必不宜于燥。能破散者,不可以治虚;能收敛者,不可以治实。升不可以止升,降不可以疗降。寒有时而不宜于热,热有时而不宜于寒。"(《神农本草经疏·续序例》)可见,药物配伍与禁忌理论,同样是药性理论的重要内容。

医与药是一个理论体系。中医是辨证论治的,在治疗过程中,首先按中医理论进行辨证、立法,然后处方、遣药,这就是一般所说的理法方药,它是一个有机联系的整体。为了能达到在中医理法的原则下准确处方、遣药,就必须掌握药性理论。如果离开了中医理论,便不能辨证、立法,更谈不上论治;离开了药性理论,便不能在中医辨证、立法的基础上处方、遣药,同样治不好病。可见,药性理论在中医学领域中的重要性。因此学习中医就必须学好药性理论。

至于中药的产地、采集、炮制、制剂等,也都有丰富的理论内容,这些理论都是为临床服务的,与药性理论有密切关系,所以成为药性理论的组成部分。我们为了保证药物的疗效,应该继承、整理这些理论,并使之提高到现代科学水平上来,也必须对药性理论有一定的了解。

药性理论是几千年来我国劳动人民在医疗实践中所总结出来的用药规律。在药性理论中凝结着丰富的临床用药经验,是一份宝贵文化遗产。我们要准确地了解这些用药规律和经验,以及中医临床疗效的记载,非掌握药性理论不可。因此,要继承发扬祖国医药遗产,认真研究药性理论,也是重要的一环。

综上所述,不难看出药性理论对中医临床、中药研究、药材生产等都是不可缺少的理论知识。

(二)400余味常用中药是中药教学的基本内容

中医药学历史悠久,有着丰富的经验和理论知识,是一个伟大的宝库。我国第一部药学专著《神农本草经》收载药物即有 365 味。以后历代修订本草,不断补充,至《本草纲目》载药已达 1 892 味之多。再加明、清以来,全国各地新增的中草药,数字就更为可观了。

但是中药教学应该选用多少味药为宜,这是一个值得讨论的问题。药味过多,难于记忆,无此必要;药味过少,又不能达到打好中药基本功的要求。根据多年来的教学实践和临床实际需要,当以常用中药为准。查《伤寒论》113 方,所用药物 80 余味,但不能满足内科杂病、妇科、儿科、外科以及温病等用药需要,显然是很不够的。清代徐大椿著《神农本草经百种录》,以 100 味药供初学之用,也不能满足临床实际需要。现据一般医生临床用药数字的统计,均在 200 余味以上,况且地区有不同,病种有差异,200 余味也不能代表常用中药的数字。

明代龚廷贤编《药性歌括四百味》，流传极广。清代汪昂从《本草纲目》中选择常用中药474味编成《本草备要》，由于切合实用，所以受到国内外医药界的重视。《中华人民共和国药典》1963年版，收载常用中药446味，为一般中药店所具备之品。中医学院试用教材《中药学讲义》1963年版，选用常用中药420味。可见400余味常用中药作为中医学院的中药教学内容，是符合实际需要的；掌握400余味常用中药的药性，是学习中医必须打好的基本功。

（三）中药教学方法方面应注意的几个问题

中药学虽然是一门基础课，但它与藏象、经络、卫气营血、津液、病因、病机、诊断、治则等基础理论以及临床各科都有密切关系，内容庞杂，牵涉面广。如果教学内容过少，则感枯燥无味；教学内容过多，又感到烦琐难学。如何才能保证教学质量，我认为在教学方法方面应注意以下几个问题：

1. 分清主次，突出重点　中药学内容较多，如果不能分清主次，突出重点，必然导致烦琐难学。在《中药学》总论中，当以气味、归经、有毒无毒、升降浮沉、配伍、禁忌等主要药性理论为教学重点。各论以主要药为重点，次要药只作一般介绍，或留作自学，以培养学生独立思考的能力。单味药以药性部分为重点，特别要重视药物的功能与主治。例如麻黄，通过学习，一定要熟悉麻黄是辛温解表药，能发汗解表，可治太阳经风寒表实证；又善宣肺平喘，适用于肺气不宣的喘咳；因能发汗，又能利尿，故也可用于浮肿。关于药物的配伍，只能适当介绍，目的是加强学习的深度和广度，避免枯燥无味和脱离实际，但不能过多，也不能要求作为记忆的内容，否则势必形成烦琐难学的局面，效果适得其反。至于药物的来源、本草摘要、现代研究等内容，均可作为自学参考的资料。

2. 根据中医药的理论阐明药性　前述医与药是一个理论体系，中医辨证论治的四个步骤——理、法、方、药是一个有机联系的整体，只有按中医药理论来阐明药性，才能使学生掌握药性的本质，达到能在中医药理论指导下运用中药的目的。如以生石膏为例：本品辛甘大寒，归肺、胃经。大寒能清热降火，味辛能散，故能清解肺、胃大热，甘、大寒又能生津止渴，为阳明经高热烦渴等症之主药；又治肺部热盛引起的喘咳，以及胃火上升引起的头痛、牙痛、口疮。由于是矿物药，用量宜大些；入汤剂注意先煎。大寒之品，素有胃寒食少者慎用。这样从中医药的理论上阐明生石膏的功能与主治，就能使学生真正了解生石膏的药性，为辨证用药打好基础。

3. 把作用相近的药物进行归纳对比　目前，《中药学讲义》是以药物的功能分类的，有利于归纳对比，分析异同。如以清热药为例：生石膏与知母皆有清热降肺胃火、生津止渴作用。然生石膏辛甘大寒，知母苦寒质润。生石膏清热降火之力大于知母，且知母只能清降，不如生石膏之能清解；知母又能入肾滋阴，生津润燥之力较生石膏为良。因此,用治阳明经高热烦渴等症,二药同用,可增强疗效。生石膏降火之力较大,故又多用于肺部热盛的喘咳及胃火上升的头痛、牙痛、口疮;知母清热降火之力虽不及生石膏,但能滋阴润燥,故又可用于津伤消渴、肺热燥咳、阴虚劳热、肠燥便秘以及阴虚小便不利之证。生石膏与知母都不利于胃寒食少者,且知母能滑肠,便溏者忌服。这样将生石膏与知母的作用进行比较,既指出了药物共性,又说明了药物个性,对了解和掌握药性的特点来说,是非常必要的。

4. 充分利用教具,进行直观教学　学习中药包括药材的来源和生药等内容,对学医来说,这些知识不是学习重点,只需一般了解。俗话说:"百闻不如一见。"在教学过程中,利用挂图、生药标本、蜡叶标本、幻灯等教具进行直观教学,可收事半功倍的效果。此外,还可定期组织学生去标本室看标本,放幻灯片,去苗圃或药厂、药房参观学习,以及适当安排上山采药等,通过这些活动,既可使学生了解药材方面的有关知识,又有助于复习药性方面的理论知识,所以对教学是十分有利的。

5. 其他　如要求学生预习,可以提高课堂教学效果;出复习题,帮助学生复习思考;注意每一章节进行小结,帮助学生巩固所学知识;适当提问和课堂测验,对学生可起督促作用,并可了解学习情况;重视这些教学环节,对提高教学质量,都是行之有效的方法。

以上意见,如有不当之处,希同道指正。

四、谈谈药性理论

颜正华　《天津中医学院学报》　1984 年

(一) 什么叫药性和药性理论

凡与药物疗效有关的性质和性能,统称为药性。性质是指药物发挥疗效的物质基础。如《本经·序例》说:"药性有宜丸者,宜散者,宜水煮者,宜酒渍者,宜膏煎者,亦有一物兼宜者,亦有不可入汤酒者,并随药性,不得违越。"这里所说的药性,是指药物的性质而言。性能是指药物在治疗过程中所体现的作用。如《本草经集注》说:"上品药性,亦皆能遣疾,但其势力和厚,不为仓卒之效……中品药性,治病之辞渐深,轻身之说稍薄……下品药性,专主攻击,毒烈之气,倾损中和,不可恒服。"这里所说的药性,是指药物的性能而言。药性理论即是研究药物的性质、性能及其运用规律的理论。

(二) 药性理论有何重要意义

中医、中药是一个理论体系,中药的运用,是在中医理论指导下进行的。中医学的特点是辨证论治,辨证论治的四个步骤——理、法、方、药是一个有机联系的整体。中药的运用离不开中医理论,如果不掌握中医理论,便不能很好地运用中药防治疾病。

中医学认为,疾病的发生总的说来,是由于人体阴阳失去相对平衡而出现了"偏胜"。正如《内经》上所说的"阴胜则阳病,阳胜则阴病",而药物治病,就是利用药物的"偏性",来调整人体阴阳的"偏胜",使之恢复正常,即健康无病。如果不掌握药性理论,也就不能很好地运用药物的偏性来防治疾病。

总之,中医、中药有着不可分割的联系。药性理论是中医学理论的重要组成部分,是学习中医必须掌握的基本知识。

(三)药性理论是怎样产生的

药性理论是源于实践的经验,是以古代哲学思想——阴阳、五行学说,使之理论化,同时又与中医理论结合起来,成为一个理论体系的。分述如下:

1. 实践经验 实践,包括生活实践和医疗实践。在原始社会,人类在寻找食物的过程中发现,吃了山葱(藜芦)能令人呕吐、吃了乌头能令人麻木、吃了大黄能令人泻下等,这就在生活实践中积累了不少经验。为了避免中毒,就必须主动辨认这些"毒物"。另一方面,当人体有了疾病的时候,又主动寻找这些"毒物"来进行治疗,这就逐步产生了原始的医疗实践经验。所以我国古代有"神农尝百草以疗民疾"的传说。

2. 古代哲学思想——阴阳、五行学说 古人观察大自然的现象发现,任何事物都有阴阳对立而又统一的两个方面;宇宙间又存在着木、火、土、金、水五种物质和属性,相互资生,互相制约,共同促进事物的运动、变化。大约在西周时代,即形成了古代朴素的唯物主义哲学思想———阴阳、五行学说。通过长期的观察、实践,人们逐步认识到人与自然界存在着非常密切的关系,自然界的运动变化,直接或间接地影响人体。于是便把自然界运动、变化的规律用来探讨、分析、归纳人体的一切生理现象和病理变化。这一学说贯串我国医学的生理、病理、诊断、治疗等各个方面,形成了独特的理论体系。

下面简述阴阳、五行学说在医学上的具体应用:

(1)阴阳学说:阴阳是指事物的两种属性,即对立而又统一的两个方面。两者之间又是互相依存、互相制约、互相消长、互相转化的。阴阳在医学上,用它说明人体的组织结构、生理功能、病理机制、诊断纲领、治疗原则、用药规律等。例如:正常人阴阳平衡协调。《素问·生气通天论》说:"阴平阳秘,精神乃治。"如果阴阳出现了偏盛、偏衰,即发生疾病。如《素问·阴阳应象大论》所说:"阴胜则阳病,阳胜则阴病。阳胜则热,阴胜则寒。"在诊断上,当先分清阴盛还是阳盛,阳虚还是阴虚。在治则上,寒证是阴盛,便当"寒者热之",用温散药;热证是阳盛,便当"热者寒之",用清热药;寒证属于阳虚,便当"阴病治阳",用补阳药;热证属于阴虚,便当"阳病治阴",用补阴药等。可见,治病用药离不开阴阳。

（2）五行学说:五行即自然界中木、火、土、金、水五种物质,以这五者来代表多种事物的属性,并利用其相互资生、相互制约的关系,把事物内部以及与外界密切联系起来,构成一个整体。例如:五行属性,肝属木,脾属土,肝与脾有制约关系（木克土）,所以肝病最易犯脾。如果肝郁气滞,影响脾胃,症见两胁不舒、脘腹胀满、食欲不振、恶心呕吐、大便失调,便当用疏肝解郁、理气健脾的药物来治疗。又如肾属水,心属火,肾与心也有制约关系（水克火）。如果肾阴不足,水不制火,心火上炎,产生心烦失眠,便当用滋肾阴、降心火的药物来治疗。可见,治病用药与五行学说也有密切关系。总之,阴阳、五行学说,是把阴阳与五行两者结合起来,既能解释自然界变化的现象与规律,又能说明人体的生理功能、病理变化以及指导辨证用药等。阴阳、五行是相互印证、相互联系而不可分割的,共同成为中医药理论的主导思想。

3. 中医学的理论体系　中医学有独特的理论体系,其内容除前述阴阳、五行外,主要方面还有藏象（脏腑）、经络、病因、病理、诊断、治则等等。例如:

（1）藏象、经络:藏象是研究人体各脏器的生理、病理及其相互关系的学说,是中医理论的核心。经络有网络全身、沟通内外、联系表里、流通气血等作用。藏象、经络为药物作用的定位奠定了基础,是药性理论中"归经"的依据。

（2）病因、病理:病因是导致疾病的原因,病理是疾病发生变化的机理。以病因来说,一是外因,有风、寒、暑、湿、燥、火——六淫之邪,故中药有祛风药、散寒药、祛暑药、化湿药、润燥药、清火药等;二是内因,有喜、怒、忧、思、悲、恐、惊——七情之伤,这是情志的变化,故中药有安神定志药、行气解郁药等;三是其他,有饮食失调、劳逸不节、内伤、外伤、寄生虫等,故中药有消食药、健脾药、补益药、化瘀药、驱虫药等。至于病理,当然与用药有密切关系。如"诸风掉眩,皆属于肝",若是外风引起,当用疏泄外风药;内风引起,当用平息内风药。

（3）诊断:经过望、闻、问、切——四诊,将病情用阴阳、表里、寒热、虚实——八纲,加以分析、归纳,故中药有助阳药、滋阴药、解表药、温里药、祛寒药、清热药、补虚药、泻实药等。

（4）治则:是指治疗法则。汗、吐、下、和、清、温、消、补为八法,而药物有发汗药、催吐药、泻下药、和解药、清热药、温里药、消导药、补益药等。

上述说明中医、中药是一个理论体系,中药的运用是在中医理论指导下进行的,药性理论的来源当然不能离开中医理论。

（四）药性理论的内容包括哪些

药性理论的范围很广,以《本经》为例,在序例中所论述的药性理论即包括药物的分类、产地、采集、加工、四气五味、有毒无毒、制剂、剂量、用法、服法、组方原则、配伍禁忌等，以后历代医家又不断补充，凡涉及与药物疗效有关的理论问题，均可列入药性理论范畴之中。但以其主要内容而言，一般认为包括药物的产地、采集、贮藏、加工炮制、制剂、四气五味、有毒无毒、升降浮沉、归经、配伍、禁忌、剂量、服法等。而其中四气、五味、升降浮沉、归经、配伍、禁忌等，更是药性理论的核心内容。

（五）"四气""五味"各应怎样理解和掌握

我国现存第一部药学专著《本经》在序例中指出："药有酸苦甘辛咸五味，又有寒热温凉四气。"每味药均注明气味，从此把"四气""五味"作为药性理论的重要内容。这是我们要理解和掌握药性所必须首先考虑的问题。分述如下：

1．"四气"　"四气"即寒、热、温、凉4种不同的药性（狭义的药性）。寇宗奭在《本草衍义》中指出："凡称气者，即是香臭之气，其寒、热、温、凉则是药之性……序例中气字恐后世误书，当改性字，于义方允。"故应称"四性"，不应称"四气"。"四性"之外，还有平性，但习惯称"四性"。这是前人在长期医疗实践中，从药物作用于人体所发生的反应而概括出来的理论。

"四性"即寓有阴阳的含义。寒凉为阴，温热为阳。此外，平性虽然性质和平，但也有偏凉、偏温的不同，故"四性"只有阴阳两个方面。温热药属阳，具有温里、散寒、补阳等作用，可治脘腹冷痛或阳虚畏寒之证；寒凉药属阴，具有清热、降火、补阴等作用，可治高热烦渴或阴虚内热之证。以阳胜阴，以阴胜阳，以阳补阳，以阴补阴，这是治病用药不可违反的规律。故《素问·至真要大论》说："寒者热之，热者寒之。"《本经·序例》说："疗寒以热药，疗热以寒药。"其成为中医治病用药的基本原则。

但是病情往往是错综复杂的，在临床上如遇到寒热错杂之证，也可以寒药与热药同用。如外寒里热证，怕冷、烦热、喘咳，可用麻杏石甘汤，其中麻黄、杏仁性温散外寒、理肺气、平喘咳，生石膏性寒清里热。又如寒热互结于里而成痞证，可用半夏泻心汤，其中半夏、干姜温散祛寒，黄芩、黄连寒以清热，都是寒药与热药同用，达到治愈疾病的目的。至于药物的寒热多少，就要根据辨证了。此外，还有真热假寒证，仍当用寒药；真寒假热证，仍当用热药，这就要辨证准确，避免用药错误。

2．"五味"　"五味"是酸、苦、甘、辛、咸5种不同的药味。"五味"在医学上的运用，在《内经》中已有不少论述。"五味"与"四性"同样是药性理论的重要内容。第一，要理解和掌握"五味"的作用。前人通过长期实践，认识到药味不同，作用有别，故将"五味"的作用进行了归纳。如《素问·脏气法时论》说："辛散、酸收、甘缓、苦坚（苦能坚阴，即泻火强阴之意）、咸耎。"后世医家在这一基础上又进行了补充。如《本草备要·药性总义》说："凡酸者能涩、能收,苦者能泻、能燥、能坚,甘者能补、能和、能缓,辛者能散、能润、能横行,咸者能下、能软坚,淡者能利窍、能渗泄,此五味之用也。"这里又提到了淡味的作用,故实际是"六味"。王好古说:"淡附于甘。"往往甘淡并称,故不称"六味",仍称"五味"。以具体药物而言,如辛味药生姜发散,川芎行血,木香行气,紫菀润肺;酸味药五味子收敛止汗,五倍子涩肠止泻;苦味药大黄泻下,苍术燥湿,知母、黄柏坚阴;甘味药人参补气,熟地补血,甘草缓和药性,缓解毒性;咸味药芒硝通便,牡蛎散结;淡味药茯苓、薏苡仁渗湿利尿等等。

第二,要理解和掌握五味的阴阳、五行属性。在《内经》中,已将"五味"的阴阳属性进行了分类。如《素问·至真要大论》说:"辛甘发散为阳,酸苦涌泄为阴,咸味涌泄为阴,淡味渗泄为阳。"后世对"五味"的阴阳属性,都是依此为根据的。"五味"的五行属性,在《尚书·洪范》虽有记载,但在医学上的运用,仍以《内经》为最早。如《素问·宣明五气》云:"酸入肝(木)、辛入肺(金)、苦入心(火)、咸入肾(水)、甘入脾(土)。"这就把"五味"与五脏、五行相连属,为药物作用的定位提出了理论依据。

第三,要理解和掌握一药之中有性有味,性味结合,共同说明药物的作用。性味不同,作用就有差别。例如:温性药,乌梅酸温收敛,厚朴苦温燥湿,黄芪甘温益气,蛤蚧咸温补肾,生姜辛温发表;辛味药,麻黄辛温发汗,附子辛热助阳,薄荷辛凉解表,石膏辛寒散热等。

但是还必须注意药物的性味相同,而作用往往不完全一样。如黄芩、黄连、黄柏均为苦寒药,都有清热燥湿解毒等作用,而黄芩善清上焦湿热,黄连善清中焦湿热,黄柏善清下焦湿热。这就提示我们既要理解药物性味的共性,同时还要理解药物的个性,这样才能全面掌握药物的性能。还有一药有数味者,即说明药物作用的扩大,如当归辛甘温,辛温可以活血行气散寒,甘温还可补血。

(六)升降浮沉的含义和运用

升降浮沉是药物作用的定向,为金元时代名医张洁古首倡。他在所著的《珍珠囊》药物项下均有注明。作为性味理论的补充,受到后世医家的重视,从此成为药性理论的内容。现从升降浮沉的概念、临床应用、依据、转化等方面,说明其含义和运用。

1. 概念 升,上升的意思;浮,发散的意思。升与浮的共同点是向上向外,所以属阳,有升阳、发表、散寒、催吐等作用。降,下降的意思;沉,泻利的意思。降与沉的共同点是向下向内,所以属阴,有潜阳、降逆、清热、泻下、利尿等作用。

2. 临床应用 从病位、病势两方面考虑。病位在上在表,如头痛、恶寒、发热,当用升浮药,如荆芥、防风、麻黄、桂枝等,散风寒解表;病位在下在里,如大便不通、小便不利,可用沉降药大黄通大便,泽泻利小便。病势上逆,如肝阳上升,头痛、眩晕,当用沉降药,如石决明、牡蛎等平肝潜阳;病势下陷,如久泻脱肛、子宫下垂,当用升浮药,如黄芪、升麻等升阳举陷。这也是治病用药必须掌握的规律。

3. 依据 药物升降浮沉的依据有以下三方面:

第一是药物的性味。凡性温热、味辛甘为阳性药,主升浮;性寒凉,味酸苦咸为阴性药,主沉降。正如李时珍所说:"酸咸无升,辛甘无降,寒无浮,热无沉。"

第二是药物气味的厚薄。李杲说:"气味薄者,轻清成象,本乎天者亲上也;气味厚者,重浊成形,本乎地者亲下也。"故凡气味薄者主升浮,如薄荷、连翘;气味厚者主沉降,如熟地、大黄。

第三是药物质地的轻重。凡花叶及质轻的药物主升浮,如桑叶、菊花、马勃等;种子果实及质重的药物主沉降,如苏子、枳实、代赭石、石决明等。

上述升降浮沉的依据指的是一般规律,不是绝对的,当根据上述条件,并结合临床实际疗效,进行全面分析,才能得出正确的结论。

4. 转化 药物升降浮沉的作用是可以转化的。

第一,药物炮制后作用改变,如酒炒则升,姜汁炒则散,醋炒则收敛,盐水炒则下行。

第二,药物配伍后,作用受到抑制。如少量升浮药在大量的沉降药中则降;少量沉降药在大量升浮药中则升。故药物升降浮沉的作用,不能看作一成不变,在临床用药时也需注意。

(七)怎样理解归经

归经是怎样产生的?其理论依据是什么?临床如何掌握应用?

1. 归经的产生 归经是把药物的作用与脏腑经络联系起来,以说明某药主要对某些脏腑经络的病变起治疗作用,即药物作用的定位。归经理论源于《内经》,如五色、五味归五脏,即是归经的萌芽。

归经理论大约在北宋时代已初步形成,如《苏沈良方·论脏腑》中即有某物入肝、某物入肾的记载。至金元时代归经理论逐步充实。明清时代归经理论又有所发展,使归经理论进一步完善。

2. 归经的理论根据 归经的理论根据有以下三方面:

(1)藏象学说:药物归经就是把药物的作用与脏腑的病变联系起来,以说明某药对某脏腑的病变有治疗作用;依据药物作用的范围,有归某一脏腑者,有归几个脏腑者,或兼入某脏腑者。

(2)经络学说:人体共有十二经络(奇经八脉除外)。经络各有其特定的循行路线和内在的脏腑,它所反映的病理现象,除经络本身的病变外,也包括与经络连属的脏腑症状。故目前教材中的归经等采用脏腑名称,如肺经、肝经、肾经、脾经、胃经等。

（3）药物疗效:如苏子、白前能治疗喘咳便归入肺经;茯神、柏子仁能治疗心悸、失眠便归入心经;钩藤、羚羊角能治疗眩晕、抽搐便归入肝经;白术、党参能治疗食少、便溏便归入脾经等。故归经是药物作用的定位,是从疗效观察中总结出来的用药规律。

3. 归经的临床应用　第一,可根据各经所表现的症状,选择相应的药物治疗,有执简驭繁的好处。

第二,脏腑是互相联系的,在发病时往往互相影响,故治法有健脾益肺、滋肾养肝等,也需要运用归经理论选择药物。

第三,归经当与四性、五味、升降浮沉等理论结合起来,才能达到准确用药的目的。例如:同一归肺经药,黄芩苦寒清肺热,干姜辛热散肺寒,百合甘凉补肺虚,葶苈子辛苦寒泻肺实。

总之,归经理论是根据中医学生理、病理的特点,按药物的实际疗效进行分类,便于选择应用。但归经理论还必须与性味、升降浮沉等理论结合起来,全面分析,灵活掌握,才能得心应手,运用自如。

（八）中药的应用

中药的应用由单味到复方,在药物配伍方面,积累了"七情"理论,怎样解释? "十八反"与"十九畏"应怎样认识和掌握?

为了适应病情的需要,中药的应用由单味到复方,长期以来,积累了不少经验,并把它上升为理论。《本经》在序例中即加以总结:"有单行者,有相须者,有相使者,有相畏者,有相恶者,有相反者,有相杀者,凡此七情,合和视之。当用相须相使者良,勿用相恶相反者;若有毒宜制,可用相畏相杀者。不尔,勿合用也。"这就是今人常说的"七情"理论,而"七情"的解释是:

单行:李时珍说:"独行者,单方不用辅也。"指单独应用即能发挥疗效,如独参汤。

相须:李时珍说:"相须者,同类不可离也。"即两种以上功用相同的药物,同用后能互相促进疗效,如知母与黄柏同用,能增强滋阴降火的功效。

相使:李时珍说:"相使者,我之佐使也。"即一药为主,一药为辅,如黄芪使茯苓,两药同用,茯苓能增强黄芪补气利尿的作用。

相须、相使是能增强疗效的药物配伍方法。

相畏:李时珍说:"相畏者,受彼之制也。"即一种药物的毒性、烈性受到另一种药物的抑制,如半夏畏生姜,生姜能抑制半夏的毒性烈性。

相杀:李时珍说:"相杀者,制彼之毒也。"即一种药物能消除另一种药物的中毒反应,如绿豆杀巴豆毒,巴豆中毒时,用绿豆汤可以解除。

相畏、相杀是应用毒性、烈性药物时的配伍方法。

相恶:李时珍说:"相恶者,夺我之能也。"即一种药物能破坏另一种药物的疗效,如人参恶莱菔子,莱菔子能破坏人参的补气作用。

相反:李时珍说:"相反者,两不相合也。"即两种药物同用,能产生有害的副作用,如甘遂反甘草。

相恶、相反属于药物的配伍禁忌。

据《蜀本草》统计,《本经》365 种药物中,单行者 71 种,相须者 12 种,相使者 90 种,相畏者 78 种,相恶者 60 种,相反者 18 种,相杀者 36 种。北齐徐之才著《药对》,是专门讨论药物配伍的书籍,虽佚,但《本草纲目》有转引,可供研究参考。

自宋、金、元以后,流行"十八反"与"十九畏",作为药物配伍禁忌。

"十八反"与"十九畏"究竟能否同用? 历代医家意见不一:

第一种认为不宜同用。理由是《本经·序例》即指出"不用相恶、相反者"。《中国药典》1963 年版和 1977 年版均有记载"不宜同用";临床报道应用反药引起中毒反应,能增强毒性。

第二种认为可以同用。理由是古今医方反药同用的很多;临床报道反药同用未发现中毒反应,经动物实验,用反药未见到明显的毒性变化。

第三种认为反药同用能增强疗效。理由是张仲景甘遂半夏汤,方中甘遂与甘草相反,用治痰饮有良效。清代尤怡解释说:"欲其一战而留饮尽去。"赵良仁解释说:"甘草缓甘遂之性,使不急速,徘徊逐其久留。"临床有不少反药同用增强疗效的报道。

所以在这方面还需要广大医药人员进一步全面、系统、深入研究,才能得出正确的结论。在没有全面、系统、深入研究之前,使用反药仍当小心谨慎为是。

(九)怎样掌握证候用药禁忌、妊娠用药禁忌和饮食禁忌

1. 证候用药禁忌　也就是单味药的禁忌。正如缪希雍所说:"故凡有益于阳虚者,必不利乎阴;有益于阴虚者,必不利于乎阳。能治燥者,必不宜于湿;能治湿者,必不宜于燥。能破散者,不可以治虚;能收敛者,不可以治实。升不可以止升,降不可以疗降……诸如此类,莫可胜数,苟昧斯旨,吉凶贸焉。"再以具体药物为例,如麻黄辛温,既能发汗、表散风寒,又能宣肺平喘,但必须是外感风寒,表实无汗或肺气不宣的喘咳方可应用;若表虚多汗,或肺虚喘咳即当忌用。因此,证候用药禁忌受到历代医家的重视。

2. 妊娠用药禁忌　妊娠用药要注意养护胎元。一般根据药物副作用的大小不同,分禁用、慎用两类。禁用药大都毒性较强,或药性猛烈,如巴豆、牵牛、芫

花、大戟、水蛭、虻虫、麝香、三棱、莪术等。慎用的药包括：①祛瘀活血药：如桃仁、红花；②行气破滞药：如大黄、枳实；③辛热药：如附子、干姜、肉桂；④滑利药：如冬葵子、滑石等。禁用药不可使用，慎用药可以根据病情斟酌使用，所以《内经》有"有故无殒，亦无殒也"的记载。

3. 饮食禁忌　即通常所说的忌口。如寒性病忌食生冷瓜果；热性病忌食辛辣、油腻之品；消化不良者忌食黏腻及难消化食物；痈疽疮疖、皮肤瘙痒者忌食鱼、虾、牛、羊肉等腥膻及有刺激的食物等。此外，《本草纲目》有"服药食忌"的记载，可供参考和研究。

五、再谈药性理论

颜正华　《北京中医学院学报》　1983 年

（一）药性的含义

古代以"毒"来代表药物，如古代传说的"神农……尝百草……一日而遇七十毒"（《淮南子·修务训》），指的是古代劳动人民在寻找食物的过程中发现了一些毒物，通过不断的实践，又认识到这些毒物对人体的疾病有治疗作用，因而把毒物当做药物。

《周礼》记载："医师掌医之政令，聚毒药以共医事。"这也是说明以毒物作为药物。在文献中最早的药性记载，也是关于毒的记载。如《尚书·说命》载有"若药弗瞑眩，厥疾弗瘳"，是说用药物的毒烈之性治疗疾病，不到使人眩晕的程度，就不能治好病人的病。

《神农本草经》最早记载"药性"一词。在《本经·序例》中说："药性有宜丸者，宜散者，宜水煮者，宜酒渍者，宜膏煎者，亦有一物兼宜者，亦有不可入汤酒者，并随药性，不得违越。"似乎仅指出适宜制剂种类的药性。以后，南北朝陶弘景对药性一词的概念又作了补充。如他在《本草经集注》中说："上品药性，亦皆能遣疾，但其势力和厚，不为仓卒之效……中品药性，治病之辞渐深，轻身之说稍薄……下品药性，专主攻击，毒烈之气，倾损中和，不可恒服。""今药性一物兼主十余病者，取其偏长为本。"由此可知，所说药性系指与治疗有关的性质、性能。

大约成书于隋末唐初的《药性论》，讨论范围涉及君、臣、佐、使、七情、性味、有毒无毒、功能、主治、修治、制剂等与治疗有关的各个方面，所说的范围很广。

宋代以前，将寒热温凉称为四气。至北宋末年，寇宗奭提出寒热温凉不应称为四气，而应称为四性。这是最狭义的药性。近代文献对于药性含义的讨论更多，众说纷纭。胡光慈、许金星认为，药性相当于现代医学所论药物之有效成分以及药理作用；《兽医中医学》认为，药性就是研究药物的药理作用；《四气五味探讨》一文认为"药性，即是从理论上说明药物的功能、主治"。朱颜认为，药性是从药物作用于人体所引起的反应而获得的概念,也就是各种药物产生治疗效果的概括;尚志钧在《学习中药药性的体会》一文中认为,药性包括药物本身的物理性状和药物在机体上所引起反应这两方面的性质。

综上所述可知,药性就是药物与治疗有关的各种性质与性能。其中,有的是药物治疗效能的物质基础,可为人以各种感官所感受、认识的性质;有的是药物在治疗过程中所体现的各种作用。部分文献中所称的"药物的性能",基本上包括在药性的范畴之中。

(二)药性理论的范围

最狭义的范围就是前述寒热温凉四性,也是最主要的药性。

宋以前的本草著作多以性味、有毒无毒为主要药性。宋以后的本草著作更加上归经,部分还加上了升降浮沉等。

金人成无己,已经认识到气味是药性的基础。他说:"一物之内,气味兼有;一药之中,理性具矣。主对治疗,由是而出。"此说多为后世本草所引用。

元人李东垣,一方面同意成无己的说法,认为"凡药之所用,皆以气味为主";另一方面又认为,"天地阴阳生杀之道,在升降浮沉之间"。故他的《药类法象》以升降浮沉为纲,概括气味、阴阳、功能,以升降浮沉为主要药性。

明代中期,《本草纲目·序例》关于药性理论讨论范围颇广,包括形、色、气、味、性、升降浮沉、阴阳、五行、七方、十剂、七情配合、宜忌、采收、炮制、制剂、剂量、服法等。

明末,贾所学著《药品化义》,创辨药八法,称为药母。即以下8类:

体:燥、润、轻、重、滑、腻、干。

色:青、黄、赤、白、黑、紫、花。

气:膻、臊、香、腥、臭、雄、和。

味:酸、苦、甘、辛、咸、淡、涩。

形:阴、阳、水、火、土、金、木。

性:寒、热、温、凉、清、浊、平。

能:升、降、浮、沉、定、走、破。

力:宣、通、补、泻、渗、敛、散。

贾所学认为:"当验其本,观其色,嗅其气,嚼其味……推辨此四者宜先。而后推其形,察其性,原其能,定其力,则为厚薄、清浊、缓急、躁静、平和、酷锐之性及走经,主治之义无余蕴矣。"其实,上述只能说明药物疗效的所以然,而不能真正推测出药物的疗效,因药物的疗效是从医疗实践中总结出来的。正如徐大椿所说:"虽圣人必通过试验。"这是符合客观实际的。

清人沈金鳌将十剂作为最主要的药性,并以此为纲著成《要药分剂》一书;

姚澜将归经作为最主要的药性,并以此为纲著成《本草分经》一书。

综合上述讨论,药性的范围可分为狭义(主要)和广义两种。狭义药性包括四气、五味、升降浮沉、归经、有毒无毒、配伍、禁忌、采集、加工炮制、制剂等临床应用所依据的主要性质和性能,也是药性理论的核心,其中以气味最为重要。广义药性则将凡属与治疗作用有关的性质和性能都包括在内。药性理论则是以前述(主要)药性为主要内容的理论体系。

(三)药性理论的基础

1. 药性理论与我国古代的哲学思想

(1)阴阳:阴阳来源于《周易》。如《周易》所云"一阴一阳之谓道""阴阳不测之谓神"等,即说明用阴阳来概括所有事物的规律、性质、变化、发展的本质。之后,《内经》也有记载。云:"阴阳者,天地之道也,万物之纲纪,变化之父母,生杀之本始,神明之府也。"这就把阴阳学说运用到了医学方面。

阴阳作为两个互相矛盾、互相对立,又在事物本身和事物发展过程中的属性来认识,其有朴素的唯物主义性质。

医学理论体系中的阴阳学说,就其自己的特点,与古代哲学中的阴阳学说不全相同。如老子曾云:"万物负阴而抱阳。"此说与《素问》"背为阳,腹为阴"的说法就不同。又如张介宾引道家语云:"分阴未尽则不仙,分阳未尽则不死。"此说就与《素问》"阴平阳秘,精神乃治;阴阳离决,精气乃绝"的意思也不相同。阴阳学说也是说理的工具,常有较大的灵活性,不同学派都应用阴阳学说,往往导致不同的结论,真正是非的判断,还必须经过实践验证。

(2)五行:五行出自《尚书·洪范》。原文曰:"水曰润下,火曰炎上,木曰曲直,金曰从革,土爰稼穑。润下作咸,炎上作苦,曲直作酸,从革作辛,稼穑作甘。"据说这是箕子与周武王的谈话记录。五行学说在开始的时候也属于朴素的唯物论范畴的思想。

五行学说在药性理论中是属性的概念,不是元素的概念;即属性归类的方法,这一点必须明确。五行概括宇宙间一切事物的属性,利用其相生相克的原理,把人体脏腑、经络、疾病等,与药性联系起来,故有一定的应用价值。

但必须明确,五行学说的相克关系,并不是可以随意引申的规律,所以只适用于解释一般情况,并不适用于普通的药性关系,还不能看作是普遍规律。在古人著作中,只能说明既成事实,对于实践有无指导意义须进一步验证。在药性理论中,有以五行作为元素来解释,认为五行中有五行,理论穿凿附会,与临床无益。

(3)象数学说:象数学说来源于《周易》。象,是形象;数,是数字。象数学说是以形象和数字来说明宇宙间万物的一切联系、一切规律。究其实质来说,这一理论是形式的、表面的，因而是唯心的、错误的。象数进入药性理论是在北宋时代。此后的一些本草常以象数作为药物的说理工具。如《神农本草经百种录》牛膝条云："此乃以其形而知其性也，凡物之根本皆横生，而牛膝独直下，其长细而韧，酷似人之筋，所以能疏筋通脉，下血降气，为诸下达药之先导也。"又在肉苁蓉条云："苁蓉象人之阴而滋润黏腻，故能治前阴诸疾而补精气，如地黄色质象血则补血也。"这种以形象论药性，从表面论实质，牵强附会，未能揭示问题的实质。

至于以数字为说理依据，出自《周易》五行成数。其云："天一生水，地六成之；地二生火，天七成之；地三生木，地八成之；地四生金，天九成之；天五生土，地十成之。"以数字神秘化，是唯心论。如《神农本草经》选药365种，《素问·至真要大论》的大方、小方、奇方、复方都是在数字上打圈圈，不能说明药性的实质问题。

（4）生成禀受说：其导源于"天人合一"说。汉代之前，《素问·汤液醪醴论》已有生成禀受说的意思。在汉代一些学者的著作中，已出现近于生成禀受的内容。如王充在《论衡》中说："土地有燥湿，故毒物有多少；生出有处地，故毒有烈不烈。"至唐代，生成禀受说已开始纳入药性之中。如《新修本草·序例》云："动植形生，因方舛性；春秋节变，感气殊功。"又如《本草拾遗》小麦条云："秋种夏熟，受四时气足，自然兼有寒温，面热麸冷，宜其然也。"这些比较朴素的内容虽然较少，但对后来讨论药性的采收、产地等都有一定的影响。

从北宋开始，生成禀受说就被大量引入药性理论。生成禀受说的原始含义是指药物的一切性质、性能，都由其产生、成长过程中的客观条件与客观因素所决定。而客观条件与客观因素，既不是本身随意自生的，也不是外界有意识、有目的强加给的。这也应该说是一种具有朴素唯物论性质的理论。但由于历史条件的限制，人们还不可能完全地认识到一切影响药物性质、性能的客观条件、客观因素，这就很容易被唯心论所利用，流于玄虚，成为不切实际、不能自圆其说的理论了。

北宋末年（1116年），寇宗奭在《本草衍义》中谈道："兔有白毛者，全得金气也。""樱桃在三月末四月初成熟，得正阳之气，先诸果熟，性故热。"这是最早引用生成禀受说的著作之一。以后，明代的《本草经疏》，清代的《本草崇原》《本草经解》《神农本草经百种录》《本草经读》等，都运用这一学说解释药性，但由于缺乏事实基础，故未能解决药性理论的实质性问题。

（5）"天人合一"学说：该学说源于《易传》。《易传》以八卦为纽带，联系各种自然事物。如《说卦·第八章》称："乾为马，坤为牛，震为龙，巽为鸡，坎为豕，离为雉，艮为狗，兑为羊。"《说卦·第九章》称："乾为首，坤为腹，震为足，巽为股，坎为耳，离为目，艮为手，兑为口。"但《易传》中从未解释这些联系的道理，宋代理学家朱熹也说它"其间多不可晓者"。故而更使人感到虚无缥缈。

从金元之后,"天人合一"学说也逐渐被运用到药性理论之中。如《雷公炮制药性解》云:"羊肉之甘,宜其归脾,于卦为兑,实属西方之金,故亦入肺经。""牛肉色黄,味甘属土,于卦为坤,故专入脾家。"《本草述钩元》云:"为水畜,十二辰亥,乃六阴之极也,而应之,在卦属坎,则兹物之充乎水,用以疗疾也明矣。"这些都是以《易传》"天人合一"说为理论依据的。但究其实质来说,仍然多属于形象的表面联系,在药性理论中加以引述,主要在于解释疗效,作为一个说理依据,也着实牵强附会。对于这部分理论,不能予以肯定。

(6)运气学说:运气学说来源于"天人合一"学说。该学说在宋以后的医学发展中起了重要影响。运气学说的性质,还有待于进一步研究,但从它渗透了象数学说的理论,以及固定循环的概念看,还不能予以肯定。

由于运气学说不尽适合中医辨证论治的特点,故运气学说在药性理论中,始终未成为主流。刘温舒在《素问入式运气论奥》下卷中说:"五运六气之补泻,五味各异者,大法正如此,诸为方者不必尽用之,但一佐二佐病止则矣,谓如以酸泻之,岂有一方中尽用本草味酸者为泻药?盖主病者得一二味可也,余皆然。"而且还指出:"或者以为岁运太角,木旺土衰,迎取之,当使泻肝经而益其脾胃,人人如此,何病之有?此非通论也。何哉?岂有人人脏腑皆同者?假如肝元素虚,脾胃素盛,遇此太角之运,肝木稍实,脾气得平,方获安和。若便泻肝补脾,此所谓实实虚虚,损不足益有余。如此而死者,医杀之耳!"方书中《太平圣惠方》《圣济总录》《三因方》《注解伤寒论》《普济方》等著作,均有较多的篇幅讨论。似觉机械,不尽合宜,没有更多的发展。

王好古运用运气学说的理论作指导,对药物采收有所论述。他认为:"五运主岁,不足则薄,有余则精,非专精则散气,散气则物不纯,是以质同而异等,形质虽同,力用则异也。"(《汤液本草》)但这一理论在客观实践上有困难,六十年一周期,时间太长,遵守不便,未能成为真正的指导理论。古有"医易同源"之说,孙思邈、刘完素、张介宾对此都很重视。从前述内容来看,《易传》对药性理论的影响是多种多样的,其性质也极不一致。有唯心的,也有唯物的,必须慎重对待。

前面介绍有些是唯心主义的内容,目的是为了知道它的来源,以便研究批判。如果我们用相当多的时间去钻研这些古代唯心主义哲学思想,是不够恰当的。

2. 药性理论与我国古代宗教 我国古代宗教对药性理论最有影响的当推道教。

道教对药性理论的主要影响是服食、养生。宋代以后,部分炼丹术的理论,在一定程度上对药性理论也有影响。服食、养生是统治阶级妄想长生不死、成仙。由于方士的编造,在药性理论中出现了不少唯心落后的内容,这些在《本经》《别录》《证类本草》中都可以看到。

至于炼丹术,在符合医学实践的前提下,才被保留了下来。

3. 药性理论与医学基础理论　阴阳、五行学说,实际上都是医学基础理论。除此之外,与药性理论有关的主要医学基础理论有藏象、经络、病因、病机等学说。

(1)藏象学说:藏象就是脏腑见于外的现象,包括形象、功能等。

藏象学说的基本思想是:各脏器各有不同的生理功能和病理变化;内脏功能与自然界的外在环境有一定的联系;机体内脏与外部器官有一定联系;脏器之间有一定联系;机体内外是一个有机整体。

藏象学说是以阴阳学说、五行学说、人与自然环境的统一等学说为基础的,并汇合医学临床实践的知识而形成的理论。它是中医药的一个很重要的理论基础。无论辨证、立法都以此为依据。药性理论的定位、定性也离不开这一理论基础。

(2)经络学说:经络是联系人体内外的孔道。直行为经,旁行为络,正经十二,奇经有八。每一经络有固定的分布区域,按照固定的途径与内部脏器相联系。每一经各有其特有的功能,表现出特有的证候。经络学说既是诊断治疗疾病的依据,也是药物归经理论的基础。

(3)病因病机学说:病因即疾病发生的原因。《金匮要略》指出,疾病发生的途径有三。宋代陈无择提出“三因”学说。现在一般将病因分为六淫、七情、疫疠(有强烈传染性的致病邪气)、饮食、劳逸、外伤、虫兽伤、痰饮、瘀血等。

病机即疾病发生、发展变化的机理。《素问·至真要大论》有病机十九条,具体是:“诸风掉眩,皆属于肝;诸寒收引,皆属于肾;诸气膹郁,皆属于肺;诸湿肿满,皆属于脾;诸热瞀瘛,皆属于火;诸痛痒疮,皆属于心;诸厥固泄,皆属于下;诸痿喘呕,皆属于上;诸禁鼓栗,如丧神守,皆属于火;诸痉项强,皆属于湿;诸逆冲上,皆属于火;诸胀腹大,皆属于热;诸躁狂越,皆属于火;诸暴强直,皆属于风;诸病有声,鼓之如鼓,皆属于热;诸病胕肿,疼酸惊骇,皆属于火;诸转反戾,水液浑浊,皆属于热;诸病水液,澄彻清冷,皆属于寒;诸呕吐酸,暴注下迫,皆属于热。”

这是古人经过长期的医疗实践总结出来的病理变化规律,后人在此基础上多有补充和发展。

病机学说使证候分析有所依据,对于辨证立法,以及根据主证辨认药性、归经等都是很重要的理论根据。辨证有八纲、六经、三焦、卫气营血等辨证论治学说,对药性理论影响较大,就不一一列举了。

从上述可以看出,医药是一个理论体系,研究药性理论必须对这些基础理论有一个系统的了解。

（4）临床实践是药性理论的真正基础：我们不可否认古代哲学对药性理论的影响，但是我们绝不可由此而产生误解，以为古代哲学产生了药性理论。从整个发展过程来看，是先有临床实践，后有药性理论。古代哲学思想只有在一定程度上符合临床实践时，才被吸收到药性理论中来。又经过反复实践验证后，才真正成为药性理论的组成部分，是临床用药实践经验的积累促进了药性理论的发展。例如：

神仙服食很早就渗入到药性理论中来了，在《本经》中就记载了不少轻身、神仙之说，以后虽然延续了很长时间，但终究因不符合客观实际，只好销声匿迹。在药性理论中，五色、五味入五脏。从《内经》至各家本草著作都有论述，但于临床实践不尽相符，故逐渐成为不被重视的理论了。

再以具体药物来说，如梨，在《别录》中只记载其"多食令人寒中，金疮、乳妇尤不可食"。《本草经集注》称它"不入药用，食之多损人也"。唐代以后，其在热嗽、烫火伤、中风伤寒、心烦、气滞热狂等方面的疗效陆续被发现。对照之下，发生多么大的变化啊！李时珍解释说："古人论病多主风寒，用药皆是桂、附，故不知梨有治风热、润肺凉心、消痰降火、解毒之功也。"这就道出了实践产生理论、检验理论的道理。

又如忍冬，《别录》只云其主"寒热身肿"。《本草经集注》说："煮汁酿酒饮，补虚疗风。"因此说它甘温。到了唐代，《本草拾遗》知道它主"热毒血痢、水痢"，才论证它的药性是小寒，而不是温。自宋代陈自明的《外科精要》之后，人们广用忍冬的花、叶、藤为消肿散毒的要药。清代以来，更用其花治疗温病，就再也不会有人说它性温了。这更说明实践检验理论、发展理论。

这种实践的观点，古人也有所认识。如徐大椿指出："迨至后世，一药所治之病愈多而亦效者，盖古人尚未尽知之，后人屡试而后知，所以历代本草所注药性，较之《神农本经》所注功用增益数倍，盖以此也。"又云："凡药性有专长，此在可解不可解之间，虽圣人亦必试验而后知之。"这些都是强调了临床实践对于理论认识的重要性。对于医学理论，我们亦不能本末倒置，溯本穷源仍然是先有药治的实践，才产生了药治的理论。只有在此时，医学基本理论才成为药性理论的基础。但仍要不断受到实践的检验，在实践中得到提高、得到发展。

以上可以说明，实践是理论的真正基础，而即临床药治的实践才是药性理论的真正基础。只有在与客观实际相符合的条件下，理论才能真正对实践具有指导作用。因此，我们在研究药性理论的时候，必须努力探讨这些理论所说明的临床实践的实质，而不应该仅仅停留在表面的说理方法上，任何时候药性理论的发展也必须以临床实践为基础，这是十分重要的问题。

（四）药性理论的重要性

中医治病是辨证论治的,理、法、方、药四个步骤是一个有机的整体,如果离开了药性专谈药物主治,必然不辨寒热虚实,难免蹈虚虚实实之禁。历代医药学家都非常重视药性理论的研究。如陶弘景说:"药之所主,各止说病之一名,假令中风,乃有数十种,伤寒证候亦有二十余种,更复就中求其类例,大体归其始终,以本性为根宗,然后配合诸证,以合药尔。"又云:"病生之变,不可一概言之,所以医方千卷,尤为理尽。"这些都强调了药性理论的重要。之后,成无己说:"制方之体,欲成七方之用者,必本于气味生成而制方焉。"这句话即为后世医家反复引述。赵晴初所谓"不识药性,安能处方"(《珍本医书集成》),就十分强调药性理论在临床治疗的重要性。正因为这样,清人龙绘堂才肯定地说:"学医第一看药性,有了药性心有定。"(《学医真诠》)

更重要的是,药性理论与病机理论结合成为中医治法的基础。缪仲醇指出:"岂知寒有时而不可以治热,热有时而不可以治寒,何者? 阴虚内热,当用甘寒滋肾家之阴,是益水以制火也。设有芩、连、栀子苦寒之剂以攻热,则徒败胃气,苦寒损胃而伤血,血愈不足而热愈炽,胃气伤则后天之元气愈无所养,而并转增剧也。阳虚中外俱寒,当以人参、黄芪以益表里之阳气,而少佐桂、附以回阳,则其寒自解,是益火以祛寒也。设专用辛热如吴茱萸、干姜、麻黄、胡芦巴、荜茇、胡椒之属以散寒,则辛热走散,真气愈虚,其寒愈甚,王安道所谓辛热愈投,而沉寒愈滋也。"离开病机固然不能谈治法,离开药性理论也不能谈治法。研究中医药治疗规律必须熟悉诸药性理论,从这一角度出发,医药也是密切不可分的。

可以这样说,中医治病从立法、处方、用药,都以药性理论为重要的理论根据,中医的同病异治、异病同治也是以药性理论为重要基础的。由此可知,药性理论是临床用药的主要指导理论。

从药性理论的发展过程我们可以了解到,药性理论就是前人临床用药经验的总结,也是古人的用药规律。药性理论中,凝结着无数次临床实践经验。我们要准确地了解中医用药规律,以及有关中医疗效的记载和药物性能的实质,就必须从认真研究药性理论入手。这是继承我国医学遗产的重要方面。

中药还有其他许多方面的理论,如药材、炮制、制剂等都有丰富多彩的理论内容,这些也是中药理论的组成部分。由于这些理论最终总是为临床服务的,故这些理论只是在保证临床疗效的前提下,才能真正有实用价值。同时,这些理论也只有在不断的临床实践的基础上,才能得以发展、提高。因此可以认为,药性理论以临床实践为枢纽,与其他相关理论发生密切的联系。要想正确地理解这些中药理论,就一定要对药性理论有所了解。当然,倘若研究药性理论,不了解药材、炮制、制剂等方面的理论知识,也是难以全面和深入的。

总之，无论临床治疗、中药生产、中医药研究都离不开药性理论，药性理论是中医药学基础理论不可缺少的重要组成部分。

（五）研究药性理论的基本态度和方法

中医药学是我国宝贵的文化遗产，几千年来对保障我国人民的健康起着极为重要的作用。药性理论是中医药学的重要组成部分，一直指导着中医的临床实践，我们有责任把它继承下来，并发扬光大。

应该客观地承认，在中医药学遗产中有精华，也有糟粕，这是历史的必然结果。为此，我们必须去伪存真，去粗取精，批判地继承，从而更好地为社会主义建设服务。

六、简述中药十八反

颜正华等 《中医刊授自学之友》 1985 年

十八反为中药反药的最早记载。在中药药性理论中，反药属于配伍禁忌。《神农本草经·序例》即指出"勿用相恶、相反者"。《中国药典》1963 年规定："注明畏、恶、反者，系指一般情况不宜使用。"《中国药典》1977 年版，对原来的相反、相畏，仍称"不宜同用"。可见，这是中医临证用药必须重视的理论问题。但自汉代以来，历代医家对反药能否同用争议较大，现代实验研究尚无定论，临床报道也不一致，以致使人无所适从。因此，需要对十八反的来源、现状和有争议的问题进行探讨；特别还需要各有关学科共同进行全面、系统、深入的研究，得出正确的结论，以便临证用药有所遵循，为人类保健事业作出有益的贡献。

（一）十八反的来源

我国现存第一部药学专著《神农本草经》（重辑本，以下简称《本经》）首先提到反药。在序例中说："有单行者，有相须者，有相使者，有相畏者，有相恶者，有相反者，有相杀者，凡此七情，合和视之。当用相须相使者良，勿用相恶相反者；若有毒宜制，可用相畏相杀者。不尔，勿合用也。"唐末《蜀本草》（公元 938 年）指出，《本经》365 种中……相反者 18 种。这是作者看到《本经》原书的内容而统计出来的数字，十八反的名称是从这里开始的。但由于《本经》原书已散佚，重辑本的正文中，均无反药的记载。

敦煌出土的《本草经集注》序录残卷有一节畏、恶、相反的内容，在这一节之前，陶弘景说："今案方处治，恐不必卒能寻究本草，更复抄出其事在此，览略看之，易可知验。"又说："《神农本草经》相使止各一种，兼以《药对》对参之，乃有两三，于事亦无嫌。"可见，这一节是陶弘景承袭《本经》并参照《药对》而来。其中相反的药计有甘草反甘遂、大戟、芫花、海藻；人参反藜芦；细辛反藜芦；芍药反藜芦;贝母反乌头;栝楼反乌头;丹参反藜芦;玄参反藜芦;沙参反藜芦;苦参反藜芦;海藻反甘草;甘遂反甘草;大戟反甘草;芫花反甘草;乌头反栝楼、贝母、白蔹、白及;半夏反乌头。总计为 19 种。

孙思邈《备急千金要方》(公元 7 世纪)所载反药数目与《本草经集注》序录残卷相同,唯增加了乌头反半夏。

现存文献中,集中列举相反诸药的以《太平圣惠方》(公元 992 年)为最早,称"乌头反半夏、瓜蒌、贝母、白蔹;甘草反大戟、芫花、甘遂、海藻;藜芦反五参、细辛、芍药"。但没有说明五参是哪五种。据掌禹锡说,"白及反乌头"是《蜀本草》补列的,然《太平圣惠方》并未收录。这样反药数字正好为 18 种,但无乌头反白及。既然在《本草经集注》序录残卷中已有乌头反白及,似当增加为是。

反药歌诀以南宋陈衍的《宝庆本草折衷》(公元 1248 年)十九反歌为最早。原歌诀是:"贝母半夏并瓜蒌,白蔹白及反乌头;细辛芍药(有赤白——原注,下同)五参辈(人参、丹参、沙参、玄参、苦参),偏于藜芦结冤仇;大戟芫花并海藻,甘遂以上反甘草。记取歌中十九反,莫使同行真个好。"歌中 19 种反药与《本草经集注》序录残卷同。

目前通行的十八反歌诀出自金元张从正的《儒门事亲》。歌诀为:"本草名言十八反,半蒌贝蔹及攻乌,藻戟遂芫俱战草,诸参辛芍叛藜芦。"诸参没有说明,如果是前述人参、丹参、沙参、玄参、苦参五参,实际与《本草经集注》序录残卷的反药是一致的,也是 19 种药。

后世本草在十八反的基础上不断补充,如《本草纲目》相反药已达 36 种;《中国药典》1963 年版为 27 种;《中国药典》1977 年版有不宜同用的药 41 种,除去原来的相畏药,有 28 种;《草医药汇编》收载反药多至 76 种;《兽医常用中草药》也收载反药 56 种。可见,反药的数目逐渐增加了。

(二)十八反的临床应用和现代研究

十八反在药性理论中虽然属于配伍禁忌,但究竟能否同用还有争议,是值得讨论和研究的问题。现将争议的主要方面归纳如下:

1. 反药不宜同用 《本经·序例》对反药不宜同用早有记载,但没有说明为什么不能同用。对此,后世说法不一。有的认为反药同用能产生有害作用。如陶弘景说:"相反者,则彼我交雠,必不和合,今画家用雌黄、胡粉相近,便自暗妒,粉得黄则黑,黄得粉亦变,此盖相反之征也。"又如《太平圣惠方》则明确指出反、恶药同用"病既不瘳,遂伤患者"。有的则认为反药同用,能破坏疗效。如《本草衍义补遗》就有人参"与藜芦相反,若服一两参,入藜芦一钱,其一两参虚费矣,戒之"的记载。至今,《中国药典》对反药仍规定为"不宜同用"。总之,反药一直引起医学界的重视,长期以来作为药物配伍的禁忌。

近20多年来,也有不少文献报道,用动物实验的办法证明反药同用有相反作用。如天津第一中心医院药房经实验研究发现,甘草与甘遂、细辛与藜芦混合应用,对天竺鼠有毒副作用,能引起严重反应或致死,经解剖均见胃部膨胀(气体)。吉林省中医中药研究所报告,红芽大戟、芫花、甘遂三药与甘草配伍后,确能使小白鼠的毒性反应增强,且甘草的剂量越大毒性越强;同时证明药物共浸组较分浸组的毒性显著增高。姚宪章报告,甘草与芫花同用,当甘草剂量成倍大于芫花时,家兔呈现中毒症状,甚至死亡。金恩波等报告,芫花、大戟、甘遂与甘草配伍后,不论口服还是腹腔注射,都可以看出随着甘草剂量的增加,毒性也随之增强。

不但如此,临床方面也有反药同用引起中毒的报道。如凌熙之报告,临床曾治一患者,在处方中将川草乌与贝母合用而引起两手麻木、舌謇音短、知觉迟钝等中毒症状。董广海报告,临床曾遇一患者因痹痛服用川草乌与半夏合用的方药,引起头目昏眩,不能站立,旋即出现周身麻木、牙关紧急等中毒反应。

上述这些似乎为反药不能同用提供了文献资料、现代实验研究及临床经验的依据,但从实际情况看,却与此矛盾。中医方书里反药同用的处方较多的事实就是有力的说明。据统计,在《伤寒论》《金匮要略》《备急千金要方》《千金翼方》《外台秘要》《圣济总录》等6部中医古典名著里,反药同用的处方竟达565首。在中医古典名著里是如此,就是在现代出版的中医方书里也收载了不少反药同用的处方。如在《全国中药成药处方集》中,就有34个内服方和68个外用方将十八反中的相反药同用。可见,十八反也不是完全不能同用的,如将反药作为配伍禁忌,似乎不够全面。

2. 反药同用,没有相反作用 清代著名医家张志聪根据自己数十年的经验对反药同用是否有相反作用的问题,提出了自己的见解。他在《侣山堂类辨》一书中曾明确指出了反药同用没有相反作用,说:"聿考《伤寒》《金匮》《千金》诸方,相畏相反者多并用……相反者,彼此相忌能各立其功。"近人张文元则认为,反药中毒是由于其中药物本身之毒性,并非相反作用的结果。他说:"所谓十八反者,原是药物中毒之作用,与此中毒有关之药物,又以乌头、半夏、藜芦、芫花、大戟、甘遂等六种为主体。六种而外,等诸傀儡,既无剧毒,何能杀人?"这就是说,反药同用没有相反作用的观点张文元是赞同的。其实认为反药同用没有相反作用的观点,并非从清代开始,较早的古代中医文献中也有不少的记述。如晋代葛洪的《肘后方》中就有用甘草解芫花毒的记载。又如据《证类本草》记载,在南朝刘宋人雷敩的《雷公炮炙论》中,就记有用甘草和荠自然汁制甘遂的炮炙方法,且至今有的地区炮炙甘遂仍沿用类似的方法。试想,如果认为反药同用有相反作用,甘遂、芫花配伍甘草会产生剧毒,那么这些解毒、炮炙的方法就很难使人接受,也绝不会流传至今。对此,在日本的学者当中也有人赞同。如鹤冲元逸先生就认为："相畏相反之说甚无谓也,古人制方全不拘于此,如甘草、芫花未见其害也,其他可以知已。"

近20多年来,也有不少学者做的动物实验为此种观点提供了论据。如李安域等报告,甘草以一定的比例与芫花、大戟、甘遂、海藻配伍给家兔灌胃,观察两周,体温、心跳、呼吸、瞳仁等反应均未见明显变化,也未见腹泻;陈必忠等报告,甘草与大戟、甘遂配伍给小白鼠灌胃,未见明显变化;黄铁宽、四川省江油县农林局畜牧兽医组、四川农学院中药十八反科研组均有报告,他们分别用水牛、牛、骡、马、猪、兔等进行十八反不同剂量、不同比例的毒性观察,都未见到明显毒性变化。因此,有的认为,根据实验,"十八反的配伍禁忌与客观事实不完全符合"。

另据王天益调查,中兽医常用的含有十八反验方有32个,认为兽医临床可用十八反,"方中有反药用之无妨"。临床方面,据高乐众报告,临床10余年用甘遂半夏汤(方中有甘草),对咳嗽痰喘、痛引胸胁、脉沉实有力的胸膜炎、支气管炎大都有效,从未发现中毒现象。

虽然如此,但是由于到目前为止还尚未对十八反进行全面、系统、深入的研究,所以否定十八反似乎还为时过早。

3. 反药同用,能增强疗效　汉代张仲景《金匮要略》之甘遂半夏汤专为治痰饮所设,方中甘遂与甘草相反。对此清代医学家尤怡在其著作《金匮心典》中作了解释。他说:"甘草与甘遂相反而同用之者,盖欲其一战而留饮尽去,因相激而相成也。"而赵良仁则在《金匮衍义》中对此作了另一种解释。他说:"……甘草缓甘遂之性,使不急速,徘徊逐其久留。"解释虽不相同,但却都认为反药同用可以增强疗效。

这种说法并非只有尤、赵二人。明代李时珍在《本草纲目》中对此也作过精妙的论述。首先,他在序例中对古方多用相恶、相反的道理作了论述,说:"古方多用相恶、相反者,盖相须、相使同用者,帝道也;相畏、相杀同用者,王道也;相恶、相反同用者,霸道也。——有经、有权,在用者识悟尔。"其次,在第十二卷甘草条内气味项下的注文里,又进一步结合具体实例对反药同用作了分析和论述。说:"甘草与藻、戟、遂、芫四物相反,而胡洽居士治痰癖以十枣汤加甘草、大黄,乃是痰在膈上。欲令通泄,以拔去病根也。东垣李杲治项下结核,消肿溃坚汤加海藻,丹溪朱震亨治劳瘵,莲心饮用芫花,二方俱有甘草,皆本胡居士之意。故陶弘景言:'古方亦有相恶、相反者,乃不为害。'非妙达精微者不能知此理。"可见李时珍也认为,只要反药用之适当,就能增强疗效。

同样,近20多年来也有不少经动物实验的实例,证明反药同用能增强疗效。如四川农学院牧医系中药十八反研究组报告,大戟、芫花、甘遂分别与甘草配伍,使用3~7倍量,猪、山羊没有死亡,血、尿、粪常规化验及病理解剖、组织学检查对比对照组均无异常,但服药后山羊瘤胃蠕动波持续时间延长,促进反刍、泻下、尿少;不用甘草的用药组,虽有类似表现,却呈现明显多尿。说明配伍甘草与否,生理效应不同。北京中医学院十八反研究组发现,芫花与甘草同用,能抑制芫花的利尿作用,但能增强甘草抗溃疡的作用。也是说明芫花、甘草同用,生理效应发生变化。姚宪章也发现,当甘草剂量成倍大于芫花时,反刍家畜山羊、耕牛均见瘤胃蠕动增加;利用这一作用先后用芫花与甘草配伍,或大戟、甘遂与甘草配伍,治疗耕牛前胃弛缓,获满意疗效。

就是在临床方面,以反药同用治疗疾病获得满意疗效的报道也有不少。田嘉泰报告曾治一例急性肾炎、支气管喘息患者,服用含贝母、附子的方药而获显效。陈亦毅报告以青州白散(方中川乌与半夏同用)治破伤风,疗效比玉真散满意。河北新医大第三医院,中西医结合治疗15例破伤风,13例治愈。所服用的中药处方中就有川乌、草乌、半夏,且后期还加用了天花粉。又如马均祺用瘿瘤丸治疗80例甲状腺囊肿,61.25%治愈,其丸中就含有甘草与海藻;上海市普陀区中心医院用含有海藻、甘草的消瘿汤,治疗25例甲状腺囊肿,16例治愈,仅1例无效;刘柏龄治疗12例颈淋巴结结核,也是将海藻、甘草同用,并且认为比不含海藻、甘草的方药疗效满意。

上述资料证明,在一定条件下应用反药,可能产生比单用更为理想的疗效;动物实验还发现了新用途和疗效。但在没有确定十八反的适应范围之前,对人体应用反药仍当小心谨慎为是。

(三)值得注意的几个问题

第一,要全面、系统、深入地研究十八反,当明确确定十八反的范围。

前述十八反实际为19味药,但还有一些与十八反有关联的药物是否应列入十八反之中,值得研究讨论。如:

"诸参"(或"五参")应包括哪些药?据《本草经集注》序录残卷最早记载,应为人参、丹参、沙参、玄参、苦参。但是人参、党参古时不分,陶弘景所描述的"上党来者,形长而黄,状如防风"的人参之一种,似为今之党参。直至清代,吴仪洛才在《本草从新》中首载党参。虽然吴仪洛在该书中未提及党参反藜芦,但由于古时混用,故党参似应列入十八反之中。

其次,"诸参"是否包括太子参,也值得讨论。据《本草从新》和《本草纲目拾遗》记载,太子参应为"辽参之小者",而辽参为人参之别称。如若这样,似应包括为是。但今之太子参并非五加科人参之小者,而为石竹科植物孩儿参(异叶假繁缕)*Pseudostellaria heterophylla*(Miq.)Pax ex Pax et Hoffm. 的块根,原为江苏民间草药,临床应用只有数十年的历史。不论从古之记载,还是从植物来源看,二者相差甚远,似应不列入十八反为是。又今之沙参有南北两种,南沙参为桔梗科植物,北沙参为伞形科植物,那么十八反中所说的沙参究指何种,实当弄清。据宋《重修政和本草》和李时珍《本草纲目》对沙参形态的描述,可以说均为桔梗科的南沙参。而北沙参是清张璐在《本经逢原》中才首载的。虽《本经逢原》也说其反藜芦,但根据《重修政和本草》及《本草纲目》的记载,以及植物来源不同的事实,十八反中的沙参当以南沙参为是。

再次,"诸参"中是否包括紫参,亦为值得讨论的问题。据《本草纲目》所载,在藜芦条项下的反药中,有紫参无玄参。而在其序例中相反诸药项下,所载相反诸药却有玄参无紫参,自相矛盾。究竟以何种说法为是,后世也有争议。其实只要与《本草纲目》紫参条查对一下,疑难似可顿解。查紫参条项下,只有畏辛夷之言,而无相反之说。故藜芦条项下,与其相反诸药中有紫参无玄参,当是《本草纲目》之误。后世《本经逢原》一书,于藜芦条下亦有反紫参之说,实为沿《本草纲目》之错,以讹传讹。因此,紫参不应作为"诸参"之一,而入"十八反"之列。

乌头有川乌、草乌之分,家种为川乌,野生为草乌,而附子则为川乌之附生块根,对此古代本草的记载多含混不清。直到明朝,李时珍才得以正本清源。他说:"诸家不分乌头有川草两种,皆混杂注解,今悉正之",并进一步说明川乌"即附子母"。实际情况也是这样,乌附同出一物,只不过主根叫川乌,附生根叫附子罢了。草乌、附子虽与川乌关系密切,但《本草纲目》及《本草纲目》以前的重要本草,均不将草乌、附子列入反药。直到《本经逢原》才有附子"反半夏、瓜蒌、贝母、白蔹",白及"反乌附"的记载。也就是说,从《本经逢原》起,才将附子等列入反药之中。由于这三药关系密切,作用虽不尽相同,但均为毛茛科乌头属植物,均含有剧毒的乌头碱,故均应列入"十八反"之中。

贝母有川、浙之分,始见于《本经逢原》,均为百合科植物地下鳞茎。产四川者名川贝,较小;产浙江象山者为浙贝,又名象贝、大贝,个大。但两者植物科属相同,作用相近。因此十八反中的贝母应包括川贝、浙贝两种。

芍药有赤、白两种,家种经加工的为白芍,野生不加工的为赤芍,均为毛茛科植物芍药的根,而作用有所不同。赤、白分别应用由来已久,但古代本草统称芍药。明代《本草品汇精要》始将赤芍、白芍分为两条,且均注明反藜芦。所以,"十八反"中的芍药应有赤白两种为是。

栝楼,又名瓜蒌。《本草纲目》记载栝楼根(即天花粉)"反乌头",而栝楼实(即全瓜蒌)下则未载反否。比《本草纲目》早几十年的《本草品汇精要》却将栝楼根、栝楼实分条并列,并且均注明"反乌头"。再,古之用药为全栝楼,今则分为栝楼皮、栝楼仁(子)两种,皮、子均为实之一部分,所以十八反中反乌头的栝楼应包括栝楼根(天花粉)、栝楼皮、栝楼仁(子)3种药。

综上所述,十八反实际应包括甘草、大戟、芫花、甘遂、海藻;川乌头、草乌头、附子、半夏、栝楼根、栝楼皮、栝楼仁、川贝母、浙贝母、白蔹、白及;藜芦、人参、党参、南沙参、玄参、苦参、丹参、细辛、赤芍、白芍。共计 26 味。

第二，在进一步深入开展药理毒理研究的同时，要注意药物的产地、品种鉴定、有效成分的分析及含量测定、加工炮制方法、剂型和给药途径，以及剂量等。这些都与药物的疗效和毒性有直接关系，都能影响实验的结果。

第三，在进行动物实验时，要特别重视观察动物机体的特殊反应，以便发现新的疗效和用途，再进一步应用于临床。例如前述甘草配伍甘遂或大戟用于反刍家畜后，发现能使山羊、耕牛瘤胃蠕动增加，利用这一作用治疗耕牛前胃弛缓，获得满意疗效。这就为十八反的应用开辟了新的途径。

第四，在进行临床观察时，当根据中医辨证论治的原则选择病例，应用反药。因为病情有不同、体质有差异，只有根据寒热虚实进行辨证用药，才能真正观察到疗效和毒性。再在这一基础上确定十八反的适应范围，才有实际意义。也只有这样，才能使研究成果成为有用的东西，为人类的健康作出贡献。

总之，十八反是古老的药性理论，属于配伍禁忌。但究竟能否同用，目前尚无定论，在没有全面、系统、深入研究之前，轻率地肯定或否定都是错误的。

研究反药当从十八反开始。这一研究工作不仅有助于对反药药性理论的澄清，而且可以从中发现新疗效、新用途。

研究十八反首先要确定十八反的范围，并应注意药物的产地、品种鉴定、成分分析、加工炮制、制剂、剂量等问题，这样才有可能得出正确的结论。

动物实验当特别重视动物机体的特殊反应，以便从中得到新的启示，进一步应用于临床。进行临床观察时，当以严肃认真、小心谨慎为是，并且应根据中医辨证施治的原则选择病例，施用反药，这样才能真正观察到疗效和毒性，取得满意的结果。

七、人参之效用

颜正华 《复旦临床中药》 1992 年

人参，为五加科多年生草本植物人参 *Panax ginseng* C.A.Mey. 的干燥根，药用历史已有几千年。成书于汉代（约公元 200 年）的我国现存第一部药学专著《神农本草经》即有记载，把它列为"上品"，谓"味甘，微寒，主补五脏、安精神、定魂魄、止惊悸、除邪气、明目、开心益智，久服轻身延年"。关于人参的产地，据成书于南北朝（公元 480—499 年）的《名医别录》记载："生上党山谷及辽东。"目前，人参的主要产地为我国东北各省，而以吉林抚松县产量最大，质量最好，故有"吉林人参"之称。可见，我国人参已久享盛名。

人参的性味，《神农本草经》虽曰"甘，微寒"，但人参只有补益作用，而无清热功效，且性偏温补，故《名医别录》将其改为"微温"。

我国医药学家根据长期的实践经验认为，人参之野生者称为野山参，以生长年久者最为名贵,补益之力较强。人参之栽培者称为园参,药力较野山参为弱,因加工方法不同,有生晒参、红参、白参、参须（须根）等规格,作用也稍有差异。以生晒参、红参质量为最好,白参较差。生晒参适用于气阴不足者,白参（加工时浸入糖分）功同生晒参,作用较弱。红参（蒸熟）性偏温,适用于气弱阳虚者。高丽参又名别直参,产朝鲜,功同红参,温补之力较强。目前认为,人参须所含人参皂苷（有效成分）较人参根多,质量也较好。

人参之效用有以下几方面:

1. 抢救虚脱　人参为大补元气之品。元气为人体最根本之气,元气衰微则导致体虚欲脱、脉微欲绝之证。人参能大补元气,对全身有良好的强壮作用,故可用于大出血、大汗出、大吐泻,以及一切疾病引起的虚脱。单用即效,可大剂量浓煎服（15~30g）,称为独参汤。若兼见汗出肢冷等亡阳征象者,可与回阳救逆的附子同用,即《续济生方》参附汤。若兼见汗出舌干等气阴不足征象者,又常与养阴生津药麦冬、五味子同用,即《内外伤辨惑论》生脉散。

药理实验证明,人参对心功能衰竭有显著的强心作用,又能抗心律失常和调整血压。近人有不少临床报道,如用独参汤抢救急性肾炎引起的重度和心力衰竭的患儿,获得显著疗效;内服高丽参粉,治疗急性心肌梗死引起的低血压,并发心律失常,每当收缩压低于 90mmHg 时即灌肠高丽参粉 3g,约 1 小时后血压即上升 10~20mmHg,使血压一直保持在 90mmHg 以上,连续使用 3 天,患儿平安度过休克期而恢复;天津南开医院以人参、麦冬、五味子制成的生脉注射液,每次 2~4ml,肌内或静脉注射,对心肌梗死和心源性休克有较好疗效。

2. 用于脾胃虚脱　胃主纳食,脾主运化。脾胃气虚,生化乏源可致倦怠乏力、食欲不振、呕吐、泄泻等症。人参善补脾胃之气,用治上述病证有良效。例如《太平惠民和剂局方》四君子汤,即以人参为主药,配伍益气健脾的白术、茯苓、甘草等药,为补气健脾的基本方。凡脾胃气虚,无论有无兼证,每以此方加减,效果良好。若治脾胃气虚,阳气下陷而见久泻脱肛或其他脏器脱垂者,又常以人参配伍黄芪、白术、炙甘草、升麻、柴胡等同用,有补气升提之功,如《脾胃论》补中益气汤。

近人报道:用于胃、十二指肠手术后病人,口服人参流浸膏（用 20% 酒精制成,1ml 等于生药 1g）成人每次 10~20 滴,1 日 2~3 次,可使大多数病人的条件性食物唾液反射恢复,口腔黏膜干燥消失,从而使手术创伤愈合加快。给胃酸分泌缺乏的患者口服人参流浸膏,每次 10~20 滴,日 2~3 次,共给药 20 天,结果胃痛消失,食欲增加,胃酸分泌增多,酸度增高,排便正常。特别是单纯胃酸分泌障碍者,疗效尤佳。

用于脾虚证,治疗 10 例住院患儿,具有纳呆、多汗、面白或萎黄等症状者,按常规治疗的同时,加用红参,3 岁以下用 3g,煎水 30ml;3 岁以上用 5g,煎水

60ml,分两次灌服,7~14 天为 1 个疗程,有开胃止汗、增加体重、使面色好转等效果。

3. 用于肺气不足　肺主气,司呼吸。肺气虚可导致气短喘促、自汗、乏力、脉虚等症。人参补肺气,故可用于肺气虚弱诸症。若治肺虚久咳或气短喘促者,多配伍胡桃肉、五味子、蛤蚧等药,如《济生方》人参胡桃汤(人参、胡桃肉、生姜、白蜜)治肺虚久咳或虚寒喘咳;《永类钤方》补肺汤(人参、黄芪、熟地、五味子、桑白皮、紫菀)治肺气虚之自汗、喘咳;《卫生宝鉴》人参蛤蚧散(人参、蛤蚧、茯苓、甘草、杏仁、知母、贝母、桑白皮)治久病体虚、咳嗽、气喘、痰中带血、胸中烦热等症。

4. 用于津亏口渴或消渴证(糖尿病)　津液之生成赖气之生化,人参补气而有生津之效。如用于热病气津两伤,症见身热烦渴、多汗、脉大无力者,可与生石膏、知母、粳米、甘草同用,即《伤寒论》人参白虎汤;气阴两伤,症见口渴、多汗、气短、脉弱者,可配伍麦冬、五味子以益气养阴,生津止汗,即《内外伤辨惑论》生脉散。治疗消渴证,多与生地、玄参、天花粉、山药等养阴生津药同用。

人参有降低血糖作用。据报道:口服人参流浸膏,每次 0.5ml,每日 2 次,疗程视病情而定,对轻症糖尿病可显著减少尿糖,使血糖降低 40~50mg%,停药后效果能持续 2 周以上;中等程度患者服人参后,虽降低血糖作用不明显,但大多数患者全身症状有所改善,如消渴、虚弱等症状消失或减轻。

5. 用于失眠多梦、惊悸健忘　《神农本草经》即记载人参具有安精神、止惊悸、益智的作用,单用即效。如有报道,以单味人参制成 3% 人参酊剂,每服 5ml,日 3 次,共给药 25~28 天,对不同类型的神经衰弱患者都有治疗作用,能使病人体重增加,消除患者头痛、失眠等症。临床应用多用复方,如《济生方》归脾汤,即以人参配伍具有益气养血安神作用的黄芪、白术、甘草、当归、龙眼肉、茯神、酸枣仁、远志等,可治气血亏虚之失眠多梦、惊悸健忘等症。

药理实验表明,人参能加强大脑皮质的兴奋和抑制过程,使兴奋和抑制两种过程得到平衡,使紧张造成紊乱的神经过程得以恢复;可改善老年人的大脑功能,特别在注意力集中及长时间思考能力方面改善明显,对智力记忆力减退及思维迟钝有精神兴奋作用。

6. 用于气血不足,体质虚弱　血的生成有赖于气的生成和推动,人参补气而有生血功效,虚弱之证均可应用。一般可以单独服用,组成复方更能增强疗效。如《景岳全书·新方八阵》的参归汤(人参、当归)、两仪膏(人参、熟地)均为气血双补之剂,对神倦乏力、面色萎黄、头晕心慌等气血不足、体质虚弱之证均有良效。

现代研究报道,人参能增加红细胞、血红蛋白、白细胞;能提高人的脑力劳动力和体力劳动能力,有抗疲劳作用;能提高机体对有害刺激的防御能力,加强机体的适应性,对物理的、化学的、生物的各种有害刺激有非特异性抵抗能力,使紊乱的功能恢复正常,故人称之为"适应原"样作用。如人参制剂可起双向调节作用,既能使低血压或休克状态下的血压升高,又能使高血压恢复正常;既能降低饮食性的高血糖,又能升高胰岛素引起的低血糖。

7. 用于阳痿 人参能大补元气而有益壮阳的功效,用治肾虚阳痿,单用泡酒服即效。若与鹿茸同用,补肾壮阳之力更强,如《全国中药成药处方集》人参鹿茸丸、参茸卫生丸。

药理实验证实,人参可促进和加强雄性大鼠的交配行为,使去势大鼠出现交尾现象,去势雌鼠出现强烈的雌激素样作用;使家兔睾丸中精子数增多,且活动力增强;使蜂王产卵能力提高。

据报道,口服 3% 人参酊剂,每次 10~15ml,日 2 次,疗程 1 个月,对麻痹性、泄型阳痿有显著疗效。用人参治疗 27 例阳痿病人,其中 15 例完全恢复性功能,9 例明显好转,3 例无效。又以日服人参提取物 500mg 的方法,治疗老年性继发性阳痿和性交次数减少、勃起困难、早泄、射精不足或丧失性欲者,均有一定疗效。

日本学者用人参提取物"蛋白质合成促进因子"治疗 24 例精子缺乏或减少症,对精子缺乏症无明显疗效,但对精子减少症能明显增加精子数目,其中 70% 患者精子生成数增加,60% 患者精子的活动能力增强,部分患者的精子数和运动情况恢复到正常生育水平。

8. 用于抗癌 人参含有抑制癌细胞生长的物质,对艾氏腹水癌的生长有抑制作用。据报道,用人参针剂或片剂治疗 52 例癌症患者,证明能防止癌症患者在化疗或放疗中引起的白细胞减少,保护癌症患者能持续地完成化疗或放疗,增强机体细胞免疫功能。又用人参皂苷片,每次 3 片,每日 3 次,疗程 4 周,治疗肺癌等多种晚期肿瘤患者 10 人,患者咳嗽、咯血、胸痛等症状好转,睡眠改善,食欲增加,白细胞上升,肿瘤增长较缓慢,淋巴细胞的转化能力增强,生存时间延长。

9. 用于延缓衰老 《神农本草经》记载:"久服(人参)轻身延年。"人参的补益强壮作用是公认的。近代研究发现,人参皂苷能促进大鼠肝内胆固醇及血中脂蛋白的生物合成,但当动物高胆固醇血症时,人参及其皂苷均能使其降低。人参能抑制家兔高胆固醇血症的发生,且能预防动脉粥样硬化的形成。

临床用于老年病及高脂血症。国外报道,人参制剂可降低老年人的血脂,特别是甘油三酯,这就延缓了动脉硬化症的发生。80% 受试者自觉智力和体力明显增强;54% 睡眠不良得到改善;40% 精神抑郁症减轻;75% 由于过劳引起的头痛减轻。另外,对高龄老人皮肤老化,如老年斑、色素沉着、脱发等均有治疗作用。给 65 名高脂血症病人服用高丽参粉,2.7g/d,服 24 个月,可观察到 3 个月以后高密度脂蛋白胆固醇明显上升,血中总胆固醇、动脉硬化指数、甘油三酯、游离脂肪酸、过氧化脂质均显著降低。

10. 其他　人参还有保护肝脏,增强肝脏解毒功能,扩张冠状动脉,增加心肌营养,减轻辐射对造血系统的损害以及抗利尿等作用,临床用于肝炎、胰腺炎、高血压、冠心病、心绞痛等,均有一定疗效。

人参的效用与用量有密切关系,用于抢救虚脱,当用大量,即 15~30g,煎汁,分数次灌服。一般用量煎汤服 5~10g,研末吞服 0.5~1g,1 日 1~2 次。

人参毒性虽小,但也有不良反应。有人曾报道 133 例长期服用人参制剂效应观察,其中 14 例(10%)产生滥用人参综合征,主要症状为高血压伴随神经过敏、失眠、皮疹和晨泻。14 例均为口服人参根,每日平均用量为 3g。

又据报道,人口服 3% 人参酊 100ml,仅感轻度不安和兴奋,如服 200ml 或大量人参粉可中毒,出现玫瑰疹、瘙痒、头痛、眩晕、体温升高及出血,其中出血为人参急性中毒的特征。

也有服人参引起死亡的报道,如一例成人服 40g 红参煎剂引起死亡;3 例出生婴儿服 0.3~0.9g 人参煎剂,出现烦躁不安、哭闹,甚至惊搐,经抢救 2 例治愈,1 例死亡。可见,人参服用量一般不宜过大。如服人参过量出现胸闷腹胀、不思饮食、肢体困倦、心烦失眠等症者,用大量莱菔子(30~60g)煎汤服可解。

八、谈谈中药的合理使用

颜正华　《药学通报》　1985 年

中药是我国人民防治疾病的主要武器,为中医所用,中医中药有着不可分割的联系。中医治病的特色为辨证论治,即是按中医的理论,通过"四诊"诊察病情,用"八纲"辨证进行归纳,确立治法,然后选方遣药。这就形成了中医治病的理、法、方、药,它是一个有机联系的整体。没有中医的理法,便不能很好地选方遣药;没有中药怎能治病?所以为了做好对疾病的防治工作,中医中药人员必须紧密结合起来才能完成,两者不可缺一。当前,中药方面存在的问题较多,其中比较突出的是中药供应紧张,配方常有缺药现象;品种混乱,采收不及时,加工炮制粗糙,饮片质量下降;制剂不符合要求等。此外,还有浪费药材问题。这些问题都与合理用药、保证安全有效有关。要解决上述问题,需要依靠多方面的努力。现仅就如何合理使用中药,谈谈自己的看法。

(一)按中医的理法运用中药

成书于春秋战国时代的《内经》奠定了中医的基本理论。汉代张仲景在这一基础上,结合临床实践,创"六经辨证",为中医辨证论治树立了典范。以后历代医家不断补充,使辨证论治更为完善,形成了中医的特色。临床用药要保证疗效,这就要求医生在业务上精益求精,熟练地掌握中医的理、法、方、药,做到辨证准确,用药对证。

长期以来,汤剂是中医最常用的剂型,其优点为疗效快,便于根据病情加减变化方药。目前,临床汤剂开大方的为多,当然根据病情,开大方也是可以的,但不一定全用大方。古人早就有大、小、缓、急、奇、偶、复"七方"的论述,临床应当从实际出发,以保证疗效为前提,精练处方,避免药味过多,形成浪费。

在汤剂的药量方面,有不断增加的趋势,如安神药酸枣仁,以往常用量为10g左右,而目前临床处方有用之24~30g者;活血化瘀药川芎、红花等,以往用量为5~10g,现有用至15g者;发散风寒药细辛,以往常用量为1.5~3g,现有用至10g以上者;如此等等。剂量过大,一是浪费药材,二是有毒药物易致中毒,故药量一般不宜过大。目前日本对中药的用量普遍比我们小,也同样能治病,这是很值得我们借鉴的。

此外,还有一方多剂问题,也需要我们注意。中医治病是辨证论治的,一旦病情发生变化,处方也要进行相应的调整或变更,以适应病情的需要。如果一方多剂,病情发生了变化,剩余的药物就不宜服用,在这方面所浪费的药材也是可观的,故一般不宜一方多剂。

另一方面,药房配药剂量必须准确。为了省事,有用手抓代替秤称者。用量不准、不符合处方要求,当然会影响疗效,而且有毒药物也易引起中毒。如有一例,处方用蟾酥一分,配方不用分厘戥而用一般的戥秤称,误差很大,结果给药过多,造成中毒死亡事故。这对从事药房工作的同志是一个教训,应该加强责任心,严肃认真地对待这一工作。至于汤剂的煎煮方法,古人在这方面是十分重视的,医方之祖《伤寒论》于每方之下,均注明煎煮方法,所以疗效显著。正如李时珍所说:"凡服汤药,虽品物专精,修治如法,而煎药者鲁莽造次,水火不良,火候失度,则药亦无功。"汤剂的加水量,煎煮的时间、火候,药物的先煎、后下、包、另煎、冲服、烊化、兑入等,都当根据《中药调剂规程》严格执行。然而在这方面往往不为大家重视,甚至草率行事,以致降低疗效,浪费药材。因此,必须引起我们注意。

（二）保证药材质量

要做到合理使用中药,保证药材质量也是一个重要方面。怎样才能保证药材质量? 笔者认为要抓好以下几个环节:

1. 扩大药源,增加生产　目前药材缺乏,尚不能满足供应,那么如何合理使用呢? 我国野生药材资源十分丰富,是世界上植物药最多的国家,需要我们开发利用。我们既要深入开展药材资源的调查,以利扩大药源;同时又要加强保护管理,严禁"一锅端"的采集方法,以防药源受到破坏,使之成为取之不尽、用之不竭的野生药材基地。除此之外,还要因地制宜地开展野生变家种、家养工作。

在这方面,新中国成立以来,已经取得不少成就。据有关方面统计,新建立的生产基地就有五六百个,产量、质量都比较稳定,向国家提供了大量的药材商品。今后还应在这一基础上有计划、有步骤地发展和扩大药用植物栽培和动物饲养场地,建立稳固的药材商品基地,与野生药材基地结合起来,以满足中药材的国内供应和出口。

2. 重视地道药材和采集加工　中药大都是植物药,其生长环境如土壤、气候等对药材的质量关系很大,所以中医历来十分注意地道药材。我国第一部药学专著《本经》中就记载了药物的产地,并在《序例》中强调"土地所出",即指出地道药材的重要意义。从实际情况来看,如吉林人参、山西党参、四川黄连、河南地黄、江苏苍术、云南三七、广东陈皮、浙江白芍等,这些地道药材均品质优良。故目前重视地道药材,对保证药材质量仍有重要意义。

中药能否及时采集加工,直接关系到药材质量的优劣,因此历代医家也都十分重视。在《本经·序例》中即有"阴干、暴干,采药时月生熟"的记载。孙思邈在《千金翼方》中更指出:"夫药采取,不知时节,不以阴干、暴干,虽有药名,终无药实,故不依时采取,与朽木不殊,虚费人工,卒无裨益。"可见及时采集加工的重要性。一般说来,根和根茎的采集,应在深秋或早春;叶的采集,宜在植物生长旺盛时;花的采集,宜在花将开或盛开时;全草的采集,宜在开花时;种子、果实的采集,宜在成熟时等等。当然也有例外的,茵陈的采集为"三月茵陈四月蒿,五月六月当柴烧"。至于加工,首先应清除杂质,芳香性的药材宜晾干,多汁的药材宜晒干或烘干等。还有一些药材有特殊的加工方法,如火燎升麻、棒打苍术等。这些都是必须掌握的规律。如果采集不及时,加工不适当,就会影响药材的质量。此外,药材还要注意贮存,以防虫蛀、霉烂、变质等。

3. 收购药材要进行品种鉴定,区别正伪优劣　由于中药来源广泛,故存在着品种混乱现象。例如败酱草,北方习用菊科植物苣荬菜的带根全草,南方习用十字花科植物蔊菜的带根全草;孩儿参,据《本草纲目拾遗》记载"即辽参之小者,非别种也",而目前的孩儿参即太子参,为石竹科植物;菖蒲为天南星科植物石菖蒲的根茎,《本草纲目》菖蒲条下有"一寸九节者良"的记载,山西地区又以毛茛科植物阿尔泰银莲花的根茎作为九节菖蒲。诸如此类,同名异物,张冠李戴的情况不少。这一问题,只能通过科研逐步解决。

但是因药材缺乏,目前出现不少伪劣品种。如以聚花过路黄冒充四川大金钱草,以丝石竹冒充桔梗,以山里红冒充乌梅,以欧当归冒充当归,以蜀葵花根冒充黄芪,以骨胶冒充阿胶,以羊角藤根冒充巴戟天……这些伪劣药材如果应用会严重影响合理用药、安全用药,因而必须取缔。因此,收购部门当进行品种鉴定,区别真伪优劣,严防以假乱真,影响疗效,危害人民。

4. 依法加工炮制　中药在入药前要经过加工炮制,有的可以增强疗效,有的可以适当改变药物的性能,有的可以消除和减低药物的毒副作用,有的是为了便于制剂服用和贮藏等。可见,中药的加工炮制直接关系到中药的质量和疗效,对临床合理用药大有关系。

自古以来,中药的加工炮制受到医药界的重视,并积累了丰富的经验。《内经》中半夏汤用制半夏,即由于半夏有毒,当经过加工炮制,方能入药。《本经·序例》中也论述了制药问题。医方之祖《伤寒论》在处方中都明确规定了药物加工炮制的方法。刘宋时雷敩著的《雷公炮炙论》,总结了古代药物加工炮制经验,为我国第一部制药专著。后世在这一基础上不断发展提高,方法多样,内容丰富,从而成为中药学的重要内容。

新中国成立以来,卫生部药政局为了加强对中药加工炮制质量的管理,制订出各地区《中药饮片炮制规范》。1963年、1977年版《中国药典》一部,在各中药项下规定了炮制工艺和饮片质量要求,这对统一全国炮制工艺和饮片质量标准化起到了重大作用。

目前中药加工炮制仍存在不少问题。有的该炮不炮、该炙不炙、生用整用不分;有的加工炮制不符合标准;有的生产部门清洁卫生差,饮片沾泥带土,灰沙杂质很重;有的饮片因保管失当,出现发霉、虫蛀等等。这些均严重降低了药品质量和疗效,影响了中药的合理使用。今后有关部门当按《中国药典》要求和《中药饮片炮制规范》进行检查,一定要依法炮制。凡不符合标准的必须纠正,以提高饮片质量。这样中药的合理使用才有保障。

（三）推广应用和加强管理中成药

中成药是我国医学发展过程中的产物。由于疗效可靠,服用方便,所以为中医药人员所乐用。目前生产的中成药计有三四百种,结合剂改和生产的新产品种有500多个,不仅行销全国,而且大批出口,在国外有较高的声誉。因中成药的用量较汤剂小,故推广应用中成药对节约药材大有帮助。

然而,在中成药方面也存在一些问题。第一,有一部分中成药是历代著名方剂配制而成,为临床医药人员所熟知,但不少中成药是经验方,或由古方化裁而来,或为新研制的品种,其药物组成、功效、适应证等,一般医药人员不很熟悉和了解。第二,有不少中成药名称相同或相近,而处方不一,如有《太平惠民和剂局方》的牛黄清心丸、万氏牛黄清心丸、久芝牛黄清心丸、沈阳中药一厂自制的牛黄清心丸等,处方各不相同,当然功能和适应证也就有了区别,给临床应用带来不便,也易引起差错。第三,由于有些中药紧缺,在中成药中便出现了改变处方、加减用量及代用药物等情况,从而影响了疗效。第四,有的新产品名称不当,如"贝母精"即由麻黄、杏仁、甘草等药物所组成。第五,因生产设备和卫生条件差,有些中成药受细菌污染严重,达不到卫生标准。这些问题,如何解决? 笔者认为,中成药的处方应该整理,当以传统名方或经验方为主,除犀角、虎骨等稀有药材外,一般不得随意加减或代用(犀角、虎骨现为禁用品);处方内容、功效、适应证等当按中医传统理论术语介绍,以便中医药人员掌握;通过实践和临床验证筛选疗效好的处方,淘汰疗效差的品种;名称不当的中成药当纠正;改善卫生条件,注意灭菌,防止污染等。为此,需要加强中成药的生产管理工作,保证中成药的质量,为推广应用中成药铺平道路。

(四)加强中药教育,培养中药人才

为了真正做到合理使用中药,达到继承祖国医药学遗产,保持发扬中医药传统,保证人民用药安全、有效和避免浪费药材的目的,除做好上述工作外,还必须重视提高中医药人员的业务水平,培养后继人才。在中医药人员中,尤其是中药人员后继乏术的现象比较严重。据有关方面统计,现有中药人员中,正规院校毕业的为数很少,老药工有的退休,有的顶替,也已不多了。中青年占90%,其中大都没有经过正规学习和训练,不熟悉业务知识,只能"照方抓药",这就难免出差错,如误以马钱子当车前子、马钱子粉当海金沙、天仙子当地肤子、曼陀罗叶当苏叶出售等,不仅导致药疗事故,而且更谈不上鉴别真伪优劣、保证药材质量了。为此需要充实和筹建中医药院校,扩大招生数量,培养高级人才;增设中药学校,普及中等教育;轮训中药在职人员。除国家办学外,应鼓励社会办学,提倡办业余学校和函授等,以力求迅速提高现有人员的业务水平,培养新生力量,解决人才缺乏问题。同时还应逐步开展中医与中药联合学术活动,进行交流,使医药工作者能互相学习,互相渗透,共同研究讨论医药中的问题,加强医药结合,更好地合理使用中药,为我国医药事业、为"四化"建设作出贡献。

九、影响药材质量的因素及对策探讨

颜正华　《中国中医药信息杂志》　1997年

药材质量的优劣直接关系到临床疗效的好坏。提高药材质量可以为中医药临床、中药现代研究及中医药走向世界奠定良好的基础,而药材质量的提高,涉及药材的产地、栽培、采集、贮藏、炮制等多个环节,我们只有环环重视,才可能提高药材质量。

(一)研究产地是保证药材质量的前提

我国历代医药学家十分重视药材产地,在大量总结药性变迁与地域环境关系的基础上,形成了道地药材之说。道地药材品质之优与其生存的土壤成分、温度、湿度、光照等密切相关。有人研究了东北人参生长的土壤中含有23种元素,人参将从中吸收必需的K、P、Ca等营养元素。假使营养元素缺乏,则人参

的产量降低,质量下降。若土壤缺 Zn,人参主根长比正常根减少 33.76%,根粗减少 13.16%,优质率下降 14%。再如西洋参,Lee 等研究认为,获得西洋参最大干物质产量的最适土壤温度为 15~18℃,越过 10~23℃ 范围时,茎的生长直线下降,根的干物质产量显著降低,质量下降。可见,合适的生态环境是培育优质药材的基础之一。只要能控制生态环境,不论是道地药材产区还是非道地药材产区,都有可能生产出优质药材,但有关道地药材的产地研究还是方兴未艾的。

产地研究需要进行土壤成分、土壤酶活性、土壤微生物、光量、光质、水分及温度对药材质量影响的研究,以全面了解和把握各种环境信息,以便在非道地药材产区创造适合道地药材生长的环境,扩大优质药材的产区。

(二)科学栽培是确保药材质量的基础

目前,我国药材市场的主流产品是栽培药材,因此加强药用植物的栽培研究,是确保药材质量的重要一环。一些药农片面追求产量,忽视科学种植,产量上去了,质量却下降了。1992 年我们自河北安国药材市场购入 8kg 生晒参,药贩送货上门后,我们一看药材外观鼓鼓满满,极少纵横皱纹,折断一瞧,几乎是粉性,稍一抖动,飘飘洒洒,落下一层淀粉粒,品尝味道,如同嚼蜡,苦味不具(人参皂苷含量极低)。于是我们要求退货,药贩始讲原情,这是药农为提高产量、加速人参生长而施用化肥助长的缘故,此后又送来正品人参。

给药用植物施肥催长对药材质量有影响,失当的病虫害防治措施对药材质量也有影响。目前,对药用植物病虫害的防治研究,如板蓝根霜霉病、白术根腐病、当归马口病、山茱萸蛀果蛾的防治研究等都取得了较大进展,但对病虫害的防治却仍基本靠化学药剂。由于过量施用农药致使一些中药材农药的残留量超过了允许的标准,使临床长期、大量用药的安全性得不到保证,使原本"无毒"的"天然"药材变成了"有毒"的非天然药物,药材质量从何而谈。

药用植物栽培的每一步若淡化了科学性,都会降低药材质量。因此要深入栽培研究,就要从药用植物的良种、繁育与药材质量的关系,种植土壤与药材质量的关系,种植密度与药材质量的关系,灌溉、施肥与药材质量的关系,遮荫(大棚栽)与药材质量的关系,喷施农药及添加微量元素与药材质量的关系等方面进行研究,以便制定科学的栽培技术参数,保证药材质量。其中对施用化肥、喷施农药、大棚栽培与药材质量的关系更应重视,因为这些新兴技术对药材质量影响尤著。同时对药农也要进行法制教育、强化科学知识,莫使药农置人类身心健康于不顾而盲目讲求高产、高效益,而降低药材质量。国家药政管理部门也应重视药用植物栽培,不仅要把住药材验收的检测关,也要做好药材栽培的监督工作,促使药材栽培纳入法制化轨道。

（三）适时采集是把握药材质量的要点

药用植物不论生长环境如何优良、栽培技术如何科学，若采收失时，也难以保证药材质量，甚至成为"一把草"，所以适时采集是把握药材质量的要点。研究表明，不同采集年份对药材质量是有影响的。植物生长年限的长短与药物中所含化学成分的量有密切关系，如东北产的甘草，其甘草酸为其主要有效成分，生长 1 年者含量为 5.49%，2 年者为 6.76%，3 年者为 9.84%，4 年者为 10.52%，因此可以认为，为保证药材质量，宜采集 3~4 年生者。

不同采集季节对药材化学成分也有影响。自古迄今，中药采集就重视因"季"而别，如根类药宜于早春或深秋采收，茎、叶类药宜于夏季采收。这些采收原则能否找出科学依据，有人做了探讨。如利湿退黄的垂盆草，传统认为适宜采收期为夏、秋季，现代临床观察到，同一地方的垂盆草，秋天采者对迁延性肝炎有治疗作用，而春天采者则无疗效。经研究表明，垂盆草的主要有效成分为垂盆草苷，在 5—10 月含有此种成分，其量为 0.1%~0.2%。这一研究结果，既找出了该药治疗肝炎的物质基础，也证实了传统采集的科学性。

此外，不同采集月份、日期、时辰对药材质量都有影响。如大黄在 6—7 月采集蒽醌类成分含量高，黄连 7 月采集小檗碱含量高，西红花当天开花当天摘者质优，薄荷上午 9 点至下午 2 点时采者挥发油含量高，金银花上午 9 点时采集最宜，绿原酸含量高。可见，中药采收，关乎质量。

孙思邈《千金翼方·采药时节》云："夫药采取，不知时节，不以阴干、暴干，虽有药名，终无药实，故不依时采取，与朽木不殊。"孙氏之言，指出了采集的重要性，但目前不少人采集中药材违背科学规律，侧重经济效益，造成药材质量下降，影响临床疗效和用药安全。因此，有科学依据地选择准确的时间采集中药，以确保药材质量是近年中药采集研究的主要方向。但对单味药进行这类研究的为数甚少，400 多种常用药中被研究者不到 1/3，且深度不够，所以还有大量、艰巨的研究工作待做。

（四）正确贮藏是防止药材质量下降的关键

目前，大多数中药仓库贮存条件差，养护技术落后，贮藏中药材及其成分损失惊人。据不完全统计，每年因霉烂、虫蛀所造成的经济损失达数千万元，严重妨碍了中药事业的发展。因此，尽快解决中药材因贮藏而造成的品质下降问题，已成为中药工作者一项重要任务。

药材在贮存过程中变质的因素主要有这样几点：

一是空气。空气中的氧和臭氧对药材的变质起着重要作用，特别是臭氧，作为一种强氧化剂，可加速药材中的有机物质尤其是脂肪油的变质，而药材中的挥发油受到氧的作用,易引起树脂化。

二是温度。药材中的成分在15~20℃条件下比较稳定。温度过高,其中的挥发性成分走失加快,含黏液质、淀粉较多的药材可发生变化、变味现象,有些药材可霉变、腐败,无法再供药用。温度过低,会发生冻害。

三是湿度。湿度的改变不仅可使药材的成分及外形发生变化,还能招致微生物的繁殖及害虫的生长,引起霉变或虫蛀。

四是光线。药材在日光的直接照射下,发生氧化、分解、聚合等光化反应,如油脂的酸败,苷类、维生素等有效成分的分解。

五是贮存期。大多数药材随着贮藏期的延长,质量逐渐下降,如麻黄中的挥发油贮存12个月以内含量变化不大,贮存24、30个月者,含量分别降低27.3%和40%。

基于上述因素,对于药材贮藏研究应把握这样几个方向:第一,如何利用控制空气中氧含量的方法进行杀虫保质或降酶保质;第二,如何利用控制中药本身含水量及环境湿度、温度的方法进行杀虫防霉;第三,如何利用蒸气加热技术、气体灭菌技术、辐射技术等直接杀灭霉菌、杂菌及害虫进行保质;第四,强化仓库保管人员的责任心,敦促采纳先进的贮藏技术。优质药材,毁于库房,实为可惜,所以要加强贮藏研究,务使药材质量不因贮藏不当而下降。

(五)规范炮制是提高药材质量的台阶

炮制可以增强药物功效,改变药物性能,消除或降低药物的毒副作用及烈性,是提高药材质量的台阶。当前,我国大多数国营饮片厂效益较差,很少有饮片供应,而药农、药贩炮制的饮片却充斥市场。药农、药贩炮制药材,主要考虑"三省一高",即省火、省力、省辅料、高利润,很少念及如何改进工艺以提高饮片质量,更没有统一的饮片质量标准。这种现象长此下去,靠炮制去进一步提高生药材的质量简直太难了。要想使炮制真正成为提高药材质量的台阶,就必须结束当前各地各法、药贩制药的自由现象,限制其产品流通。政府应投资辅助国营饮片厂,饮片厂要与研究和临床机构挂钩,以中医药理论为指导,以现代先进科学技术为手段,加强炮制工艺的研究,统一加工炮制,尽快建立饮片质量标准,确保饮片质量,推动中药走向世界。中医药要走向世界,没有高品位的药材质量做后盾,或是走不出国门,或是走出而受贬斥。所以,深入探讨影响药材质量的因素,全方位、多环节地采取提高药材质量的措施,是提高中医药的生命力、推动中医药与国际医药市场接轨的关键一步。

十、提高饮片质量　保证医疗效果

颜正华　《中药饮片》　1982年

中药饮片是中药由生药到制剂的中间加工制品,它的质量直接关系到医疗效果。所以搞好饮片行业有着重要意义。怎样才能搞好饮片工作,下面提一些粗浅的看法。

(一)要以中医药理论为指导

中医与中药关系密切,是一个有机联系的整体。中医药理论一直指导着中医药的实践,我们要提高饮片质量,保证医疗效果,就必须以这些理论为指导,否则便不可避免地形成医药分家,脱离实际,更谈不上促进中医药事业的发展了。

(二)重视药物的产地、采集加工、贮藏保管与真伪优劣

中药大都是植物药,其生长环境如阳光、温度、土壤、水分等和采集时间、加工方法是否适当,都对药物的疗效有很大影响。我国现存第一部药学专著《神农本草经》在序例中即指出"阴干暴干,采造时月生熟,土地所出,真伪新陈,并各有法",可见古人对此十分重视。

1. 产地　根据长期的医疗实践,如认为东北人参、四川黄连、河南地黄、甘肃当归、广东陈皮、山西党参、江苏苍术等等,都是品质优良的道地药材,疗效是可靠的。正如宋代寇宗奭在他所著的《本草衍义》中说:"用药必须择土地所宜者,则药力具,用之有据。"目前,我们还是应该重视药物的"道地",以保证质量。当然由于引种、栽培技术的进步,提倡南药北移,北药南移,扩大药源,以满足日益增长的国内供应和出口,但总以不影响药物的疗效为前提。

2. 采集加工　中药能否及时采集加工,能直接影响药材的有效成分。因此历代医药学家也都十分重视,并积累了丰富的经验。我们要根据前人的经验,结合目前实际情况和研究成果,必须以药物的有效成分最充足的时间采收。至于加工,首先清除杂质,芳香性的药物宜晾干,多汁的药物宜晒干或烘干等。还有一些特殊的加工方法,如"火燎升麻,棒打苍术"等。这些都是必须掌握的规律。如果采集不及时,加工不适当,药物的有效成分不足,当然就不能保证饮片的质量。

3. 药物的贮藏保管　药物的贮藏保管是否适当,也很重要,必须防止药物霉烂变质、虫蛀等,损耗药材,降低疗效。

4. 鉴别真伪优劣　"真伪新陈,并各有法。"由于中药来源广泛、存在着品种混乱现象。有人统计,仅北京地区就发现伪劣品种 28 种之多,若将这些伪劣药材制成饮片,当然会严重影响用药的安全有效,必须取缔。为此,收购药材当重视鉴定工作,区别真伪优劣。鉴定方法,除重视传统的经验鉴别外,在必要时还当采用性状、显微、理化等现代科学手段鉴别,严防以伪乱真。

此外,还有药材的"新陈"问题,也值得注意,有些药材不能久陈,久陈即失效,如党参、苦楝皮等;有些药材陈久者良,如陈皮、半夏、枳实、麻黄、狼毒、棕榈、

艾叶、槐花、大黄、木贼、荆芥、芫花……古人这些经验,还需要我们用现代科学技术进行研究和临床验证,加以证实。

(三)继承传统炮制技艺,不断改革创新

炮制原名炮炙,又名修治,也称修事。它是根据中医药理论,对药材的挑拣整形,除去杂质,加热处理,加入辅料和精制等。中药包括动物、植物、矿物等,这些原药材,有的有毒副作用,有的不便制剂服用,有的需要除去杂质,有的需要改变其原有的性质,等等。这就必须加工炮制,制成饮片,才能符合制剂的要求,更好地发挥疗效。中药炮制的起源很早,成书于春秋战国时代的《黄帝内经》中,即有"治半夏""燔治左角发"的记载,是指半夏有毒当制用,头发当制成血余炭用。自秦汉以来,中药炮制有了较大的发展,在20世纪70年代马王堆出土的《五十二病方》中,所记述的炮制方法有炮、炙、燔、煅、熬、酒渍、切细等;号称医方之祖的张仲景方(《金匮要略》《伤寒论》),关于炮制的记载有蒸、炒、炙、煅、炮、炼、煮沸、火熬、烧、㕮咀、斩折、研锉、捣膏、酒浸、酒煎、苦酒煎、水浸、酒洗、刮皮、去核、去翅足、去毛等等。成书于刘宋时代的《雷公炮炙论》,是雷敩总结公元5世纪以前的炮制经验,成为我国第一部炮制学专著,后世在这一基础上不断补充发展。特别值得提出的是,宋代朝廷颁行的《太平惠民和剂局方》收药物炮制列为法定的制药工艺,以保证药品的质量。明代陈嘉谟对当时炮制经验和理论作了简要的归纳。如他在《本草蒙筌》中说:"凡药制造,贵在适中。不及则功效难求,太过则气味反失。火制四,有煅、有炮、有炙、有炒之不同;水制三,或渍、或泡、或洗之弗等;水火共制造者,若蒸、若煮而有二者焉。酒制升提,姜制发散。入盐走肾脏,乃使软坚;用醋注肝经,且资住痛。童便制,除劣性降下;米泔制,除燥性和中。乳制滋润回枯,助生阴血;蜜制甘缓难化,增益元阳。陈壁土制,窃真气骤补中焦;麦麸皮制,抑酷性勿伤上膈。乌豆汤、甘草汤渍曝,并解毒致令和平。羊酥油、猪脂油涂烧,咸渗骨容易脆断。有剜去瓤免胀,有抽去心除烦。"李时珍在《本草纲目》中列"修治"一项,不仅收集了古代和当时的炮制方法,而且还提出了自己的看法,为中药炮制的继承与发展作出了贡献。明、清以来,有名的炮制专著,还有缪希雍的《炮炙大法》、张仲岩的《修事指南》等,都有较大的实用价值。可见我国炮制学源远流长,积累了丰富的经验和理论。

新中国成立以来,党和政府十分重视中药炮制的整理、研究,各地区有关部门对散在本地的炮制经验进行了整理,相继出版了各省市的《中药饮片炮制规范》,国家《药典》一部收载了炮制内容,并制订了《中药炮制通则》。此外,还出版了《中药炮制集成》《中药炮制学》《历代中药炮制资料辑要》《全国中药炮制规范》等专著,为中药炮制的继承发展和规范化创造了条件。目前各中医药

院校均设有炮制课程,中医药研究机构也非常重视中药炮制的研究,并取得了不少可喜的成果。中药饮片炮制加工的生产,正处于技术更新阶段,向着现代化方向发展。中药饮片事业呈现出一片灿烂的前景。

总之,我们既要重视继承传统的炮制经验和理论,又要采用现代科学技术和方法,如化学、药理、微生物等进行多学科的综合研究,探讨炮制原理,不断改进炮制工艺,以达到工业化生产的要求,更好地提高饮片质量,保证临床疗效,促进中医药事业的发展。

中药饮片行业,当重视上述有关方面的工作,本着改革的精神,团结协作,不断创新,介绍信息,交流经验,推广科研新成果,则一定能为中药饮片事业的发展,作出重大贡献。

十一、《伤寒论》中药物加工炮制、制剂分析

颜正华　《浙江中医学院学报》　1983 年

《伤寒论》成书于东汉末年,为我国伟大的医学家张仲景所著。他补充发展了《内经》的理论,总结了我国汉代以前治病用药的经验,奠定了理法方药、辨证论治的理论体系,因此成为中医学经典著作之一,为后世医家的典范。

《伤寒论》不仅辨证明晰,组方严谨,用药精练,配伍有度,而且在药物的加工炮制、制剂方面都有明确规定,所以疗效显著。但在这方面往往不为临床医家所重视。为此,有必要对《伤寒论》中有关加工炮制、制剂的内容进行归纳分析。

（一）加工炮制

《伤寒论》113 方,用药共 89 味。凡汤剂草木药均"㕮咀",即切为粗块,现改为饮片,散剂捣筛为末,丸剂捣末为丸。其中药物注明加工炮制者如下:

1. 去皮　桂枝、大黄、厚朴、猪苓、巴豆、附子。去皮是为了除去非药用部分。其中桂枝古代用粗枝,可去表层之皮,现用嫩枝,可不去皮。厚朴是树皮,去皮是除去表层粗皮。

2. 去节　麻黄。因麻黄节能止汗(见《本草纲目》卷五)。

3. 去皮尖及双仁　杏仁、桃仁,除去非药用部分,双仁者有毒(见《本草纲目》卷二十九)。

4. 去心　麦冬、巴豆。除去非药用部分。陈嘉谟说:"抽心者除烦。"(见《本草蒙筌》)尚有《温病条辨》清宫汤用麦冬清心包之热,故麦冬是否去心,可以斟酌。

5. 去核　乌梅。除去非药用部分。

6. 去翅足　虻虫。除去非药用部分。

7. 切　生姜、附子(破八片)、生梓白皮、大黄(柴胡加龙骨牡蛎汤,大黄切

如棋子)。切是为了便于制剂。

8. 擘　大枣、栀子。均便于制剂。

9. 碎　石膏、赤石脂、禹余粮、滑石,均为矿物药,打碎便于制剂。

10. 水洗　半夏、吴茱萸,水洗除去部分毒烈之性。蜀漆"暖水洗去腥"。海藻"洗去咸"。

11. 酒洗　大黄。酒能"宣导百药",三承气汤中大黄用酒洗,能增强药力。

12. 苦酒渍　乌梅。苦酒即醋之别名。醋有"去瘀止血、解毒杀虫"作用。乌梅苦酒渍能增强药力。

13. 出汗　蜀椒。出汗,即用微火炒,使水分和部分油质挥发。

14. 炙　甘草炙用,能增强益气补中作用。厚朴、枳实炙用,能减缓药性。

15. 炮　附子。回阳救逆当生用,炮用能减缓毒烈之性,多用于助阳祛风寒湿邪。

16. 熬　瓜蒂、水蛭、虻虫、芫花、葶苈子、商陆根,熬用能减缓毒性烈性。牡蛎熬用减去寒性,增强收涩作用,现改为煅。杏仁熬黑便于制剂,如大陷胸丸。巴豆熬黑减少油质,便于制剂,且降低毒性,减缓烈性,如白散现去油用。

综上所述,加工炮制的目的:一是除去非药用部分,如桂枝、大黄、厚朴、猪苓、附子、巴豆去皮,麻黄去节,乌梅去核,麦冬、巴豆去心,杏仁、桃仁去皮尖及双仁,虻虫去翅足。二是便于制剂,如生姜、生梓白皮切,附子破八片,大枣、栀子擘,石膏、赤石脂、禹余粮、滑石碎,杏仁熬黑。三是减去毒烈之性和不适用部分,如附子炮,半夏、吴茱萸水洗,海藻洗去咸,蜀漆暖水洗去腥,蜀椒出汗,巴豆熬黑。四是适当改变药物的性能,缓和或加强疗效,如大黄酒洗,乌梅苦酒洗,瓜蒂、水蛭、虻虫、葶苈子、芫花、商陆根、牡蛎熬,甘草、厚朴、枳实炙。

(二)制剂

《伤寒论》113方,因禹余粮丸缺,实际为112方。其中汤剂方98个(包括糖浆剂一方,粥剂一方),占87.5%;散剂方8个,占7.1%;丸剂方5个,占4.4%。另有蜜煎导法——蜜煎方1个,占0.9%。

1. 汤剂　汤剂即是将药切碎(《伤寒论》称为㕮咀)、混合,加溶媒煎煮去滓取汁服。李东垣说:"汤者荡也,去大病用之。"(见《用药法象》)汤剂的特点是吸收快,易发挥疗效,且便于加减,能全面灵活地照顾到病人各种病证的特殊性,故《伤寒论》中的方剂以汤剂为最多。

(1)溶媒:《伤寒论》98个汤剂中,用水煮者有90方,其余用甘澜水一方,即茯苓桂枝甘草大枣汤。甘澜水又名劳水,即将流水用勺扬千万遍而成。李时珍说:"取其不助肾气而益脾胃也。"(见《本草纲目》卷五)用潦水者一方,即麻黄连轺赤小豆汤。潦水为积存的雨水。李时珍说:"为去湿热之药。"(见《本草纲目》卷五）用清浆水者一方，即枳实栀子豉汤。清浆水为"炊粟米熟，投冷水中浸五六日"即成。朱丹溪说，浆水"性凉善走，化滞物，解消烦渴"（见《本草衍义补遗》）。用麻沸汤渍的两方，即大黄黄连泻心汤、附子泻心汤。麻沸汤即沸开水，因不需久煎，故用开水浸泡（附子另煎和人）。用苦酒的一方，即苦酒汤。苦酒即醋的别名，有解毒消肿等作用。用水酒合煎的两方，即炙甘草汤、当归四逆加吴茱萸生姜汤。酒有活血通络作用。可见《伤寒论》汤剂的溶媒主要是水，少数方用醋、酒等。

（2）煎药方法：一般用水煮去滓。《伤寒论》第一方桂枝汤即指出要用"微火"。煎药法中包括：

1）先煎：《伤寒论》中用麻黄均先煎去沫。陶弘景说："沫令人烦。"（见《本草纲目》卷十五）用葛根也先煎。柯韵伯在葛根汤的注文中说：麻黄、葛根先煎去沫，"取其清阳、发腠理之义也"（见《伤寒来苏集》卷二）。

小陷胸汤中瓜蒌实先煎去滓，再入半夏、黄连煎煮去滓服。瓜蒌先煎是由于痰热互结胸中而为小结胸证，故小陷胸汤用半夏化痰，黄连清热。瓜蒌实既除痰又清热，为方中主药故先煎；且去滓后再入半夏、黄连，可以避免瓜蒌实的残滓损耗半夏、黄连的药汁。

桂枝去芍药加蜀漆龙骨牡蛎救逆汤中蜀漆先煎，是为了去腥。茵陈蒿汤中茵陈先煎（《肘后备急方》《备急千金要方》《外台秘要》均有去滓二字），再入栀子、大黄煎煮去滓服，一是由于茵陈为方中主药；二是由于栀子、大黄不宜久煎；三是由于茵陈水煎去滓，再入栀子、大黄，可以避免茵陈的残滓损耗栀子、大黄的药汁。茯苓桂枝甘草大枣汤中茯苓先煎，是由于茯苓用量最大，且是主药。

2）后下：大承气汤用大黄后下，因大黄久煎泻下作用会受到破坏。桂枝人参汤中桂枝后下，因桂枝久煎则有效成分挥发。故吴仪洛说："桂枝辛香，经火久煎，则气散而力不及矣，故须迟入。凡用桂枝诸方，俱当以此为例。"（见《伤寒分经》）栀子豉汤、栀子甘草豉汤、栀子生姜豉汤中的豆豉均后下，因豆豉"能升能散"，久煎则有损药力。

3）烊化：芒硝、饴糖、阿胶、鸡子黄、白蜜、白粉（米粉）等入汤剂均不需入煎。如承气汤用芒硝、炙甘草汤用阿胶、小建中汤用饴糖，均待汤药煎成去滓后纳入烊化；黄连阿胶汤用鸡子黄，待汤成去滓，阿胶烊化后入鸡子黄"搅令相得"；猪肤汤水煎去滓后，纳入白蜜、白粉"熬香"即可。

4）冲入：人尿、猪胆汁不需入煎，待汤成去滓，冲入即可。如白通加猪胆汁汤，汤成去滓入人尿、猪胆汁"和令相得"。

5）包煎：石膏、豆豉均须用绵裹入煎，如白虎汤、栀子豉汤，因恐沉底焦化之故。

6）麻沸汤渍：如大黄黄连泻心汤用麻沸汤渍之，须臾，绞去滓服；附子泻心汤,大黄、黄连、黄芩用麻沸汤渍之,须臾绞去滓,将附子另煎之汁和入服,不煎煮而用麻沸汤渍,能增强药力,"利于急下"(见《伤寒来苏集》卷二)。

7)浓缩:大小柴胡汤、生姜泻心汤、甘草泻心汤、旋覆代赭汤,均须去滓后再煎。吴仪洛说:"去滓再煎者,要使药性合而为一……盖取和之为义耳。"(见《伤寒分经》)然查上方均为"煮取六升,去滓,再煎,取三升",分三次服。可见有浓缩药汁、利于服用之意。

(3)煎煮时间:《伤寒论》方对汤剂加水量及煎煮时间均有规定。方法是:

1)观察耗水量:如桂枝汤"水七升,微火煮取三升,去滓服"。

葛根汤"以水一斗,先煮麻黄、葛根减二升,去白沫,内诸药,煮取三升,去滓"服。

小柴胡汤"水一斗二升,煮取六升,去滓,再煎取三升"服。大承气汤"水一斗。先煮二物(厚朴、枳实),取五升去滓,内大黄,更煮取二升,去滓,内芒硝,更上微火一两沸,分温再服"。

四逆汤"以水三升,煮取一升六合,去滓"服。

当归四逆汤"水八升,煮取三升,去滓"服,等等。

凡《伤寒论》汤剂注明加水量及煎取量,加水量减去煎取量为耗水量,耗水量即为药物煎煮的时间。

2)煮米熟:如白虎汤、白虎加人参汤均为"水一斗,煮米熟,汤成去滓"服。桃花汤"以水七升,煮米令熟,去滓"服。煮米熟,即为药物的煎煮时间。

(4)服法:《伤寒论》对汤剂的服法也有严格要求。

1)一般一剂分一三次服:如桂枝汤"煮取三升,去滓,适寒温,服一升,服已须臾,啜热稀粥一升余,以助药力,温复令一时许,遍身,微似有汗者益佳,不可令如水流离,病必不除。若一服汗出病差,停后服,不必尽剂。若不汗,更服依前法。又不汗,后服小促其间,半日许令三服尽。若病重者一日一夜服,周时观之。服一剂尽,病证犹在者,更作服。若汗不出,乃服之二三剂"。

从这段文字记载可以看出,服桂枝汤先服1/3,并需"啜热稀粥""温复"以助药力。若一服汗出病愈即停药;若不汗,再服1/3;又不汗,再服1/3,半日内服尽。若病重者,可服二三剂。

麻黄汤"煮取二升半,去滓,温服八合,复取微似汗"。因发汗之力较强,故"不须啜粥""余如桂枝法"。

四逆汤"煮取一升二合,去滓,分温再服"。

2)顿服与少量服:如服调胃承气汤,欲迅速通便,可以"温顿服之";如欲缓通大便,可以"少少温服之"。又病情较急者需顿服,如附子姜汤因急于回阳、桂枝甘草汤因急助心阳,均"煮取一升,去滓顿服"。

3)病情较缓者可分五六次服:如猪肤汤治阴虚,下利咽痛,胸满心烦,"水一斗,煮取五升,去滓加白蜜一升,白粉五合,熬香,和令相得,温分六服"。

当归四逆加吴茱萸生姜汤治血虚受寒,四肢厥冷,内有久寒者,"水六升,清酒六升和,煮取五升,分温五服"。

4）峻烈药有特殊要求:如大陷胸汤"以水六升,先煮大黄取二升,去滓,内芒硝,煮一二沸,内甘遂末,温服一升,得快利,止后服"。十枣汤"水一升半,先煮大肥枣十枚,取八合,去滓,内药末（芫花、甘遂、大戟）,强人服一钱匕,羸人服半钱,温服之,平旦服。若下少,病不除,明日更服,加半钱,得快利后,糜粥自养"。桃核承气汤"先食后服药,取其缓攻逐瘀且不伤胃"。

5）病去即停服:如桂枝汤"一服汗出病差,停后服,不必尽剂"。栀子豉汤"得吐止后服"。桃花汤"日三服,若一服病愈,余勿服"。白头翁汤"温服一升,不愈更服一升"。大承气汤"得下余勿服"等等。

（5）禁忌:服桂枝汤有"禁食生冷、黏滑、肉、面、五辛、酒酪、臭恶等物"。因桂枝汤为《伤寒论》第一方,以示意其他方剂也需注意。

又"若酒客病,不可与桂枝汤,得之则吐,以酒客不喜甘故也"。栀子豉汤有"病人旧微溏者,不可与服之"。白虎加人参汤"立秋后不可服,正月、二月、三月尚凛冷,亦不可与之,与之则呕利而腹痛,诸亡血虚家亦不可与"。大承气汤有"阴阳病,潮热,大便……不者,不可与之"等。

以上均属服《伤寒论》方汤剂的禁忌。至于《伤寒论》中有禁汗、禁吐、禁下诸法,因不属于讨论范围,故从略。

2. 散剂　散剂是将药物研末和匀,《伤寒论》称"捣筛为散"。李东垣说:"散者散也,去急病用之。"（见《用药法象》）说明散剂的作用也较快。《伤寒论》中共有内服散剂八方,有合捣为散者,也有分捣和匀为散者,服法、剂量、禁忌等也各不相同。现分述如下:

（1）五苓散（桂枝、白术、猪苓、茯苓、泽泻）:为发汗利小便之剂。捣为散,白饮（米汤）和服,方寸匕,日三服,多饮暖水,汗出愈。

（2）瓜蒂散（瓜蒂、赤小豆）:为催吐剂,瓜蒂有毒,作用峻烈。"各别捣筛,为散已,合治之（和匀）取一钱匕,以香豉一合,用热汤七合煮作稀糜,去滓,取汁和散,温顿服之,不吐者少少加,得快吐乃止,诸亡血虚家不可与瓜蒂散。"

（3）半夏散（桂枝、半夏、甘草）:治少阴病咽中痛。"各别捣筛已,合治之,白饮和服方寸匕,日三服。"

（4）四逆散（柴胡、甘草、枳实、白芍）:功能疏解郁热,调肝理脾,治阳气内郁不能达于四末,为发热肢厥的热厥证。"捣筛,白饮和服方寸匕,日三服。"

（5）烧散:"取烧作灰""水服方寸匕,日三服"。治阴阳易病,现已不用。

（6）牡蛎泽泻散（牡蛎、泽泻、蜀漆、葶苈子、商陆根、海藻、瓜蒌根）:有利尿逐水清热作用。"七味,异捣,下筛为散,更于白中治之,白饮和服方寸匕,日三服,小便利,止后服。"

（7）白散（桔梗、贝母、巴豆）:本方作用强烈,且巴豆有毒,主治寒实结胸证。"桔梗、贝母为散,内巴豆,更于白中杵之。以白饮和服,强人半钱,羸人减之。病在膈上必吐,在膈下必利。不利,进热粥一杯;利过不止,进冷粥一杯。"

（8）文蛤散:文蛤一味为散,有清热利尿作用,"以沸汤和一方寸匕服,汤用五合"。

上述八方中,合捣筛为散的大都作用比较缓和,如五苓散、四逆散、牡蛎泽泻散、文蛤散;各别捣筛为散的大都有毒或作用强烈,如瓜蒂散、半夏散、白散。烧灰者有烧散。一般以白饮、水、沸汤和服,瓜蒂散以豆豉汁服,因豆豉汁能加强瓜蒂散的催吐作用。

瓜蒂散作用强烈有毒,当注意服法,服后"不吐者少少加,得快吐乃止",并指出"诸亡血虚家不可用"之禁忌。白散中有巴豆,亦为峻烈之剂,故服量较小,体弱者更当减量,且有进热冷粥之法。五苓散作用缓和,可以"日三服,多饮暖水,汗出愈"。牡蛎泽泻散作用稍强,虽可日三服,但小便利即当停服。

3. 丸剂　《伤寒论》中的丸方共有 5 个,是将药物捣末,或利用药物本身的油质,或加水、加蜜以及米饭等制成丸剂。李东垣说:"丸者缓也,不能速去之,其用药之舒缓之意也。"（见《用药法象》）丸剂吸收缓慢,药力持久,某些猛烈药品不能急切使用,为了使其缓缓发挥药效,可做丸剂服;也可用于慢性疾病或虚弱性疾病。《伤寒论》中的丸剂如下:

（1）抵当丸（水蛭、虻虫、桃仁、大黄）:功能逐瘀血,治膀胱蓄血证,因药性猛烈,故制丸剂服。将四药"捣分四丸,以水一升,煮一丸取七合服之,时（一昼夜）当下,若不下者更服"。

（2）大陷胸丸（大黄、芒硝、甘遂、葶苈子、杏仁）:功能泻热、逐水、破结,治水热互结而为结胸证。因药性较强,病情急者用汤,缓者用丸。先将大黄、葶苈子"捣筛,内杏仁、芒硝,合研如脂,和散。取如弹丸一枚,别捣甘遂末一钱匕,白蜜二合,水二升,煮取一升,温顿服之,一宿乃下。如不下,更服,取下为效"。

（3）麻仁丸（大黄、厚朴、枳实、麻仁、杏仁、白芍）:有润肠通便作用,适用于津液不足的慢性便秘。"捣末,蜜和丸,如梧子大,饮服十丸,日三服,渐加,以知为度。"

（4）乌梅丸（乌梅、蜀椒、附子、干姜、黄连、黄柏、人参、当归）:功能补虚安蛔,可治胆道蛔虫病,又主下痢。"十味异捣筛,合治之,以苦酒渍乌梅一宿,去核,米饭和药加蜜为丸,如梧桐子大。先食饮服十丸,日三服。稍加至二十丸。禁生冷、滑物、臭食。"

（5）理中丸（人参、白术、干姜、炙甘草）:功能温中散寒,补益脾胃,可治脾胃虚寒之脘腹冷痛吐泻。"捣筛,蜜和丸,如鸡子黄许大。以沸汤数合和一丸,研碎,温服之,日三四服,夜二服。腹中未热,益至三四丸,然不及汤。"

上述五丸剂,抵当丸"捣分四丸",其余四方均加蜜为丸,蜜有赋形和补中作用。抵当汤与大陷胸丸作用强烈,抵当丸水煮连药一起服下;大陷胸丸蜜水共煮连药服,均能泻下,得泻停服,以免伤正。麻仁丸为缓下剂,初服 10 丸,日 3 服,渐加量,以大便通利为度。乌梅丸现多用于胆道蛔虫病,作用缓和,故可初服每次 10 丸,日 3 服,渐加至 20 丸。理中丸为常用的温中散寒、补脾胃之剂,每服 1 丸。1 日可服多次,并可加量,现多改为汤剂,增强疗效。

4. 蜜煎方　以蜜微火煎作挺,令头锐,大如指,长二寸许,以纳谷道中,治肠燥津枯之便秘。又用大猪胆汁和少许法醋,以灌谷道内亦可。可见,蜜煎方和猪胆汁导法与今之灌肠法相似,我国两千年前已有之矣。此外,《伤寒论》中的剂型还有:

（1）粥剂:猪肤汤用猪肤加蜜及米粉,熬香缓缓服,实为粥剂。

（2）糖浆剂:小建中汤水煎,去滓,加饴糖,实为糖浆剂。

（3）酒剂:炙甘草汤、当归四逆加吴茱萸生姜汤,用水酒合煎,去滓,类似酒剂。

总之,上文对《伤寒论》中有关药物的加工炮制、制剂方面进行了归纳分析。张仲景对药物的加工炮制、制剂是十分重视的。他在《伤寒论》89 味药物中,需要加工炮制的都作了说明,例如去皮、去心、去核、水洗、酒洗、切、擘、碎、炙、熬、出汗、去咸、去腥、去翅足等,不仅保证了《伤寒论》方剂的疗效,而且总结了汉代以前药物加工炮制的经验,为后世炮制学的发展奠定了基础。

在制剂方面,张仲景根据病情的需要,对各种剂型都作了严格规定。《伤寒论》中的剂型,有汤剂、散剂、丸剂、蜜煎导剂、粥剂、糖浆剂及酒剂等。对各种剂型的制法、服法、禁忌、将息等问题,都要求十分严格。这些宝贵经验至今仍指导着临床实践,所以《伤寒论》被尊为"医方之祖"。汉代以后,我国中药加工炮制、制剂技术有了很大发展,但《伤寒论》中有关记载仍值得我们继承发扬,并且应该用现代科学知识和方法进行整理研究,使之提高到现代科学水平上来。

十二、地黄丸方剂的分析和临床应用

颜正华　《新中医》　1983 年

地黄丸为滋补肾阴的基础方。肾阴又称"元阴"。《景岳全书》说:"元阴者即无形之水,以长以立,天癸是也。"所谓"无形之水",指与泌尿系统从膀胱排出的水相对而言,是肉眼不能看到的体内产生的"天癸"。这种内分泌物质,对机体发生着重要作用。如肾阴不足,能使机体产生种种病症,故地黄丸之补肾阴,对临床应用有极为重要意义。现将地黄丸的来源、组成、方义、临床应用等分述如下,以供参考。

（一）方剂来源

地黄丸由六味药物成组,故又名六味地黄丸。最早记载于《小儿药证直诀》。本书为北宋儿科名医钱乙所著,大约成书于公元1107年。原方即金匮肾气丸去附子、桂枝,以熟地黄易干地黄而成。主治小儿肾虚发育不良,囟开不合,五迟五软,神不足等症。后世逐渐用为滋补肾阴的基础方。

（二）组成、用法与方义

原方药物为熟地黄24g,山萸肉、怀山药各12g,泽泻、丹皮、茯苓各9g,研末,炼蜜丸如梧桐子大,小儿每服3丸,空腹温开水下。现多制成重10g的蜜丸,成人每服1丸,一日2~3次,温开水或淡盐汤送服;也可改为汤剂,用量按原方比例酌减。

方中熟地黄味甘、性微温,功能补肾阴、益精血,故重用之为主药。怀山药味甘、性平,能补脾阴,又益肾阴,且兼有收敛固精作用。山萸肉味甘、酸,性温,既能补益肝肾精血,又能收敛固涩。二药为辅,合主药以滋肾阴、养肝血、益脾阴,而以滋肾阴为主,且可涩精止遗。由于肾阴亏虚,常导致虚火上炎,小便不利,使湿浊内停,故配以泽泻甘寒利尿,清泄肾经湿浊;茯苓甘、淡、平以利脾湿;丹皮辛、苦、微寒,清泄肝火,合为佐使药。前三味药为"补",后三味药为"泻",补泻结合,以补为主。正如《医方论》所说:"有熟地之腻补肾水（阴）,即有泽泻之宣泄肾浊以济之;有萸肉之温涩肝经,即有丹皮之清泄肝火以佐之;有山药之收摄脾经,即有茯苓之淡渗脾湿以和之。药止六味,而有开有合,三阴并治,洵补方之正鹄也。"

总之,本方性质和平,不燥不寒,补中有泻,补而不滞,虽为三阴并补,实以补肾阴为主。后世很多滋补肾阴的方剂,都是从此方加减而成,故为滋补肾阴的基础方。

（三）临证应用与加减法

地黄丸功能滋补肾阴,故适用于肾阴亏虚引起的各种病症。如肾虚精亏出现的腰腿酸疼无力,头晕目眩,耳鸣耳聋,记忆力差,牙齿动摇;肾阴虚则生内热,出现的骨蒸潮热,手足心热或有低热;肾阴虚,虚火内扰而致睡眠不佳,或烦躁失眠,多梦遗精;阴虚火旺,小便淋沥不畅;肾阴不足津液亏耗而见口渴;阴虚阳亢,阴不敛阳而为盗汗,阴虚火旺则见舌红少苔,脉沉细数。以上见症的根本原因是肾阴不足,阴虚火旺。"肾藏精""腰为肾之府""阴虚生内热",故辨证要点是腰腿酸疼无力,头晕目眩,手足心热,舌红少苔,脉沉细数。

根据病情,在配伍和用量上适当加减,灵活掌握,可以增强疗效。如《医宗金鉴》知柏地黄丸,即本方加知母、黄柏,能增强滋阴降火作用,主治阴虚火旺,骨蒸潮热、盗汗遗精;《医级》杞菊地黄丸,即本方加枸杞子、菊花,可起到滋补肝肾之阴、明目的作用,适用于肝肾阴虚、视物不清、眼睛涩痛等;《医级》麦味地黄丸(原名八仙长寿丸),即本方加麦冬、五味子,以滋阴敛肺、平喘止咳、敛汗止遗,适用于阴虚喘咳带血、潮热盗汗、多梦遗精;《医宗己任编》都气丸,即本方加五味子,能补肾纳气平喘,主治肾阴虚而气喘;《中国医学大辞典》收载本方加菖蒲、磁石、五味子,名耳聋左慈丸,可起到滋阴聪耳明目的作用,主治肾阴不足,耳鸣、耳聋、目眩;如腰酸痛甚者,可加杜仲、牛膝以强腰膝;如小便频数而多者,可去泽泻,加益智仁以缩小便;如消渴,可重用地黄、山药,并可酌加天花粉、沙参、麦冬等以养阴生津止渴;如遗精头晕,可加重山萸肉剂量,并可增加龙骨、牡蛎、五味子以固精止遗;如阴虚火旺或血热者,可加重丹皮用量,且熟地黄可改为生地黄;如失眠多梦者,可加酸枣仁、柏子仁、夜交藤等以安神;如肾阴虚水肿,或兼湿热下注小便淋痛者,可加重泽泻、茯苓的用量等。

(四)临床应用

地黄丸临床应用范围很广,凡由肾阴不足引起的病症,均可加减用之。现举病案数则,以资说明。

1. 慢性肾炎 本病常见浮肿、蛋白尿、高血压、贫血等症状。本方有补肾阴、利小便、促进肾功能恢复等作用,辨证属肾阴不足者,可用本方加减治疗。

例一:赵某,男,52岁。患者浮肿尿少2个月余,经某医院诊断为肾炎。病情逐渐加重,一昼夜尿量约300ml,全身高度浮肿。检查:尿蛋白(++++),白细胞少量,颗粒管型(++)。血非蛋白氮50mg%,二氧化碳结合力31.8Vol%,血清蛋白总量3.8g%,白蛋白1.8g%,球蛋白2.0g%,总胆固醇800mg%。诊断:肾病综合征,肾功能衰竭。症见精神萎靡,面色苍白,尿少色赤频数,头昏耳鸣,心烦不寐,心慌心悸,腰膝酸困。舌嫩红少苔,脉细数无力。因西医长期用激素及利尿药,中药多半为温肾健脾之方,即实脾饮、五苓散、五皮饮等加减。据脉证合参,辨证属肾阴不足。用滋阴补肾、利水消肿法,拟地黄汤加味。处方:熟地24g,怀山药、山萸肉各12g,泽泻、丹皮、知母、黄柏各10g,车前子15g,木通9g,水煎服,每日1剂,连服3剂,尿量增加,浮肿开始消退,头昏耳鸣心烦等症减轻。患者自述每晚只能睡2~3小时即醒,且多梦。原方增加酸枣仁、合欢皮各10g,每日1剂,连服3剂。尿量已增至2 500~3 000ml,除膝关节以下有轻度浮肿外,其余身体各部基本退尽。已无头昏耳鸣、心慌心悸、腰酸腿困等症,睡眠明显好转,食欲大增。查尿蛋白(+),颗粒管型消失,血清总胆固醇220mg%,血非蛋白氮30mg%,二氧化碳结合力为57.13Vol%,白清蛋白有明显上升。患者此时出现多汗疲乏等症,为气血虚弱,改服八珍汤加黄芪、白茅根各30g,连服5剂,浮肿全退,尿检正常,血清蛋白质含量也恢复正常。

2. **糖尿病、尿崩症**　此属中医消渴范畴。症见肾阴虚津液不足者,治疗当以滋补肾阴、生津止渴为主,可用六味地黄丸加减治疗,如兼肾阳虚者,也可酌加桂、附以助阳。

例二:刘某,男,36岁。症见多饮多食多尿,消瘦困倦,气短,舌质嫩红、苔薄白,脉沉细而虚。起病已2年余,经某医院诊断为糖尿病。用胰岛素治疗效果不满意,来院就诊。据以上脉证,乃肾阴亏虚兼气虚的消渴证。治宜滋补肾阴,佐以补气。方用六味地黄汤去泽泻加天花粉30g,天冬、麦冬、玄参、人参、黄芪各15g,水煎服;另用开水冲服山药粉,每天1次,每次30g。连服22剂,诸症基本消失。此后用山药粉冲羹常服,共服山药粉10余斤,症状完全消失。做血糖检查:空腹血糖108mg%,尿糖定性阴性。

例三:李某,男,63岁。口渴多饮多尿已2年,经检查诊为尿崩证。24小时液体摄入量为9 400ml,尿量为9 700ml。临床主要症状为烦渴、多饮、多尿,气短懒言,心悸失眠,舌红无苔,脉弦数。辨证属肾阴下虚,中气不足,治用滋补肾阴益气法,拟六味地黄汤加减。药为生地、熟地、山萸肉、怀山药、丹皮、茯苓、玄参、麦冬、甘草、益智仁,其中甘草用30g。连服18剂,烦渴、多饮、多尿之症大减,每日液体摄入量及尿量各减至6 500ml左右。后用原方加减,服至出院。出院前每日液体摄入量及尿量均减至3 500~5 000ml,气短乏力、心悸失眠明显好转。出院后未服药,随访复查时,每日液体摄入量及尿量仍约3 000ml,体重增加。

3. **泌尿系结石**　本病中医称为"砂淋""石淋",一般用利小便、去湿热、通淋排石的方法治疗,有一定疗效,但利尿能伤阴,如出现头晕、目涩、口干、舌红、脉细数等肾阴虚症状时,即当改用滋补肾阴兼利尿之剂,用地黄丸加味有效。

例四:古某,男,25岁。患者突然感到左侧腰旁剧烈疼痛,沿尿路放射到阴部,左肾区压痛明显,并有针刺样痛感,尿黄涩痛,舌苔黄厚,脉弦。经X线检查,左输尿管入膀胱处有小黄豆大结石。尿检:颜色黄,透明浊度、蛋白及管型均明性,红细胞(+),脓细胞(++)。中医诊断为石淋。住院后经服金钱草、海金沙、延胡索、车前子、木通等药,18天无效。改服知柏地黄丸(改为汤剂),连服6剂,小便排出结石4粒(黄豆大、绿豆大各2粒),痛症悉除。X线检查示结石阴影消失。

4. **肾上腺皮质功能亢进症**　本病可引起月经不调、闭经、多毛症等。中医辨证多见肾阴亏虚现象。用六味地黄汤加味滋补肾阴有效,可能对肾上腺皮质功能有抑制作用。近人研究认为,六味地黄汤有黄体酮作用,并发现肾阳虚患者尿17-羟和17-酮均低于正常,肾阴虚则高于正常,可以看出肾具有调节内分泌的功能,值得重视。

例五:某患者,女,37岁。患者于1956年月经不调,1958年起出现多毛现象。1971 年多毛加重。伴有腰酸腰痛,口干目涩,周身发热,烦躁失眠,乏力等症。经某医院妇科做内分泌检查,诊断为多毛症,肾上腺皮质功能亢进,月经不调。1974 年 11 月入院检查:发育尚可,有短须,胸腹中线毛发重,腿毛较长。化验尿 17- 羟皮质类固醇 15.4mg/24h, 17- 酮 19.6mg/24h,血尿常规正常。住院治疗 51 天无效。于 1975 年 2 月改服中药。中医诊断:肝肾不足而致经闭,治宜滋养肝肾。方用杞菊地黄汤加味。药为生地、熟地、怀山药、旱莲草、沙参各 15g,枸杞子 12g,菊花、女贞子、丹皮、茯苓、泽泻各 9g,柴胡 8g,水煎服 3 剂。药后腰酸、口干涩、口干苦、烦躁等症减轻,睡眠差,舌红苔薄白,脉弦细稍数。以后随证加减,并配服杞菊地黄丸共 2 个月。10 月中旬月经来潮,量中等色红。仍有腰痛、目干涩、视物不清、头胀,舌红少苔,脉弦细。原方加减,共服 6 个月,月经周期色量正常,腰酸乏力、目干等症明显减轻,胡须及汗皮大量脱落。化验:尿 17- 羟皮质类固醇 6.7mg/24h, 17- 酮 2.4mg/24h。继服杞菊地黄丸 10 个月痊愈。后仍间断服杞菊地黄丸巩固疗效。

5. 食管上皮细胞重度增生 据中医研究院肿瘤组等单位报道,用六味地黄丸治疗 30 例食管上皮细胞重度增生,每日晨起服六味地黄丸(10g 重)2 丸,经过 1 年观察,转为正常与好转的 26 例,不变的 8 例,恶化形成癌的只有 1 例。又据报道,六味地黄汤对小白鼠接种肿瘤的发展无甚影响,却能延长存活时间,并能抑制亚硝胺的肿瘤诱发率。推论它的主要效应在于调动机体的抗癌能力,达到扶正祛邪的目的。

此外,神经衰弱、结核病、慢性肝炎、妇女围绝经期综合征、无排卵性功能性子宫出血、甲状腺功能亢进症等,属于肝肾阴虚者,均可用地黄丸加减治疗。

十三、眩晕的辨证施治

颜正华等 《中医函授通讯》 1988

(一)眩晕的病因病理

祖国医学早在《内经》中就有"诸风掉眩"的记载,认为眩晕的病因主要为"风",而且与肝有密切关系。后世医家在《内经》理论的指导下,结合自己的医疗实践经验,对眩晕的病因做了进一步的探讨。唐、宋以后,医家多从"内风"立论。如金元时代刘河间提出病因在"火",认为"热极生风",风是因火热而生,治宜降火。朱丹溪则认为病因属"痰""无痰不作眩",所谓"湿生痰,痰生热,热生风",当以"治痰为先"。明代张景岳指出"无虚不作眩",在治疗上"当以补虚为主"。此外,缪仲醇认为属"内虚暗风",病由真阴亏而内热盛,煎熬津液凝结为痰,壅塞气道,不得通利,热极生风所致。清代叶天士进一步阐明"内风成因乃身中阳气之变动,肝主风,因精血衰,水不涵木……肝阳偏亢,内风时起",治宜滋阴息风、补阴潜阳。从以上论述可以看出,自《内经》之后,历代医家对"风"的认识各有发挥,互相补充,给眩晕病的辨证论治提供了理论基础。目前,对眩晕病因病理的认识可归纳为如下几点:

1. 精神因素　因长期精神紧张,或恼怒忧思,使肝气内郁,郁久化火,肝火上升,则出现眩晕、头痛、面红目赤、烦躁善怒等症,或肝火内扰,耗损肝肾之阴,以致肝肾阴虚,肝阳偏亢,上扰头目,而为眩晕、头痛、心烦、失眠等症。

2. 饮食不节　由于过食肥甘或饮酒过度,损伤脾胃,运化失常,而致痰湿内生,痰浊中阻,土壅木郁,肝失条达,清阳不升,而为眩晕、头重、胸脘痞闷。如湿痰化热生风,则为眩晕头重或胀痛,心烦惊悸失眠。

3. 内伤虚损　劳伤过度,或老年肾亏,肾阴不足,肝失所养,内风易动,症见眩晕头痛、时作时止、五心烦热。如阴损及阳,肾阳亏损,除见眩晕头痛外,更见畏寒肢冷、夜尿增多。亦有阴阳两虚者,症见肝阳上扰,同时又见肾阴、肾阳两虚之症。

4. 冲任失调　冲为血海,任脉主一身之阴,冲任二脉与肝肾有密切关系,冲任失调也能引起肝肾阴亏、肝阳上亢,甚至肾阳亦衰成为阴阳两虚,兼有虚阳之症。

上述种种因素,都能引起眩晕。其根本原因,无非是肝肾阴阳失调、肾阴亏损、肝阳偏亢、上扰清窍,形成下虚上实、本虚标实之症。如果肝阳暴亢,阳亢风动,血随气逆,挟痰挟火,扰动心神,横窜经络,蒙蔽清窍,发生中风晕厥;肝风入络,可见四肢麻木、口眼㖞斜。

(二)辨证分型

根据上诉病机,眩晕可以分为以下 6 型:

1. 肝火亢盛型　其主症为眩晕耳鸣,头部两侧胀痛如裂,颞部青筋暴露,面红,目赤,口臭,口苦,烦躁善怒,便难或秘,尿赤,舌红苔黄,脉弦劲或弦数。

2. 肝阳上亢型　其主症为眩晕耳鸣,头痛且胀,面时潮红,烦躁易怒,惊悸失眠多梦,舌红苔薄,脉弦。

3. 痰湿中阻型　其主症为眩晕头重,胸脘闷气,神倦多寐,泛恶欲吐,食欲不振,苔白腻,脉濡滑。如湿痰化热,可见眩晕头重或胀痛,心烦惊悸失眠,舌苔黄腻,脉滑数。

4. 肾阴不足型　其主症为头痛眩晕,时作时止,耳鸣眼花,口渴咽干,五心烦热,腰酸腿软,遗精,便难,舌红少津,脉细数或弦细数。

5. 肾阳不足型　其主症为头晕目眩,面白肢冷,畏寒便溏,尿频量多,脉沉迟弱,舌质淡,苔白润。

6. 阴阳两虚型　其主症为上热下冷,头晕足冷,失眠多梦,口干心烦,腰腿酸软,夜尿增多,脉弦细,舌淡或嫩红,苔白。

（三）治法与方药

1. 清肝泻火法　适用于肝火亢盛型。常用方剂为:

（1）龙胆泻肝汤:龙胆泻肝汤主要由龙胆草、黄芩、栀子、泽泻、木通、车前子、柴胡、当归、生地、甘草组成,功能为泻肝经湿热,现常用于肝火亢盛型眩晕,可去当归、柴胡、泽泻、车前子,加菊花、钩藤、槐花、夏枯草,以平肝清火;加白芍、磁石,以平肝潜阳。如大便秘结,加大黄,以泻火通便;头痛眩晕甚,加羚羊角(冲)、生石决明、珍珠母,以清肝火,平肝阳;口舌干燥,加石斛、玄参,以养阴泻热。

（2）当归龙荟丸:当归龙荟丸由当归、黄柏、龙胆草、栀子、黄连、大黄、青黛、芦荟、麝香、木香等组成。本品为蜜丸,温开水送服,孕妇忌服。本方功能为泻肝经实火,适用于眩晕肝火盛、头痛眩晕、耳鸣、惊悸、烦躁、大便秘结、小便短赤。

2. 平肝潜阳法　适用于肝阳上亢型。常用方剂为:

（1）镇肝熄风汤:镇肝熄风汤由怀牛膝、代赭石、生龙骨、生牡蛎、生龟甲、生白芍、玄参、天冬、青蒿、川楝子、生麦芽、甘草组成,功能为镇肝息风,适用于阴虚阳亢、肝风内动所致的头目眩晕、目胀耳鸣、脑中热痛、心中烦热、面色如醉,或肢体渐觉活动不利,或口眼渐形歪斜,甚至眩晕跌仆、不省人事、移时始醒,或醒后不能复原,脉弦长有力者。方中重用牛膝,以引血下行;龙、牡、龟、芍,以潜阳镇逆、柔肝息风;肝阳上升太过,故用代赭石重镇降逆;玄参、天冬,以壮水滋肝;青蒿,以泄肝火、舒肝郁;麦芽,以舒肝和中;川楝子,以泄肝火。如痰多,加竹沥、胆星、川贝母;尺脉弱,加熟地、山茱萸;若头痛剧烈、眼胀痛者,加菊花、钩藤、夏枯草、苦丁茶,以泄肝火。

（2）天麻钩藤饮:天麻钩藤饮由天麻、钩藤、生石决明、栀子、黄芩、牛膝、杜仲、桑寄生、茯苓、夜交藤、益母草组成。本方平肝息风,潜阳清火,适用于眩晕见肝阳上升、耳鸣、头胀而痛、急躁易怒、少寐多梦等症。可酌加白芍、珍珠母,以增强平肝潜阳之力;阴虚加生地、女贞子,以滋阴。用平肝潜阳法血压下降后,当滋养柔肝,可用杞菊地黄丸、左归饮、首乌延寿丹以巩固疗效。

3. 化痰息风法　适用于痰湿中阻型,或湿痰化热型。

（1）半夏白术天麻汤:天麻、白术、半夏、橘红、茯苓、甘草。本方功能为燥湿化痰息风,适用于眩晕痰湿中阻,症见眩晕头重、胸脘胀闷、泛泛欲吐、食少苔腻,脉濡滑。方中天麻息风,白术健脾,二陈燥湿化痰;头痛,加白蒺藜、蔓荆子。

（2）温胆汤:温胆汤由半夏、橘红、茯苓、炙甘草、枳实、竹茹组成。本方功能为燥湿化痰清热,适用于眩晕湿痰化热、痰热上扰,症见眩晕头重、惊悸失眠、口苦尿赤、舌苔黄腻、脉象滑数。方中二陈燥湿化痰,枳实下痰,竹茹清热;加黄连名黄连温胆汤,清心除烦之力更佳。

4. 益肾补阴法 适用于肾阴不足型。

（1）杞菊地黄丸:杞菊地黄丸由熟地、山药、山茱萸、丹皮、茯苓、泽泻、枸杞子、菊花组成。本方功能为滋补肝肾,适用于眩晕肝肾阴虚、虚火上炎,症见头晕眼花、耳鸣耳聋、盗汗遗精、腰酸腿软、舌红少苔、脉弦细数。眩晕重者,加白蒺藜、钩藤、天麻、石决明;心悸失眠,加珍珠母、生龙牡;便干,加黑芝麻;虚风内动、四肢麻木,加桑枝、寄生、豨莶草、红花、鸡血藤。

（2）左归饮:左归饮由熟地、山药、山茱萸、枸杞子、菟丝子、川牛膝、鹿角胶、龟甲胶组成。本方功能为滋补肝肾,适用于眩晕、耳鸣盗汗、腰腿酸软、口舌干燥等症。本方补而不泻,滋补之力较地黄丸大,宜于眩晕、肝肾阴虚症状较重者。

（3）延寿丹:延寿丹由何首乌、怀牛膝、生杜仲、菟丝子、女贞子、旱莲草、桑椹、黑芝麻、桑叶、豨莶草组成。本方功能为滋补肝肾,适宜久服,以巩固疗效。

5. 补肾助阳法 适用于肾阳不足型。

肾气丸:肾气丸由地黄丸加肉桂、附子组成。本方功能为补肾助阳,适用于肾阳不足、眩晕耳鸣、身半以下常有冷感、夜间多尿、舌淡苔白、脉沉细尺弱。

6. 扶阳养阴法 适用于阴阳两虚型。

二仙汤:二仙汤由仙茅、仙灵脾、巴戟天、当归、知母、黄柏组成。本方补阴阳、调冲脉,多用于妇女围绝经期高血压,冲任失调,阴阳两虚,头痛眩晕,面红心烦,失眠,肢冷畏寒,腹痛尿频,舌嫩红,苔白腻,脉弦细,或弦劲。

第五章　颜正华临证典型医案

颜正华行医 80 余载,医术精湛,医德高尚,深受患者赞誉。他临证强调四诊合参,证症结合,顾护脾胃;用药平和飘逸,善灵活使用药对配伍与古方化裁,尤擅长呼吸系统、消化系统等内科病证的诊疗,治验甚众。本章全面呈现颜正华治疗胃痛、胃下垂、痞满、反酸、泄泻、便秘、腹痛、呕吐、胁痛、感冒、咳嗽、哮喘、心悸、胸痹、眩晕、头痛、中风、汗证、淋证、水肿、消渴、月经不调、口疮、痹证、郁证、喉痹等 26 种病证的典型医案。

一、胃痛

胃痛是以上腹胃脘部近心窝处经常发生疼痛为主症的疾病,常见于西医消化道溃疡、胆汁反流性胃炎、浅表性胃炎、胃神经症等病。中医学对胃痛的认识始于《黄帝内经》。《素问·六元正纪大论》云:"木郁之发……民病胃脘当心而痛,上支两胁,膈咽不通,食饮不下。"《素问·至真要大论》云:"厥阴司天,风淫所胜……民病胃脘当心而痛。"汉代张仲景在《金匮要略》中对胃脘痛的辨证治疗进行了论述,如"按之不痛为虚,痛者为实"等。唐代孙思邈《备急千金要方》中载有关于 9 种"心痛"的论述,其实际是对"心胃痛"病因和临床表现的精辟分类,其中亦包括胃痛。唐代王焘《外台秘要·心痛方》云:"足阳明为胃之经,气虚逆乘心而痛,其状腹胀归于心而痛甚,谓之胃心痛也。"此说亦指胃痛而言。金元时期,李东垣《兰室秘藏》单列"胃脘痛"一门,详细论述了胃痛的病因病机和常用方药。明清以降,王肯堂、顾靖远等名医对胃痛一病的论治均进行了详细的阐述。颜正华作为清末孟河学派传人,深谙医理,辨治胃脘痛一病,师古而不泥,灵活有章。

【治验简介】

颜正华认为,胃脘痛的基本病机是脾胃升降失常,气血瘀滞不行,即"不通则痛"。辨证时关键须把握"气、血、寒、热、虚、实"六点,并结合患者发病之缓急,全面准确判断疾病性质与特征。具体而言可分为以下三方面:①辨气血:即是要根据胃脘痛的性质,辨别病位在气还是在血。一般来讲,初病在气,久病入血；病在气分以胀痛、窜痛、时作时止、情绪变化影响明显为特点；病在血分则多为持续性刺痛、痛处固定，夜间为甚，纳后加重，舌质紫黯。②辨虚实：新病者多体实，症见疼痛拒按，食后痛甚，腹胀便秘，属邪实正不虚；反之，久病者，痛喜温喜按，饥饿时痛甚，多为正气已伤的虚证。③辨寒热：如满痛拒按、纳呆、喜温暖为寒客胃府；若疼痛喜温喜按，遇冷加剧为虚寒；若伴烦渴、喜冷恶热，小便赤黄，大便秘结，苔黄少津，脉弦数，多为胃中实火，或郁火犯胃的热证。

颜正华同时认为，胃脘痛之虚实、寒热、缓急虽变化多端，却总以虚实为纲，治疗不外补泻两途；补泻之中兼参寒热缓急。寒者散寒，停食者消食，气滞者理气，热郁者泄热，血瘀者化瘀，阴虚者益胃养阴，阳弱者温运脾阳。

具体辨证论治常从肝气犯胃、胃络瘀阻、寒邪伤胃、饮食失节、湿热阻胃、脾胃虚寒、阴伤胃痛等方面着手。

（1）肝气犯胃：以窜痛，嗳气，苔白，脉弦，易受情绪变化影响为主症。治以疏肝理气。颜正华喜用香苏饮、柴胡疏肝散加减。气郁化热者，可加金铃子散；反酸烧心者，可加左金丸；便秘者，可酌用当归、郁李仁、火麻仁、全栝楼、决明子；嗳气重者，可酌选代赭石、旋覆花、沉香、乌药、苏梗；纳呆者，可用麦芽、谷芽、神曲、山楂；气窜痛胀闷甚者，可选用佛手、绿萼梅等；肝郁化热化火者，可以化肝煎、加味逍遥合左金丸、金铃子散；热伤胃阴者，可以六味地黄丸加减，或以滋水清肝饮化裁。

（2）胃络瘀阻：症见痛有定处，日久，食后加重，夜甚，舌质黯，舌下静脉曲张，脉涩。治以活血通络，化瘀行气。颜正华喜用丹参饮合失笑散加减。痛甚者，加乌药、香附、延胡索；大便秘结者用大黄，大便色黑用大黄粉或三七粉冲服；呕血者，加白及、蒲黄炭。

（3）寒邪伤胃：症见胃痛暴作，恶寒喜暖，脘腹得温则痛减，遇寒则痛增，口和不渴，喜热饮，苔薄白，脉弦紧。颜正华喜用良附丸加减，可重用高良姜，或加干姜、吴茱萸暖胃散寒；夹食积者，以神曲、鸡内金加减；寒邪日久化热，可用半夏泻心汤加减；夹气滞者，可选用青陈皮、枳壳。

（4）饮食失节：症见嗳腐，呕吐，纳呆，打呃，大便不畅，口中黏腻，苔厚垢，脉滑。治以消食导滞，和胃止痛。颜正华喜用保和丸、枳实导滞丸加减。胀甚者，加大腹皮、厚朴等；积而化热者，加黄连、连翘；兼运化失职者，加用白术、茯苓；便结者，加用大黄、槟榔等。

（5）湿热阻胃：症见胃脘痞满，口中黏腻，苔黄厚腻，大便溏或秘结，肛门灼热，脉弦滑。治以化湿清热和胃。颜正华喜用半夏泻心汤加减。湿重者，重用半夏、干姜；热甚者，重用黄芩、黄连；痞满甚，加用厚朴、大腹皮、泽泻。

（6）脾胃虚寒：症见胃痛日久，以隐痛为主，喜暖喜按，口泛清水，纳差，疲乏，大便溏薄，舌淡苔白，脉弱软。治以温阳益气健中。颜正华喜用黄芪建中汤加减。寒甚者,加良附丸;吞酸者,去饴糖加黄连、吴茱萸。平时调理,用香砂六君子汤加减。

（7）阴伤胃痛:症见胃痛隐隐,口燥（渴）咽干,大便干结,五心烦热,舌红少苔,津少,呃逆,纳后不适感加重。治以养阴和胃。颜正华喜用益胃汤、一贯煎加减。津伤重者,加芦根、生地、玉竹;泛酸者,加煅瓦楞子;痛甚,用芍药甘草汤;纳差甚,加陈皮、谷芽、麦芽等。

 【医案举隅】

医案一

张某,女,42岁,中学教师。初诊时间:2006年5月20日。

主诉:胃胀痛3个月余。

现病史:患者3个月前突发胃痛,以胀痛感为显,遇劳累或紧张时痛感加剧。兼见烧心感,嗳气,纳差。胃脘部喜温喜按,并伴有自汗,身热,疲劳,多梦易醒等症。二便正常。舌质黯红,苔薄黄腻,脉弦滑。西医诊断为"慢性浅表性胃炎"。既往有咽炎病史,现正在月经期。

辨证:肝胃不和,气机瘀滞。

治法:疏肝和胃,理气止痛。

处方:苏梗10g,香附10g,陈皮10g,旋覆花[包]10g,煅瓦楞子[先下]30g,丹参20g,当归6g,砂仁[后下]5g,生龙牡[先下]各30g,炒枣仁20g,木蝴蝶5g,绿萼梅6g,佛手6g,益母草15g,茺蔚子12g。7剂。水煎服。

二诊:2006年5月27日。患者诉,服药后胃痛、烧心感明显减轻,胃胀、嗳气、疲劳感亦好转。近1周,频感咽干、胸闷、心慌、气短。自述2年前曾患频发室性期前收缩（早搏）。经仔细辨证,颜正华认为患者刻下症结为久病气血虚弱,故在原方疏肝理气和胃之基础上,增用党参、白芍以补气养血,加元参以清热凉血利咽。

处方:党参12g,元参12g,白芍15g,苏梗10g,香附10g,陈皮10g,旋覆花[包]10g,煅瓦楞子[先下]30g,丹参20g,当归6g,砂仁[后下]5g,生龙牡[先下]各30g,炒枣仁20g,木蝴蝶5g,绿萼梅6g,佛手6g。14剂。水煎服。

三诊:2006年6月10日。患者诉,服上剂后,诸症减轻,胸闷、心慌、气短明显好转。然患者近1周来饮食不节,进食樱桃3次,食后胃痛复作,隐隐作痛,按之亦痛,饭后痛甚,嗳气,有轻微烧心感,纳多则胸脘不适,仍觉咽红,咽痒。舌红少苔,脉弦细滑。颜正华仍效初诊处方遣药,并加神曲以消食强健脾胃。

处方:苏梗10g,香附10g,陈皮10g,旋覆花[包]10g,煅瓦楞子[先下]30g,白芍15g,生龙牡[先下]各30g,炒枣仁20g,当归6g,丹参20g,绿萼梅6g,木蝴蝶5g,神曲12g,佛手6g。7剂。

患者服药后诸症显著缓解,随访3个月,胃痛未再复发。

按语:本案患者证属肝郁不舒,胃失和降,治以疏肝和胃。颜正华治胃脘胀痛证属肝郁不舒者多用香苏饮加味,方由苏梗、香附、陈皮、白芍等组成;伴呃逆、嗳气者加旋覆花,有郁热者加元胡、川楝子,脾虚者加党参、黄芪、白术、茯苓、薏苡仁,兼吞酸者加煅瓦楞子,病久有瘀者加丹参,纳呆者加焦三仙、麦芽、谷芽。此外,颜正华善用绿萼梅、佛手为佐药以增强疏肝理气止痛之功。

本案,颜正华三诊均用香苏饮加味,并根据患者刻诉灵活加减变化,如针对患者眠差,用生龙牡、炒枣仁安神;针对患者舌苔黄腻且纳差,有湿阻中焦之嫌,加砂仁化湿行气;针对患者舌质黯且在经期,加丹参以活血调经;再者,凡女性患者带经期,颜正华每在方中加用益母草和益母草子(茺蔚子)或单用益母草调经。如方中活血药较多,颜正华每嘱患者经期停药,待经期过后再服药。从以上细节可见国医大师颜正华一丝不苟的治学态度和精深严谨的用药思想。

医案二

张某,女,27岁,外企职员。初诊时间:2003年12月22日。

主诉:胃脘隐痛半年余。

现病史:半年前,因工作紧张,始感胃部不适,以隐痛感为主,饥饱时均有痛感。刻下口干,便秘,食欲差,腹胀,呃逆,无泛酸症状。舌红少苔,脉弦细。西医诊断为"慢性萎缩性胃炎",经曾服用复方氢氧化铝(胃舒平)等治疗,无明显效果。

辨证:胃阴不足,中焦失和。

治法:养阴和胃,行气止痛。

处方:沙参15g,麦冬10g,生地12g,玉竹12g,白芍15g,当归10g,枸杞子12g,生麦芽、谷芽各15g,绿萼梅6g,佛手6g,生草6g,川楝子10g。7剂。水煎服。

二诊:2003年12月29日。患者诉,服上方7剂后,诸症减轻,近日自觉口燥明显,伴失眠。前方加石斛10g、芦根15g、夜交藤30g。

处方:沙参15g,麦冬10g,生地12g,玉竹12g,白芍15g,当归10g,枸杞子12g,生麦芽、谷芽各15g,绿萼梅6g,佛手6g,生草6g,川楝子10g,石斛10g,芦根15g,夜交藤30g。14剂。水煎服。

患者服后胃痛感等诸症尽释。继嘱注意饮食调养,随访半年,未见复发。

按语:本案患者胃脘隐隐作痛,舌红少苔,口干,属典型胃阴亏虚证候。颜正华认为,此类病证治当养阴和胃,用方以益胃汤、一贯煎加减化裁。津伤重者,加芦根、生地、玉竹;泛酸者,加煅瓦楞子;痛甚者,用芍药甘草汤;纳差甚者,加陈皮、谷芽、麦芽等。

本案处方中,颜正华以一贯煎加减,其中沙参、麦冬、玉竹、生地、枸杞养胃阴,滋肾水,使机体阴液生化有源,以期从根本上保护胃之和降功能;佛手、绿萼梅疏肝和胃,调节升降,消痞除胀,针对胃失和降之气滞腹胀症;生甘草、白芍、当归缓急止痛,辅助养阴之品;川楝子疏肝泄热,理气止痛,针对气滞疼痛主症;谷芽、麦芽消食和中,助脾胃运化,解除纳呆之症。纵观全方,阴柔轻灵而又显苍劲之力,颇具四两拨千斤之妙,虽效古方而来,却有临证巧变之玄机。

医案三

徐某,男,76 岁,离休干部。初诊时间:2006 年 8 月 28 日。

主诉:胃脘胀痛 3 个月余。

现病史:3 个月前,始感胃脘胀痛。刻下痛感加重,口干、口苦,纳差,困倦乏力,恶心,呕吐吞酸,有烧心感。大便干,3 日 1 行,小便正常。舌质黯、苔厚微黄腻、舌下青紫,脉弦滑。西医诊断为"胆汁反流性胃炎",既往有高血压病史。曾服用化学药物治疗,无明显效果。

辨证:胃热郁结,气滞中焦。

立法:疏肝泄热,理气和胃。

处方:黄连 4g,吴茱萸 1.5g,白芍 18g,当归 6g,丹参 20g,香附 10g,陈皮 10g,炒神曲 12g,炒麦谷芽各 15g,砂仁^{后下}5g,全瓜蒌 30g,决明子 30g,绿萼梅 6g,佛手 6g,生甘草 5g。7 剂。水煎服。

二诊:2006 年 9 月 4 日。患者诉,服药后胃痛、恶心、呕吐吞酸等症明显改善,二便调,但仍感纳呆,眠差。舌质黯、苔厚微黄腻、舌下青紫,脉弦滑。颜正华治以补气健脾,活血安神。

处方:党参 10g,生白术 12g,茯苓 30g,陈皮 10g,砂仁^{后下}5g,神曲 12g,生麦谷芽各 15g,赤白芍各 12g,丹参 20g,生龙牡各 30g,炒枣仁 20g,泽泻 12g,乌药 6g,黄连 1.5g,绿萼梅 6g。14 剂。水煎服。

服药后胃脘痛症状消失,随访 3 个月未复发。

按语:本案患者胃脘热痛,兼见呕吐吞酸、烧心感,辨证属肝热郁结犯胃,治以疏肝清热和胃。针对本案患者气滞兼有血瘀的特点,颜正华在选用香附、陈皮、砂仁、绿萼梅、佛手等药疏肝理气的同时,辅以丹参、白芍、当归活血养血,以达气行血畅,通则不痛之效。针对胃脘痛兼有呕吐吞酸者,颜正华善用左金丸加减治疗,其中证属肝郁化火犯胃者,每重用黄连,少用吴茱萸,但不拘原方 6:1 的用量比例,而多为 2:1 或 3:1 或灵活配比,其中吴茱萸用量多为 1~1.5g,黄连用量多为 3~6g,如本案用量为黄连 4g,吴茱萸 1.5g。若胃脘痛兼有呕吐吞酸属寒热错杂者,颜正华每随寒热变化灵活增减黄连、吴茱萸的用量,热较甚者,多用黄连,少用吴茱萸;寒多热少者,多用吴茱萸,少用黄连;寒热相当者,则二者等量,如此每奏奇效。

颜正华临证颇为重视患者兼症的治疗。本案中,针对患者便秘之症,用全瓜蒌、决明子以润肠通便;针对患者纳差之症,选炒神曲、麦芽、谷芽以消食增纳;针对舌下青紫,选用丹参以活血祛瘀,通络止痛;使患者全身得以综合调理,而助疾病痊愈。

本案二诊时,颜正华考虑患者已年逾古稀,恐久病正气已虚,故在原方基础上加用党参、白术、茯苓以补中益气健脾,并针对患者失眠之兼症,加用炒枣仁、生龙牡以定心安神;同时,加泽泻以助利湿之功,加乌药以增行气之力;如此继服 14 剂后效甚显著。

医案四

马某,女,35 岁,国家公务员。初诊时间:2006 年 6 月 24 日。

主诉:胃胀痛 1 年余。

现病史:1 年前,突发胃胀,偶痛。近 1 个月来,疼痛加剧,情志不舒时痛甚,伴呃逆,嗳气,烧心,泛酸,口干,口苦,纳食较少。平素失眠、多梦、易醒,并有疲乏,头晕、头痛感。月经周期提前,月经时腰酸,白带较多。舌质黯淡、苔薄白,脉弦滑。

辨证:肝气郁结,胃失和降。

治法:疏肝和胃,解郁安神。

处方:柴胡 10g,香附 10g,郁金 12g,枳壳 10g,旋覆花^包12g,煅瓦楞子^{先下}30g,赤白芍各 15g,炒枣仁 30g,生龙牡^{先下}各 30g,合欢皮 15g,黄连 4g,吴茱萸 2g,青陈皮各 6g,佛手 6g。7 剂。水煎服。

二诊:2006 年 7 月 1 日。患者诉,胃胀痛、呃逆、烧心、泛酸等症均减轻。腰酸减轻,白带减少,睡眠好转,但仍梦多,咯较大量白痰。月经将至。颜正华在准确判断病情变化的基础上,经审慎考量,决定在原方基础上增加燥湿化痰和调经之品。

处方:柴胡 10g,香附 10g,枳壳 10g,旋覆花^包12g,煅瓦楞子^{先下}30g,赤芍 15g,炒枣仁 30g,生龙牡^{先下}各 30g,合欢皮 15g,青陈皮各 6g,佛手 6g,益母草 15g,茺蔚子 12g,绿萼梅 6g,清半夏 10g,茯苓 30g。7 剂。水煎服。

三诊:2006 年 7 月 8 日。患者诉,诸症好转,饮冷后易呃逆。素有鼻炎,前日发作,现鼻塞、喷嚏、流清涕、咽痛。月经仍未至。颜正华守上方,并加散风调经之品。

处方:苏梗 6g,苏叶 6g,香附 10g,陈皮 10g,清半夏 10g,茯苓 30g,柴胡 10g,赤芍 12g,枳壳 10g,旋覆花^包10g,煅瓦楞子^{先下}30g,炒枣仁 30g,合欢皮 15g,佛手 6g,益母草 30g,茺蔚子 15g。7 剂。水煎服。

四诊:2006 年 7 月 15 日。患者诉,服上药 2 剂后行经,带经 5 日。胃肠症状几消,睡眠不佳。以上方为主加入生龙牡、夜交藤、合欢皮等养心安神之品。继服 7 剂。

经随访知,患者服上药7剂后,诸症均释,半年胃痛未复发。

按语:本案证属肝气郁结、胃失和降。颜正华以疏肝理气之法组方,可谓方证相应,其效必现。方中柴胡、香附、郁金、枳壳、青陈皮、佛手为疏肝理气常用药;赤白芍清肝柔肝,相辅为用,以增强疏肝止痛之功;旋覆花乃和胃降逆之佳品,针对呃逆、嗳气而施用;黄连、吴茱萸清肝火,泻胃热以治肝胃不和之烧心泛酸;煅瓦楞子乃制酸止痛之常用药,用治泛酸症;生龙牡、炒枣仁、合欢皮长于安神,以疗失眠等症。二诊时,患者症状大减,烧心感已释,故暂减黄连、吴茱萸;但咯痰较多,故颜正华加半夏、陈皮以燥湿化痰。同时,考虑患者月经将至,加入益母草、茺蔚子等调经之品。三诊、四诊仍以疏肝理气为主要治则化裁,随症加减,服药30余剂,胃痛几消。

二、胃下垂

胃下垂是指由于胃肌与腹壁张力松弛,导致患者站立位时胃的位置下降,胃下缘达盆腔,胃小弯弧线最低点降至髂嵴连线以下,从而产生一系列临床表现的病证。临床胃下垂多见于女性、瘦长无力体型者,也可见于经产妇、老年人、慢性消耗性疾病患者。轻者多无明显症状;重者可有消化系统症状,如饱胀、消化不良、厌食、恶心、嗳气、上腹痞满不适、腹部隐痛及便秘等。症状常于餐后、久立及劳累后加重。

中医对胃下垂的认识由来已久。如《灵枢·本脏》有"脾应肉,肉䐃坚大者胃厚……肉䐃不坚者胃缓"的论述。意为身体肌肉坚壮者胃厚;肌肉消瘦者胃薄;肌肉消瘦与身材不相称、肌肉不坚实则胃下垂。其后,历代医家虽未对本病作专篇论述,但普遍认为,本病乃长期饮食失节、七情内伤或劳倦过度,致脾胃虚弱,中气下陷,升降失常而发病,主要治则为益气升陷,健脾和胃。

【治验简介】

颜正华认为,胃下垂从病位上看首属脾胃,涉及肝、肾和肠等脏腑。病证虽以脾虚气陷为主,但常兼有肝胃不和、气阴两虚、气虚兼瘀、胃肠停饮等。临床多见气虚、气滞、血瘀、食积、痰饮相互夹杂,所以在考虑脾虚气陷的同时,也需关注脏腑、气血、痰、食等复杂因素,详审病因、病机进行综合论治。颜正华强调辨治胃下垂需详辨脾虚、肝郁、气阴不足、胃肠停饮等,主次兼顾、综合论治,才能有效地缓解症状。临床中主要从四个方面对该病进行分型论治。

(1)中气下陷型:此乃临床最常见的类型。通常患者形体消瘦,精神倦怠,食后脘痞、腹满或腹胀而坠,嗳气不舒,或有呕吐清水痰涎。舌淡苔白,脉虚弱。治以健脾强胃,补中益气。方用补中益气汤加减。

(2)气虚饮停型:中气下陷,运化无力,则胃肠停饮。主要症状为胃脘胀满,有振水音或水在肠间辘辘有声,恶心、呕吐清水痰涎,或头昏目眩,心悸气短。苔白滑,脉弦滑或弦细。治以健脾和胃,逐饮祛痰。方用四君子汤合苓桂术甘汤加减。

(3)气阴不足型:此型患者脾胃虚弱不能上承津液、虚中有热。症见唇红口燥,口苦口臭,烦渴喜饮,嗳气频繁,或有恶心呕吐,食后脘腹胀满,大便干结。舌红津少,脉象细数。治以益气养阴。方用益胃汤、生脉饮合四君子汤加减。

(4)肝郁脾虚型:此型患者中土素虚且有情绪不遂等诱因,肝木乘土,则木土失和。症见胃脘、胸胁胀满疼痛,食纳呆滞,嗳噫频作或嘈杂吞酸,郁闷烦躁,善太息。苔薄或薄黄,脉弦。治以疏肝理气,健脾和胃。方用柴胡疏肝散、加味逍遥散合四君子汤加减。

 【病案举隅】

医案一

翟某,女,81岁,离休干部。初诊时间:2004年7月16日。

主诉:肠鸣,呃逆10余年。3个月前确诊为胃下垂。

现病史:纳差,吐清水2个月。刻下胃中有振水声,呕恶,口干不喜饮,纳后脘痞、呃逆、嗳气、肠鸣,大便日1行,溏软便,舌淡苔白根腻,脉濡滑。

辨证:脾虚湿盛,中气不足。

治法:温化痰饮,健脾益气。

处方:党参15g,生黄芪18g,炒白术15g,炒枳壳10g,陈皮10g,炒蔻仁6g,法半夏10g,炒神曲15g,炒薏苡仁30g,炒泽泻15g,茯苓30g,炙甘草5g,桂枝6g,炒麦芽、谷芽各15g。14剂。水煎服,日1剂。嘱食软食,禁刺激性食物。

二诊:2004年7月31日。患者药后呕恶、嗳气、呃逆、肠鸣诸症减。原方继服14剂,药后患者自觉症状消失,随访1年未复发。

按语:本案患者寿登耄耋,身体虚弱,饮食无欲,大便溏软,舌淡苔白根腻,脉濡滑,呈脾虚兼有痰湿之象,故治以温化痰饮、健脾益气。以苓桂术甘汤合香砂六君子汤加减。其中六君子汤健脾化湿,苓桂术甘汤温化中焦水饮,两方合用共奏补中除湿之效。

方中炒蔻仁、薏苡仁、半夏、泽泻均为利湿之品,共达芳化、祛湿和胃之功;神曲、麦谷芽、陈皮可除中焦陈积以促运化;党参、黄芪、枳壳,行补互用,提补中气。纵观全方,平补平调,补而不腻,化而不泻,共奏健脾化湿、补中益气之效。

医案二

彭某,女,40岁,外企职员。初诊时间:2004年2月8日。

主诉:胃脘隐痛、坠胀1年。

现病史：近半月来，食欲差，脘腹隐痛、坠胀，咽干唇燥，口干不欲饮，眠差，心烦，肠鸣，大便秘结，小便黄，舌红少津，脉数无力。既往有胃下垂、子宫脱垂、胃炎病史。

辨证：气阴两虚。

治则：补气益阴，和胃通腑。

处方：党参12g，生黄芪15g，生白术15g，炒枳壳10g，陈皮10g，葛根5g，焦三仙各12g，白芍15g，炙甘草5g，麦冬15g，茯苓30g，黄精15g，玉竹15g，当归10g，制首乌30g，火麻仁12g。14剂。水煎服，日1剂。嘱食软食，禁刺激性食物。

二诊：2004年2月22日。服药后，患者诸症缓解，根据效不更方原则，原方继服14剂，患者服后诸症均释，随访半年未复发。

按语：本案患者系外企职员，平素因工作十分忙碌，压力较大，饮食极不规律，且年至不惑，身体已有虚象。舌红少津，提示患者或有阴虚之征。故辨证为气阴两虚，治以补气益阴，和胃通腑。

方中党参、茯苓、陈皮、生白术健脾益气，促脾运化；生黄芪、葛根升提中气；白芍、麦冬、黄精、玉竹、制首乌滋阴润燥，益肾和胃；当归、火麻仁、炒枳壳养血润肠，通腑气。全方补润结合，升降相兼，益气扶中，和胃养阴，润燥通便，使阴生而气复。

医案三

王某，女，46岁，中学教师。初诊时间：2005年3月8日。

主诉：胃脘闷胀连及两胁3个月，加重半月。

现病史：半个月前因情绪波动，致胃脘闷胀甚，牵连两胁，伴纳呆，时有烧心、呃逆，心烦起急，口干口苦，眠差梦多，乏力健忘。经前乳房胀痛，末次月经2月15日，周期正常。大便干稀不均。舌苔黄白，脉弦。2004年底被当地医院诊为胃下垂。

辨证：肝气郁滞，脾气虚弱。

治法：疏肝解郁，补气健脾。

处方：柴胡10g，香附10g，陈皮10g，炒枳壳10g，党参10g，生白术15g，黄连5g，吴茱萸1.5g，首乌藤30g，栀子10g，葛根5g，焦三仙各10g，煅瓦楞子[先下]20g，生甘草5g。7剂，水煎服，日1剂。

二诊：2005年3月14日。患者诉月经来潮，经前乳房未胀；胃脘仍感闷胀，但两胁已无胀闷，食欲、睡眠好转，口苦、烧心减，仍眠差梦多，时有呃逆、心烦。舌苔薄白，脉弦。宗前法，上方去煅瓦楞子、焦三仙，加旋覆花[包]10g、炒酸枣仁20g。14剂后，诸症大减，随访1年未复发。

按语：本案患者病情受情绪波动影响明显，且心烦起急，口干口苦，脉弦，系典型肝郁之象。肝气不舒,气机壅滞,影响乳汁运行,故乳房胀痛。故本案辨证为肝气郁滞,脾气虚弱,以肝郁为主。治以疏肝解郁,补气健脾。

颜正华以柴胡疏肝散合香苏散加减。方中柴胡、香附、陈皮、炒枳壳疏肝理脾,调理肝脾气机;党参、生白术、焦三仙、葛根健脾益胃,升提中气;黄连、吴茱萸、煅瓦楞子寒热并用,制酸止呕;首乌藤、栀子清热除烦安神。全方疏泄与补提并举,使疏而不虚,补而不滞,收到预期佳效。

医案四

苏某,男,42岁,机关干部。初诊时间:2004年2月18日。

主诉:胃下垂2年半。

现病史:患者食欲不振,神倦乏力。食后脘腹作胀,隐隐作痛,有下坠感,大便不畅,平卧减轻,劳累后加重,病已数载,时轻时重,经某医院诊断为胃下垂。脉沉缓,舌质淡,有齿痕,苔薄白。

辨证:脾虚气滞,中气下陷。

治法:补中益气,兼理气滞。

处方:党参15g,炙黄芪18g,炒白术12g,炙甘草5g,陈皮10g,木香6g,砂仁^{后下}5g,炒枳壳15g,焦三仙各12g,当归10g,炙升麻5g,生姜3片,大枣5枚。7剂,水煎服,日1剂。

二诊:2004年2月25日。患者药后诸症减轻,改党参20g、黄芪30g、枳壳9g。共服40余剂。

三诊:2004年4月6日。患者服药后,脘腹胀痛消失,食欲增加,大便畅,下坠感轻,改服补中益气丸9g,香砂六君丸9g,1日2次。嘱常服上述丸药,忌食生冷黏腻及难消化食物以巩固疗效,随访半年未复发。

按语:患者食欲不振,神倦乏力,为脾运不健,中气已虚。食后脘腹作胀,隐隐作痛,大便不畅,为气滞之象;有下坠感平卧减轻,劳累后加重,为中气下陷之故;舌质淡,有齿痕,脉沉缓,均为脾虚不运、中气不足之证。辨证为脾虚气滞,中气下陷,而用补中益气,兼理气滞之法。

方用补中益气汤加减。方中党参、黄芪、炒白术、炙甘草均为补益中气之良药,加升麻以升中气,陈皮、木香、砂仁、枳壳理气,焦三仙助消化,当归养血润肠,姜、枣健脾胃。上方获效之后,减轻枳壳之下气,加重党参、黄芪之补气。共服40余剂,气虚渐复,气滞渐消,故诸症得以缓解。后改服补中益气丸补益中气,香砂六君丸健脾理气,嘱其注意饮食调养,以巩固疗效。

医案五

刘某,女,55岁,军队干部。初诊时间:2004年7月15日。

主诉:胃下垂多年。

现病史:经常食后脘腹胀满,嗳气不舒,肠鸣辘辘,有水声,有时呕吐痰涎清水,头晕目眩,便溏,1日2~3次,神倦乏力,形体消瘦。脉弦滑,舌质淡,苔薄腻。

辨证:中气不足,脾阳不运,水饮内停。

治法:益气健脾,温阳化饮。

处方:茯苓30g,炒白术15g,桂枝9g,炙甘草6g,法半夏12g,陈皮9g,泽泻15g,党参12g,砂仁^{后下}5g,炒枳壳9g,焦三仙各12g,生姜3片。7剂,水煎服。药后症减,原方继服15剂,诸症消。大便日1~2次,渐成形。改服补中益气丸9g、二陈丸9g,每日2~3次。嘱经常服用上述丸药,忌食生冷黏腻及难消化食物,以善其后。

按语:本案患者为中气不足,脾阳不运,不能温化水湿,而致水饮内停。故症见食后脘腹胀满,嗳气不舒,而肠间有水声,时有呕吐痰涎清水。头目眩晕为清阳不升,神倦乏力,便溏为中虚之象;饮食不能变化精微以供养全身而化痰饮,故形体消瘦;脉弦滑,舌质淡,苔薄腻为中虚而有痰饮之征。治当用温化痰饮为主,兼顾益气健脾。

方用苓桂术甘汤合二陈汤加味。方中茯苓、桂枝、白术、甘草、二陈均为温化痰饮之良药,加泽泻以增行水之力,党参、白术、茯苓、炙甘草益气健脾,砂仁、枳壳、焦三仙理气助消化,共服21剂,痰饮渐消,中气渐复,诸症缓解。改服补中益气丸、二陈丸以补益中气而化痰湿,并注意饮食调养以善其后。

医案六

王某,女,38岁,国企职工。初诊时间:2004年8月20日。

主诉:胃病多年,某医院诊为胃下垂。

现病史:长期食后脘腹胀痛,大便秘结,继则大便泄泻2~3次,脘腹胀痛消失,始能进食,食后脘腹胀痛如故,仍大便秘结,继而泄泻,反复发作,神倦乏力,形体消瘦,口干欲饮,舌红少苔,脉细数。

辨证:气阴两伤,胃失和降。

治法:益气养阴,和胃通肠。

处方:太子参30g,沙参15g,麦冬12g,玉竹12g,生白术30g,枳壳9g,瓜蒌仁15g,蜂蜜30g,郁李仁15g,白芍18g,生甘草5g,生麦谷芽各15g。7剂。水煎服,日1剂。

二诊:2004年8月27日。患者药后初效不显,嘱守方继服,共服21剂。食后脘腹胀痛减轻,便秘亦见好转,嘱其耐心服药,宜少食多餐,忌进食难消化物。患者服药后,诸症均释。

按语:患者为气阴两伤,津液亏损,胃失和降,肠燥便秘,故症见食后脘腹胀痛、大便秘结、神倦乏力、体形消瘦、口干、舌红少苔脉细数等。病情反复发作,治疗颇为棘手。用益气养阴、和胃通肠法,选用益胃汤加味。

方中太子参、沙参补气阴,生地、麦冬、玉竹养阴生津,重用白术以通便,配以瓜蒌仁、郁李仁、蜂蜜润肠，白芍、甘草缓急止痛，生麦谷芽健胃。药后初未见大效，嘱守方继服，共服21剂，食后脘腹胀痛、便秘等症均见好转，故仍嘱其耐心服药，以冀气阴逐步恢复，脾胃升降复常。宜少食多餐，忌难消化食物，以辅助治疗。

上述可以看出临证治病，首先在于辨证准确，立法、处方用药必须对证，方能获得良好效果。

三、痞满

痞满是指以自觉心下痞塞，胸膈胀满，触之无形，按之柔软，压之无痛为主要症状的病证。按部位，痞满可分为胸痞和胃痞。中医对痞满的认识源远流长。《黄帝内经》将痞满称之为否、满、痞塞等，并对病因病机进行了初步阐释。如《素问·异法方宜论》云："脏寒生满病。"《素问·五常政大论》云："备化之纪……其病否。"《素问·至真要大论》云："太阳之复，厥气上行……心胃生寒，胸膈不利，心痛否满。"这些均是指痞满而言。东汉张仲景《伤寒杂病论》对痞满的理法方药论述颇详，如谓"但满而不痛者，此为痞""心下痞，按之濡"，提出了痞的基本概念，且其所创诸泻心汤乃治痞满之祖方，一直为后世医家所效法。隋代《诸病源候论》云："其病之候，但腹内气结胀满，闭塞不通。"元代《丹溪心法》将痞满与胀满作鉴别，云："胀满内胀而外亦有形；痞者内觉痞闷，而外无胀急之形也。"在痞满的治疗上，丹溪特别反对一见痞满便滥用利药攻下，认为中气重伤，痞满更甚。清代《类证治裁·痞满》将痞满分为伤寒之痞和杂病之痞，把杂病之痞又分作胃口寒滞停痰、饮食寒凉伤胃、脾胃阳微、中气久虚、精微不化、脾虚失运、胃虚气滞等若干证型，分寒热虚实之不同而辨证论治，对临床很有指导意义。胃痞的临床表现与西医学的慢性胃炎（包括浅表性胃炎和萎缩性胃炎）、功能性消化不良、胃下垂等疾病相似。

【治验简介】

颜正华认为，痞满的病因可概括为内因与外因两种。内因包括内伤饮食，暴饮暴食，恣食生冷，过食肥甘，嗜酒无度；情志失调，抑郁恼怒，肝气郁滞；或忧思伤脾。外因包括感受外邪，邪盛入里，或误下伤正。痞满的基本病位在胃，与肝、脾的关系密切。基本病机为中焦气机不利，脾胃升降失职。病理性质不外虚实两端，实即实邪内阻（食积、痰湿、外邪、气滞等），虚则如脾胃虚弱（气虚或阴虚），虚实夹杂则两者兼而有之。初病多实，久病致虚，虚实兼杂。临证中，当注意区分痞满中的胃痞与胃痛。胃痞与胃痛病位同在胃脘部，且常相兼出现。然胃痛以疼痛为主，胃痞以满闷不适为患，可累及胸膈；胃痛病势多急，压之可痛，而胃痞起病较缓，压无痛感，两者差别显著。

颜正华认为,痞满的治疗应首辨虚实。外邪所犯、暴饮暴食,食滞内停,痰湿中生、湿热内蕴、情志失调等所成之痞为实;脾胃气虚,无力运化,或胃阴不足,失于濡养所致之痞属虚。治疗总以调理脾胃升降,行气除痞消满为基本法则。实者泻之,虚者补之,虚实夹杂者补消并用。扶正重在健脾益胃,补中益气,或养阴益胃。祛邪则分别施以消食导滞、除湿化痰、理气解郁、清热祛湿等法。

(1)饮食内停证:以脘腹痞闷而胀,进食尤甚,拒按,嗳腐吞酸,恶食呕吐,或大便不调,矢气频作,味臭如败卵,舌苔厚腻,脉滑为主症。治以消食和胃,行气消痞。常用方药为保和丸加减。若食积较重者,加鸡内金、谷芽、麦芽消食;脘腹胀满者,加枳实、厚朴、槟榔理气除满;食积化热,大便秘结者,加大黄、枳实通腑消胀,或用枳实导滞丸推荡积滞,清利湿热;兼脾虚便溏者,加白术、扁豆健脾助运、化湿和中,或用枳实消痞丸消除痞满、健脾和胃。

(2)痰湿中阻证:以脘腹痞塞不舒,胸膈满闷,头晕目眩,身重困倦,呕恶纳呆,口淡不渴,小便不利,舌苔白厚腻,脉沉滑为主症。治以除湿化痰,理气和中。常用方药为二陈平胃汤加减。若痰湿盛而胀满甚者,加枳实、紫苏梗、桔梗,或合用半夏厚朴汤以加强化痰理气之功;气逆不降,嗳气不止者,加旋覆花、代赭石、枳实、沉香;痰湿郁久化热,口苦、舌苔黄者,改用黄连温胆汤;兼脾胃虚弱者,加用党参、白术、砂仁健脾和中。

(3)湿热阻胃证:以脘腹痞闷,或嘈杂不舒,恶心呕吐,口干不欲饮,口苦,纳少,舌红苔黄腻,脉滑数为主症。治以清热化湿,和胃消痞。常用方药为泻心汤合连朴饮加减。若恶心呕吐明显者,加竹茹、生姜、旋覆花止呕;纳呆不食者,加鸡内金、谷芽、麦芽开胃导滞;嘈杂不舒者,可合用左金丸;便溏者,去大黄,加扁豆、陈皮化湿和胃。

(4)肝胃不和证:以脘腹痞闷,胸胁胀满,心烦易怒,善长太息,呕恶嗳气,或吐苦水,大便不爽,舌质淡红,苔薄白,脉弦为主症。治以疏肝解郁,和胃消痞。常用方药为越鞠丸合枳术丸加减。若气郁明显,胀满较甚者,酌加柴胡、郁金、厚朴,或用五磨饮子加减,理气导滞消胀;郁而化火,口苦而干者,可加黄连、黄芩泻火解郁;呕恶明显者,加制半夏、生姜和胃止呕;嗳气甚者,加竹茹、沉香和胃降气。

(5)脾胃虚弱证:以脘腹满闷,时轻时重,喜温喜按,纳呆便溏,神疲乏力,少气懒言,语声低微,舌质淡,苔薄白,脉细弱为主症。治以补气健脾,升清降浊。常用方药为补中益气汤加减。若胀闷较重者,可加枳壳、木香、厚朴理气运脾;四肢不温,阳虚明显者,加制附子、干姜温胃助阳,或合理中丸温胃健脾;纳呆厌食者,加砂仁、神曲理气开胃;舌苔厚腻,湿浊内蕴者,加制半夏、茯苓,或改用香砂六君子汤加减,健脾祛湿,理气除胀。

(6)胃阴不足证:以脘腹痞闷,嘈杂,饥不欲食,恶心嗳气,口燥咽干,大便秘结,舌红少苔,脉细数为主症。治以养阴益胃,调中消痞。常用方药为益胃汤加减。若津伤较重者,加石斛、天花粉生津;腹胀较著者,加枳壳、厚朴花理气消胀;食滞者,加谷芽、麦芽消食导滞;便秘者,加火麻仁、玄参润肠通便。

【医案举隅】

医案一

冯某,女,67岁,退休干部。初诊时间:2006年12月9日。

主诉:痞满1年余。

现病史:满闷腹胀1年,饭后尤甚,左脘明显,不痛,嗳气,纳食少,大便干燥,1~2日1行,不畅,入睡难,多梦,晨起口干。舌黯、苔薄微黄、舌下青紫,脉沉弦。西医诊断为浅表性胃炎、低张力胃、先天性胰头胰尾大、甲状腺左侧结节、乳腺增生。

辨证:肝郁气滞,胃脘痞满。

治法:疏肝理气,消痞除胀。

处方:柴胡10g,香附10g,郁金12g,枳壳6g,青陈皮各8g,川芎6g,赤白芍各12g,旋覆花10g,生牡蛎30g,元参12g,全瓜蒌30g,炒枣仁30g,丹参20g,佛手6g,焦三仙各15g,绿萼梅6g,决明子30g。7剂,水煎服,日1剂。

二诊:2006年12月16日。服药后腹胀明显减轻,大便较前畅快,仍纳少,嗳气,口干,失眠。患者素有慢性咽炎,现时常咳嗽,咯痰。去川芎、全瓜蒌、佛手、焦三仙、绿萼梅。加当归12g,香橼皮10g,乌药10g,百合15g,大贝母10g。

处方:柴胡10g,香附10g,郁金12g,枳壳6g,青陈皮各8g,赤白芍各12g,旋覆花10g,生牡蛎30g,元参12g,炒枣仁30g,丹参20g,决明子30g,当归12g,香橼皮10g,乌药10g,百合15g,大贝母10g。7剂。水煎服,日1剂。

三诊:2006年12月23日。患者服药后,大便通畅,腹胀显著减轻,嗳气,纳少,失眠均好转。咳嗽、咯痰亦减轻。上方去决明子,继服10剂。诸症大消。

按语:本案患者满闷腹胀,嗳气,脉弦且舌下青紫。证属肝郁气滞兼瘀血之象。故治以疏肝理气,消痞除胀。方以柴胡疏肝散加减。方中柴胡疏肝解郁为君药;香附疏肝理气,川芎、郁金行气活血而止痛,三药合用助柴胡疏解肝经郁滞,增强行气止痛之功,共为臣药;陈皮、青皮、枳壳、佛手、绿萼梅理气行滞,生牡蛎、元参消痞散结,丹参、焦三仙活血消滞,旋覆花和胃降气,全瓜蒌、决明子润肠通便,以上诸药或增强君臣药作用,或针对兼症治疗,共为佐药;甘草调和诸药,为使药。本方虽源自名方,却由颜正华精心化裁,配伍精巧,切中证候要害,故收效甚佳。

医案二

骆某,男,56岁,机关干部。初诊时间:2006年12月11日。

主诉:痞满 2 年余。

现病史:近半月来胃脘胀满不适,泛酸,嗳气,头晕目眩,身重困倦,呕恶纳呆,口淡不渴,小便不利,偶胃痛,二便调,眠可。舌淡、苔白厚腻,脉弦滑。平素爱好气功,曾多次联系"辟谷"。

辨证:痰湿阻遏,气机停滞。

治法:化痰消饮,行气除胀。

处方:天麻 10g,清半夏 10g,生白术 12g,旋覆花^包10g,煅瓦楞子^{先下}30g,乌贼骨^{先下}30g,白芍 18g,当归 10g,陈皮 10g,苏梗 10g,香附 10g,砂仁^{后下}5g,佛手 6g。7 剂。水煎服,口 1 剂。

二诊:2006 年 12 月 18 日。患者服药后脘胀、泛酸、嗳气、头晕均减轻,纳食可。平素小便频数、夜尿每日 2~3 次,自汗。上方去乌贼骨,加炙黄芪 15g、益智仁 10g、乌药 6g。

处方:天麻 10g,清半夏 10g,生白术 12g,旋覆花^包10g,煅瓦楞子^{先下}30g,白芍 18g,当归 10g,陈皮 10g,苏梗 10g,香附 10g,砂仁^{后下}5g,佛手 6g,炙黄芪 15g,益智仁 10g,乌药 6g。7 剂。水煎服,日 1 剂。

三诊:2006 年 12 月 25 日。患者服药后脘胀、泛酸、嗳气、头晕等症几消,大便偏干。平素着凉则肠鸣,双腿发凉。近日发口疮。上方去旋覆花、煅瓦楞子、苏梗、乌药、天麻、半夏、陈皮等,加入桑寄生、桑枝、冬瓜仁、茯苓、秦艽、怀牛膝、炒麦谷芽、丹参、赤芍等。

处方:生黄芪 15g,炒白芍 15g,炙甘草 5g,桑枝 15g,桑寄生 30g,冬瓜仁 30g,陈皮 10g,砂仁^{后下}5g,生白术 15g,茯苓 20g,秦艽 10g,怀牛膝 12g,炒麦谷芽各 15g,当归 10g,丹参 15g,赤芍 12g。7 剂。水煎服,日 1 剂。

服 7 剂后痞满、胃痛、头晕尽消。

按语:脾胃失健,水湿不化,酿生痰浊,痰气交阻,而成痞满;痰湿中阻,清阳不升,浊阴不降,故头晕目眩。本案患者嗳气,头晕目眩,身重困倦,呕恶纳呆,为典型痰湿阻滞之象。因此,治以化痰消饮,行气除胀。

方以半夏白术天麻汤为主,加陈皮、苏梗、香附、砂仁、佛手等行气消痞,旋覆花、煅瓦楞子降逆和胃。服药诸症减轻,二诊患者补述平素自汗、尿频,故加黄芪健脾益气固表,益智仁、乌药温阳补肾。服后症状续减,随症加入补肾通络等药,继服 7 剂痞满、胃痛、头晕尽消。

医案三

陈某,男,26 岁,某公司职员。初诊时间:2004 年 4 月 6 日。

主诉:痞满 2 周。

现病史:厌食、腹胀,纳后胃脘不适加重,恶心,畏寒,眠差梦多,精神疲倦,四肢无力,面色消瘦。水样大便,日行 3 次。舌质淡,苔薄腻,脉濡滑。既往有胃下垂、慢性胃炎史3年。

辨证：脾虚下陷。

治法：健脾益气，和胃安神。

处方：党参18g，生黄芪30g，升麻3g，当归6g，陈皮10g，茯苓30g，砂仁后下5g，炒神曲12g，白术12g，麦芽15g，谷芽15g，炒枣仁20g，夜交藤30g，大枣6枚。7剂，水煎服，日1剂。嘱食软食，禁刺激性食物。

二诊：2004年4月13日。患者服药后，睡眠好转，腹泻停。仍见舌质淡，苔薄腻，脉濡。前方去夜交藤，加葛根10g，继服14剂。

三诊：2004年4月27日。患者服药后食欲佳，胃脘不适减，无恶心，仍乏力，大便偏干。前方加白术30g、生大黄6g，继服14剂。药后患者不适症状消失，随访半年未复发。

按语：本案患者虽风华正茂，但却有畏寒、眠差梦多、精神疲倦、四肢无力、面色消瘦、水样大便等虚证证候，故治以补气健脾，以金代李东垣名方补中益气汤为基本方加减。

方中党参、黄芪、升麻取补土、益气、升举之意，为主要药对；陈皮、白术、砂仁、大枣温中健脾，以助运化；神曲、麦芽、谷芽、茯苓助脾化湿；兼有远志、炒枣仁、夜交藤安神，共奏补中益气、温补脾胃、安神之功。二诊时，加升阳之品葛根以助升提之药力；三诊又加补气健脾佳品白术以增药力，并以大黄通便，一补一泄，相制相承。颜正华善断病机，治法周全，用药合宜，应手辄效。

四、反酸

反酸是吞酸和吐酸的总称。凡酸水由胃中上泛，若随即咽下者，称为吞酸；不咽下而吐出者，则称吐酸。一般地说，反酸是泛吐酸水的症状，常与胃痛兼见，但亦可单独出现。反酸常见于西医的消化性溃疡病、慢性胃炎和消化不良等。中医对反酸的认识由来已久。隋代巢元方《诸病源候论》云："噫醋者，由上焦有停痰，脾胃有宿冷，故不能消谷，谷不消则胀满而气逆，所以好噫而吞酸。"刘完素在《素问玄机原病式》中认为反酸是由热邪落于胃经而导致的，云："酸者，肝木之味也，由火盛制金，不能平木，则肝木自甚，故为酸也。如饮食热则易于酸矣……"又云："酒之味苦而性热……烦渴呕吐，皆热证也，其必吐酸，为热明矣。"朱丹溪《丹溪心法》对反酸的发病原因做了精辟的阐释："吐酸……平时津液，随上升之气，郁积而久，湿中生热，故以火化，遂作酸味，非热而何？其有郁积之久，不能自涌而出，伏于肺胃之间，咯不得上，咽不得下，肌表得风寒则内热愈郁，而酸吐刺心，肌表温暖，腠理开发，或得香热汤丸，津液得行，亦可暂解，非寒而何？……"明代秦景明《症因脉治》中则认为反酸分外感和内伤两大类，云："呕吐酸水之因，平时郁结，水饮不化，外被风寒所束，上升之气，郁而成积,积之既久,湿能生热,湿甚木荣,肝气太盛,遂成木火之化,停积于胃,遂成酸水浸淫之患矣。"总之,反酸的发生与饮食、情志等因素有关。如情志不畅,气郁伤肝,肝失疏泄,横逆犯胃,以致胃气上逆。饮食不节,损伤脾胃,胃失和降,气机阻滞,亦可致呃逆反酸。

 【治验简介】

1. **热证**　以吞酸时作,嗳腐气秽,胃脘闷胀,两胁胀满,心烦易怒,口干口苦,咽干口渴,舌红,苔黄,脉弦数为主症。治以清肝泄火,和胃降逆。常用方剂为左金丸加味。为增加和胃制酸作用,可酌加乌贼骨、瓦楞子;兼食滞,加鸡内金、谷芽、麦芽、山楂等。

2. **寒证**　以吐酸时作,嗳气酸腐,胸脘胀闷,喜吐涎沫,饮食喜热,四肢不温,大便溏泄,舌淡苔白,脉沉迟为主症。治以温中散寒,和胃制酸。常用方剂为香砂六君子汤加吴茱萸为主方。如脾虚不运,湿浊留恋中焦,舌苔白腻不化者,可加藿香、佩兰、苍术、厚朴以化湿醒脾。

颜正华强调反酸一病多由肝胃不和诱发,并认为疏肝当与通腑、活血等法并用,方可收佳效。他临证治疗反酸一病常根据病证具体情况采用3种不同的治疗方法,即疏肝和胃法、通腑降胃法和活血治胃法。

（1）疏肝和胃法:反酸所见之胃脘、胸骨后烧灼样疼痛、胀闷不适,常见诱因为情志不遂,肝气郁结,气逆犯胃。肝主疏泄,以条达为顺,胃主受纳,以通降为和,脾升胃降,肝气调畅,乃相因相用。肝胃一荣俱荣,一伤俱伤,生理上互相促进,病理则互相影响。颜正华临床将肝胃失和归纳为3种原因:一是多数患者先有精神刺激,脘腹不适随即出现。即情志不遂致肝失疏泄,肝气郁结致脾胃升降失调,出现"木不疏土"。症见脘腹胀痛、烧心、纳差、呃逆。二是肝气横逆,脾胃失和,浊气上逆,即"木横克土"。症见脘腹胀痛窜及胁肋、反酸、呕逆、嗳腐。三是饮食失节,脾胃失健,升降失枢致肝失条达,即"土壅木郁"或"土虚木贼"。症见食少纳呆,胃脘隐痛、胀闷,泛酸,呕恶。因此,反酸的主要病机不外肝胃失和。治疗关键是肝胃同治,各有所重。颜正华擅用理气疏肝、通降和胃,肝胃同调法。选择药物忌刚宜柔、升降相因,药性以轻灵、流通见长。方用柴胡疏肝散加减。常用柴胡、香附、川楝子、佛手、香橼疏肝解郁,条达肝木;以陈皮、木香、赭石、旋覆花、甘松、绿萼梅、谷芽、麦芽、枳壳降胃逆、通腑气、调脾胃;重用白芍15~30g配甘草,缓肝急,柔胃阴,与理气药相辅相成,缓解肝胃上冲之逆气。此外,可据症调整左金丸之黄连、吴茱萸比例,有效抑制反流。如肝郁化火用黄连、吴茱萸6:1,寒邪盛则1:6,寒热不明显3:3。或以黄连炒吴茱萸,也可用海螵蛸、煅瓦楞子以加强制酸效果。

（2）通腑降胃法:颜正华认为反酸现象是胃气夹肝胆浊气上逆所致。胃乃六腑之一,胃气上逆不仅与肝郁密切相关,与腑中浊气不降亦相关。腑气相通,以降为和,通肠腑降胃气,事半功倍。治宜舒畅肝气,通降腑气。腑气通则胃气降,胃浊降则脾气升,中焦枢转得利,肝胃协调,诸症则消。反之,则影响脾脏升清,且横窜致肝失疏泄。凡肝胃不和、脾胃不和或胆胃不和,均应在疏肝调气中辅以通腑降浊,使中焦气机顺畅,还胃受纳之功。颜正华治疗反酸伴有便秘者,常用瓜蒌、决明子、当归、郁李仁、枳实、槟榔、大黄、生首乌等,不囿于攻下或润下,辨证灵活,驱浊外出。

（3）活血治胃法:颜正华临证善于观察患者气血,认为反酸一病的治疗效果与气血运行通畅与否直接相关,只注重理气而失察脉络血行,则会延缓病情恢复。反酸患者病程日久,久病入络,气血失和,瘀血阻滞;又因肝气郁结,气滞血停,血瘀胃络,气血相因相果,使病症加重难愈。临床常见患者胃脘痛持久、顽固,入夜尤甚,均为气滞血瘀所致。理气勿忘活血,治胃勿忘活血。常配川芎、赤芍、白芍、丹参、延胡索、失笑散、当归、大黄、乳香、没药等,根据瘀血之轻重选用药物。

 【医案举隅】

医案一

李某,女,60岁,退休干部。初诊时间:1996年11月18日。

主诉:反酸5年。

现病史:因家中发生变故,近1个月来病情加重。胸骨后烧灼感及疼痛反复发作,食后加重,入夜尤甚,拒按,伴剑突下胀闷,嗳气,泛酸,口干,不欲食,大便不成形,每天1次,体瘦,面色萎黄,乏力,懒言,舌淡、苔白,脉沉弦。西医诊断为反流性食管炎。

辨证:肝胃气滞,瘀血阻络,脾胃失健。

治法:疏肝和胃,理气活血。

处方:香附10g,枳壳10g,陈皮10g,焦三仙各10g,赤芍10g,丹参10g,醋延胡索10g,白芍20g,当归20g,太子参30g,黄连1.5g,吴茱萸5g,炙甘草6g。7剂,每天1剂,水煎服。

二诊:1996年11月25日。患者服药后,烧灼感及疼痛、胀满减轻,仍神疲乏力,时有打呃、嗳气。治以活血益气,健脾养胃为法。原方去当归、焦三仙、赤芍、白芍、炙甘草,加白术20g、砂仁^{后下}5g、旋覆花^包10g。调理半月,诸症悉除。

按语:本案证属肝胃气滞,瘀血阻络,且患者疼痛感较重,故颜正华治以疏肝和胃,理气活血。方中香附、枳壳、陈皮为疏肝理气之品,三者合用共奏和胃之功;赤芍、丹参、延胡索为活血化瘀止痛之品,三药配伍以达活血祛瘀之效;白芍、当归、太子参为补气养血佳品,针对患者体瘦、面色萎黄、乏力、懒言等虚证而用;

黄连、吴茱萸则为制酸名方左金丸中之固定配伍,然考虑患者具体病证特点,黄连和吴茱萸用量较左金丸原方有较大变动。

纵观全方,攻补兼具,动静相宜,疏肝活血之中亦有补养之意。二诊时,针对患者打呃、嗳气之症较显,酌加旋覆花、砂仁以行气降逆,气逆得止则反酸自消。

医案二

赵某,女,37岁,中学教师。初诊时间:2002年1月20日。

主诉:反酸、胀气、烧心1年,加重3个月。

现病史:现感脘腹胀满牵及两胁,剑突下及胸骨后灼痛,食后尤甚,自觉时常有食物酸水上冲至咽喉,遇情绪波动时加重,伴纳差、心烦、口干苦、疲乏、睡眠差,舌红苔白,脉弦滑。当地医院行胃镜检查,诊为反流性胃炎-食管炎。月经周期正常,色、质无异常,二便调。

辨证:肝胃失和。

治法:疏肝和胃降逆。

处方:柴胡10g,香附10g,焦三仙各10g,苏梗10g,陈皮10g,炒白芍18g,炙甘草6g,枳壳12g,黄连4g,吴茱萸2g。7剂,每天1剂,水煎服。嘱患者忌食生冷、油腻及甘酸之品。

二诊:2002年1月27日。患者服药后胃脘及胸骨后胀痛明显减轻,口苦减,纳食好转,仍有反酸烧心、口干等。守方加海螵蛸20g,改黄连5g、吴茱萸1.5g,以防气郁化热及加强制酸之功。

三诊:2002年2月10日。患者服药后反酸等症明显减轻,依效不更方原则继服10剂,诸症大减,唯乏力、精力不支,以参苓白术散善后而安,随访1年未复发。

按语:本案患者脘腹胀满牵及两胁,且病情遇情绪波动时加重,表明证属肝郁不舒,气滞扰胃。故治疗时方中多用柴胡、香附、苏梗、陈皮、枳壳等疏肝理气之品,并辅以芍药甘草汤,增强柔肝止痛作用,辅以左金丸以求制酸止呕。二诊时,针对患者反酸烧心感明显,颜正华加用海螵蛸以增强制酸止痛之效用,收到很好的治疗效果。纵观两诊处方,均精巧合法,简练精致,于平淡之中显奇效,实乃大师之作。

医案三

王某,男,34岁,公司职员。初诊时间:1997年3月3日。

主诉:反流性胃炎2年。

现病史:诊见胃烧灼痛,食后有食物伴酸水逆上,打呃,胸胁胀闷,纳可,烧心,口不干,小便黄,大便干结,3~4天1次,舌红、苔薄黄,脉滑弦。曾以制酸、促消化、增进括约肌张力等西药方法治疗,症状好转,但停药则加重。曾服香砂养胃丸、丹栀逍遥丸无效。

辨证:肝郁化热,腑气不通,胃浊上逆。

治法:清肝解郁,通腑泻浊。

处方:香附 10g,白蒺藜 10g,枳壳 10g,赤芍 10g,白芍 20g,黄连 5g,吴茱萸 1.5g,炙甘草 6g,决明子 30g,全瓜蒌 30g。7 剂,每天 1 剂,水煎服。嘱忌生冷油腻、戒烟酒。

二诊:1997 年 3 月 10 日。患者服药后,呃逆、烧心及胃脘胀闷大减,大便每天 1 次,仍有胃脘隐痛。上方去瓜蒌,加延胡索、佛手各 10g。继服 14 剂,以巩固疗效。患者服药后,反酸感消失,随访半年未复发。

按语:本案患者反酸兼见大便干结,3~4 天 1 次,舌红、苔薄黄。证属肝郁化热,腑气不通,胃浊上逆。治以清肝解郁,通腑泻浊。方中香附、白蒺藜、枳壳为疏肝行气之品,共奏和胃解郁之效;赤芍与白芍合用,活血养血相得益彰;黄连、吴茱萸配伍为制酸所用;而决明子、全瓜蒌为润肠通便之佳品,以消积滞,泻浊污,通腑气。诸药合用,疏通有秩,理解合参,收效甚佳。

五、泄泻

泄泻是以排便次数增多,粪质稀溏或完谷不化,甚如水样为主的疾病。通常将大便溏薄势缓者称为泄,大便清稀如水而势急者称为泻,临床一般统称泄泻。泄泻首载于《黄帝内经》,如《素问·气交变大论》中有"鹜溏""飧泄""注下"等病名,对其病因病机等有较全面论述,指出风、寒、湿、热皆可致病。《难经·五十七难》谓"泄凡有五,其名不同。有胃泄,有脾泄,有大肠泄,有小肠泄,有大瘕泄",提出了五泄的病名。《金匮要略》将泄泻与痢疾统称为下利。至宋代以后才统称为泄泻。陈无择在《三因极一病证方论》中提出,不仅外邪可导致泄泻,情志失调亦可引起泄泻。《景岳全书》提出以利水之法治疗泄泻的原则,云:"凡泄泻之病,多由水谷不分,故以利水为上策。"李中梓在《医宗必读·泄泻》中提出了著名的治泻九法,全面系统地论述了泄泻的治法。清代医家对泄泻的认识,在病因上强调湿邪致泻的基本机制,在病机上重视肝、脾、肾的重要作用。《临证指南医案》提出久患泄泻,"阳明胃土已虚,厥阴肝风振动,以甘养胃,以酸制肝",创泄木安土之法。西医学中如急性肠炎、炎症性肠病、肠易激综合征、吸收不良综合征、肠道肿瘤、肠结核等,或其他脏器病变影响消化吸收功能以泄泻为主症者,均可参考本篇进行辨证论治。

【治验简介】

颜正华认为,泄泻的发病原因主要有内因和外因两个方面。内因包括饮食所伤、情志失调、病后体弱及先天禀赋不足。外因主要为外感寒湿或暑热之邪,其中以湿邪最为多见。泄泻的病机关键是湿盛和脾虚,因湿盛而致脾虚者,多为急性泄泻；因脾虚而后湿邪阻滞者多为慢性泄泻。泄泻之病位在肠，脾失健运是病机之关键，同时与肝、肾两脏密切相关。基本病机为脾胃虚损，湿困中焦，大肠功能失司。泄泻的主要治疗原则为运脾化湿。急性泄泻多以湿盛为主，重在化湿，佐以分利。再根据寒湿和湿热的不同，分别采用温化寒湿与清热化湿之法。兼有表邪者，佐以解表；夹有暑邪者，佐以解暑；兼有伤食者，佐以消食。久泻以脾虚为主，当以健脾为主；因肝气乘脾者，宜疏肝护脾；因肾阳虚衰者，宜温肾健脾；中气下陷者，宜升提；久泄不止者，宜固涩。暴泻不可重用补涩之品，以免关门留寇。颜正华临证多从以下几个方面论治。

（1）寒湿壅盛证：以泄泻清稀如水，脘闷纳呆，腹痛肠鸣，舌质淡，苔白腻，脉濡缓为主症；若兼外感风寒，则有恶寒发热，头疼身痛，苔薄白，脉浮之症。治以散寒化湿。常用方药为藿香正气散加减。

（2）湿热伤中证：以泄泻腹痛急迫，或泻而不爽，色黄褐，气味臭秽，肛门灼热，心烦口渴，小便黄赤，舌质红，苔黄腻，脉滑数为主症。治以清热利湿。常用方药为葛根黄芩黄连汤加减。

（3）饮食积滞证：以腹痛肠鸣，泻下粪便恶臭，泻后痛减，脘腹胀满，嗳腐吞酸，不思饮食，舌苔厚腻，脉滑为主症。治以消食导滞。常用方药为保和丸加减。若食积较重，脘腹胀满，可因势利导，根据"通因通用"的原则，用枳实导滞丸，以大黄、枳实荡涤积滞，使邪去则正自安；食积化热可加黄连清热燥湿；兼脾虚可加白术、茯苓健脾利湿。

（4）肝脾不和证：以素有胸胁胀闷，嗳气食少，每因抑郁恼怒，或情绪紧张之时，发生腹痛泄泻，攻窜作痛，矢气频作，舌淡红，脉弦为主症。治以抑肝扶脾。常用方药为痛泻要方加减。

（5）脾气虚弱证：以大便溏泻，迁延反复，食少，食后脘闷不舒，稍进油腻食物，则大便次数明显增加，面色萎黄，神疲倦怠，舌质淡，苔白，脉细弱为主症。治以补气健脾，化湿止泻。常用方药为参苓白术散加减。若脾阳虚弱，阴寒内扰，可用理中丸以温中散寒；若久泻不止，中气下陷，或兼有脱肛者，可用补中益气汤以升阳举陷。

（6）肾阳虚衰证：以黎明五更时分脘腹作痛，肠鸣泄泻，泻下完谷，泻后则安，形寒肢冷，腰膝酸软，舌淡苔白，脉沉细为主症。治以温肾健脾，固涩止泻。常用方药为四神丸加减。

 【医案举隅】

医案一

张某，男，38岁，归国华侨。初诊时间：2001年6月20日。

主诉：泄泻半年余。

现病史：半年多来腹胀、腹痛时发时止，腹痛后大便泻下，泻后痛止，食欲欠佳。舌苔薄白、根苔微黄薄腻，脉濡滑。

辨证：肝气乘脾，湿热郁结。

治法：疏肝健脾，清化湿热。

处方：炒防风10g，炒白术15g，炒白芍18g，柴胡10g，炒枳壳10g，炙甘草6g，焦三仙各10g，黄连3g，木香6g，茯苓30g，生炒苡仁各15g，干荷叶10g。7剂。水煎服。

二诊：2001年6月27日。患者服药后，脉证无明显变化，肠鸣较前增加。舌苔薄白、根苔微黄薄腻，脉濡滑。守方加佩兰10g、砂仁5g。

处方：炒防风10g，炒白术15g，炒白芍18g，柴胡10g，炒枳壳10g，炙甘草6g，焦三仙各10g，黄连3g，木香6g，茯苓30g，生炒苡仁各15g，干荷叶10g，佩兰10g，砂仁5g。7剂。水煎服。

三诊：2001年7月5日。药后腹痛渐止，纳增，下腹仍胀，大便晨起1次，不成形。舌淡红、根苔微黄薄腻，脉濡滑。

处方：乌药10g，炒防风10g，炒白术15g，炒白芍18g，陈皮10g，柴胡10g，炒枳壳10g，炙甘草6g，焦三仙各12g，黄连3g，木香6g，茯苓30g，生炒苡仁各15g，干荷叶10g，砂仁6g，佩兰10g。7剂。

四诊：2001年7月12日。患者药后腹胀减轻，大便成形，近2日因饮食不慎兼劳累，又见腹胀，便稀、日2次。舌淡红、根苔微黄薄。上方白芍改为15g，继服15剂。

患者服药后返回美国，嘱服香砂六君丸、补中益气丸巩固疗效，腹泻时服四神丸，泻止停服。随访1年，腹泻极少复发。

按语：本案患者大便溏泻兼有腹胀甚之症，且根苔微黄薄腻，脉濡滑。证属肝气郁结，肝胃不和，脾虚湿盛。因此，治以疏肝健脾，清化湿热。方中炒防风和炒白术配伍共奏止泻之效；炒白芍与炙甘草合用柔肝缓急止痛；柴胡和炒枳壳疏肝行气；黄连与木香燥湿行气止泻；茯苓与生炒苡仁、干荷叶配伍，利湿渗水止泻。诸药合用，补中有行，行中寓补，动静相宜。二诊时，患者湿证未退，故酌加佩兰10g、砂仁5g，以增化湿之效。三诊时，患者泻痢渐轻，但下腹仍胀，故加乌药以增强行气之力。其后，以原方继服，并嘱服香砂六君丸、补中益气丸和四神丸。纵观本案，实乃肝郁、脾虚、湿阻互见之虚实错杂证候，治疗中，疏肝、祛湿与补脾法合用，奏效甚佳。

医案二

王某，男，18岁，高中学生。初诊时间：2006年7月8日。

主诉：大便溏软1年余。

现病史：现脘腹痞闷，偶胀痛，纳呆，面色无华，恶食寒凉，大便溏软。舌黯红、少苔,脉弦细。曾患抑郁症。患者曾服用多种西药,效均不佳,且平素体质较弱。

辨证:脾虚气滞,胃阴不足。

治法:理气补脾,养阴护胃。

处方:生白术 15g,枳实 10g,焦三仙各 12g,陈皮 10g,砂仁^{后下}5g,木香 3g,麦冬 10g,南北沙参各 12g,生麦谷芽 15g,全瓜蒌 30g,佛手 6g。2 剂。水煎服。

二诊:2006 年 7 月 11 日。服药后大便仍不畅,但便质转干,余无不适。酌情加大益气润肠之力。

处方:党参 12g,南北沙参各 12g,麦冬 10g,生白术 15g,枳实 6g,枳壳 6g,陈皮 10g,砂仁^{后下}5g,焦三仙各 12g,木香 3g,全瓜蒌 30g,生首乌 30g,决明子 30g,生谷芽 15g,鸡内金 12g,佛手 6g,大枣 5 枚。5 剂。水煎服。

三诊:2006 年 7 月 16 日。服药后大便成形,排之通畅,1 日 1 行。胃脘舒适。食欲仍不振,口干,腰痛,耳鸣,遗精、无性欲,疲乏。酌病情,减通便药力,加党参为 15g。

处方:党参 15g,枳壳 10g,全瓜蒌 20g,南北沙参各 12g,麦冬 10g,生白术 15g,陈皮 10g,砂仁^{后下}5g,焦三仙各 12g,木香 3g,生首乌 30g,决明子 30g,生谷芽 15g,鸡内金 12g,佛手 6g,大枣 5 枚。14 剂。嘱适当锻炼身体,进食易消化食物。

四诊:2006 年 7 月 30 日。大便成形,排便通畅,1 日 1 行。食欲较前好转。仍疲乏、腰痛、耳鸣。近日少腹痛,食寒凉后明显。治以健脾益肾。

处方:党参 15g,生白术 15g,茯苓 20g,生草 5g,陈皮 10g,生麦谷芽各 12g,鸡内金 12g,制首乌 15g,决明子 30g,黄精 15g,香附 10g,乌药 6g,炒川楝子 10g,赤白芍各 12g,大枣 5 枚 g,丹参 15g。14 剂。

服药后大便正常,脾肾不足诸症减轻。继以上方为主加减调理,随访 1 年,体质大为改善。

按语:纵观整个治疗过程,本案主旨并非止泻,而是通过补脾理气使大便成形排出,是一例典型的泄泻案。患者脘腹痞闷,偶胀痛,纳呆,面色无华,恶食寒凉,大便溏软,舌黯红、少苔,证属脾虚气滞,胃阴不足,故治以理气补脾,养阴护胃。初诊时,考虑患者平素体质较弱,并伴有阴虚征象,较为复杂,故先予 2 剂投石问路。方中南北沙参与麦冬同用,以求补益阴阳之效;枳实、陈皮、砂仁、木香、佛手均有理气之力,共奏行滞消胀之功;焦三仙和生麦谷芽能够增进肠胃运化作用,可助消化食积。二诊时,加党参、大枣以图增强补益中气之功,用全瓜蒌、生首乌、决明子以求润肠通便。四诊时,针对患者少腹痛,加香附、乌药、炒川楝子、赤白芍、丹参,以理气活血止痛。本案虽病情较为复杂,然方证对应,丝丝入扣,故能药到病除。

医案三

彭某,男,39 岁,部队某部军官。初诊时间:2006 年 7 月 24 日。

主诉:泄泻 1 年余。

现病史:腹泻、粪下如水、日 1~2 行,目干涩,眠差、入睡难,周身乏力。有糜烂性胃炎、球部溃疡、咽炎病史。舌苔黄腻、有齿痕,脉弦滑。

辨证:脾虚湿蕴。

治法:补脾除湿。

处方:炒白术 15g,炒山药 15g,茯苓 30g,炒苡仁 30g,泽泻 15g,车前子^包 15g,大腹皮 12g,炒麦谷芽各 15g,炒枣仁 20g,煅龙牡各^{后下}20g,夜交藤 30g,炒白芍 15g,生甘草 5g,砂仁^{后下}5g,神曲 15g。7 剂。水煎服。

二诊:2006 年 7 月 31 日。患者服药后,腹泻减少,晨起胃痛,纳食不佳。上方加强补脾之力。舌苔黄腻,脉弦滑。

处方:党参 12g,炒白芍 20g,炒白术 15g,炒山药 15g,茯苓 30g,炒苡仁 30g,车前子^包15g,大腹皮 12g,泽泻 15g,炒麦谷芽各 15g,炒枣仁 20g,煅龙牡^{先下}各 20g,夜交藤 30g,生甘草 5g,砂仁^{后下}5g,神曲 15g。7 剂。

三诊:2006 年 8 月 7 日。服药后腹泻止,大便略稀、日 1 行。眠可,夜间仍目干。胃痛好转。舌苔黄腻,脉弦滑。

处方:党参 15g,炒白芍 15g,炒白术 15g,炒山药 15g,茯苓 30g,生苡仁 30g,大腹皮 30g,泽泻 15g,炒麦谷芽各 15g,陈皮 10g,砂仁^{后下}5g,神曲 15g,黄芩 6g,炒枣仁 20g,生龙牡各 20g,夜交藤 30g,生甘草 5g。10 剂。

四诊:2006 年 8 月 18 日。服药后,大便成形、日 1 行,胃仍痛,纳少,口中异味。舌苔黄腻,脉弦滑。治宜健脾和胃。

处方:佩兰 10g,清半夏 10g,陈皮 10g,黄芩 10g,茯苓 30g,生苡仁 30g,白芍 20g,生甘草 5g,旋覆花^包10g,乌贼骨 15g,佛手 6g,神曲 12g,生麦谷芽各 12g。7 剂。

五诊:2006 年 8 月 25 日。患者食欲好转,大便正常,口中异味减,胃痛少减。和胃化湿清热。舌红、苔黄腻,脉弦滑。

处方:煅瓦楞子^{先下}30g,丹参 20g,白芍 30g,佩兰 10g,清半夏 10g,陈皮 10g,黄芩 10g,茯苓 30g,生苡仁 30g,生甘草 5g,旋覆花^包10g,乌贼骨 15g,佛手 6g,神曲 12g,生麦谷芽各 12g,黄连 1.5g。7 剂。患者服药后,诸症均释。

按语:本案患者腹泻,粪下如水,周身乏力,且舌苔黄腻、有齿痕,脉滑,系典型脾虚湿蕴型泄泻,故以参苓白术散加减施治。方中人参、白术、山药、莲肉、白扁豆、甘草健脾益气;茯苓、薏苡仁渗湿健脾;桔梗载药上行,宣通肺气;砂仁和胃理气。三诊时患者水泻已止,故去车前子以防损伤正气;并适当加大党参用量,以图补中益气。一至三诊,服药 20 余剂后,患者泄泻止,大便成形,仍胃痛、纳呆,继之用佩兰、煅瓦楞子等醒脾和胃、制酸止痛之品,10余剂胃痛、食欲好转,泄泻未再发作。纵观本案治疗,颜正华始终以补脾除湿为基本治法,并根据每诊灵活变通加减,收放自如,于平淡之中尽收奇效。

六、便秘

便秘是指由于大肠传导功能失常导致的以大便排出困难,排便时间或排便间隔时间延长为临床特征的一种疾病。便秘既是一种独立的病证,也是一个在多种急慢性疾病过程中经常出现的症状。中医药对便秘有着丰富的治疗经验。先秦时期《黄帝内经》中已经认识到便秘与脾胃受寒,肠中有热以及肾脏病变有关。如《素问·厥论》曰:"太阴之厥,则腹满䐜胀,后不利。"《素问·举痛论》云:"热气留于小肠,肠中痛,瘅热焦渴,则坚干不得出,故痛而闭不通矣。"《灵枢·邪气脏腑病形》曰:"肾脉……微急为……不得前后。"汉代张仲景对便秘已有较全面的认识,提出了寒、热、虚、实不同的发病机制,并提出以承气汤、麻子仁丸和厚朴三物汤等方剂治疗不同类型的便秘,为后世医家治疗便秘确立了基本原则。金元时期,李东垣强调饮食劳逸与便秘的关系,并指出治疗便秘不可妄用泻药。如《兰室秘藏·大便结燥门》云:"若饥饱失节,劳役过度,损伤胃气,及食辛热厚味之物,而助火邪,伏于血中,耗散真阴,津液亏少,故大便燥结。""大抵治病,不可一概用巴豆、牵牛之类下之,损其津液,燥结愈甚,复下复结,极则以至引导于下而不通,遂成不救。"清代程钟龄的《医学心悟·大便不通》将便秘分为"实秘""虚秘""热秘""冷秘"4种类型,并分别列出各类的症状、治法及方药,为后世治疗便秘提供了参考。

【治验简介】

(1)热秘:以大便干结,腹胀腹痛,口干口臭,面红心烦或有身热,小便短赤,舌红苔黄燥,脉滑数为主症。治以泻热导滞,润肠通便。常用方剂为麻子仁丸加减。常用药为大黄、枳实、厚朴、麻子仁、杏仁、白蜜、芍药。

(2)气秘:以大便干结,或不甚干结,欲便不得出,或便而不爽,肠鸣矢气,腹中胀痛,嗳气频作,纳食减少,胸胁痞满,舌苔薄腻,脉弦为主症。治以顺气导滞。常用方剂为六磨汤加减。常用药为木香、乌药、沉香、大黄、槟榔、枳实。

(3)冷秘:以大便艰涩,腹痛拘急,胀满拒按,胁痛,手足不温,呃逆呕吐,舌苔白腻,脉弦紧为主症。治以温里散寒,通便止痛。常用方剂为温脾汤合半硫丸加减。常用药为附子、大黄、党参、干姜、甘草、当归、肉苁蓉、乌药。

(4)气虚秘:以大便并不干硬,虽有便意,但排便困难,用力努挣则汗出短气,便后乏力,面白神疲,肢倦懒言,舌淡苔白,脉弱为主症。治以益气润肠。常用方剂为黄芪汤加减。常用药为黄芪、麻仁、白蜜、陈皮。

（5）血虚秘：以大便干结，面色无华，头晕目眩，心悸气短，健忘，口唇色淡，舌淡苔白，脉细为主症。治以养血润燥。常用方剂为润肠丸加减。常用药为当归、生地、麻仁、桃仁、枳壳。

（6）阴虚秘：以大便干结，如羊屎状，形体消瘦，头晕耳鸣，两颧红赤，心烦少眠，潮热盗汗，腰膝酸软，舌红少苔，脉细数为主症。治以滋阴通便。常用方剂为增液汤加减。常用药为玄参、麦冬、生地、当归、石斛、沙参。

（7）阳虚秘：以大便干或不干，排出困难，小便清长，面色㿠白，四肢不温，腹中冷痛，或腰膝酸冷，舌淡苔白，脉沉迟为主症。治以温阳通便。常用方剂为济川煎加减。常用药为肉苁蓉、牛膝、当归、升麻、泽泻、枳壳。

颜正华在以上辨证论治的基础上，又常用润肠、健运与攻下三法治疗便秘。

1. 润肠法　本法为颜正华常用之法。常选用决明子、何首乌、瓜蒌仁、黑芝麻、火麻仁、肉苁蓉、当归、蜂蜜、郁李仁等。颜正华认为，临证治便秘不能唯以克伐为用，应以调节脏腑功能，调动机体内在因素为要，故喜用药力平和之品。对病情不急迫之便秘，选用以上药物为主治疗，每收良效，对其他疾病兼见大便不通者，亦常以本法辅助。其中黑芝麻、肉苁蓉、当归、蜂蜜均为补益精血之品，温润多汁，用之通中有补，攻邪不伤正，适用于津血不足者；若兼有热象者，首选决明子、瓜蒌仁、何首乌等寒凉之品；气滞明显者，常配伍枳壳、枳实、槟榔等行气之品，增强通腑之效，其中气滞轻者用枳壳，甚者用枳实，再甚则用槟榔。润肠药虽药力和缓，但只要辨证准确，配伍合理，可收桴鼓之效，且安全性好，剂量易掌握，调理慢性习惯性便秘尤为稳妥。

2. 健运法　中气不足，肠道推动无力，或年老体弱，气血虚衰而大便难下者，颜正华常重用一味生白术，以补益中州，健脾运肠。此类患者大便不甚干硬，唯排便困难，虚坐努责，用一般通便药难以奏效，必须以补为通，使脾胃得健，升降复常，肠腑乃通。白术通便首见于《金匮要略》及《伤寒论》桂枝附子去桂加白术汤，原文载："若其人大便硬，小便自利者，去桂加白术汤主之。"喻嘉言认为，白术能"滋大便之干"。汪苓友认为："白术为脾家主药……燥湿以之，滋液亦以之。"颜正华临证常用魏龙骧白术通便方（白术、生地黄、升麻）加减，每获良效。伴燥结者合用大黄、芒硝；阳气虚衰者去生地黄，加肉苁蓉、当归、黄芪等；阴液不足者重用生地黄，并伍以瓜蒌仁、麦冬；年老体弱者加肉苁蓉、当归等补益精血。白术用量一般从15g开始，也可视病情用30~60g，以大便通畅不溏为度；若大便偏稀者，易生白术为炒白术，以增强健脾化湿之功。

3. 攻下法　阳明腑实、肠道燥结之便秘，临床表现为"痞、满、燥、实"，古今医家皆用大黄、芒硝之类峻下热结。颜正华对此法亦常有用之。大便秘结时间较长，湿热征明显者，或泻下轻剂难取效，而患者又无虚象者，均选用本法治疗。颜正华应用大黄，必从小量开始，如效果不显，再加大剂量。一般大黄用6g，不效则增量,再根据大便通畅与否调整用量,使大便通而不溏。嘱处方大黄单包,根据病者大便情况调节用量,以大便每天 4~5 次为限,超过则减量,不足 1 次则加量。用芒硝时常选用通下力较缓和之玄明粉替代,使下而不伤正。临证运用芒硝、大黄,常配伍枳实、槟榔、厚朴等行气之品,增强通腑之力。颜正华用本法辨证准确,虽不常用但每用必效,并严格控制剂量,祛邪而不伤正。

便秘为临床常见病,常虚实夹杂,寒热相交,以上三法可单独应用,也常根据病情,两法或三法合用。一般习惯性便秘,热结不甚,虚象不明显,润下法即可奏效;热结明显或湿热壅滞者,常以攻下法为主;虚象明显者,则首选健运法。临床应根据具体症情,明辨病机,灵活运用。

 【医案举隅】

医案一

刘某,女,32 岁,现役军官。初诊时间:2007 年 3 月 2 日。

主诉:便秘数月。

现病史:大便干燥,3 天 1 次,排便困难,经前 1 周便秘明显,常 4~5 天 1 解、纳呆,睡眠差,倦怠乏力,月经正常,苔黄,舌红、脉弦细。曾自购多种中成药服用治疗,效果不佳。

辨证:阴血不足,肝气不舒,肠道津枯。

治法:养血疏肝,润肠通便。

处方:柴胡 10g,枳实 10g,当归 10g,香附 10g,赤芍 12g,火麻仁 15g,郁李仁 15g,生首乌 30g,瓜蒌仁 30g,生黑芝麻 30g,蜂蜜^冲30g,决明子 30g。7 剂。水煎服。

二诊:2007 年 3 月 9 日。患者服药后,大便 2 天 1 次,便质软,排便通畅,可减行气药,以枳壳易枳实。7 剂,每天 1 剂,水煎服。

三诊:2007 年 3 月 16 日。患者服药后,每天大便 1~2 次,体质正常,排便通畅,疲乏无力,偶头晕,小便不畅,睡眠饮食均佳,平素身体虚弱易感冒。治以益气健脾,养血润肠,佐以通利小便。

处方:太子参 15g,滑石 15g,生白术 15g,枳壳 10g,生何首乌 30g,决明子 30g,黑芝麻 30g,瓜蒌仁 30g,蜂蜜^冲30g,鱼腥草^{后下}30g,当归 6g,通草 6g,泽泻 12g。14 剂,每天 1 剂,水煎服。

患者服药后,大便通畅,诸症减轻。续以补气养血为主调理 3 个月,体质好转。随访半年未复发。

按语:患者长期便秘屡用攻下剂而效不佳,可见非肠腑燥结所致,且便秘每逢月经前更甚,考虑为阴血不足,肝气不疏。气机不畅则脏腑不通,血虚阴亏不能濡润肠道,故大便干结难下。颜正华以养血疏肝润肠法治之,其中火麻仁、郁李仁、生首乌、瓜蒌仁、生黑芝麻、蜂蜜、决明子均具润肠通便之功,柴胡、枳实、香附共奏疏肝理气之效,当归、赤芍养血活血。全方简洁明快,疗效甚显。患者服药后,大便顺畅,诸症均减。三诊时,颜正华考虑,脾胃为后天之本,脾胃不健,则气血津液生化乏源,故再以补益脾胃为主,兼顾他症,缓图治其本。调理3个月后,脾胃健旺,阴血充盛,肝木条达则体质增强。

医案二

陈某,女,42岁,企业职工。初诊时间:2007年1月11日。

主诉:大便干燥1年余。

现病史:患尿毒症7年余,每周血液透析2次,大便干燥、3天1次,两胁胀满,后背热,失眠、入睡困难,纳可,无小便,面色晦暗,乏力倦怠,舌黯、苔白,脉细。

辨证:湿毒久蕴,气机不畅。

治法:疏肝消胀,利湿排毒。

处方:柴胡10g,香附10g,车前子^{包煎}15g,赤芍15g,怀牛膝12g,郁金12g,青皮8g,陈皮8g,枳壳6g,枳实6g,生大黄^{后下}6g,炒酸枣仁30g,夜交藤30g。7剂。水煎服,每天1剂。嘱若大便每天超过4次则停用大黄。

二诊:2007年1月18日。患者服药后,大便每天1次,失眠好转,面色转佳,仍觉后背发热。治以通腑疏肝排毒,佐以安神。

处方:生龙骨^{先煎}30g,生牡蛎^{先煎}30g,炒酸枣仁30g,夜交藤30g,炒栀子10g,柴胡10g,香附10g,赤芍15g,车前子^{包煎}15g,怀牛膝12g,郁金12g,青皮6g,陈皮6g,黄柏6g,枳壳6g,枳实6g,生大黄^{后下}6g。7剂,水煎服,每天1剂。

药后大便每天1次,面色较前好转,余症亦减。

按语:患者湿毒内蕴日久,故面色晦暗;大便燥结,气机不畅,则两胁胀满难忍。故治以疏肝行气为主,气行则湿行,而奏通腑泻热功效。方中大黄通腑力专,患者久病正虚。故嘱大便超过4次则停用1天,以防攻下太过,损伤正气。药后湿毒得下,气机畅通,面色较佳,失眠、倦怠等症亦随之减轻。继以本方加减调理,酌加车前子、牛膝、黄柏、栀子,使湿毒从小便分消;加牡蛎、龙骨、炒酸枣仁、夜交藤养心安神,以促进机体整体康复。

医案三

崔某,女,79岁,退休职工。初诊时间:2006年11月18日。

主诉:便秘10余年。

现病史:大便3天未行,且3天未进食,胃脘痛,口苦,纳呆,口不渴,不喜饮水,舌黯、苔薄微黄,脉弦细。平素有慢性胃炎、胃下垂。

辨证:脾胃不健,热积肠腑,腑气不通。

治法:通腑泄热,健运脾胃。

处方：枳实 10g，厚朴 10g，大黄^{后下}10g，玄明粉^冲10g，白术 30g，瓜蒌仁 30g，决明子 30g，冬瓜仁 30g，焦三仙各 12g，鸡内金 12g，谷芽 15g。3 剂。水煎服。

二诊：2006 年 11 月 22 日。患者服药后，大便已通、每天 1 次、质稀，口苦消失，胃脘痛减，仍纳呆。守方去大黄、玄明粉，加佩兰、炒枳壳、陈皮各 10g，砂仁^{后下}3g，龙胆草 1.5g。

处方：枳实 10g，佩兰 10g，炒枳壳 10g，陈皮 10g，砂仁^{后下}3g，龙胆草 1.5g，厚朴 10g，白术 30g，瓜蒌仁 30g，决明子 30g，冬瓜仁 30g，焦三仙各 12g，鸡内金 12g，谷芽 15g。7 剂，每天 1 剂，水煎服。

三诊：2006 年 11 月 29 日。患者服药后，胃脘舒畅，唯纳食不佳，大便偏干，数天 1 次。守方酌加滋润之品，补脾润肠和胃。

处方：郁李仁 15g，鸡内金 15g，瓜蒌仁 15g，火麻仁 15g，生何首乌 30g，蜂蜜^冲30g，生黑芝麻 30g，生白术 30g，决明子 30g，冬瓜仁 30g，陈皮 10g，炒枳壳 10g，焦三仙各 12g，砂仁^{后下}3g。14 剂。每天 1 剂，水煎服。

药后患者诸症均释，随访半年未复发。

按语：本案患者平素脾胃虚弱，中气不足，致肠道推动无力，糟粕积滞肠腑，蕴湿生热，出现便秘、口苦、苔黄，为肠腹热结。方用大承气汤为主，佐以润肠、开胃之品，并重用生白术以补中州，健脾运肠，与攻下剂合用，标本兼顾。二诊时，患者诉大便已通，便质偏稀，恐过下伤正，故颜正华停用大黄、玄明粉，以补脾润肠为主。患者便秘日久，加之脾胃虚弱，虚实夹杂，病程缠绵反复，故三诊时加大润下之力，以补脾润肠和胃之剂为主方，缓缓图之。纵观三诊治疗方药，既有力拔山兮之刚猛，又有涓涓细水之缠绵，国医大师用药风采尽在其中。

七、腹痛

腹痛是以胃脘以下、耻骨毛际以上的部位发生疼痛为主症的疾病，常见于西医肠易激综合征、肠粘连、肠系膜血管病变、腹型癫痫、消化不良、胃肠痉挛、不完全性肠梗阻腹型过敏性紫癜、血卟啉病（血紫质病）、泌尿系结石、内疝、急慢性胰腺炎、肠道寄生虫等疾病。《黄帝内经》最早提出腹痛的病名。《素问·气交变大论》云："岁土太过，雨湿流行，肾水受邪，民病腹痛。"《金匮要略》对腹痛已有了较为全面的论述，在诊法上提出"病者腹满，按之不痛为虚，痛为实，可下之"，明确指出腹痛虚实辨证的具体方法，并且指出实者当下，在辨证治疗、拟方用药方面，开创了治疗腹痛之先河。《诸病源候论》将腹痛分为急腹痛和久腹痛，指出脏腑不足、寒邪内侵、正邪交争等腹痛发生的主要原因；对腹痛的病因，多从外感风、寒、湿等六淫，内伤七情，以及饮食、毒虫、金疮等不内外因三方面来论述。孙思邈明确指出血瘀、血虚可致腹痛，即"不通则痛""不荣则痛"，运用活血化瘀、补益气血的方法可对症治疗。虞抟《医学正传》延续前人论述，认为寒、瘀血、火、燥、痰湿、食积等病因,均可导致腹痛。王肯堂《证治准绳》总结邪正相搏是腹痛发生的根本原因。龚廷贤《寿世保元》指出了寒、热、痰、瘀血、虫积等病因,都可导致腹痛。《血证论》云:"血家腹痛,多是瘀血,另详瘀血门。然有气痛者,以失血之人,气先不和……宜逍遥散加姜黄、香附子、槟榔、天台乌药治之。"对腹痛辨治提出新的创见。

 【学术思想】

颜正华认为,腹痛的基本病机乃腹中脏腑气机阻滞,气血运行不畅,经脉痹阻,即"不通则痛";或脏腑经脉失养,"不荣则痛"。

(一)辨证要点

辨证时关键须把握"气、血、寒、热、虚、实"六点,并结合患者发病之缓急,全面、准确地判断疾病的性质与特征。具体而言可分为以下三方面:

1. 辨气血　根据腹痛的性质,辨别病位在气分还是在血分。一般来讲,初病在气,久病入血;病在气分以胀痛、窜痛、时作时止、嗳气或矢气则胀痛减轻为特点;病在血分多为持续性刺痛,痛处固定,夜间为甚,舌质紫黯。

2. 辨虚实　新病者多体实,症见疼痛拒按,属邪实正不虚;久病者,痛喜温喜按,多为正气已伤的虚证。

3. 辨寒热　如腹痛急起,剧烈拘急,喜温暖为寒客腹部;若疼痛喜温喜按,遇冷加剧为虚寒;若腹部胀痛,痞满拒按,得热痛增,遇冷则减则为热证。

颜正华同时认为,寒、热、虚、实、气、血这六个方面,也是常常相互联系,相互影响,相因为病,或相兼为病,病变复杂。如寒邪客久,郁而化热,可致热邪内结腹痛;气滞日久,可成血瘀腹痛等。治则则以"止痛"为大法,进行辨证论治:实则泻之,虚则补之,热者寒之,寒者热之,滞者通之,瘀者散之,并在辨明寒热虚实而辨证用药的基础上适当辅以理气、活血、通阳等疏导之法,标本兼治。临证中,当注意区分腹痛与胃痛。腹痛、胃痛均表现疼痛,但腹痛表现在胃脘以下、耻骨毛际以上的部位,位置相对较低;而胃痛部位为上腹胃脘部,位置相对较高。

(二)论治要点

具体辨证论治常从气机郁滞、瘀血阻滞、寒邪内阻、湿热积滞、饮食停滞、中虚脏寒等方面着手。

1. 气机郁滞　气机郁滞以脘腹疼痛,胀满不舒,痛引两胁,时聚时散,攻窜不定,舌苔薄白,脉弦为主症;治以疏肝解郁,理气止痛;常用方药柴胡疏肝散加减。若气滞较重,胁肋胀痛者,加川楝子、郁金以助疏肝理气止痛之功;若痛引少腹睾丸者,加橘核、川楝子以理气散结止痛;若腹痛肠鸣,气滞腹泻者,可用痛泻要方以疏肝调脾,理气止痛;若少腹绞痛,阴囊寒疝者,可用天台乌药散以暖肝温经,理气止痛;肠胃气滞,腹胀肠鸣较著,矢气即减者,可用四逆散合五磨饮子疏肝理气降气,调中止痛。

2. 瘀血阻滞　瘀血阻滞以腹痛如锥如刺,痛势较剧,腹内或有结块,痛处固定而拒按,经久不愈,舌质紫黯或有瘀斑,脉细涩为主症。治以活血化瘀,通络止痛;常用方药少腹逐瘀汤加减。若瘀热互结者,可去肉桂、干姜,加丹参、赤芍、丹皮等化瘀清热;若腹痛气滞明显者,加香附、柴胡以行气解郁;若腹部术后作痛,可加泽兰、红花、三棱、莪术,并合用四逆散以增破气化瘀之力;若跌仆损伤作痛,可加丹参、王不留行;若少腹胀满刺痛,大便色黑,属下焦蓄血者,可用桃核承气汤活血化瘀,通腑泄热。

3. 寒邪内阻　寒邪内阻以腹痛急起,剧烈拘急,得温痛减,遇寒尤甚,舌苔薄白,脉沉紧为主症。治以温里散寒,理气止痛。常用方药良附丸合正气天香散加减。若腹中鸣切痛,胸胁逆满,呕吐,为寒气上逆者,用附子粳米汤温中降逆;若腹中冷痛,周身疼痛,内外皆寒者,用乌头桂枝汤温里散寒;若少腹拘急冷痛,寒滞肝脉者,用暖肝煎暖肝散寒;若腹痛拘急,大便不通,寒实积聚者,用大黄附子汤以泻寒积;若脐中痛不可忍,喜温喜按者,为肾阳不足,寒邪内侵,用通脉四逆汤温通肾阳。

4. 湿热积滞　湿热积滞以腹部胀痛,痞满拒按,得热痛增,遇冷则减,舌苔黄燥或黄腻,脉滑数为主症。治以通腑泄热,行气导滞。常用方药大承气汤加减。若燥结不甚,大便溏滞不爽,苔黄腻,湿象较显者,可去芒硝,加黄芩、黄柏苦寒清热燥湿;若少阳阳明合病,两胁胀痛,大便秘结者,可用大柴胡汤;若兼食积者,可加莱菔子、山楂以消食导滞;病程迁延者,可加桃仁、赤芍以活血化瘀。

5. 饮食停滞　饮食停滞以腹胀痛,疼痛拒按,嗳腐吞酸,厌食,痛而欲泻,泻后痛减,舌苔厚腻,脉滑为主症。治以消食导滞,理气止痛。常用方药枳实导滞丸加减。若食滞较轻,脘腹胀闷者,可用保和丸消食化滞;若食积较重,也可用枳实导滞丸合保和丸化裁。

6. 中虚脏寒　中虚脏寒以腹痛绵绵,时作时止,痛时喜按,喜热恶冷,得温则舒,舌质淡,苔薄白,脉沉细为主症。治以温中补虚,缓急止痛。常用方药小建中汤加减。若产后或失血后,见血虚者,可加当归养血止痛;食少,饭后腹胀者,可加谷麦芽、鸡内金健胃消食;大便溏薄者,可加芡实、山药健脾止泻;若寒偏重,症见形寒肢冷、肠鸣便稀、手足不温者,则用附子理中汤温中散寒止痛;腰酸膝软、夜尿增多者,加补骨脂、肉桂温补肾阳;若腹中大寒痛、呕吐肢冷者可用大建中汤温中散寒。

【医案举隅】

于某,男,26岁。初诊时间:1991年5月16日。

主诉:下腹隐痛时作数日。

现病史:2岁半时因患急性阑尾炎而行手术切除。术后虽伤口愈合,然腹痛时发,西医诊为肠粘连。曾多次请中西医治疗而罔效。近日又发。下腹隐痛时作。上窜胁肋,下牵阴加重。畏寒,纳便尚可。舌黯淡、有齿痕,苔薄白,脉沉弦。

辨证:血瘀气滞寒凝。

治法:活血化瘀,行气散寒止痛。

处方:川芎10g,红花10g,桃仁^{打碎}10g,赤芍12g,丹参30g,当归6g,醋延胡索^{打碎}10g,炒川楝子^{打碎}12g,乌药10g,木香6g,附片^{先下}10g,炮姜5g。7剂,水煎服,每日1剂。忌食生冷。

二诊:1991年5月23日。药后诸症大减,治宗原法,以上方再进7剂。

三诊:1991年5月30日。药后腹痛已。上方去附片,将炮姜用量减至3g。续进7剂,隔日1剂。2个月后来告,腹痛未发。

按语:颜正华认为,本案患者因肠痈手术而致血瘀气滞,右下腹痛。虽经多方治疗,但因瘀血未去,故日久不愈。久则必伤后天脾胃,后天不足又致身体虚弱,体虚阳气不得温养,故畏寒。寒主凝滞收引,遇寒或阴雨天,外寒又来侵袭,故疼痛加重。病在右下腹,此为肝经所过,上连胁肋,下及阴股,故痛重时每及。舌黯淡、苔薄白、脉沉弦,为血瘀气滞寒凝之兆,治当活血行气与散寒止痛并举。颜正华首用桃仁四物汤去地黄,用赤芍,加丹参,以活血化瘀;次投金铃子散加乌药、木香、附片、炮姜,一则理气散寒,二则增强活血。如此连进20余剂,遂获临床治愈之效。

八、呕吐

呕吐是以饮食、痰涎等胃内之物从胃中上涌,自口而出为临床特征的一种疾病,常见于西医幽门痉挛、贲门痉挛、神经性呕吐、急性胃炎、心源性呕吐、胃黏膜脱垂症、十二指肠壅积症、肠梗阻、急性胰腺炎、急性胆囊炎、尿毒症、颅脑疾病等。中医学对呕吐的认识始于《黄帝内经》。《素问·举痛论》云:"寒气客于肠胃,厥逆上出,故痛而呕也。"《素问·至真要大论》云:"诸呕吐酸……皆属于热。""燥淫所胜……民病喜呕,呕有苦。"《金匮要略》对呕吐的脉证治疗阐述详尽,而且认识到呕吐有时是人体排出胃中有害物质的保护性反应,如"夫呕家有痈脓,不可治呕,脓尽自愈"。《诸病源候论》指出呕吐的发生是由于胃气上逆所致。宋代陈无择《三因极一病证方论》根据呕吐病证的病因提出"寒呕""热呕""痰呕""食呕""血呕""气呕"等病名。明代张介宾在《景岳全书》中把呕吐分为"实呕"与"虚呕",认为实呕的病因主要为寒凉、饮食、胃火、痰饮、表邪传于少阳等,指出胃虚是引起虚呕的主要原因;又列虚呕证治3条、实呕证治6条,对后世影响较大。

【学术思想】

颜正华认为,呕吐的病因可概括为内因与外因两方面。内因有饮食不节、情志失调、病后体虚等方面。外因主要为外邪犯胃。呕吐的基本病位在胃,基本病机为胃失和降、胃气上逆。病因病机不外虚实两端,实者由外邪、饮食、痰饮、气郁等邪气犯胃,致胃失和降,胃气上逆而发;虚者由气虚、阳虚、阴虚等正气不足,使胃失温养、濡润,胃失和降,胃气上逆所致。一般来说,初病多实,日久损伤脾胃,中气不足,可由实转虚;脾胃素虚,复为饮食所伤,或成痰生饮,则因虚致实。临证中,当注意区分呕吐与反胃。呕吐与反胃病位同在胃部,然反胃为食停胃中,食后或吐前胃脘胀满,吐后转舒;而呕吐食后或吐前胃脘并非一定胀满,且与进食无明显的时间关系。

颜正华认为,呕吐的治疗应首先辨虚实,外邪、饮食、情志所伤等所成之呕吐为实,脾胃虚寒、胃阴不足所致之呕吐为虚。治疗以和胃降逆止呕为基本法则。实者泻之,虚者补之,虚实夹杂者补消并用。扶正重在益气健脾或滋养胃阴;祛邪则分别施以疏邪解表、消食化滞、温化痰饮、疏肝理气等法。临床辨证颜正华常从以下几个方面着手:

1. **外邪犯胃**　外邪犯胃以呕吐食物,吐出有力,突然发生,起病较急,伴有恶寒发热,舌苔白,脉濡缓为主症;治以疏邪解表,和胃降逆;常用藿香正气散加减。若兼外湿者,加羌活、独活、苍术除湿健脾;若兼食滞者,加鸡内金、神曲、莱菔子消积化滞;若暑邪犯胃,身热汗出,可用新加香薷饮以解暑化湿;若秽浊犯胃,呕吐甚剧,可吞服玉枢丹以辟秽止呕;若风热犯胃,头痛身热,可用银翘散去桔梗之升提,加陈皮、竹茹疏风清热,和胃降逆。

2. **饮食停滞**　饮食停滞以呕吐物酸腐,脘腹胀满拒按,嗳气厌食,得食更甚,吐后反快,舌苔厚腻,脉滑实为主症;治以消食化滞,和胃降逆;常用保和丸加减。若食积较重者,加谷芽、麦芽消食;脘腹胀满者,加枳实、厚朴理气除满;食积化热、大便秘结者,加决明子、全瓜蒌通腑消胀,或用小承气汤以通腑泄热;若食已即吐,口臭干渴,胃中积热上冲,可用竹茹汤清胃降逆。

3. **痰饮内停**　痰饮内停以呕吐物多为清水痰涎,胸脘满闷,不思饮食,舌苔白腻,脉滑为主症;治以温化痰饮,和胃降逆;常用小半夏汤合苓桂术甘汤加减。若兼有气滞者,可加厚朴、枳壳行气除满;若兼有脾气不舒者,可加砂仁、豆蔻、苍术开胃醒脾;若痰浊蒙蔽清阳,头晕目眩者,可用半夏白术天麻汤以健脾燥湿、化痰息风;若痰郁化热,烦闷口苦,可用黄连温胆汤以清热化痰、和胃止呕。

4. 肝气犯胃 肝气犯胃以呕吐吞酸,嗳气频作,胸胁胀满,烦闷不舒,每因情志不遂而呕吐吞酸更甚,舌边红,苔薄白,脉弦为主症;治以疏肝理气,和胃止呕;常用四逆散合半夏厚朴汤加减。若郁而化火、口苦泛酸者,加黄连、黄芩、吴茱萸泻火降逆;呕恶明显者,加清半夏、生姜和胃止呕;嗳气呕逆甚者,加竹茹、沉香、旋覆花降逆和胃;若兼有血瘀者,可加丹参、郁金、当归、延胡索等活血化瘀止痛。

5. 脾胃虚弱 脾胃虚弱以饮食稍有不慎或稍有劳倦,即易呕吐,时作时止,舌质淡,苔薄白,脉濡弱为主症;治以益气健脾,和胃降逆;常用香砂六君子汤加减。若胀闷较重者,加炒枳壳、香附理气健脾;四肢不温、阳虚甚者,加制附子、干姜温胃助阳,或配理中丸温胃健脾;纳呆厌食者,加麦芽、谷芽、神曲理气开胃;若胃虚气逆,心下痞硬,干噫食臭,可用旋覆代赭汤降逆止呕;若中气大亏,少气乏力,可用补中益气汤补中益气。

6. 胃阴不足 胃阴不足以呕吐反复发作,但呕吐量不多,或仅吐唾涎沫,时作干呕,舌红少津,脉细数为主症;治以滋养胃阴,和胃降逆;常用麦门冬汤加减。若津伤较重者,加石斛、天花粉、知母养阴清热生津;若腹胀较甚者,加枳壳、苏梗理气消胀;若食滞者,加谷芽、麦芽消食化积;若呕吐较甚者,可加橘皮、竹茹、枇杷叶以降逆止呕;若阴虚便秘者,加火麻仁、瓜蒌仁润肠通便。

 【医案举隅】

刘某,女,15 岁。初诊时间:2006 年 7 月 10 日。

主诉:厌食,嗳气,饭后呕吐数日。

现病史:自诉时常厌食,嗳气,饭后呕吐。近 1 周咳嗽胸闷,脘腹胀,有痰色白,涕微黄。去年 2 月月经初潮,至今未行。刻下上症可见,形体瘦弱,二便可。舌尖红,苔薄白,脉弦细。

辨证:脾虚胃弱,胃失和降,兼外邪犯肺。

治法:和胃降逆止呕,宣肺化痰止咳。

处方:紫苏叶 6g,香附 10g,陈皮 10g,杏仁 10g,紫菀 10g,旋覆花^包10g,代赭石^{打碎,先下}18g,法半夏 10g,茯苓 30g,生姜 10g,炒神曲 15g,砂仁^{后下}5g,生甘草 5g。7 剂,水煎服,每日 1 剂。忌辛辣、油腻及生冷。

二诊:2006 年 7 月 17 日。药后咳嗽大减,呕吐未作,纳食有增。月经未至。舌尖红,苔薄白,脉弦细。效不更方。原方加竹茹 10g,当归 6g,生稻芽、生麦芽各 15g。7 剂,水煎服,每日 1 剂。

三诊:2006 年 7 月 24 日。药后咳止,纳再增。月经仍未至。近日因生气,又呕吐 1 次,舌红少苔,脉弦细,乃属胃阴被伤之象。治以滋阴和胃降逆,养血活血调经。以二诊方为基础,去紫苏叶、紫菀、杏仁,加玉竹 10g、赤白芍各 10g、益母草 15g、茺蔚子 10g。10 剂，水煎服，每日 1 剂。

四诊：2006 年 8 月 14 日。药后未再呕吐，食欲好转。服至第 6 剂，月经来潮，色黯，量中等，经行 7~8 日净。舌边尖红，苔薄白，脉弦细。治以健脾和中，养血调经，以巩固疗效。

处方：太子参 15g，生白术 12g，茯苓 30g，甘草 5g，法半夏 10g，陈皮 10g，砂仁（打碎，后下） 5g，炒神曲 10g，当归 6g，白芍 10g，香附 10g，丹参 12g，生稻芽、生麦芽各 15g，益母草 15g，茺蔚子 12g，大枣 5 枚。7 剂，水煎服，每日 1 剂。

药后脾胃健运，纳食复常，月经按时而行。

按语：本案患者正值青春少年，本当食欲旺盛，然却时常厌食、嗳气、饭后呕吐，是脾胃失和之征。脾胃乃后天之本，气血生化之源。脾胃失和，纳食不佳，日久必致气血阴液亏虚，故形体瘦弱，月经初潮后不能应期而至。近 1 周又见咳嗽胸闷、有痰色白、脘腹胀，乃风寒袭肺于胃所致，不但加重了脾胃不和，而且又导致了肺失宣肃。急则治其标，故颜正华在首诊先以宣肺化痰止咳、和胃降逆止吐为治，以香苏饮合旋覆代赭汤加减进剂。

二诊患者药后咳嗽大减，呕吐未作，纳食有增，说明药已中的，肺气渐趋宣肃，胃气渐趋和降。然因月经未至，故在方中加入既能和血调经，又能止咳平喘的当归以止咳调经两不误。此外，方中又加清热化痰止呕的竹茹，一则能增强和胃止呕、化痰止咳之力，二则能防止因方中使用大量辛温苦燥之品而助火伤阴。

三诊患者虽咳嗽止、纳食再增，但月经却仍未至，并显现出舌红少苔之象，此乃胃阴不足之兆，系久吐损伤胃阴所致；月经仍未至，则为体虚经血不能充盈所致，故颜正华在守前方继续和胃健脾的同时，又加入滋阴益胃的玉竹、补血平肝的白芍以及活血调经的赤芍、益母草、茺蔚子，以达滋阴和胃降逆、养血活血调经之目的。

四诊患者药未尽剂即月经来潮，说明药证相合，治疗得当。

本案的治疗，充分体现了颜正华善于动态识病、灵活用药之特点。

九、胁痛

胁痛是以一侧或两侧胁肋部疼痛为主症的疾病，常见于西医急性肝炎、慢性肝炎、肝硬化、肝寄生虫病、肝癌、急性胆囊炎、慢性胆囊炎、胆石症、慢性胰腺炎、胁肋外伤以及肋间神经痛等病。有关胁痛的最早记载见于《足臂十一脉灸经》，其言足少阳脉络行于胁部，病于经络则胁痛。而胁痛之病名，最早见于《黄帝内经》，且明确指出了本病的发生主要与肝胆病变相关。《灵枢·五邪》云："邪在肝，则两胁中痛。"《伤寒论》提出用小柴胡汤和解少阳治疗外感胁痛。《诸病源候论》指出胁痛的发病主要与肝、胆、肾相关，"胸胁痛者，由胆与肝及肾之支脉虚，为寒气所乘故也"。《严氏济生方》认为胁痛主要由于情志不遂所致。《景岳全书》

将胁痛分为外感与内伤两大类,指出其病位主要在肝胆,但与他脏亦有关:"胁痛之病,本属肝胆二经,以二经之脉皆循胁肋故也,然而心、肺、脾、胃、肾与膀胱亦皆有胁痛之病。"《证治汇补》对胁痛的病因和治疗原则进行了较为全面系统的描述《临证指南医案·胁痛》对胁痛之属久病入络者,善用辛香通络、甘缓补虚、辛泄祛瘀等法,立方遣药,颇为实用,对后世医家影响较大。《类证治裁·胁痛》在叶天士的基础上将胁痛分为肝郁、肝瘀、痰饮、食积、肝虚诸类,对胁痛的分类与辨证论治作出了一定的贡献。

 【学术思想】

颜正华认为,胁痛主要责之于肝胆,其基本病机乃脉络痹阻或失养,肝胆络脉失和所致。病理性质有虚有实,而以实为多。实证中以气滞、血瘀、湿热为主,三者又以气滞为先。虚证多属阴血亏损,肝失所养。一般来说,胁痛初病在气,日久气滞转为血瘀,或气滞血瘀并见。实证日久,病邪伤阴,故临床可见虚实夹杂之证。临床中,当注意区分胁痛与胃痛。胁痛病位在肝胆,胃痛病位在胃;胁痛以一侧或两侧胁肋部疼痛为主要表现,可伴有口苦、目眩、善呕等肝胆病症状,而胃痛以上腹部胃脘处疼痛为主要表现,伴有嘈杂、恶心、反酸、呕吐等症状。

颜正华认为,胁痛的治疗当以疏肝和络止痛为基本治则。胁痛的治疗着眼于肝胆,分虚实而治。实证宜理气,活血通络,清热祛湿;虚证宜滋阴,养血柔肝。临床上还应据"痛则不通""通则不痛"的理论,以及肝胆疏泄不利的基本病机,在各证中适当配伍疏肝理气、利胆通络之品。具体辨证论治常从肝郁气滞、肝胆湿热、瘀血阻络、肝阴不足等方面着手。

1. 肝郁气滞 肝郁气滞以胁肋胀痛,走窜不定,甚则延及胸背肩臂,疼痛每因情志变化而增减,舌苔薄白,脉弦为主症。治以疏肝理气。常用柴胡疏肝散加减。若气滞及血,胁痛重者,酌加郁金、川楝子、延胡索、青皮以增强理气活血止痛之功;若兼见心烦急躁,口干口苦,尿黄便干,舌红苔黄,脉弦数等气郁化火之象,酌加栀子、黄芩、龙胆草等清肝之品;若伴胁痛、肠鸣、腹泻者,为肝气横逆、脾失健运之证,酌加白术、茯苓、泽泻、薏苡仁以健脾止泻;若伴有恶心呕吐,为肝胃不和,胃失和降,酌加半夏、陈皮、藿香、生姜等以和胃降逆止呕。

2. 肝胆湿热 肝胆湿热以胁肋胀痛或刺痛,舌红苔黄腻,脉弦滑数为主症。治以清热利湿;常用龙胆泻肝汤加减。若便秘,腹胀满者,为热重于湿,肠中津液耗伤,可加大黄、芒硝以泄热通便存阴。若白睛发黄、尿黄、发热口渴者,可加茵陈、黄柏、金钱草以清热除湿,利胆退黄。日久不愈者,可加三棱、莪术、丹参、当归尾等活血化瘀。

3. 瘀血阻络 瘀血阻络以胁肋刺痛,痛有定处,痛处拒按,入夜痛甚,舌质紫黯,脉象沉涩为主症。治以祛瘀通络;常用血府逐瘀汤或复元活血汤加减。

若瘀血严重,有明显外伤史者,应以逐瘀为主,方选复元活血汤。也可加三七粉另服,以助祛瘀生新之效。

4. 肝阴不足　肝阴不足以胁肋隐痛,绵绵不已,遇劳加重,舌红少苔,脉弦细数为主症。治以养阴柔肝,佐以理气通络;常用一贯煎加减。若两目干涩、视物昏花,可加草决明、女贞子;头晕目眩甚者,可加钩藤、天麻、菊花;若心中烦热、口苦甚者,可加栀子、丹参。

【医案举隅】

刘某,男,25岁。初诊时间:1993年8月30日。

主诉:胁痛5日余。

现病史:1992年12月查出单项转氨酶(SGPT)高,服联苯双酯月余,降为正常。近日来肝区隐痛,咽干午后重,伴吸气,大便时干时稀、1~3日1次,倦怠乏力,纳可,尿不黄。切其腹柔软,无压痛,胁下未触及肝、脾。

辨证:肝胃不和,湿热蕴结。

治法:疏肝和胃,清热除湿。

处方:柴胡10g,清半夏10g,黄芩10g,郁金12g,炒枳壳6g,旋覆花^包10g,赤芍12g,丹参15g,板蓝根30g,蒲公英15g,生甘草5g。7剂,水煎服,日1剂。

二诊:1993年9月6日。药后嗳气、口干除,余症如前,并伴脘堵,便溏。上方去半夏,加生白术10g、土茯苓30g,改枳壳为枳实6g。7剂,水煎服,日1剂。嘱其化验肝功能。

三诊:1993年9月13日。药后肝区痛及其余诸症均见轻,唯倦怠乏力,舌红,苔薄黄。

处方:柴胡10g,赤芍12g,丹参24g,茵陈20g,板蓝根30g,炒枳壳6g,陈皮10g,茯苓20g,生白术10g,党参10g,当归10g,生甘草5g。7剂,水煎服,日1剂。

四诊:1993年9月20日。药后诸症若失,唯肠鸣、乏力。肝功能化验结果已出,仍转氨酶单项高。以三诊方去柴胡、赤芍、当归、丹参、枳壳,加炒薏苡仁^{打碎}24g、砂仁^{打碎,后入}4g、炒稻芽12g、生姜3片、大枣^{擘碎}6枚,生白术改为炒白术12g。10剂,水煎服,日1剂。并建议配服联苯双酯。

五诊:1993年10月20日。1个月后又来就诊,云服完上药,乏力消失,肝区隐痛未发。近因工作过累,又引发肝区隐痛,伴腹满、口舌生疮等。再进二诊之剂,历时10余日诸症消失。随访1年肝区痛未发,转氨酶正常。

按语:本案主症为肝区隐痛,因肝区在右胁下,故归为胁痛。中医认为,引发胁痛的原因很多,而本案是因肝郁气滞、湿热内蕴所致。初诊、二诊颜正华紧紧围绕疏肝理气和胃与清利湿热用药,其中初诊又重在疏肝和胃降逆,兼以清热除湿;二诊在疏肝理气的同时,又加重清热利湿之力。这是因为气机紊乱易调而湿热蕴结难除之故。脾肝生克,肝病常常及脾。脾主运化水湿,湿邪又常困脾。本案患者倦怠乏力,就是肝克脾与湿困脾之兆。治肝必须调脾,除湿亦常健脾。颜正华在二诊加生白术,三诊又加党参、茯苓,四诊改生白术为炒白术、并再加炒薏苡仁等,皆意在实脾抑肝,健脾运湿。此外,肝郁气滞必兼血瘀,故颜正华在前三诊方中先后投赤芍、丹参、当归等,意在促进血行,早日蠲除肝区疼痛之症。

十、感冒

感冒是感受风邪或时行疫毒,导致肺卫失和,以鼻塞、流涕、喷嚏、头痛、恶寒、发热、全身不适等为主要临床表现的外感疾病。中医对感冒的认识由来已久。《黄帝内经》首先提出感冒的主因及主症,主因为风邪,主症为寒热、头疼身痛。《伤寒论》已认识到感冒有轻重之别,轻证用桂枝汤治之,重证用麻黄汤治之。自《诸病源候论》起,始有时行之邪致病的论述。《丹溪心法》确立了感冒治疗的基本法则,即"辛温或辛凉之剂散之",被后世所推崇。感冒的病因主要为感受风邪疫毒,尤在气候突变,寒暖失常,正气虚弱的情况下易发。感冒病位主要在肺卫。肺为五脏之华盖,居胸中,属上焦,主气司呼吸,主宣发肃降,外合皮毛,职司卫外,且为娇脏,不耐邪扰。外邪侵袭,肺卫首当其冲,卫阳被遏,营卫失和,正邪相争则恶寒发热、头痛、身痛,肺失宣肃则鼻塞、流涕、咳嗽、咽痛。由于感受四时之气不同及禀赋素质的差异,故感冒的临床证候有风寒、风热、夹湿、夹暑、夹燥、夹虚的不同,在病程中又可见寒与热的转化及错杂。中医治疗感冒以解表达邪为主要原则。西医学上的上呼吸道感染、流行性感冒可参考本病辨证论治。

【治验简介】

1. 风寒型　风寒感冒以恶寒,发热,无汗,头痛,四肢酸痛,鼻塞,流清涕,舌苔薄白,脉浮为主症。治以辛温解表,宣肺散寒。颜正华常用方药为荆防败毒散,即荆芥6g、防风6g、羌活6g、独活6g、柴胡10g、前胡10g、川芎10g、枳壳10g、桔梗10g、甘草5g、茯苓15g。体质虚弱者,加人参6g或党参10g,生姜2片,水煎服,每日1剂。风寒感冒轻证,颜正华喜用香苏散加味,即紫苏叶10g、生香附10g、陈皮10g、荆芥10g、防风10g、川芎10g、蔓荆子12g、秦艽10g、甘草5g,水煎服,每日1剂,一般服3~5剂。本方理气散风寒,特别适用于外感风寒兼胸脘不舒者。

2. 风热型　风热感冒以发热,有汗或无汗,头痛且胀,咳嗽,喉部焮红作痛,口干欲饮,舌头薄白微黄,脉浮数为主症。治以辛凉解表,清热解毒。常用方药为银翘散,即金银花 15g、连翘 10g、荆芥 10g、薄荷^{后下}6g、牛蒡子 10g、桔梗 10g、生甘草 5g、竹叶 6g、豆豉 12g、芦根 30g。如果是病毒性感冒,发热较重者,颜正华常加板蓝根 30g、贯众 12g,水煎服,每日 1 剂。如遇高热烦渴,颜正华喜加生石膏^{先煎}30g、知母 12g。如患者热退咳嗽不止,则用止咳药以善其后。

3. 夹湿型 夹湿型感冒多由脾胃不健,内湿壅盛,又感雨露之邪引起。如湿从外受,病在于表,其症为恶寒、身热、头胀如裹、骨节疼痛、沉重;如脾胃有湿,复感风寒,其症为恶寒、身热、胸闷、呕恶、纳呆、苔腻等。风湿外袭者,治以发汗散风湿。颜正华常用方药为羌活胜湿汤,即羌活 10g、独活 10g、蔓荆子 12g、川芎 10g、防风 10g、藁本 10g、甘草 6g,每日 1 剂,水煎服。外感风寒,内有湿邪者,则当治以外散风寒,内化里湿。颜正华常用方药为藿香正气散,即藿香 10g、苏叶 10g、白芷 6g、白术 10g(亦可用苍术)、厚朴 6g、陈皮 10g、半夏曲 10g、茯苓 10g、炙甘草 5g、桔梗 5g、生姜 3 片、红枣 3 枚,水煎服,每日 1 剂。

4. 夹暑型 夹暑型感冒多以身热有汗,心烦口渴,小便短赤,舌苔黄腻,脉濡数为主症。治以解表清暑,芳香化湿。颜正华常用方药为新加香薷饮,即香薷 10g、厚朴 10g、扁豆花 10g、金银花 12g、连翘 10g,亦可加佩兰 10g、藿香 10g、滑石 15g、生甘草 3g,以增强芳香化湿、解表清暑之功。水煎服,每日 1 剂。

 【医案举隅】

医案一

张某,男,5 岁。初诊时间:1998 年 3 月 26 日。

主诉:感冒发热持续 2 个月余。

现病史:患儿平素体弱,2 个月前感冒,止而复作,几无止期。刻下发热,体温 38.5℃,咽部红肿疼痛,颈部淋巴结肿大,尿黄便干,舌红根苔黄腻,脉细滑数。实验室检查:白细胞总数 6.8×10^9/L,中性粒细胞 76%,淋巴细胞 24%。听诊:双肺未闻及干湿性啰音。西医诊断:急性上呼吸道感染。

辨证:风热客表犯肺,热毒蕴结咽喉。

治法:辛凉解表,清热解毒散结。

处方:荆芥穗 5g,金银花 10g,连翘 10g,桔梗 5g,甘草 3g,牛蒡子 8g,青蒿 10g,白薇 10g,赤芍 8g,夏枯草 10g,滑石^包10g,通草 6g。4 剂,水煎服,每日 1 剂,分 3 次服。

二诊:1998 年 3 月 30 日。患者体温复常,颈部咽部肿痛大减,唯仍咳嗽,鼻流黄涕,此系热毒渐解,余邪未清,仍居上焦。治以解表清里,化痰止咳。

处方:荆芥穗 5g,金银花 10g,连翘 6g,杏仁 5g,桔梗 3g,生甘草 3g,浙贝母 6g,鱼腥草^{后下}10g,冬瓜仁 15g,紫菀 6g,百部 6g,白前 6g。4 剂,每日 1 剂,水煎服。患者服上药 4 剂后,感冒诸症皆释。

按语：颜正华认为，本案系风热客于肺卫，热毒蕴结咽喉，故症见发热、咽部红肿疼痛、颈淋巴结肿大。治当辛凉解表，清热解毒散结，故用银翘散加减。初诊方中荆芥、金银花、连翘、桔梗、生甘草、牛蒡子共奏辛凉解表、清热解毒之功，且牛蒡子能散结消肿；选用青蒿、白薇以退热降温；赤芍、夏枯草以散结；滑石、通草以清利小便。药后热退，咽喉肿痛渐消。二诊，患者体温复常，颈部咽部肿痛大减，故去退热之青蒿、白薇，散结消肿之牛蒡子、赤芍、夏枯草，清利小便之滑石、通草；针对患者仍见咳嗽，鼻流黄涕，颜正华于方中选加杏仁、浙贝、紫菀、百部、白前、冬瓜仁、鱼腥草以增清肺止咳化痰之功，药证相当，故能速效。

医案二

陈某，男，16岁，学生。初诊时间：1999年8月22日。

主诉：感冒20余天。

现病史：患者3周前因感冒发热，入当地医院输液，但发热持续加重，遂转入北京某医院，治疗效果不明显。患者连日发热（38~39℃），时轻时重。初始怀疑胆囊炎，后排除。后因患者有时小腹痛，怀疑慢性阑尾炎，经手术切除阑尾，仍发热如初。各种检查指标均正常，遂来颜正华处就诊。刻下患者发热仍近39℃，除有恶心外，余无不适。脉细滑数，苔质红，苔薄黄、根部略厚。

辨证：暑湿感冒。

治法：清解暑热。

处方：清豆卷12g，金银花15g，连翘10g，青蒿10g，白薇12g，丹皮10g，清半夏10g，黄芩10g，茯苓30g，滑石15g，通草6g。3剂，水煎服，每日1剂。服3剂后，患者发热减，效不更方，原方再服3剂，热尽退。后以益气养阴、清理余热之法以收全功。

按语：本例感冒发热，病程长达近1个月。西医各项检查均正常。刻下患者脉数舌红，舌苔薄黄，根部略厚，为暑热之邪郁于气分，兼及营分，而舌苔薄黄、根部略厚，又兼湿热内蕴之象，故治以清热解暑。

颜正华用清豆卷清解暑热；金银花、连翘，清透气分及营分之热；青蒿、白薇、丹皮泄营分之热；半夏、茯苓化湿和胃；茯苓清湿热；滑石、通草清利小便，使湿热从小便出。上药合用，共奏清解暑热之功。全方辨证、立法、用药准确精湛，故收奇效。

医案三

徐某，男，77岁，退休工人。初诊时间：2008年3月29日。

主诉：感冒近20天。

现病史：患者诉鼻塞、流涕、咳嗽、恶寒、头痛半月余。刻下恶寒，头痛，鼻塞、流黄浊涕，干咳，偶有黄痰，但不易咳出，夜间喘憋，气粗，口干咽痛，劳累后汗出着风易感,便干、3~4 日 1 行,纳差,眠安。舌红苔微黄腻,脉浮滑。

辨证:风热犯肺。

治法:辛凉解表,清肺透邪。

处方:荆芥穗10g,桔梗6g,前胡6g,杏仁10g,苏子6g,紫菀12g,陈皮10g,冬瓜仁30g,全瓜蒌30g,决明子30g,连翘10g,款冬花10g,枳壳10g,杭白菊10g,生甘草5g。7 剂。水煎服,日 1 剂。患者服上药 7 剂后,感冒症状基本消失,又继服 5 剂后痊愈。

按语:本案证属风热犯肺,痰热内蕴。风热犯肺,肺失清肃,则咳嗽。风热灼液为痰,故痰色黄难咳。鼻为肺窍,肺气失宣,且津液为风热所熏灼,故鼻塞流黄浊涕。风热上犯头咽,灼伤津液,则头痛、口干、咽痛。颜正华在诊治此案时以"辛凉解表,清肺透邪"的银翘散为基本方。方中荆芥、菊花、连翘发散风热;桔梗、杏仁一升一降,宣肃肺气,和谐有序;前胡、苏子、紫菀、陈皮、款冬花止咳化痰;全瓜蒌、冬瓜仁、决明子润肠通便。纵观全方,诸药配伍精巧,组方灵活有序,共奏疏风解表、止咳化痰之效。患者在连服 7 剂之后症状大为改善,后又继服5 剂则完全病愈。

十一、咳嗽

咳嗽是指肺失宣降,肺气上逆,发出咳声,或咳吐痰液的一种肺系病证。咳嗽既是肺系疾病的一个主要症状,又是一种独立性疾患。通常将有声无痰称为咳,有痰无声称为嗽,但临床上多声痰并见,很难截然分开,所以一般通称为咳嗽。中医对咳嗽的认识由来已久。《黄帝内经》云:"五脏六腑皆令人咳,非独肺也。"《伤寒杂病论》对咳嗽的辨证施治做了具体的论述,如《伤寒论》治疗伤寒不解、心下有水气、干呕发热而咳的小青龙汤,《金匮要略》治表邪夹寒饮咳喘气逆的射干麻黄汤等。隋代巢元方《诸病源候论》将咳嗽分为 10 类,即风咳、寒咳、支咳、肝咳、心咳、脾咳、肺咳、肾咳、胆咳、厥阴咳。金元时期《儒门事亲》认为外因六气"风、寒、暑、湿、燥、热"皆可致咳。明代《景岳全书》将咳嗽分外感与内伤两类,认为外感咳嗽为六淫外邪犯肺所致,内伤咳嗽由脏腑功能失调、内邪干肺引起。不论邪从外入,或邪自内生,均可致使肺失宣降,而引发咳嗽。正如《医学三字经·咳嗽》所云:"肺为脏腑之华盖,呼之则虚,吸之则满,只受得本脏之正气,受不得外来之客气,客气干之则呛而咳矣;只受得脏腑之清气,受不得脏腑之病气,病气干之亦呛而咳矣。"一般而言,外感咳嗽多为新病,属邪实,治以宣肺散邪为主;内伤咳嗽多宿病,常反复发作,多属邪实正虚,治当祛邪扶正,标本兼治。西医学上的上呼吸道感染、急慢性支气管炎、支气管扩张、肺炎、肺结核、肺气肿等以咳嗽为主症的疾病,皆可参照本病辨证论治。

【治验简介】

颜正华推崇《景岳全书》对咳嗽成因、症状及证候分类的认识，认为咳嗽主要分为外感与内伤两类。外感咳嗽又分风寒咳嗽、风热咳嗽、燥热咳嗽等。内伤咳嗽又可分痰湿犯肺、肝火犯肺、肺气亏虚、肺肾阴虚、肾阳不足等证型。临证主张审因辨证，灵活用药。

（一）外感咳嗽治验

1. 风寒咳嗽　风寒咳嗽多以咳嗽痰稀，鼻塞流涕，头痛，恶寒无汗，舌苔薄白，脉浮为主症。治以宣肺散风寒，咳吐稀痰者当加燥湿化痰药。颜正华常用杏苏散加减，即杏仁 10g、苏叶 10g、生甘草 6g、桔梗 10g、前胡 10g、枳壳 10g、法半夏 10g、橘红 6g、茯苓 15g、生姜 3 片、红枣 3 枚，水煎服。

2. 风热咳嗽　风热咳嗽多以咳痰黄稠，口渴咽痛，身热，头痛，恶风，有汗，舌苔薄黄，脉浮数为主症。治以散风热，宣肺。颜正华常用桑菊饮加减，即桑叶 10g、杭菊花 10g、连翘 10g、薄荷^{后下} 6g、桔梗 10g、杏仁 10g、生甘草 6g、芦根 15g，水煎服。有痰者，常加前胡 10g、瓜蒌皮 12g、浙贝母 10g；发热较重者，常用银翘散加减。

3. 燥热咳嗽　燥热咳嗽以干咳无痰，或痰如线粉，不易咳出，鼻燥咽干，咳甚则胸痛，舌尖红，苔薄黄，脉细数为主症。治以解表清肺润燥。颜正华常用桑杏汤加减，即桑叶 10g、豆豉 10g、杏仁 10g、浙贝 10g、山栀子 10g、沙参 12g、梨皮 15g；如兼有风热表证，发热咳嗽较重者亦常用银翘散加减。如燥咳甚者，颜正华则常用沙参麦冬汤施治，即沙参 12g、麦冬 10g、玉竹 12g、天花粉 12g、生扁豆 10g、桑叶 10g、生甘草 5g，水煎服。痰多者，加浙贝 10g、瓜蒌 30g。此外，也可选用清燥救肺汤加减，即桑叶 10g、生石膏^{先下}20g、麦冬 10g、杏仁 10g、生甘草 5g、胡麻仁 15g、枇杷叶^{去毛}10g、人参 5g、阿胶^{烊化冲服}10g，水煎服。

4. 外感久咳　颜正华临证遇外感咳嗽，缠绵不愈者，每用止嗽散加减，屡见奇效，即荆芥 6g、桔梗 6g、生甘草 6g、橘红 6g、紫菀 12g、百部 10g、白前 10g，水煎服。风寒外感者，加苏叶 10g、防风 10g；风热外感者，加金银花 12g、连翘 10g、薄荷^{后下} 6g；久咳不止者，加杏仁 10g、大贝 10g、冬花 10g；痰多者，加半夏 10g、茯苓 30g；肺热者，加桑白皮 12g、黄芩 10g、鱼腥草^{后下}30g。久咳气虚者，酌加党参 10g、白术 10g；阴虚者，酌加沙参 12g、麦冬 10g、五味子 6g。

（二）内伤咳嗽治验

1. 痰湿犯肺型　痰湿犯肺型以咳嗽痰多，痰白而稀，胸脘作闷，苔白厚，脉濡滑为主症。治以健脾燥湿，化痰止咳。颜正华常用二陈汤加厚朴、杏仁治之，即半夏 10g、橘红 10g、茯苓 30g、甘草 6g、厚朴 10g、杏仁 10g,水煎服,每日 1 剂。如兼外感风寒,常用杏苏散。如寒热错杂,常用止嗽散加减,每收良效。如痰湿化热,痰火犯肺,常用清气化痰汤。

2. 肝火犯肺型　肝火犯肺型以气逆咳嗽,面红喉干,咳引胁痛,舌苔薄黄少津,脉弦数为主症。治以清肺、平肝、降火。颜正华常用泻白散加减,即桑白皮 12g、地骨皮 15g、生甘草 6g、粳米 10g,水煎服。如痰中带血甚至咳血气急,常去粳米,加黛蛤散^包18g、黄芩 10g、天花粉 12g,水煎服,每日 1 剂。

3. 肺气亏虚型　肺气亏虚型以久咳、气短、自汗、脉虚为主症。治以补肺气止咳喘。颜正华常用人参胡桃汤合四君子汤治疗,即人参 6g(亦可用党参 15g代之)、胡桃肉 30g、炒白术 12g、茯苓 20g、炙甘草 6g,酌加紫菀 12g、冬花 10g、百部 10g、陈皮 6g,水煎服。如肺肾两虚,久咳、气短、乏力、自汗、腰膝酸软者,可用补肺汤,即人参 10g、黄芪 15g、熟地 12g、五味子 10g、炙桑皮 10g、紫菀 10g 加减,水煎服。气阴两虚者,可用生脉饮,即人参 6g、麦冬 10g、五味子 6g,水煎服。

4. 肺肾阴虚型　肺肾阴虚型以咳嗽,咽喉干燥或痛,手足烦热,或痰中带血,舌红少苔,脉细数为主症。治以滋阴、润肺、止咳。颜正华常用百合固金汤加减,即生地 12g、熟地 12g、麦冬 10g、玄参 10g、百合 15g、生甘草 6g、当归 10g、白芍 10g、川贝 6g、桔梗 6g,水煎服。

5. 肾阳不足型　肾阳不足型以咳嗽反复发作,痰涎清稀,头晕,心悸,畏寒肢冷,或兼小便不利,舌苔白润,脉沉滑为主症。治以温阳散寒,化气行水。颜正华常用苓桂术甘汤加减,即茯苓 30g、桂枝 9g、白术 9g、甘草 6g;亦可用金匮肾气丸加减,即干地黄 24g、山药 12g、山茱萸 12g、泽泻 9g、茯苓 9g、丹皮 9g、桂枝 3g、附子 3g。

【医案举隅】

医案一

邱某,女,31 岁,住北京红庙。初诊时间:1998 年 3 月 19 日。

主诉:咳嗽 3 个月余,近日咳嗽加剧。

现病史:患者 3 个月前感冒,反复发作,伴咳嗽。近日咳嗽加剧,胸闷痛,痰黄量少,牙龈肿痛,发热,体温 37.5℃,微恶寒,口干喜饮,纳可,二便调,舌红苔黄,脉细滑。胸部 X 线检查示肺纹理增粗。西医诊断:支气管炎。

辨证:外感风热,邪在肺卫。

治法:疏风清热,化痰止咳。

处方:荆芥 6g,金银花 12g,连翘 10g,杏仁 10g,浙贝 10g,生甘草 5g,紫菀 10g,百部 10g,白前 10g,郁金 12g,鱼腥草^{后下}30g。4 剂。水煎服,每日 1 剂。

二诊:1998 年 4 月 20 日。患者诉,服上药 4 剂后,咳嗽等诸症平息。然,半月后又感风热,上证复现。颜正华遵效不更方之原则,在前方基础上略施调整。

处方:荆芥5g,金银花12g,连翘10g,杏仁10g,浙贝10g,桔梗5g,生甘草5g,陈皮6g,黄芩10g。7剂。水煎服,每日1剂。

三诊:1998年5月14日。患者诉,服上剂后,热退,咳止,痰清,唯食欲不振,纳运不健。颜正华遂将上方去荆芥、连翘等清热之品,加神曲、砂仁、枳壳以调理脾胃之气,并嘱患者注意预防感冒,合理膳食,以防咳嗽反复发作。随访知,患者继服7剂,病痊愈,半年咳嗽未复发。

按语:颜正华认为,本案患者虽咳嗽3个月余,然发热恶寒之症犹在,说明表邪尚未祛除,仍在肺卫作祟,故施以疏风清热、化痰止咳之法,以止嗽散合银翘散加减施治。方中紫菀、百部为君,两药味苦,都入肺经,性温而不热,润而不寒,对于新久咳嗽均可使用。桔梗味苦辛,善于开宣肺气;白前味辛甘,长于降气化痰;杏仁亦为降气止咳之佳品。三者协同,宣降相成,为臣药,增强君药止咳化痰之力。荆芥辛而微温,疏风解表,以除在表之余邪,为佐药。甘草既有利咽止咳之功,又有调和诸药之能,为佐使之品。再者,颜正华详知本案患者有牙龈肿痛、痰黄、舌红苔黄等热象,故而施以金银花、连翘、鱼腥草、大贝以清热化痰。纵观三诊处方,升降兼备,清散同施,于看似简凡配伍之间,尽显颜正华用药之精妙。

医案二

刘某,女,53岁,北京中医药大学职工。初诊时间:2006年3月2日。

主诉:咳嗽缠绵不愈,已近1年。

现病史:约1年前患感冒,经治疗,发热头痛等症均解,唯咳嗽一直未愈,曾服中西药及藏药等治疗,时轻时重。近半月咳嗽加重,痰多,黄而黏稠,心烦急躁,呼吸不畅,咽红,大便干、3日1次,脉弦滑数,舌红苔黄腻。

辨证:肝火痰热犯肺,肺失清肃。

治法:清肝火,化痰热,肃肺止咳。

处方:桑白皮12g,地骨皮15g,黄芩10g,天花粉15g,知母10g,贝母10g,化橘红10g,海浮石^{先下}15g,海蛤壳^{先下}20g,枳实10g,全瓜蒌30g,杏仁10g,紫菀12g,百部10g,白前10g,生甘草6g,竹茹10g。7剂,水煎服,每日1剂。

二诊:2006年3月9日。患者诉,服上剂后咳嗽大减,痰明显减少,心烦急躁亦减轻,大便日1次仍干,呼吸渐畅。脉弦滑数,舌红苔黄腻略减。颜正华遵效不更方原则,以首诊方继用7剂。

三诊:2006年3月20日。患者诉,咳嗽已轻,偶有喉痒作咳,痰亦少,但仍自觉有少量黏痰不易咳出,偶有口干、气短,大便日1次欠畅。舌红,苔薄黄,脉弦细滑。颜正华辨证认为,患者肝火渐清,痰热渐化,而肺部现气阴不足之象,需补肺阴,益肺气,遂将原方去枳实、海浮石、海蛤壳,加南北沙参各15g、冬瓜仁

20g、枇杷叶^{去毛}10g。10剂。随访得知,患者服药后,咳止,痰消,病痊愈。

按语:本案属顽固咳嗽,缠绵近1年,服中西药及藏药等治疗无效,而且逐渐加重。初诊咳嗽痰多,痰黄而稠,呼吸不畅,心烦急躁,咽痛,便干,脉弦滑数,舌红苔黄厚腻,当属肝火痰热犯肺之象,故用泻白散加味,以桑白皮、地骨皮、黄芩、知母泻肝火,清肺热;以全瓜蒌、枳实、天花粉、大贝母、海浮石、海蛤壳、化橘红、竹茹清痰热;辅以杏仁、百部、白前、紫菀化痰止咳,药证相符,效如桴鼓。二诊效不更方,继服7剂,咳轻,痰少,心烦急躁渐除,偶有喉痒、口干、气短、大便略干,表明肝火痰热渐清,而肺之气阴已伤,故三诊去枳实、浮石、蛤壳等下气化痰药,加南北沙参宜气阴,冬瓜仁止咳润肠,枇杷叶肃肺化痰,再服10剂,终使久治不愈之顽咳得以痊愈。

医案三

赵某,男,19岁,北京某高校学生。初诊时间:2008年3月3日。

主诉:咳嗽20余日,近1周加重。

现病史:1个月前因不慎着凉后出现"恶寒发热、咽痛"等症状,西医诊断为"急性上呼吸道感染",服西药后症状无显著改善,并继发咳嗽。2日前去西医院,诊断为"急性气管–支气管炎"。继服西药2天后症状仍不见改善。现咳嗽加剧,痰色黄量少,食肉后痰甚,二便调,纳可,眠安。舌红苔黄腻,脉弦滑。

辨证:外感风热,肺失宣降。

治法:清热宣肺,止咳化痰。

处方:桔梗6g,生甘草6g,杏仁10g,大贝母10g,陈皮6g,紫菀12g,百部10g,白前10g,黄芩10g,鱼腥草^{后下}30g,竹茹6g,荆芥6g。7剂。水煎服,日1剂。

二诊:2008年3月10日。患者诉,服上方7剂后症状有所改善,咳嗽渐轻,痰色白,质黏,量少,难咳,口苦微干喜饮,便稀、日1行,纳可,眠安。平素午后常犯头晕;胃脘部不适,偶烧心、反酸,咳嗽时易带出食物,食后尤甚。舌尖红,苔薄黄腻,脉弦滑。颜正华经辨证认为,患者刻下虽脾胃不适,但仍以湿痰阻肺为主,因此必须以化湿清肺为要务,湿除则脾胃之困亦能解,遂在上方基础上加清半夏10g、茯苓30g,改陈皮10g,以共奏健脾化痰之效。

处方:桔梗6g,生甘草6g,杏仁10g,大贝母10g,陈皮10g,紫菀12g,百部10g,白前10g,黄芩10g,鱼腥草^{后下}30g,竹茹6g,荆芥6g,清半夏10g,茯苓30g。7剂。水煎服,日1剂。

三诊:2008年3月17日。患者诉,连服上方7剂后症状有所改善。现偶尔咳嗽,但受凉、运动后加重,痰白量少,易咳出,二便调、纳可、眠安,胃脘部不适感消失。舌尖红苔薄黄腻,脉弦滑。颜正华去清半夏,改竹茹10g,加生苡仁30g、枇杷叶10g。

处方:桔梗 6g,生甘草 6g,杏仁 10g,大贝母 10g,陈皮 10g,紫菀 12g,百部 10g,白前 10g,黄芩 10g,鱼腥草^后下 30g,竹茹 10g,茯苓 30g,生苡仁 30g,枇杷叶 10g,荆芥 6g。7 剂,水煎服,日 1 剂。

随访知,患者服上方 7 剂后咳嗽症状消失,3 个月未复发。

按语:本案西医诊断为"急性气管－支气管炎",中医辨证属风热犯肺证。风热犯肺,肺失清肃而肺气上逆,则咳嗽。风热灼液为痰,故痰色黄难咳。"咽喉为肺之门户",故风热之邪犯肺易致咽痛。颜正华诊治此案时以清热宣肺、止咳化痰为基本治则,又考虑咳嗽已近 1 个月,故以止嗽散为主方加减,并辅以清肺化痰之品。方中大贝、黄芩、鱼腥草、竹茹清肺泄热,百部、紫菀、白前、陈皮、桔梗止咳化痰,荆芥疏风透邪。全方药简力专,直达病所。二诊时,患者有明显胃脘部不适感,颜正华并未依胃脘痛诊治,而是针对主病,用茯苓、半夏等健脾化湿之品,收到了很好的治疗效果。纵观本案,一诊宣肺止咳,二诊健脾化痰,三诊清肺除湿,一气呵成。颜正华用药如用兵的缜密临证思想体现得淋漓尽致。

医案四

林某,男,30 岁,某国企职工。初诊时间:2000 年 4 月 10 日。

主诉:咳嗽 1 周,近 2 日加剧。

现病史:7 天前,因洗澡不慎着凉,出现咳嗽、鼻塞、流涕、恶寒发热、头痛等症状,经西医抗感冒药治疗,"鼻塞、流涕、发热恶寒、头痛"等症状大减,但"咳嗽"仍频作,西医诊断为"急性气管－支气管炎"。予枸橼酸喷托维林(咳必清)等镇咳药治疗,但效果不佳。现咽痛,咳嗽,痰色黄量多、易咳,口干欲饮,便稀质黏,日一二行,纳可,眠安。舌尖红苔薄微黄,脉细滑。

辨证:风热袭肺,肺失宣降。

治法:疏散风热,宣肺止咳化痰。

处方:荆芥 6g,防风 6g,桔梗 6g,生甘草 5g,杏仁 10g,大贝 10g,陈皮 10g,鱼腥草^后下 30g,金银花 10g,连翘 10g,茯苓 30g,生苡仁 30g,芦根 30g。7 剂,水煎服,日 1 剂。

二诊:2000 年 4 月 17 日。患者诉,服上方 7 剂后,鼻塞、流涕、发热恶寒、头痛等症状已愈,然仍有咽痛、咳嗽、胸痛等症余逗,痰黄质稠、易咳出、夜间加重,汗出,大便不成形、日 2 行。舌红苔黄腻,脉细滑。颜正华认为,此病表证已解,然咳嗽缠绵难愈,当着力润肺止嗽,清热化痰。故在上方基础上,去防风、金银花、连翘、芦根,加紫菀 12g、百部 10g、白前 10g、黄芩 6g、竹茹 6g。

处方:荆芥 6g,桔梗 6g,生甘草 5g,杏仁 10g,大贝 10g,陈皮 10g,鱼腥草^后下 30g,茯苓 30g,生苡仁 30g,紫菀 12g,百部 10g,白前 10g,黄芩 6g,竹茹 6g。7 剂,水煎服,日 1 剂。

经随访知,患者服药 3 剂后,咳嗽即渐愈,7 剂后,诸症尽释。

按语：本案咳嗽证属中医"风热犯肺"。故颜正华在治疗中以疏风清热、宣肺止咳化痰为基本原则，以银翘散为主方加减。方中荆芥、防风、金银花、连翘为疏散风邪之品；桔梗、杏仁宣降结合、止咳化痰，浙贝、鱼腥草擅清热化痰。三组药合用，共奏疏风清热、宣肺化痰止咳功效。陈皮、茯苓、苡仁健脾利湿，芦根生津止渴，同为佐使之品。诸药合用，证症结合，以求药到病除之效。患者服前方7剂后出现咳嗽夜间加重和咳嗽时伴胸痛的症状，说明疾病有向内发展之趋势，故在上方基础上去防风、金银花、连翘等疏散风邪药，加紫菀、百部、白前、黄芩、竹茹等清热宣肺、止咳化痰药，增强清热止咳之力，诸药合用，以求截断疾病向里发展之趋势。本案整个治疗过程充分体现了颜正华审因用药，灵活变通的诊治思路。

医案五

王某，男，57岁，退休工人。初诊时间：2000年1月31日。

主诉：患慢性阻塞性肺病2年。

现病史：咳嗽，痰色微黄，质黏，清晨加重，气短渐行性加重，口干夜甚，便稀、日2行。舌黯红苔黄腻，舌下青紫，脉细滑结代。有冠心病、室性期前收缩病史。

辨证：痰热郁肺，肺失宣降。

治法：清热化痰，肃肺止咳。

处方：炙桑白皮12g，黄芩10g，清半夏10g，浙贝10g，陈皮10g，紫菀12g，款冬花10g，丹参30g，百部10g，白前10g，茯苓30g，降香6g。7剂，水煎服，日1剂。嘱患者避寒凉。

二诊：2000年2月14日。患者服上方7剂后，症状有所改善，咳嗽渐轻，痰黄质黏；仍感口干夜甚，二便调，纳可，眠安。舌黯苔黄腻，舌下青紫，脉细滑结代。颜正华依效不更方原则，嘱原方不变，继服14剂。

三诊：2000年2月28日。患者服上方14剂后，症状已明显减轻。现偶咳，痰少质黏，易咳出，口干喜饮，二便调，纳可，眠安。舌黯苔黄腻，舌下青紫，脉细滑结代。颜正华将原方去清半夏，加远志6g。

处方：炙桑白皮12g，黄芩10g，远志6g，大贝10g，陈皮10g，紫菀12g，款冬花10g，丹参30g，百部10g，白前10g，茯苓30g，降香6g。7剂，水煎服，日1剂。

经随访知，患者服毕上药7剂后，咳嗽症状消失，基本无痰涎等症。

按语：本案西医诊断为慢性阻塞性肺疾病的急性发作期，经辨证属中医痰热郁肺证。颜正华在治疗时以清热化痰、肃肺止咳为基本原则。方中清半夏、陈皮、茯苓源自二陈汤；紫菀、百部、白前源自止嗽散；炙桑白皮、黄芩、大贝均擅清热化痰。三组药共奏清热除湿、化痰止咳之效。同时，颜正华考虑患者有舌质黯、舌下青紫等象，料定此为病情缠绵日久、痰瘀互结之果，故在清热化痰、肃肺止咳的基础上加入了活血化瘀药，如丹参、降香。诸药合用，主次分明，证症结合,主病与兼症同治,患者三诊后痊愈,即是对方药灵验的最好验证。

十二、哮喘

　　哮喘是哮证和喘证的统称。哮证是由于宿痰伏肺,遇诱因引触,导致痰阻气道,气道挛急,肺失肃降,肺气上逆所致的发作性痰鸣气喘疾患。哮病发作时,喉中哮鸣有声,呼吸气促困难,甚则喘息不能平卧。喘证是由肺失宣降,肺气上逆,或肺肾出纳失常所致的以呼吸困难,甚至张口抬肩、鼻翼扇动、不能平卧等为主要临床表现的一种常见病证。临床中,哮证与喘证往往同时伴发,故合称为哮喘。中医对哮喘的认识始于《黄帝内经》。如《素问·阴阳别论》云:"阴争于内,阳扰于外,魄汗未藏,四逆而起,起则熏肺,使人喘鸣。"《素问·通评虚实论》云:"乳子中风热,喘鸣肩息。"张仲景《伤寒论》中虽无哮喘病名,但"喘家作,桂枝汤加厚朴杏子佳"即是指素有哮喘史患者的治疗原则。《金匮要略》中"咳而上气,喉中水鸣声""其人喘,目如脱状""咳逆上气,时时吐浊,但坐不得眠",即是对哮喘发作时哮鸣有音、不能平卧等临床特点的描述。隋代《诸病源候论》对哮喘的病机进行了精辟解释,云:"肺主于气,邪乘于肺,则肺胀,胀则肺管不利,不利则气道涩,故气上喘逆,鸣息不通。"金元时期,朱丹溪在《丹溪心法》中首次以"哮喘"作为独立病名成篇。他认为"哮喘必用薄滋味,专注于痰",并将哮喘的治法精辟地概括为"未发以扶正气为主,既发以攻邪气为急"。西医学的支气管哮喘、喘息性支气管炎以及其他肺部过敏性疾患所致的以哮喘为主要临床表现者,可参考本病辨证论治。

【治验简介】

　　颜正华论治哮证每每以寒热为纲,辨证喘证往往以虚实为要。以下,主要从寒哮、热哮、实喘、虚喘4种证型对颜正华哮喘治验进行整理分析。

　　1. 寒哮　寒哮以呼吸喘促,喉中有哮鸣音,泡沫痰,质清稀,胸膈满闷,口不渴或渴喜热饮,舌苔白滑,脉浮紧为主症,或兼见头痛、恶寒、无汗等。治以温肺散寒,豁痰平喘。颜正华常用方药为射干麻黄汤,即射干10g、炙麻黄10g、半夏10g、紫菀10g、冬花10g、细辛3g、五味子5g、生姜3片、大枣3枚,水煎服。遇风寒痰饮较重者,颜正华喜用小青龙汤,即炙麻黄10g、桂枝6g、白芍10g、半夏10g、细辛3g、干姜3g、五味子5g、炙甘草6g,水煎服。如寒哮兼见烦躁者,颜正华每加生石膏20g,水煎服,效甚佳。

　　2. 热哮　热哮以呼吸喘促,喉中有哮鸣音,痰黄黏稠,排吐不畅,烦闷不安,口渴喜饮,舌红苔黄腻,脉滑数为主症,或兼有头痛、发热、有汗等。治以宣肺清热,化痰平喘。颜正华常用方药为定喘汤,即炙麻黄6~10g、苏子10g、杏仁10g、甘草6g、冬花10g、半夏10g、桑白皮10g、黄芩10g、白果10g,水煎服。如遇阵咳剧烈者,颜正华每加蝉衣 10g、僵蚕 10g、全蝎 6g、蜈蚣 2 条、地龙 12g 等息风止痉药,以增加疗效。

3. 实喘 颜正华认为,实喘又有风寒实喘和痰浊实喘之别。风寒实喘者以气喘、咳嗽,痰白而稀,口不渴,脉浮数为主症,初起多兼恶寒、头痛、无汗等症。治以宣降肺气,平喘。颜正华喜用方药为麻黄汤,即炙麻黄 3~10g、桂枝 10g、杏仁 10g、炙甘草 5g,水煎服。如表虚自汗,脉浮缓者,颜正华喜用桂枝加厚朴杏仁汤,即桂枝 10g、白芍 10g、炙甘草 5g、生甘草 5g、生姜 3 片、大枣 3 枚、厚朴 10g、杏仁 10g,水煎服。如风寒在表,肺有郁热,咳喘汗出,口渴烦闷,甚则身热不退,气急鼻扇者,宜宣肺、泄热、平喘。颜正华喜用麻杏石甘汤加味,即炙麻黄 5~10g、杏仁 10g、生石膏 30g、炙甘草 6g。痰多者,加大贝母 10g、全瓜蒌 20g;舌绛阴伤,加鲜生地 30g、玄参 12g、麦冬 15g,水煎服。

痰浊实喘者又有偏于寒和偏于热之区别。偏于寒者以喘痰咳多,痰白而稀,胸中满闷,舌苔白腻,脉滑为主症。治以降气化痰平喘。颜正华喜用方药为苏子降气汤加杏仁,即苏子 10g、半夏 10g、橘红 6g、厚朴 6g、前胡 6g、肉桂 3g、当归 6g、炙甘草 6g、杏仁 10g,水煎服。偏于热者以喘咳痰多,痰黄而稠,烦热口干,苔黄腻,脉滑数为主症。治以清热化痰,降气平喘。颜正华喜用方药为清气化痰汤加减,即制半夏 10g、陈皮 6g、茯苓 30g、胆南星 10g、枳实 6g、全瓜蒌 30g、黄芩 10g、杏仁 10g、苏子 10g、竹茹 10g,水煎服。

4. 虚喘 颜正华认为,虚喘主要有肺虚和肾虚两类。肺虚者以喘促气短,自汗恶风,口干,苔少,脉细弱为主症。治以补气生津,平喘。颜正华喜用方药为生脉饮加减,即南北沙参各 12g、麦冬 10g、五味子 9g、甜杏仁 10g、川贝 6g、玉竹 12g,水煎服。

肾阴虚者以喘促日久,动则喘甚,气不得续,多汗,咽干口燥,舌红脉细数为主症。辨证为肾阴不足,肾不纳气。治以补肾阴,纳肾气。颜正华喜用方药为都气丸合生脉饮加减,即生地 12g、山萸肉 10g、山药 10g、五味子 10g、沙参 12g、麦冬 10g、西洋参 6g,水煎服。肾阳虚者以喘促日久,动则喘甚,气不得续,汗出、肢冷、舌淡,脉细弱为主症。治以补肾阳,纳肾气。颜正华常用方药为金匮肾气丸加减,即熟地 12g、山萸肉 10g、五味子 10g、肉桂 3g、补骨脂 10g、胡桃肉 15g、红人参 6g、蛤蚧尾(1 对,研末分吞服,或用蛤蚧身)6g,水煎服。

 【医案举隅】

医案一

吴某,女,36 岁,机关干部。初诊时间:2000 年 1 月 10 日。

主诉:患者咳喘反复发作 3 年余,每冬季加重。

现病史:刻下患者呼吸急促,咳嗽,痰清稀呈泡沫状,易咳出,喉间有痰鸣音,胸膈满闷如塞,口干欲饮,汗出,纳可,眠安,二便调。脉弦滑,舌尖红苔薄白。月经正常。

辨证:寒痰束肺。

治法:宣肺散寒,止咳化痰。

处方:炙麻黄5g,杏仁10g,甘草6g,化橘红10g,大贝10g,紫菀12g,款冬花10g,鱼腥草^{后下}30g,黄芩10g,清半夏10g,竹茹6g,白果10g。7剂,水煎服,日1剂。

二诊:2000年1月17日。患者服上方7剂后,诸症减轻。但仍有呼吸急促,咳嗽,痰清稀呈泡沫状,易咳出,喉间有痰鸣音,胸膈满闷如塞,口干欲饮等症。纳可,眠安,二便调。脉弦滑,舌尖红苔薄白。月经正常。颜正华将上方去白果,另加白前10g、百部10g;并将炙麻黄用量降低至3g。

处方:炙麻黄3g,杏仁10g,甘草6g,化橘红10g,大贝10g,紫菀12g,款冬花10g,鱼腥草^{后下}30g,黄芩10g,清半夏10g,竹茹6g,白前10g,百部10g。14剂,水煎服,日1剂。

三诊:2000年1月31日。患者服上方14剂后,诸症已基本消失。脉弦滑,舌尖红苔薄白。为巩固治疗效果,颜正华在上方基础上,去款冬花、黄芩、清半夏、竹茹四药,加金银花12g、连翘10g、桔梗6g、芦根30g。

处方:炙麻黄3g,杏仁10g,甘草6g,化橘红10g,大贝10g,紫菀12g,金银花12g,鱼腥草30g,白前10g,百部10g,连翘10g,桔梗6g,芦根30g。14剂,水煎服,日1剂。患者服药后,诸症尽释,随访半年未复发。

按语:本案证属寒痰束肺。颜正华认为,外感风寒,内束于肺,肺郁不宣,肺气上逆,故喘咳、胸部闷胀;寒邪伤肺,凝液成痰,故痰多稀薄色白。颜正华以宣肺散寒、止咳化痰为基本治法,三诊均以三拗汤(麻黄、杏仁、甘草)为基本方加味,并酌病情需要,加入化橘红、大贝母、紫菀、款冬花、鱼腥草、黄芩、清半夏、竹茹、白果等止咳敛肺化痰药,使宣中有敛,既不耗损肺气,又能止咳化痰,以达邪去而正不虚之效果。综合本案及颜正华其他哮喘医案用药规律,颜正华善用的止咳药对源自名方止嗽散,即紫菀、百部、白前;善用的平喘药对为三拗汤加白果,即麻黄、杏仁、甘草、白果。

医案二

喻某,女,38岁,国家公务员。初诊时间:2008年5月24日。

主诉:哮喘20年反复不愈,近日加重。

现病史:刻下患者阵咳,痰量少色黄,黏稠不易咳出,咽痛,口干喜饮,汗出,胸闷喘息,喉中可闻及哮鸣声,纳可,眠安,二便调。舌红苔微黄,脉细滑。

辨证:痰热壅肺。

治法:宣降肺气,清肺化痰。

处方:炙麻黄 3g,杏仁 10g,生甘草 6g,苏子 6g,大贝 10g,金银花 12g,连翘 10g,鱼腥草 30g,牛蒡子 10g,紫菀 12g,百部 10g,白前 10g,竹茹 6g,黄芩 6g。14 剂,水煎服,日 1 剂。

二诊:2008 年 6 月 23 日。患者服上方 14 剂后症状有所缓解。近日又因天气变化而突发感冒至原有症状加重。刻下患者阵咳频,严重时伴呼吸困难,痰量少、质黏色黄,口干、苦,喜饮,纳可,眠安,二便调。正值月经期。脉细滑,舌淡苔厚微黄腻。

处方:炙麻黄 5g,杏仁 10g,炙苏子 10g,款冬花 10g,大贝 10g,陈皮 6g,炙桑白皮 10g,黄芩 10g,白果 10g,炙香附 10g,益母草 30g,生甘草 5g。7 剂,水煎服,日 1 剂。

三诊:2008 年 6 月 30 日。患者服上方 7 剂后,症状减轻。刻下偶咳,无呼吸困难,痰少,口干喜饮,纳可,眠安,二便调。舌质淡红,苔微黄腻,脉细滑。颜正华将上方去香附、益母草,改炙麻黄 3g,加紫菀 12g、百部 10g、白前 10g。

处方:炙麻黄 3g,杏仁 10g,炙苏子 10g,款冬花 10g,大贝 10g,陈皮 6g,炙桑白皮 10g,黄芩 10g,白果 10g,生甘草 5g,紫菀 12g,百部 10g,白前 10g。7 剂,水煎服,日 1 剂。

患者服药后,诸症均释,随访 1 年未复发。

按语:本案证属痰热壅肺。颜正华认为,痰热壅肺,肺失清肃,肺气上逆,故喘而气促,喉中有痰鸣声,咳呛阵作。热蒸炼液成痰,痰热胶结,故痰黏色黄不易咳出。病因于热,热伤津液,故口干喜饮。颜正华组方遣药以宣降肺气、清肺止咳化痰为基本原则,初诊以定喘汤为基本方加减。方中炙麻黄宣肺定喘,黄芩、金银花、连翘、牛蒡子、大贝母、鱼腥草清泄肺热;杏仁、苏子、紫菀、百部、白前、竹茹降气平喘化痰;甘草调和百药。诸药合用,以求药到病除之效。二诊时,颜正华在遵循宣降肺气、清肺止咳化痰治疗的基础上,加大了炙麻黄和炙苏子的用量,以增宣肺定喘之功,另加入了款冬花、陈皮、炙桑白皮等降气化痰药和敛肺祛痰定喘药白果。且考虑患者月经将至,加入炙香附、益母草以疏肝活血调经。三诊时,针对患者咳嗽一症仍存,颜正华加入紫菀、百部、白前。纵观整个治疗过程,颜正华始终以宣降肺气、清肺止咳化痰为组方遣药基本原则,以定喘方为基本方,并在初诊处方的基础上根据临床症状加减化裁,动静之间,拿捏自如,尽显国医大师风范。

医案三

郭某,女,30 岁,公司职员。初诊时间:2000 年 1 月 31 日。

主诉:哮喘 2 个月余。

现病史:1999 年 11 月底因食辣后出现咳嗽频作,痰多色白,易咳出,喉部有哮鸣音,呼吸气促困难,咽痒,口干喜饮等症,西医医院诊断为"过敏性哮喘"。

患者刻下咳嗽频作,痰量多,色白,易咳出,喉部有哮鸣音,呼吸气促困难,咽痒,口干喜饮,纳可,眠安,二便调。末次月经1月26日,经色量正常,无痛经。脉细滑,舌红苔微黄腻。

辨证:痰饮郁结,肺气上逆。

治法:降气平喘,清肺化痰。

处方:炙麻黄6g,射干6g,杏仁10g,甘草5g,大贝10g,紫菀12g,款冬花10g,黄芩10g,鱼腥草30g,白前10g,百部10g,白果10g。14剂,水煎服,日1剂。

二诊:2000年2月14日。患者服上方14剂后症状有所改善。刻下喘憋减轻,阵咳偶作,痰色白、量少、易咳,喉中哮鸣音较前减轻,纳可,眠安,二便调。舌红苔微黄,脉细滑。颜正华在上方基础上加陈皮10g,枳壳6g,去射干,改炙麻黄3g。

处方:炙麻黄3g,杏仁10g,甘草5g,大贝10g,紫菀12g,款冬花10g,黄芩10g,鱼腥草30g,白前10g,百部10g,白果10g,陈皮10g,枳壳6g。7剂,水煎服,日1剂。

三诊:2000年2月21日。患者服上方7剂后症状有所改善。刻下阵咳,痰量少色白易咳,气促喘息,胸闷,喉间偶有痰鸣音,纳可,眠安,二便调。末次月经1月25日,经色量可,无痛经。舌红苔黄,脉弦滑。颜正华在上方基础上,改炙麻黄4g,加射干6g。

处方:炙麻黄4g,杏仁10g,甘草5g,大贝10g,紫菀12g,款冬花10g,黄芩10g,鱼腥草30g,白前10g,百部10g,白果10g,陈皮10g,枳壳6g,射干6g。7剂,水煎服,日1剂。患者服药后,诸症均解,随访2年未复发。

按语:本案证属痰饮郁结,肺气上逆。颜正华认为,寒邪郁滞,痰饮客肺,肺失宣降,肺气上逆,则咳喘;痰饮伏肺,阻塞息道,呼吸不畅,故胸中窒闷、痰喘哮鸣。同时,本案患者病程迁延日久又有化热倾向,出现口干喜饮、咽痒、舌红苔微黄腻、脉细滑的热象之症。故而,本案实有寒热错杂之嫌。颜正华审时度势,辨证精微,在治疗此案时以降气平喘、清肺化痰止咳为基本原则,方以射干麻黄汤为基本方加减。方中麻黄宣肺气,射干开痰郁,杏仁、大贝、紫菀、款冬花、黄芩、鱼腥草、白前、百部清热除痰下气,白果敛肺气,甘草调和诸药。患者在连服近40剂后痊愈。纵观整个治疗过程,颜正华始终以降气平喘、清肺化痰止咳为组方遣药的基本原则,并结合患者病情变化灵活施变,应对自如,显效极佳。

十三、心悸

心悸是指气血阴阳亏虚,或痰饮瘀血阻滞,致心失所养,心脉不畅,心神不宁,引起心中急剧跳动,惊慌不安,不能自主为主要表现的一种疾病。心悸发作时常伴有气短、胸闷,甚至眩晕、喘促、晕厥;脉象或数,或迟,或节律不齐。心悸包括惊悸或怔忡。西医学中,各种原因引起的心律失常,如心动过速、心动过缓、期前收缩、心房颤动或扑动、房室传导阻滞、病态窦房结综合征、预激综合征以及心功能不全、一部分神经症等,凡具有心悸的表现,均可参照本病辨证论治。中医对心悸的认识源远流长。汉代张仲景《金匮要略》云:"寸口脉动而弱,动则为惊,弱则为悸。"唐代孙思邈《备急千金要方》提出因虚致悸,认为"虚则惊掣心悸,定心汤主之"。宋代严用和《济生方·惊悸怔忡健忘门》也认为惊悸是因虚所致,并对惊悸怔忡的变证、治法作了较为详细的论述:"心虚胆怯之所致也,且心者君主之官,神明出焉。胆者中正之官,决断出焉。心气安逸,胆气不怯,决断思虑得其所矣。或因事有所大惊,或闻虚响,或见异相,登高涉险,惊忤心神,气与涎郁,遂使心悸。惊悸不已,变生诸证,或短气悸乏,体倦自汗,四肢浮肿,饮食无味,心虚烦闷,坐卧不安,皆心虚胆怯之候也。治之之法,宁其心以壮阳气,无不瘥者矣。"治宜"宁其心以壮胆气",选用温胆汤、远志丸。明代王肯堂《证治准绳》也认为心悸的病因有汗吐下后正气内虚以及"邪气交击""营卫涸流"等多种。

 【治验简介】

颜正华认为心悸的病位主要在心,但也可与脾、肾、肺、肝四脏功能失调有关。如脾失健运,气血化生无源,或劳心过度,血液耗损过多,可致心脾两虚,而出现心悸;若肾水不足不能上济心阴以涵养心阳,使心火独亢,而出现心悸;若肺气虚损或肺的宣降失常,影响了宗气的生产或气机阻滞不畅,势必会影响到心主血脉的生理功能,导致血液运行不畅而出现心悸;若肝血不足,常可牵及心血亏虚而出现心悸。故心悸的病位主在心,但可因他脏的功能失调而引起。故临床应审证求因,辨证论治。

颜正华认为本证的基本病因病机是本虚标实。本病虽以虚证居多,但仍可由虚致实,虚实夹杂。虚者常表现为脏腑气血阴阳亏虚,痰浊、血瘀、水饮内停。可一脏受损,也可累及多脏。初起以心气虚为常见,可表现为心气不足、心脾两虚、心肺气虚、心虚胆怯等证;阳虚者则表现为心阳不振、脾肾阳虚,甚或水饮凌心之证;阴虚血亏者多表现为心血不足、肝肾阴虚、心肾不交等证。病久正气耗伤,阴损及阳,阳损及阴可出现气阴两虚、气血不足、阴阳俱损之候。而肝郁气滞或心脾气虚,均可导致痰浊、痰血内生,而成痰浊阻络或心脉瘀阻之证。若病情恶化,心阳暴脱,患者可出现厥脱、抽搐等危候,甚至死亡。

针对心悸本虚标实的病机,颜正华确定本病的治疗大法为补虚泻实,调整气血。具体方法如下:

(1)益气养阴、安神定志:颜正华认为,心悸多见于中年以后,人体生理功能的衰退期。或年老体衰、肾精亏损、化血无源；或饮食不节、脾胃受损、化生不足，均可导致气血虚弱，心脉不充，适于荣养。颜正华治以益气养阴、安神定志，方选生脉散加减。此方出自《医学启源》，原为治疗"肺中伏火、肺气欲绝"而设，意在"补肺中元气不足"；后人又将其用于"暑伤于气，脉虚弦细芤迟，属元气虚脱"之证。而颜正华则认为，西洋参益气养阴清热、五味子敛阴宁心安神、麦冬养阴清心除烦，再佐以生黄芪补气升阳，炒枣仁、远志养心安神，生龙骨、生牡蛎镇定安神，丹参活血养血通心络，诸药合用，使心神养而定神志，临床上每收良效。心阴不足较甚者，可酌加南沙参、北沙参等补阴之品；若兼痰浊阻滞心络者，可酌加郁金、石菖蒲化痰通络之品；而兼瘀血阻络者，酌加红花、降香活血通络之品。

（2）活血化痰、通络定惊：颜正华认为，心脉是营养心脏气血津液运行输布的通路，气滞血行滞涩，或寒凝血脉，或血热互结，或湿滞络脉，或痰阻心络，均可影响络中气血运行，产生心络瘀血阻滞，所以治疗宜温阳活血、化痰通络。颜正华活血常用红花、生葛根、降香、丹参，化痰常用郁金、全瓜蒌、石菖蒲、薤白。伴气滞者，酌情配伍陈皮、枳壳、香附、川芎、白芍理气通络定惊；兼寒凝之症，则加全瓜蒌、薤白温阳通络之品。同时颜正华指出，此治法在治疗心悸病证中只属治标之法，故治疗时应顾全"本虚"，而应配伍补养心神之品，如生黄芪、麦冬、五味子。

在以上治疗原则的基础上，颜正华亦遵循分证原则诊疗心悸一病，具体诊疗原则与用药法则如下。

（1）心虚胆怯证：以心悸不宁，善惊易恐，坐卧不安，不寐多梦而易惊醒，恶闻声响，食少纳呆，苔薄白，脉细略数或细弦为主症。治以镇惊定志，养心安神。常用方剂为安神定志丸加减。常用药为朱砂、龙齿、琥珀、酸枣仁、远志、茯神、人参、茯苓、山药、天冬、生地、熟地、肉桂、五味子。

（2）心血不足证：以心悸气短，头晕目眩，失眠健忘，面色无华，倦怠乏力，纳呆食少，舌淡红，脉细弱为主症。治以补血养心，益气安神。常用方剂为归脾汤加减。常用药为黄芪、人参、白术、炙甘草、熟地黄、当归、龙眼肉、茯神、远志、酸枣仁、木香。

（3）心阳不振证：以心悸不安，胸闷气短，动则尤甚，面色苍白，形寒肢冷，舌淡苔白，脉象虚弱或沉细无力为主症。治以温补心阳，安神定悸。代表方剂为桂枝甘草龙骨牡蛎汤合参附汤加减。常用药为桂枝、附片、人参、黄芪、麦冬、枸杞、炙甘草、龙骨、牡蛎。

（4）水饮凌心证：以心悸眩晕，胸闷痞满，渴不欲饮，小便短少，或下肢浮肿，形寒肢冷，伴恶心、欲吐、流涎，舌淡胖，苔白滑，脉象弦滑或沉细而滑为主症。治以振奋心阳，化气行水，宁心安神。代表方剂苓桂术甘汤加减。常用药为泽泻、猪苓、车前子、茯苓、炙甘草、人参、白术、黄芪、远志、酸枣仁。

（5）阴虚火旺证：以心悸易惊，心烦失眠，五心烦热，口干，盗汗，思虑劳心则症状加重，伴耳鸣腰酸，头晕目眩，急躁易怒，舌红少津，苔少或无，脉象细数为主症。治以滋阴清火，养心安神。常用方剂为天王补心丹合朱砂安神丸加减。常用药为生地、玄参、麦冬、天冬、当归、丹参、人参、炙甘草、黄连、朱砂、茯苓、远志、酸枣仁、柏子仁、五味子、桔梗。

（6）瘀阻心脉证：以心悸不安，胸闷不舒，心痛时作，痛如针刺，唇甲青紫，舌质紫黯或有瘀斑，脉涩或结或代为主症。治以活血化瘀，理气通络。代表方剂为桃仁红花煎合桂枝甘草龙骨牡蛎汤。常用药为桃仁、红花、丹参、赤芍、川芎、延胡索、香附、青皮、生地、当归、桂枝、甘草、龙骨、牡蛎。

【医案举隅】

医案一

李某，男，63岁，退休干部。初诊时间：2000年8月21日。

主诉：心悸10年。

现病史：10年前体检查出房性期前收缩，后偶感心悸，因不影响生活而未加以重视，近因外感而致心悸频发，现外感已好，而心悸仍作，为求进一步治疗，而来就诊。现心悸怔忡，疲乏无力，汗出，烦躁，眠差，气短，眩晕，上述症状劳累后加重。咽干、口渴不欲饮，纳可，二便调。舌黯、苔黄腻、舌下青紫，脉结代不匀。既往有糖尿病、浅表性萎缩性胃炎病史。

辨证：气阴两虚。

治法：益气养阴，安神定志。

处方：西洋参^{另煎}6g，生黄芪30g，麦冬10g，五味子6g，炒枣仁^{打碎}18g，远志10g，生龙牡^{打碎、先煎}各20g，丹参15g，茯苓30g，生苡仁30g，夜交藤30g，莲子心3g。7剂，水煎服，日1剂。

二诊：2000年8月28日。患者服上方7剂后，症状减轻。现眩晕、烦躁、心悸等症状时作，劳累后加重。纳差，便干、日1行，眠差。舌质黯淡、苔白腻、舌下青紫，脉结代不匀。上方改炒枣仁、生龙牡各30g，加香附10g、郁金12g、合欢皮15g。

处方：西洋参^{另煎}6g，生黄芪30g，麦冬10g，五味子6g，炒枣仁^{打碎}30g，远志10g，生龙牡^{打碎、先下}各30g，丹参15g，茯苓30g，生苡仁30g，夜交藤30g，莲子心3g，香附10g，郁金12g，合欢皮15g。10剂，水煎服，日1剂。

三诊：2000年9月7日。患者服上方10剂后，症状明显改善，原有症状皆大减，劳累后加重。纳可，眠可，二便调。舌质黯淡、苔白腻、舌下青紫，脉结代不匀。上方继服10剂。心悸感消失，随访3个月未复发。

按语：本案患者心气心阴俱虚，遂致上述诸症。心位于胸中，心气不足，胸中宗气运转无力，故气短。心为神舍，心气不足易致神浮不敛，心神动摇，而眠差气虚卫外不固则汗出；劳累耗气，心气亦虚，故劳累后加重。心阴虚，故出现口干、咽干等津液不足的现象。故颜正华在治疗此病案时以益气养阴、安神定志为治疗基本原则，以生脉散加味为基本方加减。

方中西洋参补益气阴为君药；生黄芪补气，麦冬、五味子养阴，三药合用加强西洋参的补益气阴的作用，为臣药；炒枣仁、远志、生龙骨、生牡蛎、丹参、夜交藤均有养心安神的作用，而茯苓、生苡仁补益心脾，均为佐使药。诸药合用，证症结合，以求药到病除之效。患者在连服了7剂后，症状明显改善，但仍有劳累后诸症加重的临床表现，故在守方的基础上随症加减，患者继服20剂后临床症状基本消失，收到了很好的临床治疗效果。

医案二

赵某，女，74岁，退休职工。初诊时间：2000年11月30日。

主诉：心悸、怔忡半年余。

现病史：半年前因情志不舒出现心悸，西药治疗症状不见缓解，为求进一步治疗而前来就诊。现心悸怔忡，失眠，纳差，口干，自汗，盗汗，动则汗出甚，便日1行。脉弦滑，舌黯红少苔，舌下青紫。有冠心病、心律失常病史。

辨证：气阴两虚，心神失养。

治法：益气养阴，安神定志。

处方：生黄芪30g，柏子仁15g，南北沙参各15g，麦冬10g，丹参30g，茯苓30g，炒枣仁^{打碎}30g，五味子10g，炙远志10g，生龙牡^{打碎、先煎}各30g，合欢皮15g，夜交藤30g。7剂，水煎服，日1剂。

二诊：2000年12月7日。患者服上方7剂后，配合西药，症状减轻。现失眠，心悸，自汗，盗汗，纳差，便可。舌黯红少苔，脉弦滑数。

处方：生黄芪30g，柏子仁15g，南北沙参各15g，麦冬10g，丹参30g，茯苓30g，炒枣仁^{打碎}30g，五味子10g，炙远志10g，生龙牡^{打碎、先煎}各30g，合欢皮15g，夜交藤30g，生麦谷芽各15g。7剂，水煎服，日1剂。

三诊：2000年12月14日。患者服上方7剂后，配合西药，症状减轻。现心悸，眠差，纳差，口干，自汗，盗汗，二便调。脉弦滑数，舌红少苔，口干。

处方：生黄芪30g，柏子仁15g，南北沙参各15g，麦冬10g，丹参30g，茯苓30g，炒枣仁^{打碎}30g，五味子10g，炙远志10g，生龙牡^{打碎、先煎}各30g，夜交藤30g，生麦谷芽各15g，白芍15g。7剂，水煎服，日1剂。

四诊：2000年12月21日。患者服上方7剂后，症状好转。现心悸，自汗，盗汗，口干喜饮，二便调，纳可。眠安。舌红少苔，脉滑数。上方改麦冬15g、柏子仁12g，去茯苓、炙远志、生麦谷芽，加生地18g、玉竹15g。

处方：生地 18g，玉竹 15g，麦冬 15g，南北沙参各 15g，生黄芪 30g，柏子仁 12g，白芍 15g，炒枣仁^{打碎}30g，五味子 10g，生龙牡^{打碎、先煎}各 30g，夜交藤 30g，丹参 30g。7 剂，水煎服，日 1 剂。

五诊：2000 年 12 月 28 日。患者服上方 7 剂后，症状基本消失。今晨大便 4 次、偏稀，汗多。舌黯红少苔，舌下青紫，脉滑数。

处方：生地 24g，玉竹 15g，麦冬 15g，南北沙参各 15g，生黄芪 30g，柏子仁 12g，白芍 15g，炒枣仁^{打碎}30g，五味子 10g，生龙牡^{打碎、先煎}各 30g，夜交藤 30g，丹参 30g，炒山药 15g，茯苓 30g。7 剂，水煎服，日 1 剂。

按语：本案患者年逾古稀，气血亏虚明显。心气不足，鼓动之力，则心悸、怔忡。心神失养，则失眠。汗为心之液，心气虚则心液不固则外泄，故自汗。心阴虚则可致盗汗。故颜正华在治疗此疾病时，以益气养阴、安神定志为治疗基本思想，以生脉散加味为基本方加减。

方中生黄芪补中益气，柏子仁、炒枣仁、炙远志、合欢皮、夜交藤养心安神，南沙参、北沙参、麦冬养心阴，丹参活血化瘀，茯苓健脾安神，生龙骨、生牡蛎、五味子敛汗养心，诸药合用，症状结合，以求药到病除之效。随后的诊治中，颜正华在守方基础上，根据患者的病情变化，随症加减药物，使患者在连服了 30 剂中药后，症状基本消失，收到了很好的临床治疗效果。

医案三

陈某，女，65 岁，退休教师。初诊时间：2000 年 11 月 27 日。

主诉：心悸间断发作 20 年。

现病史：20 年前因工作劳累而自觉心中急剧跳动、惊慌不安，西医医院诊断为窦性心律不齐，一直服用西药控制病情。3 天前因天气突变而致心悸突发，服用西药症状不见缓解，为求进一步治疗而前来就诊。现感心悸怔忡，偶发心胸疼痛，疲乏无力，颜面浮肿，口黏滞感，纳差，胃胀不舒，便黏滞不爽、日 1 行，尿可，眠差。有高血压、冠心病、阵发性心动过速病史。脉沉弦，舌黯红苔薄白。

辨证：瘀血阻滞，心络痹塞。

治法：活血化瘀，理气通络。

处方：丹参 30g，茯苓 30g，炒枣仁^{打碎}18g，远志 10g，柏子仁 15g，郁李仁^{打碎}15g，全瓜蒌 30g，陈皮 10g，香附 10g，苏梗 10g，佛手 6g，降香 6g。7 剂，水煎服，日 1 剂。

二诊：2000 年 12 月 4 日。患者服上方 7 剂后，症状减轻。现心悸怔忡，神疲乏力，颜面浮肿，纳差，胃脘堵闷，夜间便频、黏而不畅，尿可。舌黯红苔微黄腻，脉沉弦。

处方：丹参 30g，茯苓 30g，炒枣仁^{打碎}18g，远志 10g，柏子仁 15g，全瓜蒌 30g，陈皮 10g，香附 10g，苏梗 10g，佛手 6g，槟榔 10g，薤白 12g，党参 12g。7 剂，水煎

服,日1剂。

三诊:2000年12月10日。患者服上方7剂后,症状基本消失,偶犯。纳可,二便调,脉弦细,舌质黯红苔黄腻。为巩固疗效,治以益气养阴、安神定志。

处方:丹参30g,茯苓30g,炒枣仁^{打碎}24g,远志10g,生龙牡^{打碎、先煎}各20g,陈皮10g,砂仁^{后下}5g,神曲12g,生黄芪18g,党参15g,枳壳6g,佛手6g。7剂,水煎服,日1剂。

四诊:2000年12月18日。患者服上方7剂后,心悸感基本消失。纳可,二便调,舌黯苔黄腻,脉弦细无力。

处方:丹参30g,茯苓30g,炒枣仁^{打碎}24g,远志10g,生龙牡^{打碎、先煎}各20g,陈皮10g,砂仁^{后下}5g,神曲12g,生黄芪18g,党参15g,枳壳6g,佛手6g,炒白术15g,泽泻15g,菟丝子15g。7剂,水煎服,日1剂。

患者服药后,诸症均释,随访半年未复发。

按语:本案患者原本患有心悸,但此次因情志不畅而使心悸发作,当属虚实夹杂证。颜正华在治疗时,抓住主症顺应病情病机的变化,依据先去实后补虚和主兼并治的原则,对其进行分步辨治。第一阶段即为前两诊,以去实为主兼以补虚。此阶段的患者表现为因痰瘀阻滞心络而发病,气血痰瘀滞,心络不通而悸,时发时止。故颜正华在方中以丹参、降香活血化瘀,全瓜蒌宽胸理气化痰,郁李仁润肠通便,陈皮、香附、苏梗、佛手理气通络,佐以茯苓、炒枣仁、远志、柏子仁等养心安神之品。诸药合用,既可收化痰活血、行气通络之功,又可显养心安神之效。患者经过中药14剂调理之后,实邪消失,反表现出一派虚弱之象,故颜正华在第二阶段的治疗原则变为"益气养阴,安神定志",逐步加入营养心神药而固本。患者在连服了近30剂中药后,病情得到了很好的控制,收到了很好的临床疗效。

十四、胸痹

胸痹系因心脉挛急或闭塞引起的膻中部位及左胸膺部疼痛为主症的一类病证。轻者仅感胸闷如窒,呼吸欠畅;重者突然疼痛如刺、如灼、如绞,面色苍白,大汗淋漓,四肢不温。纵观历代医籍对胸痹心痛的论述,认识不一,病机错综复杂,但概括起来可归结为"本虚标实"四字。本虚为气、血、阴、阳虚;标实为痰浊、血瘀、气滞、寒凝四者。《素问·缪刺论》云:"邪客于足少阴之络,令人卒心痛暴胀,胸胁支满。"《素问·刺热》云:"心热病者,先不乐,数日乃热,热争则卒心痛,烦闷善呕,头痛面赤无汗。"汉代张仲景则认为胸痹心痛的基本病机是"阳微阴弦"。至宋代《圣济总录》首次提出胸痹心痛的基本病机为"本虚标实"。后世医家亦有从"虚""实"分论者,如清代喻嘉言《医门法律》指出胸痹病因是"阳不主事,阴气在上之候也",对于治法,《张氏医通》则概括为"微者但通其上焦不足之阳,甚者必驱其下焦厥逆之气"。清代王清任在《医林改错》中提出胸痹心痛与血瘀有关,云:"胸疼在前面,用木金散可愈;后通背亦疼,用瓜蒌薤白白酒汤可愈;在伤寒,用瓜蒌、陷胸、柴胡等皆可愈。有忽然胸疼,前方皆不应,用此方(此指血府逐瘀汤)一付,疼立止。"西医学中的冠心病、心绞痛可参考本病辨证论治。

【治验简介】

颜正华临证治疗胸痹善用瓜蒌薤白白酒汤加减。瓜蒌薤白白酒汤方出汉代张仲景《金匮要略》。原文记载:"胸痹之病,喘息咳唾,胸背痛,短气,寸口脉沉而迟,关上小紧数,栝蒌薤白白酒汤主之。"原方组成:"栝蒌实一枚(捣),薤白半升,白酒七升。"方中瓜蒌苦寒滑利,豁痰下气,宽畅胸膈;薤白辛温,通阳散结以止痹痛;白酒通阳,可助药势,使痹阻得通,胸阳得宣,则诸症可解。此方是仲景治疗胸痹心痛病证的基本方,若痰涎壅盛,则加半夏,组成瓜蒌薤白半夏汤。

现代药理研究表明,瓜蒌薤白白酒汤具有扩张冠状动脉、增加冠脉血流量、减慢心率、提高动物耐缺氧能力、抑制血小板凝聚等作用。在治疗胸痹心痛病证时,瓜蒌和薤白的药理作用有差异,两药合用主要表现为瓜蒌的作用。但在抑制血小板聚集、促进血小板聚体的解聚和提高动物耐缺氧能力等方面两药有一定的协同作用。

颜正华用之,则是考虑薤白温阳散结、行气导滞,瓜蒌清气化痰、宽畅胸膈,两药合用有温阳化气、活血化痰通络之效。若遇纳呆腹满,则佐以陈皮、枳壳行气和胃之品;若遇痛如针刺,舌黯有瘀斑,舌下青紫者,可酌情加入一些活血化瘀药,如红花、丹参、降香等;若遇痰浊痹阻心络而致痞满胸闷者,可配伍开窍宽胸化痰之品,如郁金、石菖蒲等。若遇心痛夹虚者,则应在活血化痰通络的基础上,加入补益心神、振奋心阳药,如生黄芪、甘草、桂枝等。

在喜用瓜蒌薤白白酒汤的基础上,颜正华亦强调辨证分型治疗胸痹一证。具体论治原则如下。

(1)心血瘀阻证:以心胸疼痛,如刺如绞,痛有定处,入夜为甚,甚则心痛彻背,背痛彻心,或痛引肩背,伴有胸闷,日久不愈,可因暴怒、劳累而加重,舌质黯红,或紫黯,有瘀斑,舌下瘀筋,苔薄,脉弦涩为主症。治以活血化瘀,通脉止痛。代表方剂为血府逐瘀汤加减。常用药为川芎、桃仁、红花、赤芍、柴胡、桔梗、枳壳、当归、生地、降香、郁金。

(2)气滞心胸证:以心胸满闷,隐痛阵发,痛无定处,时欲太息,遇情志不遂时容易诱发或加重,或兼有脘腹胀闷,得嗳气或矢气则舒,苔薄或薄腻,脉细弦为主症。治以疏肝理气,活血通络。常用方剂为柴胡疏肝散加减。常用药为柴胡、枳壳、赤芍、香附、陈皮、川芎。

（3）痰浊闭阻证：以胸闷重而心痛微，痰多气短，肢体沉重，形体肥胖，遇阴雨天而易发作或加重，伴有倦怠乏力，纳呆便溏，咯吐痰涎，舌体胖大且边有齿痕，苔浊腻或白滑，脉滑为主症。治以通阳泄浊，豁痰宣痹。常用方剂为瓜蒌薤白半夏汤合涤痰汤加减。常用药为瓜蒌、薤白、半夏、南星、竹茹、人参、茯苓、甘草、石菖蒲、陈皮、枳实。

（4）寒凝心脉证：以猝然心痛如绞，心痛彻背，喘不得卧，多因气候骤冷或骤感风寒而发病或加重，伴形寒，甚则手足不温，冷汗自出，胸闷气短，心悸，面色苍白，苔薄白，脉沉紧或沉细为主症。治以辛温散寒，宣通心阳。常用方剂为枳实薤白桂枝汤合当归四逆汤加减。常用药为桂枝、薤白、瓜蒌、当归、芍药、甘草、枳实、厚朴、大枣。

（5）气阴两虚证：以心胸隐痛，时作时休，心悸气短，动则益甚，伴倦怠乏力，声息低微，易汗出，舌质淡红，舌体胖边有齿痕，苔薄白，脉虚细缓或结代为主症。治以益气养阴，活血通脉。常用方剂为生脉散合人参养荣汤加减。常用药为人参、黄芪、炙甘草、桂枝、麦冬、玉竹、当归、丹参、五味子。

（6）心肾阴虚证：以心痛憋闷，心悸盗汗，虚烦不寐，腰酸膝软，头晕耳鸣，口干便秘，舌红少津，苔薄或剥，脉细数或促代为主症。治以滋阴清火，养心和络。常用方剂为天王补心丹合炙甘草汤加减。常用药为生地、玄参、天冬、麦冬、人参、炙甘草、茯苓、柏子仁、酸枣仁、五味子、远志、丹参、当归身、芍药、阿胶。

（7）心肾阳虚证：以心悸而痛，胸闷气短，自汗，动则更甚，神倦怯寒，四肢欠温或肿胀，舌质淡胖，边有齿痕，苔白或腻，脉沉细迟为主症。治以温补阳气，振奋心阳。常用方剂为参附汤合右归饮加减。常用药为人参、附子、桂枝、熟地、山萸肉、仙灵脾、补肾脂、炙甘草。

【医案举隅】

医案一

何某，女，62岁，退休干部。初诊时间：2000年8月14日。

主诉：胸前区疼痛半年。

现病史：半年前因劳累而出现胸前区压榨性疼痛，牵及肩背，西医急诊诊断为冠心病、心绞痛，治疗后症状好转，但劳累后易出现胸闷、心悸、气短等不适，为求进一步治疗，前来就诊。现胸闷、气短、心悸，口干，眩晕，纳可，二便调。今早自测血压 90/60mmHg，既往无高血压病史。舌淡，苔微黄腻，舌下青紫，脉濡滑。

辨证：气滞血瘀，心络痹阻。

治法：行气活血，疏通心络。

处方：全瓜蒌20g，薤白10g，丹参30g，生葛根12g，香附10g，郁金12g，枳壳10g，白蒺藜12g，川芎10g，红花10g，赤芍12g，降香6g。14剂。水煎服，日1剂。

二诊:2000年8月28日。患者服上方14剂后,症状减轻。现偶眩晕、心悸、胸闷、乏力气短。纳可,眠安,二便调。舌淡,苔薄白腻,舌下青紫,脉濡滑。

处方:生黄芪18g、全瓜蒌15g、薤白10g、丹参30g、生葛根12g、香附10g、郁金12g、枳壳10g、白蒺藜12g、川芎10g、红花10g、赤芍12g、降香6g。14剂,水煎服,日1剂。患者服药后,胸痹感消失,其他症状显著好转。

按语:本案患者年逾六旬,日渐体虚,因劳累过度引发心绞痛。证属气滞血瘀,心络痹阻。心脉痹阻,不通则痛,故出现胸痛;心主血脉,心脉痹阻,可见舌下青紫;心脉痹阻,清阳不升而出现眩晕。故颜正华在治疗此疾病时以行气活血、疏通心络为治疗的基本原则,以瓜蒌薤白白酒汤为基本方加减。

方中全瓜蒌利气宽胸,薤白通阳散结,丹参活血养心,生葛根升阳生津,香附行气止痛,郁金行气解郁,枳壳理气宽胸,白蒺藜补养肝肾,川芎理气活血,红花活血化瘀,赤芍凉血柔肝,降香活血定痛。诸药合用,证症结合,共奏行气活血、疏通心络之效。患者在连服14剂之后诸症减轻,颜正华在守方的基础上,随症加减,患者继服14剂,胸痹感消失,收到很好的临床治疗效果。

医案二

张某,女,67岁,国企退休职工。初诊时间:2000年7月10日。

主诉:胸闷、心悸7年。

现病史:7年前不明原因出现心悸、胸闷等症,未予重视,后逐渐加重,1997年某天夜间突发心前区压榨性疼痛、痛及肩背,西医急诊诊断冠心病、心绞痛,治疗后好转出院,后一直服用西药控制病情。近因天气闷热而致病情加重,为求进一步治疗而前来就诊。现心悸、胸闷痛,眩晕、头痛,眠差,纳可、偶多食胃胀,大便黏滞不爽、日1行。今早自测血压90/60mmHg。舌红黯、苔薄白、舌下青紫,脉弦细。既往有脑血管供血不足,胆结石,慢性胃炎、胃溃疡等病史。

辨证:气滞血瘀,心脉痹阻。

治法:行气活血,疏通心络。

处方:全瓜蒌20g、薤白12g、丹参30g、川芎10g、红花10g、陈皮10g、砂仁^{后下}6g、炒枳壳6g、生黄芪15g、当归10g、神曲12g、佛手6g。7剂。水煎服,日1剂。

二诊:2000年7月17日。患者服上方7剂后,症状减轻。现心悸、胸痛,眩晕、头痛,眠差,纳可,二便调。舌黯、苔薄白、舌下青紫,脉弦细。

处方:全瓜蒌15g、薤白12g、丹参30g、川芎10g、红花10g、陈皮10g、砂仁^{后下}6g、炒枳壳6g、生黄芪18g、当归10g、神曲12g、佛手6g、制首乌15g。10剂,水煎服,日1剂。

三诊:2000年7月27日。患者服上方10剂后,症状大减。上述症状偶发,余无不适。纳可,眠安,二便调。舌黯红少苔,舌下青紫,脉弦细。

处方:全瓜蒌15g,薤白12g,丹参30g,川芎10g,红花10g,陈皮10g,砂仁^{后下}6g,炒枳壳6g,生黄芪18g,当归10g,神曲12g,佛手6g,制首乌15g,炒白芍15g,甘草5g。10剂,水煎服,日1剂。

患者服药后,胸痹感消失,随访半年未复发。

按语:本案患者胸痹疼痛,舌红黯、舌下青紫,有典型瘀血征象。心脉痹阻,不通则痛,故出现胸痛;心主血脉,心脉痹阻,可见舌下青紫;心脉痹阻,清阳不升而出现眩晕、头痛。心脉痹阻,无以营养心神,故出现心悸、眠差。故颜正华在治疗此疾病时以"通心络"为治疗的基本原则,方以瓜蒌薤白白酒汤为基本方加减。

方中全瓜蒌利气宽胸,薤白通阳散结,丹参活血养心,川芎理气活血,红花活血化瘀,陈皮、佛手理气止痛,枳壳理气宽胸,生黄芪补养心气,当归养血活血,神曲、砂仁调理脾胃而助药效吸收。诸药合用,证症结合,共奏"通心脉"之效。患者在连服7剂之后诸症减轻,故颜正华在守方的基础上,随症加减,以巩固疗效。

医案三

王某,女,55岁,大学教师。初诊时间:2000年1月10日。

主诉:心前区压迫性疼痛间断发作20年。

现病史:20年前因劳累而出现胸前区压榨性疼痛,牵及肩背,西医急诊诊断为冠心病、心绞痛,治疗后症状好转,但劳累后易出现"胸闷、心悸、气短"等不适,为求进一步治疗,前来就诊。现心前区隐痛,伴心悸、胸闷、喘息咳唾,无肩背放射性疼痛。胃脘胀痛、纳呆、眠可、二便调。舌黯红,苔薄白,舌下青紫,脉弦细。

辨证:痰瘀痹阻心络。

治法:通心络,化痰瘀。

处方:全瓜蒌15g,薤白12g,丹参30g,白蒺藜12g,香附10g,郁金12g,枳壳6g,吴茱萸1.5g,炒白芍15g,旋覆花^包10g,煅瓦楞子^{打碎、先煎}15g,佛手6g。7剂,水煎服,日1剂。

二诊:2000年1月17日。患者服上方7剂后症状大减。偶尔胸闷,无心痛、心悸。现自觉中脘部有硬块,不痛不移,但与情志有关。眠差多梦,纳可,二便调。舌黯苔黄,舌下青紫,脉弦滑。

处方:全瓜蒌15g,薤白12g,丹参30g,白蒺藜12g,香附10g,郁金12g,枳壳6g,吴茱萸1.5g,炒白芍15g,旋覆花^包10g,煅瓦楞子^{打碎、先煎}15g,青陈皮各8g,香橼皮10g。7剂,水煎服,日1剂。患者服药后,胸痹感消失。

按语:本案患者患病20年,久病伤及心络,痰瘀互结,痹阻心络而致胸痹心痛时作。其治疗当以瓜蒌、薤白宣通胸阳为要务。心位于胸中而主血脉，胸阳痹阻，则心脉不畅，故颜正华临证治疗胸痹每选用活血通脉之品，如川芎、赤芍、白芍、丹参、红花等。

本案处方中，瓜蒌化痰散结、利气宽胸，薤白通阳散结、行气导滞，两药合用散胸中凝滞之阴寒，化上焦结聚之痰浊，宣胸中阳气以宽胸，乃治胸闷之要药。佐以活血之丹参、郁金，行气之香附、枳壳、佛手，平肝疏散之白蒺藜、白芍共奏"通心络、化痰瘀"之功。又因患者中焦不健，胃脘胀痛、纳食不佳，而加入了吴茱萸、煅瓦楞子、佛手等温中行气、降逆消胀。本方配伍精当，使胸阳振，痰浊化，瘀血清，阴寒消，气机畅，则胸闷喘息诸症可除。患者在连服了中药7剂后症状大减，故颜正华在守方的基础上，根据病情的变化随症加减。如因患者自觉中脘部有硬块，且与情绪有关，颜正华认为此为气机不畅之象，故去行气力薄之佛手，易以行气力著之青皮、陈皮、香橼皮等药，收效甚著。

医案四

胡某，男，49岁，私企老板。初诊时间：2008年4月21日。

主诉：心前区压榨性疼痛间断性发作10余年。

现病史：近因劳累而出现心前区压榨性疼痛，服硝酸甘油后症状不缓解，故去医院就诊，急诊诊断为急性广泛性前壁高侧壁心肌梗死立刻入院治疗，现因病情稳定出院，但仍感有心前区不适，故来就诊。现头晕，时胸闷、心前区不适。晨起咳嗽、伴白黏痰。晨起时剑突下不适，伴腹胀，便干、1日3~4次，心悸眠差，乏力，但无气短，时耳鸣。舌质黯苔黄腻，舌下青紫。有高血压、冠心病、高血脂、脂肪肝病史。

辨证：痰湿瘀滞，肝气郁结，痹阻心络。

治法：通心络，化痰瘀，潜肝阳。

处方：全瓜蒌20g，薤白12g，清半夏12g，杏仁10g，大贝10g，紫菀12g，陈皮10g，丹参20g，赤芍15g，川芎10g，红花10g，天麻10g，石决明打碎、先煎30g，生牡蛎打碎、先煎30g，决明子打碎30g，生山楂12g，降香6g，佛手6g。7剂，水煎服，日1剂。

二诊：2008年5月10日。患者服药期间，胸闷、心痛发作次数较前减少，且发作的间隔时间延长。现头晕症状减轻，晨起仍有咳嗽、伴白黏痰。口干，易犯口疮。便干、1~2日1行，眠可，纳佳。舌红苔黄腻，脉弦细滑。

处方：全瓜蒌20g，薤白12g，清半夏12g，杏仁10g，大贝10g，紫菀12g，陈皮10g，丹参30g，赤芍15g，川芎10g，红花10g，石决明打碎、先煎30g，生牡蛎打碎、先煎30g，决明子打碎30g，生山楂12g，降香6g，琥珀3g，丹皮10g，黄芩10g。7剂，水煎服，日1剂。

按语：患者患病10余年，久病伤及心络，痰瘀互结，痹阻心络而致胸痹心痛时作。痰阻心脉，不通则痛，故出现胸痛；心脉痹阻，无以营养心神，故出现心悸。痰浊困脾，脾失健运，气机不畅，故纳呆、胃脘胀痛、头晕。舌黯、舌下青紫为痰瘀阻络之象。故颜正华在治疗此疾病时以"通心络"为治疗的基本原则，方以瓜蒌薤白白酒汤为基本方加减。

方中瓜蒌利气宽胸，薤白通阳散结、行气导滞，两药合用散胸中凝滞之阴寒，化上焦结聚之痰浊，宣胸中阳气以宽胸，乃治胸闷之要药。佐以化痰之清半夏，行气之陈皮、佛手，活血之丹参、赤芍、川芎、红花、生山楂、降香，平肝之天麻、石决明、生牡蛎，共奏"通心络、化痰瘀，兼以平肝"之功。杏仁、大贝、紫菀可止咳化痰，兼畅胸中之气。本方药配伍精当，使胸阳振，痰浊化，瘀血清，阴寒消，气机畅，肝阳潜，则胸闷咳痰头晕诸症可除。患者在连服近20剂中药之后，症状减轻。故颜正华在守方的基础上，根据患者的病情变化，随症加减。如患者大便偏干，故加大全瓜蒌的用量。另有口疮，可知上焦有热，故加入丹皮、黄芩以降火。

医案五

蒋某，男，64岁，退休干部。初诊时间：2000年3月16日。

主诉：心前区压迫性疼痛间断发作8年。

现病史：8前因劳累出现胸前区压榨性疼痛，牵及肩背，西医急诊诊断为"冠心病、心绞痛"，治疗后症状好转，但劳累后易出现"胸闷、心悸、气短"等临床表现，为求进一步治疗，故前来就诊。现心前区隐痛，伴心悸怔忡，胸闷、喘息咳唾，眠差多梦，无肩背放射性疼痛，眩晕，口干欲饮，纳可，二便调。舌黯红，苔薄白，舌下青紫。脉弦细。既往有高血压、脑萎缩等病史，今早自测血压为130/90mmHg。

辨证：痰湿瘀滞，肝气郁结，痹阻心络。

治法：通心络，化痰瘀，潜肝阳。

处方：全瓜蒌20g，薤白10g，丹参30g，生葛根15g，白菊花10g，天麻10g，川芎10g，赤芍15g，茯苓30g，炒枣仁^{打碎}18g，生黄芪18g，降香6g。7剂，水煎服，日1剂。

二诊：2000年3月23日。患者服上方7剂后，症状有所减轻。胸闷、心悸稍轻，心前区疼痛仍时有发作。现脘腹胀满，嗳气吞酸，纳少，大便正常，尿黄，眠差，午后双下肢水肿。舌红苔黄腻、舌下青紫，脉弦滑。

处方：全瓜蒌20g，薤白10g，丹参30g，生葛根15g，白菊花10g，川芎10g，赤芍15g，茯苓30g，炒枣仁^{打碎}18g，降香6g，陈皮10g，枳壳10g，生山楂15g，天花粉15g，佛手6g。7剂，水煎服，日1剂。胸闷、胸痛感大为减轻。

按语：《症因脉治》云："胸中隐隐作痛，其痛缓，其来渐，久久不愈。饮食渐少，此内伤胸痛也。""内伤胸痛之因，七情六欲，动其心火，刑及肺金，或怫郁气逆，伤其肺道，则痰凝气结，或过饮辛热，伤其上焦，则血积于内，而闷闭胸痛矣。"

本案患者刻下胸痛隐隐，有内伤之嫌。患病8年，久病伤及心络，痰瘀互结，痹阻心络而致胸痹心痛时作。痰阻心脉，不通则痛，故出现胸痛；心脉痹阻，无以营养心神，故出现心悸眠差多梦。痰浊困脾，脾失健运，气机不畅，故纳呆、脘腹胀满、眩晕。故颜正华在治疗此疾病时以瓜蒌薤白白酒汤为基本方加减。方中瓜蒌利气宽胸，薤白通阳散结、行气导滞，两药合用散胸中凝滞之阴寒，化上焦结聚之痰浊，宣胸中阳气以宽胸，乃治胸闷之要药。佐以活血通络之丹参、生葛根、川芎、赤芍、降香，平肝之白菊花、天麻，养心神之炒枣仁，健脾之茯苓，补益心气之生黄芪，共奏"通心络、化痰瘀，兼以平肝"之功。本方药配伍精当，使胸阳振，痰浊化，瘀血清，阴寒消，气机畅，肝阳潜，则胸闷心悸眩晕诸症可除。患者在连服7剂中药之后，症状减轻。故颜正华在守方的基础上，根据患者的病情变化，随症加减。如患者脾胃失和，故加入佛手、陈皮、枳壳、生山楂等行气消食之品以调脾胃之气机。

十五、眩晕

眩晕系指因清窍失养，临床上以头晕、眼花为主症的一类病证。眩即眼花，晕是头晕，两者常同时并见，故统称为眩晕。其轻者闭目即止，重者如坐车船，旋转不定，不能站立，或伴有恶心、呕吐、汗出、面色苍白等症状。严重者可突然仆倒。中医对眩晕的认识由来已久。《黄帝内经》认为眩晕与"虚""肝"有关。如《灵枢·大惑论》云："故邪中于项，因逢其身之虚……入于脑则脑转。脑转则引目系急，目系急则目眩以转矣。"《灵枢·海论》云："脑为髓之海，其输上在于其盖，下在风府……髓海有余，则轻劲多力，自过其度。髓海不足，则脑转耳鸣，胫酸眩冒，目无所见，懈怠安卧。"《灵枢·卫气》谓："上虚则眩。"《素问·至真要大论》曰："诸风掉眩，皆属于肝。"《素问·六元正纪大论》云："木郁之发……甚则耳鸣眩转，目不识人，善暴僵仆。"至明清时期，医家对眩晕的认识日臻完善。如明代徐春甫的《古今医统大全·眩运门》将眩晕分为虚、实两端，提出虚有气虚、血虚、阳虚之分，实有风、寒、暑、湿之别，并指出"四气乘虚""七情郁而生痰动火""淫欲过度，肾家不能纳气归元""吐血或崩漏，肝家不能收摄营气"是眩晕发病的常见原因。中医眩晕常见于西医内耳性眩晕，如梅尼埃综合征、迷路炎、内耳药物中毒、前庭神经元炎；中枢性眩晕，如椎－基底动脉供血不足、锁骨下动脉偷漏综合征、延髓外侧综合征、脑动脉粥样硬化、高血压脑病、小脑出血等；颅内占位性疾病，如听神经瘤、小脑肿瘤、第四脑室肿瘤等；其他如头部外伤、低血压、贫血及阵发性心动过速等出现眩晕表现者，也均可参考本证论治。

【治验简介】

颜正华认为，眩晕虽病在清窍，但与肝、肾、脾三脏的功能失常密切相关，三者中又与肝的关系最为密切。肝五行属木,木性升发,喜条达而恶抑郁,主疏泄气机,调畅情志;在经属厥阴,与少阳相表里,内居相火,一经诱发则易于升腾;肝体阴而用阳,全赖阴血涵润,而阴血易耗,故肝风易动。若肝失疏泄,则升降失度,出入无节,病及清窍,则致眩晕发作。若肝之疏泄功能失常,横克脾土,则脾健运失司,气血生化乏源,气血不足,则不能上养清窍而为眩晕,同时也可产生痰饮等病理产物,停留于清窍而致眩晕。此外,肝肾同源,若患者年老体衰,先天之本渐衰,日久而致水不涵木,肝失所养,肝阳上亢,上犯巅顶而作眩晕。颜正华认为,眩晕病因病机可具体归纳为以下四方面:

(1)精神因素:因长期精神紧张,或恼怒忧思,使肝气内郁,郁久化火,肝火上升,则为眩晕、头痛、面红目赤、烦躁善怒等症,或肝火内扰,耗损肝肾之阴,以至肝肾阴虚,肝阳偏亢,亢阳上扰头目,而为眩晕、头痛、心烦、失眠等症。

(2)饮食不节:由于过食肥甘或饮酒过度,损伤脾胃,运化失常,而致痰湿内生,痰浊中阻,土壅木郁,肝失条达,清阳不升,而为眩晕、头重、胸脘痞闷。如湿痰化热生风,则为眩晕头重或胀痛,心烦惊悸失眠。

(3)内伤虚损:劳伤过度,或老年肾亏,肾阴不足,肝失所养,内风易动,症见眩晕头痛,时作时止,五心烦热。如阴损及阳,肾阳亏损,除见眩晕头痛外,更见畏寒肢冷,夜尿增多。亦有阴阳两虚者,症见肝阳上扰,同时又见肾阴、肾阳两虚之证。

(4)冲任失调:冲为血海,任主一身之阴,冲任二脉与肝肾有密切关系,冲任失调也能引起肝肾阴亏、肝阳上亢,甚至肾阳亦衰成为阴阳两虚,兼有虚阳之证(多见于妇女围绝经期高血压)。

上述种种因素,都能引起眩晕。其根本原因,无非是肝肾阴阳失调、肾阴亏损、肝阳偏亢、上扰清窍,形成下虚上实、本虚标实之证。如果肝阳暴亢,阳亢风动,血随气逆,挟痰挟火,扰动心神,横窜经络,蒙蔽清窍,发生中风晕厥;肝风入络,可见四肢麻木、口眼㖞斜。

颜正华认为,眩晕的病因病机虽多变,但总以虚实为纲。虚为病之本,实为病之标。然虚有气、血、阴、阳之分,实有风、火、瘀、痰之别。它们可以独见,亦可并见。临床所见往往是虚实错杂,互为因果,彼此影响,甚至相互转化。故在临床中应详加辨析,抓住病理机制的关键所在。病程久者多偏于虚,虚者以精气虚居多,精虚者填精生髓,滋补肾阴;气血虚者宜益气养血,调补肝肾。病程短者多偏于实,实证以痰火为常见,痰湿中阻者,宜燥湿化痰;肝火偏盛者,则当清肝泻火;肝阳上亢,化火生风者,则宜清镇潜降。本病的发生多以阴虚阳亢者居多,治疗当以清火滋阴潜阳。若遇虚实夹杂者,或由因虚致实,或由邪实致虚,当扶正以祛邪,或祛邪以安正,临床应权衡标本缓急轻重,酌情论治。

临床中,颜正华多从以下七方面辨证论治眩晕一证。

（1）肝火亢盛型：其主症为眩晕耳鸣，头部两侧胀痛如裂，颞部青筋暴露，面红、目赤、口臭、口苦、烦躁善怒、便难或秘、尿赤、舌红苔黄、脉弦劲或弦数。常用方药为龙胆泻肝汤（《医宗金鉴》方），即龙胆草、黄芩、栀子、泽泻、木通、车前子、柴胡、当归、生地、甘草。本方功能为泻肝经湿热，可去当归、柴胡、泽泻、车前子，加菊花、钩藤、槐花、夏枯草，以平肝清火；如大便秘结，可加大黄，以泻火通便；头痛眩晕甚，加羚羊角（冲）、生石决明、珍珠母，以清肝火、平肝阳；口舌干燥，加石斛、玄参，以养阴泻热。也可用当归龙荟丸（《丹溪心法》方），即当归、黄柏、龙胆草、栀子、黄连、大黄、青黛、芦荟、麝香、木香。温开水送服，孕妇忌服。本方功能为泻肝经实火，适用于眩晕肝火盛、头痛眩晕、耳鸣、惊悸、烦躁、大便秘结、小便短赤者。

（2）肝阳上亢型：其主症为眩晕耳鸣，头痛且胀，面时潮红，烦躁易怒，惊悸失眠多梦，舌红苔薄，脉弦。常用方药为镇肝熄风汤（《医学衷中参西录》方），即怀牛膝、代赭石、生龙骨、生牡蛎、生龟甲、生白芍、玄参、天冬、青蒿、川楝子、生麦芽、甘草。本方功能为镇肝息风，适用于阴虚阳亢、肝风内动所致的头目眩晕、目胀耳鸣、脑中热痛、心中烦热、面色如醉，或肢体渐觉活动不利，或口眼渐形歪斜，甚至眩晕颠仆、不省人事、移时始醒，或醒后不能复原，脉弦长有力者。方中重用牛膝，以引血下行；龙、牡、龟、芍以潜阳镇逆、柔肝息风；肝阳上升太过，故用代赭石重镇降逆；玄参、天冬以壮水滋肝；麦芽以舒肝和中；川楝子以泄肝火。如痰多，加竹沥、胆星、川贝母；尺脉弱，加熟地、山茱萸；若头痛剧烈、眼胀痛者，加菊花、钩藤、夏枯草、苦丁茶，以泄肝火。也可选用天麻钩藤饮（《杂病证治新义》方），即天麻、钩藤、生石决明、栀子、黄芩、牛膝、杜仲、桑寄生、茯苓、夜交藤、益母草。本方平肝息风、潜阳清火，适用于眩晕肝阳上升证，见眩晕耳鸣、头胀而痛、急躁易怒、少寐多梦等症。可酌加白芍、珍珠母，以增强平肝潜阳之力；阴虚加生地、女贞子，以滋阴。

再者，颜正华治疗眩晕证属肝阴不足、肝阳上亢者，自创处方——潜降汤，收效甚佳。药物组成为：熟地黄 15g，白芍 12g，生石决明$^{打碎，先下}$ 30g，生牡蛎$^{打碎，先下}$ 30g，茯苓 10~20g，丹参 12~15g，益母草 15g，怀牛膝 12~15g，夜交藤 30g，白菊花 10g。方中熟地甘而微温，善滋阴养血固本，治阴血亏虚之证；白芍苦酸微寒，善养血敛阴，平肝柔肝，治肝阳上扰清窍而致的眩晕头痛；二药共为君药，滋补阴血，平抑肝阳。石决明质重咸寒，善清肝火、养肝阴、潜肝阳；生牡蛎质重而咸涩微寒，善益阴潜阳，又能镇心安神；两药共为臣药，既助主药补阴潜阳，又能镇心安神。茯苓甘平，宁心安神、健脾；丹参微寒，清心除烦活血；牛膝补肝肾而引火引血下行；益母草微寒，清热利水、活血化瘀；四药共为佐药，既助君臣药潜肝阳、补肝肾、定神志，又引火引血下行。白菊花微寒，能平抑肝阳、清利头目；夜交藤性平，能养心安神、祛风通络；二药共为使，一则平抑肝阳、养心安神，二则引药入心肝二经。诸药合用，滋阴平肝、潜阳安神效宏。临证凡遇肝肾阴虚、肝阳上亢所致的头痛眩晕、心悸失眠等，特别是中老年患者，每每投用，并随症加减。如兼食欲不振者，去熟地黄，加制何首乌 9g；兼耳鸣者，加磁石$^{打碎，先煎}$30g；兼腰痛者，加杜仲 10g、桑寄生 30g；兼盗汗者，加五味子 6g、浮小麦 30g；兼大便黏滞不爽者，加决明子^{打碎}30g、黑芝麻 30g；偏于阴虚火旺，兼心烦、口干者，去熟地黄，加生地黄 15g、麦冬 15g；肝火偏旺，兼急躁易怒、目赤者，加龙胆草 6g、夏枯草 15g；头痛较重者，加刺蒺藜 12g、蔓荆子 12g；眩晕较重者，加天麻 6~10g、钩藤^{后下}15g；失眠较重者，加炒枣仁^{打碎}15g、龙齿$^{打碎，先下}$15g。

颜正华认为，病位在肝肾的眩晕治疗虽重点在平肝潜阳，同时应注意以下六点：①肝为刚脏，内寄相火，平肝之中兼可清肝，清肝必用寒凉之品，此时谨防戕伤胃气；②肝以阴为体，以阳为用，补肝阴可平肝阳；③乙癸同源，滋补肾阴亦可制肝阳，但补肾阴切忌呆补、蛮补，而要滋而不腻，补而不滞；④因怀牛膝、益母草既助君臣药补肝肾、定神志，又引火引血下行，直折亢阳，此乃平肝息风定眩之又一蹊径；⑤运用金石之药（如石决明、生牡蛎）平肝潜阳实属必要，但不能久用，见好收工，否则易伤胃气，得不偿失；⑥此类眩晕常因急躁、劳累加重，故颜正华常配合辅助疗法，嘱咐患者调畅情志，而疏肝气。

（3）痰湿中阻型：其主症为眩晕头重，胸脘闷气，神倦多寐，泛恶欲吐，食欲不振，苔白腻，脉濡滑。如湿痰化热，可见眩晕头重或胀痛，心烦惊悸失眠，舌苔黄腻，脉滑数。常用方药为半夏白术天麻汤（《医学心悟》方），即天麻、白术、半夏、橘红、茯苓、甘草。本方功能为燥湿化痰息风，适用于眩晕痰湿中阻证，见眩晕头重、胸脘胀闷、泛泛欲吐、食少苔腻、脉濡滑。方中天麻平肝息风，白术健脾，二陈燥湿化痰，如头痛，可加白蒺藜、蔓荆子。也可选用温胆汤（《备急千金要方》方），即半夏、橘红、茯苓、炙甘草、枳实、竹茹。本方功能为燥湿化痰清热，适用于眩晕湿痰化热、痰热上扰证，见眩晕头重、惊悸失眠、口苦尿赤、舌苔黄腻、脉象滑数。方中二陈燥湿化痰，枳实下痰，竹茹清热，加黄连名黄连温胆汤，清心除烦之力更佳。

（4）肾阴不足型：其主症为头痛眩晕，时作时止，耳鸣眼花，口渴咽干，五心烦热，腰酸腿软遗精，便难，舌红少津，脉细数或弦细数。常用方药为杞菊地黄丸（《医级》方），即熟地、山药、山茱萸、丹皮、茯苓、泽泻、枸杞子、菊花。本方功能为滋补肝肾，适用于眩晕肝肾阴虚、虚火上炎证，见头晕眼花、耳鸣耳聋、盗汗遗精、腰酸腿软、舌红少苔、脉弦细数者。眩晕重者，加白蒺藜、钩藤、天麻、石决明；心悸失眠，加珍珠母、生龙牡；便干，加黑芝麻；虚风内动、四肢麻木，加桑枝、寄生、豨莶草、红花、鸡血藤。亦可选用左归饮（《景岳全书》方），即熟地、山药、山茱萸、枸杞子、菟丝子、川牛膝、鹿角胶、龟甲胶。本方功能为滋补肝肾，适用于眩晕、耳鸣盗汗、腰腿酸软、口舌干燥等症。本方补而不泻，滋补之力较地黄丸大，宜于眩晕、肝肾阴虚症状较重者。

（5）肾阳不足型：其主症为头晕目眩，面白肢冷，畏寒便溏，尿频量多，脉沉迟弱，舌质淡，苔白润。常用方药为肾气丸（《金匮要略》方）。本方功能为补肾助阳，适用于肾阳不足、眩晕耳鸣、身半以下常有冷感、夜间多尿、舌淡苔白、脉沉细尺弱。

（6）阴阳两虚型：其主症为上热下冷，头晕足冷，失眠多梦，口干心烦，腰腿酸软，夜尿增多，脉弦细，舌淡或嫩红，苔白。常用方药为二仙汤，即仙茅、仙灵脾、巴戟天、当归、知母、黄柏。本方补阴阳、调冲脉，多用于妇女围绝经期高血压，冲任失调，阴阳两虚，头痛眩晕，面红心烦，失眠，肢冷畏寒，腹痛尿频，舌嫩红，苔白腻，脉弦细，或弦劲。

（7）脾气虚弱型：其主症为头晕目眩，遇劳则发，面色少华，肢倦乏力，心悸，少寐，神疲懒言，舌淡，苔薄白，脉细弱。治宜补益气血，健运脾胃。方选归脾汤加减，即党参 15~20g、炙黄芪 15~20g、炒白术 10~15g、茯苓 30g、炙甘草 5g、龙眼肉 10g、当归 6g、炒枣仁 20g、远志 6g、陈皮 10g、枳壳 10g、砂仁 5g、大枣 10g、生姜 3 片、生麦芽 15g、生谷芽 15g。方中党参甘平归脾经，补气健脾；龙眼肉甘温归心脾经，补益心脾，养心安神，共为君药。炙黄芪、炒白术助党参益气补脾，当归助龙眼肉养血补心，同为臣药。茯苓、远志、酸枣仁宁心安神，陈皮、枳壳、砂仁理气醒脾，生麦芽、生谷芽健胃消食，与补气养血药配伍，使之补不碍胃，补而不滞，共为佐药。炙甘草益气补中，调和诸药，为佐使药。另少佐大枣、生姜调和脾胃，以资生化。诸药相合，补益气血，健运脾胃效宏。若症见头重如蒙，胸脘痞闷，泛泛欲呕，肢体倦怠，食少多寐，苔白腻，脉濡滑，治以祛痰燥湿、升清降浊。方选半夏白术天麻汤加减，即清半夏 10~15g、生白术 15g、天麻 10g、茯苓 30g、陈皮 10~15g、炒枳壳 6~10g。方中半夏化痰、天麻息风、白术健脾，三药配伍，风痰并治，肝脾同调，标本兼顾，是颜老治疗此类眩晕常用的药对。茯苓利湿健脾，陈皮、炒枳壳理气健脾，共为臣药。诸药相合，祛痰燥湿、升清降浊效宏。若病程久，侵及经络，损伤气血，而致痰瘀互结，在上方的基础上酌加川芎、红花等活血通络之品。

 【医案举隅】

医案一

张某，男，70 岁。退休工人。初诊时间：2000 年 8 月 1 日。

主诉：高血压 40 年。

现病史：近因与家人生气而出现头晕、心悸、胸闷等不适感，后自测血压为 150/120mmHg，遂前往西医院就诊，曾应用西药降压药治疗，症状改善不明显。现眩晕、心悸、胸闷，脘腹胀痛，进食后欲吐，前额胀痛，双下肢浮肿，口干欲饮，小便不利。纳差,眠轻,便可、日1行。舌红,苔薄黄,舌下青紫,脉弦滑。既往有前列腺肥厚病史。

辨证:风阳上扰,肾阴亏虚。

治法:平抑肝阳,滋补肾阴。

处方:白蒺藜12g,天麻6g,菊花10g,赤白芍各10g,苏梗10g,香附10g,陈皮10g,炒枳壳10g,鱼腥草^{后下}30g,土茯苓30g,白茅根30g,益母草30g,丹参30g。7剂。水煎服,日1剂。

二诊:2000年8月7日。患者服上方7剂后,症状减轻,刻下头晕、胸闷、心悸仍作,烧心缓解,纳食较前佳,小便利,大便稀、日一二行,眠差,脘腹胀痛,偶反酸,口干欲饮。舌红苔薄黄,脉弦滑。颜正华在上方基础上,加生牡蛎30g、泽泻15g。7剂。水煎服,日1剂。

三诊:2000年8月14日。患者服上方7剂后,症状减轻。刻下微有头晕、胸闷、心悸阵作,左下腹痛,排尿时疼痛减轻。脘腹胀痛减轻,烧心,阵咳,喉中有痰,色白量多,口干亦减缓,纳可,大便调。苔薄白,舌下青紫,脉弦滑。颜正华在上方基础上去白蒺藜、苏梗,加杏仁10g、生苡仁30g、紫菀12g。

处方:天麻6g,菊花10g,赤白芍各10g,香附10g,陈皮10g,炒枳壳10g,鱼腥草^{后下}30g,土茯苓30g,白茅根30g,益母草30g,丹参30g,生牡蛎^{打碎、先煎}30g,泽泻15g,杏仁10g,生苡仁30g,紫菀12g。7剂。水煎服,日1剂。

四诊:2000年8月28日。患者服上方7剂后,诸症明显减轻。颜正华在上方基础上去鱼腥草、白茅根,加黄连3g、吴茱萸1.5g。

处方:天麻6g,菊花10g,赤白芍各10g,香附10g,陈皮10g,炒枳壳10g,土茯苓30g,益母草30g,丹参30g,生牡蛎^{打碎、先煎}30g,泽泻15g,杏仁10g,生苡仁30g,紫菀12g,黄连3g,吴茱萸1.5g。7剂。水煎服,日1剂。患者服药7剂后,诸症均释。

按语:颜正华认为,本案属水不涵木,肝阳偏亢,风阳升动所表现的本虚标实证候。肝阳化风,肝风内动,上扰头目,则眩晕。肝阳亢逆无制,气血上冲,则见前额胀痛。肝主疏泄,肝性失柔,情志失疏,故急躁易怒。恼怒后可致气火内郁,暗耗阴液,而阴不能制阳,故加重诸症。本案患者因病程迁延不愈,阴损及阳,而出现肾阳虚衰无以温化水气而致双下肢浮肿及排尿困难。

颜正华在治疗本案时,以平抑肝阳、滋补肾阴为治疗的基本原则。方中白蒺藜为甘温之品,补肾固精养肝明目,为君药;天麻、菊花合用而起平抑肝阳的作用,赤芍清肝养血、白芍柔肝养血、丹参养血活血,三药合用共奏滋补肝阴之效,上述五味药加强白蒺藜滋补肝肾阴、平抑肝阳的作用,同为臣药;苏梗、香附、陈皮、炒枳壳四药合用起行气疏肝的作用,以调畅气机,恢复肝之疏泄功能,为佐使药。另外,颜正华考虑到患者久病阴损及阳而致双下肢水肿、小便不利等临床表现,故加入"鱼腥草、土茯苓、白茅根、益母草"等除湿利水消肿药。颜正华辨证准确,组方精当,故而收到良好的临床疗效。

医案二

王某,男,68 岁,退休干部。初诊时间:2000 年 8 月 17 日。

主诉:眩晕 10 年。

现病史:10 年前在不明原因的情况下出现"眩晕欲仆"的症状,西医急诊诊断为高血压脑病。治疗后症状减轻,10 年来一直服用降压药控制血压,近因想佐以中药调理,故前来就诊。现眩晕,头痛,疲乏无力,左侧偏瘫,胸痛,汗出,口干欲饮,口苦,眠差,纳呆,排便无力、日 1 行。舌黯紫、苔白腻、舌下青紫,脉弦细。既往有多发性脑梗、脑萎缩、高血压、糖尿病、冠心病等病史。

辨证:肝阳上亢,瘀血阻络。

治法:平抑肝阳,通窍活络。

处方:天麻 10g,菊花 10g,赤芍 15g,丹参 30g,桃仁 10g,红花 10g,地龙 12g,益母草 30g,决明子^{打碎}30g,全瓜蒌 30g,清半夏 10g,黄芩 10g,石决明^{打碎、先煎}30g。7 剂。水煎服,日 1 剂。

二诊:2000 年 8 月 24 日。患者服上方 7 剂后,诸症减轻。现眠差,纳呆,排便无力、日 1 行。舌黯紫、苔白腻、舌下青紫,脉弦细。

处方:白蒺藜 12g,天花粉 15g,天麻 10g,菊花 10g,赤芍 15g,丹参 30g,桃仁 10g,红花 10g,地龙 10g,益母草 30g,决明子^{打碎}30g,全瓜蒌 30g,黄芩 10g,石决明^{打碎、先煎}30g。7 剂,水煎服,日 1 剂。

患者服药后,诸症均释,随访半年未复发。

按语:年老肝肾亏虚乃生理之常。本案患者年近古稀,素来性情急躁易怒,五志过极,郁而化火,灼伤肾阴,致阴虚不能敛阳,遂成肝阳上亢之证。肝阳化风,肝风内动,上扰头目,则眩晕。肝阳亢逆无制,气血上冲,则见头痛。肝阳偏亢,阳化风动,瘀血随风阳横窜经络而致左侧偏瘫。故颜正华在治疗此病例时,以"平抑肝阳,通窍活络"为治疗的基本原则。方中天麻、菊花、决明子、石决明平抑肝阳,赤芍清肝柔肝,丹参、桃仁、红花、地龙活血通窍活络,清半夏、全瓜蒌化痰通络。诸药合用,证症结合,以求药到病除之效。患者在连服了中药 7 剂之后,自觉症状减轻,故二诊时在守方的基础上,随症加减,以巩固疗效。

医案三

郝某,男,47 岁,国家公务员。初诊时间:2000 年 7 月 31 日。

主诉:眩晕 10 年,加重 4 天。

现病史:10 年前因工作劳累而致眩晕,西医医院诊断为高血压。10 年来眩晕时有发作,伴胸闷、心悸、眠差,一直服用降压药控制血压,4 天前因生气而突感眩晕加重,自测血压140/105mmHg,服用降压药效果不明显,为求进一步治疗而前来就诊。现眩晕欲仆,偶感胸闷、心悸,口干欲饮,眠差,纳可,大便干、日1行,尿黄。舌红、苔黄腻、舌下青紫,脉弦滑。既往有颈椎病病史。

辨证:肝阳上扰,瘀阻清窍。

治法:平肝潜阳,活血通脉。

处方:天麻10g,钩藤^{后下}20g,白蒺藜12g,菊花10g,赤芍15g,丹参30g,珍珠母^{打碎、先煎}30g,决明子^{打碎}30g,怀牛膝15g,益母草30g,泽泻15g,黄芩10g,夏枯草15g,玄参12g,滑石^包15g。7剂。水煎服,日1剂。嘱其调情志,忌急躁恼怒。并可以颈部按摩,作为辅助治疗。

二诊:2000年8月14日。患者服上方中药7剂和颈部按摩后,眩晕症状减轻。现偶感眩晕、心悸、胸闷,口干欲饮,二便调,纳可,眠安。舌红、苔薄黄、舌下青紫,脉弦滑。

处方:天麻10g,钩藤^{后下}20g,白蒺藜12g,菊花10g,赤芍15g,丹参30g,珍珠母^{打碎、先煎}30g,决明子^{打碎}30g,怀牛膝15g,益母草30g,泽泻15g,黄芩10g,夏枯草15g,玄参12g。7剂,水煎服,日1剂。嘱其调情志,忌急躁恼怒。并可以颈部按摩作为辅助治疗。患者服药后,眩晕感消失,随访1年未复发。

按语:眩晕的病因病机复杂多变。《黄帝内经》所云"诸风掉眩,皆属于肝",意即眩晕与风、肝密切相关。刘完素认为"无火不作眩"。朱丹溪认为痰蒙清阳,亦可发眩晕,云"无痰不作眩"。张景岳指出精气不足,脑海失养,则胫酸眩晕,强调"无虚不作眩"。本案患者系肝阳偏亢、肝阳上攻所表现的本虚标实证候。肝阳化风,肝风内动,上扰头目,则眩晕欲仆。肝主疏泄,肝性失柔,情志失疏,故急躁易怒。恼怒,可致气火内郁,暗耗阴液,而阴不能制阳,故能加重诸症。此外,患者舌下青紫,有瘀血阻滞之象,故颜正华在治疗此疾病时,以平肝潜阳、活血通脉为治疗的基本原则,方以"潜降汤"为基本方加减。方中天麻、钩藤、菊花、夏枯草平抑肝阳,白蒺藜滋养肝肾,赤芍凉血活血柔肝,丹参养血活血柔肝,珍珠母、决明子、怀牛膝潜降肝阳,益母草、泽泻利水潜降,黄芩、滑石泻热,玄参滋阴。诸品合参,药证甚符,效果显著。

十六、头痛

头痛是指由于外感与内伤,致使脉络拘急或失养,清窍不利所引起的以头部疼痛为主要临床特征的疾病。本病可以发生于多种急慢性疾病过程中,有时亦是某些相关疾病加重或恶化的先兆。中医对头痛的认识由来已久。《黄帝内经》中"脑风""首风"即是指头痛而言。《素问·风论》认为头痛的病因乃外在风邪寒气犯于头部而致。《素问·五脏生成》以"头痛巅疾,下虚上实"阐释头痛之病机。汉代张仲景《伤寒论》在太阳病、阳明病、少阳病、厥阴病等篇章中详细论述了外感头痛病的辨证论治原则。隋代《诸病源候论》认识到内伤亦可引起头痛，云"风痰相结，上冲于头"。宋代《三因极一病证方论》对内伤头痛已有较充分的认识，云"有气血食厥而疼者，有五脏气郁厥而疼者"。金元以降，中医对头痛的认识日臻完善。如《东垣十书》指出外感与内伤均可引起头痛，并据病因和症状不同将头痛分为伤寒头痛、湿热头痛、偏头痛、真头痛、气虚头痛、血虚头痛、气血俱虚头痛、厥逆头痛等。《普济方》云："气血俱虚，风邪伤于阳经，入于脑中，则令人头痛。"明代《古今医统大全》对头痛病因进行了概括性阐述，云："头痛自内而致者，气血痰饮、五脏气郁之病，东垣论气虚、血虚、痰厥头痛之类是也；自外而致者，风寒暑湿之病，仲景伤寒、东垣六经之类是也。"另外，古代文献中有头风之名，实则亦指头痛。诚如《证治准绳·头痛》云："医书多分头痛、头风为二门，然一病也，但有新久去留之分耳。浅而近者名头痛，其痛卒然而至，易于解散速安也；深而远者为头风，其痛作止不常，愈后遇触复发也。皆当验其邪所从来而治之。"西医学中的周期性偏头痛、紧张性头痛、丛集性头痛及慢性阵发性偏头痛等，均可参考本病辨证论治。

【学术思想】

颜正华认为，头痛的病因可归纳为以下四方面。

（1）外感邪气：外邪头痛多因起居不慎，坐卧受风，感受风寒湿热等外邪上犯于头，清阳之气受阻，气血不畅，阻遏经络而发头痛。外邪中以风邪为主，因"风为百病之长"。同时，风邪也常挟寒、湿、热邪上袭头部。若挟寒邪，寒为阴邪伤阳，清阳受阻，寒凝血滞，经络拘急而痛；若挟热邪，风热上攻，侵扰清窍，气血逆乱而痛；若挟湿邪，湿性黏滞，湿蒙清阳，清阳不布，气血不畅而疼痛。

（2）情志不舒：精神长期紧张忧郁，肝气郁结，肝失疏泄，络脉失于条达拘急而头痛；或平素性情暴躁，恼怒太过，气郁化火，日久肝阴被耗，肝阳失敛而上亢，清阳受扰而致头痛。

（3）饮食失节：素嗜肥甘厚味，暴饮暴食，损伤脾胃，以致脾阳不振，脾不能运化升清，聚而痰湿内生，以致清阳不升，浊阴下降，清窍为痰湿所蒙蔽；或痰阻脑络，痰瘀痹阻，气血不畅，均可致脉络失养而痛。

（4）内伤虚损：先天禀赋不足，或劳欲伤肾，阴液耗损，或年老气血衰败，或久病不愈，产后、失血之后，营血亏损，气血不能上营于脑，髓海不充亦可致头痛。此外，外伤跌仆，或久病入络致络行不畅，血瘀气滞，脉络失养而致头痛。

颜正华认为，头痛可从以下诸方面辨证论治。

（1）风寒头痛：以起病较急，痛连项背，恶风畏寒，口不渴，苔薄白，脉浮紧为主症。治以祛风散寒。常用方药为川芎茶调散。若鼻塞流涕，加苍耳子、辛夷宣通鼻窍。若项背强痛，加葛根解肌止痛。若呕恶苔腻，加藿香、半夏、生姜和胃降逆。若巅顶头痛,加藁本祛风止痛;若巅顶痛甚,兼四肢厥冷,为寒犯厥阴,治当温散厥阴寒邪,方用吴茱萸汤加半夏、藁本、川芎等。

（2）风热头痛:以起病急,头胀痛,甚则头痛如裂,发热恶风,口渴欲饮,面红目赤,便秘,舌红苔黄,脉浮数为主症。治以疏散风热。常用方药为芎芷石膏汤。若风热较甚者,可去羌活、藁本,改用黄芩、山栀、薄荷以辛凉清解。若发热甚,加金银花、连翘清热解毒。若热盛津伤,症见舌红少津,可加知母、石斛、天花粉、芦根清热生津。若大便秘结,口鼻生疮,可用黄连上清丸,以求苦寒降火、通腑泄热之效。

（3）风湿头痛:以头痛如裹,肢体困重,胸闷纳呆,小便不利,大便或溏,苔白腻,脉濡为主症。治以祛风胜湿。常用方药羌活胜湿汤。若湿浊中阻,症见胸闷纳呆、便溏,可加苍术、厚朴、陈皮等燥湿宽中。若恶心呕吐者,可加生姜、半夏、藿香等芳香化浊、降逆止呕。若见身热汗出不畅、胸闷口渴者,为暑湿所致,宜清暑化湿,用黄连香薷饮加藿香、佩兰等。

（4）肝阳头痛:以头胀痛目眩,心烦易怒,面赤口苦,耳鸣胁痛,夜卧不安,舌红苔薄黄,脉弦有力为主症。治以平肝潜阳。常用方药为天麻钩藤饮。若见肝肾阴虚,舌红苔薄少津者,酌加生地、何首乌、女贞子、枸杞子、旱莲草等滋养肝肾。若头痛甚,口苦、胁痛,肝火偏旺者,加龙胆草、夏枯草以清肝泻火;火热较甚,亦可用龙胆泻肝汤清降肝火。

（5）肾虚头痛:以头痛而空,兼眩晕耳鸣,腰膝酸软,遗精,带下,失眠健忘,舌红少苔,脉沉细无力为主症。治以滋阴补肾。常用方药为大补元煎。若腰膝酸软,可加川断、怀牛膝以壮腰膝。若遗精、带下,加莲子、芡实、金樱子收敛固涩。若头痛畏寒,面白,四肢不温,舌淡,脉沉细而缓,证属肾阳不足,可用右归丸温补肾阳、填精补髓。

（6）血虚头痛:以头痛而晕,面色少华,心悸不宁,自汗,气短,畏风,神疲乏力,舌淡苔薄白,脉沉细而弱为主症。治以气血双补。常用方药为八珍汤。方中以四君子汤健脾补中益气,又以四物汤补肾而养血。若兼肝经热证,可加菊花、桑叶清头明目以治标,标本俱治,提高疗效。

（7）痰浊头痛:以头痛昏蒙,胸脘满闷,呕恶痰涎,苔白腻,或舌胖大有齿痕,脉滑为主症。治以健脾化痰,降逆止痛。常用方药为半夏白术天麻汤。并可加蔓荆子、白蒺藜运脾燥湿,祛风止痛。若痰郁化热显著者,可加竹茹、枳实、黄芩清热燥湿。

（8）瘀血头痛:以头痛如刺,入夜尤甚,固定不移,舌紫或有瘀斑、瘀点,苔薄白,脉沉细涩为主症。治以活血止痛。常用方药为通窍活血汤。头痛甚者,可加全蝎、蜈蚣等虫类药以收逐风邪、活络止痛之效。久病气血不足,可加黄芪、当归,以助活络化瘀之力。

【医案举隅】

医案一

金某,女,29,外企职员。初诊时间:2000年4月20日。

主诉:偏头痛间断发作1年,加重3天。

现病史:1年前,因生气发怒出现左侧偏头痛,西医治疗无效后转入某中医院治疗,服药后症状略有缓解,但频繁复发,每生气时加重。3天前,因工作紧张焦躁而致偏头痛复发,并较前加剧,口服西药止痛药亦无法缓解,故前来寻诊。现左侧偏头痛,伴失眠。口干喜饮,纳差,胃部不适,嗳气频,便干、日1行,小便黄。末次月经(LMP)4月7日,经色、量可,无痛经。舌红苔薄白,脉弦细。

辨证:肝气郁结,肝阳上逆。

治法:疏肝理气,平肝潜阳。

处方:川芎10g,白蒺藜12g,防风10g,苏梗10g,香附10g,陈皮10g,炒枳壳10g,旋覆花^{包}10g,煅瓦楞子$^{打碎、先煎}$30g,炒白芍18g,当归10g,全瓜蒌30g,佛手6g。7剂。水煎服,日1剂。

二诊:2000年4月27日。患者服上方7剂后症状有所改善。现左侧偏头痛明显减轻,仍失眠,口干欲饮,大便稀、日二三行。鼻衄,胃痛时发作。晨起恶心,呃逆。舌红苔薄白,脉弦细。上方去川芎、防风、当归、全瓜蒌、佛手,加蔓荆子12g,丹参15g,绿萼梅6g、甘草5g、益母草30g,改苏梗6g、枳壳6g。

处方:白蒺藜12g,蔓荆子12g,苏梗6g,香附10g,陈皮10g,枳壳6g,旋覆花^{包}10g,煅瓦楞子$^{打碎、先煎}$30g,炒白芍18g,丹参15g,绿萼梅6g,甘草5g,益母草30g。7剂,水煎服,日1剂。

患者服药后,偏头痛感基本消失,大便日1行,胃痛明显缓解,晨起恶心、呃逆感消失。

按语:本案患者系因发怒和工作紧张而致左侧偏头痛,且脉弦并伴胃脘气滞不舒,可知实乃肝气郁结、肝阳上逆之证。故颜正华在治疗本案时,以疏肝理气、平肝潜阳为基本治疗原则。方中以治头痛之要药川芎为君,并配伍大量理气药以助气行而痛止,如白蒺藜、苏梗、香附、陈皮、炒枳壳、佛手等。同时,考虑患者有明显胃部不适症状,故在上述药物的基础上酌加些许降逆和胃之品,如旋覆花、煅瓦楞子等,并兼顾患者大便干燥之兼症,而加入的当归、全瓜蒌以润肠通便。诸药合用,证症结合,标本兼顾。二诊时,患者左侧偏头痛症状明显减轻,大便干燥已解,却恶心、呃逆明显。颜正华综合考虑后,去川芎、防风、当归、全瓜蒌、佛手,加蔓荆子、丹参、绿萼梅、甘草、益母草,患者服后,症状基本消失,几近痊愈。纵观本案,颜正华参古酌今,诊治本案头痛方药妥帖,药到病解,诚可谓学者师法。

医案二

王某,男,25 岁,在校研究生。初诊时间:2000 年 2 月 23 日。

主诉:头痛 8 年,加重 7 天。

现病史:头痛如刺且有压迫感,记忆力减退,反应迟钝,嗜睡,双上肢冷,鼻塞、流涕、色白量多,无咳但有痰,口干欲饮,纳谷不香,便干、日 1 行,眠差。脉弦细,舌红苔薄黄,舌下青紫。既往有头部外伤史。

辨证:瘀血阻络。

治法:祛瘀活血,通窍止痛。

处方:川芎 15g,赤芍 15g,当归 10g,桃仁 10g,红花 10g,丹参 30g,清半夏 10g,陈皮 10g,茯苓 30g,胆南星 6g,地龙 10g,水蛭 6g。7 剂。水煎服,日 1 剂。

二诊:2000 年 3 月 2 日。患者服上方 7 剂后,头痛、眩晕症状明显改善。现偶眩晕,鼻塞、流涕、色白量多,无咳但有痰、色白量多。舌红苔薄黄,舌下青紫,脉弦细。上方加苏木 10g、银花藤 30g。

处方:川芎 15g,赤芍 15g,当归 10g,桃仁 10g,红花 10g,丹参 30g,清半夏 10g,陈皮 10g,茯苓 30g,胆南星 6g,地龙 10g,水蛭 6g,苏木 10g,银花藤 30g。14 剂。水煎服,日 1 剂。患者服药后,头痛感几近消失。

按语:头为天象,六腑清阳之气,五脏精华之血,皆会于此。故天气六淫之邪,人气五贼之变,皆可与之为害。本案患者头痛如刺且有压迫感,舌下青紫,既往有头部外伤史。若以西医诊断,当属脑外伤后遗症,中医辨证为瘀血阻络。头部外伤,瘀血内阻,脑络不通,不通则痛,瘀血为有形之邪,故头痛如刺。舌下青紫为瘀血之征。故颜正华在治疗此病例时以祛瘀活血、通窍止痛为基本原则,以桃红四物汤为基本方加减。方中川芎、赤芍、当归、桃仁、红花、丹参、地龙、水蛭均为活血化瘀药,共奏祛瘀通络之效。针对患者鼻塞,流涕、色白量多,有痰,口干欲饮,纳谷不香等症状,颜正华考虑恐为痰瘀互结之征,故在活血化瘀的基础上加入清半夏、陈皮、茯苓、胆南星等化痰利湿药。经过初诊 7 剂治疗,患者头痛等症明显缓解。为求巩固疗效,颜正华在守方的基础上加入苏木、银花藤等活血通络药,以增祛瘀之功,药后患者基本痊愈。本案用药,药力切中病机,故药后疗效显著,使患者 8 年头痛宿疾,几近向愈,可见颜正华辨证准确,用药精良,疗效卓然。

医案三

卞某,女,40 岁,工人。初诊时间:2008 年 5 月 12 日。

主诉:头痛 1 年,加重 1 周。

现病史:头痛加重 1 周。感心悸怔忡、嗜睡、乏力,干咳、无痰,向心性肥胖、满月脸,面部生有痤疮、色黯红、有瘀斑,全身毛发稀疏,双下肢轻度水肿,LMP:4 月 28 日,量少,色黯红,有血块,无痛经。纳可,便黏、日 1 行,眠可。舌黯苔薄白,舌下青紫,脉弦细。3年前,曾行垂体微腺瘤切除手术。有糖尿病、高血脂、高血压病史,现服西药控制。

辨证:肝阳上亢,痰瘀互结。

治法:平肝潜阳,活血化痰。

处方:白蒺藜 12g,蔓荆子 12g,天麻 10g,赤芍 15g,丹皮 10g,丹参 15g,炒枣仁^{打碎}20g,远志 6g,决明子^{打碎}30g,生首乌 30g,炒枳壳 10g,茯苓 30g,川牛膝 15g,益母草 30g,桑寄生 30g。7 剂。水煎服,日 1 剂。

二诊:2008 年 5 月 19 日。患者服上方 7 剂后症状有所改善,心悸怔忡、头痛、眩晕减轻,易流泪,双下肢水肿,情绪不稳定,乏力、困倦,食欲减低,便黏稀、日 1 行、量少,眠差、多梦,口干不喜饮。LMP:4 月 28 日,量少,色黯红,有血块,无痛经。舌质黯红苔黄腻,舌下青紫,脉弱。上方去蔓荆子、远志、生首乌,改炒枣仁 30g、决明子 20g,加珍珠母 30g、石决明 30g、全瓜蒌 30g、赤小豆 30g、夜交藤 30g。

处方:白蒺藜 12g,天麻 10g,赤芍 15g,丹皮 10g,炒枣仁^{打碎}30g,茯苓 30g,珍珠母^{打碎、先煎}30g,石决明^{打碎、先煎}30g,丹参 15g,枳壳 10g,全瓜蒌 30g,决明子^{打碎}20g,赤小豆 30g,川牛膝 15g,益母草 30g,桑寄生 30g,夜交藤 30g。7 剂。水煎服,日 1 剂。

三诊:2008 年 5 月 26 日。患者服上方 7 剂后,症状有所改善。现头胀时欲晕仆,牵连及两眼,汗出,口干喜饮,心悸怔忡,大便日一二行、量少、成形、稍有黏滞感,下肢稍水肿,喘憋,纳可,眠安。LMP:4 月 28 日,量少,色黯,无痛经。脉数滑,舌黯苔薄白,舌下青紫。上方去丹皮、枳壳、全瓜蒌、茯苓、夜交藤,改丹参 20g、决明子 30g,加白芍 15g、夏枯草 20g、茯苓皮 30g、生首乌 20g。

处方:白蒺藜 12g,天麻 10g,赤白芍各 15g,丹参 20g,珍珠母^{打碎、先煎}30g,石决明^{打碎、先煎}30g,决明子^{打碎}30g,夏枯草 20g,桑寄生 30g,茯苓皮 30g,赤小豆 30g,川牛膝 15g,益母草 30g,炒枣仁^{打碎}30g,生首乌 20g。14 剂。水煎服,日 1 剂。

四诊:2008 年 6 月 16 日。患者服上方 14 剂后症状有所改善。服降压、降糖药后血压 150~120/90mmHg,晨起空腹血糖 6.7mmol/L。现头晕,心慌,胸闷,夜间加重,夜间平卧时干咳,肛周痒疼,便可、日 1 行,眠可,纳可。下肢浮肿,服药期间尿量增多。LMP:6 月 3 日,量多,色黯,无痛经。舌黯苔黄腻,舌下青紫,脉数。上方加款冬花 10g、百部 10g、枸杞子 12g,去益母草。

处方:白蒺藜 12g,天麻 10g,赤白芍各 15g,丹参 20g,珍珠母^{打碎、先煎}30g,石决明^{打碎、先煎}30g,决明子^{打碎}30g,夏枯草 20g,茯苓皮 30g,赤小豆 30g,川牛膝 15g,桑寄生 30g,炒枣仁^{打碎}30g,生首乌 20g,款冬花 10g,百部 10g,枸杞子 12g。14 剂。水煎服,日 1 剂。

五诊:2008 年 6 月 30 日。患者服上方 14 剂后症状有所改善。服降压、降糖药后血压 140/90mmHg,晨起空腹血糖 6.7mmol/L。现头两侧疼痛,痛无定时,无眩晕、胸闷、汗出,双下肢轻度水肿,口干易急,纳可,眠安,大便时干时稀、有黏滞感、日1行。LMP:6月23日,量少,色黯,无痛经,经前腹胀,仍带经。舌红苔薄白,舌下青紫,脉弦细。上方去天麻、珍珠母、决明子、川牛膝、炒枣仁、款冬花、百部、枸杞子,改生首乌 30g,加蔓荆子 12g、生葛根 15g、天花粉 12g、川断 15g。

处方:白蒺藜 12g,蔓荆子 12g,白菊花 10g,生葛根 15g,天花粉 12g,生首乌 30g,赤白芍各 15g,丹参 20g,夏枯草 20g,石决明^{打碎、先煎}30g,桑寄生 30g,川断 15g,茯苓皮 30g,赤小豆 30g,益母草 30g。14剂。水煎服,日1剂。

六诊:2008年7月14日。患者服上方 14 剂后症状有所改善。服降压、降糖药后血压 140/90mmHg,晨起空腹血糖 7.0mmol/L,早餐后血糖 8.0mmol/L。现胸闷,口干喜饮,急躁,腰酸,脱发,纳可,眠安,便黏滞感、日一二行。LMP:6月23日,量少,仍带经。舌红苔黄腻,脉弦细,舌下青紫。上方去天花粉、益母草,加黄芩 10g、决明子 30g、怀牛膝 15g,改丹参 30g。

处方:白蒺藜 12g,蔓荆子 12g,白菊花 10g,生葛根 15g,生首乌 30g,赤白芍各 15g,丹参 30g,夏枯草 20g,石决明^{打碎、先煎}30g,桑寄生 30g,川断 15g,茯苓皮 30g,赤小豆 30g,黄芩 10g,决明子^{打碎}30g,怀牛膝 15g。14剂,水煎服,日1剂。

患者服药后,头痛感尽释,随访1年未复发。

按语:本案患者曾行垂体微腺瘤切除手术,并有糖尿病、高血脂、高血压史,病证较为复杂。颜正华经合参脉证,认为本案证属肝阳上亢,痰瘀互结。肝肾之阴不足,阴不制阳,阳亢于上,故头目胀痛、眩晕耳鸣。肝木失涵,失其柔顺之性,故急躁易怒。肝主筋,肾主骨,腰为肾之府,肝肾阴虚,筋骨失养,则出现腰膝酸软之症。肝主疏泄,若肝的疏泄功能失调,则气机升降出入障碍,则导致水液代谢失常,主要表现为输布排泄障碍,而致水湿停留于人体,生成痰、饮等病理产物,又因病情迁延难愈,痰邪与体内瘀血互结而停留在人体内,造成了痰瘀互结的临床表现,如向心性肥胖、满月脸、乏力、嗜睡、月经不规律、痤疮等症状。经综合考量,颜正华在治疗此病例时以平肝潜阳、活血化痰为基本原则。

十七、中风

中风又名卒中,是由于阴阳失调,气血逆乱,上犯于脑所引起的以突然昏仆,不省人事,半身不遂,口舌㖞斜;或不经昏仆,仅以半身不遂,口舌㖞斜,言语不利,偏身麻木为主要表现的一种疾病。中医对中风病因的认识,大体可以分为两个阶段。唐宋以前,立论多以"外因"为主,主张"内虚邪中"论,但也有"内风"说;金元以后,立论则以"内因"为主,突出了风、火、痰、虚、气血的作用。中风的治则理论至清代得到了空前的发展。如叶天士综合各家之说,结合自己的临床经验,阐明了精血内耗,水不涵木,木少滋荣,故肝阳偏亢,导致"内风旋动"

的致病机理。对治疗中风则提出,水不涵木内风时起者,宜滋阴潜阳,平肝息风;阴阳俱损者,治宜温煦滋养;后遗症者,治宜益气血,清痰火,通脉络。另外,沈金鳌在《杂病源流犀烛·中风源流》中对中风的证候和预后都做了详细的论述:"盖中脏者,病在里,多滞九窍……中腑者病在表,多着四肢,其症半身不遂,手足不随,痰涎壅盛,气喘如雷,然目犹能视,口犹能言,二便不秘,邪之中犹浅。"同时,他还重视本病的复发和预防,"若风病即愈,而根株未能悬拔,隔一二年或数年必再发,发则必加重,或至丧命,故平时宜预防之,第一防房劳、暴怒、郁结,调气血,养精神,又常服药以维持之,庶乎可安"。西医学中的脑出血、脑血栓形成、脑栓塞、脑血管痉挛等病,可参考本病辨证施治。

【治验简介】

关于中风的病因病机,历代医籍论述颇多,认识亦不一致,病机错综复杂,但概括起来不外乎"风""火""痰""瘀""虚"5种,更简之为虚实两端。但虚有气血阴阳之分,实有风火痰瘀之别。颜正华认为,中风之虚主要责之于气虚,中风之实主要归咎于瘀血。气虚则推动无力,血行迟缓,甚则可形成血瘀。故在治疗时,颜正华以"益气活血通络"为其治疗的基本原则。补气则能推动脉络中血液的运行,活血则能使脉络中的瘀血化、脉络通,两者相辅相成,旧血去新血生,从而缓解中风的临床表现。中风的辨证论治多分为以下几个方面。

(1)风痰入络证:肌肤不仁,手足麻木,突然发生口眼㖞斜,语言不利,口角流涎,舌强言謇,甚则半身不遂。或兼见恶寒、发热、手足拘挛、关节酸痛,舌苔薄白,脉浮数。治以祛风化痰通络。常用方为真方白丸子加减。常用药为半夏、南星、白附子、天麻、全蝎、当归、白芍、鸡血藤、稀莶草。

(2)风阳上扰证:以平素头晕头痛,耳鸣目眩,突然发生口眼㖞斜,舌强语謇,或手足重滞,甚则半身不遂,舌质红苔黄,脉弦为主症。治以平肝潜阳,活血通络。常用方剂为天麻钩藤饮加减。常用药为天麻、钩藤、珍珠母、石决明、桑叶、菊花、黄芩、山栀、牛膝。

(3)阴虚风动证:以平素头晕耳鸣,腰疼,突然发生口眼㖞斜,言语不利,手指动,甚或半身不遂,舌质红苔腻,脉弦细数为主症。治以滋阴潜阳,息风通络。常用方剂为镇肝熄风汤加减。常用药为白芍、天冬、玄参、枸杞子、龙骨、牡蛎、龟甲、代赭石、牛膝、当归、天麻、钩藤。

(4)气虚络瘀证:以肢体偏枯不用,肢软无力,面色萎黄,舌质淡紫或有瘀斑,苔薄白,脉细涩或细弱为主症。治以益气养血,化瘀通络。常用方剂为补阳还五汤加减。常用药为黄芪、桃仁、红花、赤芍、当归尾、川芎、地龙、牛膝。

(5)肝肾亏虚证:以半身不遂,患肢僵硬,拘挛变形,舌强不语,或偏瘫,肢体肌肉萎缩,舌红脉细,或舌淡红,脉沉细为主症。治以滋养肝肾。常用方剂为左归丸合地黄饮子加减。常用药为干地黄、首乌、枸杞子、山萸肉、麦冬、石斛、当归、鸡血藤。

颜正华治疗中风多以补阳还五汤为基本方。补阳还五汤是清代王清任所创。王清任在《医林改错·半身不遂本源》中云："夫元气藏于气管之内,分布周身,左右各得其半。人行坐动转,全仗元气。若元气足,则有力;元气衰,则无力;元气绝,则死矣。若十分元气,亏二成,剩八成,每半身仍有四成,则无病。若亏五成,剩五成,每半身只剩二成半,此时虽未病半身不遂,已有气亏之症,因不疼不痒,人不自觉。若元气一亏,经络自然空虚,有空虚之隙,难免其气向一边归并。如右半身二成半,归并于左,则右半身无气;左半身二成半,归并于右,则左半身无气。无气则不能动,不能动名曰半身不遂。"原方组成:黄芪四两(生),归尾二钱,赤芍一钱半,地龙一钱(去土),川芎一钱,桃仁一钱,红花一钱。方中重用生黄芪,大补元气,使气旺则血行,瘀消而不伤正,为君药;配以当归尾活血和血,且有化瘀不伤血之妙,是为臣药;川芎、赤芍、桃仁、红花助归尾活血祛瘀,地龙长于行散走窜、通经活络,均为佐药。诸药合用,使气足以推动血行,瘀去络通,则筋肉得养,痿废可愈。

颜正华以此方为治疗中风的基本方,随证(症)加减。遇痰瘀互结者,酌加石菖蒲、远志以化痰开窍;心悸、失眠者为心气不足,加酸枣仁、夜交藤等养心安神药;肢麻者,加桑枝、威灵仙、秦艽等祛风通络之品;神昏、头痛严重、颅内压高、大便不解者,加生大黄泻下通腑;兼有风火上扰清窍者,宜和潜降汤相伍使用。

颜正华治疗中风病证用药时喜用平和之品,并通补相合,兼顾脾胃。如喜用益气升阳之生黄芪等,活血之红花、桃仁、丹参、赤芍等,化痰之石菖蒲、胆南星等,安神之炒枣仁、远志等,健运脾胃之茯苓、生苡仁等,行气之陈皮、枳壳、香附等,通络之地龙、桑枝、威灵仙、秦艽等。另外,颜正华也在辨证论治的基础上顾护脾胃。如常用的理气药遵循"忌刚用柔"之旨而选佛手、绿萼梅、陈皮、枳壳等理气不伤阴之品。补益脾胃药多选用党参、白术、薏苡仁、山药等甘平微温益气健脾之品和南北沙参、百合、麦冬、玉竹、甘草加白芍等柔润养阴不碍脾胃之品。

 【医案举隅】

医案一

杨某,女,63岁,退休干部。初诊时间:2000年4月24日。

主诉:右半身不遂3年余。

现病史:3年前因生气而致突然昏仆,醒后即右半身不遂、口舌歪斜、言语謇涩等,西医急诊诊断为脑栓塞,一直服用西药控制病情,同时配以针灸辅助治疗。近因自觉活动较前更为受限,欲配以中药辅助治疗而前来就诊。现右半身不遂,口舌歪斜,言语謇涩,偏身麻木,气短乏力,眠轻心悸,纳便尚调。舌黯苔薄黄腻,舌下青紫,脉弦涩。既往有高血压、冠心病、糖尿病等病史。

辨证:气虚血瘀痰阻。

治法:益气活血,化痰通络。

处方:生黄芪 30g,丹参 30g,赤芍 15g,当归 10g,川芎 10g,桃仁 10g,红花 10g,制首乌 15g,石菖蒲 10g,远志 10g,茯苓 20g,胆南星 6g。14 剂,水煎服,日 1 剂。建议配合针灸治疗和康复治疗,并嘱其调情志,忌急躁和劳累。

二诊:2000 年 5 月 8 日。患者服上方 14 剂后,配合西药和辅助治疗,自觉症状明显改善。现右半身不遂,口舌歪斜,言语謇涩,心悸,自汗,眠可,纳便尚调,眠可。舌黯苔薄黄腻,舌下青紫,脉弦涩。颜正华根据效不更方原则嘱患者原方继服 14 剂。患者服药后,诸症大为缓解。

按语:本案患者久病久卧伤气,致气虚不能鼓动血脉运行,精液失布,而致痰瘀互结,瘀阻脉络而成气虚血瘀痰阻之证。瘀阻脑脉,则见半身不遂,肢体瘫软,口舌歪斜,言语謇涩;血行不畅,经脉失养,故见肢体麻木;瘀血内停,气血不上荣,故见面色㿠白;心脉失养,故见心悸眠轻;气虚不摄,则自汗、短气乏力。舌黯,舌下青紫,脉弦涩,为气虚血瘀痰阻之象。

颜正华认为本案中风实与王清任"元气渐亏之症"及主瘀立论相符,且根据"急则治其标,缓则治其本"原则,以"益气活血、化痰通络"为治疗的基本原则,以"补阳还五汤"为基本方加减,旨在补气养血,活血通络。方中黄芪补气,桃仁、红花、川芎、当归、赤芍、丹参活血,石菖蒲、远志开窍,制首乌养精血,茯苓健脾安神,胆南星化痰。诸药合用,证症结合,标本兼顾,以求药到病除之效。并在治疗中建议患者配合针灸治疗和康复治疗,获得了很好的治疗效果。

医案二

臧某,男,56 岁,退休工人。初诊时间:2000 年 4 月 10 日。

主诉:左上肢无力 3 天。

现病史:3 天前干农活后出现左上肢无力,当时未予重视,但逐渐出现活动受限、言语不利等中风临床表现,恐疾病进一步发展而前来就诊。现左上肢无力且活动受限,言语不利,余无不适,纳可,眠安,二便调。舌黯苔白腻,舌下青紫,脉沉细。既往有动脉粥样硬化症。

辨证:气虚血瘀证。

治法:益气、活血、通络。

处方:川芎 10g,当归 10g,桃仁 10g,红花 10g,赤芍 12g,丹参 30g,生黄芪 30g,生葛根 15g,地龙 10g,制首乌 15g,秦艽 10g,桑枝 15g。7 剂,水煎服,日 1 剂。建议配合针灸治疗和康复治疗,并嘱其调情志,忌急躁和劳累。

二诊:2000 年 4 月 17 日。患者服上方 7 剂后,配合辅助治疗,症状基本消失。现无不适,纳可,眠安,二便调。舌黯苔薄黄腻,舌下青紫,脉沉细。颜正华根据效不更方原则,嘱患者原方继服 7 剂以巩固疗效。患者服药后,诸症均释。

按语:颜正华认为,劳累伤气,致气虚不能鼓动血脉运行,血行乏力,脉络不畅而成气虚血瘀之证。瘀阻脑脉,伤及经络则见左上肢无力且活动受限,言语不利等症。舌黯,舌下青紫,脉沉细为气虚血瘀之象。故颜正华在治疗此案时,以"益气活血通络"为治疗的基本原则,以"补阳还五汤"为基本方加减。方中黄芪补气,桃仁、红花、川芎、当归、赤芍、丹参、地龙活血,秦艽、桑枝祛风通络,制首乌补益精血。诸药合用,证症结合,标本兼顾,以求药到病除之效。并在治疗中建议患者配合针灸治疗和康复治疗,同时调情志而巩固疗效。患者在连服了 7 剂之后,症状基本消失,收到了很好的临床疗效。

医案三

张某,女,43 岁。学校教师。初诊时间:2000 年 4 月 17 日。

主诉:中风 1 年余。

现病史:1 年前不明原因出现醒后口眼㖞斜、口角流涎、言语謇涩等临床表现,一直寻求中医治疗,但效果不显著,为求进一步治疗而前来就诊。现口眼㖞斜,口角流涎,言语謇涩,心悸眠差,纳便调。舌淡苔薄白、舌下青紫,脉弦涩。末次月经时间为 4 月 13 日,此次月经提前 1 周,但经色、量较正常,伴痛经。既往有冠心病、慢性肾炎等病史。

辨证:风痰阻络。

治法:化痰止痉,活血通络。

处方:炙僵蚕 10g、全蝎 10g、制白附子 10g、防风 10g、生黄芪 15g、丹参 30g、赤芍 15g、川芎 10g、红花 10g、当归 10g、生葛根 15g、降香 6g。20 剂,水煎服,日 1 剂。建议配合针灸治疗和康复治疗,并嘱其调情志,忌急躁和劳累。

二诊:2000 年 5 月 8 日。患者服上方 20 剂后,配合西药和辅助治疗,自觉症状有所缓解。现口眼㖞斜,口角流涎,言语謇涩,心悸眠差,纳便调。舌淡苔薄白、舌下青紫,脉弦涩。颜正华根据效不更方原则,嘱患者原方继服 7 剂以巩固疗效。患者服药后,诸症均释。

按语:颜正华认为,本案为风痰瘀阻头面经络所致。《诸病源候论》云:"风邪入于足阳明、手太阳之经,遇寒则筋急引颊,故使口㖞僻,言语不正,而目不能平视。"足阳明之脉挟口环唇,足太阳之脉起于目内眦。阳明内蓄痰浊,太阳外中于风,风痰瘀阻于头面经络,则经遂不利,筋肉失养,故不用而缓。无邪之处,气血尚能运行,筋肉相对而急,缓者为急者牵引,故口眼㖞斜,此即"邪气反缓,正气即急,正气引邪,㖞僻不遂"(《金匮要略》)。

本案病机乃风痰瘀阻络,经脉不利,故颜正华治疗此案时以"祛风化痰活血,通经络,止痉挛"为基本治疗原则,以"牵正散合补阳还五汤"为基本方加减。方中白附子祛风化痰止痉,全蝎通络,僵蚕化痰,防风祛风,生黄芪补气,丹参、赤芍、川芎、红花、当归养血通络,生葛根、降香据现代药理研究有缓解血管痉挛的作用。诸药合用,证症结合,标本兼顾,以求药到病除之效。

十八、汗证

汗证是指人体阴阳失调、营卫不和、腠理开阖不利而引起汗液外泄的疾病。临床上有"自汗""盗汗""冷汗""大汗",亦有局部的"额汗""手足汗""半身汗""阴汗"等,甚至有病危的"脱汗""绝汗"。对于汗的生理病理,历代医家多有论述。如《素问·评热病论》云:"人所以汗出者,皆生于谷,谷生于精。"此句言谷气化为精,精气胜乃为汗。可见汗为津液所化生,以津液为物质基础,是津液的组成部分。又云:"汗为心液。"源于《素问·宣明五气》所载"心为汗"。心血由津液所化,汗由津液所泄,故大汗不但散热过多而耗气,也会伤及津液而损于心血,故有"汗血同源"之说。《三因极一病证方论·自汗证治》对自汗、盗汗作了鉴别,"无问昏醒,浸浸自出者,名曰自汗;或睡着汗出,即名盗汗,或云寝汗。若其饮食劳役,负重涉远,登顿疾走,因动汗出,非自汗也",并指出其他疾病中表现的自汗,应着重针对病源进行治疗。《丹溪心法·自汗》说:"自汗属气虚、血虚、湿、阳虚、痰。"《丹溪心法·盗汗》说:"自汗属血虚、阴虚。"《景岳全书·汗证》对汗证作了系统的整理,认为自汗属阳虚,盗汗属阴虚,但是亦认为"自汗、盗汗亦各有阴阳之证,不得谓自汗必属阳虚,盗汗必属阴虚也"。关于汗证的治疗也多见论述。朱丹溪指出:"宜敛心气,益肾水,使阴阳调和,水火升降,其汗自止。"明代医家龚廷贤云:"大抵自汗宜补阳调卫,盗汗宜补阴降火。心虚而冷汗自出者,理宜补肝,益火之源,以消阴翳也。阴虚火炎者,法当补肾,壮水之主,以制阳光。"叶天士《临证指南医案》云:"故凡汗症,未有不由心肾虚而得之者……如气虚表弱,自汗不止者,仲景有黄芪建中汤;先贤有玉屏风散;如阴虚有火,盗汗发热者,先贤有当归六黄汤、柏子仁丸;如劳伤心神,气热汗泄者,先生用生脉四君子汤,如营卫虚而汗出者,宗仲景黄芪建中汤及辛甘化风法;如卫阳虚而汗出者,用玉屏风散、芪附汤、真武汤及甘麦大枣汤。"金人刘完素之《黄帝素问宣明论方》治疗出汗,方用白术黄芪散和大金花丸。王清任《医林改错·血府逐瘀汤所治之症目》曰:"竟有用补气、固表、滋阴、降火,服之不效,而反加重者,不知血瘀亦令人自汗盗汗,用血府逐瘀汤。"颜正华博采众长,努力创新,辨治汗证,灵活有章。

　【治验简介】

颜正华认为,汗证的基本病机包括热邪郁蒸,津液外泄;阴阳失衡,津液被扰;营卫不和,卫外失司。汗证的辨证要点主要包括以下两方面:①辨虚实:一般来说,汗证以属虚者多。自汗多属气虚不固;盗汗多属阴虚内热。但因肝火、湿热等邪热郁蒸所致者,则属实证。自汗久则可以伤阴,盗汗久则可以伤阳,出现气阴两虚,或阴阳两虚之证。②辨寒热:阳气盛则热,阳气衰则寒,汗证属热者,为热邪迫津外泄或阴虚火旺,心液被扰而失常所致;但表里阳气虚衰,津液不固亦可外泄为汗,则属寒证。

颜正华认为,虚证当根据证候的不同而治以益气、养阴、补血、调和营卫;实证当清肝泄热,化湿和营;虚实夹杂者,则根据虚实的主次而适当兼顾。由于自汗、盗汗均以腠理不固、津液外泄为共同病变,故颜正华在辨证治疗时,重点强调调和阴阳,调和营卫。在治本的同时,善于使用一些固涩敛汗之品如麻黄根、浮小麦、煅龙骨、煅牡蛎等治标,使治本与治标相结合,以收本固标治之疗效。且上述药性又都较平和,敛汗而不敛邪,敛汗而不伤正,这也正体现了颜正华的一贯用药习惯及治病原则。

(1)肺卫不固:汗出恶风,稍劳汗出尤甚,易于感冒,体倦乏力,面色少华,脉细弱,苔薄白。治以益气固表,颜正华常用玉屏风散加减。汗出多者,加浮小麦、煅龙骨、煅牡蛎等;气虚明显者,加用党参。

(2)营卫不和:汗出恶风,周身酸楚,或微发热,头痛,舌淡红,苔薄白,脉浮缓。治以调和营卫,颜正华喜用桂枝汤加减。气虚明显者,加黄芪益气固表;汗出多,加煅龙骨、煅牡蛎、五味子;汗出伴失眠,加酸枣仁、柏子仁。

(3)阴虚火旺:盗汗,口燥咽干,五心烦热,潮热颧红,腰膝酸软,干咳痰中带血,舌红少苔,脉细数。治以滋阴降火,颜正华喜用当归六黄汤加减。汗出多者,加麻黄根、浮小麦、五味子;耳鸣,多用白蒺藜、白菊花、枸杞子等。

(4)邪热郁蒸:蒸蒸汗出,面赤烘热,烦躁,口苦,小便色黄,舌苔薄黄,脉象弦数。治以用清热散邪,颜正华喜用龙胆泻肝汤加减。热势明显者,加石膏;便秘者,加全瓜蒌、决明子等。

【医案举隅】

医案一

李某,男,45岁,机关干部。初诊时间:2008年4月26日。

主诉:盗汗2个月余。

现病史:刻下盗汗,伴全身皮肤红肿瘙痒,失眠,前胸后背疼痛,偶自汗,纳可,二便调。脉弦滑,舌红,苔薄白。有颈椎病、牛皮癣病史。

辨证:阴虚火旺。

治法:滋阴降火。

处方:柏子仁15g,煅龙牡$^{打碎、先煎}$各30g,五味子10g,生黄芪30g,赤白芍各15g,浮小麦30g,生地15g,丹皮10g,白鲜皮10g,地肤子15g,生甘草5g,炒枣仁^{打碎}30g,夜交藤30g,苦参12g,生苡仁^{打碎}30g。7剂,水煎服,日1剂。

二诊：2008年5月3日。患者服药后，盗汗明显减轻，其他症状亦有所缓解。颜正华继续以原方治疗7剂，患者诸症均释，随访半年未复发。

按语：本案患者盗汗与自汗并存，盗汗乃属阴虚内热，而自汗缘由较为复杂，有实热内扰型，有阳气虚弱者，亦有风邪作祟者。经审证，本案患者并无实热与风邪征象，据此推之，自汗由虚而起。综上，本案以阴虚火旺为主要病机，兼有气虚之象。故颜正华在治疗此病例时以滋阴降火为基本原则，以柏子仁丸为基本方加减，并辅以补气之法。

方中柏子仁、炒枣仁、夜交藤养心安神；煅龙骨、煅牡蛎、五味子、生黄芪、浮小麦收敛止汗；赤芍、生地、丹皮滋阴降火。诸药合用，以求汗止。又因患者有牛皮癣的病史和全身皮肤红肿瘙痒的临床表现，故在上药的基础上加入了白鲜皮、地肤子、生甘草、苦参、生苡仁等解毒燥湿法。通过7剂中药的治疗，患者的盗汗已完全消失，收到了很好的临床治疗效果。

医案二

安某，男，58岁，退休工人。初诊时间：2008年4月19日。

主诉：盗汗15年。

现病史：现盗汗，牙龈萎缩、疼痛、牙齿松动，指甲易断，动则气喘，偶自汗，纳可，失眠，便稀、2~3天1次。脉弦缓，舌质淡，苔薄白、中有裂纹。

辨证：心肾不交，气阴两虚。

治法：养心安神，补肾敛汗。

处方：生黄芪30g，炒枣仁^{打碎}30g，柏子仁15g，炒白术12g，茯苓30g，焦三仙各12g，炒枳壳10g，煅龙牡^{打碎、先煎}各30g，五味子10g，麻黄根10g，怀牛膝12g，桑枝15g，桑寄生30g。7剂，水煎服，日1剂。

二诊：2008年4月26日。患者服上方后，症状明显改善，盗汗止，牙龈萎缩、疼痛、牙齿松动症状好转。现口干，便成形、日1行，尿频，眠可，纳佳。牙部症状好转。舌红苔薄白微黄，有齿痕。颜正华根据效不更方原则，继续以原方治疗7剂，患者诸症均释，随访半年未复发。

按语：汗证病因不外内、外两种。外因以风、热、湿邪为患较多，以致营卫不和而汗出异常；内伤多由素体虚弱或年老体衰而致气血阴阳失调引起。本案患者年近耳顺之年，体虚之征明显。心气虚则失眠；脾气虚，运化无力，则便溏；齿为骨之余，而肾主骨，故肾气虚则会出现"牙龈萎缩、疼痛、牙齿松动"等症状。故颜正华在治疗此病例时以"养心安神，补肾健脾，敛汗"为基本原则。

方中生黄芪、炒白术、茯苓、焦三仙为健脾药；炒枣仁、柏子仁为养心安神药；怀牛膝、桑寄生为补肾强筋骨药；煅龙骨、煅牡蛎、五味子、麻黄根为敛汗药。诸药合用，证症结合，以求药到病除之效。通过14剂的治疗，收到了很好的临床疗效。

医案三

刘某,男,41 岁,企业职工。初诊时间:2008 年 5 月 31 日。

主诉:汗出恶风 1 年余。

现病史:现汗出恶风,恶寒,头重如裹,鼻衄,胃胀痛、食凉后加重,纳呆,口干苦,眠安,二便调。舌质黯苔黄腻,脉濡细。

辨证:湿浊内阻,营卫失和。

治法:化湿和胃,兼和营卫。

处方:藿香 10g,佩兰 10g,清半夏 10g,猪苓 10g,茯苓 30g,杏仁^{后下}10g,生苡仁^{打碎}30g,滑石^包15g,炒神曲 12g,炒枳壳 10g,佛手 6g。10 剂,水煎服,日 1 剂。嘱忌油腻辛辣生冷食物。

二诊:2008 年 6 月 16 日。患者服上方后症状改善。现汗出,恶风,恶寒,口干苦,头重如裹,纳可,眠安,二便调。舌质偏黯苔黄腻,脉濡细。

处方:桂枝 5g,白芍 15g,藿香 10g,清半夏 10g,陈皮 10g,茯苓 30g,白蔻仁^{打碎、后下}5g,炒神曲 12g,滑石^包15g,通草 6g,佛手 6g,黄芩 6g。7 剂,水煎服,日 1 剂。

三诊:2008 年 6 月 23 日。患者服上方 7 剂后症状基本消失,受凉后复发。现汗出,恶风,恶寒,双膝盖屈伸不利,晨起口干,纳可,眠安,二便调。舌黯苔黄腻,脉濡细。

处方:桂枝 5g,白芍 15g,藿香 10g,清半夏 10g,陈皮 10g,茯苓 30g,白蔻仁^{打碎、后下}5g,炒神曲 12g,滑石^包15g,通草 6g,佛手 6g,黄芩 10g,生黄芪 15g,防风 3g。7 剂,水煎服,日 1 剂。

四诊:2008 年 6 月 30 日。患者经过上方的治疗,症状得到明显改善。现偶汗出、恶风、恶寒,晨起口干,纳可,眠安,二便调。舌红苔黄腻,脉滑。

处方:桂枝 5g,白芍 15g,藿香 10g,陈皮 10g,茯苓 30g,白蔻仁^{打碎、后下}5g,炒神曲 12g,滑石^包15g,通草 6g,佛手 6g,黄芩 10g,生黄芪 15g,防风 3g。14 剂,水煎服,日 1 剂。患者服药后,自汗症状消失,随访半年未复发。

按语:此疾病通过临床症状和舌脉可知属中医的营卫失和之自汗证。本案治疗过程中,颜正华分为了两个阶段进行,第一阶段是调理脾胃,第二阶段是调和营卫。初诊伊始,患者虽有明显汗出恶风的临床表现,但不可忽视的是患者有苔黄腻、鼻衄等湿热之象,故先清脾胃,脾胃的湿热之浊去,才能进行下一步治疗。故在一诊时以化湿和胃为主,方中藿香、佩兰化湿,清半夏、杏仁化痰,猪苓、茯苓、生苡仁、滑石利湿,炒神曲健脾开胃,炒枳壳、佛手行气,诸药合用,以求"湿浊去,脾胃健"。二诊时,患者已无"胃胀痛"等临床症状,说明患者的脾胃功能恢复,但仍存在"汗出、恶风、恶寒"等临床表现,故调整治疗思路,以"调和营卫"为主、"清化湿浊"为辅。方中加入了调和营卫的药,如桂枝、白芍;也减少了清化湿浊的药,如佩兰、猪苓、杏仁、生苡仁等。通过加减,分清主次,在连服了14剂后,症状基本消失,收到了很好的临床治疗效果。

十九、淋证

淋证是指因饮食劳倦、湿热侵袭而致的以肾虚、膀胱湿热、气化失司为主要病机,以小便频急、滴沥不尽、尿道涩痛、小腹拘急、痛引腰腹为主要临床表现的一类疾病。淋之名称,始见于《黄帝内经》。《素问·六元正纪大论》称其为"淋闷",并有"甚则淋""其病淋"等的记载。《金匮要略·五脏风寒积聚病脉证并治》称"淋秘",并指出淋秘为"热在下焦"。《金匮要略·消渴小便不利淋病脉证并治》描述了淋证的症状:"淋之为病,小便如粟状,小腹弦急,痛引脐中。"隋代《诸病源候论·淋病诸候》对淋证的病机作了详细的论述,并对发病机理作了高度概括:"诸淋者,由肾虚而膀胱热故也。"金元时期《丹溪心法·淋》强调淋证主要由热邪所致:"淋有五,皆属乎热。"明代《景岳全书·淋浊》在认同"淋之初病,则无不由乎热剧"的同时,提出"久服寒凉""淋久不止"有"中气下陷和命门不固之证",并提出治疗时"凡热者宜清,涩者宜利,下陷者宜升提,虚者宜补,阳气不固者温补命门"。关于淋证的临床分类,中医著作亦早有论述。汉末《中藏经》将淋证分为冷、热、气、劳、膏、砂、虚、实8种。隋代《诸病源候论·淋病诸候》把淋证分为石、劳、气、血、膏、寒、热7种,而以"诸淋"统之。唐代《备急千金要方》提出"五淋"之名。《外台秘要·淋并大小便难病》具体指出五淋的内容:"论五淋者,石淋、气淋、膏淋、劳淋、热淋也。"现代临床仍沿用五淋之名,但有以气淋、血淋、膏淋、石淋、劳淋为五淋者,亦有以热淋、石淋、血淋、膏淋、劳淋为五淋者。西医学的泌尿系感染、泌尿系结石、泌尿系肿瘤、乳糜尿等,亦可参考本病辨证论治。

 【治验简介】

颜正华认为,在淋证的诊疗中,辨清类别至关重要。如起病急,症见发热,小便热赤,尿时热痛,小便频急症状明显,每日小便可达数十次,每次尿量少者为热淋;小便排出砂石,或尿道中积有砂石,致排尿时尿流突然中断,尿道窘迫疼痛,或砂石阻塞于输尿管或肾盂中,常致腰腹绞痛难忍者为石淋;小腹胀满明显,小便艰涩疼痛,尿后余沥不尽者为气淋;尿中带血或夹有血块,并有尿路疼痛者为血淋;淋证而见小便混浊如米泔或滑腻如脂膏者为膏淋;久淋,小便淋沥不已,时作时止,遇劳即发者为劳淋。

在区别各种不同淋证的同时,还需辨虚实。一般而言,初起或在急性发作阶段,因膀胱湿热、砂石结聚、气滞不利所致,尿路疼痛较甚者,多为实证;淋久不愈,尿路疼痛轻微,见有肾气不足、脾气虚弱之证,遇劳即发者,多属虚证。气淋、血淋、膏淋皆有虚、实及虚实并见之证;石淋日久,伤及正气,阴血亏耗,亦可表现为正虚邪实并见之证。实则清利,虚则补益,是治疗淋证的基本原则。实证有膀胱湿热者,治宜清热利湿;有热邪灼伤血络者,治宜凉血止血;有砂石结聚者,治宜通淋排石;有气滞不利者,治宜利气疏导。虚证以脾虚为主者,治宜健脾益气;以肾虚为主者,治宜补虚益肾。所以徐灵胎评《临证指南医案·淋浊》时指出:"治淋之法,有通有塞,要当分别,有瘀血积塞住溺管者,宜先通,无瘀积而虚滑者,宜峻补。"

各种淋证之间可以相互转化,也可以同时并存,所以辨证上应区别标本缓急。一般是本着正气为本,邪气为标;病因为本,证候为标;旧病为本,新病为标等标本关系进行分析判断。以劳淋转为热淋为例,从邪与正的关系看,劳淋正虚是本,热淋邪实为标;从病因与证候的关系看,热淋的湿热蕴结膀胱为本,而热淋的证候为标,根据急则治标、缓则治本的原则,当以治热淋为急务,从而确立清热通淋利尿的治法,先用相应的方药,待湿热渐清,转以扶正为主。同样在石淋并发热淋时,则新病热淋为标,旧病石淋为本,如尿道无阻塞等紧急病情,应先治热淋,后治石淋,治愈热淋后,再治石淋。具体各类淋证辨治法则如下。

(1)热淋:以小便频急短涩,尿道灼热刺痛,尿色黄赤,少腹拘急胀痛为主症,或有发热,口苦,呕恶,或腰痛拒按,或有大便秘结,苔黄腻,脉滑数。治以清热解毒,利湿通淋。常用方药为八正散。若大便秘结,腹胀者,可重用生大黄,并加枳实以通腑泄热;若腹满便溏,则去大黄;若伴见寒热、口苦、呕恶者,可合用小柴胡汤以和解少阳;若湿热伤阴者,去大黄,加生地、牛膝、白茅根以养阴清热;若小腹胀满,加乌药、川楝子行气止痛;若头身疼痛、恶寒发热、鼻塞流涕,加柴胡、金银花、连翘等宣透热邪。

(2)石淋:以尿中时夹砂石,小便艰涩为主症,或排尿时突然中断,尿道窘迫疼痛,少腹拘急,或腰腹绞痛难忍,痛引少腹,连及外阴,尿中带血,舌红,苔薄黄。若病久砂石不去,可伴见面色少华,精神委顿,少气乏力,舌淡边有齿印,脉细而弱;或腰腹隐痛,手足心热,舌红少苔,脉细带数。治以清热利尿,通淋排石。常用方药石韦散。

(3)气淋:气淋实证表现为小便涩痛,淋沥不宣,小腹胀满疼痛,苔薄白,脉多沉弦;治以利气疏导,常用沉香散。虚证表现为尿时涩滞,小腹坠胀,尿有余沥,面白不华,舌质淡,脉虚细无力;治以补中益气,常用补中益气汤。

(4)血淋:血淋实证表现为小便热涩刺痛,尿色深红,或夹有血块,疼痛满急加剧,或见心烦,舌苔黄,脉滑数。治以清热通淋、凉血止血,用小蓟饮子。若热重出血多者,可加黄芩、白茅根,重用生地;若血多痛甚者,可另服参三七、琥珀粉,以化瘀通淋止血。虚证表现为尿色淡红,尿痛涩滞不明显,腰酸膝软,神疲乏力,舌淡红,脉细数。治以滋阴清热、补虚止血,用知柏地黄丸,亦可加旱莲草、阿胶、小蓟、地榆等以补虚止血。

（5）膏淋：实证表现为小便混浊如米泔水，置之沉淀如絮状，上有浮油如脂，或夹有凝块，或混有血液，尿道热涩疼痛，舌红，苔黄腻，脉濡数。治以清热利湿，分清泄浊；用萆薢分清饮，亦可加土茯苓、荠菜以加强清热利湿、分清泄浊之力。若小腹胀，尿涩不畅者，加乌药、青皮；小便夹血者，加小蓟、蒲黄、藕节、白茅根。虚证表现为病久不已，反复发作，淋出如脂，小便涩痛反见减轻，但形体日渐消瘦，头昏无力，腰酸膝软，舌淡，苔腻，脉细弱无力。治以补虚固涩，用膏淋汤。若脾肾两虚，中气下陷，肾失固涩者，可用补中益气汤合七味都气丸，以益气升陷，滋肾固涩。

（6）劳淋：以小便不甚赤涩，但淋沥不已，时作时止，遇劳即发，腰酸膝软，神疲乏力，舌质淡，脉细弱为主症。治以健脾益肾。常用方药无比山药丸。若脾虚气陷，症见小腹坠胀、小便点滴而出者，可与补中益气汤同用，以益气升陷；若肾阴亏虚，症见面色潮红、五心烦热、舌红少苔、脉细数者，可与知柏地黄丸同用，以滋阴降火；若肾阳虚衰，症见面色少华、畏寒怯冷、四肢欠温、舌淡、苔薄白、脉沉细者，可合右归丸以温补肾阳。

 【医案举隅】

医案一

庞某，女，32 岁，交通乘务员。初诊时间：2000 年 2 月 28 日。

主诉：尿频、尿急、尿不尽，尿痛 1 周。

现病史：现尿频，尿急，尿不尽，溲时灼痛，量少色黄，大便调，口干喜饮，纳可，眠安。LMP：2 月 25 日，经行第 4 天，量可，色红，有血块，无痛经，经期有腰酸、呕吐，劳累时加重和易惊等，平时白带色黄有味。舌红苔薄白，脉弦细。西医诊断为急性膀胱炎。有胆囊息肉、附件炎等病史。

辨证：湿热下注。

治法：清热利湿通淋。

处方：党参 15g，当归 6g，炒白芍 10g，土茯苓 30g，鱼腥草后下 30g，蒲公英 15g，野菊花 12g，香附 10g，丹参 15g，白茅根 30g，瞿麦 12g，车前子包煎 12g。14 剂，水煎服，日 1 剂。

二诊：2000 年 3 月 15 日。患者服药后，尿频，尿急，尿不尽感消失，灼痛明显缓解。大便调，口干喜饮，纳可，眠安。舌红苔薄白，脉弦细。继服 14 剂，诸症均释，随访半年未复发。

按语：本案病例西医诊断为急性膀胱炎，证属中医"热淋"范畴。热淋的主要病机是湿热蕴结下焦，膀胱气化失司，故见小便短数、灼热刺痛，溺色黄。因此，颜正华在治疗此病例时以清热利湿通淋为治疗的基本原则，但考虑到患者正值月经期,不可过用苦寒淡渗之品,以免耗气伤血而造成月经不调,故在清热利湿通淋的基础上酌情加入了调补气血之品。

方中土茯苓、鱼腥草、蒲公英、野菊花、白茅根、瞿麦、车前子为清热解毒、利湿通淋药,针对患者主症而施;党参、当归、白芍、丹参、香附为调补气血之品,针对患者妇科例假而选。两组药合用,既能祛邪,又能扶正,而达到邪去而不伤正之效。

医案二

卢某,男,45 岁,机关干部。初诊时间:2000 年 1 月 13 日。

主诉:尿道坠胀、腰酸痛反复发作 2 年。

现病史:1998 年 2 月诊断为急性肾盂肾炎,经治疗后治愈出院,但此后易于反复发作。近因劳累后又出现尿频、尿急、尿时灼热疼痛、尿道坠胀、腰部酸痛,西医诊断为急性肾盂肾炎,经治疗好转,但仍有尿道坠胀感,时尿频、尿急、尿时灼热疼痛,故前来以求中医治疗。现尿频、尿急、尿少色黄,尿时灼热疼痛、尿道坠胀、腰部酸痛、下肢浮肿,大便调、日 1 行,纳可,眠安。脉弦细,舌黯红苔白薄腻。

辨证:湿热下注,肾虚饮蕴。

治法:清热利湿,补益逐饮。

处方:生熟地各 15g,怀山药 15g,山萸肉 10g,丹皮 10g,茯苓皮 30g,赤小豆 30g,泽泻 12g,白茅根 30g,益母草 30g,鱼腥草^{后下}30g,土茯苓 30g,炒黄柏 6g。7 剂,水煎服,日 1 剂。

二诊:2000 年 1 月 24 日。患者服上方 7 剂后症状有所改善,但昨日又因劳累而出现左侧腹胀、抽搐,牵及腰部,尿频。现左侧腹胀、抽搐,牵及腰部;尿道坠胀;尿频、尿急,尿时有灼热感但无疼痛;心烦、心悸,易急,全身乏力,喜汗出,大便调,纳可,眠安。舌淡红苔薄白,脉弦细。上方加丹参 15g、盐知母 10g、麦冬 6g、生黄芪 15g,去山萸肉,改炒黄柏 10g。

处方:生熟地各 15g,怀山药 15g,丹皮 10g,丹参 15g,炒知柏各 10g,白茅根 30g,茯苓皮 30g,赤小豆 30g,鱼腥草^{后下}30g,益母草 30g,泽泻 12g,麦冬 6g,土茯苓 30g,生黄芪 15g。7 剂,水煎服,日 1 剂。

三诊:2000 年 2 月 17 日。服上方 14 剂后症状已消,但近又因工作忙碌而再次发作。现尿频、尿急、尿少色黄,尿时灼热疼痛、尿道坠胀、腰部酸痛、下肢浮肿,大便调、日 1 行,纳可,眠安。脉弦细,舌黯红苔白薄腻。

处方:生熟地各 15g,怀山药 15g,丹皮 10g,丹参 15g,炒知柏各 10g,白茅根 30g,茯苓皮 30g,赤小豆 30g,鱼腥草^{后下}30g,益母草 30g,泽泻 12g,麦冬 6g,生黄芪 15g。14 剂,水煎服,日 1 剂。患者在继服 14 剂后,诸症基本消失。

按语:颜正华辨证本案,审证查脉,认为证属《诸病源候论》所云"肾虚而膀胱湿热"者,属热淋范畴。热淋的主要病机是湿热蕴结下焦,膀胱气化失司,故见小便短数、灼热刺痛、溺色黄;腰为肾之府,湿热之邪侵犯于肾,则会出现腰部酸痛;水湿内聚,三焦决渎失司,膀胱气化失常,则尿少,水湿横溢肌肤而致水肿。故颜正华在治疗此疾病的时候,以清热利湿消肿为治疗的基本原则。

方中茯苓皮、赤小豆、泽泻、白茅根、益母草、鱼腥草、土茯苓、炒黄柏等均为清热利湿消肿药。但结合舌脉,患者有阴虚的表现,考虑到清热利湿消肿之品都为苦寒淡渗之品,易于耗气伤津而使已亏的津液更亏,故酌情加入了生地、熟地、怀山药、山萸肉、丹皮等调补气阴之品,以防"邪去而正亏"之变。诸药合用,祛邪不伤正,扶正不留邪,以求药到病除之效。二诊时,患者病情得到了很好的控制,故颜正华在守方的基础上,随证加减,如因劳累后发作,考虑是虚不胜邪,故在原方基础上加入生黄芪以扶正。随后,患者在继服 14 剂后,诸症基本消失,收到了良好的临床治疗效果。

医案三

蔡某,女,50 岁,国有企业员工。初诊时间:2000 年 4 月 10 日。

主诉:慢性肾盂肾炎 10 年。

现病史:现尿灼热刺痛,尿急,色浊味重,淋沥不尽,腰痛,食少纳呆,腹胀,下肢浮肿、夜间加重,嗜睡,头沉,便干、3 日 1 行。LMP:4 月 4 日,量可色黯,无痛经,经行 5 天,周期 30 天。舌红苔微黄腻,脉沉。

辨证:湿热下注。

治法:清热利湿。

处方:黄柏 10g,鱼腥草^{后下}30g,土茯苓 30g,滑石^{包煎}18g,木通 6g,车前子^{包煎}15g,白茅根 30g,瞿麦 15g,蒲公英 20g,全瓜蒌 30g,冬葵子 15g,生甘草 5g。7 剂,水煎服,日 1 剂。

二诊:2000 年 4 月 27 日。患者服上方 14 剂后症状有所改善。现尿痛、淋沥不尽,腹胀,便干、3 日 1 行。舌红苔黄腻,舌下青紫。

处方:香附 10g,益母草 30g,鱼腥草^{后下}30g,土茯苓 30g,滑石^{包煎}18g,木通 6g,车前子^{包煎}15g,白茅根 30g,瞿麦 15g,蒲公英 20g,全瓜蒌 30g,生甘草 5g,野菊花 15g,生大黄 6g,冬葵子 15g。7 剂,水煎服,日 1 剂。患者服药后,诸症显著缓解。

按语:本案证属中医"热淋"范畴。热淋的主要病机是湿热蕴结下焦,膀胱气化失司,故见小便短数、灼热刺痛、溺色浊味重;腰为肾之府,湿热之邪侵犯于肾,则会出现腰部酸痛;水湿内聚,三焦决渎失司,膀胱气化失常则尿少,水湿横溢肌肤而致下肢水肿;热甚波及大肠,则大便秘结;湿邪困阻脾胃而致清阳不升,则嗜睡、头沉。故颜正华在治疗此疾病的时候,以清热利湿为治疗的基本原则。

方中黄柏、鱼腥草、土茯苓、滑石、木通、车前子、白茅根、瞿麦、蒲公英为清热利湿药。又因患者便干,3日1行,故加入了全瓜蒌、冬葵子等润肠通便药。诸药合用,证症结合,精巧有秩。

二十、水肿

水肿是因体内水液潴留,泛滥肌肤,而表现为以头面、眼睑、四肢、腹背,甚至全身浮肿为特征的一类疾病。水肿常见于西医学中的肾性水肿、心性水肿、肝性水肿、营养不良性水肿、功能性水肿、内分泌失调引起的水肿等。中医对本病的认识起于《黄帝内经》。如《灵枢·水胀》云:"水始起也,目窠上微肿,如新卧起之状,其颈脉动,时咳,阴股间寒,足胫瘇,腹乃大,其水已成矣。以手按其腹,随手而起,如裹水之状,此其候也。"《黄帝内经》已认识到水肿的发病与肝、脾、肾三脏关系密切。如《素问·水热穴论》中有"勇而劳甚则肾汗出,肾汗出逢于风,内不得入于脏腑,外不得越于皮肤,客于玄府,行于皮里,传为胕肿"和"故其本在肾,其末在肺"的记载,又如《素问·至真要大论》中有"诸湿肿满,皆属于脾"的记载。在治疗法则上,《素问·汤液醪醴论》中提出"平治于权衡,去宛陈莝……开鬼门,洁净府"的治疗原则。汉代,张仲景对水肿的认识更为精确,如在《金匮要略·水气病脉证并治》中以表里上下为纲,将水肿分为风水、皮水、正水、石水、黄汗5种类型。同时又根据五脏发病的机制及证候将水肿分为心水、肝水、肺水、脾水、肾水。在治疗上,张仲景提出发汗和利尿的两大原则:"诸有水者,腰以下肿,当利小便;腰以上肿,当发汗乃愈。"随后的医家在此基础上结合自己的临床经验,对水肿的认识日臻完善。

【治验简介】

颜正华认为,水肿一证乃全身气化功能障碍之表现,涉及脏腑较多,其中肾为病本。肾为主水之脏,具有气化功能,其气化作用贯彻在水液代谢的始终,正如《素问·水热穴论》所云"肾者胃之关也,关闭不利,故聚水而从其类也。上下溢于皮肤,故为胕肿。胕肿者,聚水而生病也。"颜正华同时认为,水肿又与肺、脾等脏腑的功能失调相关。肺为水之上源,肺主行水,宣发肃降,通调水道。肺肾两脏相互配合,共同维持人体水液代谢的协调平衡。但若两脏功能失调,常引起水液代谢障碍,而出现水肿、尿少、咳喘不能平卧等症。脾主运化水液,为水液代谢的枢纽,肾主水,气化作用贯穿始终,故有"其本在肾,其制在脾"之说。若两脏功能失调,也可出现水肿、泄泻、小便不利等水液代谢障碍的临床表现。因此,水肿的发病与肺、脾、肾三脏关系尤为密切,其中以肾为本,以肺为标,而以脾为制水之脏。诚如《景岳全书·杂证谟·肿胀》云:"凡水肿等证,乃肺脾肾三脏相干之病。盖水为至阴,故其本在肾;水化于气,故其标在肺;水惟畏土,故其制在脾。今肺虚则气不化精而化水,脾虚则土不制水而反克,肾虚则水无所主而妄行。"

颜正华治疗水肿从肺、脾、肾三脏出发,以补虚泻实、通调水道为基本治疗方法。①补虚泻实:针对风邪外袭、水湿浸渍而致肺失宣降、脾失健运之水肿,颜正华常通过"泻实"治疗;而对脾肾亏虚、气化不利而致水肿者,颜正华常以"补虚"为法;但临床上两者常交杂存在,故颜正华在治疗水肿病症时,以"补虚泻实"为治疗的基本原则,方选医圣张仲景之防己黄芪汤加减。方中防己苦泄辛散,祛风除湿,利水消肿;黄芪补气健脾补肺,尤能固表行水;白术健脾燥湿利水。三药虚实兼顾,宣肺健脾补肾,而使水肿消退。②通调水道:此为治标之法,即通过"发汗、利小便"等方法治疗水肿。上半身水肿甚者,以发汗为主,颜正华常选用麻黄、桑白皮、葶苈子等质轻上浮归肺经之品;下半身水肿甚者,则以利小便为主,颜正华常选用怀牛膝、益母草、泽泻等质重下沉归肾经之品。此外,颜正华结合"水不自行,赖气以动"之理论,常于方中佐以行气药以加强消肿之功,如陈皮、枳壳、大腹皮等。若遇病程较久,久病入络而有血瘀征象者,颜正华常配伍活血化瘀药,如水红花子、当归、川芎等。具体辨证治验如下。

(1)风水相搏证:以眼睑浮肿,继则四肢及全身皆肿,来势迅速,多有恶寒发热,肢节酸楚,小便不利等为主症。偏于风热者,伴咽喉红肿疼痛,舌质红,脉浮滑数。偏于风寒者,兼恶寒、咳喘,舌苔薄白,脉浮滑或浮紧,如水肿较甚,亦可见沉脉。治以疏风清热,宣肺行水。常用方剂为越婢加术汤加减。常用药为麻黄、杏仁、防风、白术、茯苓、泽泻、车前子、桑白皮、黄芩。

(2)湿毒浸淫证:以眼睑浮肿,延及全身,皮肤光亮,尿少色赤,身发疮痍,甚则溃烂,恶风发热,舌质红,苔薄黄,脉浮数或滑数为主症。治以宣肺解毒,利湿消肿。常用方剂为麻黄连翘赤小豆汤合五味消毒饮加减。常用药为麻黄、杏仁、桑白皮、赤小豆、金银花、野菊花、蒲公英、紫花地丁、紫背天葵。

(3)水湿浸渍证:以全身水肿,下肢明显,按之没指,小便短少,身体困重,胸闷,纳呆,泛恶,苔白腻,脉沉缓为主症。治以健脾化湿,通阳利水。常用方剂为五皮饮合胃苓汤加减。常用药为桑白皮、陈皮、大腹皮、茯苓皮、生姜皮、苍术、厚朴、草果、桂枝、白术、茯苓、猪苓、泽泻。

(4)湿热壅盛证:以遍体浮肿,皮肤绷急光亮,胸脘痞闷,烦热口渴,小便短赤,或大便干结,舌红苔黄腻,脉沉数或濡数为主症。治以分利湿热。常用方剂为疏凿饮子加减。常用药为羌活、秦艽、防风、大腹皮、茯苓皮、生姜皮、猪苓、茯苓、泽泻、椒目、赤小豆、黄柏、商陆、槟榔、生大黄。

(5)脾阳虚衰证:以身肿日久,腰以下为甚,按之凹陷不易恢复,脘腹胀闷,纳减便溏,面色不华,神疲乏力,四肢倦怠,小便短少,舌质淡,苔白腻或白滑,脉沉缓或沉弱为主症。治以健脾温阳利水。常用方剂为实脾饮加减。常用药为干姜、附子、草果仁、桂枝、白术、茯苓、炙甘草、生姜、大枣、茯苓、泽泻、车前子、木瓜、木香、厚朴、大腹皮。

（6）肾阳衰微证：以水肿反复消长不已，面浮身肿，腰以下甚，按之凹陷不起，尿量减少或反多，腰酸冷痛，四肢厥冷，怯寒神疲，甚者心悸胸闷，喘促难卧，腹大胀满，舌质淡胖苔白，脉沉细或沉迟无力为主症。治以温肾助阳，化气行水。常用方剂为济生肾气丸合真武汤加减。常用药为附子、肉桂、巴戟肉、仙灵脾、白术、茯苓、泽泻、车前子、牛膝。

（7）瘀水互结证：以水肿延久不退，肿势轻重不一，四肢或全身浮肿，以下肢为主，皮肤瘀斑，腰部刺痛，或伴血尿，舌紫黯，苔白，脉沉细涩为主症。治以活血祛瘀，化气行水。常用方剂为桃红四物汤合五苓散加减。常用药为当归、赤芍、川芎、丹参、益母草、红花、莪术、桃仁、茯苓、泽泻、车前子。

 【医案举隅】

医案一

王某，女，46，机关公务员。初诊时间：2000年4月20日。

主诉：水肿3个月。

现病史：全身浮肿、下肢尤甚、下午及晚上加重，腰酸痛，足跟痛，尿量减少，脱发，心悸，胸闷气促，面青唇紫，纳少，眠差，大便不爽、2~3天1行。脉沉细滑结代，舌黯苔薄白有齿痕，舌下青紫。LMP：4月12日。此次月经提前10天，量少色黯，有痛经。

辨证：脾肾阳虚，水湿停运。

治法：健脾温肾，利水渗湿。

处方：党参15g，生黄芪18g，生白术12g，防己10g，茯苓30g，炒枣仁15g，远志10g，当归15g，生苡仁15g，泽泻12g，冬葵子15g，丹参15g。7剂，水煎服，日1剂。

二诊：2000年4月27日。患者服上方7剂后，症状明显改善。现全身水肿、但较前次减轻，纳可，眠安，二便调。舌黯苔薄白边有齿痕，舌下青紫，脉沉细滑结代。

处方：党参15g，生黄芪18g，生白术12g，防己10g，茯苓30g，炒枣仁15g，远志10g，当归15g，生苡仁30g，泽泻12g，冬葵子15g，丹参15g。7剂，水煎服，日1剂。患者服药后，水肿症状消失，随访半年未复发。

按语：本案属脾肾阳虚，水湿泛滥之水肿。颜正华认为，中阳不振，健运失司，气不化水，以致下焦水邪泛滥，故全身浮肿，下肢尤甚。水气上凌心肺，故见心悸胸闷气促。腰为肾之府，肾虚而水气内盛，故腰酸痛。肾与膀胱相表里，肾阳不足，膀胱气化不行，故尿量减少。舌黯，舌下青紫，显示体内水血互结，瘀血凝滞。故颜正华治疗此案以"健脾温肾,利水渗湿"为基本治法,以防己黄芪汤为基本方加减。

方中党参、生黄芪、白术均为常用补气药,且黄芪、白术兼有利水之功,三药合用共奏补气行水消肿之功;茯苓、防己、泽泻、冬葵子为利水消肿药;炒枣仁、远志为养心安神药;当归、丹参为养血活血药。诸药合用,证症结合,以求药到病除之效。二诊时,患者水肿症状已得到了改善,故在守方的基础上加大了生苡仁的量,以求健脾渗湿而速消水肿,收到良好治疗效果。

医案二

孟某,女,70岁,退休职工。初诊时间:2000年4月20日。

主诉:全身水肿反复发作7年,春季加重。

现病史:全身水肿月余,下肢尤甚,腰酸,汗出,尿量少,纳少,便干、日1行。舌质黯苔黄腻,舌下青紫,脉弦滑。有高血压、高血脂、肩周炎病史。

辨证:气虚水泛。

治法:补气利水。

处方:生黄芪30g,防己10g,生白术12g,陈皮10g,茯苓皮30g,赤小豆30g,生苡仁30g,萆薢15g,牛膝12g,泽泻12g,益母草30g,丹参30g。7剂,水煎服,日1剂。

二诊:2000年4月27日。患者服上方7剂后,症状减轻。现咽干,纳可,二便调,眠可。舌质黯苔黄腻,舌下青紫,脉弦滑。颜正华在上方基础上加黄芩10g、大腹皮10g。

处方:生黄芪30g,防己10g,生白术12g,陈皮10g,茯苓皮30g,赤小豆30g,生苡仁30g,萆薢15g,牛膝12g,泽泻12g,益母草30g,丹参30g,黄芩10g,大腹皮10g。7剂,水煎服,日1剂。

按语:本案证属气虚水泛之水肿。颜正华认为,气虚无以输布体内津液,而致水邪内停,泛溢肌肤,则全身水肿。脾气虚,健运失司,气不化水,以致下焦水邪泛滥,故下肢尤甚。腰为肾之府,肾气虚而水气内盛,故腰酸痛。肾与膀胱相表里,肾阳不足,膀胱气化不行,故尿量减少。故颜正华在治疗此病例时以补气利水为其基本思想,以防己黄芪汤为基本方加减。方中生黄芪、生白术为补气药;茯苓皮、赤小豆、防己、生苡仁、萆薢、牛膝、泽泻、益母草为利水消肿药;陈皮为行气药;丹参为活血药。诸药合用,证症结合,以求药到病除之效。二诊时,患者"水肿"症状减轻,但出现了"咽干"的临床表现,故在守方的基础上加入了黄芩清热,另加入了大腹皮行气利水,以巩固治疗效果。通过14剂的治疗,收到了很好的临床疗效。

医案三

吴某,女,51岁,机关干部。初诊时间:2000年2月14日。

主诉:全身水肿 20 日。

现病史:20 天前无明显诱因的情况下出现晨起颜面及眼睑浮肿,后出现全身水肿,西医诊断为急性肾小球肾炎。西药治疗效果不理想,故前来中医治疗。现全身水肿、双下肢尤甚,尿量减少、色黄,口干不欲饮,干咳无痰,动则喘,腰酸,便干、日 1 行,纳呆,眠差。2 月 10 日尿常规示尿蛋白(+++)。舌红苔微黄,舌下青紫,脉弦滑。有糖尿病病史。

辨证:气虚水泛。

治法:补气利水。

处方:生黄芪 30g,防己 10g,桑白皮 15g,茯苓皮 30g,大腹皮 12g,陈皮 10g,冬瓜皮 30g,葶苈子 10g,赤小豆 30g,麦冬 10g,丹参 30g,益母草 30g。7 剂,水煎服,日 1 剂。

二诊:2000 年 2 月 21 日。患者服上方 7 剂后症状缓解。现双下肢水肿,纳可,眠差,二便调。脉弦滑,舌红苔薄白腻。颜正华在上方基础上去冬瓜皮,加泽兰 12g、泽泻 12g。

处方:生黄芪 30g,防己 10g,桑白皮 15g,茯苓皮 30g,大腹皮 12g,陈皮 10g,葶苈子 10g,赤小豆 30g,麦冬 10g,丹参 30g,益母草 30g,泽兰 12g,泽泻 12g。7 剂,水煎服,日 1 剂。

三诊:2000 年 2 月 28 日。患者服上方 7 剂后双下肢水肿基本消失。现痰量多色白,便黏滞感、日四五行,四末不温,畏寒,纳可,眠差。舌淡苔薄白,舌下青紫,脉弦数。颜正华在上方基础上去防己、桑白皮、葶苈子、麦冬,加生白术 12g、生苡仁 30g、怀牛膝 10g、制首乌 15g。

处方:生黄芪 30g,生白术 12g,赤小豆 30g,茯苓皮 30g,大腹皮 12g,陈皮 10g,丹参 30g,益母草 30g,泽兰 12g,泽泻 12g,生苡仁 30g,怀牛膝 10g,制首乌 15g。7 剂,水煎服,日 1 剂。患者服药后,诸症均释。

按语:本案证属气虚水泛之水肿。气虚无以输布体内津液,而致水邪内停,泛溢肌肤,则全身水肿。脾气虚,健运失司,气不化水,以致下焦水邪泛滥,故下肢尤甚。腰为肾之府,肾气虚而水气内盛,故腰酸痛。肾与膀胱相表里,肾阳不足,膀胱气化不行,故尿量减少。肺肾气虚,肾不纳气,气不归原,则动而喘。故颜正华在治疗此病例时以"补气利水"为其基本思想,以防己黄芪汤合五皮饮为基本方加减。

方中生黄芪为补气药;防己、桑白皮、茯苓皮、大腹皮、陈皮、冬瓜皮、葶苈子、赤小豆、益母草为行气利水消肿药;麦冬养阴以防利水太过而伤及津液;丹参养血活血。诸药合用,证症结合,以求药到病除之效。二诊时,患者病情得到了很好的控制,为巩固疗效,在守方的基础上加入了泽兰、泽泻等利水消肿药。经过近 14 剂的治疗,水肿全消,收到了很好的临床疗效。

医案四

某男,55岁,日本友人。初诊时间:2000年2月17日。

主诉:腹水2年。

现病史:腹部胀满、有振水声,偶伴中脘部胀满,口干不欲饮,纳少,眠安,二便调。舌黯红苔薄黄,舌下青紫,脉弦滑。CT(2月10日)示:①肝硬化、门脉略宽;②脾大,脾静脉扩张;③右肾积水(轻);④腹腔积液。胃镜(2月10日)示:食管静脉扩张。有饮酒史。

辨证:湿毒内蕴,水饮内停。

治法:解毒利湿,逐饮消肿。

处方:柴胡10g,赤芍15g,丹参30g,赤小豆30g,水红花子15g,鳖甲30g,茵陈30g,土茯苓30g,大腹皮12g,泽泻15g,生苡仁30g,板蓝根30g,生黄芪15g。10剂,水煎服,日1剂。

二诊:2000年2月28日。患者服上方10剂后,症状有所改善。现腹水,纳可,眠安,二便调。舌黯红苔薄黄,舌下青紫,脉弦滑。颜正华在上方基础上加炒栀子6g、桃仁6g,去赤小豆。

处方:炒栀子6g,柴胡10g,赤芍15g,丹参30g,水红花子15g,鳖甲30g,茵陈30g,土茯苓30g,大腹皮12g,泽泻15g,生苡仁30g,板蓝根30g,生黄芪15g,桃仁6g。10剂,水煎服,日1剂。

三诊:2000年3月9日。患者服上方10剂后腹水症状基本消失。现纳可、眠安、二便调。舌红苔黄,舌下青紫,脉弦滑。原方继服10剂,水煎服,日1剂。患者服药后腹水肿胀完全消失,随访3个月未复发。

按语:此案从西医角度来说属于"肝硬化所致腹水",中医辨证为湿毒内蕴之腹水。颜正华认为,患者长期饮酒,损伤肝脾,脾失健运,肝失疏泄,湿浊内阻,则腹水。故颜正华在治疗此病例时以"解毒利湿消肿"为治疗原则。方中柴胡为疏肝药;赤芍、丹参、水红花子为活血养血药;鳖甲为软坚散结药;茵陈、土茯苓、板蓝根为清热解毒药;大腹皮、泽泻、生苡仁为利湿消肿药;生黄芪为补气药。诸药合用,扶正祛邪,以求药到病除之效。二诊时,经过10剂中药的治疗,病情得到很好的控制,为巩固疗效而加入了清热药炒栀子、活血药桃仁,又连服了20剂后终收到了临床治愈水平。

二十一、消渴

消渴是以多饮、多食、多尿、久则身体消瘦,或尿有甜味为特征的一类疾病。消渴病名起于《黄帝内经》。《素问·奇病论》云:"此肥美之所发也,此人必数食甘美而多肥也。肥者令人内热,甘者令人中满,故其气上溢,转为消渴。"此句指出其病机为内热消烁,胃阴不足。《灵枢·五邪》云:"邪在脾胃……阳气有余,阴气不足,则热中善饥。"汉代张仲景《金匮要略》提出治疗消渴的3种方剂。一为白虎加人参汤,云"渴欲饮水,口干舌燥者,白虎加人参汤主之";二为肾气丸,云"男子消渴,小便反多,以饮一斗,小便一斗,肾气丸主之";三为文蛤散,云"渴欲饮水不止者,文蛤散主之"。仲景治消渴,有阴阳之分,偏于阳证者用白虎加人参汤,偏于阴证者用肾气丸。隋代《诸病源候论·消渴病诸候》对本病传变方面提出"其病变多发痈疽,或成水疾"。明代张景岳《景岳全书》云:"消渴病,其为病之肇端,皆膏粱肥甘之变,酒色劳伤之过,皆富贵人病之而贫贱者少有也。"清代叶天士《临证指南医案·三消》云:"三消一证,虽有上、中、下之分,其实不越阴亏阳亢、津涸热淫而已。"清代周学霆《三指禅·消渴从脉分症说》云:"余尝治是证,发于阳者十居二三,发于阴者十居七八。"后世医家多视消渴为阴虚发热证,而用滋阴清热法治疗。现代西医学中的糖尿病与消渴多有相似之处,可参考本病辨证施治。

【治验简介】

颜正华认为,消渴病变脏腑在肺胃肾。燥热伤肺,则治节失职,肺不布津;燥热伤胃,则胃火炽盛,消谷善饥;燥热伤肾,则肾失固摄,精微下注。凡饮食不节,过食肥甘,或情志失调,气郁化火,或劳欲过度,耗伤肾阴,均可诱发消渴。本病迁延日久,阴损及阳,可致阴阳两虚,症见尿频,饮一溲一,腰膝酸软,面黑耳干,舌淡脉沉细。消渴兼证较多,可并发肺痨、痈疽、目疾、中风等病证。此外,临证时还可根据多饮、多食、多尿的程度来辨明上、中、下三焦的病位,指导治疗。除中药外,调节情志、控制饮食亦很重要。

颜正华临证多将消渴归为3类证型:①肺热津伤型;②胃热炽盛型;③肾阴亏虚型。以下,分别从3种证型进行论述。

(1)肺热津伤型:症见烦渴多饮,口干舌燥,尿频量多。舌质红少津,苔薄黄,脉洪数。治以清热润肺,生津止渴。常用方药为玉泉丸加减,即天花粉30g、葛根30g、生地黄15g、麦冬15g、黄芩10g、五味子6g、山药20g、石斛20g,水煎服。

(2)胃热炽盛型:症见多食易饥,形体消瘦,大便干结,舌苔黄干,脉滑数。治以清胃泻火,养阴生津。常用方药为玉女煎加减,即麦冬、生地黄、玄参各15g,石膏、天花粉各30g,黄连、栀子、知母各10g,牛膝12g,水煎服。

(3)肾阴亏虚型:症见尿频量多,混浊如脂膏,尿甜,口干,头晕,腰腿酸痛,舌质红少津,脉细数。治以滋阴益肾。常用方药为六味地黄丸加减,即山药20g,山茱萸、生地黄各15g,牡丹皮10g,茯苓15g,泽泻9g,枸杞子12g,五味子6g,天花粉30g,水煎服。若阴损及阳,肾阳亦虚者,可加熟附子10g,肉桂5g,菟丝子、巴戟天各12g。气虚者,加黄芪、党参各20g。

以上各型如出现血瘀之证,可酌加丹参 20~30g。此外,也可根据病情选择消渴丸等中成药治疗。

【医案举隅】

医案一

李某,男,39 岁,自谋职业者。初诊时间:2008 年 3 月 22 日。

主诉:糖尿病 10 年。

现病史:现双下肢肿胀麻木,劳累后、午后更甚,多饮、多食、多尿及形体消瘦,纳可,眠安,便稀、日二三行,尿微黄。舌黯红苔黄腻,脉细滑。3 天前查空腹血糖 9.52mmol/L。

辨证:气阴两虚。

治法:补气养阴,健脾补肾。

处方:生黄芪 30g,生晒人参 9g,炒白术 15g,怀山药 30g,茯苓 30g,生熟地各 12g,山萸肉 10g,天花粉 12g,五味子 10g,炒苡仁^{打碎}30g,补骨脂 10g,泽泻 12g。20 剂,水煎服,日 1 剂。

二诊:2008 年 4 月 14 日。患者服上方 20 剂后,双下肢麻木肿胀明显减轻。现小便正常,大便可、一日一二行,纳可,眠安。舌黯红苔黄腻,脉细滑。2 天前查空腹血糖 8.42mmol/L。上方基础上加丹参 20g,去天花粉、生地。

处方:生黄芪 30g,生晒人参 9g,炒白术 15g,怀山药 30g,茯苓 30g,熟地 12g,山萸肉 10g,丹参 20g,五味子 10g,炒苡仁^{打碎}30g,补骨脂 10g,泽泻 12g。7 剂,水煎服,日 1 剂。患者服药后,双下肢麻木肿胀感消失,空腹血糖 7.92mmol/L。

按语:消渴病的本质是阴虚内热,但从本案患者症状可知,其因病情迁延日久而致气阴两虚,以气虚为主。故颜正华在治疗时以气阴双补为基本方法,其中又以补气为主。又考虑本案患者病情迁延日久,易损伤脾肾功能,故在补气养阴法的基础上兼顾补肾健脾,方以四君子汤合六味地黄丸加减。

方中生黄芪、生晒人参、炒白术、怀山药、茯苓归脾经,可健脾补气;生地、熟地、山萸肉乃滋阴补肾药,共奏养阴之效;天花粉生津止渴,根据现代药理研究有良好的降血糖作用,颜正华治消渴一病喜用之;五味子在本方中作用有二,一可助天花粉、山药生津敛汗,二可与补骨脂、炒苡仁、白术、茯苓等合用补肾健脾而止泻,患者的症状中有"便稀",深责之此泄泻为"脾肾虚泄泻",故此处用五味子主要求其补肾止泻之意。炒苡仁与炒白术、怀山药、茯苓等健脾药合用是为了达到健脾止泻的功用;补骨脂、泽泻与生地、熟地、山萸肉等补肾滋阴药合用,仿六味地黄丸而起到补肾滋阴、渗湿止泻的功用。上药合用,共奏气阴双补、补肾健脾之功。二诊时,患者在连服 20 剂后症状有所改善,故遵循原治疗思想,继续给予气阴双补、补肾健脾药,但患者已无明显里热证,故去生地、天花粉,又考虑到患者的舌质偏黯,故加入丹参以起到养血活血的作用。

医案二

任某,女,47岁,学校教师。初诊时间:2008年2月16日。

主诉:糖尿病10余年。

现病史:现周身困倦,目胀,偶有胸闷,常年便秘、数日1行。多饮、多食、多尿,形体消瘦,纳可,眠安。LMP:2月2日,有痛经史,量可,色可。舌红苔黄,根苔黄腻,脉弦细。空腹血糖16.5mmol/L。患者既往有高血压、子宫肌瘤、乳房多发性纤维瘤的病史。

辨证:气阴两虚。

治法:补气养阴,通腑消胀。

处方:生地15g,玄参12g,麦冬12g,丹皮15g,山药30g,生首乌30g,火麻仁15g,决明子30g,白芍12g,女贞子15g,生黄芪20g,生晒参10g,枸杞子15g,白菊花10g。7剂,水煎服,日1剂。

二诊:2008年3月8日。患者服药后,疲劳、口干、便秘等症状均改善,但连服7剂后因工作原因不能及时就诊而停药,停药后感大便黏滞不爽、数日1行。现觉腰酸疼痛,眼胀、模糊不清,大便黏滞不爽、数日1行,纳可,眠安。LMP:2月23日,痛经,经期5天,量、色可,经前期有乳房胀痛感。舌尖红苔薄白,脉弦细无力。空腹血糖13.2mmol/L。

处方:生地15g,白芍15g,女贞子15g,麦冬12g,全瓜蒌30g,决明子30g,生首乌30g,生牡蛎30g,海藻15g,昆布15g,夏枯草15g,天花粉12g,白菊花10g,桑寄生30g,川断15g。14剂,水煎服,日1剂。

三诊:2008年3月22日。患者服上方14剂后,腰部仍酸胀疼痛,眼胀,双下肢膝盖酸痛,夜间加重。但大便正常,日1行,无黏滞不畅感。现腰部疼痛,眼胀,双下肢膝盖酸痛,夜间加重,口干、纳可、眠安、二便调。LMP:2月23日,痛经,经期5天,量、色可,经前期有乳房胀痛感。脉弦细,舌红苔薄白。空腹血糖9.9mmol/L。上方加枸杞子12g、石决明30g、赤芍15g。

处方:生地15g,赤白芍各15g,女贞子15g,麦冬12g,全瓜蒌30g,决明子30g,生首乌30g,生牡蛎30g,海藻15g,昆布15g,夏枯草15g,天花粉12g,白菊花10g,桑寄生30g,川断15g,枸杞子12g,石决明30g。14剂,水煎服,日1剂。

四诊:2008年4月12日。服上方14剂后原有症状明显减轻。现腰部酸胀疼痛、眼胀、双下肢膝盖微酸痛,便黏滞不爽、2~3天1次,矢气频,纳可,眠安。LMP:3月29日,来月经前两颊、额前出小红疹子。舌淡红苔薄白,有齿痕。上方生地由15g减为12g。

处方：生地 12g，赤白芍各 15g，女贞子 15g，麦冬 12g，全瓜蒌 30g，决明子 30g，生首乌 30g，生牡蛎 30g，海藻 15g，昆布 15g，夏枯草 15g，天花粉 12g，白菊花 10g，桑寄生 30g，川断 15g，枸杞子 12g，石决明 30g。14 剂，水煎服，日 1 剂。患者服药后，诸症大解，空腹血糖 7.5mmol/L。

按语：本案患者证属气阴两虚。因阴血虚少而致水不涵木，肝阳上亢，故目胀；因气阴两虚而脾失健运，故表现为便秘；因气虚而致元气亏虚、宗气不足，故患者会有周身困倦乏力、胸闷之症状。故颜正华治疗本案患者主要以滋补气阴为主，同时针对患者的标症给予平肝潜阳和润肠通便之治法，方以增液汤加味。

方中生地、玄参、麦冬、女贞子、枸杞子、生首乌、白芍为滋补阴血药，山药、生黄芪、生晒参为补气药，两组药合用共奏气阴双补之效。丹皮与生地、玄参合用以清营分之热，火麻仁、决明子与生首乌合用起到润肠通便之功，白菊花和枸杞子合用有滋水涵木、平肝潜阳之功，专攻患者眼胀之疾。二诊时，患者自诉在服上方期间症状有所改善，故颜正华在守方的基础上，结合临床表现，随症加减。如考虑患者的月经不调与子宫肌瘤有关，故在处方中加入适量软坚散结药，如生牡蛎、夏枯草、昆布、海藻；又因患者出现腰酸疼痛的症状，故加入桑寄生、川断等补肾强筋骨药。诸药合用，共奏气阴双补、软坚散结之功。患者服药后，病情得到了基本控制，收到了良好的临床治疗效果。

医案三

黄某，男，61 岁，退休干部。初诊时间：2000 年 4 月 20 日。

主诉：糖尿病 8 年。

现病史：今日空腹血糖 10.02mmol/L。发病至今严重消瘦（体重减轻 25kg），伴盗汗、多饮、尿多、纳多、大便多，眠差。脉弦细，舌黯红苔黄腻。

辨证：气阴两虚。

治法：益气养阴。

处方：玄参 15g，生地 20g，麦冬 15g，山药 30g，丹参 30g，黄芪 30g，五味子 10g，茯苓 15g，炒枣仁^{打碎}30g，远志 10g，夜交藤 30g，生龙牡^{打碎、先煎}各 30g。7 剂，水煎服，日 1 剂。

二诊：2000 年 4 月 27 日。患者服上方 7 剂后，症状有所改善。现自汗、盗汗、口干、多饮，纳便尚调，眠差。舌黯淡苔微黄腻，脉弦细。上方加白芍 15g、浮小麦 30g，改黄芪 45g、五味子 15g、茯苓 30g。

处方：玄参 15g，生地 20g，麦冬 15g，山药 30g，丹参 30g，黄芪 45g，五味子 15g，茯苓 30g，炒枣仁^{打碎}30g，远志 10g，夜交藤 30g，生龙牡^{打碎、先煎}各 30g，白芍 15g，浮小麦 30g。7 剂，水煎服，日 1 剂。患者服药后，空腹血糖 8.02mmol/L。病情稳步好转。

按语:患者的病情属于中医的消渴病,病机为阴虚燥热,但因患者患病多年,而致阴伤及气、气阴两虚,故颜正华在治疗此病例时以气阴双补为主。方中玄参、生地、麦冬为补阴药,山药、生黄芪、茯苓为健脾补气药,两组药合用共奏气阴双补之功。又因为患者有失眠症状,故加入炒枣仁、远志、夜交藤、生龙骨、生牡蛎等安神药,以图养心重镇。诸药合用,以求药到病除之效。二诊时,患者病情得到了很好的控制,故颜正华在守方的基础上,根据病情变化,随症加减,如白芍、浮小麦与五味子合用加大养阴敛汗之功,而加大生黄芪和茯苓的用量则是为了加大补气的力度。患者在继服了中药 14 剂后,病情得到了很好控制,收到了很好的治疗效果。

医案四

韩某,女,39 岁,公司职员。初诊时间:2000 年 4 月 17 日。

主诉:糖尿病 7 年。

现病史:现疲劳乏力,午后下肢浮肿,头沉,眼涩,口苦、干,喜饮,纳可,眠差,多梦,二便调。LMP:4 月 10 日,已完,周期为 40 天,量少,有血块,但无痛经。根苔黄腻,脉弦细。空腹血糖 15.5mmol/L。

辨证:气阴两虚。

治法:补气养阴。

处方:生地 15g,麦冬 12g,白菊花 10g,枸杞子 12g,石决明$^{打碎、先煎}$20g,当归 6g,白芍 15g,生黄芪 30g,茯苓 30g,赤小豆 30g,生苡仁^{打碎}30g,丹参 12g,天花粉 15g。7 剂,水煎服,日 1 剂。

二诊:2000 年 4 月 24 日。患者服上方 7 剂后,诸症减轻。但仍有疲劳乏力感,午后下肢浮肿,头沉,眼涩,口苦、干,喜饮,纳可,眠差,多梦,二便调。LMP:4 月 10 日,已完,周期为 40 天,量少,有血块,但无痛经。根苔黄腻,脉弦细。空腹血糖 13.2mmol/L。原方不变,继服 14 剂。

患者服药后诸症大为缓解,空腹血糖 10.3mmol/L。继以消渴丸调理。

按语:消渴的基本病因病机是阴虚燥热,但因患者患病多年,而致阴伤及气、气阴两虚,因阴血亏少而致水不涵木、肝阳上亢,症见眼涩、头沉、口干苦、喜饮;因气虚而无力推动津液的输布,造成津液的潴留,故午后下肢浮肿,故颜正华在治疗此病例时以气阴双补为主,同时又兼顾平肝潜阳、渗湿利水。方中的生地、麦冬、枸杞子、当归、白芍为养阴血药,生黄芪、茯苓为健脾补气药,两组药合用以达到气阴双补的目的。但考虑到患者的标症,故在气阴双补的基础上,酌情加入了一些平肝潜阳和渗湿利水药以消标症,如方中的白菊花、石决明配枸杞子等养阴药使水能涵木,而肝阳自降;生苡仁、赤小豆配茯苓等补气健脾药而使脾运水去。诸药合用,标本兼顾,主次分明。患者服药后,午后双下肢浮肿的症状消失,血糖降低显著。

医案五

丁某,女,55岁,机关干部。初诊时间:2000年3月30日。

主诉:糖尿病8年。

现病史:近日觉全身关节疼痛、活动后加重,双下肢浮肿,眼睑浮肿,头晕乏力,口干喜饮,尿频,大便干燥。舌红、根苔微黄腻,舌下青紫,脉细数。现通过药物和饮食控制血糖,今日空腹血糖14mmol/L。高血压病史10余年,现服降压药控制血压,现血压为130/90mmHg。慢性泌尿系感染病史3年。

辨证:气阴不足,水湿停滞。

治法:补气养阴,行水消胀。

处方:生地15g,玄参15g,麦冬12g,丹参30g,怀山药30g,枸杞子12g,白菊花10g,鱼腥草^{后下}30g,土茯苓30g,白茅根30g,秦艽10g,桑寄生30g,益母草30g,生黄芪30g。7剂,水煎服,日1剂。

二诊:2000年4月10日。患者服上方后,症状皆有所改善。现关节疼痛,劳累后加重,双下肢浮肿,眼睑浮肿,纳可,口干喜饮,尿频,大便成形、日1~2行,心悸怔忡,眠差多梦。舌红、根苔微黄腻,舌下青紫,脉细数。原方不变,继服14剂。

患者服药后诸症大为缓解,空腹血糖9.3mmol/L。继以消渴丸调理。

按语:本案患者有糖尿病、高血压、慢性泌尿系感染等多种慢性疾病,但从患者的临床表现来看,其刻下主病为糖尿病,故主证仍为消渴。患者患病多年,而致阴伤及气、气阴两虚,因气虚无力输布津液,故出现了双下肢浮肿、眼睑浮肿、口干喜饮、尿频等津液输布失常的症状;因气虚推动无力,清阳不升、浊气不降出现头晕、大便干燥;因气虚而形神失养出现乏力。故颜正华在治疗此病例时以气阴双补为基本原则,同时兼顾祛风、利水、逐湿。

方中生地、玄参、麦冬、丹参、枸杞子为补阴血药,生黄芪、怀山药为补气益阴之品,两组药合用以起到气阴双补的作用。方中的白菊花平肝潜阳,根据现代药理研究有很好的降压作用,故用之;鱼腥草、土茯苓、白茅根、益母草等渗湿利水药以逐水消肿,秦艽、桑寄生等祛风药以缓解关节疼痛症状。诸药合用,标本兼顾,以求药到病除之效。患者连服了14剂中药后,病情得到了基本控制,收到了良好的临床治疗效果。

二十二、月经不调

月经不调是指月经的周期或经量出现异常,包括月经先期、月经后期、月经先后无定期、经期延长、月经过多、月经过少。中医学认为,月经的产生与调节受脏腑气血盛衰、经络通畅的直接影响,其中与肾的关系尤为密切。如《素问·上古天真论》中所说:"女子七岁,肾气盛,齿更发长;二七而天癸至,任脉通,太冲脉盛,月事以时下,故有子……七七,任脉虚,太冲脉衰少,天癸竭,地道不通,故形坏而无子也。"对于月经不调,历代医家多有论述。《妇科玉尺》对该病描述为:"经贵乎如潮,若来时或前或后,或多或少,或月二三至,或数月一至,皆为不调。"《校注妇人良方》引王子亨论指出:"阳太过则先期而至。"《丹溪心法》更明确指出:"经水不及期而来者,血热也。"《血证论》则云:"血热者,水之不足也,因见行经趱前。"《金匮要略·妇人杂病脉证并治》首载了月经后期,谓之"至期不来"。唐代《备急千金要方·妇人方下》中有"隔月不来""两月三月一来"的记载。《妇人大全良方·调经门》引王子亨言:"过于阴则后时而至。"对于月经不调的治疗,《景岳全书》云:"调经之要贵在补脾胃以资血之源,养肾气以安血之室,知斯二者,则尽善矣。"清代傅山《女科仙方》云:"夫经水出诸肾,而肝为肾之子,肝郁则肾亦郁矣;肾郁而气必不宣……而经水自有一定之期矣。方用定经汤。"总之,不论何种月经失调,其治疗应以"调"为主。调经主要体现在平衡阴阳,调和气血,调理冲任。

 【治验简介】

颜正华认为,月经先期、月经过多,其发病可因脾气虚、肾气虚,统摄无权;或因虚火、实火,扰动冲任,血海不宁或迫血妄行。而月经后期、月经过少,可因肾虚、血虚、阴虚、阳虚,使冲任不充,血海不能满溢;或因寒凝、气阻、痰凝,使冲任受阻,血行不畅。对于月经不调的辨证,颜正华认为重在辨月经的周期、量、质、色以及伴随症状。如月经先期,①辨热证:实热者先期而量多,色紫红或深红,质稠,舌红脉数;虚热者先期而量偏少,色鲜红,伴颧红,五心烦热;郁热者先期而量或多或少,色黯红,伴心烦易怒。②辨虚证:先期而量多、色淡、质稀,伴气短者为气虚;兼心悸怔忡,眠差梦多为心脾气虚;伴量少,色黯淡,质稀薄,或腰酸,溲多便溏为脾肾气虚。月经后期,①辨虚证:经色黯淡,质清稀,伴小腹隐痛为虚寒;经量少,色淡质稀薄或少腹绵绵作痛为血虚。②辨实证:经色黯有血块,小腹冷痛拒按为实寒;色黯红或有小血块,小腹胀痛者属气滞。月经过多,①辨虚证:行经量多,色淡红,质清稀,气短懒言,小腹空坠,面色㿠白为气虚。②辨实证:血热者经行量多,色紫红或深红,质稠,舌红脉数;血瘀者经行量多,色紫黯,质稠,腹痛,舌黯脉涩。月经过少,①辨虚证:血虚者经少,色淡,质稀,头晕眼花,面色萎黄;肾虚者经少,血色黯淡,质稀,腰酸腿软,头晕耳鸣,小便频数。②辨实证:血寒者经少,色黯红,小腹冷痛,畏寒肢冷,面色青白;血瘀者经少,色紫黑,小腹刺痛,舌紫黯,或有瘀斑紫点,脉涩。颜正华认为月经不调的治疗以调经为本,包括温、清、补、消、调冲任,同时应遵循寒者温之、热者清之、虚者补之、实者消之的治疗原则,并注意主证及兼证、病变所在部位的不同,采用相应的调经法。月经不调的常见证型包括肝郁证、血瘀证、血寒证、血热证、血虚证、气虚证、肝肾亏虚证等。

（1）肝郁证：经期提前或错后，经色黯红或有血块，小腹胀痛，精神抑郁，胸闷不舒，舌象正常，脉弦。颜正华喜用柴胡疏肝散或逍遥散加减，加益母草、丹参等以活血调经，加香附、玫瑰花以疏肝理气调经。

（2）血瘀证：症见月经后期，量少，色紫黑，有血块，小腹刺痛，拒按，血块排出痛减，舌质紫黯、有瘀点，脉弦涩。治以活血化瘀，理气调经。颜正华常用桃红四物汤加香附、台乌。若少腹痛甚者，加丹参、延胡索活血止痛。

（3）血寒证：①实寒型，症见月经后期，量少，色黯红，质稠或有血块，经行不畅，面清肢冷，小腹冷痛或绞痛，拒按、得热则减，舌质黯淡，苔薄白，脉弦紧或沉紧。治以温经散寒，活血调经。颜正华常用《妇人良方大全》温经汤。若寒盛者，加吴茱萸，加强温经散寒之功；若腹痛拒按，下血块，加失笑散、延胡索化瘀止痛；若经量多，去莪术、牛膝等活血化瘀之品。②虚寒型，症见月经后期，量少，色淡，质稀，恶寒肢冷，小腹冷痛或隐痛，喜温喜按，腰酸无力，便溏尿清，舌淡苔白，脉沉迟无力。治以扶阳散寒，活血补血、调经。颜正华常用《金匮要略》温经汤。若气虚，加黄芪益气；寒盛，加巴戟天、补骨脂温肾助阳。

（4）血热证：①实热型，症见月经先期量多，色鲜红或黯红，质稠，面赤，口干喜冷饮，或鼻衄，心烦易怒，便干尿黄，舌质红，脉数有力。治以清热凉血，颜正华常用清经汤加减。若流血多，加仙鹤草、茜草凉血止血；鼻衄，加藕节、牛膝凉血引血下行；流血少而有血块，加丹参活血化瘀。若见两肋及乳房胀痛，口苦，心烦，有肝郁化热之症，加郁金疏肝清热，或用丹栀逍遥散。②虚热型，症见月经先期，量少，质黏稠，或经期延长，淋漓不断，色红，两颧潮红，五心烦热，唇红，盗汗，舌红少苔或无苔，脉细数。治以养阴清热，养血调经。颜正华常用两地汤。若心烦失眠，加枣仁、夜交藤；经期延长，淋漓不断，加龟甲、仙鹤草滋肾养血、止血。

（5）血虚证：经来量少，不日即净，或点滴即止，经期推后，经色淡红，质稀，头晕眼花，心悸失眠，皮肤不润，面色萎黄，舌淡，苔薄，脉细无力。治以补益精血，颜正华常用四物汤加益母草、丹参等活血调经药，兼腰酸者加用茺蔚子（益母草籽）以调经补肾。

（6）气虚证：症见月经先期，量多或经期延长，淋漓不断，色淡，质稀如水，小腹空坠，疲倦，心悸气短，纳少便溏，舌质淡，苔薄白，脉弱无力。治以补气摄血、升阳举陷调经。颜正华常用归脾汤。若经多不止，加血余炭、蒲黄炭、煅龙牡固涩止血。

（7）肝肾亏虚证：症见月经先后不定期，量或多或少，色淡质稀，头晕耳鸣，腰痛如折，小腹空痛，外阴干燥，便溏，尿清长，舌质淡润，苔薄白，脉沉弱。治以调补肾气，养肝血，调冲任。偏肾虚者，颜正华常用固阴煎加减；若肝肾俱虚，常用左归饮加减。

 【医案举隅】

医案一

吕某,女,34 岁,某公司职员。初诊时间:2008 年 3 月 29 日。

主诉:月经不调 3 年。

现病史:$13\dfrac{4\sim5}{28\sim30}$。LMP:3 月 6 日。此次月经色黑,量少,有血渣,无痛经,行经期间偶有腰酸。盗汗,纳可,眠安,便干、1~2 天 1 次。舌偏红少苔,脉细无力。

辨证:阴血亏虚。

治法:养血调经。

处方:熟地 15g,砂仁^{打碎}3g,当归 10g,川芎 5g,赤芍 12g,丹参 12g,党参 15g,香附 10g,大枣 10g,益母草 15g,茺蔚子 12g,火麻仁 15g,玫瑰花 6g。7 剂。

二诊:2008 年 4 月 12 日。患者自述服上方 7 剂后,症状改善。现症:LMP 4 月 5 日,已净,量较前次多,仍有血渣,行经期间偶觉腰酸。盗汗,便质软、日 1 行。手背上偶有红色疱丘疹。脉弦细无力,舌红少苔,有齿痕。经仔细辨证,颜正华认为患者刻下气虚仍较明显,故在原方基础上加黄芪以补益脾肺之气以治本,另加白芍、浮小麦共奏固表敛汗之功。

处方:熟地 15g,砂仁^{打碎}3g,当归 10g,川芎 5g,赤白芍各 12g,丹参 12g,党参 15g,香附 10g,大枣 10g,益母草 15g,茺蔚子 12g,玫瑰花 6g,黄芪 10g,浮小麦 30g。7 剂。患者服药后随访,经期正常,1 年无异常。

按语:本案患者的证型属于精血不足而致月经不调。故以养血调经为基本治疗原则。颜正华治疗血虚证多用四物汤加味,加丹参、益母草、玫瑰花、香附以活血行气调经。茺蔚子既可调经,又可补肾以治腰酸,用大枣增强四物汤的补血之效。由于气血同源,加党参补气以生血。另外,颜正华考虑到熟地等补益药滋腻碍胃,因此投少量砂仁以行气,使补而不滞。诸药合用,以求药到病除之效。患者在连服了 40 剂后,月经的量、色正常,收到了很好的临床疗效。

颜正华还根据病情灵活加减药味,如一诊时针对患者便干的症状使用火麻仁以润肠通便,二诊时患者便软,故去掉此药。另虑及气血同源,血虚久导致气虚,结合患者齿痕舌、盗汗等症状,于二诊时加用黄芪以补气,白芍、浮小麦以敛汗,兼及标本,使诸症全消,可见颜正华用药以主证为重,兼及辅证,调经同时不忘敛汗,力求解除患者各种症状。

医案二

严某,女,34 岁,机关干部。初诊时间:2000 年 2 月 17 日。

主诉:月经不调10余年。

现病史:$13\dfrac{5}{20\sim25}$。LMP:2月15日。此次月经提前5天,有血块,经期5天,白带量多夹血丝。行经期间腰痛,双下肢冷痛。双侧颧部痤疮,经前期加重。疲劳乏力,纳少,眠安,二便调。舌淡苔微黄,脉弦细。

辨证:肝气郁结,脾肾阳虚。

治法:疏肝解郁,健脾温肾阳。

处方:柴胡10g,香附10g,赤芍12g,丹皮10g,丹参15g,金银花12g,连翘10g,生甘草5g,生苡仁^{打碎}30g,土茯苓30g,怀牛膝12g,益母草15g,仙灵脾10g,大枣5枚。7剂。

二诊:2000年2月24日。患者自述服上方后症状减轻。现症大便不成形,日1行。腰腿酸软疼痛,畏寒。舌淡苔微黄腻,舌下青紫,脉弦细。

处方:柴胡6g,炒白芍12g,当归6g,丹皮6g,炒白术12g,茯苓30g,生炒苡仁^{打碎}各15g,甘草5g,赤芍12g,银花藤30g,怀牛膝10g,大枣5枚。7剂。

三诊:2000年3月2日。患者自述服上方7剂后,症状减轻。现舌淡苔微黄,脉弦细。

处方:柴胡6g,赤白芍各12g,当归6g,丹皮6g,丹参15g,炒白术12g,茯苓30g,生炒苡仁^{打碎}各15g,甘草5g,香附10g,陈皮10g,砂仁^{打碎}5g,银花藤30g,怀牛膝10g,益母草15g,茺蔚子12g。7剂。

四诊:2000年3月13日。患者自述服药后月经周期趋于正常。现仍有腰痛、双下肢冷痛。倦怠、乏力。纳可,嗜睡,二便调。脉弦细,舌黯苔微黄。

处方:柴胡6g,赤芍12g,当归6g,丹皮6g,丹参15g,炒白术12g,茯苓20g,生苡仁^{打碎}15g,香附10g,怀牛膝10g,萆薢15g,桑枝15g,桑寄生30g,益母草15g。7剂。

五诊:2000年3月27日。患者述服上方7剂后,症状减轻。现舌红苔黄燥,脉弦细。

处方:柴胡6g,赤芍12g,当归6g,丹皮6g,丹参15g,炒白术12g,茯苓20g,生苡仁^{打碎}15g,香附10g,怀牛膝10g,萆薢15g,桑枝15g,桑寄生30g,益母草15g,秦艽10g,甘草5g。7剂。患者服药后随访,经期正常,1年余无异常。

按语:此患者辨证为肝郁、脾肾阳虚之月经病。肝为藏血之脏,主疏泄,喜条达而恶抑郁,即所谓"肝体阴而用阳"。脾主运化,为气血生化之源。肾为先天之本,温煦全身。肝失疏泄,木不疏土,脾失健运,则见神疲食少。肝脾不调,统藏无能,则可致月经不调;舌淡、脉弦细皆为肝郁血虚之象。肾阳不足,则可出现腰痛、双下肢冷痛等临床表现。故颜正华在治疗此疾病时,以疏肝解郁、健脾温肾阳为治疗原则,以柴胡疏肝散为基本方加减。

方中柴胡、香附疏肝解郁,赤芍、丹皮清热凉血,丹参、益母草、大枣补血活血,金银花、连翘、生甘草清热解毒;生苡仁、土茯苓利湿通淋、怀牛膝、仙灵脾温阳补肾。诸药合用,以求药到病除之效。患者二诊时,症状减轻但仍有,同时出现了便稀、畏寒等症状,颜正华在坚持疏肝解郁、健脾温肾阳的治疗原则上,加大了健脾补脾之药,如炒白术、茯苓、炒苡仁等健脾补脾止泻药,以巩固疗效。在之后的治疗中,患者双下肢冷痛不减,故酌情加入了少量祛风通络逐湿药,如桑枝、桑寄生、银花藤、秦艽等药。诸药合用,随症加减,以巩固疗效。

医案三

张某,女,43岁,自由职业者。初诊时间:2007年11月5日。

主诉:月经不调10余年。

现病史:$13\dfrac{7}{17\sim40}$。LMP:11月1日。月经量多,色鲜红,此次月经提前10天。上腹部隐痛,食凉后或生气后加重,纳差,便不成形、日一二行,眠差,多梦,舌偏黯苔薄黄,舌下青紫,脉细滑。

辨证:肝郁脾虚。

治法:疏肝健脾。

处方:柴胡6g,当归6g,炒白芍12g,生白术12g,茯苓30g,炙甘草5g,陈皮10g,炒枳壳6g,炒神曲12g,炒枣仁^{打碎}20g,夜交藤30g,阿胶珠10g,生姜3片,大枣5枚。7剂,水煎服,日1剂。

二诊:2007年11月12日。患者服上方7剂后症状减轻。便质偏软,日1行。纳呆,嗳气频,多梦。舌偏黯苔薄黄,舌下青紫。脉细滑。颜正华将上方加生龙牡^{打碎、先煎}各20g、生麦谷芽各15g,去阿胶珠。

处方:柴胡6g,当归6g,炒白芍12g,生白术12g,茯苓30g,炙甘草5g,陈皮10g,炒枳壳6g,炒神曲12g,炒枣仁^{打碎}20g,夜交藤30g,生龙牡^{打碎、先煎}各20g,生麦谷芽各15g,生姜3片,大枣5枚。20剂,水煎服,日1剂。

三诊:2007年12月15日。患者服上方20剂症状减轻,现有经前期反应,如乳房胀痛、情绪紧张、易急等。眠轻,入睡困难,便不成形、日一二行,纳可,偶头晕。舌红苔微黄,脉弦细。

处方:柴胡6g,当归6g,炒白芍12g,生白术12g,茯苓30g,炙甘草5g,陈皮10g,炒枳壳6g,炒神曲12g,炒枣仁^{打碎}30g,夜交藤30g,生龙牡^{打碎、先煎}各20g,生麦谷芽各15g,生姜3片,大枣5枚。20剂,水煎服,日1剂。

四诊:2008年1月7日。患者服上方20剂后,经前期症状减轻,末次月经12月24日,经色、量均正常,无痛经。便不成形,2日1行,便后肛门灼热感;眠轻,梦多,纳可,皮肤瘙痒。舌黯苔薄黄,脉弦细。

处方:柴胡6g,当归6g,炒白芍12g,生白术12g,茯苓30g,炙甘草5g,陈皮 10g,炒枳壳 6g,炒神曲 12g,炒枣仁^{打碎}30g,夜交藤 30g,生龙牡^{打碎、先煎}各 20g,生麦谷芽各 15g,生姜 3 片,大枣 5 枚,炒黄柏 6g,地肤子 15g。20 剂,水煎服,日 1 剂。

五诊:2008 年 1 月 28 日。患者服上方 20 剂后,月经周期基本正常,色、量也均较正常,末次月经为 1 月 21 日,无痛经。现眠少,多梦;便前腹部不适,便不成形,日一二行,便后肛门灼热感减轻;皮肤已无明显瘙痒感;纳少。舌黯苔微黄腻,舌下青紫,脉弦细。颜正华在上方基础上去炒黄柏,加砂仁 5g、炒苡仁 30g、合欢皮 15g。

处方:柴胡 6g,当归 6g,炒白芍 12g,生白术 12g,茯苓 30g,炙甘草 5g,陈皮 10g,炒枳壳 6g,炒神曲 12g,炒枣仁 30g,夜交藤 30g,生麦谷芽各 15g,生姜 3 片,大枣 5 枚,生龙牡^{打碎、先煎}各 20g,地肤子 15g,砂仁^{打碎}5g,炒苡仁^{打碎}30g,合欢皮 15g。20 剂,水煎服,日 1 剂。

六诊:2008 年 2 月 25 日。患者服上方 20 剂后,月经周期基本正常,色、量也均较正常,末次月经为 2 月 15 日,无痛经,行经期间腰酸明显。心烦起急,纳差,嗳气频,便稀、日 1 行,眠轻。舌黯苔微黄腻,舌下青紫,脉弦细。颜正华在上方基础上改生白术为炒白术 12g,去地肤子,加阿胶珠 10g。

处方:柴胡 6g,当归 6g,炒白芍 12g,炒白术 12g,茯苓 30g,炙甘草 5g,陈皮 10g,炒枳壳 6g,炒神曲 12g,炒枣仁^{打碎}30g,夜交藤 30g,生麦谷芽各 15g,生姜 3 片,大枣 5 枚,生龙牡^{打碎、先煎}各 20g,阿胶珠 10g,砂仁^{打碎}5g,炒苡仁^{打碎}30g,合欢皮 15g。20 剂,水煎服,日 1 剂。

七诊:2008 年 3 月 17 日。患者继服上方 20 剂后,月经周期基本正常,色、量也均较正常,末次月经为 3 月 15 日,现行经,无痛经,无腰酸。纳可,眠安但浅,便干、日 1 行,时觉肛门灼热感。舌质偏红苔薄黄,脉滑浮数。颜正华在上方基础上加太子参 15g,丹皮 10g,丹参 12g,去炒苡仁、砂仁。

处方:柴胡 6g,当归 6g,炒白芍 12g,炒白术 12g,茯苓 30g,炙甘草 5g,陈皮 10g,炒枳壳 6g,炒神曲 12g,炒枣仁^{打碎}30g,夜交藤 30g,生麦谷芽各 15g,生姜 3 片,大枣 5 枚,生龙牡^{打碎、先煎}各 20g,阿胶珠 10g,合欢皮 15g,太子参 15g,丹皮 10g,丹参 12g。7 剂,水煎服,日 1 剂。患者服药后随访,经期正常,1 年余无异常。

按语:本案属于中医肝郁脾虚之月经病。肝为藏血之脏,主疏泄,喜条达而恶抑郁,即所谓"肝体阴而用阳"。脾主运化,为气血生化之源。肾为先天之本,温煦全身。肝失疏泄,木不疏土,脾失健运,则见神疲食少。肝脾不调,统藏无能,则可致月经不调;舌淡、脉弦细,皆为肝郁血虚之象。故颜正华在治疗此疾病时,以疏肝健脾为治疗原则,以逍遥散为基本方加减。

方中柴胡疏肝解郁,陈皮、炒枳壳行气解郁,当归、炒白芍、阿胶珠养血活血,生白术、茯苓、炙甘草补气健脾,炒神曲健脾消食,炒枣仁、夜交藤养心安神,生姜、大枣调和营卫。诸药合用,标本兼顾,证症结合,以求药到病除之效。在此治疗的原则上,随症加减,患者服药后,月经的周期、色、量基本正常,收效甚佳。

二十三、口疮

口疮,亦称口疳,以口腔黏膜溃烂、红肿疼痛为特点,是口腔疾病中最常见、发病率最高的一种疾病。中医学对口疮的记载首见于《黄帝内经》。《素问·气交变大论》云:"岁金不及,炎火乃行,生气乃用……民病口疮。"《素问·至真要大论》云:"少阳之复,大热将至……火气内发,上为口糜。"此外,历代医家也有论述。隋代巢元方《诸病源候论·唇口病诸候》云:"腑脏热盛,热乘心脾,气冲于口与舌,故令口舌生疮也。"唐代王焘《外台秘要·口疮方》云:"心脾中热,常患口疮。"宋代《圣济总录》云:"口疮者,心脾有热,气冲上焦,蒸发口舌,故作疮也。"明代《证治准绳》云:"心属君火,是五脏六腑之火主,故诸经之热,皆应于心。心脉布舌上,若心火炎上,熏蒸于口,则口舌生疮。脾脉布于舌下,若脾热生痰,痰热相搏,从相火上炎,亦生疮者尤多。"清代《张氏医通》云:"舌痛生疮,心火也。"对于口疮的治疗,各个医家也多有论述。如《圣济总录》中共记载56种治疗口疮的处方。张从正《儒门事亲》中记载,"夫大人小儿口疮,唇紧,用酸浆水洗去白痂,临困点绿袍散。如或不愈,贴赴筵散。又不愈,贴铅白霜散则愈",并说明3种药物需要根据不同症状,辨证施治,方可收效。颜正华作为清末孟河学派传人,深谙医理,辨治口疮一病,师古而不泥,灵活有章。

【治验简介】

颜正华认为,口疮多因饮食、情志、劳倦、久病不愈等因素所致,其基本病机包括心脾积热,上蒸于口;阴分受伤,阴虚火旺;脾胃气虚,阴火内生。口疮的辨证首先分虚实。实证者起病急,病程短,局部疼痛较剧,溃点大且数目多,周围黏膜红肿突起,甚至融合成片;虚证者发病缓,病程长,局部疼痛轻微,溃点小且数目少而分散,周围黏膜微红微肿,常有反复发作史。同时,颜正华认为临床上患者病情通常复杂,单纯的实火或虚火较少,虚实夹杂或兼有其他症者多见。因此治疗应因证变法,不可拘泥于理论。具体辨证论治常从心脾积热、阴虚火旺、心火上炎、中气不足等方面着手。

(1)心脾积热:口、唇、舌及齿龈多处生疮,周围红肿,舌质红、苔黄脉滑数。实火可用苦寒直折火热,治以清热凉血解毒。颜正华喜用五味消毒饮加减。血热者,多用丹皮、赤芍、山栀等;发热者,可加大黄、生石膏等;大便秘结者,多用决明子、全瓜蒌等。

（2）阴虚火旺：口疮反复发作，每因劳累或夜寐不佳而诱发，疮面黄白色，周围淡红，疼痛昼轻夜重，口干，舌红少苔，脉细数。治以滋阴降火。颜正华常用知柏地黄汤加减，虚火明显者可佐少量肉桂、附子以引火归原。

（3）心火上炎：口腔生疮，舌上溃疡，舌尖红，口干、口苦，喜冷饮，心烦不安，小便短赤，舌红苔黄，脉数。治以清心凉血，泻火解毒。颜正华常用导赤散加减。热象明显者，可加入栀子、丹皮、黄连等。

（4）中气不足：口疮反复发作，迁延不愈，呈淡红色或淡白色，周围红肿不退，轻微疼痛，伴纳少便溏，倦怠乏力，少气懒言，舌淡、边有齿印、苔白，脉细。治以补益中气。颜正华常以补中益气汤加减。气虚较甚者，生黄芪用量可加大至30g。

 【医案举隅】

医案一

兰某，男，28岁。某公司职员。初诊时间：2000年4月14日。

主诉：口腔溃疡反复发作10年。

现病史：近日因食辛辣食物口疮发作，伴疼痛。现口腔溃疡，溃疡面凹、周围充血，伴左侧偏头痛、腰酸，乏力，心悸，纳可，二便调。脉弦数，苔微黄。

辨证：火毒积聚。

治法：清热解毒，消散疮毒。

处方：荆芥6g，桔梗10g，生甘草6g，金银花10g，连翘10g，丹皮10g，赤芍15g，蒲公英15g，紫花地丁15g，生地10g，土茯苓30g，决明子^{打碎}15g。7剂。

二诊：2000年4月20日。患者诉，服上方7剂后口腔溃疡明显减轻。现症为腰酸，纳可，眠安，二便调。脉弦数，苔微黄。经辨证，患者病情明显减轻，颜正华主张效不更方，故上方稍做修改。

处方：荆芥6g，桔梗10g，生甘草6g，金银花15g，连翘10g，丹皮10g，赤芍15g，蒲公英15g，生地10g，土茯苓30g，决明子^{打碎}15g，怀牛膝12g。7剂。患者服药后，口腔溃疡痊愈，嘱注意饮食起居，随访半年口疮未复发。

按语：本案系因食辛辣食物，内生积热，以致火邪热毒蕴结于口腔，气血凝滞于脉络，证属火毒炽盛。颜正华在治疗时，以清热解毒、消散疮毒为治疗的基本原则，以五味消毒饮为基本方加减。方中生甘草、金银花、连翘、蒲公英、紫花地丁、土茯苓清热泻火解毒，丹皮、赤芍、生地凉血化瘀解毒，荆芥、桔梗解毒透发。诸药合用，以求药到病除之效。患者二诊时，口疮渐愈，火毒之势减，故去紫花地丁，防其苦寒味重伤胃。而金银花甘寒质轻，因此加大其用量可达清热解毒，并可疏散热邪之效。因患者腰痛仍明显，故加怀牛膝以强腰膝，足见颜正华用药因势利导，灵巧变通。

医案二

张某,女,62岁,某机关退休干部。初诊时间:2000年3月30日。

主诉:口疮反复发作30年。

现病史:近日因食辛辣食物口疮又犯,伴疼痛。现口腔溃疡,溃疡面凹、周围充血,因刺激性食物引起疼痛,纳可,眠安,二便调。舌红苔微黄腻,脉沉滑。

辨证:火毒积聚。

治法:清热解毒,消散疮毒。

处方:生地15g,丹皮10g,赤芍15g,炒山栀10g,蒲公英15g,紫花地丁15g,白芷10g,天花粉15g,海藻15g,昆布15g,野菊花15g,黄连3g。7剂,水煎服,日1剂。

二诊:2000年4月6日。患者服上方7剂后,口疮减轻。现口腔溃疡,伴疼痛,口干喜饮,纳可,眠安,二便调。舌红苔薄黄,脉沉滑。颜正华在上方基础上加生石膏30g、白花蛇舌草30g。

处方:生地15g,丹皮10g,赤芍15g,炒山栀10g,蒲公英15g,紫花地丁15g,白芷10g,天花粉15g,海藻15g,昆布15g,野菊花15g,黄连3g,生石膏^{打碎、先煎}30g,白花蛇舌草30g。7剂,水煎服,日1剂。

三诊:2000年4月14日。患者服上方7剂后,口疮几近消失。现纳可,眠安,二便调。舌红苔黄,脉沉滑。颜正华根据效不更方原则,嘱患者继服上方7剂,水煎服,日1剂。患者服药后,口疮痊愈。

按语:本案中医辨证为火毒结聚之口疮。因食辛辣食物,内生积热,以致火邪热毒蕴结于口腔,气血凝滞于脉络,则发为口疮而见局部红肿疼痛。故颜正华在治疗此病例时,以清热解毒、消散疮毒为治疗的基本原则,以五味消毒饮为基本方加减。方中炒山栀、蒲公英、紫花地丁、天花粉、野菊花、黄连均为清热解毒药,丹皮、赤芍、生地为凉血解毒药,白芷为解毒透发药,海藻、昆布为软坚散结药。诸药合用,以求药到病除之效。二诊时患者症状改善,故在守方基础上加入了生石膏、白花蛇舌草以加大泻火解毒之力,再服7剂后,患者口疮几近痊愈,治疗收到很好的效果。

医案三

王某,男,31岁,某公司职员。初诊时间:2008年4月19日。

主诉:口腔溃疡反复发作10年。

现病史:近日因与家人生气口疮又犯,现口腔溃疡,溃疡面凹、周围充血,因刺激性食物引起疼痛,口中异味,口干口苦,腰部酸胀,大便偏干、1~2天1次,眠可,尿黄。舌红苔微黄腻,脉弦滑。

辨证:火毒积聚。

治法:清热解毒,消散疮毒。

处方：生地 15g，丹皮 10g，赤芍 15g，生石膏^{打碎、先煎}30g，黄连 4g，金银花 15g，紫黄花地丁各 15g，天花粉 12g，决明子^{打碎}30g，怀牛膝 15g，生甘草 6g。7 剂，水煎服，日 1 剂。

二诊：2008 年 4 月 28 日。患者服上方 7 剂后，口疮减轻。现腰部酸胀，纳可，眠安，二便调。脉弦滑，舌红苔黄腻。颜正华在上方基础上加川断 15g、桑寄生 30g、肉桂 3g。

处方：生地 15g，丹皮 10g，赤芍 15g，生石膏^{打碎、先煎}30g，黄连 4g，金银花 15g，紫黄花地丁各 15g，天花粉 12g，决明子^{打碎}30g，怀牛膝 15g，生甘草 6g，川断 15g，桑寄生 30g，肉桂 3g。7 剂，水煎服，日 1 剂。患者服药后，口疮痊愈，随访半年未复发。

按语：本案中医辨证为火毒结聚之口疮。因生气内郁积热，以致火邪热毒蕴结于口腔，气血凝滞于脉络，则发为口疮而见局部红肿疼痛。故颜正华在治疗此病例时，以清热解毒、消散疮毒为治疗的基本原则，以五味消毒饮为基本方加减。方中生石膏、黄连、金银花、蒲公英、紫花地丁、天花粉、生甘草清热解毒以泻火，决明子润肠通便以泻火，怀牛膝引火归原以降火，丹皮、赤芍、生地凉血解毒以泻火。诸药合用，以求药到病除之效。二诊时，患者症状改善但腰部疼痛明显，故在守方基础上加入了川断、桑寄生以补肝肾、强腰膝，加肉桂以引火归原，再服 7 剂后，患者口疮痊愈。

二十四、痹证

痹证是以肢体、筋骨、关节、肌肉等处发生疼痛、重着、酸楚麻木或有关节屈伸不利、僵硬、肿大、变形等症状为主症的疾病。痹证常见于西医风湿性关节炎、类风湿关节炎、骨关节炎、痛风、坐骨神经痛、肩关节周围炎等以关节疼痛为主要表现的疾病。中医学对痹证的认识始于《黄帝内经》。《素问》设有《痹论》专篇，提出病因以风、寒、湿邪为主，并根据病邪的偏胜分为行痹、痛痹、着痹，还根据病邪伤人部位，将痹证分为皮痹、肌痹、脉痹、筋痹、骨痹五体痹。病邪深入，内传于五脏六腑又可导致心痹、肺痹、脾痹、肝痹和肾痹五脏痹。张仲景在《金匮要略》中论述了湿痹、历节病，创桂枝附子汤、甘草附子汤、乌头汤、防己黄芪汤、麻黄杏仁薏苡甘草汤、桂枝芍药知母汤等临床常用治痹方剂。宋代《太平圣惠方》《圣济总录》等书，也都既论痹证、历节病，又论白虎病，并在风寒湿痹之外，另立热痹一门。刘河间《黄帝素问宣明论方》根据《黄帝内经》风、寒、湿三气偏盛之说，分别拟定了防风汤、茯苓汤、茯苓川芎汤等方，热痹则用升麻汤。元代李东垣、朱丹溪另立"痛风"一名，李东垣《兰室秘藏》认为痛风的病因主要是血虚，而朱丹溪《丹溪心法》则认为有血虚、血热、风、湿、痰、瘀之异。朱丹溪在治疗上拟痛风通用方，又分上下肢选择用药，对于后世影响很大。明代张景岳《景岳全书》认为痹证属寒证多而热证少。明代李中梓《医宗必读》认为在采用祛风、除湿、散寒的常规治法外,提倡行痹参以补血,痛痹参以补火,着痹参以补脾补气之法。清代叶天士对于痹久不愈者,有"久病入络"之说,倡用活血化瘀及虫类药,搜剔宣通络脉。吴鞠通在《温病条辨》中提出了"暑湿痹"的新名称。

 【学术思想】

颜正华认为,痹证病理属性有寒热之分,平素体虚、阳气不足者,易受风寒湿邪而成风寒湿痹;素体阳盛,内有蓄热者,易受风热而成风湿热痹。病理性质病初以邪实为主,久则虚实夹杂。病久病邪可由表入里,内传入脏。因外邪阻络或痹久正虚,气血津液运行不畅,可致痰瘀痹阻,而见关节肿大、强直、变形,功能障碍,其病机主要为外邪痹阻肢体、经络、气血,运行不畅。

颜正华认为,痹证治疗以祛邪通络、缓急止痛为基本原则,并根据邪气的偏盛,分别予以祛风、散寒、除湿、清热、祛痰、化瘀之法。痹证的治疗还应重视养血、活血,配伍活血通络之品;治寒宜结合助阳之品;治湿宜结合健脾益气之品。久痹正虚者,应重视扶正,补肝肾,益气血。依据不同的临床辨证,颜正华常从以下几个方面着手:

1. 行痹　行痹以肢体关节疼痛,游走不定,舌红苔薄白,脉浮缓或浮紧为主症。治以祛风通络,散寒除湿。常用方药为防风汤加减。上肢关节疼痛为主,加羌活、威灵仙、姜黄、川芎,祛风通络止痛;下肢关节痛为主,加独活、牛膝、防己、萆薢,通经活络,祛风止痛;腰背痛为主,加杜仲、续断、桑寄生、巴戟天、淫羊藿,壮腰强肾;若见关节肿大,苔薄黄,邪有化热之象者,宜寒热并用,投桂枝芍药知母汤加减。

2. 痛痹　痛痹以肢体关节紧痛不移,遇寒痛增,得热痛减,舌淡红,苔薄白微腻,脉弦为主症。治以温经散寒,祛风除湿。常用方药为乌头汤加减。药物加减可见行痹相关内容。

3. 着痹　着痹以肢体关节重着、酸痛,舌淡红,苔白腻,脉濡缓为主症。治以除湿通络,祛风散寒。常用方药为薏苡仁汤加减。关节肿胀者,可加萆薢、姜黄,利水通络;肌肤不仁,加海桐皮,祛风通络。风寒湿三邪常合而为病,对于风寒湿偏盛不明显者,可用蠲痹汤为通用方进行治疗。风盛,加防风;寒盛,加附子、川乌、细辛;湿盛,加防己、苍术、薏苡仁、蚕砂。

4. 热痹　热痹以肢体关节红肿灼热剧痛,舌红苔黄腻,脉滑数为主症。治以清热通络,祛风除湿。常用方药为白虎加桂枝汤加减。皮肤红斑者,可加丹皮、生地、赤芍、地肤子,凉血散风。热痹化火伤津,见关节红肿、疼痛剧烈、入夜尤甚、壮热烦渴、舌红少津、脉弦数者,治宜清热解毒、凉血止痛,可用犀角散。

5. 尪痹　尪痹以关节肿大、僵硬、变形、刺痛,舌黯红苔白、脉沉细涩为主症。治以补肾散寒,涤痰化瘀,搜风通络。常用方药为独活寄生汤加减。肢节强直畸形较著,属痰瘀交结甚重,加入桃红、穿山甲、土鳖虫、地龙增加化瘀通终之力,白芥子、胆南星增涤痰散结之功,全蝎、乌梢蛇增风通络之效;寒甚痛剧者,加附子、川乌,以加强散寒除湿、温经止痛之功。

痹证日久,内舍于心,症见心悸、气短、动则尤甚、面色少华、舌质淡、脉虚数或结代者,治宜益气养心、温阳复脉,用炙甘草汤加减。

【医案举隅】

医案一

刘某,女,24 岁。初诊时间:1993 年 7 月 5 日。

主诉:膝关节并跟腱疼痛数月余。

现病史:今年二月帮同事搬家,因劳累出汗着风寒而致腕、指、膝、趾关节疼痛。经住院治疗,腕、指、趾关节疼痛虽已,而膝关节并跟腱疼痛不已。着凉加重,活动减轻。曾服西药治疗月余乏效,遂来求治。刻下症如上述,又伴膝关节屈曲不利,痛处不红不肿。二便正常,月经按期而行,量少色黑,不痛不胀,白带多,末次月经 6 月 20 日。舌质黯红,苔白腻,脉弦滑。1989 年曾患支气管炎,无药物过敏史。

辨证:风寒湿痹,血亏气虚。

治法:祛风寒湿,通络止痛,养血益气。

处方:独活 5g,桑寄生 30g,萆薢 15g,防己 12g,生薏苡仁^{打碎}30g,牛膝 12g,千年健 12g,桑枝 15g,鸡血藤 15g,当归 15g,炒白芍 12g,生黄芪 12g。7 剂,水煎服,每日 1 剂。忌食生冷,慎避风寒,免着凉水。

二诊:1993 年 7 月 12 日。药后关节疼痛和白带多原已减轻,前日不慎着凉,关节痛又加重。且伴恶寒,无汗,喘咳,痰多色微黄,大便稍干。月经将至。证除风寒湿痹和血虚气亏外,又新添风寒袭肺客表之证。治以宣肺发表,除痹通络,养血益气。

处方:炙麻黄 4g,苦杏仁^{打碎}10g,生甘草 5g,桂枝 6g,炒白芍 10g,白前 10g,竹茹 10g,生黄芪 10g,当归 15g,桑枝 15g。14 剂,水煎服,每日 1 剂。

三诊:1993 年 7 月 26 日。喘咳平,膝关节痛大减,月经量增多,色转红,白带减少,唯蹲下困难,舌红,苔薄白,脉细滑。再投一诊方,并加秦艽 10g,连进10 剂。嘱其除遵前述禁忌外,还要适当锻炼,以增强体质。

按语:本案患者始病于阳历二月,是年二月正值孟春之际,此时北京天气寒冷,风寒仍然肆虐;患者平日易感冒,月经量少,乃气虚血亏不能卫外之征;白带多乃体内湿盛之兆;再加劳累出汗,致使风寒夹湿侵袭经络及关节,痹阻血脉,故诸关节疼痛、屈曲不利。动则血脉流畅,故痛减;着凉则邪盛,故痛增。颜正华治以补虚与祛邪兼施,投独活、草薢、防己、生薏苡仁、桑枝、千年健、牛膝等祛风寒湿,通络止痛;桑寄生、当归、鸡血藤、炒白芍既补血,又活血通络祛风;生黄芪益气通脉,故收显效。二诊药后痹痛之疾本减,又因新感风寒引发表证和痰浊阻肺之疾,颜正华又改法为治,原方去鸡血藤、牛膝、草薢、千年健,加麻、杏、草、桂、白前、竹茹,既祛风散寒、平喘止咳,又通络止痛、养血益气。三诊咳喘平,表证解,又复用原法,投一诊方加秦艽,以增强祛风湿通经络之力并连连进剂,遂使诸疾向愈。

医案二

季某,女,30岁。初诊时间:1992年1月16日。

主诉:全身关节疼痛1年。

现病史:1年来全身关节疼痛,四肢关节肿胀,肿处不红,无灼热感,并随天气阴晴变化而加重或减轻。在河北某地方医院经中西医治疗乏效,遂专程来京求诊。刻下四肢关节疼痛,两踝及膝关节肿大、不红,指、趾关节未变形,并伴胃脘痞满,嘈杂泛酸,口干咽痛,尿黄,便干、1~3日1次。月经正常,末次月经昨日刚完。舌黯红,苔白腻,脉弦滑。既往曾患肾盂肾炎,无药物过敏史。

辨证:风湿入络,湿热中阻。

治法:祛风通络止痛,清热除湿和中,佐以通肠。

处方:防风、防己、秦艽各10g,络石藤、草薢、牛膝、赤芍各15g,银花藤30g,丹参30g,当归6g,法半夏、黄芩、郁金各10g,全瓜蒌24g。10剂,水煎服,每日1剂。忌食辛辣油腻及生冷,慎起居,免着凉及沾凉水。月经期停服。

二诊:1992年2月16日。口干、咽痛及脘痞嘈杂、泛酸均已,大便畅顺、日1行,关节肿痛见轻,唯感四肢发酸发沉、乏力,月经刚过。舌脉如前。上方去法半夏、黄芩、郁金、全瓜蒌、络石藤、银花藤;加威灵仙10g、鸡血藤、桑枝各15g,生薏苡仁^{打碎}、桑寄生各30g,赤芍、丹参分别减至10g、20g。14剂,水煎服,每日1剂。并建议去医院进行复查。

三诊:1992年3月1日。关节痛减,已能忍受,又见下肢发凉,怕风,触按冰凉。2月26日去医院检查,结果:尿常规(-),血沉10mm/h,白细胞计数10 500/mm^3,淋巴细胞48%,抗链球菌溶血素"O"500U以下。二诊方加熟附片^{先下}6g。10剂,水煎服,每日1剂。

四诊:1992年3月11日。服药时脚已不凉,停药后仍有凉感。踝、膝关节肿消,手胀明显好转。上方减附片用量至4g。14剂,水煎服,每日1剂。

五诊:1992年3月25日。全身已感有力,下肢已不凉,唯关节时痛,腿沉。原方去桑枝、附片,加茯苓30g。续进14剂,以善其后。

按语:颜正华治疗本案颇具特色。首先,将兼证的治疗放在初诊的重要地位。颜正华临证一向注重调护脾胃,本案初诊兼湿热中阻、脾胃不和,如不及时调理,必对主证的治疗不利,故颜正华在初诊即将清除中焦湿热、调理脾胃放在重要地位,投入大量的瓜蒌及半夏、黄芩、郁金等。

其次,在动态中辨识寒热。初诊患者口干咽痛、尿黄、便干,当属邪热较重,故颜正华在方中一方面投全瓜蒌、黄芩等寒凉清泄之品,专以清热;另一方面又选择既能祛风湿,又药性寒凉的银花藤、络石藤、防己等,以兼顾清热。二诊热邪顿挫,再过用寒凉恐有伤胃伏邪之弊,故颜正华去掉全瓜蒌、黄芩、银花藤等,减少赤芍、丹参的用量,并增威灵仙、鸡血藤、桑寄生等性温或性平之品,以降低处方整体的寒凉之性。三诊见下肢发凉怕风,知为阳虚生寒所致,故颜正华在方中加辛热助阳之熟附片。五诊下肢凉感除,知阳复寒去,故颜正华又去附片等,以防久用辛热而助火生热。

其三,扶正祛邪并用。本案历时年余,颜正华认为当属久痹,治疗不能单用辛温燥散,必须扶正祛邪兼顾,至于孰多孰少,当据情而定。颜正华治痹证扶正,多从补气血、益肝肾入手,补气喜用生黄芪,因其既补气,又行滞利湿,且少甘腻,补血喜用当归、鸡血藤,因其既补血,又活血通络祛风,且能散寒;补肝肾喜用牛膝、桑寄生等,因其既能补肝肾、强筋骨,又能祛风湿、通经络。颜正华在本案的各诊中相继选用。

医案三

孙某,女,55岁。初诊时间:1992年3月12日。

主诉: 全身关节窜痛数年。

现病史: 全身关节窜痛数年,下肢尤甚,夏轻冬重,天变加重。从去年起明显加重,经多方治疗,效果不佳,遂来求治。刻下除见上症外,又见下肢胀麻微肿、按之微凹,踝关节、膝关节酸沉发热,行走不便,但不红不肿。全身畏寒,面色萎黄,纳佳,二便调。舌黯红,苔薄白,脉细滑。既往无他病,无药物过敏史。

辨证: 风寒湿痹夹热。

治法: 散风除湿,通络止痛,兼以清热。

处方: 防风己各12g,秦艽12g,威灵仙10g,萆薢15g,生薏苡仁^{打碎}30g,土茯苓30g,木瓜10g,忍冬藤30g,络石藤15g,生牛膝15g,当归6g,赤芍10g。7剂,水煎服,每日1剂。忌食生冷、辛辣、油腻,忌沾凉水、淋雨、着寒。

二诊: 1992年3月19日。下肢发热感大减,疼痛略减,余如前。上方加赤小豆^{打碎}30g。7剂,水煎服,每日1剂。

三诊: 1992年3月26日。下肢发热感基本消失,余症改善不大。上方去络石藤,当归增至10g,加熟附片^{先下}6g、川芎10g、乌梢蛇30g。7剂,水煎服,每日1剂。

四诊: 1992年4月2日。腿胀虽减轻但仍肿,又见手胀,臂痛加重,且仍畏寒,着凉诸症加重。上将熟附片增至10g。7剂,水煎服,每日1剂。

五诊：1992年4月9日。四肢凉、胀、痛见轻，口不干，汗多，出汗后全身舒服。上方去忍冬藤，加桂枝6g、炒白芍10g、海风藤10g。10剂，水煎服，每日1剂。

六诊、七诊：1992年4月19日—4月29日。以上方去附片、海风藤，加鸡血藤20g、桑寄生30g、桑枝15g。连进20剂，腿胀等又有减轻。

八诊至十二诊：1992年5月9日—6月19日。以上方加减连进50余剂，诸症渐轻。

十三诊：6月29日。关节酸沉感基本消失，仍多汗，怕冷，改以黄芪桂枝五物汤加减为治。

生黄芪15g，桂枝10g，赤白芍各10g，川芎10g，当归10g，红花10g，牛膝15g，秦艽10g，防风己各12g，木瓜10g，萆薢15g，桑枝15g，桑寄生30g，乌梢蛇30g。连服30剂，诸症基本消失。行走方便，面色红润。

按语：本案患风湿痹痛数年，久治乏效，当属中医顽痹，治疗颇有难度。颜正华抓住根本，守方化裁，连续进药，终收显效。纵观颜正华对本案的治疗，大约可分为3个阶段。

初诊、二诊为第一阶段。此时从整体上说，患者虽证属风寒湿痹，但有化热倾向，故下肢局部有热感，颜正华用药重在祛风除湿、通络止痛，兼以清热。因热势不甚，限于局部，故其清热作用不是通过专加苦寒清泄之品来实现，而是通过在方中选用大量忍冬藤、络石藤、防己、牛膝、赤芍等寒性祛风湿、通经络药来兼顾的。

三诊至十二诊为第二阶段。此时下肢局部发热感消失，知化热倾向得以控制，颜正华即转以祛风寒湿、通络止痛为治，去掉方中药性寒凉的忍冬藤、络石藤，并加辛热散寒、除湿通脉的熟附片、桂枝等，以增强药力。如此连续进剂，终使风寒湿邪渐去，诸症渐轻。另方中所用当归、桑寄生、白芍、木瓜等又有不同程度的养血益筋作用，合方中其他诸药，实有扶正祛邪之妙。

十三诊至治疗结束为第三阶段。此时风寒湿邪虽大半被除，然正气虚衰未能从根本上纠正，况且久病又必兼瘀。颜正华认为此时若仍单以祛风寒湿、通络止痛之原则为治，实难进一步取效，故改以益气养血、化瘀通络，兼以祛风寒湿，方以张仲景黄芪桂枝五物汤去姜枣加川芎、当归、红花、牛膝、防风、防己、秦艽、桑寄生、乌梢蛇、萆薢、木瓜、桑枝等。如此扶正祛邪，连连进剂，遂使患者气血旺盛，运行有常，风寒湿去，不易再犯，痹证何愁不愈！

医案四

霍某，女，49岁。初诊时间：1992年2月20日。

主诉：全身关节痛3年。

现病史：因久居潮湿，经常咽痛，致关节痛3年。1990年6月去医院诊治。诊为类风湿关节炎,血沉 25mm/h,抗链球菌溶血素"O" 200U,类风湿因子、血铁、血钙偏低。经服中药治疗好转。1991 年 8 月复发,血沉 34mm/h,抗链球菌溶血素"O" 800U。全身关节痛,颈部及膝关节尤重,遇冷或着凉水加重。X 线平片示颈椎增生。经多方治效果不佳,且致便秘,遂来求治。刻下除见上症外,又见咽痛,遇热或食辛辣加重,食正常,尿不黄,闭经 4 年。查指、趾小关节略膨大变形,膝、踝关节膨大不明显,均不红不肿。舌尖红,少苔,脉弦细数。

辨证:风湿入络,阴血亏虚。

治法:祛风除湿,通络止痛,兼以养血滋阴。

处方:秦艽 10g,防风已各 10g,威灵仙 10g,木瓜 10g,萆薢 15g,桑枝 15g,桑寄生 30g,怀牛膝 15g,当归 10g,赤白芍各 10g。7 剂,水煎服,每日 1 剂。忌食辛辣、油腻及生冷之品,慎避风寒,忌着凉水。

二诊:1992 年 2 月 27 日。关节痛未加重,咽痛减,大便仍干。原方增当归量至 15g,加银花藤 30g,络石藤 15g。7 剂,水煎服,每日 1 剂。

三诊:1992 年 8 月 17 日。约半年后第 3 次来诊,云连服上方 20 余剂,诸症基本消失,再加工作忙,未来复诊。近日因天变,关节痛加重,并伴心悸,失眠多梦,眼干、口干,乏力,食炒花生等即咽干发憋。舌红少苔,脉细滑。症同前而阴虚明显。二诊方去木瓜、桑枝,加干地黄 12g、夜交藤 30g。7 剂,水煎服,每日 1 剂。

四诊:1992 年 8 月 24 日。药后诸症基本缓解,原方再进 7 剂。之后未见续诊。

五诊:1993 年 1 月 28 日。第 5 次就诊,云旧病复发。再以三诊方加减。7 剂,水煎服,每日 1 剂。

六诊:1993 年 2 月 4 日。药后症状减轻,再连进 20 余剂。

七诊:1993 年 6 月 14 日。4 个月后第 7 次就诊,云服上方后关节痛好转,近因食炒花生米,感受风热,而致喉头水肿。咽微红而痒,微咳,胸闷不畅,舌红苔薄黄,脉弦滑。证属热毒上攻,肺失清肃。治以清热解毒利咽,清肃肺气,兼以理气宽胸。

处方:桔梗 6g,生甘草 5g,金银花 12g,连翘 10g,川贝母 10g,杏仁^{打碎}10g,芦根 30g,赤芍 10g,牡丹皮 7g,通草 5g,郁金 10g,枳壳 6g。7 剂,水煎服,每日 1 剂。

八诊:1993 年 6 月 21 日。咽痒、咳嗽已,咽痛、喉头水肿减轻,又见手指关节痛,手臂发麻,便稀,血沉 27mm/h,抗链"O" 800U,脘腹隐痛。治以解毒利咽,祛风除湿,兼以理气和中。

处方:桔梗 6g,生甘草 5g,银花藤 30g,络石藤 15g,牡丹皮 6g,赤芍 6g,生白术 10g,茯苓 20g,生薏苡仁^{打碎}30g,陈皮 10g,香附 10g,紫苏梗 6g。7 剂,水煎服,每日 1 剂。

九诊:1993 年 6 月 28 日。喉头水肿除,脘腹隐痛已,余症如前。上方去牡丹皮、赤芍、陈皮、香附、紫苏梗,加秦艽 10g、豨莶草 12g、桑寄生 30g、牛膝 12g、桑枝 15g、防己 12g。连进 20 余剂,诸症基本消失,血沉及抗链球菌溶血素"O"接近正常,类风湿因子转阴。

随访 1 年,关节痛基本未发。

按语:类风湿关节炎属中医痹证范畴,临床治愈比较困难。本病病程长,常表现为邪实正虚之候。故颜正华治疗本病主张祛邪与扶正兼施。他认为,引发本病的邪气主要是风、寒、湿 3 种,并常兼血瘀或化热,临证治疗要始终将祛风寒湿、化瘀通络止痛放在重要地位,若有化热倾向或已化热者,当配寒凉清热之品。本病的正虚在不同患者或同一患者的不同时期可有不同,气血阴阳虚均可见到,不能一概而论,到底是补气、养血,还是滋阴、助阳,或者兼而用之,当据具体病情而定。若在治疗当中患者又感新疾,又当按轻重缓急另做处理。颜正华在对本案 1 年半的治疗过程中,始终贯彻了这一思想。

他对本案的治疗大概可分为 3 个阶段。第一阶段为初诊、二诊:初诊主以祛风湿通络止痛,兼以养血滋阴。二诊增当归用量,一为增强补血化瘀之力,二为润肠通便,以治便秘;加银花藤、络石藤,一为增强祛风湿、通络止痛之力,二为清热凉血,治疗咽痛。

第二阶段为三诊至六诊,守方加减进剂,巩固疗效。其中,三诊时去木瓜、桑枝,加干地黄、夜交藤,一为增强滋阴养血之力,二为安神而治心悸失眠。然干地黄性寒润滑肠,患者便干投生品,而便稀投炙品。

第三阶段即七诊之后,先时主要是针对患者新患火毒上攻、肺失清肃之证展开治疗。待新病愈后即转为专治关节痛之旧疾。如此环环相扣,方方见功,终使顽疾基本治愈。

医案五

石某,男,70 岁。初诊时间:1994 年 1 月 10 日。

主诉:右手腕至手指红肿热痛 4 天。

现病史:右手腕至手指红肿热痛 4 天。西医认为腱鞘炎。患者因不愿服西药,遂来求治。刻诊除见上症外,又见口干喜饮,体胖无汗,纳食与二便均正常。舌红,苔薄微黄,脉弦滑。既往无外伤史,两手背及下肢局部皮炎。曾患脑血栓、冠心病。血压 150/95mmHg,余无异常。

辨证:热毒入血,瘀血滞络。

治法:清热凉血解毒,化瘀通络消肿。

处方:荆芥穗 5g,金银花 15g,连翘 10g,蒲公英 15g,干地黄 12g,牡丹皮

10g,丹参15g,赤芍15g,当归6g,天花粉12g,制乳没各6g。7剂,每日1剂,水煎服。忌食辛辣油腻及鱼腥发物。

二诊:1994年6月20日。药用5个月后来复诊,云服上方7剂,诸症消失,遂去西安串亲戚。期间又发右下肢红肿热痛,经当地中医以上方加减治疗消失。回京月余未发,3天前右下肢红肿热痛又作,踝关节尤重。伴右腹股沟淋巴结肿大,口干口苦,喜饮水,多汗,尿黄,大便不干。察右下肢红肿,皮肤粗糙,按摸肿硬灼热。舌红,苔薄黄,脉弦滑。上方去荆芥穗、制乳香、制没药,加炒栀子10g、土茯苓30g、生薏苡仁^{打碎}30g、生牛膝15g。10剂。每日1剂,水煎服。

三诊:1995年1月11日。右下肢肿基本消退,近日下雨潮湿,右脚趾掌关节处红肿4天,行走不便,舌红,苔黄腻,余无异常。治宗原法,二诊方加防己12g。10剂,每日1剂,水煎服。嘱其药后病已,可再连服数剂,以巩固疗效。翌年春,家人来就诊时告曰,按嘱连服20余剂,至今未发。

按语:本案属中医热痹,因血热瘀毒所致,颜正华投以凉血解毒、散瘀通络之品,故每能取验。先时笔者曾对颜正华在初诊方中用荆芥穗一药甚为不解,遂请教于他。颜正华云:按《杂病源流犀烛·诸痹源流》,本病是由"脏腑移热,复感外邪"所致,治疗时除以苦寒清泄血分热毒外,还需据情加入辛凉透散之品,故我在方中除选用既清热解毒又辛凉透散的金银花、连翘外,又特意投用了荆芥穗一药,以助药力。荆芥穗功同荆芥而力强,《神农本草经》虽曰其性温,但却未必准确,后世医家根据临床实践也有提出反对意见,认为其性凉或平而偏凉,善凉散血分热毒者。如张寿颐云:"荆芥入血分,清血热""散瘀导结"。然其辛散力强,又长于发汗,无汗多用,有汗少用,汗多不用,又不可不知。接着颜正华又补充云,在行散瘀血时,还应适当配一些温散瘀血之品,以利于血瘀消散。方中用辛温的当归、乳香等即是此意。二诊、三诊因病在下焦,又兼湿毒下注,再加患者多汗,又适值夏日,故去荆芥穗、乳香、没药,加栀子、土茯苓、防己、生薏苡仁及牛膝等,以清泄下焦血分热毒和避免再汗伤正。

二十五、郁证

郁证是以心情抑郁,情绪低落,胸部满闷,胁肋胀痛,善太息,或易怒欲哭,或疲乏无力,失眠善忘,不思饮食,或咽中异物感等症为主要表现的一类疾病。郁证常见于西医神经症、围绝经期综合征、躁狂抑郁症、癔病等病。《黄帝内经》没有郁证之名称,但有关于郁证病因、病机、病证、治则的论述,且把气运和情志因素看作引起郁病的重要原因。《素问·六元正纪大论》根据五运太过所致木郁、火郁、土郁、金郁、水郁,提出"木郁达之,火郁发之,土郁夺之,金郁泄之,水郁折之",其中尤以"木郁达之"最具临床意义。而《灵枢·本神》提出"怵惕思虑者则伤神,神伤则恐惧流淫而不止。因悲哀动中者,竭绝而失生",为后世"七情致郁"及"因郁而病"提供理论基础。对于郁病的辨证论治,汉代张仲景早有论述。《金匮要略·妇人杂病脉证并治》曰:"妇人脏躁,喜悲伤欲哭,象如神灵所作,数欠伸,甘麦大枣汤主之。"《丹溪心法·六郁》曰:"气血冲和,万病不生。一有佛郁,诸病生焉。故人生诸病,多生于郁。""郁者,结聚而不得发越也,当升者不得升,当降者不得降,当变化者不得变化也,此为传化失常,六郁之病见矣。"从病机角度深入阐发了六郁理论,强调了气血郁滞是导致疾病的重要因素。张景岳在其著作《景岳全书》中列有《郁证》专篇,提出"因病而郁"和"因郁而病",其中因郁而病指因为情志抑郁而导致一些躯体症状的出现。明代虞抟《医学正传》首先采用"郁病"作为病证名。叶天士在《临证指南医案·郁》中记载了大量情志致郁的医案,认为"郁症全在病者能移情易性,医者构思灵巧,不重在攻补",充分认识到精神治疗对本病的意义。

【学术思想】

颜正华认为,郁证的基本病机为气机郁滞,脏腑功能失调。郁证的病因可分为内外两个方面,外因为情志所伤,或伤于肝,或伤于脾,或伤于心;内因为脏气易郁。

(一)辨证要点

1. 辨别六郁病位　辨别六郁病位的不同:郁证的发生主要为肝失疏泄,脾失健运,心失所养。虽然与三脏都有关系,但在治疗时应辨清是否兼有瘀火、诸郁。气郁、血郁、火郁主要关系于肝;食、湿、痰郁主要关系于脾。虚证主要与心的关系密切。

2. 辨别证候虚实　郁证中的虚实同样是邪气实和正气虚两方面。气郁、血瘀、化火、食积、湿滞、痰结等属实。而心失所养,脾失健运,肝阴不足等属虚,也有一些属于正虚邪实、虚实夹杂的证候,如既有肝气郁滞又有脾虚不运的症状。

颜正华同时认为,理气开郁,怡情易性是治疗郁证基本原则。对于实证,除理气开郁外,应根据是否兼有血瘀、化火、痰结、湿滞、食积,而分别采用化瘀、降火、祛痰、化湿、消食等法。虚证则根据损及的脏腑及气血阴阳亏虚的不同情况而补之,或养心安神,或补益心脾,或滋补肝肾。虚实夹杂者,则补虚泻实。

(二)论治要点

具体辨证论治常从肝气郁结、气郁化火、血行瘀滞、痰气郁结、心阴亏虚、心脾两虚、肝阴亏虚、心神惑乱等方面着手。

1. 肝气郁结　以精神抑郁,情绪不宁,舌质淡红,舌苔薄腻,脉弦为主症。治以疏肝解郁,理气和中。常用方药为柴胡疏肝散加减。胁肋胀痛较甚者,加郁金、青皮、佛手疏肝理气;肝气犯胃,胃失和降而见嗳气频作,脘闷不舒者,可加旋覆花、代赭石、苏梗、法半夏和胃降逆;兼有食滞腹胀者,可加神曲、鸡内金、麦芽等消食化滞;若肝气乘脾,则加白术、茯苓;肝郁血瘀则加当归、丹参、郁金等活血之品。

2. 气郁化火　以性情急躁易怒,胸胁胀痛,舌红,苔黄,脉弦数为主症。治以疏肝解郁,清肝泻火。常用方药以丹栀逍遥散加减。热势较甚,口苦、便秘者,加龙胆草、大黄泄热通腑;肝火犯胃而见胁肋疼痛、口苦、嘈杂吞酸、嗳气呕吐者,可加黄连、吴茱萸清肝泻火,降逆止呕;肝火上炎而见头痛、目赤者,加菊花、钩藤、刺蒺藜清热平肝;热盛伤阴,舌红、少苔、脉细数者,可去当归、白术、生姜之温燥,酌加生地、麦冬、山药滋阴健脾。

3. 血行瘀滞　以精神抑郁,胁肋刺痛,舌质紫黯,或有瘀点、瘀斑、苔薄,脉弦或涩为主症。治以理气解郁,活血化瘀。常用方药为血府逐瘀汤加减。若血瘀滞而略显寒象者,可加通瘀煎;血瘀证明显,可加血郁汤。

4. 痰气郁结　以精神抑郁,胸部闷塞,舌苔白腻,脉弦滑为主症。治以行气开郁,化痰散结。常用方药为半夏厚朴汤加减。湿郁气滞而兼胸脘满闷、嗳气、苔腻者,加香附、佛手、苍术理气除湿;痰郁化热而见烦躁、舌红、苔黄者,加竹茹、瓜蒌、黄芩、黄连清热化痰;病久入络而有瘀血征象,胸胁掣痛者,加郁金、丹参、降香活血化瘀。

5. 心阴亏虚　以精神抑郁,心悸,健忘,舌红少津,脉细数为主症。治以滋阴养血,补心安神。常用方药为天王补心丹加减。若心阴亏虚,心火偏旺,可用二阴煎镇心安神,养阴清热。心火亢盛,肾水不济而见心肾不交者,出现心烦失眠、心悸怔忡、多梦、遗精、腰膝酸软者,可用二阴煎合交泰丸养心安神,交通心肾。

6. 心脾两虚　以多思善虑,头晕神疲,舌质淡,苔薄白,脉细为主症。治以益气补血,健脾养心。常用方药为归脾汤加减。心胸郁闷、精神不舒者,加郁金、佛手理气开郁;头痛,加川芎、白芷活血止痛。

7. 肝阴亏虚　以眩晕,耳鸣,目干畏光,视物昏花,舌干红,脉弦细或数为主症。治以滋养阴经,补益肝肾。常用方药为滋水清肝饮加减。虚火甚而见低热,可加银柴胡、白薇、麦冬以清虚热;月经不调,可加香附、泽兰、益母草理气开郁,活血调经。

8. 心神惑乱　以精神恍惚,心神不宁,多疑易惊,悲忧善哭,喜怒无常,舌质淡,脉弦为主症。治以甘润缓急,养心安神。常用方药为甘麦大枣汤加减。躁扰、失眠者,加酸枣仁、柏子仁、茯神、制首乌等养心安神;血虚生风而见手足蠕动或抽搐者,加当归、生地、钩藤养血息风。

【医案举隅】

医案

梅某,男,38 岁。初诊时间:1993 年 3 月 15 日。

主诉:郁闷数日。

现病史:平素性格内向,喜生闷气。1 个月前,因工作与领导发生矛盾,郁闷数日,导致失眠,精神不佳,胸闷,食少,乏力,大便不调,腰痛,耳鸣。曾服枣仁安神液等乏效,遂来求治。刻下诸症依旧,触按其腹柔软,肝脾不大。舌红,苔薄灰白,脉滑无力。幼时曾患小儿麻痹症,致右臂肌肉萎缩。1987 年曾查出 HBsAg 阳性、谷丙转氨酶(SGPT)高,经治 SGPT 降为正常,HBsAg 仍为阳性。

辨证:肝郁抑脾,心肾不足。

治法:疏肝健脾,益肾宁心。

处方:柴胡 10g,当归 6g,赤白芍各 10g,青陈皮各 10g,炒枳壳 6g,炒白术 10g,茯苓 24g,丹参 12g,夜交藤 30g,炒杜仲 12g,川续断 15g,怀牛膝 15g。7 剂,水煎服,每日 1 剂。

二诊:1993 年 3 月 29 日。患者云因工作忙未来就诊,上方连服 14 剂,今纳香,胸闷除,乏力和腰痛减轻,唯睡眠仍不好,耳鸣时作,昨日又发牙痛。舌红,苔薄黄,脉弦滑。上方去杜仲,加炒栀子 10g。7 剂,水煎服,每日 1 剂,并建议查验肝功能。

三诊:1993 年 4 月 5 日。精神及睡眠大有好转,仍耳鸣,口干,饮水多,舌脉同前。原方去牛膝、青皮、夜交藤,加生牡蛎^{打碎,先下}30g、茵陈 20g、板蓝根 30g。7 剂,水煎服,每日 1 剂。

四诊:1993 年 4 月 12 日。诸症基本消失,唯便稀,腰微痛,舌红,苔薄白腻,脉弦滑,重按无力。肝功能结果已出,与 5 年前相同。治以调肝脾。三诊方去当归、丹参、炒栀子、板蓝根,加郁金 10g、生薏苡仁^{打碎}30g、生甘草 5g。连进 10 剂。并嘱其调畅情志,以善其后。

按语:本案患者平素性格内向,常生闷气。今因工作矛盾与领导争执,致使情志,不遂加重,发为郁证。胸闷、纳少、乏力、大便不调,乃肝郁抑脾之象;精神不佳、失眠,乃心气被伤、心神失养之兆;耳鸣、腰痛,乃日久伤肾之征。颜正华认为,本病虽涉及肝、脾、心、肾四脏,而主证却是肝郁抑脾,兼证则为心肾不足。故初诊、二诊、三诊均主以调肝脾,兼以益心肾,连进 20 余剂,症除病瘥。此外,二诊因郁火炎上并发牙痛,故去炒杜仲,加炒栀子,以清泄郁火;三诊加茵陈、板蓝根、生牡蛎,意在清热解毒,利胆保肝,促使 HBSAg 转阴。四诊改以疏肝调脾,意在保肝健脾,巩固疗效。

二十六、喉痹

喉痹是指因外邪侵袭,壅遏肺系,邪滞于咽,或脏腑虚损,咽喉失养,或虚火上灼所致的以咽部红肿疼痛、异物感或咽痒不适等为主要临床表现的咽部疾病。喉痹之病名最早见于先秦帛书《五十二病方》中。《黄帝内经》认为喉痹的病因病机主要为阴阳气血郁结,瘀滞痹阻。如《素问·阴阳别论》云:"一阴一阳结,谓之喉痹。"历代文献根据喉痹发病的缓急、病因病机及咽部色泽之区别,记载有"风热喉痹""风寒喉痹""阴虚喉痹""阳虚喉痹""帘珠喉痹""紫色喉痹""淡红喉痹""白色喉痹"等不同病名。隋代《诸病源候论》云:"喉痹者,喉里肿塞痹痛,水浆不得入也……风毒客于喉间,气结蕴积而生热,致喉肿塞而痹痛。"宋代《太平圣惠方》云:"若风邪热气,搏于脾肺,则经络痞塞不通利,邪热攻冲,上焦壅滞,故令咽喉疼痛也。"明代《景岳全书》云:"阴虚喉痹但察其过于酒色,或素禀阴气不足多倦少力者是,皆肾阴亏损,水不制火而然。"本病一年四季皆可发生,各年龄均可发生,急性发作者多为实证。若病久不愈,反复发作者,多为正气耗伤之虚证。西医的急、慢性咽炎及某些全身性疾病在咽部的表现可参考本病进行辨证施治。

【治验简介】

颜正华认为,喉痹的发生常因气候变化,起居不慎,风邪侵袭;或外邪不解,壅盛传里,肺胃郁热;或温热病后,或久病劳伤,脏腑虚损所致。临床治疗应以疏风清热、泻火解毒、利咽消肿、补益脾肾、祛痰化瘀为主要治法。

1. 外邪侵袭型　多以咽部干燥灼热疼痛,吞咽不利并有异物感,伴发热、恶寒、头痛、身痛,咳嗽有痰为主症。舌质淡,舌苔薄白或微黄,脉浮数或浮紧。对风热外袭者,治以疏风清热,消肿利咽,颜正华常用疏风清热汤加减。方中以荆芥、防风疏风解表;金银花、连翘、黄芩、赤芍清热解毒;玄参、浙贝母、天花粉、桑白皮清肺化痰;牛蒡子、桔梗、甘草解毒散结,清利咽喉。对风寒外袭者,治以疏风散寒,宣肺利咽,可选用九味羌活汤加味。方集羌活、防风、川芎、白芷、苍术、细辛于一方,诸味芳香温燥,最善外散肌表风寒湿邪,再配黄芩清泄气分之热、生地凉泄血分之热以利咽喉。

2. 邪毒传里型　以咽部疼痛较剧,吞咽困难,咽喉梗阻感,兼有高热,头痛,口渴喜饮,口气臭秽,大便燥结,小便短赤为主症。舌质红,舌苔黄,脉洪数或数有力。治以清泻肺胃,消肿利咽。颜正华常用方药为清咽利膈汤加减。方中荆芥、防风、薄荷疏风散邪;金银花、连翘、栀子、黄芩、黄连泻火解毒;桔梗、甘草、牛蒡子、玄参利咽消肿;生大黄、玄明粉泻热通便。若咳嗽痰黄,可加射干、山豆根、夏枯草、鱼腥草;高热者,可加水牛角、大青叶。

3. **脏腑阴虚型**　以咽干少饮,灼热感,隐隐作痛不适,午后较重,或咽部不利,干咳痰少而稠,或痰中带血为主症。兼有手足心热,午后唇红颧赤,腰膝酸软,耳鸣眼花。舌干红少津,脉细数。治以滋养阴液,降火利咽。对偏肺阴虚者,宜养阴清肺,颜正华常用方药为养阴清肺汤加减。若喉底颗粒增多者,可加桔梗、香附、郁金、合欢花等以活血行气、解郁散结。对偏肾阴虚者,宜滋阴降火,颜正华常选用六味地黄丸加减。若咽部干燥灼热、虚烦盗汗、骨蒸劳损、虚火亢盛者,可用知柏地黄汤加减。

4. **脾胃虚弱型**　以咽部干灼不适,微痛,痰黏不利,异物感,脘腹胀闷,纳呆便溏,少气懒言,气短乏力,四肢倦怠为主症。舌体胖大,舌边有齿痕,舌苔薄白,脉弱无力。治以益气健脾,升清利咽。颜正华常用方药为补中益气汤加减。若咽部充血严重者,可加丹参、川芎、郁金以活血行气;痰黏者,可加浙贝母、香附、枳壳以理气化痰、散结利咽;咽干较甚、少津者,可加玄参、麦冬、沙参、百合等以利咽生津;易恶心、呃逆者,可加法半夏、厚朴、佛手等以和胃降逆;若纳差、腹胀便溏、苔腻者,可加砂仁、藿香、茯苓、薏苡仁等以健脾利湿。

5. **痰凝血瘀型**　以咽部异物感、痰黏着感、灼热感,咽微痛,咽干不欲饮为主症。兼有恶心呕吐、胸闷不适等症。舌质黯红,或有瘀斑瘀点,苔白或微黄,脉弦滑。治以祛痰化瘀,利咽散结。颜正华常用方药为贝母瓜蒌散加味。方中贝母、瓜蒌清热化痰润肺;橘红理气化痰;桔梗宣利肺气,清利咽喉;茯苓健脾利湿。若咽部不适,咳嗽痰黏者,可加杏仁、紫菀、款冬花、半夏等;若咽部刺痛、异物感、胸胁胀闷者,可加香附、枳壳、绿萼梅等。

 【医案举隅】

医案一

厉某,女,58岁,家住北京市门头沟区。初诊时间:2009年8月15日。

主诉:咽干、音哑1个月。

现病史:咽干、音哑1个月,晨起有黄痰,兼胃胀打呃20天。大便不成形,每天2~3次。睡眠时好时差。右足肿胀疼痛半月余。舌黯红,苔黄腻,脉弦滑。

辨证:气郁痰阻,血热蕴结。

治法:疏肝理气,宣肺利咽。

处方:蝉衣6g,制僵蚕10g,桔梗6g,牛蒡子10g,枳壳10g,陈皮10g,香附10g,赤芍15g,当归尾5g,茯苓30g,生苡仁30g,萆薢15g,银花藤30g,夜交藤30g。14剂。水煎服,日1剂。

二诊:2009年8月29日。患者诉,音哑明显好转,现咽干咽红,胃胀痛。右侧腰腿痛,怕凉。睡眠改善,大便不成形、每日1~2次。舌黯红,苔黄腻,脉弦滑。

处方：连翘 10g，桑枝 15g，蝉衣 6g，桑寄生 30g，制僵蚕 10g，桔梗 6g，枳壳 10g，陈皮 10g，香附 10g，赤芍 15g，当归尾 5g，茯苓 30g，生苡仁 30g，萆薢 15g，银花藤 30g，夜交藤 30g。14 剂。水煎服，日 1 剂。

药后咽干、音哑均释，余症亦明显好转。

按语：本案素体脾虚肝郁。脾虚不运，痰湿内蕴，肝郁气机不畅，痰气交阻于咽喉，久则郁而化热，故见咽干音哑；痰湿阻滞于胃，胃失和降，则胃胀呃逆；痰湿下注于腿足，筋脉不舒，则肿胀疼痛。故治以疏肝理气，宣肺利咽。方中枳壳、陈皮、香附疏肝理气，使气顺痰消；茯苓、生苡仁、萆薢健脾利湿，使湿浊从小便而走；蝉衣、制僵蚕、桔梗、牛蒡子疏散清利，宣肺利咽；赤芍、当归尾凉血活血；银花藤舒筋活络，为右足肿痛而设；夜交藤养心安神，以改善睡眠。二诊患者咽干咽红，热象明显，去牛蒡子，改用清热解毒力强的连翘，同时考虑右侧腰腿痛、怕凉，故加桑寄生与桑枝以补肝肾、强筋骨、通经络。诸药相伍，气机宣畅，气血调和、痰化湿去，咽干音哑自复，余症亦解。

医案二

王某，男，54 岁，家住北京市密云区。初诊时间：2009 年 7 月 18 日。

主诉：咽干疼痛，有痰 2 个月。

现病史：2 个月来，咽干疼痛，有痰，量少，畏寒，恶风，自汗，口苦。大便正常，小便黄，纳眠可，腰部酸痛。舌红，苔薄黄，脉弦细。

辨证：风热上扰，痰瘀交阻。

治法：疏风清热，化痰散结。

处方：白菊花 10g，白蒺藜 10g，黄芩 10g，清半夏 10g，陈皮 10g，茯苓 20g，决明子 30g，枳壳 10g，赤白芍各 15g，怀牛膝 15g，益母草 30g，桑寄生 30g。10 剂。水煎服，日 1 剂。

二诊：2009 年 8 月 1 日。患者诉，仍畏寒，恶风，怕热，痰已很少，咽干，口不苦，手足心热，易汗，受凉后胃部不适，心烦，大便不成形、每日 1 次，腰酸。舌红，苔薄黄，脉弦滑。

处方：白菊花 10g，白蒺藜 10g，黄芩 10g，陈皮 10g，茯苓 20g，决明子 20g，枳壳 10g，赤白芍各 15g，怀牛膝 15g，益母草 30g，桑寄生 30g，石决明 30g，制首乌 15g，泽泻 12g。14 剂。水煎服，日 1 剂。

药后症状明显改善。

按语：本案证属风热上扰，痰瘀交阻。治以疏风清热，化痰散结。方中白菊花、白蒺藜疏散风热；黄芩清上焦热毒；清半夏、陈皮、茯苓、枳壳理气健脾、燥湿化痰；决明子清泻肝火；赤芍、益母草活血化瘀；白芍养血柔肝，缓急止痛；怀牛膝引上部火热下行，合桑寄生又能补肝肾、强筋骨。二诊痰已很少，故去清半夏；大便不成形，故将决明子减至 20g；并加泽泻利水湿，以实大便；此外，加石决明清肝平肝,加制首乌补益精血。证症合参,灵活配伍,终收佳效。

医案三

郝某,男,41岁,家住山东济南。初诊时间:2009年3月14日。

主诉:咽干痒痛1年。

现病史:咽干痒痛1年,伴口疮,痰黏难咯,纳可,眠可,大便调,小便时黄。舌淡,苔白水滑,脉弦滑。

辨证:温邪未尽,热毒壅结。

治法:辛凉透表,清热解毒。

处方:薄荷6g,荆芥梗6g,桔梗6g,生甘草6g,金银花15g,连翘10g,牛蒡子10g,制僵蚕10g,玄参12g,天花粉12g,丹皮10g,赤芍15g,大贝10g,紫黄花地丁各15g,青果10g。7剂。水煎服,日1剂。

二诊:2009年6月27日。患者诉,咽干痒痛好转,上腭觉有硬物,口疮,咽仍干红,时有胸口针刺痛,痰黏难咯,二便调。舌红,苔白水滑,舌下青紫,脉弦滑。

处方:薄荷6g,荆芥梗6g,桔梗6g,生甘草6g,金银花15g,连翘10g,牛蒡子10g,制僵蚕10g,丹参15g,天花粉12g,丹皮10g,赤芍15g,大贝10g,野菊花12g,黄芩6g,青果10g。14剂。水煎服,日1剂。

药后诸症均释,随访半年,未再复发。

按语:本案温热之邪犯肺,上熏口咽,热酌津伤,炼液为痰,故见咽干痒痛、口疮、痰黏难咯。本案病程虽长,辨证仍为温热未尽,热毒壅结。治当辛凉透表,清热解毒。用银翘散加减治疗。薄荷、牛蒡子、金银花、连翘、辛凉透邪清热,芳香辟秽,解毒利咽;荆芥梗发散透表;桔梗宣肺利咽;生甘草清热解毒;制僵蚕、大贝化痰散结;元参、天花粉养阴生津,解毒散结;丹皮、赤芍、紫黄花地丁凉血活血,清热解毒;青果清热生津,解毒利咽。二诊患者时有胸口针刺痛,舌红有瘀滞,故易玄参为丹参,加强凉血活血之力;易紫黄花地丁为野菊花,并加黄芩清上焦热。诸药合用,使温邪去,热毒清,痰瘀化,诸症自消。

第六章 颜正华用药规律研究

笔者在全面收集颜正华处方,并构建数据库的基础上,采用关联规则算法和复杂系统熵聚类算法对国医大师颜正华治疗胃痛等 10 余种病证的用药规律开展了深入研究。研究中主要采用了两种数据挖掘方法:①关联规则算法:是从大量数据中挖掘发现项集之间有意义的关联,并寻找给定的数据集中项之间的有趣联系的一种算法。常用的关联规则算法包括 Apriori 算法、FP– 树频集算法等。作为在名老中医处方规律研究中使用最广泛的数据挖掘算法,关联规则具有明显的优点,如它可以产生清晰有用的结果,支持间接数据挖掘,可以处理变长的数据等。但是,关联规则也有其不足,如计算量增长相当严重,难以决定正确的数据,容易忽略稀有的数据等。②复杂系统熵聚类算法:复杂系统熵聚类方法是一种非监督的模式发现算法,它能自组织地从海量数据中提取出信息量最大的组合,同时,此方法特别适用于高度离散性类型的数据。具体到名老中医经验研究而言,此方法具有两方面的显著优势:一方面,不仅可以定性、还可以定量挖掘出药物之间、病 – 证 – 症 – 药之间的相关性;另一方面,不仅可以挖掘出名医名家经验的核心组合,还可以挖掘出隐藏于方剂配伍之中的而没有被临床医家所重视的核心组合。

本部分内容系统阐述了颜正华处方数据挖掘研究的核心成果,包括总体用药规律和胃脘痛、便秘、失眠、呃逆、腹痛、咳嗽、心悸、胸痹、眩晕、气滞证、血瘀证、风湿痹证等 10 余种病证的研究结果。

第一节 颜正华总体用药规律数据挖掘研究

本部分研究中,笔者收集、规范、整理颜正华处方共计 2 332 首,对药物频次、药性规律和剂量使用特点进行了系统分析研究。

一、药物频次与药性规律研究

（一）药物频次

使用频次前 20 位的中药分别是赤芍、陈皮、丹参、茯苓、白芍、炒酸枣仁、首乌藤、当归、牡蛎、香附、甘草、龙骨、枳壳、桑寄生、牛膝、黄芪、佛手、牡丹皮、决明子、砂仁。将使用频次前 50 位的中药列表,具体见表 6-1。

表 6-1　方剂中使用频次前 50 位的药物情况表

序号	中药名称	频次	序号	中药名称	频次
1	赤芍	1 219	26	党参	332
2	陈皮	1 027	27	瓜蒌	312
3	丹参	1 014	28	苦杏仁	297
4	茯苓	927	29	连翘	296
5	白芍	905	30	大枣	296
6	炒酸枣仁	781	31	生地黄	293
7	首乌藤	760	32	郁金	292
8	当归	639	33	白蒺藜	284
9	牡蛎	638	34	金银花	281
10	香附	615	35	柴胡	276
11	生甘草	590	36	远志	275
12	龙骨	560	37	川芎	274
13	枳壳	512	38	麦冬	269
14	桑寄生	469	39	白菊花	264
15	怀牛膝	424	40	泽泻	259
16	生黄芪	413	41	炒枳壳	256
17	佛手	404	42	生白术	245
18	牡丹皮	398	43	桔梗	242
19	决明子	396	44	旋覆花	234
20	砂仁	392	45	炙甘草	230
21	炒白术	379	46	续断	228
22	浙贝母	372	47	煅瓦楞子	225
23	生薏苡仁	364	48	竹茹	220
24	益母草	349	49	清半夏	219
25	黄芩	340	50	紫苏梗	214

（二）药物科属归类统计

药物科属频次排前 10 位分别是毛茛科、唇形科、芸香科、豆科、伞形科、菊科、百合科、多孔菌科、姜科、蓼科。将前 20 位的科属列表，具体见表 6-2。

表 6-2 药物科属归类统计前 20 位情况表

序号	药物科属	频次	序号	药物科属	频次
1	毛茛科	2 756	11	牡蛎科	638
2	唇形科	2 479	12	桔梗科	635
3	芸香科	2 294	13	莎草科	615
4	豆科	1 658	14	葫芦科	594
5	伞形科	1 510	15	禾本科	563
6	菊科	1 375	16	蔷薇科	553
7	百合科	1 071	17	苋科	470
8	多孔菌科	982	18	桑寄生科	469
9	姜科	843	19	鼠李科	396
10	蓼科	833	20	木犀科	386

（三）四气统计

处方使用药物温性频次最高（7 998），其次为凉性（7 866）、平性（6 763）、寒性（3 942）、热性（95），以软件制作柱状图形式呈现，见图 6-1。

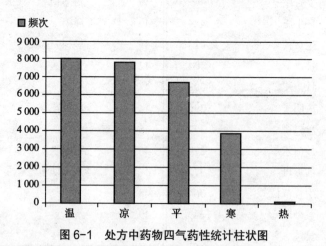

图 6-1 处方中药物四气药性统计柱状图

（四）五味统计

处方中药物以苦味频次最高（15 260），其次为甘味（10 810）、辛味（10 453）、酸味（2 794）、咸味（1 651）、淡味（1 203）、涩味（186），以软件制作柱状图形式呈现，见图6-2。

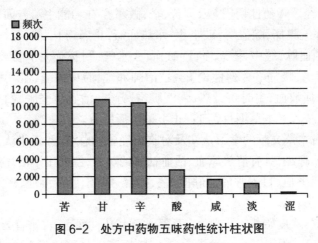

图6-2 处方中药物五味药性统计柱状图

（五）归经统计

处方中药物归肝经频次最高（14 237），其次分别是肺经（10 452）、脾经（10 061）、心经（8 083）、胃经（6 248）等，具体见表6-3。

表6-3 处方中药物归经情况统计表

序号	归经	频次	序号	归经	频次
1	肝	14 237	7	胆	2 496
2	肺	10 452	8	大肠	2 206
3	脾	10 061	9	膀胱	1 476
4	心	8 083	10	小肠	1 132
5	胃	6 248	11	心包	867
6	肾	6 172	12	三焦	707

（六）讨论

1. 高频次药物性效分析

（1）赤芍：赤芍始载于《神农本草经》，就其药性而言，古籍有云"味苦"。

《吴普本草》载："神农：苦。桐君：甘，无毒。岐伯：咸。李氏：小寒。雷公：酸。"《名医别录》云："酸，微寒，有小毒。"《本草衍义》曰："味涩、苦。"《珍珠囊》云："足太阴脾经。"《汤液本草》曰："入手、足太阴经。"《本草经疏》载："手、足太阴引经药，入肝脾血分。"《本草汇要》曰："味酸苦，性寒，无毒。阴也，降也。"《药品化义》云："入肝、小肠二经。"《药性考》载："酸、苦，微寒。"《本草经解》曰："入心与小肠经。"《药性切用》云："苦、辛，微寒。"在功能主治方面，《神农本草经》曰："主邪气腹痛，除血痹、破坚积、寒热疝瘕，止痛，利小便，益气。"《名医别录》云："通顺血脉，缓中，散恶血，逐贼血，去水气，利膀胱大小肠，消痈肿、时行寒热、中恶腹痛、腰痛。"《药性论》载："治肺邪气、腹中疗痛、血气积聚，通宣脏腑拥气，治胁痛败血，主时疾骨热，强五脏，补肾气，治心腹坚胀、妇人血闭不通，消瘀血，能蚀脓。"《本草纲目》曰："止下痢腹痛后重。"

基于对古本草文献的学习认知及对临床经验的总结，颜正华认为赤芍味苦，性微寒，归肝、脾经，具有清热凉血、活血祛瘀的功效，主要用于治疗温毒发斑、吐血、衄血、肠风下血、目赤肿痛、痈肿疮疡、闭经、痛经、崩带淋浊、瘀滞胁痛、疝瘕积聚、跌打损伤。

（2）陈皮：陈皮始载于《神农本草经》，就其药性而言，古籍有云"味辛，温"。《名医别录》曰："无毒。"《药性论》云："味苦、辛。"《珍珠囊》载："苦、辛，阴中之阳。"《日用本草》曰："味辛、苦、甘，平。"《心印绀珠经》云："可升可降，阳中之阴也。"《品汇精要》载："性温散，气厚于味。行手太阴、足太阴经。"《雷公炮制药性解》曰："入肺、肝、脾、胃四经。"《本草汇言》载："味甘、辛、酸、苦，气温，味薄，气厚，降多升少，阳中阴也。入手足太阴、足阳明经。"《药性切用》云："微燥。"《本草求真》曰："专入脾、肺，兼入大肠。"《本草述钩元》云："气味俱厚。入脾肺二经气分及足阳明经。"《本草求源》载："气温，入肝，味苦入心，辛入肺，微甘。"在功能主治方面，《神农本草经》曰："主胸中瘕热，逆气，利水谷。久服去臭，下气，通神。"《名医别录》云："下气，止呕咳，除膀胱留热、停水、五淋，利小便，主脾不能消谷、气冲胸中、吐逆霍乱，止泄，去寸白。"《药性论》言："治胸膈间气，开胃，主气痢，消痰涎，治上气咳嗽。"《本草拾遗》云："去气，调中。"《日华子本草》曰："破癥瘕痃癖。"《珍珠囊》云："利肺气。"《医学启源》载："《主治秘要》：去胸中寒邪一也，破滞气二也，益脾胃三也。"《汤液本草》曰："解酒毒。"《日用本草》云："快膈通神，和中顺气。"《本草蒙筌》言："止脚气冲心。"《本草纲目》载："疗呕哕反胃嘈杂，时吐清水，痰痞、痰疟，大肠闭塞，妇人乳痈。入食料解鱼腥毒。"《本草从新》曰："燥湿消痰。"《医林纂要·药性》载："上则泻肺邪，降逆气；中则燥脾湿，和中气；下则舒肝木，润肾命。主于顺气，消痰，去郁。"《随息居饮食谱》云："解鱼蟹毒。化痰化气，治咳逆、呕哕、噎噫、胀闷、霍乱、疳、疟、泻痢、便秘、脚气诸病。"

基于对古本草文献的学习认知及对临床经验的总结,颜正华认为陈皮味辛苦,性温,归脾、胃、肺经,具有理气降逆、调中开胃、燥湿化痰的功效,临床用于治疗脾胃气滞湿阻所致胸膈满闷、脘腹胀痛、不思饮食、呕吐哕逆、二便不利,肺气阻滞所致咳嗽痰多,亦治乳痈初起等。

（3）丹参:丹参始载于《神农本草经》,就其药性而言,古籍有云"味苦,微寒"。《吴普本草》载:"神农、桐君、黄帝、雷公、扁鹊:苦,无毒。李氏:大寒。岐伯:咸。"《品汇精要》曰:"味苦,性微寒,泄,气薄,味厚,阴也。"《本草纲目》言:"味苦,气平而降,阴中之阳也。入手少阴、厥阴之经。心与包络血分药也。"在功能主治方面,《神农本草经》曰:"主心腹邪气,肠鸣幽幽如走水、寒热积聚,破癥除瘕,止烦满,益气。"《名医别录》云:"养血,去心腹痼疾、结气、腰脊强、脚痹,除风邪留热,久服利人。"《本草经集注》言:"疗风痹。"《本草纲目》曰:"活血,通心包络,治疝痛。"《品汇精要》云:"主养阴血,除邪热。"

基于对古本草文献的学习认知及对临床经验的总结,颜正华认为丹参味苦,性微寒,归心、心包、肝经,具有活血祛瘀、调经止痛、养血安神、凉血消痈的功效,主要用于治疗妇女月经不调、痛经、经闭、产后瘀滞腹痛,以及心腹疼痛、癥瘕积聚、热痹肿痛、跌打损伤、热入营血、烦躁不安、心烦失眠、痈疮肿毒等。

（4）茯苓:茯苓始载于《神农本草经》,就其药性而言,古籍有云"味甘,平"。《医学启源》载:"《主治秘要》云:性温,味淡。气味俱薄,浮而升,阳也。"《品汇精要》言:"气之薄者,阳中之阴。"《本草经疏》曰:"入手、足少阴,手太阳,足太阴、阳明经。"在功能主治方面,《神农本草经》曰:"主胸胁逆气、忧恚惊邪、恐悸、心下结痛、寒热烦满、咳逆、口焦舌干,利小便。久服安魂养神,不饥延年。"《药性论》载:"开胃,止呕逆,善安心神,主肺痿痰壅,治小儿惊痫,疗心腹胀满、妇人热淋。"《日华子本草》云:"补五劳七伤,安胎,暖腰膝,开心益智,止健忘。"《本草衍义》言:"行水之功多,益心脾。"

基于对古本草文献的学习认知及对临床经验的总结,颜正华认为茯苓味甘、淡,性平,归心、脾、肺、肾经,具有利水渗湿、健脾和胃、宁心安神之功,主要用于治疗小便不利、水肿胀满、痰饮咳逆、呕吐、脾虚食少泄泻、心悸不安、失眠健忘、遗精白浊等。

（5）白芍:白芍始载于《神农本草经》,就其药性而言,古籍有云"味苦"。《吴普本草》载:"神农:苦。桐君:甘,无毒。岐伯:咸。李氏:小寒。雷公:酸。"《名医别录》曰:"味酸,平、微寒,有小毒。"《本草纲目》言:"酸,平,有小毒,可升可降,阴也。"在功能主治方面,《神农本草经》曰:"主邪气腹痛,除血痹,破坚积、寒热疝瘕,止痛,利小便,益气。"《名医别录》云:"通顺血脉,缓中,散恶血,逐贼血,去水气,利膀胱大小肠,消痈肿、时行寒热、中恶腹痛、腰痛。"《药性论》载:"治肺邪气、腹中疗痛、血气积聚,通宣脏腑拥气,治胁痛败血,主时疾骨热,强五脏,补肾气,治心腹坚胀、妇人血闭不通,消瘀血,能蚀脓。"《新修本草》言:"益好血。"《滇南本草》曰:"泻脾热,止腹痛,止水泄,收肝气逆痛,调养心肝脾经血,舒肝降气,止肝气痛。"

基于对古本草文献的学习认知及对临床经验的总结,颜正华认为白芍味苦、酸,性微寒,归肝脾经,具有养血和营、缓急止痛、敛阴平肝的功效,临床常用于月经不调、经行腹痛、崩漏、自汗、盗汗、胁肋脘腹疼痛、四肢挛痛、眩晕等。

(6)炒酸枣仁:炒酸枣仁始载于《神农本草经》,就其药性而言,古籍有云"味酸,平"。《名医别录》曰:"无毒。"《本草衍义》言:"微热。"《饮膳正要》曰:"味酸、甘,平。"《本草汇言》载:"味甘、苦、酸,气平。入足少阳、厥阴,手少阴、太阴四经。"在功能主治方面,《神农本草经》曰:"主心腹寒热,邪结气聚,四肢酸疼,湿痹。久服安五脏,轻身延年。"《名医别录》云:"主心烦不得眠、脐上下痛、血转久泄、虚汗烦渴,补中,益肝气,坚筋骨,助阴气,令人肥健。"《药性论》言:"主筋骨风,炒末作汤服之。"《新修本草》曰:"补中益气。"《本草汇言》云:"养气安神,荣筋养髓,和胃运脾。"

基于对古本草文献的学习认知及对临床经验的总结,颜正华认为炒酸枣仁味甘,性平,归心、肝经,功能是宁心安神、养肝、敛阴,主要用于治疗虚烦不眠、惊悸怔忡、体虚自汗盗汗等。

(7)首乌藤:首乌藤始载于《本草再新》,就其药性而言,古籍有云"味苦,性温,无毒,入心脾二经"。《饮片新参》曰:"苦、涩、微甘。"《陕西中草药》言:"性平,味甘。"在功能主治方面,《本草纲目》曰:"风疮疥癣作痒,煎汤洗浴。"《本草再新》云:"补中气,行经络,通血脉,治劳伤。"《药性集要》言:"治不寐、风疮癣。"《饮片新参》载:"养肝肾,止虚汗,安神催眠。"《陕西中草药》曰:"祛风湿,治贫血、周身酸痛。"

基于对古本草文献的学习认知及对临床经验的总结,颜正华认为首乌藤味甘、微苦,性平,归心、肝经,功能是养心安神、祛风、通络,主要用于治疗失眠、多梦、血虚身痛、肌肤麻木、风湿痹痛、风疹瘙痒等。

(8)当归:当归始载于《神农本草经》,就其药性而言,古籍有云"味甘,温"。《吴普本草》载:"神农、黄帝、桐君、扁鹊:甘,无毒。岐伯、雷公:辛,无毒。李氏:小温。"《名医别录》云:"辛,大温,无毒。"《医学启源》载:"《主治秘要》云:性温味辛,气厚味薄,可升可降,阳中微阴。"《汤液本草》言:"味辛、甘而大温,气味俱轻,阳也。入手少阴经,足太阴经、厥阴经。"《本草纲目》曰:"苦,温,无毒。"在功能主治方面,《神农本草经》曰:"主咳逆上气,温疟寒热洗洗在皮肤中,妇人漏下,绝子,诸恶疮疡金疮,煮饮之。"《名医别录》云:"温中止痛,除客血内塞,中风痉、汗不出,湿痹,中恶客气、虚冷;补五脏,生肌肉。"《日华子本草》言:"治一切风、一切血,补一切劳,破恶血,养新血及主癥癖。"《汤液本草》载:

"《用药心法》云：治血通用，能除血刺痛。"

基于对古本草文献的学习认知及对临床经验的总结，颜正华认为当归味甘、辛、苦，性温，归肝、心、脾经，功能补血活血、调经止痛、润燥滑肠，主要用于治疗血虚诸证、月经不调、经闭、痛经、癥瘕积聚、崩漏、虚寒腹痛、痿痹、肌肤麻木、肠燥便难、赤痢后重、痈疽疮疡、跌打损伤等。

（9）牡蛎：牡蛎始载于《神农本草经》，就其药性而言，古籍有云"味咸，平"。《名医别录》曰："微寒，无毒。"《医学启源》言："气寒。"《汤液本草》载："入足少阴经。"《心印绀珠经》曰："可升可降，阴也。"《品汇精要》云："气薄味厚，阴中之阳，臭腥。"《本草正》言："味微咸、微涩，气平。"《本草经疏》载："气薄味厚，阴也，降也。入足少阴、厥阴、少阳经。"《本草备要》曰："为肝、肾血分药。"《本草三家合注》云："入手太阴肺经、足太阴膀胱经、足少阴肾经。"在功能主治方面，《神农本草经》曰："主伤寒寒热、温疟洒洒、惊恚怒气，除拘缓鼠瘘、女子带下赤白。久服强骨节，杀邪鬼，延年。"《名医别录》云："除留热在关节荣卫、虚热去来不定、烦满，止汗，心痛气结，止渴，除老血，涩大小肠，止大小便，疗泄精、喉痹、咳嗽、心胁下痞满。"《药性论》言："主治女子崩中，止盗汗，除风热，止痛。"《海药本草》载："主男子遗精，虚劳乏损，补肾正气。止盗汗，去烦热，治伤热疾。能补养安神，治孩子惊痫。久服身轻。"《珍珠囊》曰："软痞积。又治带下、温疟、疮肿，为软坚收涩之剂。"《本草纲目》云："化痰软坚，清热除湿，止心脾气痛、痢下、赤白浊，消疝瘕积块、瘿疾结核。伏硇砂。"《得配本草》言："收往来潮热，消胃膈胀满。凡肝虚魂升于顶者，得此降之而魂自归也。"《药性切用》载："涩精敛汗，潜热益阴，为虚热上浮专药。又能软坚消瘿。潜热生研，涩脱火煅。"《医学衷中参西录》曰："止呃逆。"

基于对古本草文献的学习认知及对临床经验的总结，颜正华认为牡蛎味咸，性微寒，归肝、肾经，功能平肝潜阳、重镇安神、软坚散结、收敛固涩，主要用于治疗眩晕耳鸣、惊悸失眠、瘰疬瘿瘤、癥瘕痞块、自汗盗汗、遗精崩带等。

（10）香附：香附始载于《名医别录》，就其药性而言，古籍有云"味甘，微寒，无毒"。《本草衍义》曰："味苦。"《珍珠囊》言："甘、苦，阳中之阴。"《滇南本草》曰："味辛，性微温。"《本草汇言》载："味苦、辛、甘，气温，涩，无毒。入足厥阴，亦入手太阴经。可升可降。"在功能主治方面，《名医别录》云："主除胸中热，充皮毛，久服利人，益气，长须眉。"《新修本草》曰："大下气，除胸腹中热。"《本草汇言》载："善主心腹攻痛，积聚郁结，痞满癥瘕，崩漏，淋血，解表利水。"《汤液本草》言："治崩漏。"

基于对古本草文献的学习认知及对临床经验的总结，颜正华认为味辛、甘、微苦，性平，归肝、三焦经，功能理气解郁、调经止痛、安胎，主要用于治疗胁肋胀痛、乳房胀痛、疝气疼痛、月经不调、脘腹痞满疼痛、嗳气吞酸、呕恶、经行腹痛、崩漏带下、胎动不安等。

（11）甘草：甘草始载于《神农本草经》，就其药性而言，古籍有云"味甘，平"。《名医别录》曰："无毒。"《本草衍义》言："微凉。"《珍珠囊》曰："生甘，平；炙甘，温，纯阳。"《医学启源》载："气味甘，生大凉，火炙之则温。《主治秘要》云：性寒味甘，气薄味厚，可升可降，阴中阳也。"《汤液本草》曰："入足厥阴、太阴、少阴经。"《本草纲目》言："通入手足十二经。"《雷公炮制药性解》云："入心、脾二经。"《本草通玄》曰："入脾、胃。"《本草经解》言："入手太阴肺经、足太阴脾经。"在功能主治方面，《神农本草经》曰："主五脏六腑寒热邪气，坚筋骨，长肌肉，倍力，金疮肿，解毒。"《名医别录》云："温中下气，烦满短气，伤脏咳嗽，止渴，通经脉，利血气，解百药毒。"《药性论》载："主腹中冷痛，治惊痫，除腹胀满，补益五脏，制诸药毒，养肾气内伤，令人阴（不）痿，主妇人血沥腰痛。虚而多热，加而用之。"《日华子本草》言："安魂定魄。补五劳七伤，一切虚损、惊悸、烦闷、健忘。通九窍，利百脉，益精养气，壮筋骨，解冷热。入药炙用。"《医学启源》载："能补三焦元气，调和诸药相协，共为力而不争，性缓，善解诸急。《主治秘要》云：其用有五，和中一也，补阳气二也，调诸药三也，能解其太过四也，去寒邪五也。又云：养血，补胃。"《用药心法》曰："热药用之缓其热，寒药用之缓其寒。"《汤液本草》言："炙之散表寒，除邪热，去咽痛，除热，缓正气，缓阴血，润肺。治肺痿之脓血，而作吐剂；消五发之疮疽，与黄芪同功。"《心印绀珠经》云："生则分身梢而泻火，炙则健脾胃而和中，解百毒而有效，协诸药而无争。"《医学入门·本草》载："炙则性温，能健脾胃和中。身大者，补三焦元气，止渴止嗽及肺痿吐脓，腹中急痛、赤白痢疾。又养血补血，坚筋骨，长肌肉倍力，下气除烦满逆气，通经脉。"《本草纲目》曰："解小儿胎毒、惊痫，降火止痛。"《本经逢原》云："能和冲脉之逆，缓带脉之急。"《药笼小品》言："炙黑能治吐血。"《药性集要》载："缓正气，和肝，止痛，生肌肉，养阴血，悸安。"《医学衷中参西录》曰："生服，转而通利二便，消胀除满。"《中国药植图鉴》云："治消化性溃疡和黄疸。"

基于对古本草文献的学习认知及对临床经验的总结，颜正华认为甘草味甘，性平，归脾、胃、心、肺经，具有益气补中、缓急止痛、润肺止咳、泻火解毒、调和诸药之功，主要用于治疗倦怠食少、肌瘦面黄、心悸气短、腹痛便溏、四肢挛急痛、脏躁、咳嗽气喘、咽喉肿痛、痈疮肿痛、小儿胎毒，以及药物、食物中毒。

（12）龙骨：龙骨始载于《神农本草经》，就其药性而言，古籍有云"甘，平"。《名医别录》曰："微寒，无毒。"《药性论》言："有小毒。"《嘉祐本草》载："白龙骨平，微寒。"《绍兴本草》曰："味苦、涩，平。无毒。"《珍珠囊》言："纯阳。"《品汇精要》云："气之薄者，阳中之阴。臭朽。"《本草纲目》载："入手足少阴、厥阴经。"《本草经疏》曰："入足厥阴、少阳、少阴，兼入手少阴、阳明经。"《医林纂要·药性》载："甘、咸、涩，微寒。"《医学衷中参西录》曰："味淡、微辛。"在功能主治方面,《神农本草经》曰:"主心腹鬼疰,精物老魅,咳逆,泄痢脓血,女子漏下,癥瘕坚结,小儿热气惊痫。"《名医别录》云:"疗心腹烦满,四肢痿枯,汗出,夜卧自惊,恚怒,伏气在心下不得喘息,肠痈内疽,阴蚀;止汗,缩小便溺血,养精神,定魂魄,安五脏。白龙骨疗梦寐泄精、小便泄精。"《药性论》言:"逐邪气,安心神,止冷痢及下脓血,女子崩中带下,止梦泄精,夜梦鬼交,治尿血。虚而多梦纷纭,加而用之。"《日华子本草》载:"健脾,涩肠胃,止泻痢,渴疾,怀孕漏胎,肠风下血,鼻洪,吐血。"《本草衍义》曰:"治精滑及大肠滑不可缺也。"《珍珠囊》言:"固大肠脱。"《本草纲目》云:"益肾镇惊,止阴疟,收湿气脱肛,生肌敛疮。"《医林纂要·药性》载:"补心益肺,敛散泻肝,固精宁神。解毒辟邪。"《医学衷中参西录》云:"善利痰,治肺中痰饮咳嗽,咳逆上气。"

基于对古本草文献的学习认知及对临床经验的总结,颜正华认为甘草味涩、甘,性平,归心、肝、肾、大肠经,具有镇惊安神、平肝潜阳、固涩收敛的功效,主要用于治疗心悸怔忡、失眠健忘、惊痫癫狂、头晕目眩、自汗盗汗、遗精、崩漏带下、久泻久痢、溃疡久不收口及湿疮等。

(13)枳壳:枳壳始载于《雷公炮炙论》,就其药性而言,古籍有云"辛、苦,腥"。《开宝本草》曰:"味苦、酸、微寒,无毒。"《珍珠囊》言:"阴中微阳。"《医学启源》载:"气寒。《主治秘要》云:性寒,味苦,气厚味薄,浮而升,微降,阴中阳也。"《本草纲目》云:"沉也,阴也。"《汤液本草》曰:"味薄气厚,阳也,阴中微阳。"《雷公炮制药性解》言:"入肺、肝、胃、大肠四经。"《药品化义》载:"气微香,味甘、微辛,鲜者带酸,性微寒而缓。入肺、脾、胃、大肠四经。"《本经逢原》曰:"辛、苦,平。" 在功能主治方面,《药性论》言:"治遍身风疹、肌中如麻豆恶痒,主肠风痔疾、心腹结气、两胁胀虚、关膈拥塞。"《日华子本草》载:"健脾开胃,调五脏,下气,止呕逆,消痰。治反胃、霍乱泻痢,消食,破癥结痃癖、五膈气,除风明目及肺气水肿,利大小肠,皮肤痒。痔肿可炙熨。"《开宝本草》言:"主风痒麻痹,通利关节,劳气咳嗽,背膊闷倦,散留结、胸膈痰滞,逐水,消胀满、大肠风,安胃,止风痛。"《医学启源》载:"治胸中痞塞,泄肺气。《主治秘诀》云其用有四:破心下坚痞一也,利胸中气二也,化痰三也,消食四也。又云:破气。"《食物本草》曰:"治产后肠出不收。"《现代实用中药》言:"治咳嗽、水肿、便秘、子宫下垂、脱肛。"

基于对古本草文献的学习认知及对临床经验的总结,颜正华认为枳壳味苦、酸,性微寒,归肺、脾、胃、大肠经,具有理气宽胸、行滞消积的功效,主要用于治疗胸膈痞满、胁肋胀痛、食积不化、脘腹胀满、下痢后重、脱肛、子宫脱垂等。

(14)桑寄生:桑寄生始载于《神农本草经》,就其药性而言,古籍有云"苦,平"。《名医别录》曰:"甘,无毒。"《滇南本草》言:"性微温,味苦、甘。"《本草纲目》载:"桃寄生,苦、辛,无毒。"《品汇精要》曰:"气之薄者,阳中之阴。"《本草正》言："味苦,性凉。"《本草汇言》云："阳中之阴,可升可降,通行手足阴阳十二经。"《得配本草》曰："入足厥阴经。"《药性切用》言："入肝、肾。"《本草再新》曰："入心、肾二经。"在功能主治方面,《神农本草经》曰："主腰痛、小儿背强、痈肿,安胎,充肌肤,坚发、齿,长须眉。"《名医别录》云："主金疮,去痹,女子崩中,内伤不足,产后余疾,下乳汁。"《药性论》言："能令胎牢固,主怀妊漏血不止。"《日华子本草》曰："助筋骨,益血脉。"《宝庆本草折衷》云："佐以他药,施于胎前诸疾,及产后蓐劳寒热之证,最有验也。"《滇南本草》载："生槐树者,主治大肠下血、肠风带血、痔漏。生桑树者,治筋骨疼痛、走筋络、风寒湿痹。生花椒树者,治脾胃寒冷、呕吐、恶心、翻胃;又用治梅疮毒,如人下元虚寒或崩漏。"《本草蒙筌》言："散疮疡,追风湿,却背强腰痛。桃寄生(桑寄生之寄于桃树上者),疗蛊中腹内。"《本草正》云："主女子血热崩中胎漏,固血安胎及产后血热诸疾,去风热湿痹,腰膝疼痛,长须眉,坚发齿,凉小儿热毒,痈疖疥癞。"《生草药性备要》曰："消热,滋补,追风。养血散热,作茶饮;舒筋活络,浸酒祛风。"《玉楸药解》言："治痢疾。"《医林纂要·药性》曰："坚肾泻火。"《本草再新》云："补气温中,治阴虚,壮阳道,利骨节,通经水,补血和血,安胎定痛。"《萃金裘本草述录》曰："祛风痹顽麻,主毒痢脓血、溲血。"《湖南药物志》言："治肝风昏眩、四肢麻木、酸痛、内伤咳嗽、小儿抽搐。"

　　基于对古本草文献的学习认知及对临床经验的总结,颜正华认为桑寄生味苦、甘,性平,归肝、肾经,具有补肝肾、强筋骨、祛风湿、安胎的功效,主要用于治疗腰膝酸痛、筋骨痿弱、肢体偏枯、风湿痹痛、头昏目眩、胎动不安、崩漏下血等。

　　(15)牛膝:牛膝始载于《神农本草经》,就其药性而言,古籍有云"味苦"。《名医别录》曰："酸,平,无毒。"《滇南本草》言："味酸,微辛,性微温。入肝。"《品汇精要》载："味苦、酸,性平缓,收。气之薄者,阳中之阴。"《本草要略》云："性寒。"《本草纲目》曰："足厥阴、少阴之药。"《本草正》云："味苦、甘,气微凉。性降而滑,阴也。"《本草经疏》言："味厚气薄,走而能补,性善下行,故入肝、肾。"《本草汇言》曰："入足三阴经,引诸药下行甚捷。"《医林纂要·药性》载："苦、酸、甘,温。熟用甘多酸少;生用酸多甘少。"在功能主治方面,《神农本草经》曰："主寒湿痿痹,四肢拘挛,膝痛不可屈伸,逐血气,伤热火烂,堕胎。久服轻身耐老。"《名医别录》言："疗伤中少气,男肾阴消,老人失溺,补中续绝,填骨髓,除脑中痛及腰脊痛,妇人月水不通,血结,益精,利阴气,止发白。"《药性论》云："治阴痿,补肾填精,逐恶血流结,助十二经脉。病人虚羸,加而用之。"《日华子本草》载："治腰膝软怯冷弱,破癥结,排脓止痛,产后心腹痛并血运,落死胎,壮阳。"《本草衍义》云："与竹木刺入肉,嚼烂罨之,即出。"《汤液本草》曰："强筋,补肝脏风虚。"《本草衍义补遗》言："能引诸药下行。"《滇南本草》载："止筋骨疼,强筋舒筋,止腰膝酸麻,破瘀堕胎,散结核,攻瘰疬,退痈疽、疥癞、血风、牛皮癣、脓窠疮、鼻渊、脑漏等症。"《本草纲目》曰："治久疟寒热，五淋尿血，茎中痛，下痢，喉痹，口疮，齿痛，痈肿恶疮，伤折。"《本草正》言："主手足血热瘙痹，血燥拘挛，通膀胱涩秘，大肠干结。补髓填精，益阴活血。"《广西民族药简编》云："水煎洗身治小儿疳积汗闭。"

基于对古本草文献的学习认知及对临床经验的总结，颜正华认为牛膝味苦、酸，性平，归肝、肾经，具有补肝肾、强筋骨、活血通经、引血（火）下行、利尿通淋的功效，主要用于治疗腰膝酸痛、下肢痿软、血滞经闭、痛经、产后血瘀腹痛、癥瘕、胞衣不下、热淋、血淋、跌打损伤、痈肿恶疮、咽喉肿痛等。

（16）黄芪：黄芪始载于《神农本草经》，就其药性而言，古籍有云"味甘，微温"。《名医别录》曰："无毒。生白水者，冷。"《日华子本草》言："白水芪，凉。"《珍珠囊》曰："纯阳。"《医学启源》载："气温，味甘，平。《主治秘要》云：气温味甘，气薄味厚，可升可降，阴中阳也。"《汤液本草》曰："入手少阳经，足太阴经、足少阴命门。"《本草蒙筌》云："入手少阳，手足太阴。"《本草经疏》曰："入手阳明、太阴经。"《本草正》载："味甘，气平，气味俱轻，升多降少，阳中微阴。生者微凉，炙性温。专于气分而达表。"《药品化义》云："气和味甘而淡。"《本草新编》曰："入手太阴、足太阴、手少阴经。"《本草易读》言："入足阳明胃、足太阴脾。"《医学衷中参西录》云："味甘。"在功能主治方面，《神农本草经》曰："主痈疽，久败疮，排脓止痛，大风癞疾，五痔，鼠瘘，补虚，小儿百病。"《名医别录》云："主妇人子脏风邪气，逐五脏间恶血，补丈夫虚损、五劳羸瘦，止渴、腹痛、泄痢，益气，利阴气。"《药性论》言："治发背，内补，主虚喘，肾衰，耳聋，疗寒热。生陇西者，下补五脏。"《日华子本草》载："黄芪助气壮筋骨，长肉补血，破癥癖，治瘰疬、瘿赘、肠风、血崩、带下、赤白痢、产前后一切病、月候不匀、消渴、痰嗽，并治头风、热毒、赤目等。白水者，排脓治血，及烦闷、热毒、骨蒸劳，功次黄芪；赤水芪治血，退热毒，余功用并同上；木芪治烦，排脓力微于黄芪，遇缺即倍用治。"《珍珠囊》曰："益胃气，去肌，止自汗，诸痛用之。"《医学启源》云："治虚劳自汗，补肺气，实皮毛，泻肺中火，脉弦自汗。善治脾胃虚弱，疮疡血脉不行，内托阴证，疮疡。"《汤液本草》言："补五脏诸虚不足，而泻阴火，去虚热。无汗则发之，有汗则止之。"《本草纲目》载："王好古曰：主太阴疟疾。阳维病苦寒热，督脉为病逆气里急。"《本草汇言》言："补肺健脾，实卫敛汗，驱风运毒。"《本草正》曰："补元阳，充腠理，治劳伤，长肌肉。"《本草备要》载："生血，生肌，排脓内托疮痈圣药。痘疹不起，阳虚无热者宜之。"《医学衷中参西录》云："善利小便，善治肢体痿废。"

基于对古本草文献的学习认知及对临床经验的总结，颜正华认为黄芪味甘，性温，归肺、脾经，具有益气升阳、固表止汗、利水消肿、托毒生肌的功效，主要用于治疗内伤劳倦、脾虚泄泻、肺虚咳嗽、脱肛、子宫下垂、吐血、便血、崩漏、自汗、盗汗、水肿、血痹、痈疽难溃或久溃不敛,以及一切气虚血亏之证。

（17）佛手（佛手柑）：佛手始载于《滇南本草》,就其药性而言,古籍有云"味甘、微辛,性温,入肝、胃二经"。《滇南本草图说》载:"辛、甘、平,无毒。"《本草纲目》曰:"辛、酸。"《药性纂要》言:"入手、足太阴经。"《本经逢原》云:"辛、苦、甘、温。"《本草再新》曰:"入肝、脾、胃三经。"在功能主治方面,《滇南本草》曰:"补肝暖胃,止呕吐,消豁寒痰,治胃气疼,止面寒疼,和中行气。"《本草纲目》言:"煮酒饮,治痰气咳嗽。煎汤,治心下气痛。"《本经逢原》云:"专破滞气,治痢下后重。"《本草再新》载:"治气舒肝,和胃化痰,破积。治噎膈反胃,消癥瘕、瘰疬。"《福建药物志》曰:"理气宽胸,化痰消胀。治胸腹胀痛,神经性胃痛,呕吐,喘咳。"《广西本草选编》言:"治疝气痛。"

基于对古本草文献的学习认知及对临床经验的总结,颜正华认为佛手味辛、苦,性温,入肝、脾、胃经,具有疏肝理气、和胃化痰之功,主要用于治疗肝气郁结之胁痛、胸闷、肝胃不和、脾胃气滞之脘腹胀痛、嗳气、恶心,久咳痰多等。

（18）牡丹皮：牡丹皮始载于《神农本草经》,就其药性而言,古籍有云"味辛,寒"。《吴普本草》载:"神农、岐伯:辛。李氏:小寒。雷公、桐君:苦,无毒。黄帝:苦,有毒。"《名医别录》曰:"苦,微寒,无毒。"《珍珠囊》言:"入手厥阴、足少阴。"《汤液本草》云:"气寒,味苦、辛。阴中微阳。辛、苦,微寒,无毒。"《滇南本草》曰:"味酸、辛,性寒。"《品汇精要》言:"味辛、苦,性微寒,泄,气薄味厚,阴中之阳,臭香。"《本草纲目》云:"治手足少阴、厥阴四经血分伏火。"《本草汇言》载:"味辛香,性温平,无毒。入手足厥阴、手足少阳、手足少阴经。"《雷公炮制药性解》曰:"入肺经。"《本草备要》言:"辛、甘,微寒。"《本经逢原》云:"苦、辛,平,无毒。"在功能主治方面,《神农本草经》曰:"主寒热,中风瘈疭、痉、惊痫邪气,除癥坚瘀血留舍肠胃,安五脏,疗痈疮。"《吴普本草》言:"人食之,轻身益寿。"《名医别录》云:"除时气头痛,客热,五劳,劳气,头腰痛,风噤,癫疾。"《药性论》言:"治冷气,散诸痛,治女子经脉不通、血沥腰疼。"《日华子本草》云:"除邪气,悦色,通关腠血脉,排脓,通月经,消扑损瘀血,续筋骨,除风痹,落胎下胞,产后一切女人冷热血气。"《珍珠囊》曰:"治肠胃积血、衄血、吐血,无汗骨蒸。"《本草纲目》载:"张洁古言:治神志不足,能泻阴胞中之火。"《本草经疏》载:"李东垣曰:心虚,肠胃积热,心火炽盛,心气不足者,以牡丹皮为君。"《滇南本草》云:"破血,行血,消癥瘕之疾,除血分之热,堕胎。"《本草纲目》曰:"和血,生血,凉血。治血中伏火,除烦热。"《本草汇言》载:"清心养肾,和肝,利包络。治产后恶血不正,崩中淋血。"

基于对古本草文献的学习认知及对临床经验的总结,颜正华认为牡丹皮味苦、辛,性微寒,归心、肝、肾经,具有清热凉血、活血散瘀的功效,主要用于治疗温热病热入血分、发斑、吐衄,热病后期热伏阴分发热、阴虚骨蒸潮热、血滞经闭、痛经、癥瘕、痈肿疮毒、跌仆伤痛、风湿热痹等。

（19）决明子：决明子始载于《神农本草经》，就其药性而言，古籍有云“味咸，平”。《名医别录》曰：“苦甘，微寒，无毒。”《品汇精要》言：“气厚味薄，阴中阳也。”《雷公炮制药性解》曰：“入肝经。”《本草正》言：“微苦、微甘，性平、微凉。”《本草经疏》载：“足厥阴肝家正药也，亦入胆、肾。”《生草药性备要》云：“味甜，性寒。”《要药分剂》曰：“入肝、胆二经。”南药《中草药学》言：“入肝、大肠二经。”在功能主治方面，《神农本草经》曰：“治青盲，目淫，肤赤，白膜，眼赤痛，泪出。久服益精光，轻身。”《名医别录》云：“疗唇口青。”《药性论》言：“明目，利五脏……除肝家热。朝朝取一匙，挼令净，空心吞之，百日见夜光。”《食疗本草》载：“主肝家热毒气，风眼赤泪。”《日华子本草》曰：“助肝气，益精；水调末涂，消肿毒，熁太阳穴治头痛。又贴脑心止鼻洪；作枕胜黑豆，治头风，明目。”《本草衍义补遗》云：“益肾，解蛇毒。”《本草汇言》载：“祛风散热，清肝明目之药也……贴心胸，止吐血、衄血。作枕统治头脑耳目一切风热诸病。”《生草药性备要》言：“治小儿五疳，去翳明目，能擦癣癞。”《医林纂要·药性》曰：“泻邪水。”《本草推陈》云：“为缓下利尿剂，并有强壮作用，能增进视力。用于高血压，视力减退，肾脏病，肝脏病，小便不利，头重头昏等症有著效。”《湖南药物志》言：“明目，利尿。治昏眩，脚气，浮肿，肺痈，胸痹。”广州部队《常用中草药手册》载：“清肝明目，利水通便。治肝炎，肝硬化腹水，高血压，小儿疳积，夜盲，风热眼痛，习惯性便秘。”

基于对古本草文献的学习认知及对临床经验的总结，颜正华认为决明子味苦、甘、咸，性微寒，归肝、肾、大肠经，具有清肝明目、利水通便的功效，主要用于治疗目赤肿痛、羞明泪多、青盲、雀目、头痛头晕、视物昏暗、肝硬化腹水、小便不利、习惯性便秘、肿毒、癣疾等。

（20）砂仁：砂仁始载于《药性论》，就其药性而言，古籍有云“味苦、辛”。《本草拾遗》曰：“味酸。”《海药本草》云：“味辛，平，咸。”《开宝本草》言：“温，无毒。”《汤液本草》载：“入手足太阴、阳明、太阳，足少阴经。”《品汇精要》曰：“气之者，阳也。臭香。”《本草纲目》云：“辛，温，涩，无毒。”《本草经疏》载：“味辛，气温，无毒。入足太阴、阳明、少阴、厥阴，亦入手太阴、阳明、厥阴。可深可降，降多于升，阳也。”《本草求真》言：“专入脾、胃，兼入肺、肾、大小肠、膀胱。”在功能主治方面，《药性论》曰：“主冷气腹痛，止休息气痢，劳损，消化水谷，温暖脾胃。”《本草拾遗》言：“主上气咳嗽，奔豚，鬼疰，惊痫邪气。”《日华子本草》云：“治一切气，霍乱转筋，心腹痛。能起酒香味。”《开宝本草》载：“主虚劳冷泻，宿食不消，赤白泻痢，腹中虚痛，下气。”《本草纲目》载：“《医学启源》曰：治脾胃气结滞不散。”“补肺醒脾，养胃益肾，理元气，通滞气，散寒饮胀痞，噎膈呕吐，止女子崩中，除咽喉口齿浮热，化铜铁骨哽。”杨士瀛言：“和中，行气，止痛,安胎。"《本草蒙筌》云:"止恶心。"《明医指掌》曰:"通经破滞。"《痧胀玉衡》言:"顺气开郁,散痧。"《药性通考》云:"祛痰逐冷,醒酒。"柴裔《食鉴本草》曰:"温暖肝肾。"《医林纂要·药性》载:"润肾,补肝,补命门,和脾胃,开郁结。"

基于对古本草文献的学习认知及对临床经验的总结,颜正华认为砂仁味辛,性温,归脾、胃、肾经,具有化湿开胃、行气宽中、温脾止泻、安胎之功,主要用于治疗湿阻气滞,症见脘腹胀满、不思饮食、恶心呕吐、腹痛泄泻、妊娠恶阻、胎动不安等。

(21)白术:白术始载于《神农本草经》,就其药性而言,古籍有云"味苦,温"。《名医别录》曰:"甘,无毒。"《药性论》言:"味甘、辛。"《汤液本草》载:"味厚气薄,阴中阳也。入手太阳、少阴经,足阳明、太阴、少阴、厥阴四经。"《珍珠囊补遗药性赋》曰:"味甘,性温,无毒。可升可降,阳也。"在功能主治方面,《神农本草经》曰:"主风寒湿痹,死肌,痉,疸,止汗,除热,消食。作煎饵久服,轻身延年不饥。"《名医别录》云:"主大风在身面,风眩头疼,目泪出。消痰水,逐皮间风水结肿,除心下急满及霍乱吐下不止。利腰脐间血。益津液。暖胃,消谷,嗜食。"《药性论》载:"能主大风顽痹,多年气痢,心腹胀痛。破消宿食,开胃,去痰涎,除寒热,止下泄。主面光悦,驻颜,去黯。治水肿胀满。止呕逆、腹内冷痛、吐泻不住及胃气虚冷痢。"《新修本草》言:"利小便,及用苦酒渍之,用拭面黯䵟,极效。"《药性考》曰:"兼补气血,定痛,(止)呕逆,水肿宜之。"

基于对古本草文献的学习认知及对临床经验的总结,颜正华认为白术味苦、甘,性温,归脾、胃经,具有健脾益气、燥湿利水、止汗、安胎之功,主要用于治疗脾气虚弱,症见神疲乏力、食少腹胀、大便溏薄、水饮内停、小便不利、水肿、痰饮眩晕、湿痹酸痛、气虚自汗、胎动不安等。

(22)薏苡仁:薏苡仁始载于《神农本草经》,就其药性而言,古籍有云"味甘,微寒"。《名医别录》曰:"无毒。"《食疗本草》言:"性平。"《本草纲目》曰:"阳明经药。"《本草经疏》载:"味甘、淡,微寒……阳中阴,降也。"《本草新编》云:"入脾、肾二经,兼入肺。"在功能主治方面,《神农本草经》曰:"主筋急拘挛,不可屈伸,风湿痹,下气。久服轻身益气。"《名医别录》云:"除筋骨邪气不仁,利肠胃,消水肿,令人能食。"《药性论》载:"能治热风、筋脉拘急,能令人食。主肺痿肺气,吐脓血,咳嗽涕唾上气。破五溪毒肿。"《本草拾遗》言:"主不饥,温气,轻身。""煮汁饮之,主消渴。"《本草纲目》曰:"健脾益胃,补肺清热,祛风胜湿。炊饭食,治冷气。煎饮,利小便热淋。"

基于对古本草文献的学习认知及对临床经验的总结,颜正华认为薏苡仁味甘、淡,性微寒,归脾、胃、肺经,具有利湿健脾、舒筋除痹、清热排脓的功效,主要用于治疗水肿、脚气、小便淋沥、湿温病、泄泻、带下、风湿痹痛、筋脉拘挛、肺痈、肠痈、扁平疣。

（23）浙贝母：浙贝母始载于《本草正》，就其药性而言，古籍有云"味大苦，性寒。性味俱厚。阴也，降也。乃入手太阴、少阳，足阳明、厥阴之药"。《本草求原》曰："气平，味苦，辛。"在功能主治方面，《本草正》曰："治肺痈、肺痿、咳喘、吐血、衄血，最降痰气，善开郁结，止疼痛，消胀满，清肝火，明耳目，除时气烦热、黄疸、淋闭、便血、溺血；解热毒，杀诸虫及疗喉痹、瘰疬、乳痈、发背、一切痈疡肿毒、湿热恶疮、痔漏、金疮出血、火疮疼痛。"《本经逢原》云："治疝瘕，喉痹，乳难，金疮，风痉，一切痈疡。"《外科全生集》言："专消痈疽毒痰。"《本草从新》曰："去时感风热。"《本草纲目拾遗》载："解毒利痰，开宣肺气，凡肺家夹风火有痰者宜此。"

基于对古本草文献的学习认知及对临床经验的总结，颜正华认为浙贝母味苦，性寒，归肺、心经，具有清热化痰、降气止咳、散结消肿之功，主要用于治疗风热或痰热咳嗽、肺痈吐脓、瘰疬瘿瘤、疮痈肿毒等。

（24）柴胡：柴胡始载于《神农本草经》，就其药性而言，古籍有云"味苦，平"。《名医别录》曰："微寒，无毒。"《医学启源》载："气味平，微苦。《主治秘要》云：味微苦，性平微寒。气味俱轻，阳也，升也。"《本草正》言："味苦、微辛，气平微寒。气味俱轻，升也，阳中之阴。"在功能主治方面，《神农本草经》曰："主心腹，去肠胃中结气，饮食积聚，寒热邪气，推陈致新，久服轻身明目益精。"《名医别录》云："除伤寒心下烦热，诸痰热结实，胸中邪逆，五脏间游气，大肠停积，水胀，及湿痹拘挛。亦可作浴汤。"《四声本草》言："主痰满，胸胁中痞。"《珍珠囊》载："去往来寒热，胆痹，非柴胡梢子不能除。"《本草纲目》曰："治阳气下陷，平肝、胆、三焦、包络相火，及头痛眩运，目昏赤痛障翳，耳聋鸣，诸疟，及肥气寒热，妇人热入血室，经水不调，小儿痘疹余热，五疳羸热。"

基于对古本草文献的学习认知及对临床经验的总结，颜正华认为柴胡味苦、辛，性微寒，归肝、胆经，具有解表退热、疏肝解郁、升举阳气的功效，主要用于治疗外感发热、寒热往来、疟疾、肝郁胁痛乳胀、头痛头眩、月经不调，以及气虚下陷之脱肛、子宫脱垂、胃下垂等。

（25）瓦楞子：瓦楞子始载于《本草蒙筌》，就其药性而言，古籍有云"味咸，气温，无毒"。《本草纲目》曰："甘、咸，平，气温，无毒。"《药性切用》言："甘、酸，性平。"《本草求真》云："入肝。"《要药分剂》曰："入肝经，兼入肺、脾二经。"《本草再新》言："味苦、酸，性凉。"在功能主治方面，《本草拾遗》曰："烧，以米醋三度淬后，醋膏丸。治一切血气、冷气，癥癖。"《要药分剂》载："《日用本草》云：消痰之功最大，凡痰膈病用之。"《丹溪心法》言："能消血块，次消痰。"《本草蒙筌》曰："消妇人血块立效，虽癥瘕并消；逐男子痰癖殊功，凡积聚悉逐。"《本草纲目》云："连肉烧存性，研敷小儿走马牙疳。"《本草再新》言："治肝经气血，解热化痰。"

基于对古本草文献的学习认知及对临床经验的总结，颜正华认为瓦楞子味甘、咸，性平，归肝、肺、胃经，具有消痰化瘀、软坚散结、制酸止痛的功效，主要用于治疗瘰疬瘿瘤、癥瘕痞块、顽痰久咳、胃痛吐酸、牙疳、外伤出血、冻疮及烫火伤等。

（26）黄芩：黄芩始载于《神农本草经》，就其药性而言，古籍有云"味苦，平。"《名医别录》曰："大寒，无毒。"《药性论》言："味苦、甘。"《珍珠囊》载："可升可降，阴也……阴中微阳。"《品汇精要》曰："气薄味厚，阴中微阳。行手太阴经、阳明经。"《本草纲目》言："入手少阴、阳明，手足太阴、少阳经。"在功能主治方面，《神农本草经》曰："主诸热黄疸、肠澼、泄痢，逐水，下血闭。（治）恶疮，疽蚀，火疡。"《名医别录》言："疗痰热、胃中热、小腹绞痛，消谷，利小肠，女子血闭，淋露下血，小儿腹痛。"《药性论》载："能治热毒，骨蒸，寒热往来，肠胃不利，破壅气，治五淋，令人宣畅，去关节烦闷，解热渴，治热腹中疞痛，心腹坚胀。"《日华子本草》云："下气，主天行热疾，疗疮，排脓，治乳痈发背。"《本草纲目》曰："治风热湿热头疼，奔豚热痛，火咳肺痿喉腥，诸失血。"

基于对古本草文献的学习认知及对临床经验的总结，颜正华认为黄芩味苦，性寒，归肺、心、肝、胆、大肠经，具有清热泻火、燥湿解毒、止血、安胎之功，主要用于治疗肺热咳嗽、热病高热神昏、肝火头痛、目赤肿痛、湿热黄疸、泻痢、热淋、吐衄、崩漏、胎动不安、痈肿疔疮等。

（27）远志：远志始载于《神农本草经》，就其药性而言，古籍有云"味苦，温"。《名医别录》曰："无毒。"《品汇精要》言："气厚于味，阳中之阴，香。"《本草经疏》载："味苦，温，兼微辛。为手少阴经君药，兼入足太阴经。"《本草汇言》曰："味苦、甘、辛。"在功能主治方面，《神农本草经》曰："主咳逆伤中，补不足，除邪气，利九窍，益智慧，耳目聪明，不忘，强志倍力。久服身轻不老。"《名医别录》云："利丈夫，定心气，止惊悸，益精，去心下膈气，皮肤中热，面目黄，好颜色延年。"《本草经集注》言："杀天雄、附子毒。"《药性论》曰："治心神健忘，安魂魄，令人不迷，坚壮阳道，主梦邪。"《日华子本草》载："主膈气惊魇，长肌肉，助筋骨。妇人血噤失音，小儿客忤，服无忌。"《本草纲目》言："治一切痈疽。"

基于对古本草文献的学习认知及对临床经验的总结，颜正华认为远志味辛、苦，性微温，归心、肺、肾经，具有宁心安神、祛痰开窍、解毒消肿之功，主要用于治疗心神不安、惊悸失眠、健忘、惊痫、咳嗽痰多、痈疽发背、乳房肿痛等。

（28）郁金：郁金始载于《新修本草》，就其药性而言，古籍有云"味辛、苦，寒，无毒"。《珍珠囊》曰："味辛、苦。阴中微阳。"《品汇精要》言："气薄味厚，阴也。"《本草纲目》云："入心及包络。"《本草经疏》载："入手少阴、足厥阴，兼通足阳明经。"《药性通考》曰："入心、肺、肝经。"在功能主治方面，《药性论》曰："治女人宿血气心痛，冷气结聚。"《新修本草》言："主血积，下气，生肌，止血，破恶血,血淋,尿血,金疮。"《珍珠囊》云:"凉心。"《本草纲目》载:"治血气心腹痛,产后败血冲心欲死、失心癫狂、蛊毒。"《本草正》云:"止吐血、衄血,单用治妇人冷气血积,结聚气滞,心腹作痛。"《本草备要》曰:"行气,解郁,泄血,破瘀。凉心热,散肝郁。治妇人经脉逆行。"

基于对古本草文献的学习认知及对临床经验的总结,颜正华认为郁金味辛、苦,性寒,归心、肝、胆经,具有活血止痛、行气解郁、清心凉血、疏肝利胆的功能,主要用于治疗胸腹胁肋诸痛、癥瘕结块、热病神昏、癫狂、惊痫、吐血、衄血、血淋、砂淋、黄疸,以及妇女痛经、经闭等。

(29)紫苏梗:紫苏梗始载于《本草纲目》,就其药性而言,古籍有云"辛、温,无毒"。《药品化义》曰:"味甘、微辛,性微温。能生能降。性气与味俱薄。入脾、胃、肺三经。"《本草崇原》云:"辛,平。"在功能主治方面,《本草图经》曰:"宣通风毒。"《宝庆本草折衷》云:"止霍乱转筋,破癥痃结气,治四肢挛急。"《明医指掌》言:"利周身,气滞最好。"《本草蒙筌》曰:"下诸气略缓,体虚者用宜。"《医学入门·本草》云:"治风寒湿痹,及筋骨疼痛,脚气。"《本草崇原》载:"主宽中行气,消饮食,化痰涎。治噎膈反胃,止心腹痛。"《本草通玄》云:"能行气安胎。"《得配本草》曰:"疏肝,利肺,理气,和血,解郁,止痛,定嗽,安胎。"

基于对古本草文献的学习认知及对临床经验的总结,颜正华认为紫苏梗味辛,性温,归脾、胃、肺经,具有理气宽中、安胎、和血之功,主要用于治疗脾胃气滞,症见脘腹痞满、胎气不和、水肿脚气、咯血吐衄等。

(30)紫菀:紫菀始载于《神农本草经》,就其药性而言,古籍有云"味苦,温"。《名医别录》曰:"辛,无毒。"《药性论》言:"味苦,平。"《品汇精要》载:"味苦、辛,性温散。气厚味薄,阳中之阴。臭香。"在功能主治方面,《神农本草经》曰:"主咳逆上气、胸中寒热结气,去蛊毒、痿蹶,安五脏。"《名医别录》云:"疗咳唾脓血,止喘悸,五劳体虚,补不足,小儿惊痫。"《药性论》载:"能治尸疰,补虚下气,及胸胁逆气,治百邪鬼魅,劳气虚热。"《新修本草》言:"治气喘,阴痿。"《本草衍义》曰:"益肺气。"

基于对古本草文献的学习认知及对临床经验的总结,颜正华认为紫菀味苦、辛,性温,归肺经,具有润肺下气、化痰止咳的功效,主要用于治疗咳嗽、肺虚劳咳、肺痿肺痈、咳吐脓血、小便不利等。

(31)半夏:半夏始载于《神农本草经》,就其药性而言,古籍有云"味辛,平"。《名医别录》曰:"生微寒,熟温,有毒。"《药性论》言:"有大毒。"《日华子本草》云:"味,辛。"《珍珠囊》曰:"苦、辛。"《医学启源》载:"气微寒,味辛,平。《主治秘要》云:性温,味辛、苦,气味俱薄,沉而降,阴中阳也。"《汤液本草》曰:"入足阳明经、太阴经、少阳经。"《雷公炮制药性解》言:"入肺、脾、胃三经。"《本草经疏》云:"入足太阴、阳明、少阳,亦入手少阴经。"《本草汇言》载:"有小毒,入手阳明、太阴、少阴三经。"《本草再新》云:"入肝、脾、肺三经。"在功能主治方面,《神农本草经》曰:"主伤寒寒热,心下坚,下气,喉咽肿痛,头眩胸胀,咳逆,肠鸣,止汗。"《名医别录》云:"消心腹胸膈痰热满结,咳嗽上气,心下急痛坚痞,时气呕逆,消痈肿、堕胎,疗痿黄,悦泽面目。生,令人吐;熟,令人下。"《药性论》言:"能消痰涎,开胃健脾,止呕吐,去胸中痰满,下肺气,主咳结。新生者摩涂痈肿不消,能除瘤瘿。气虚而有痰气,加而用之。"《蜀本草》云:"熟,可以下痰。"《日华子本草》曰:"治吐食反胃,霍乱转筋,肠腹冷,痰疟。"《本草图经》言:"主胃冷呕哕,方药之最要。"《珍珠囊》云:"除痰涎,胸中寒痰,治太阳痰厥头痛。"《医学启源》载:"治寒痰及形寒饮冷伤肺而咳,大和胃气,除胃寒,进饮食。治太阳痰厥头痛,非此不能除。《主治秘要》云其用有四,燥脾胃湿一也,化痰二也,益脾胃之气三也,消肿散结四也。"《本草纲目》载:"朱丹溪曰:治眉棱骨痛……王好古云:补肝风虚。"《本草蒙筌》曰:"截痰厥头痛,止痰饮胁痛,散逆气,除呕恶,开结气,发音声,脾泻兼驱,心汗且敛。"《本草纲目》云:"治腹胀,目不得瞑,白浊,梦遗,带下。"《本草从新》言:"能走能散,和胃健脾,除湿化痰,发表开郁,下逆气,止烦呕,发声音,救暴卒。"《医林纂要·药性》载:"润肾补肝,健脾和胃,开阖阴阳,通利关节。"

基于对古本草文献的学习认知及对临床经验的总结,颜正华认为半夏味辛,性温,有毒,归脾、胃、肺经,具有燥湿化痰、降逆止呕、消痞散结的功效,主要用于治疗咳喘痰多、呕吐反胃、胸脘痞满、头痛眩晕、夜卧不安、瘿瘤痰核、痈疽肿毒等。

(32)瓜蒌:瓜蒌始载于《注解伤寒论》,就其药性而言,古籍有云"苦,寒"。《本草衍义补遗》曰:"味甘,性润。"《滇南本草》言:"性微寒,入肺经。"《本草蒙筌》载:"味甘、苦,气寒。味厚气薄,阴也。无毒。"《本草纲目》云:"苦、寒,无毒。"《本草汇言》载:"味甘、微苦,气寒。味厚气薄,阴也。入手少阴、太阴经。"《本草新编》曰:"入肺、胃二经。"《药义明辨》云:"味大甘、微苦。"《陕西中药志》言:"入肺、胃、大肠经三经。"在功能主治方面,《名医别录》曰:"主胸痹,悦泽人面。"《本草图经》云:"主消渴。"《注解伤寒论》言:"泄胸中郁热。"《珍珠囊补遗药性赋》曰:"治乳痈。"《本草衍义补遗》载:"治嗽之要药……洗涤胸膈中垢腻,治消渴之细药也。"《滇南本草》云:"治寒嗽,伤寒结胸,解渴,止烦。"《本草蒙筌》载:"味甘补肺捷,性润下气佳,令垢涤郁开,俾火弥痰降。凡虚怯痨嗽当求。解消渴生津,悦皮肤去皱。下乳汁,炒香酒调末服,止诸血。"《本草纲目》言:"润肺燥,降火。治咳嗽,涤痰结,利咽喉,消痈肿疮毒。"《本草新编》曰:"消郁,开胃……祛痰。"《长沙药解》载:"清心……消咽痛,治肺痿,涤痰涎,止咳嗽,通乳汁,下胞衣,理吹奶,调乳痈,解消渴,疗黄疸,通小便,润大肠,断吐血,收脱肛,平痈肿,医疮疡。"《要药分剂》曰:"治吐血、泻血、赤血痢。"《重庆堂随笔》言："舒肝郁,润肝燥,平肝逆,缓肝急。"

基于对古本草文献的学习认知及对临床经验的总结,颜正华认为瓜蒌味甘、微苦,性寒,归肺、胃、大肠经,具有清热化痰、宽胸散结、润燥滑肠的功效,主要用于治疗肺热咳嗽、胸痹、结胸、消渴、便秘、痈肿疮毒等。

（33）旋覆花:旋覆花始载于《神农本草经》,就其药性而言,古籍有云"味咸、温"。《名医别录》曰："甘,微冷利,有小毒。"《药性论》言："味甘,无毒。"《品汇精要》载："气厚味薄,阳中阴也。"《本草纲目》曰："乃手太阴肺、手阳明大肠药也。"《雷公炮制药性解》云："入肺、肝、大肠、膀胱四经。"《本草新编》言："入心、肝、大小肠。" 在功能主治方面,《神农本草经》曰："主结气胁下满,惊悸,除水,去五脏间寒热,补中,下气。"《名医别录》云："消胸上痰结,唾如胶漆,心胁痰水,膀胱留饮,风气湿痹,皮间死肉,目中眵矒,利大肠,通血脉,益色泽。"《药性论》言："主肋胁气,下寒热水肿,主治膀胱宿水,去逐大腹,开胃,止呕逆不下食。"《日华子本草》曰："明目,治头风,通血脉。"《汤液本草》载："发汗、吐、下后,心下痞,噫气不除者宜此。"《医学入门·本草》言："逐水,消痰,止咽噎。"《医林纂要·药性》云："补心,通血脉,泄肺、降逆气。"《药性切用》曰："下气定喘,软坚化痰,为疏理风气水湿专药。"《药性考》载："治噎消痰,止呕利脏,腹疮唇裂,染须乌发,头风白屑。"《南京民间药草》言："花和苗,祛湿、拔毒、消肿,煎水洗患处。"

基于对古本草文献的学习认知及对临床经验的总结,颜正华认为旋覆花味苦、辛、咸,微温,归肺、胃、大肠经,具有消痰行水、降气止呕的功效,主要用于治疗咳喘痰黏、哕噫噫气、胸痞胁痛。

（34）栀子:栀子始载于《神农本草经》,就其药性而言,古籍有云"味苦,寒"。《名医别录》曰："大寒,无毒。"《医学启源》载："性寒,味苦,气薄味厚,轻清上行,气浮而味降,阳中阴也。"《汤液本草》言："气寒,味微苦。入手太阴经。"《品汇精要》曰："气薄味厚,阴也。臭香。"《雷公炮制药性解》载："入心、肺、大小肠、胃、膀胱六经。"《药品化义》云："入肺、胃、肝、胆、三焦、胞络六经。"《医林纂要·药性》曰："苦、酸,寒。" 在功能主治方面,《神农本草经》曰："主五内邪气,胃中热气,面赤,酒皰皶鼻,白癞,赤癞,疮疡。"《名医别录》云："疗目热亦痛,胸心、大小肠大热,心中烦闷,胃中热气。"《本草经集注》言："治伤寒（病）,解踯躅毒。"《药性论》载："杀蟅虫毒,去热毒风,利五淋,主中恶,通小便,解五种黄病,明目,治时疾除热及消渴口干,目赤肿病（痛）。"《食疗本草》曰："主瘖哑,紫癜风,黄疸积热心躁。"《医学启源》载："其用有四:去心经客热一也,除烦躁二也,去上焦虚热三也,治风热四也。"《汤液本草》载："《药类法象》云:治心烦懊恼而不得眠,心神颠倒欲绝,血滞而小便不利。"《本草纲目》载："朱丹溪曰:泻三焦火,清胃脘血,治热厥心痛,解热郁,行结气。"《本草蒙筌》

言："去赤目作障,止霍乱转筋。"《本草纲目》曰："治吐血衄血,血痢下血,血淋,损伤瘀血,及伤寒劳复,热厥头痛,疝气,汤火伤。"《本草新编》曰："止心胁疼痛,泄上焦火邪,祛湿中之热,消五瘅黄病,止霍乱转筋、赤痢。用之吐则吐,用之利则利。"《医林纂要·药性》言："泻心火,安心神,敛相火妄行,瀹三焦之水道。"

基于对古本草文献的学习认知及对临床经验的总结,颜正华认为栀子味苦,性寒,归心、肝、肺、胃、三焦经,具有泻火除烦、清热利湿、凉血解毒的功能,主要用于治疗热病心烦、肝火目赤、头痛、湿热黄疸、淋证、吐血衄血、血痢尿血、口舌生疮、疮疡肿毒、扭伤肿痛等。

（35）竹茹:竹茹始载于《名医别录》,就其药性而言,古籍有云"微寒"。《药性论》曰："味甘。"《汤液本草》言："气微寒,味苦。"《本草纲目》云："甘,微寒,无毒。"《本草经疏》言："入足阳明胃经。"《药品化义》载："气和,味苦,性凉,能升能降,性气与味俱轻。入胆、胃二经。"《长沙药解》曰："入手太阴肺、足阳明胃。"《本草经解》言："入足太阳膀胱、足太阴脾经。"《本草求真》云："味甘而淡,气寒而滑。"《本草再新》曰："味甘、辛,性微寒。入心、肺二经。"《本草求原》载："苦竹茹兼入心,大寒。"《药性辑要》言："入肝、胃经。"在功能主治方面,《名医别录》曰："主呕啘,温气寒热,吐血,崩中,溢筋。"《药性论》云："止肺痿唾血,鼻衄,治五痔。"《食疗本草》言："苦竹茹,主下热壅;淡竹茹,主噎膈。"《医学入门·本草》载："治虚烦不眠,伤寒劳复,阴筋肿缩腹痛,妊娠因惊心痛,小儿痫口噤,体热。"《本草纲目》曰："淡竹茹:治伤寒劳复,小儿热痫,妇人胎动;苦竹茹:水煎服,止尿血。笙竹茹:治劳热。"《药性能毒》云："治咳逆。"《本草经疏》载："解阳明热,凉血。"《本草汇言》言："清热化痰,下气止呃。"《本草正》云："治妇人血热崩淋,小儿风热癫痫,痰气喘咳,小水热涩。"《本草述》曰："除胃烦不眠,清阳气,解虚热,疗妊娠烦躁。"《本草汇》言："降火清肌。"《长沙药解》云："善扫瘀浊,清金敛肺。"《重庆堂随笔》载："清五志之火,祛秽浊之邪,调气养营。"《本草再新》言："润肺,化瘀血,消痈痿肿毒。"

基于对古本草文献的学习认知及对临床经验的总结,颜正华认为竹茹味甘,性微寒,归脾、胃、胆经,具有清热化痰、除烦止呕、安胎凉血的功效,主要用于治疗肺热咳嗽、烦热惊悸、胃热呕呃、妊娠恶阻、胎动不安、吐血、衄血、尿血、崩漏等。

（36）神曲（无炒神曲）:神曲始载于《珍珠囊》,就其药性而言,古籍有云"辛,纯阳"。《汤液本草》曰："气暖,味甘,入足阳明经。"《滇南本草》言："性平,味甘。"《本草纲目》云："甘、辛,温,无毒。"《雷公炮制药性解》言："入脾、胃二经。"《药品化义》载："属阳,体干,色白,气香,味微甘,性温,能升能降,气与味俱厚。"《本草经解》曰："入足厥阴肝经,足阳明胃经。"在功能主治方面,《药性论》曰："化水谷宿食,癥结积滞,健脾暖胃。"《珍珠囊》言："益胃气。"《汤液本草》载:"疗脏腑中风气,调中下气,开胃消宿食。主霍乱,心膈气,痰逆,除烦,破癥结,及补虚,去冷气,除肠胃中塞,不下食,能治小儿腹坚大如盘,胸中满,胎动不安,或腰痛抢心,下血不止。"《滇南本草》云:"宽中,扶脾胃以进饮食,消隔宿停留胃内之食,止泻。"《医学入门·本草》言:"治小儿癀疾。"《本草纲目》曰:"消食下气,除痰逆、霍乱、泄痢、胀满、闪挫腰痛者。"《本草述》载:"治伤暑,伤饮食,伤劳倦,疟气痞证,水肿胀满积聚,痰饮咳嗽,呕吐反胃,霍乱,蓄血,心痛,胃脘痛,胁痛,痹痿眩晕,身重,不能食,黄疸。"《本经逢原》言:"其功专于消化谷麦酒积,陈久者良。"《本草再新》云:"消瘰疬疝瘤。"

基于对古本草文献的学习认知及对临床经验的总结,颜正华认为神曲味甘、辛,性温,归脾、胃经,具有消食化积、健脾和胃的功效,主要用于治疗饮食停滞、消化不良、脘腹胀满、食欲不振、呕吐泻痢。

（37）青皮:青皮始载于《本草图经》,就其药性而言,古籍有云"味苦"。《珍珠囊》曰:"苦、辛、咸。阴中之阳。"《医学启源》载:"气温,味辛。《主治秘诀》云:性寒,味苦,气味俱厚,沉而降,阴也。"《本草纲目》载:"张洁古曰:入厥阴、少阳经。"《汤液本草》言:"性寒,气厚。"《品汇精要》云:"气薄味厚。臭香。"《本草蒙筌》曰:"入少阳三焦、胆腑。"《医学入门·本草》言:"无毒。"《本草正》云:"味苦、辛,微酸。"《本草经解》载:"入足厥阴肝经、手太阴肺经、手少阴心经。"在功能主治方面,《本草图经》曰:"主气滞,下食,破积结及膈气。"《医学启源》载:"《主治秘要》云其用有五,厥阴、少阳之分有病用之一也,破坚癖二也,散滞气三也,去下焦诸湿四也,治左胁有积气五也。"《本草蒙筌》言:"消坚癖小腹中,温疟热盛者莫缺;破滞气左胁下,郁怒痛甚者须投;劫疝疏肝,消食宽胃。"《医学入门·本草》曰:"泻肝气,治胁痛、疝气,及伏胆家动火惊症。"《本草纲目》云:"治胸膈气逆,胁痛,小腹疝气,消乳肿,疏肝胆,泻肺气。"《本草备要》曰:"除痰消痞,治肝气郁结,胁痛多怒,久疟结癖肿。"《医林纂要·药性》言:"补肝,泻肺。"《增订治疗汇要》云:"解疔毒。"

基于对古本草文献的学习认知及对临床经验的总结,颜正华认为青皮味苦、辛,性温,归肝、胆、胃经,具有疏肝破气、消积化滞的功效,主要用于治疗肝郁气滞之胁肋胀痛、乳房胀痛、乳核、乳痈、疝气疼痛,食积气滞之胃脘胀痛,以及气滞血瘀所致癥瘕积聚、久疟癖块等。

（38）鲜地黄:鲜地黄始载于《名医别录》,就其药性而言,古籍有云"大寒"。《药性论》曰:"味甘,平,无毒。"《医学启源》载:"《主治秘要》云:性寒,味苦。气薄味厚,沉而降。阴也。"《本草通玄》言:"入心、肾二经。"《本草新编》云:"入足少阴及足太阴。"《本经逢原》言:"入手足少阴、厥阴,兼行足太阴、手太阳。"《本草再新》曰:"味甘、苦,性微寒。"在功能主治方面,《名医别录》曰:"主妇人崩中血不止,及产后血上薄心闷绝,伤身胎动下血,胎不落,堕坠腕折,瘀血留血,衄鼻吐血,皆捣饮之。"《药性论》言:"解诸热,破血,通利月水闭绝,亦利水道。捣薄心腹,能消瘀血。病人虚而多热,加而用之。"《食疗本草》云:"主齿痛,吐血,折伤。"《四声本草》曰:"黑须发。"《医学启源》载:"凉血补血,补肾水真阴不足。《主治秘要》云其用有三:凉血一也,(除)皮肤燥二也,去诸湿(热)三也。"《珍珠囊》云:"凉心火之血热,泻脾土之湿热,止鼻中之衄热,除五心之烦热。"《眼科全书》言:"散血,凉血,活血,生血,及凉心肾,治眼。"《本草新编》云:"凉头面之火,清肺肝之热,热血妄行,或吐血,或衄血,或下血,宜用之为主。"《本草从新》载:"消小肠火,清燥金,平诸血逆,消瘀通经。治吐衄,崩中,热毒痢疾,肠胃如焚,伤寒瘟疫痘证,诸大热、大渴引饮,折跌绝筋,利大小便。"

基于对古本草文献的学习认知及对临床经验的总结,颜正华认为鲜地黄味甘、苦,性寒,归心、肝、肾经,具有清热凉血、生津润燥的功能,主要用于治疗急性热病、高热神昏、斑疹、津伤烦渴,血热妄行之吐血、衄血、崩漏、便血,以及口舌生疮、咽喉肿痛、劳热咳嗽、跌打伤痛、痈肿等。

(39)川芎:川芎始载于《神农本草经》,就其药性而言,古籍有云"味辛,温"。《吴普本草》载:"神农、黄帝、岐伯、雷公:辛,无毒。扁鹊:酸,无毒。李氏:生温,熟寒。"《新修本草》言:"味苦、辛。"《珍珠囊》曰:"味辛,气温无毒。升也,阳也。"《医学启源》载:"《主治秘要》云:性温,味辛苦,气厚味薄,浮而升,阳也。"《汤液本草》言:"入手足厥阴经、少阳经。"《品汇精要》云:"味辛,性温散,气之厚者阳也,臭香。行手足厥阴经、手足少阳经。"《本草正》曰:"味辛、微甘,气温。"《药品化义》载:"入肝、脾、三焦三经……属纯阳……能升能降。"在功能主治方面,《神农本草经》言:"主中风入脑、头痛,寒痹,筋挛缓急,金创,妇人血闭无子。"《名医别录》云:"除脑中冷动,面上游风去来,目泪出,多涕唾,忽忽如醉,诸寒冷气,心腹坚痛,中恶,卒急肿痛,胁风痛,温中内寒。"《本草经集注》曰:"齿根出血者,含之多瘥。"《药性论》云:"治腰脚软弱,半身不遂,主胞衣不出,治腹内冷痛。"《日华子本草》载:"治一切风、一切气、一切劳损、一切血,补五劳,壮筋骨,调众脉,破癥结宿血,养新血,长肉,鼻洪,吐血及溺血,痔瘘,脑痈发背,瘰疬瘿赘,疮疥,及排脓消瘀血。"《珍珠囊》曰:"散诸经之风……治头痛,颈痛……上行头角,助清阳之气,止痛;下行血海,养新生之血调经。"《医学启源》载:"《主治秘要》云其用有四:少阳引经一也,诸头痛二也,助清阳之气三也,去湿气在头四也。"《本草纲目》载:"王好古曰:搜肝气,补肝血,润肝燥,补风虚。"《本草纲目》曰:"燥湿,止泻痢,行气开郁。"《增订治疗汇要》言:"主和血行气。治痈疽疮疡,能续筋骨、通乳汁。"

基于对古本草文献的学习认知及对临床经验的总结,颜正华认为川芎味辛,性温,归肝、胆、心包经,具有活血祛瘀、行气开郁、祛风止痛的功效,主要用于治疗月经不调、经闭痛经、癥瘕肿块、胸胁疼痛、头痛眩晕、风寒湿痹、跌打损伤、痈疽疮疡等。

2. 药性情况分析 本研究应用中医传承辅助平台,系统分析了颜正华用药药性规律,着重分析了药物四气、五味和归经的出现频次。中药药性是指中药与疗效有关的性质与性能,其核心内容是四气与五味。四气也称四性,即寒热温凉四种药性。它反映药物在影响人体阴阳盛衰、寒热变化方面的作用倾向(性质),是说明药物作用性质的重要概念之一。温热属阳,寒凉属阴。温次于热,凉次于寒,即在共同性质中又有程度上的差异。药性寒热温凉,是从药物作用于机体所发生的反应概括出来的,是与所治疾病的寒热性质相对应的。故药性的确定是以用药反应为依据、病证寒热为基准。能够减轻或消除热证的药物,一般属于寒性或凉性,如黄芩、板蓝根对于发热口渴、咽痛等热证有清热解毒作用,表明这两种药物具有寒性。能够减轻或消除寒证的药物,一般属于温性或热性,如附子、干姜对于腹中冷痛、四肢厥冷、脉沉无力等寒证具有温中散寒作用,表明这两种药物具有热性。从临床功能分析,寒凉药一般具有清热、泻火、凉血、解热毒等作用,温热药一般具有温里散寒、补火助阳、温经通络、回阳救逆作用。本研究显示,颜正华处方中所使用药物温性(7 998 次)最多,其次为凉性(7 866 次)、平性(6 763 次)、寒性(3 942 次)、热性(95 次)。由此可见,颜正华用药较少使用寒热性质突出之品,而多使用温凉平缓之药,特别是平性药频次高达6 763,突出体现了颜正华用药平和轻灵之特点。

五味即指药物因功效不同而具有辛、甘、酸、苦、咸等味,既是药物作用规律的高度概括,又是部分药物真实滋味的具体表示。本研究显示,颜正华处方用药以苦味最多(15 260 次),其次为甘味(10 810 次)、辛味(10 453 次)、酸味(2 794 次)、咸味(1 651 次)、淡味(1 203 次)、涩味(186 次)。从临床含义理解,苦具有能泄、能燥、能坚的作用。其中能泄的含义广泛,包括:①通泄,如大黄泻下通便,用于热结便秘。②降泄,如杏仁降泄肺气,用于肺气上逆之咳喘。枇杷叶除能降泄肺气外,还能降泄胃气,用于胃气上逆之呕吐呃逆。③清泄,如栀子、黄芩清热泻火,用于火热上炎,神躁心烦,目赤口苦等。颜正华临床中善用通腑佐法治疗各类临床杂症,这与苦味药应用概率较高相符。至于甘味,能补,具有能缓、能和特点,即有补益、缓急止痛、调和药性、和中的作用,这与颜正华平和的临床用药特点相一致。

二、用药剂量规律研究

将频次前30位药物的所有使用克数和相应克数的使用频次进行统计,具体见表6-4。出现频次最高的赤芍、陈皮、丹参、茯苓的用量折线图和处方药味个数图(即该药所用剂量数对应的方剂中有多少味中药)如图6-3至图6-10。

表 6-4　高频次药物的使用剂量和相应剂量的使用次数统计表

序号	中药名称	处方常用药物使用剂量及相应频次
1	赤芍	15g（738），12g（435），10g（38），6g（2），13g（2），5g（1），18g（1），20g（1），30g（1）
2	陈皮	10g（752），6g（190），8g（61），5g（9），4g（7），12g（3），3g（2），15g（1），18g（1），30g（1）
3	丹参	20g（348），15g（347），30g（246），12g（51），18g（9），10g（8），8g（1），6g（1）
4	茯苓	30g（721），20g（174），15g（23），10g（5），12g（2），3g（1），6g（1）
5	白芍	15g（478），12g（332），10g（53），18g（22），30g（9），20g（6），6g（3），5g（1），13g（1）
6	炒酸枣仁	30g（443），20g（282），15g（41），18g（5），10g（3），12g（2），6g（2），8g（2），2g（1）
7	首乌藤	30g（753），15g（3），20g（2），12g（2），10g（1）
8	当归	6g（336），10g（221），12g（48），15g（25），5g（8）
9	牡蛎	30g（618），20g（19），15g（1）
10	香附	10g（608），6g（6），12g（1）
11	生甘草	5g（309），6g（248），3g（18），4g（8），2g（3），8g（2），15g（1）
12	龙骨	30g（542），20g（17），15g（1）
13	枳壳	10g（346），6g（153），5g（7），12g（2），3g（1），8g（1），15g（1），60g（1）
14	桑寄生	30g（460），15g（7），10g（1），20g（1）
15	怀牛膝	12g（225），15g（138），10g（58），18g（2），16g（1）
16	生黄芪	15g（173），20g（76），30g（73），8g（39），12g（34），10g（8），50g（4），16g（1），8g（1），45g（1），60g（1），70g（1）
17	佛手	6g（403），15g（1）
18	牡丹皮	10g（358），6g（29），15g（7），3g（3），12g（1）
19	决明子	30g（313），20g（52），15g（26），12g（2），3g（1），8g（1），40g（1）
20	砂仁	5g（312），3g（53），4g（16），6g（5），2g（3），10g（1），20g（1），30g（1）
21	炒白术	12g（292），15g（68），10g（14），5g（2），6g（1），30g（1）
22	浙贝母	10g（347），5g（8），6g（7），3g（5），4g（3），8g（1），15g（1）
23	生薏苡仁	30g（335），15g（25），10g（2），20g（1）
24	益母草	30g（198），15g（99），20g（39），12g（6），10g（3），11g（1），16g（1），50g（1），60g（1）

续表

序号	中药名称	处方常用药物使用剂量及相应频次
25	黄芩	10g（251），6g（71），5g（7），4g（4），30g（3），20g（2），12g（1），15g（1）
26	党参	12g（178），15g（119），10g（28），18g（3），20g（3），16g（1）
27	瓜蒌	30g（189），20g（41），12g（37），15g（34），10g（8），4g（1），8g（1），24g（1）
28	苦杏仁	10g（274），5g（9），3g（7），6g（5），8g（2）
29	连翘	10g（264），3g（7），5g（7），6g（4），4g（2），8g（1），12g（1）
30	大枣	10g（166），30g（39），6g（38），25g（20），50g（10），20g（9），5g（6），15g（5），3g（1），9g（1），40g（1）

注：表中括号内为相应剂量的出现次数。

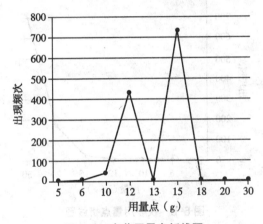

图 6-3 赤芍用量点折线图

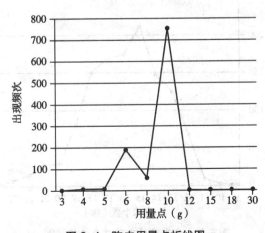

图 6-4 陈皮用量点折线图

259

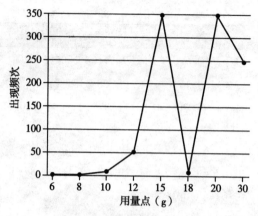

图 6-5　丹参用量点折线图

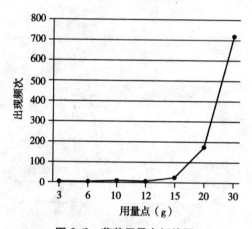

图 6-6　茯苓用量点折线图

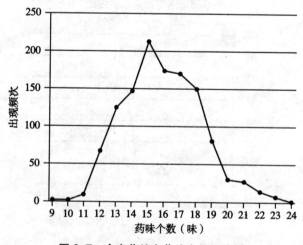

图 6-7　含赤芍处方药味个数折线图

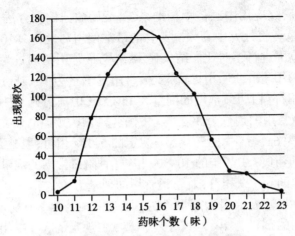

图 6-8　含陈皮处方药味个数折线图

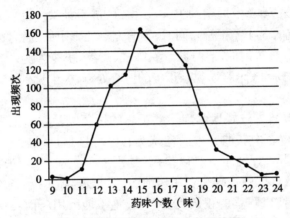

图 6-9　含丹参处方药味个数折线图

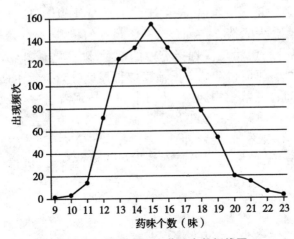

图 6-10　含茯苓处方药味个数折线图

【讨论】本研究应用中医传承辅助系统,运用数据挖掘方法分析颜正华用药剂量规律。笔者将处方中高频次药物的最常使用剂量与2010年版《中国药典》中的剂量范围进行了对比。结果显示,赤芍最常用的剂量为15g,与《中国药典》中规定的用量6~15g相符;陈皮最常用的剂量为10g,与《中国药典》中规定的3~10g相符;白芍最常用的剂量为15g,与《中国药典》中规定的10~15g相符;首乌藤最常用的剂量为30g,与《中国药典》中规定的15~30g相符;当归最常用的剂量为6g,与《中国药典》中规定的5~15g相符;牡蛎最常用的剂量为30g,与《中国药典》中规定的10~30g相符;香附最常用的剂量为10g,与《中国药典》中规定的6~12g相符;甘草最常用的剂量为5g,与《中国药典》中规定的3~10g相符;龙骨最常用的剂量为30g,与《中国药典》中规定的15~30g相符;枳壳最常用的剂量为10g,与《中国药典》中规定的3~10g相符;怀牛膝最常用的剂量为12g,与《中国药典》中规定的6~15g相符;黄芪最常用的剂量为15g,与《中国药典》中规定的10~15g相符;佛手最常用的剂量为6g,与《中国药典》中规定的3~10g相符。同时,本研究对处方中的药物数量进行了初步统计。以处方中最常用的四味药赤芍、陈皮、丹参、茯苓为例,出现频次最高的处方药味个数均是15个。纵观颜正华的所有处方,极少见到25味药以上的大处方。

本研究所得结果较好地印证了颜正华的用药经验。颜正华喜用平和药,又往往能从平和之中获取奇效。他认为,人体是有机整体,具有自我调节及祛邪抗病的本能。而机体之所以染病,是由于正气虚、阴阳失衡、血气逆乱、脏腑失调等所致。医师指导患者用药治病,无非是创造有利条件,促进机体生理功能尽快复常,以强盛的正气抗御邪气,绝不能因用药而再伤正气,或造成机体功能的新紊乱。倘若用药孟浪,唯以克伐为用,虽调节较快而致新紊乱,或攻邪有力而必伤正气。再者,从颜正华的剂量使用上,可以发现颜正华所使用的方剂具有药少而精、药专而宏、配伍精良的特点,充分做到了根据患者的年龄、体质、病因、疾病阶段选择有效的剂量,随证施量,因人而异、因时而异、因病而异、用小剂量和常规剂量治疗取得显著疗效。综上所述,颜正华知药善用、灵活有验,在常用中药中,药力平和与较强者占多数,每于平和之中取效,用药轻灵,平中见奇。颜正华作为孟河医家的传人主张遵从古法,从小剂量开始使用,不效逐加,至效即止。同时,本研究亦表明,中医传承辅助平台系统为深入分析、挖掘名老中医经验提供了良好平台,值得进一步推广和应用。

第二节 颜正华治疗常见病证用药规律数据挖掘研究

一、胃脘痛用药规律研究

(一)用药频次

对颜正华 150 首胃脘痛处方中的药物频次进行统计,使用频次高于 30 的有 20 味药,使用频次前 3 位分别是陈皮、佛手、香附。具体见表 6-5。

表 6-5　方剂中使用频次 30 以上的药物情况表

序号	中药名称	频次	序号	中药名称	频次
1	陈皮	113	11	茯苓	47
2	佛手	96	12	枳壳	46
3	香附	95	13	柴胡	46
4	白芍	94	14	旋覆花	43
5	煅瓦楞子	80	15	炒枣仁	43
6	赤芍	80	16	绿萼梅	37
7	当归	68	17	黄连	36
8	丹参	62	18	吴茱萸	32
9	砂仁	57	19	青皮	32
10	紫苏梗	56	20	夜交藤	31

(二)基于关联规则分析的组方规律分析

按照药物组合出现频次由高到低排序,前 3 位分别是"佛手、陈皮""陈皮、香附""佛手、香附"。具体见表 6-6。分析所得药对用药规则,结果见表 6-7。关联规则网络图见图 6-11。

表 6-6　胃脘痛处方中支持度为 30 条件下药物组合频次表

序号	药物模式	出现频次	序号	药物模式	出现频次
1	佛手、陈皮	81	3	佛手、香附	73
2	陈皮、香附	81	4	白芍、香附	73

续表

序号	药物模式	出现频次	序号	药物模式	出现频次
5	白芍、陈皮	68	13	佛手、陈皮、香附	62
6	白芍、赤芍	67	14	白芍、陈皮、香附	61
7	佛手、煅瓦楞子	66	15	赤芍、佛手	60
8	赤芍、陈皮	66	16	佛手、香附、煅瓦楞子	59
9	赤芍、香附	64	17	白芍、煅瓦楞子	58
10	陈皮、煅瓦楞子	64	18	白芍、赤芍、香附	57
11	白芍、佛手	64	19	白芍、佛手、香附	56
12	香附、煅瓦楞子	63	20	佛手、陈皮、煅瓦楞子	55

表 6-7　胃脘痛处方中药物组合关联规则（置信度大于 0.94）

序号	规则	置信度
1	白芍、紫苏梗→香附	1.000 000
2	白芍、陈皮、紫苏梗→香附	1.000 000
3	佛手、旋覆花→煅瓦楞子	0.971 429
4	吴茱萸→黄连	0.968 750
5	青皮→陈皮	0.968 750
6	吴茱萸、黄连→煅瓦楞子	0.967 742
7	砂仁、紫苏梗→陈皮	0.967 742
8	赤芍、紫苏梗→香附	0.967 742
9	紫苏梗→陈皮	0.967 742
10	香附、紫苏梗→陈皮	0.964 286
11	佛手、紫苏梗→陈皮	0.961 538
12	佛手、砂仁→陈皮	0.956 522
13	赤芍、佛手、煅瓦楞子→香附	0.954 545
14	佛手、香附、紫苏梗→陈皮	0.954 545
15	白芍、赤芍、佛手、煅瓦楞子→香附	0.952 381
16	砂仁、香附→陈皮	0.948 718
17	砂仁→陈皮	0.947 368
18	赤芍、佛手、陈皮、煅瓦楞子→香附	0.947 368
19	白芍、紫苏梗→陈皮、香附	0.945 946
20	白芍、紫苏梗→陈皮	0.945 946

续表

序号	规则	置信度
21	白芍、香附、紫苏梗→陈皮	0.945 946
22	紫苏梗、煅瓦楞子→香附	0.945 946
23	紫苏梗、煅瓦楞子→佛手	0.944 444
24	紫苏梗、煅瓦楞子→陈皮	0.944 444
25	赤芍、柴胡→白芍	0.944 444
26	白芍、赤芍、陈皮、煅瓦楞子→香附	0.944 444
27	香附、紫苏梗、煅瓦楞子→佛手	0.942 857
28	香附、紫苏梗、煅瓦楞子→陈皮	0.941 176
29	佛手、紫苏梗、煅瓦楞子→香附	0.941 176
30	佛手、紫苏梗、煅瓦楞子→陈皮	0.941 176
31	佛手、砂仁、香附→陈皮	0.941 176
32	陈皮、紫苏梗、煅瓦楞子→香附	0.941 176
34	陈皮、紫苏梗、煅瓦楞子→佛手	0.941 176
35	砂仁、煅瓦楞子→陈皮	0.941 176

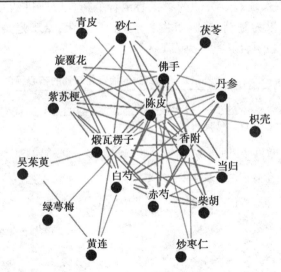

图 6-11　关联规则网络展示图（支持度 30，置信度 0.9）

（三）基于熵聚类的方剂组方规律分析

1. 基于改进的互信息法的药物间关联度分析　依据方剂数量,结合经验判断和不同参数提取数据的预读,设置相关度为 8、惩罚度为 4,进行聚类分析,得到方剂中两两药物间的关联度,将关联系数 0.03 以上的药对列表。结果见表 6-8。

表 6-8　基于改进的互信息法的药物间关联度分析

药对	关联系数	药对	关联系数
煅瓦楞子 – 白术	0.042 37	白芍 – 黄连	0.031 525
煅瓦楞子 – 炒枳壳	0.038 104	沙参 – 煅瓦楞子	0.031 44
麦冬 – 石斛	0.037 45	煅瓦楞子 – 怀山药	0.031 44
煅瓦楞子 – 生地	0.036 876	柴胡 – 煅瓦楞子	0.030 962
生白术 – 大腹皮	0.034 025	干荷叶 – 大腹皮子	0.030 807
麦冬 – 紫苏梗	0.032 562	冬瓜仁 – 大腹皮子	0.030 807
白芍 – 旋覆花	0.032 311	麦冬 – 怀山药	0.030 575
玉竹 – 枸杞子	0.031 823	白芍 – 砂仁	0.030 458
柴胡 – 紫苏梗	0.031 744		

2. 基于复杂系统熵聚类的药物核心组合分析　以改进的互信息法的药物间关联分析结果为基础,按照相关度与惩罚度约束,基于复杂系统熵聚类,演化出 3~4 味药核心组合。具体见表 6-9。

表 6-9　基于复杂系统熵聚类的治疗胃脘痛的核心组合

序号	核心组合	序号	核心组合
1	旋覆花 – 甘草 – 炒神曲	11	神曲 – 砂仁 – 炒神曲
2	竹茹 – 全瓜蒌 – 元明粉	12	旋覆花 – 佛手 – 煅瓦楞子
3	木香 – 生薏苡仁 – 炒谷芽	13	大枣 – 炙甘草 – 半枝莲
4	木香 – 生薏苡仁 – 炒麦芽	14	生薏苡仁 – 炒谷芽 – 泽泻
5	木香 – 炒谷芽 – 大腹皮	15	生薏苡仁 – 炒麦芽 – 泽泻
6	木香 – 炒麦芽 – 大腹皮	16	生薏苡仁 – 泽泻 – 绿萼梅
7	续断 – 土茯苓 – 怀牛膝	17	黄芩 – 砂仁 – 郁金
8	续断 – 鱼腥草 – 怀牛膝	18	麦冬 – 煅瓦楞子 – 香附
9	枳壳 – 青皮 – 柴胡	19	麦冬 – 紫苏梗 – 香附
10	枳壳 – 柴胡 – 郁金	20	当归 – 炒谷芽 – 泽泻

续表

序号	核心组合	序号	核心组合
21	当归 – 丹参 – 泽泻	36	佛手 – 紫苏梗 – 香附
22	当归 – 炒麦芽 – 泽泻	37	夜交藤 – 炒枣仁 – 生龙骨
23	当归 – 泽泻 – 绿萼梅	38	夜交藤 – 炒枣仁 – 桑寄生
24	当归 – 泽泻 – 炒白术	39	夜交藤 – 生龙骨 – 远志
25	当归 – 绿萼梅 – 茯苓	40	柴胡 – 赤芍 – 郁金
26	砂仁 – 炒神曲 – 蔻仁	41	决明子 – 火麻仁 – 蒲公英
27	延胡索 – 炒川楝子 – 青皮	42	决明子 – 火麻仁 – 生首乌
28	延胡索 – 青皮 – 柴胡	43	炒白芍 – 炙甘草 – 桂枝
29	玉竹 – 煅瓦楞子 – 香附	44	火麻仁 – 生首乌 – 熟地
30	生龙牡 – 夜交藤 – 炒枣仁	45	火麻仁 – 生首乌 – 旱莲草
31	生龙牡 – 夜交藤 – 珍珠母	46	蔻仁 – 绿萼梅 – 桑寄生
32	生龙牡 – 夜交藤 – 酸枣仁	47	白芍 – 青皮 – 柴胡 – 赤芍
33	生龙牡 – 酸枣仁 – 白菊花	48	白芍 – 青皮 – 炒白芍 – 赤芍
34	佛手 – 煅瓦楞子 – 香附	49	白芍 – 柴胡 – 赤芍 – 香附
35	佛手 – 煅瓦楞子 – 白术		

3. 基于无监督熵层次聚类的新处方分析 在以上核心组合提取的基础上，运用无监督熵层次聚类算法，得到 29 个新处方，具体见表 6-10。新方核心组合药物网络和新方药物网络图见图 6-12、图 6-13。

表 6-10 基于熵层次聚类的治疗胃脘痛新处方

序号	候选新处方
1	旋覆花、谷芽、麦芽、佛手、煅瓦楞子
2	白茅根、贝母、土茯苓、鱼腥草
3	全瓜蒌、决明子、生首乌、升麻、瓜蒌
4	炒黄柏、何首乌、沉香木、黄花地丁、石韦、瞿麦、野菊花、车前草、紫花地丁
5	红花、黄芪、桃仁、天冬
6	谷芽、柏子仁、麦芽、紫苏梗
7	茵陈、虎杖、鸡内金、炒山栀
8	贝母、苦参、百合、牡蛎、芡实

续表

序号	候选新处方
9	生薏苡仁、绿萼梅、茯苓、炒谷芽、炒麦芽
10	麦冬、生地、枸杞子、沙参、玉竹、杏仁
11	当归、绿萼梅、茯苓、炒谷芽、炒麦芽
12	白豆蔻、制香附、炒神曲、高良姜、蔻仁
13	生白芍、佩兰、莲子肉、莲子心、藿香梗
14	砂仁、紫苏梗、陈皮、沙参、麦冬、玉竹、生地
15	延胡索、香橼皮、合欢皮、青皮、柴胡
16	牡蛎、芡实、怀山药、山萸肉、鸡内金
17	白花蛇舌草、半枝莲、灵芝、姜竹茹、无柄灵芝
18	秦艽、紫苏叶、槟榔、高良姜、蔻仁
19	石见穿、降香、薤白、石决明、葛根、石斛、钩藤
20	生龙牡、夜交藤、炒枣仁、生牡蛎、生龙骨
21	茯苓皮、金钱草、赤小豆、秦艽、桑枝、丝瓜络
22	枳实、郁李仁、火麻仁、银花藤、蒲公英、生首乌
23	山萸肉、五味子、制首乌、黄柏、知母、川断
24	石决明、葛根、天花粉、密蒙花、谷精草、山楂、青葙子
25	石决明、天麻、怀牛膝、竹茹、生白芍、莲子肉
26	炒白芍、炙甘草、桂枝、大枣、白花蛇舌草、半枝莲
27	焦麦芽、焦神曲、炒扁豆、大腹皮子
28	荆芥、连翘、防风、桔梗、蝉衣、制僵蚕
29	柏子仁、生龙牡、珍珠母、酸枣仁、白菊花

（四）讨论

本研究应用中医传承辅助系统软件，运用关联规则和聚类算法分析颜正华治疗胃脘痛的用药经验。经过关联算法分析，提炼出颜正华治疗胃脘痛常用的药物有陈皮、佛手、香附、白芍、煅瓦楞子、赤芍、当归、丹参、砂仁、紫苏梗、茯苓、枳壳、柴胡、旋覆花、炒枣仁、绿萼梅、黄连、吴茱萸、青皮等。这些药多数具有理气、止痛、健脾、和中、活血等功效。常用药物组合有：①佛手、陈皮；②陈皮、香附；③佛手、香附；④白芍、香附；⑤白芍、陈皮；⑥白芍、赤芍；⑦佛手、煅瓦楞子；

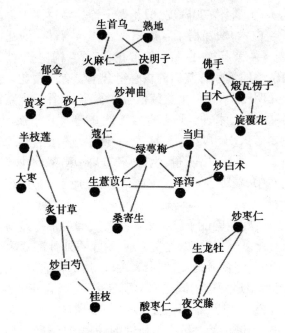

图 6-12　新方的核心组合药物网络图

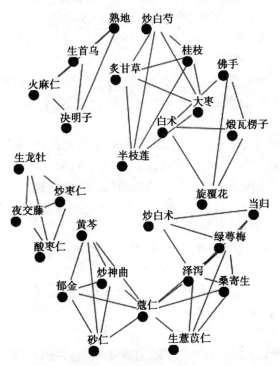

图 6-13　治疗胃脘痛新方药物网络图

⑧赤芍、陈皮；⑨赤芍、香附；⑩陈皮、煅瓦楞子等。经过聚类算法分析，常用药对包括煅瓦楞子–白术、煅瓦楞子–炒枳壳、麦冬–石斛、煅瓦楞子–生地、生白术–大腹皮、麦冬–紫苏梗、白芍–旋覆花、玉竹–枸杞子、柴胡–紫苏梗等。基于复杂系统熵聚类的治疗胃脘痛的核心组合主要有旋覆花–甘草–炒神曲、竹茹–全瓜蒌–元明粉、木香–生薏苡仁–炒谷芽、木香–生薏苡仁–炒麦芽、木香–炒谷芽–大腹皮、木香–炒麦芽–大腹皮等。基于熵层次聚类的治疗胃脘痛新处方主要有：①旋覆花、谷芽、麦芽、佛手、煅瓦楞子；②白茅根、贝母、土茯苓、鱼腥草；③全瓜蒌、决明子、生首乌、升麻、瓜蒌；④炒黄柏、何首乌、沉香木、黄花地丁、石韦、瞿麦、野菊花、车前草、紫花地丁；⑤红花、黄芪、桃仁、天冬等。

　　以上研究结果较好地验证了颜正华诊疗胃脘痛的治疗经验。颜正华认为，胃脘痛之病机虽变化多端，却总以虚实为纲，治疗不外补泻两途；补泻之中兼参寒热缓急。寒者散寒，停食者消食，气滞者理气，热郁者泄热，血瘀者化瘀，阴虚者益胃养阴，阳弱者温运脾阳。既往医案研究表明，颜正华胃脘痛治验思想全面，常从肝气犯胃、胃络瘀阻、寒邪伤胃、饮食失节、湿热阻胃、脾胃虚寒、阴伤胃痛等方面综合考量，辨证论治。纳入本研究的病案以肝气犯胃或脾胃气虚兼有气滞者居多，故颜正华处方所用药物以疏肝理气、和胃止痛为主。如单味药出现频次最高者为陈皮，其味辛、苦，性温，归脾、肺经，功能理气健脾、燥湿化痰，善治中焦寒湿气滞，脘腹胀痛，亦可用于食积气滞之脘腹胀痛。佛手亦为出现频次较高的药物，其味辛、苦，性温，归肝、脾、胃、肺经，功能疏肝解郁、理气和中、燥湿化痰，用于脾胃气滞之脘腹胀痛。又如煅瓦楞子，味咸，性平，归肺、胃、肝经，功能消痰软坚、化瘀散结、制酸止痛，煅用后可制酸止痛，为颜正华治疗肝胃不和胃痛吐酸最常用药。

　　颜正华认为，肝为刚脏，喜条达而主疏泄，如肝失疏泄，横逆犯胃，则气机阻滞，胃脘胀痛。颜正华治疗胃脘痛证属肝气犯胃者，常以疏肝理气、和胃解郁立法。本研究显示，出现频次和置信度较高的药物配伍均具有疏肝理气之功。如香附、白芍出现频次仅次于陈皮、佛手。李时珍称香附为"气病之总司，妇科之主帅"。香附味辛、微苦、微甘，性平，归肝、脾、三焦经，具疏肝解郁、调经止痛之功，常用于脾胃气滞，脘腹胀痛。白芍味苦、酸，微寒，归肝、脾经，能养血敛阴、柔肝止痛、平抑肝阳，治疗血虚肝郁，胁肋、脘腹疼痛效佳。再如，颜正华方剂中，当归和白芍常同时出现。二者相伍能养血理血，治疗筋脉挛急、胃脘疼痛。其中，当归味甘、辛，性温，补血活血、调经止痛，用于血虚兼有瘀滞的心腹疼痛、月经不调等。白芍苦酸微寒，功善养血敛阴、柔肝止痛，常用于血虚偏热的患者，且柔肝兼能平肝，对于血虚肝旺的疼痛效果尤佳。上述两药一温一寒，一动一静，相制相合，相辅相成。

二、痞满用药规律研究

（一）用药频次

对颜正华 143 首痞满处方中的药物频次进行统计，使用频次高于 30 的有 20 味药，使用频次前 3 位分别是陈皮、香附、赤芍。具体见表 6-11。

表 6-11　处方中使用频次 30 以上的药物情况表

序号	中药名称	频次	序号	中药名称	频次
1	陈皮	132	11	夜交藤	49
2	香附	91	12	丹参	46
3	赤芍	70	13	青皮	42
4	砂仁	68	14	炒枣仁	41
5	佛手	68	15	旋覆花	39
6	白芍	61	16	枳壳	37
7	炒枳壳	57	17	当归	36
8	茯苓	57	18	炒神曲	34
9	紫苏梗	55	19	乌药	33
10	煅瓦楞子	51	20	柴胡	33

（二）基于关联规则分析的组方规律分析

按照药物组合出现频次由高到低排序，前 3 位分别是"陈皮、香附""佛手、陈皮""赤芍、陈皮"。具体见表 6-12。分析所得药对用药规则，结果见表 6-13。关联规则网络图见图 6-14。

表 6-12　处方中支持度为 30 条件下药物组合频次表

序号	药物模式	频次	序号	药物模式	频次
1	陈皮、香附	87	7	佛手、陈皮、香附	55
2	佛手、陈皮	64	8	陈皮、紫苏梗	55
3	赤芍、陈皮	64	9	赤芍、香附	54
4	陈皮、砂仁	64	10	白芍、陈皮	54
5	佛手、香附	58	11	陈皮、枳壳	53
6	陈皮、茯苓	56	12	香附、紫苏梗	52

续表

序号	药物模式	频次	序号	药物模式	频次
13	陈皮、香附、紫苏梗	52	17	陈皮、煅瓦楞子	47
14	赤芍、陈皮、香附	50	18	香附、煅瓦楞子	46
15	白芍、香附	50	19	砂仁、香附	46
16	白芍、赤芍	50	20	白芍、陈皮、香附	46

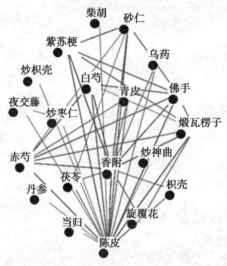

图 6-14　支持度为 30、置信度为 0.9 条件下的药物网络展示图

表 6-13　处方中药物组合关联规则（置信度大于 0.95）

序号	规则	置信度
1	紫苏梗、煅瓦楞子→陈皮	1.000 000
2	紫苏梗→陈皮	1.000 000
3	香附、紫苏梗→陈皮	1.000 000
4	砂仁、紫苏梗→陈皮	1.000 000
5	砂仁、香附、紫苏梗→陈皮	1.000 000
6	青皮、香附→陈皮	1.000 000
7	青皮→陈皮	1.000 000
8	茯苓、香附→陈皮	1.000 000
9	佛手、紫苏梗→香附	1.000 000
10	佛手、紫苏梗→陈皮、香附	1.000 000

续表

序号	规则	置信度
11	佛手、紫苏梗→陈皮	1.000 000
12	佛手、香附、紫苏梗→陈皮	1.000 000
13	佛手、陈皮、紫苏梗→香附	1.000 000
14	赤芍、青皮→陈皮	1.000 000
15	茯苓→陈皮	0.982 456
16	乌药→陈皮	0.969 697
17	砂仁、紫苏梗→香附	0.969 697
18	砂仁、紫苏梗→陈皮、香附	0.969 697
19	陈皮、砂仁、紫苏梗→香附	0.969 697
20	紫苏梗、煅瓦楞子→香附	0.967 742
21	乌药、香附→陈皮	0.967 742
22	赤芍、陈皮、煅瓦楞子→香附	0.967 742
23	陈皮、紫苏梗、煅瓦楞子→香附	0.967 742
24	砂仁、香附→陈皮	0.956 522
25	香附→陈皮	0.956 044

（三）基于熵聚类的处方组方规律分析

1. 基于改进的互信息法的药物间关联度分析　依据处方数量,结合经验判断和不同参数提取数据的预读,设置相关度为8、惩罚度为4,进行聚类分析,得到处方中两两药物间的关联度,将关联系数 0.03 以上的药对列表。结果见表 6-14。

表 6-14　基于改进互信息法的药物间关联度分析结果

药对	关联系数	药对	关联系数
麦冬 - 生谷芽	0.049 872	白芍 - 煅瓦楞子	0.037 282
煅瓦楞子 - 焦三仙	0.042 621	大枣 - 枳壳	0.036 899
赤芍 - 炙甘草	0.039 862	大枣 - 佛手	0.034 889
煅瓦楞子 - 怀牛膝	0.039 115	青皮 - 炒薏苡仁	0.033 467
赤芍 - 香附	0.038 552	青皮 - 炙甘草	0.033 467
麦冬 - 焦三仙	0.038 191	砂仁 - 酸枣仁	0.032 732

续表

药对	关联系数	药对	关联系数
砂仁－枸杞子	0.032 732	白芍－青皮	0.031 395
佛手－制首乌	0.032 732	紫苏梗－太子参	0.031 118
佛手－酸枣仁	0.032 732	白芍－当归	0.030 877
麦冬－山萸肉	0.032 414	麦冬－佛手	0.030 757
麦冬－黄精	0.032 414	鸡内金－黄精	0.030 544
麦冬－怀山药	0.032 414	鸡内金－怀山药	0.030 544
五味子－紫苏梗	0.031 867	佛手－炒谷芽	0.030 342
大枣－玉蝴蝶	0.031 448		

2. 基于复杂系统熵聚类的药物核心组合分析　以药物间关联度分析结果为基础，按照相关度与惩罚度约束，基于复杂系统熵聚类，演化出 3~4 味药核心组合。具体见表 6-15。

表 6-15　基于复杂系统熵聚类的核心组合

序号	核心组合	序号	核心组合
1	茯苓－柏子仁－葛根	17	砂仁－青皮－郁金
2	白芍－炒白芍－赤芍	18	砂仁－珍珠母－白蒺藜
3	白芍－乌药－赤芍	19	炒白芍－生姜－赤芍
4	白芍－赤芍－清半夏	20	炒白芍－生姜－炙甘草
5	青皮－旋覆花－煅瓦楞子	21	生龙牡－夜交藤－柏子仁
6	旋覆花－青皮－乌药	22	生龙牡－夜交藤－炒枣仁
7	生牡蛎－旋覆花－紫苏梗	23	佛手－煅瓦楞子－紫苏梗
8	党参－大枣－炙甘草	24	佛手－煅瓦楞子－香附
9	党参－大枣－炒白术	25	佛手－香附－鸡内金
10	大枣－煅瓦楞子－香附	26	生龙牡－生白术－槟榔
11	大枣－生姜－炙甘草	27	青皮－柴胡－炒谷芽
12	枳壳－炒薏苡仁－柴胡	28	青皮－柴胡－炒麦芽
13	枳壳－柴胡－郁金	29	青皮－柴胡－郁金
14	枳壳－炒枳壳－郁金	30	青皮－乌药－赤芍
15	麦冬－五味子－生麦芽	31	炒薏苡仁－柴胡－炒谷芽
16	麦冬－五味子－生地	32	炒薏苡仁－柴胡－炒麦芽

续表

序号	核心组合	序号	核心组合
33	夜交藤－白蒺藜－天麻	43	谷芽－白术－鸡内金
34	柴胡－香附－鸡内金	44	陈皮－枸杞子－炒杜仲
35	决明子－太子参－黄精	45	陈皮－枸杞子－怀山药
36	珍珠母－五味子－怀山药	46	蔻仁－厚朴－薤白
37	珍珠母－白蒺藜－天麻	47	太子参－白术－黄精
38	珍珠母－白蒺藜－秦艽	48	桑寄生－枸杞子－知母
39	珍珠母－枸杞子－怀山药	49	麦冬－五味子－香附－鸡内金
40	法半夏－蔻仁－薤白	50	神曲－旋覆花－煅瓦楞子－紫苏梗
41	焦三仙－太子参－白术	51	生龙牡－夜交藤－合欢皮－酸枣仁
42	焦三仙－白术－鸡内金		

3. 基于无监督熵层次聚类的新处方分析 在以上核心组合提取的基础上，运用无监督熵层次聚类算法，得到 12 个新处方，具体见表 6-16。

表 6-16 基于熵层次聚类的治疗痞满新处方

序号	候选新处方
1	白芍、炒白芍、赤芍、清半夏
2	党参、大枣、炒白术、旋覆花、煅瓦楞子、紫苏梗
3	枳壳、炒薏苡仁、柴胡、炒谷芽
4	枳壳、柴胡、郁金、炒枳壳
5	麦冬、五味子、生麦芽、生地
6	砂仁、青皮、郁金、珍珠母、白蒺藜
7	生龙牡、夜交藤、炒枣仁、合欢皮、酸枣仁
8	佛手、煅瓦楞子、香附、鸡内金
9	青皮、柴胡、炒麦芽、郁金
10	法半夏、蔻仁、薤白、厚朴
11	谷芽、白术、鸡内金、太子参、黄精
12	陈皮、枸杞子、炒杜仲、怀山药

（四）讨论

本研究应用中医传承辅助系统软件,运用关联规则和聚类算法分析颜正华治疗痞满的用药经验。经关联算法分析,颜正华治疗痞满常用的药物包括陈皮、香附、赤芍、砂仁、佛手、白芍、枳壳、茯苓、紫苏梗、煅瓦楞子、夜交藤、丹参、青皮、炒枣仁、旋覆花、炒枳壳、当归、炒神曲、乌药等。出现频次较高的药对有:①陈皮、香附;②佛手、陈皮;③赤芍、陈皮;④陈皮、砂仁;⑤佛手、香附;⑥陈皮、茯苓;⑦佛手、香附、陈皮;⑧陈皮、紫苏梗;⑨赤芍、香附;⑩白芍、陈皮。基于改进的互信息法的关联度较大的药物组合有麦冬 – 生谷芽、煅瓦楞子 – 焦三仙、赤芍 – 炙甘草、煅瓦楞子 – 怀牛膝、赤芍 – 香附、麦冬 – 焦三仙、白芍 – 煅瓦楞子、大枣 – 枳壳、大枣 – 佛手、青皮 – 炒薏苡仁等。基于复杂系统熵聚类的治疗痞满的核心组合主要有茯苓 – 柏子仁 – 葛根、白芍 – 炒白芍 – 赤芍、白芍 – 乌药 – 赤芍、白芍 – 赤芍 – 清半夏、青皮 – 旋覆花 – 煅瓦楞子、旋覆花 – 青皮 – 乌药、生牡蛎 – 旋覆花 – 紫苏梗、党参 – 大枣 – 炙甘草、党参 – 大枣 – 炒白术、大枣 – 煅瓦楞子 – 香附。基于熵层次聚类的治疗痞满新处方有:①白芍、炒白芍、赤芍、清半夏;②党参、大枣、炒白术、旋覆花、煅瓦楞子、紫苏梗;③枳壳、炒薏苡仁、柴胡、炒谷芽;④枳壳、柴胡、郁金、炒枳壳;⑤麦冬、五味子、生麦芽、生地;⑥砂仁、青皮、郁金、珍珠母、白蒺藜;⑦生龙牡、夜交藤、炒枣仁、合欢皮、酸枣仁;⑧佛手、煅瓦楞子、香附、鸡内金;⑨青皮、柴胡、炒麦芽、郁金;⑩法半夏、蔻仁、薤白、厚朴等。

以上研究结果较好地验证了颜正华诊疗痞满的治疗经验。颜正华认为,痞满病位在胃脘,与肝脾关系密切。病机有虚实之异,且多虚实并见。基本病机为脾胃功能失调,升降失司,胃气壅塞。辨证以辨寒热虚实为要点,并应与胃痛的辨证要点互参。治疗原则是调理脾胃,理气消痞。以下结合研究结果,对常用药物进行分析。

陈皮是出现频率最高的药物,诚如《本草纲目》所云:"疗呕哕反胃嘈杂,时吐清水,痰痞咳疟,大便闭塞,妇人乳痈。""其治百病,总取其理气燥湿之功。"陈皮味辛、苦,性温,归脾、肺经,功能理气健脾、燥湿化痰,善治中焦寒湿、脾胃气滞、脘腹痞满,还可用于食积气滞脘腹胀痛等。香附是出现频率第二的药物,其味辛、微苦、微甘,性平,归肝、脾、三焦经,功能疏肝解郁、理气调中,善散肝气之郁结,可治肝气郁结之胸膈痞满。赤芍药与白芍药均为处方常用药,且常配伍同用。《本草求真》云:"赤芍与白芍主治略同,但白则有敛阴益营之力,赤则有散邪行血之意;白则能于土中泻木,赤则能于血中活滞。"赤芍味苦,性微寒,归肝经,功能清热凉血、散瘀止痛。白芍味苦、酸,微寒,归肝、脾经,功能养血敛阴、柔肝止痛。二者配伍同用,共奏活血散瘀止痛之功。砂仁为芳香化湿药,气味辛,性温,归脾、胃、肾经,化湿醒脾、行气温中之效均佳,古人曰其"为醒脾调胃要药",故凡湿阻或气滞所致之脘腹胀满等脾胃不和诸症常用。佛手亦为常用药,

《本草再新》云其"治气疏肝,和胃化痰,破积,治嗝噎反胃,消癥瘕瘰疬"。佛手味辛、苦,性温,归肝、脾、胃、肺经,功能疏肝解郁、理气和中、燥湿化痰,可用于脾胃气滞兼痰湿之痞满。枳壳味苦、辛、酸,性温,归脾、胃、大肠经,功似枳实但作用缓和,长于行气开胸、宽中除胀,有祛邪而不伤正之特点。颜正华用药平和轻灵,故方中多用枳壳,而少用枳实。茯苓味甘、淡,性平,归心、脾、肾经,功能利水渗湿、健脾、宁心,取其消补兼具之特点,故痞满有脾虚之象者常用之。紫苏梗性味辛、甘,微温,归肺、脾、胃经,功能宽胸利膈,用于胸腹气滞之痞满。煅瓦楞子为颜正华治疗肝胃不和,痞满反酸之常用药;其味咸,性平,归肺、胃、肝经,功能消痰软坚、化瘀散结、制酸止痛,煅后制酸止痛效佳,常用于肝胃不和之痞满。

三、泄泻用药规律研究

(一)用药频次

对颜正华81首泄泻处方中的药物频次进行统计,使用频次高于10的有20味药,使用频次前3位分别是茯苓、炒白术、陈皮。具体结果见表6-17。

表6-17 处方中使用频次10以上的药物情况表

序号	中药名称	频次	序号	中药名称	频次
1	茯苓	48	11	生薏苡仁	17
2	炒白术	45	12	炒山药	17
3	陈皮	39	13	木香	16
4	砂仁	30	14	炒扁豆	15
5	炒薏苡仁	30	15	夜交藤	14
6	党参	28	16	大枣	14
7	炒谷芽	28	17	白芍	14
8	泽泻	24	18	赤芍	12
9	炒麦芽	21	19	炒白芍	12
10	炙甘草	20	20	香附	11

(二)基于关联规则的组方规律分析

按照药物组合出现频次由高到低排序,前3位分别是"茯苓、炒白术""陈皮、茯苓""陈皮、炒白术"。具体结果见表6-18。分析所得药对用药规则,结果见表6-19。关联规则网络图见图6-15。

表 6-18 支持度为 15 条件下药物组合频次表

序号	药物模式	频次	序号	药物模式	频次
1	茯苓、炒白术	40	11	茯苓、砂仁、炒白术	25
2	陈皮、茯苓	32	12	茯苓、党参	25
3	陈皮、炒白术	30	13	党参、炒白术	25
4	茯苓、炒薏苡仁	28	14	炒白术、炒谷芽	25
5	炒白术、炒薏苡仁	28	15	茯苓、炒白术、炒谷芽	24
6	砂仁、炒白术	27	16	陈皮、砂仁	24
7	茯苓、砂仁	27	17	炒谷芽、炒薏苡仁	23
8	茯苓、炒谷芽	27	18	砂仁、炒薏苡仁	22
9	茯苓、炒白术、炒薏苡仁	26	19	茯苓、党参、炒白术	22
10	陈皮、茯苓、炒白术	26	20	茯苓、炒谷芽、炒薏苡仁	22

表 6-19 处方中药物组合关联规则（置信度大于 0.94）

序号	规则	置信度
1	炙甘草、党参→炒白术	1.000 000
2	砂仁、炒谷芽→茯苓	1.000 000
3	茯苓、炒麦芽→炒谷芽	1.000 000
4	茯苓、炒白术、炒麦芽→炒谷芽	1.000 000
5	陈皮、炒谷芽→茯苓	1.000 000
6	炒麦芽、炒薏苡仁→炒谷芽	1.000 000
7	炒麦芽→炒谷芽	1.000 000
8	炒白术、炒麦芽→炒谷芽	1.000 000
9	炒谷芽→茯苓	0.964 286
10	炒白术、炒谷芽→茯苓	0.960 000
11	炒谷芽、炒薏苡仁→茯苓	0.956 522
12	炒谷芽、炒薏苡仁→炒白术	0.956 522
13	砂仁、炒薏苡仁→茯苓	0.954 545
14	茯苓、炒谷芽、炒薏苡仁→炒白术	0.954 545
15	炒白术、炒谷芽、炒薏苡仁→茯苓	0.954 545
16	陈皮、炒薏苡仁→茯苓	0.954 545

续表

序号	规则	置信度
17	炒麦芽、炒谷芽→茯苓	0.952 381
18	炒麦芽→茯苓、炒谷芽	0.952 381
19	炒麦芽→茯苓	0.952 381
20	炙甘草→炒白术	0.952 381
21	砂仁、炒白术、炒薏苡仁→茯苓	0.950 000
22	党参、炒薏苡仁→炒白术	0.950 000
23	陈皮、炒白术、炒薏苡仁→茯苓	0.947 368
24	炙甘草、茯苓→炒白术	0.947 368
25	炒白术、炒麦芽、炒谷芽→茯苓	0.944 444
26	炒白术、炒麦芽→茯苓、炒谷芽	0.944 444
27	炒白术、炒麦芽→茯苓	0.944 444
28	泽泻、炒白术→茯苓	0.944 444
29	生薏苡仁→茯苓	0.941 176
30	茯苓、党参、炒薏苡仁→炒白术	0.941 176
31	陈皮、砂仁、炒薏苡仁→茯苓	0.941 176
32	炒山药→炒白术	0.941 176
33	砂仁、党参→茯苓	0.941 176

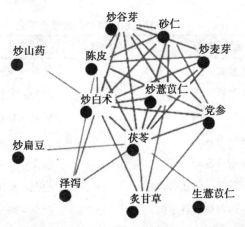

图 6-15　关联规则网络展示图（支持度为 15,置信度为 0.9）

（三）基于熵聚类的处方组方规律分析

1. 改进的互信息法的药物间关联度分析 依据方剂数量,结合经验判断和不同参数提取数据的预读,设置相关度为8、惩罚度为4,进行聚类分析,得到处方中两两药物间的关联度,将关联系数0.05以上的药对列表。结果见表6-20。

表6-20 基于改进的互信息法的药物间关联度分析

药对	关联系数	药对	关联系数
炒薏苡仁 – 怀牛膝	0.071 775	砂仁 – 陈皮	0.055 704
炒薏苡仁 – 炙甘草	0.067 244	党参 – 肉桂	0.053 786
党参 – 青皮	0.064 964	炒谷芽 – 莲子肉	0.053 786
炒薏苡仁 – 补骨脂	0.061 960	白芍 – 炙甘草	0.053 752
党参 – 炒薏苡仁	0.060 433	党参 – 太子参	0.053 452
木香 – 焦山楂	0.059 303	炒麦芽 – 麦芽	0.052 258
木香 – 炮姜	0.059 303	炒麦芽 – 焦山楂	0.052 258
砂仁 – 柴胡	0.056 354	枳壳 – 炒白术	0.051 330
炒薏苡仁 – 柴胡	0.056 354	白芍 – 藿香	0.050 175
炒薏苡仁 – 赤芍	0.055 812	白芍 – 石决明	0.050 175

2. 基于复杂系统熵聚类的药物核心组合分析 以改进的互信息法的药物间关联度分析结果为基础,按照相关度与惩罚度约束,基于复杂系统熵聚类,演化出 3~4 味药核心组合。具体见表6-21。

表6-21 基于复杂系统熵聚类的核心组合

序号	核心组合	序号	核心组合
1	木香 – 炒扁豆 – 丹参	9	党参 – 炙甘草 – 肉豆蔻
2	木香 – 炙甘草 – 肉豆蔻	10	党参 – 炙甘草 – 炮姜
3	白芍 – 枳壳 – 柴胡	11	枳壳 – 甘草 – 藿香
4	白芍 – 炒白芍 – 赤芍	12	枳壳 – 甘草 – 郁金
5	白芍 – 柴胡 – 赤芍	13	枳壳 – 甘草 – 土茯苓
6	炒麦芽 – 谷芽 – 炒薏苡仁	14	枳壳 – 柴胡 – 郁金
7	炒麦芽 – 炒扁豆 – 莲子肉	15	枳壳 – 柴胡 – 土茯苓
8	谷芽 – 炒薏苡仁 – 炒谷芽	16	砂仁 – 炒薏苡仁 – 土茯苓

序号	核心组合	序号	核心组合
17	砂仁–炒薏苡仁–肉豆蔻	25	夜交藤–炒枣仁–生龙骨
18	甘草–炒谷芽–郁金	26	夜交藤–炒枣仁–丹参
19	甘草–炒谷芽–土茯苓	27	柴胡–赤芍–郁金
20	甘草–土茯苓–茯苓	28	柴胡–赤芍–土茯苓
21	炒扁豆–炒枣仁–丹参	29	炒谷芽–丹参–麦芽
22	炒扁豆–丹参–香附	30	炙甘草–泽泻–肉豆蔻
23	炒薏苡仁–炒谷芽–麦芽	31	炙甘草–泽泻–炮姜
24	炒薏苡仁–炒谷芽–土茯苓		

3. 基于无监督熵层次聚类的新处方分析 在核心组合提取的基础上,运用无监督熵层次聚类算法,得到4个新处方,具体见表6–22。

表6–22 基于熵层次聚类的新处方

序号	候选新处方
1	木香、炒扁豆、丹参、炙甘草、肉豆蔻
2	谷芽、炒薏苡仁、炒谷芽、麦芽
3	砂仁、炒薏苡仁、土茯苓、肉豆蔻
4	炒扁豆、炒枣仁、丹参、香附

(四)讨论

本研究应用关联规则和复杂系统熵聚类算法分析颜正华治疗泄泻的用药经验。经过关联算法分析,提炼出颜正华治疗泄泻常用的药物有茯苓、炒白术、陈皮、砂仁、炒薏苡仁、党参、炒谷芽、泽泻、炒麦芽、甘草、生薏苡仁、炒山药、木香、炒扁豆、夜交藤、大枣、白芍、赤芍、炒白芍、香附。这些药多数具有理气和中、益气健脾、利水渗湿之功效。出现频次较高的药物组合有:①茯苓、炒白术;②陈皮、茯苓;③陈皮、炒白术;④茯苓、炒薏苡仁;⑤炒白术、炒薏苡仁;⑥砂仁、炒白术;⑦砂仁、茯苓;⑧茯苓、炒谷芽;⑨茯苓、炒白术、炒薏苡仁;⑩陈皮、茯苓、炒白术等。经过聚类算法分析,关联度较大的药对有炒薏苡仁–怀牛膝、炒薏苡仁–炙甘草、党参–青皮、炒薏苡仁–补骨脂、党参–炒薏苡仁、木香–焦山楂、木香–炮姜、砂仁–柴胡、炒薏苡仁–柴胡、炒薏苡仁–赤芍等。基于熵层次聚类的新处方有:①木香、炒扁豆、丹参、炙甘草、肉豆蔻;②谷芽、炒薏苡仁、炒谷芽、麦芽;③砂仁、炒薏苡仁、土茯苓、肉豆蔻;④炒扁豆、炒枣仁、丹参、香附。

本研究较好地揭示和验证了颜正华治疗泄泻的经验。以下结合研究结果对常用药物和配伍进行分析。单味药出现频率最高者为茯苓。茯苓味甘、淡、性平,归心、脾、肾经,功能利水渗湿、健脾、安神,尤宜于脾虚湿盛之泄泻。白术在处方中亦为常用药,味甘、苦,性温,归脾、胃经,功善益气健脾、燥湿利水,被前人誉为"补气健脾之要药"。白术炒后健脾止泻功能更佳,故临床遇脾虚泄泻者,颜正华每用炒白术 10~15g。中医学认为,脾之病变与湿邪和气滞均有密切关联,故颜正华常于处方中用健脾兼理气燥湿、利湿之品,如陈皮、薏苡仁等。其中陈皮味辛、苦,性温,归脾、肺经,功能理气健脾、燥湿化痰,善治中焦寒湿气滞之泄泻。薏苡仁味甘、淡,性凉,归脾、胃、肺经,功能利水渗湿、健脾、除痹、清热排脓,尤宜治脾虚湿盛泄泻。另外,颜正华临证治疗泄泻常用炒麦芽、炒谷芽各 15g,且本研究也表明,这两味药确为高频次药物。其中,炒谷芽味甘,性温,归脾、胃经,功能消食和中、健脾开胃,助消化而不伤胃气,治疗脾虚食少消化不良之泄泻。炒麦芽味甘,性平,归脾、胃、肝经,功能消食健脾、回乳消胀,与炒谷芽相须合用,止泻之功尤佳。

处方中,茯苓和白术是出现频次最高的药对。二者均能补脾气而利湿浊,其中茯苓长于渗湿,白术长于燥湿,二者合用,一渗一燥,除祛湿邪,共奏补气健脾止泻之功。陈皮、砂仁亦常相伍,陈皮性缓,偏于健脾行气、燥湿化痰;砂仁辛香性温,有醒脾和胃、行气宽中之效。二者同用可理气止泻,治疗脾胃气滞,泄泻。茯苓配炒薏苡仁,二者均能健脾止泻,且可利水,而水道通畅,则小便自利,小便利则助大便实,以助泄泻的缓解。

四、便秘用药规律研究

(一)用药频次

对颜正华 37 首便秘处方中的药物频次进行统计,使用频次高于 8 的有 20 味药,使用频次前 3 位分别是决明子、生首乌、全瓜蒌。具体见表 6-23。

表 6-23 方剂中使用频次 8 以上的药物情况表

序号	中药名称	频次	序号	中药名称	频次
1	决明子	27	5	赤芍	14
2	生首乌	19	6	陈皮	14
3	全瓜蒌	16	7	枳实	13
4	当归	15	8	生白术	12

序号	中药名称	频次	序号	中药名称	频次
9	白芍	11	15	生地	8
10	枳壳	11	16	郁李仁	8
11	夜交藤	11	17	生牡蛎	8
12	火麻仁	10	18	瓜蒌仁	8
13	丹参	10	19	茯苓	8
14	炒枣仁	9	20	佛手	8

（二）基于关联规则分析的组方规律分析

按照药物组合出现频次由高到低排序，前3位分别是"决明子、生首乌""决明子、全瓜蒌""生首乌、全瓜蒌"。具体见表6-24。分析所得药对用药规则，结果见表6-25。关联规则网络图见图6-16。

表6-24　处方中支持度为6条件下药物组合频次表

序号	药物模式	频次	序号	药物模式	频次
1	决明子、生首乌	18	11	火麻仁、当归	9
2	决明子、全瓜蒌	14	12	当归、生首乌	9
3	生首乌、全瓜蒌	10	13	当归、全瓜蒌	9
4	决明子、生首乌、全瓜蒌	10	14	当归、决明子、生首乌	9
5	当归、决明子	10	15	枳实、全瓜蒌	8
6	全瓜蒌、生白术	9	16	生首乌、生白术	8
7	决明子、枳实	9	17	决明子、生首乌、生白术	8
8	决明子、生白术	9	18	决明子、炒枣仁	8
9	决明子、赤芍	9	19	火麻仁、生首乌	8
10	决明子、陈皮	9	20	火麻仁、全瓜蒌	8

表6-25　处方中药物组合关联规则（置信度为1）

序号	规则	置信度
1	夜交藤、生牡蛎→生龙骨	1
2	夜交藤、生牡蛎→炒枣仁、生龙骨	1
3	夜交藤、生牡蛎→炒枣仁	1
4	夜交藤、生龙骨、生牡蛎→炒枣仁	1

续表

序号	规则	置信度
5	夜交藤、生龙骨→生牡蛎	1
6	夜交藤、生龙骨→炒枣仁、生牡蛎	1
7	夜交藤、生龙骨→炒枣仁	1
8	生首乌、生白术→决明子	1
9	生首乌、全瓜蒌→决明子	1
10	生牡蛎→炒枣仁	1
11	生龙骨、生牡蛎→夜交藤	1
12	生龙骨、生牡蛎→炒枣仁、夜交藤	1
13	生龙骨、生牡蛎→炒枣仁	1
14	生龙骨→夜交藤	1
15	生龙骨→生牡蛎	1
16	生龙骨→炒枣仁、夜交藤	1
17	生龙骨→炒枣仁、生牡蛎	1
18	生龙骨→炒枣仁	1
19	麦冬→生地	1
20	火麻仁、生白术→全瓜蒌	1
21	火麻仁、生白术→当归、全瓜蒌	1
22	火麻仁、生白术→当归	1
23	火麻仁、全瓜蒌、生白术→当归	1
24	火麻仁、全瓜蒌→当归	1
25	火麻仁、当归、生白术→全瓜蒌	1
26	当归、生首乌、全瓜蒌→决明子	1
27	当归、生首乌→决明子	1
28	当归、全瓜蒌、生白术→火麻仁	1
29	当归、决明子、全瓜蒌→生首乌	1
30	炒枣仁、夜交藤、生牡蛎→生龙骨	1
31	炒枣仁、夜交藤、生龙骨→生牡蛎	1
32	炒枣仁、生首乌→决明子	1
33	炒枣仁、生龙骨、生牡蛎→夜交藤	1
34	炒枣仁、生龙骨→夜交藤	1
35	炒枣仁、生龙骨→生牡蛎	1
36	白芍、决明子→生首乌	1

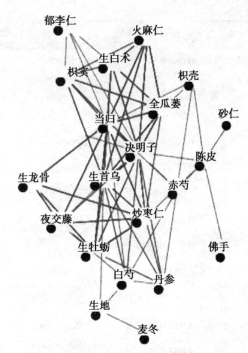

图 6-16 支持度为 6、置信度为 1 条件下的网络展示图

（三）基于熵聚类的方剂组方规律分析

1. 基于改进的互信息法的药物间关联度分析 依据方剂数量,结合经验判断和不同参数提取数据的预读,设置相关度为 8、惩罚度为 4,进行聚类分析,得到方剂中两两药物间的关联度,将关联系数 0.05 以上的药对列表。结果见表 6-26。

表 6-26 基于改进的互信息法的药物间关联度分析结果

药对	关联系数	药对	关联系数
当归 – 炒莱菔子	0.060 621	金银花 – 火麻仁	0.052 024
当归 – 天花粉	0.060 621	砂仁 – 郁金	0.051 187
当归 – 桔梗	0.060 621	当归 – 芒硝	0.051 091
枳实 – 酸枣仁	0.059 44	当归 – 煅瓦楞子	0.051 091
佛手 – 茯苓	0.057 761	当归 – 生大黄	0.051 091
生首乌 – 生黑芝麻	0.057 427	当归 – 吴茱萸	0.051 091

续表

药对	关联系数	药对	关联系数
连翘 – 荆芥穗	0.056 629	当归 – 黄连	0.051 091
连翘 – 紫花地丁	0.056 629	当归 – 炒谷芽	0.051 091
连翘 – 金钱草	0.056 629	当归 – 桃仁	0.051 091
连翘 – 通草	0.056 629	当归 – 肉苁蓉	0.051 091
川芎 – 地龙	0.056 629	当归 – 炒麦芽	0.051 091
金银花 – 金钱草	0.056 629	当归 – 川芎	0.050 987
金银花 – 通草	0.056 629	当归 – 瓜蒌	0.050 867
枳实 – 生白术	0.055 649	枳实 – 白茅根	0.050 286
生甘草 – 火麻仁	0.052 024	枳实 – 蒲公英	0.050 286
连翘 – 枳实	0.052 024	枳实 – 益母草	0.050 286
连翘 – 火麻仁	0.052 024	枳实 – 桔梗	0.050 286
枳壳 – 金银花	0.052 024	砂仁 – 生地	0.050 042
枳壳 – 炒枳壳	0.052 024		

2. 基于复杂系统熵聚类的药物核心组合分析　以药物间关联度分析结果为基础,按照相关度与惩罚度约束,基于复杂系统熵聚类,演化出 3~4 味药核心组合。具体见表 6-27。

表 6-27　基于复杂系统熵聚类的核心组合

序号	核心组合	序号	核心组合
1	全瓜蒌 – 生白术 – 火麻仁	6	当归 – 生白术 – 火麻仁
2	全瓜蒌 – 生白术 – 瓜蒌	7	佛手 – 决明子 – 黄连
3	全瓜蒌 – 生白术 – 生黑芝麻	8	佛手 – 决明子 – 生首乌
4	枳壳 – 决明子 – 黄连	9	夜交藤 – 生龙骨 – 肉苁蓉
5	当归 – 生白术 – 郁李仁	10	决明子 – 生首乌 – 黑芝麻

3. 基于无监督熵层次聚类的新处方分析　在以上核心组合提取的基础上,运用无监督熵层次聚类算法,得到 2 个新处方,具体见表 6-28。新方核心组合药物网络和新方药物网络图见图 6-17、图 6-18。

表 6-28　基于熵层次聚类的治疗便秘新处方

序号	候选新处方
1	全瓜蒌、生白术、火麻仁
2	佛手、决明子、生首乌、黑芝麻

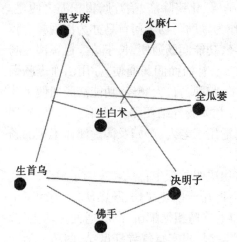

图 6-17　新方核心组合药物网络展示图

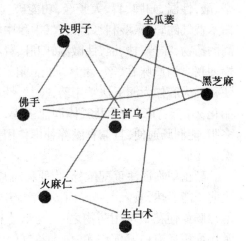

图 6-18　新处方药物网络展示图

（四）讨论

本研究应用中医传承辅助系统软件,运用关联规则和聚类算法分析颜正华治疗便秘的用药经验。经过关联算法分析,颜正华治疗便秘常用的药物有决明子、生首乌、全瓜蒌、当归、赤芍、陈皮、枳实、生白术、白芍、枳壳、夜交藤、火麻仁、丹参、炒枣仁、生地、郁李仁、生牡蛎、瓜蒌仁、茯苓等。常用药物组合有:①决明子、生首乌;②决明子、全瓜蒌;③全瓜蒌、生首乌;④决明子、生首乌、全瓜蒌;⑤当归、决明子;⑥全瓜蒌、生白术;⑦决明子、枳实;⑧决明子、生白术;⑨决明子、赤芍;⑩决明子、陈皮。经过聚类算法分析,常用药对包括当归-炒莱菔子、当归-天花粉、当归-桔梗、枳实-酸枣仁、佛手-茯苓、生首乌-生黑芝麻、连翘-荆芥穗、连翘-紫花地丁、连翘-金钱草、连翘-通草、川芎-地龙等。基于复杂系统熵聚类的核心组合有全瓜蒌-生白术-火麻仁、全瓜蒌-生白术-瓜蒌、全瓜蒌-生白术-生黑芝麻、枳壳-决明子-黄连、当归-生白术-郁李仁、当归-生白术-火麻仁、佛手-决明子-黄连、佛手-决明子-生首乌、夜交藤-生龙骨-肉苁蓉、决明子-生首乌-黑芝麻等。基于熵层次聚类的治疗便秘新处方有:①全瓜蒌、生白术、火麻仁、瓜蒌;②佛手、决明子、生首乌、黑芝麻。

以上研究结果较好地验证了颜正华诊疗便秘的治疗经验。以下结合研究结果对药物进行分析。研究显示,常用药物包括决明子等,其中决明子在单味药中出现频次最高。决明子味甘、苦、咸,性微寒,归肝、大肠经,功能清热明目、润肠通便,用于内热津伤、肠燥便秘。瓜蒌味甘、微苦,性寒,功能清热润肠通便,长于导浊下行,润大肠之燥而通便,用于肠燥便秘兼热证。陈皮味辛、苦,性温,归脾、肺经,功能理气健脾、燥湿化痰,寒湿阻中之气滞兼有便秘者最适宜。枳实味苦、辛、酸,性温,归脾、胃、大肠经,功能破气消癥、化痰除痞,治疗肠胃积滞之便秘。白术益气健脾、燥湿利水,常在气虚秘中作为辅助药物。何首乌亦为出现频次较高的药物,味苦、甘、涩,性微温,归肝、肾经,功能润肠通便,长于治疗血虚津亏肠燥便秘。当归味甘、辛,性温,归心、肝、脾经,补血而润肠通便,亦用治血虚肠燥便秘。火麻仁为润下法常用药,味甘,性平,归脾、胃、大肠经,功能润肠通便。《药品化义》云:"麻仁能润肠,体润能去燥,专利大肠气结便秘。"火麻仁甘平,质润多脂,能润肠通便,且兼有滋养补虚作用,适用于老人、产妇及体虚津血不足的肠燥便秘证。

颜正华临证注重配伍,治疗便秘时常用决明子配生首乌和决明子配全瓜蒌。决明子能泄热,兼入大肠经而清热润肠通便,用于内热津伤、肠燥便秘,为颜正华治疗肠燥便秘最常用药物之一,与瓜蒌和生首乌相须配伍,润肠通便之功更佳。常用配伍还有白术配枳实,白术益气健脾除湿,枳实行气导滞散结,两药一消一补,相反相成,共奏健脾行气、散结除满、通便之功。再者,当归配伍全瓜蒌亦为常用配伍,当归质润不燥、活血且润肠通便,全瓜蒌润燥滑肠,二者相须为用,通便效果更为显著。火麻仁配伍决明子,火麻仁体润多脂,味甘性平,功能润燥滑肠,兼有滋阴补虚作用,再配决明子泄热通便,则效果更佳,尤宜于肠燥有热之便秘。

五、呃逆用药规律研究

（一）用药频次

对颜正华 36 首呃逆处方中的药物频次进行统计,使用频次高于 7 的有 20 味药,使用频次前 3 位分别是陈皮、香附、佛手。具体见表 6–29。

表 6–29　常用单味药频次表

序号	中药名称	频次	序号	中药名称	频次
1	陈皮	33	5	白芍	18
2	香附	21	6	煅瓦楞子	16
3	佛手	20	7	赤芍	15
4	砂仁	18	8	茯苓	15

序号	中药名称	频次	序号	中药名称	频次
9	旋覆花	14	15	夜交藤	10
10	炒神曲	13	16	绿萼梅	10
11	炒枳壳	13	17	丹参	9
12	紫苏梗	12	18	吴茱萸	8
13	炒枣仁	12	19	党参	7
14	当归	11	20	炒白术	7

（二）基于关联规则分析的组方规律分析

按照药物组合出现频次由高到低排序，前3位分别是"陈皮、香附""佛手、陈皮""陈皮、砂仁"。具体见表6-30。分析所得药对用药规则，结果见表6-31。关联规则网络图见图6-19。

表6-30　处方中使用频次12以上药物组合情况

序号	药物模式	频次	序号	药物模式	频次
1	陈皮、香附	20	11	白芍、煅瓦楞子	14
2	佛手、陈皮	19	12	香附、煅瓦楞子	13
3	陈皮、砂仁	18	13	佛手、煅瓦楞子	13
4	白芍、佛手	15	14	佛手、陈皮、香附	13
5	白芍、陈皮	15	15	赤芍、陈皮	13
6	佛手、香附	14	16	陈皮、炒枳壳	13
7	陈皮、旋覆花	14	17	陈皮、炒神曲	13
8	陈皮、茯苓	14	18	香附、紫苏梗	12
9	陈皮、煅瓦楞子	14	19	砂仁、香附	12
10	白芍、佛手、陈皮	14	20	砂仁、炒神曲	12

表6-31　处方中药物组合关联规则（置信度大于0.9）

序号	规则	置信度
1	紫苏梗→香附	1.000 000
2	紫苏梗→陈皮、香附	1.000 000

续表

序号	规则	置信度
3	紫苏梗→陈皮	1.000 000
4	旋覆花→陈皮	1.000 000
5	香附、紫苏梗→陈皮	1.000 000
6	砂仁、香附→陈皮	1.000 000
7	砂仁、炒神曲→陈皮	1.000 000
8	砂仁→陈皮	1.000 000
9	佛手、旋覆花→陈皮	1.000 000
10	陈皮、紫苏梗→香附	1.000 000
11	炒枳壳→陈皮	1.000 000
12	炒神曲→陈皮	1.000 000
13	白芍、香附→煅瓦楞子	1.000 000
14	香附→陈皮	0.952 381
15	佛手→陈皮	0.950 000
16	茯苓→陈皮	0.933 333
17	白芍、佛手→陈皮	0.933 333
18	白芍、陈皮→佛手	0.933 333
19	佛手、香附→陈皮	0.928 571
20	香附、煅瓦楞子→佛手	0.923 077
21	香附、煅瓦楞子→陈皮	0.923 077
22	香附、煅瓦楞子→白芍	0.923 077
23	佛手、煅瓦楞子→香附	0.923 077
24	佛手、煅瓦楞子→陈皮	0.923 077
25	佛手、煅瓦楞子→白芍	0.923 077
26	陈皮、炒神曲→砂仁	0.923 077
27	炒神曲→砂仁	0.923 077
28	炒神曲→陈皮、砂仁	0.923 077
29	佛手、香附、煅瓦楞子→陈皮	0.916 667
30	佛手、香附、煅瓦楞子→白芍	0.916 667

续表

序号	规则	置信度
31	佛手、陈皮、煅瓦楞子→香附	0.916 667
32	佛手、陈皮、煅瓦楞子→白芍	0.916 667
33	陈皮、香附、煅瓦楞子→白芍	0.916 667
34	炒枣仁→陈皮	0.916 667
35	白芍、香附、煅瓦楞子→佛手	0.916 667
36	白芍、香附、煅瓦楞子→陈皮	0.916 667
37	白芍、香附→佛手	0.916 667
38	白芍、香附→陈皮	0.916 667
39	白芍、佛手、煅瓦楞子→香附	0.916 667
40	白芍、佛手、煅瓦楞子→陈皮	0.916 667
41	白芍、陈皮、煅瓦楞子→香附	0.916 667
42	白芍、陈皮、煅瓦楞子→佛手	0.916 667

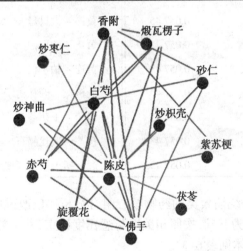

图 6-19　药物关联规则网络展示图（支持度 11，置信度 0.9）

（三）基于熵聚类的方剂组方规律分析

1. 基于改进的互信息法的药物间关联度分析　依据方剂数量，结合经验判断和不同参数提取数据的预读，设置相关度为 8、惩罚度为 4，进行聚类分析，得到方剂中两两药物间的关联度，将关联系数 0.05 以上的药对列表。结果见表 6-32。

表 6-32　基于改进的互信息法的药物间关联度分析

药对	关联系数	药对	关联系数
白芍 – 炒薏苡仁	0.083 979	生甘草 – 紫花地丁	0.057 43
茯苓 – 大腹皮	0.078 335	生甘草 – 滑石	0.057 43
白芍 – 炒白术	0.067 067	生甘草 – 鱼腥草	0.057 43
煅瓦楞子 – 黄连	0.064 237	大枣 – 太子参	0.057 43
白芍 – 百合	0.061 555	大枣 – 桑寄生	0.057 43
白芍 – 泽泻	0.061 555	大枣 – 阿胶珠	0.057 43
白芍 – 大腹皮	0.061 555	煅瓦楞子 – 吴茱萸	0.055 076
砂仁 – 蒲公英	0.061 555	佛手 – 炒神曲	0.054 494
砂仁 – 百合	0.061 555	煅瓦楞子 – 丹皮	0.051 998
白芍 – 旋覆花	0.059 915	煅瓦楞子 – 大腹皮	0.051 998
生甘草 – 桑皮	0.057 43	青皮 – 柏子仁	0.051 837
生甘草 – 金银花	0.057 43	黄连 – 沙参	0.051 837
生甘草 – 桑叶	0.057 43	黄连 – 大贝母	0.051 837
生甘草 – 百部	0.057 43	黄连 – 酸枣仁	0.051 837
生甘草 – 合欢皮	0.057 43	黄连 – 柏子仁	0.051 837
生甘草 – 荆芥穗	0.057 43	旋覆花 – 煅瓦楞子	0.051 256
生甘草 – 大贝	0.057 43	赤芍 – 土茯苓	0.050 945
生甘草 – 冬瓜仁	0.057 43	茯苓 – 煅代赭石	0.050 945
生甘草 – 白前	0.057 43	煅瓦楞子 – 紫苏梗	0.050 447

2. 基于复杂系统熵聚类的药物核心组合分析　以改进的互信息法的药物间关联度分析结果为基础,按照相关度与惩罚度约束,基于复杂系统熵聚类,演化出核心组合。具体见表6-33。

表 6-33　基于复杂系统熵聚类的治疗呃逆的核心组合

序号	核心组合	序号	核心组合
1	旋覆花 – 生牡蛎	5	白芍 – 黄连 – 茯苓
2	旋覆花 – 生龙骨	6	枳壳 – 吴茱萸 – 炒枳壳
3	生甘草 – 砂仁 – 炒神曲	7	枳壳 – 炒枳壳 – 蒲公英
4	生甘草 – 砂仁 – 紫苏梗	8	党参 – 佛手 – 炒薏苡仁

续表

序号	核心组合	序号	核心组合
9	党参-佛手-泽泻	14	佛手-炒白术-大腹皮
10	法半夏-煅瓦楞子-赤芍	15	炒枣仁-党参-清半夏
11	砂仁-紫苏梗-紫苏叶	16	白芍-煅瓦楞子-决明子-茯苓
12	佛手-绿萼梅-炒白术	17	白芍-煅瓦楞子-绿萼梅-茯苓
13	佛手-绿萼梅-茯苓	18	白芍-煅瓦楞子-赤芍-茯苓

3. 基于无监督熵层次聚类的新处方分析　在以上核心组合提取的基础上，运用无监督熵层次聚类算法，得到 3 个新处方，具体见表 6-34。

表 6-34　基于熵层次聚类的治疗呃逆新处方

序号	候选新处方
1	旋覆花、生牡蛎、生龙骨
2	枳壳、吴茱萸、炒枳壳、蒲公英
3	佛手、绿萼梅、炒白术、茯苓

（四）讨论

本研究应用中医传承辅助系统软件，运用关联规则和聚类算法分析颜正华治疗呃逆的用药经验。统计显示，处方中出现频次较高的药物有陈皮、香附、佛手、砂仁、白芍、煅瓦楞子、赤芍、茯苓、旋覆花、炒神曲、炒枳壳、紫苏梗、炒枣仁、当归、夜交藤、绿萼梅、丹参、吴茱萸、党参等。处方中出现频次较高的药物组合有：①陈皮、香附；②陈皮、佛手；③陈皮、砂仁；④白芍、佛手；⑤白芍、陈皮；⑥佛手、香附；⑦陈皮、旋覆花；⑧陈皮、茯苓；⑨陈皮、煅瓦楞子；⑩白芍、佛手、陈皮。基于改进的互信息法的关联度较大的药物组合有白芍-炒薏苡仁、茯苓-大腹皮、白芍-炒白术、煅瓦楞子-黄连、白芍-百合、白芍-泽泻、白芍-大腹皮、砂仁-蒲公英、砂仁-百合、白芍-旋覆花。基于复杂系统熵聚类的核心组合有旋覆花-生牡蛎、旋覆花-生龙骨、生甘草-砂仁-炒神曲、生甘草-砂仁-紫苏梗、白芍-黄连-茯苓、枳壳-吴茱萸-炒枳壳、枳壳-炒枳壳-蒲公英、党参-佛手-炒薏苡仁、党参-佛手-泽泻。基于熵层次聚类的治疗呃逆新处方有：①旋覆花、生牡蛎、生龙骨；②枳壳、吴茱萸、炒枳壳、蒲公英；③佛手、绿萼梅、炒白术、茯苓。

本研究较好地验证了颜正华治疗呃逆的临床经验和学术思想。下面结合研究结果，对常用药物进行分析。陈皮是处方中出现频次最高的药物，其味辛、苦，性温,归脾、肺经,功能理气健脾、燥湿化痰,善梳理气机、调畅中焦而使之升降有序,是中医理气最常用药之一。香附被李时珍誉为"气病之总司,妇科之主帅"。《本草求真》云:"香附,专属开郁散气。"其味辛、微苦、微甘,性平,归肝、脾、三焦经,功能疏肝解郁、调经止痛、理气调中,为疏肝解郁、行气止痛之要药。佛手味辛、苦,性温,归肝、脾、胃、肺经,功能疏肝解郁、理气和中、燥湿化痰。佛手虽力量缓和,然平和而力久,颜正华治疗气滞、气逆病证常用之以臣、佐,收效甚佳。砂仁味辛,性温,归脾、胃、肾经,能化湿醒脾、行气温中,以达止呕止泻之功。煅瓦楞子味咸,性平,归肺、胃、肝经,功能消痰软坚、化瘀散结,煅用后可制酸止痛,取其降逆之性,故也可用于肝胃不和、胃痛呃逆。旋覆花味苦、辛、咸,性微温,功能降气化痰、降逆止呕,善降胃气而止呕噫,为临床治疗痰阻中焦、胃气上逆呃逆之要药。吴茱萸味辛、苦,性热,功能散寒降逆止呕,辛散苦泄,性热祛寒,善能散寒止痛,还能疏肝解郁、降逆止呕。茯苓味甘、淡,性平,归心、脾、肾经,功能利水渗湿、健脾、宁心;其味甘能补,药性平和,既可祛邪,又可扶正,能健脾补中,可用于脾虚之呃逆。

六、腹痛用药规律研究

(一)用药频次

对颜正华 52 首腹痛处方中的药物频次进行统计,使用频次高于 10 的有 20 味药,使用频次前 3 位分别是陈皮、白芍、茯苓。具体见表 6-35。

表 6-35 方剂中使用频次 10 以上的药物情况表

序号	中药名称	频次	序号	中药名称	频次
1	陈皮	35	11	党参	17
2	白芍	26	12	炒谷芽	16
3	茯苓	23	13	枳壳	15
4	炒白术	22	14	炒枣仁	15
5	砂仁	21	15	炙甘草	14
6	丹参	21	16	炒枳壳	14
7	当归	20	17	青皮	13
8	香附	20	18	夜交藤	13
9	赤芍	18	19	柴胡	12
10	木香	18	20	炒麦芽	12

（二）基于关联规则分析的组方规律分析

按照药物组合出现频次由高到低排序,前3位分别是"陈皮、砂仁""白芍、香附""陈皮、茯苓"。具体见表6-36。分析所得药对用药规则,结果见表6-37。关联规则网络图见图6-20。

表6-36 支持度为8条件下的组方规律表

序号	药物模式	频次	序号	药物模式	频次
1	陈皮、砂仁	18	11	丹参、白芍	13
2	白芍、香附	17	12	赤芍、香附	13
3	陈皮、茯苓	16	13	陈皮、枳壳	13
4	白芍、陈皮	16	14	陈皮、青皮	13
5	茯苓、炒白芍	15	15	白芍、赤芍、香附	13
6	白芍、赤芍	15	16	党参、炒白术	12
7	陈皮、香附	14	17	炒麦芽、炒谷芽	12
8	陈皮、炒白术	14	18	白芍、枳壳	12
9	白芍、当归	14	19	炙甘草、炒白术	11
10	丹参、当归	13	20	乌药、香附	11

表6-37 处方中药物组合关联规则(置信度为1)

序号	规则	置信度	序号	规则	置信度
1	枳壳、香附→白芍	1	10	佛手→陈皮	1
2	乌药、白芍→香附	1	11	当归、香附→白芍	1
3	青皮、枳壳→陈皮	1	12	丹参、炒枣仁→夜交藤	1
4	青皮、枳壳→白芍、陈皮	1	13	赤芍、香附→白芍	1
5	青皮、枳壳→白芍	1	14	陈皮、青皮、枳壳→白芍	1
6	青皮、香附→陈皮	1	15	炒麦芽→炒谷芽	1
7	青皮、柴胡→陈皮	1	16	白芍、青皮、枳壳→陈皮	1
8	青皮→陈皮	1	17	白芍、青皮、香附→陈皮	1
9	木香、炒麦芽→炒谷芽	1	18	白芍、青皮→陈皮	1

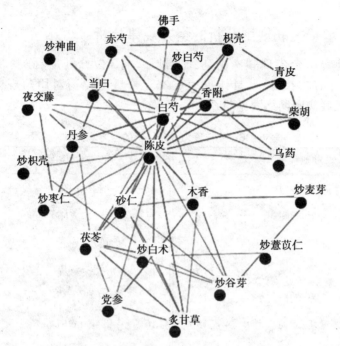

图 6-20　支持度为 8、置信度为 0.9 条件下的药物关联网络展示图

（三）基于熵聚类的方剂组方规律分析

1. 基于改进的互信息法的药物间关联度分析　依据方剂数量,结合经验判断和不同参数提取数据的预读,设置相关度为 8、惩罚度为 4,进行聚类分析,得到方剂中两两药物间的关联度,将关联系数 0.05 以上的药对列表。结果见表 6-38。

表 6-38　基于改进的互信息法的药物间关联度分析结果

药对	关联系数	药对	关联系数
炒麦芽 – 香附	0.067 857	木香 – 炒神曲	0.054 352
赤芍 – 益母草	0.064 607	青皮 – 炒白术	0.054 321
炒麦芽 – 佛手	0.063 55	炒麦芽 – 炒白芍	0.053 931
青皮 – 茯苓	0.061 506	赤芍 – 焦山楂	0.052 935
炒麦芽 – 地榆炭	0.059 048	炒白术 – 益母草	0.052 056
炒麦芽 – 葛根	0.058 035	枳壳 – 茯苓	0.051 269
白芍 – 炒谷芽	0.057 487	白芍 – 当归	0.051 084
白芍 – 郁金	0.056 565	炒白芍 – 柴胡	0.050 606

续表

药对	关联系数	药对	关联系数
白芍 – 焦麦芽	0.056 528	炒白芍 – 乌药	0.050 606
白芍 – 焦神曲	0.056 528	枳壳 – 炙甘草	0.050 564
枳壳 – 赤芍	0.056 141	柴胡 – 茯苓	0.050 272

2. 基于复杂系统熵聚类的药物核心组合分析　以药物间关联度分析结果为基础,按照相关度与惩罚度约束,基于复杂系统熵聚类,演化出 3~4 味药核心组合。具体见表 6–39。

表 6–39　基于复杂系统熵聚类的核心组合

序号	核心组合	序号	核心组合
1	木香 – 炒麦芽 – 黄连	17	当归 – 炒神曲 – 焦三仙
2	木香 – 炒麦芽 – 焦楂炭	18	当归 – 丹参 – 陈皮
3	木香 – 炒麦芽 – 赤芍	19	延胡索 – 炒白术 – 茯苓
4	木香 – 炒谷芽 – 焦楂炭	20	佛手 – 青皮 – 柴胡
5	木香 – 炒谷芽 – 赤芍	21	佛手 – 柴胡 – 蔻仁
6	白芍 – 赤芍 – 炒白术	22	青皮 – 柴胡 – 炒谷芽
7	炒麦芽 – 青皮 – 柴胡	23	青皮 – 炒谷芽 – 郁金
8	炒麦芽 – 炒泽泻 – 焦楂炭	24	炒薏苡仁 – 炒泽泻 – 炒山药
9	炒麦芽 – 黄连 – 炒枳壳	25	黄连 – 葛根 – 地榆炭
10	党参 – 大枣 – 炒枣仁	26	黄连 – 葛根 – 陈皮
11	党参 – 夜交藤 – 怀牛膝	27	炒谷芽 – 赤芍 – 郁金
12	党参 – 炒枣仁 – 怀牛膝	28	炒谷芽 – 赤芍 – 香附
13	党参 – 炙甘草 – 怀牛膝	29	丹参 – 陈皮 – 益母草
14	枳壳 – 青皮 – 郁金	30	赤芍 – 炙甘草 – 郁金
15	当归 – 黄芪 – 枳实	31	白芍 – 枳壳 – 青皮 – 柴胡
16	当归 – 葛根 – 陈皮	32	白芍 – 炒白芍 – 赤芍 – 香附

3. 基于无监督熵层次聚类的新处方分析　在以上核心组合提取的基础上,运用无监督熵层次聚类算法,得到 6 个新处方,具体见表 6–40。

表 6-40 基于熵层次聚类的治疗腹痛新处方

序号	候选新处方	序号	候选新处方
1	木香、炒麦芽、黄连、赤芍	4	炒麦芽、青皮、柴胡、炒谷芽
2	木香、炒谷芽、焦楂炭、赤芍	5	党参、炙甘草、怀牛膝、赤芍、郁金
3	白芍、柴胡、炒白术、枳壳、青皮	6	当归、葛根、陈皮、丹参

（四）讨论

本研究应用中医传承辅助系统软件,运用关联规则和聚类算法分析颜正华治疗腹痛的用药经验。经过关联算法分析,频次较高的药物有陈皮、白芍、茯苓、炒白术、砂仁、丹参、当归、香附、赤芍、木香、党参、炒谷芽、枳壳等。这些药多数具有理气、消食、健脾、和胃等功效。常用配伍使用的药物有:①陈皮、砂仁;②白芍、香附;③陈皮、茯苓;④白芍、陈皮;⑤茯苓、炒白芍;⑥白芍、赤芍;⑦陈皮、香附;⑧陈皮、炒白术;⑨白芍、当归;⑩丹参、当归。基于改进的互信息法的关联度较大的药物组合有炒麦芽–香附、赤芍–益母草、炒麦芽–佛手、青皮–茯苓、炒麦芽–地榆炭、炒麦芽–葛根、白芍–炒谷芽、白芍–郁金、白芍–焦麦芽、白芍–焦神曲等。基于熵层次聚类的新处方有:①木香、炒麦芽、黄连、赤芍;②木香、炒谷芽、焦楂炭、赤芍;③白芍、柴胡、炒白术、枳壳、青皮;④炒麦芽、青皮、柴胡、炒谷芽;⑤党参、炙甘草、怀牛膝、赤芍、郁金;⑥当归、葛根、陈皮、丹参。

本研究结果较好地验证了颜正华治疗腹痛的学术思想和用药经验。颜正华认为,腹痛的最主要的病机特点是"不通则痛",或因邪滞而不通,或由正虚运行迟缓而不通。腹痛辨证首要为辨虚实。外邪侵袭、饮食不节、情志失调、外伤虫积等因素导致脏腑气机瘀滞、行血受阻或腹部经脉受病邪所滞,络脉痹阻,不通则痛,多为实证。素体阳虚,气血不足,脏腑失养所产生的腹痛,为虚证。本研究显示,单味药出现频率最高者为陈皮。陈皮味辛、苦,性温,归脾、肺经,功能理气健脾、燥湿化痰,善治中焦脾胃气滞寒湿,脘腹胀痛。其次为白芍,颜正华临证治疗腹痛有瘀血者,常将白芍、赤芍配伍同用。其中,白芍味苦、酸,微寒,归肝、脾经,功能养血敛阴、柔肝止痛、平抑肝阳,常于治疗肝血虚脘腹挛急疼痛。赤芍味苦,性微寒,归肝经,功能清热凉血、散瘀止痛,多用于瘀血腹痛。二者合用,共奏活血柔肝止痛之功。茯苓味甘、淡,性平,归心、脾、肾经,功能利水渗湿、健脾、宁心,既可祛邪,又可扶正,助脾消食而止腹痛,适用于脾虚兼食积之腹痛者。白术在治疗腹痛方中亦常用,其甘、苦,性温,归脾、胃经,功能益气健脾、燥湿利水,被前人誉之为"补气健脾第一要药"。脾主运化,因脾气不足,运化失健,往往饮食停滞,引起腹痛。白术既长于补气以复脾运,又能燥湿、利尿以除湿邪,炒用可增强补气健脾作用,用于脾虚有湿之腹痛。丹参味苦,性微寒,归心、心包、肝经,功能活血通经、祛瘀止痛、凉血消痈、除烦安神,广泛用于各种瘀血病证,如气滞血瘀脘腹疼痛和妇科经闭腹痛等。香附味辛、微苦、微甘,性平,归肝、脾、三焦经,功能疏肝解郁、调经止痛、理气和中,常用于腹痛证属肝胃气滞者。再者,本研究所得新处方亦较好地反映了颜正华的学术思想,如新处方"木香、炒谷芽、焦楂炭、赤芍"中将理气、消食、活血药物并用,主治气滞食积兼瘀血之腹痛;又如新处方"党参、炙甘草、怀牛膝、赤芍、郁金"中将补中益气之品与活血止痛之药合用,适用于气虚兼有瘀血之腹痛。这些新处方的发现为探析颜正华用药规律和新药研发提供了基础信息。

七、咳嗽用药规律研究

(一)用药频次

对颜正华 188 首咳嗽处方中的药物频次进行统计,使用频次在 35 以上的有 23 味药,使用频次的前 3 位分别是浙贝母、杏仁、紫菀。具体见表 6-41。

表 6-41　处方中出现频次大于 35 的药物情况表

序号	中药名称	频次	序号	中药名称	频次
1	浙贝母	167	13	茯苓	62
2	杏仁	154	14	连翘	61
3	紫菀	134	15	金银花	61
4	甘草	127	16	炒酸枣仁	47
5	陈皮	107	17	首乌藤	41
6	百部	106	18	荆芥	40
7	桔梗	106	19	桑叶	40
8	黄芩	102	20	清半夏	38
9	白前	95	21	瓜蒌	38
10	竹茹	91	22	枳壳	35
11	鱼腥草	73	23	丹参	35
12	款冬花	67			

(二)基于关联规则的组方规律分析

按药物组合出现的频次将药对由高到低排序,前 3 位分别是"杏仁、浙贝母""浙贝母、紫菀""杏仁、紫菀"。具体见表 6-42。对所得出的药对进行关联规则分析,结果见表 6-43。

表 6-42 高频次药物组合情况表

序号	药物组合	频次	序号	药物组合	频次
1	杏仁、浙贝母	140	11	白前、百部	94
2	浙贝母、紫菀	123	12	百部、紫菀	93
3	杏仁、紫菀	119	13	甘草、桔梗	93
4	甘草、浙贝母	116	14	甘草、浙贝母、紫菀	93
5	甘草、杏仁	110	15	陈皮、浙贝母	92
6	杏仁、浙贝母、紫菀	108	16	杏仁、桔梗	92
7	甘草、杏仁、浙贝母	102	17	浙贝母、黄芩	91
8	桔梗、浙贝母	100	18	陈皮、杏仁	90
9	甘草、紫菀	100	19	杏仁、黄芩	89
10	百部、浙贝母	99	20	甘草、杏仁、紫菀	89

表 6-43 处方中药物关联规则情况（置信度 =1）

序号	规则	置信度
1	白前、陈皮→百部	1
2	白前、黄芩→百部	1
3	白前、桔梗→百部	1
4	甘草、白前→百部	1
5	白前、鱼腥草→百部	1
6	白前、竹茹→百部	1
7	连翘、杏仁→浙贝母	1
8	白前、杏仁、黄芩→百部	1
9	甘草、白前、杏仁→百部	1
10	白前、竹茹、杏仁→百部	1
11	白前、浙贝母、黄芩→百部	1
12	白前、桔梗、浙贝母→百部	1
13	甘草、白前、浙贝母→百部	1
14	白前、竹茹、浙贝母→百部	1

续表

序号	规则	置信度
15	白前、黄芩、紫菀→百部	1
16	甘草、白前、黄芩→百部	1
17	甘草、白前、紫菀→百部	1
18	白前、竹茹、紫菀→百部	1
19	甘草、白前、桔梗→百部	1
20	甘草、白前、竹茹→百部	1
21	连翘、杏仁、金银花→浙贝母	1
22	白前、杏仁、浙贝母、黄芩→百部	1
23	甘草、白前、杏仁、浙贝母→百部	1
24	白前、竹茹、杏仁、浙贝母→百部	1
25	白前、杏仁、黄芩、紫菀→百部	1
26	甘草、白前、杏仁、紫菀→百部	1
27	白前、竹茹、杏仁、紫菀→百部	1
28	甘草、白前、竹茹、杏仁→百部	1
29	白前、浙贝母、黄芩、紫菀→百部	1
30	甘草、白前、浙贝母、紫菀→百部	1
31	白前、竹茹、浙贝母、紫菀→百部	1
32	甘草、白前、桔梗、浙贝母→百部	1
33	甘草、白前、竹茹、浙贝母→百部	1
34	甘草、白前、杏仁、浙贝母、紫菀→百部	1

（三）基于熵聚类的组方规律分析

1. 基于改进的互信息法的药物间关联度分析　根据处方数量,结合经验判断和不同参数提取数据的预读,设置相关度为9、惩罚度为3,进行聚类分析,得到方剂中两两药物之间的关联度,将关联系数0.034以上的药对列表。结果见表6–44。

表 6-44 基于改进的互信息法的药物间关联情况

序号	药对	关联系数	序号	药对	关联系数
1	生地黄-甘草	0.053 2	14	竹茹-麦冬	0.036 6
2	生地黄-金钱草	0.046 0	15	竹茹-南沙参	0.036 6
3	生地黄-天花粉	0.043 0	16	竹茹-北沙参	0.036 6
4	黄芩-白前	0.041 9	17	生地黄-陈皮	0.036 1
5	连翘-炒酸枣仁	0.041 6	18	连翘-丹参	0.035 7
6	麦冬-甘草	0.041 0	19	竹茹-芦根	0.035 6
7	竹茹-桑寄生	0.039 6	20	金银花-制僵蚕	0.035 4
8	竹茹-桑叶	0.039 5	21	生地黄-桔梗	0.035 3
9	连翘-茯苓	0.039 3	22	川贝母-桔梗	0.035 3
10	黄芩-桑枝	0.038 9	23	麦冬-桑枝	0.035 2
11	麦冬-玄参	0.038 4	24	黄芩-玄参	0.034 4
12	南沙参-覆盆子	0.037 6	25	川贝母-五味子	0.034 3
13	连翘-薄荷	0.037 0	26	川贝母-百合	0.034 3

2. 基于复杂系统熵聚类的药物核心组合分析 在以上药物间关联度分析的基础上,按照相关度与惩罚度相互约束原理,应用复杂系统熵聚类的层次聚类分析,演化出核心药物组合 3~4 味,具体见表 6-45。得到 10 个新处方,具体见表 6-46。

表 6-45 基于复杂系统熵聚类的治疗咳嗽的核心组合

序号	核心组合	序号	核心组合
1	竹茹-杏仁-紫菀	7	赤芍-甘草-白前
2	荆芥-桑叶-炒酸枣仁	8	生谷芽-鸡内金-金钱草
3	荆芥-桔梗-丹参	9	砂仁-佛手-白豆蔻
4	连翘-枳壳-清半夏	10	玄参-陈皮-南沙参
5	紫菀-黄芩-桑寄生	11	杏仁-紫菀-桑寄生
6	防风-薏苡仁-炒牛蒡子	12	桑叶-炒酸枣仁-首乌藤

续表

序号	核心组合	序号	核心组合
13	荆芥－连翘－金银花－桔梗－芦根	17	赤芍－白前－鱼腥草
14	连翘－金银花－清半夏	18	鸡内金－生麦芽－覆盆子
15	竹茹－紫菀－黄芩－枇杷叶	19	砂仁－佛手－炒神曲－紫苏梗
16	防风－紫苏叶－炒牛蒡子	20	化橘红－地骨皮－陈皮

表 6-46　基于复杂系统熵聚类的候选新处方

序列号	候选新处方	序列号	候选新处方
1	竹茹、杏仁、紫菀、桑寄生	6	防风、薏苡仁、炒牛蒡子、紫苏叶
2	荆芥、桑叶、炒酸枣仁、首乌藤	7	赤芍、甘草、白前、鱼腥草
3	荆芥、桔梗、丹参、连翘、金银花、芦根	8	生谷芽、鸡内金、金钱草、生麦芽、覆盆子
4	连翘、枳壳、清半夏、金银花	9	砂仁、佛手、白豆蔻、炒神曲、紫苏梗
5	紫菀、黄芩、桑寄生、竹茹、枇杷叶	10	玄参、陈皮、南沙参、化橘红、地骨皮

（四）讨论

本研究运用关联规则和聚类算法分析颜正华治疗咳嗽的用药经验。研究结果较好地验证了颜正华诊疗咳嗽的经验。颜正华认为,咳嗽是由六淫外邪侵袭肺系,或者脏腑功能失调,内伤及肺,肺失宣肃,肺气上逆所致,主要分为外感和内伤两类。外感咳嗽多为新病,属邪实,以宣肺散邪为主;内伤咳嗽多宿病,常反复发作,多属邪实正虚,治当祛邪扶正标本兼治。既往医案研究表明,颜正华治疗咳嗽常从风寒咳嗽、风热咳嗽、燥热咳嗽、痰热郁肺、肝火犯肺、肺阴亏耗、肺肾阴虚等方面综合考量,辨证论治。本研究显示常用药物以疏散风热、清肺止咳者为主。如单味药出现频次最高者为浙贝母,其味苦,性寒,归肺、心经,功能清热散结、化痰止咳,用于风热、痰热咳嗽,以及瘰疬、瘿瘤、疮痈、肺痈等。杏仁亦为出现频次较高的药物,味苦,性微温,有小毒,归肺、大肠经,功能止咳平喘、润肠通便,既善降肺气,又可宣肺气而达止咳平喘之效,为治咳喘要药。又如紫菀,味苦、甘,性微温,归肺经,长于润肺下气、化痰止咳,凡咳嗽痰多,无论新久,寒热虚实,皆可应用。再如甘草,味甘,性平,归心、肺、脾、胃经,功能益气补中、清热解毒、祛痰止咳、缓急止痛、调和药性,药力缓和,治疗咳喘证,无论寒热虚实、有痰无痰均可随证配伍选用。另如陈皮,味辛、苦,微温,归脾、肺经,功能理气健脾、燥湿化痰,治寒痰咳嗽、痰多清稀者,可配伍甘草、杏仁等。

同时,本研究较好地验证了颜正华经验方的临床应用。如颜正华治疗咳嗽喜用止嗽散加减,笔者曾多次在门诊和颜正华家中聆听颜正华讲解止嗽散的应用技巧与心得。止嗽散中紫菀、百部、白前止咳化痰,桔梗、陈皮宣肺理气,荆芥祛风解表,甘草调和诸药。七味相配,共奏止嗽化痰、宣肺解表之功。本研究所得置信度为1的关联规则中有多个止嗽散相关规则,如"甘草、白前、紫菀→百部""白前、桔梗→百部""甘草、白前→百部""甘草、白前、桔梗→百部"等。这较好地验证了既往医案挖掘所得规律和结果。

再者,本研究所得候选方剂与核心组合对临床用药具有指导意义,如候选处方"荆芥、桔梗、丹参、连翘、金银花、芦根"药物组成合理,配伍得当,其中荆芥、金银花、连翘均有解表之功,连翘、金银花、芦根均有清热之效,桔梗宣肺化痰,丹参凉血祛瘀,六药合用,适宜于外感风热束肺,肺气不宣,兼有内热者。又如候选处方"玄参、陈皮、南沙参、化橘红、地骨皮"中,陈皮、化橘红长于燥湿祛痰、理气调中,玄参、南沙参、地骨皮均能养阴生津、润肺除燥,五药合用,共奏燥湿祛痰、润肺生津止咳之效。

八、心悸用药规律研究

(一)用药频次

对颜正华治疗心悸的70首方剂中包含的189味药物进行频次统计,并将药物按使用频次从高到低进行排序。使用频次在10以上的药物有30味,见表6-47。

表6-47　处方中频次10以上的药物情况表

序号	中药名称	频次	序号	中药名称	频次
1	丹参	56	9	生龙骨	23
2	炒枣仁	47	10	生牡蛎	20
3	夜交藤	45	11	柏子仁	19
4	茯苓	41	12	郁金	18
5	远志	38	13	党参	17
6	赤芍	35	14	枳壳	15
7	白芍	28	15	麦冬	15
8	陈皮	25	16	葛根	15

续表

序号	中药名称	频次	序号	中药名称	频次
17	佛手	15	24	决明子	12
18	香附	14	25	降香	12
19	珍珠母	13	26	当归	12
20	太子参	13	27	酸枣仁	11
21	黄芪	13	28	生地	11
22	白菊花	13	29	怀牛膝	11
23	炙甘草	12	30	瓜蒌	11

（二）基于关联规则分析的组方规律分析

按照药物组合出现频次由高到低排序,前3位分别是"丹参、夜交藤""丹参、炒枣仁""炒枣仁、夜交藤"。具体见表6-48。分析所得药对用药规律,结果见表6-49。

表6-48　处方中使用频次20以上的药物组合情况表

序号	药物模式	频次	序号	药物模式	频次
1	丹参、夜交藤	40	14	赤芍、夜交藤	24
2	丹参、炒枣仁	39	15	丹参、远志、炒枣仁	23
3	炒枣仁、夜交藤	35	16	丹参、茯苓、夜交藤	23
4	丹参、赤芍	32	17	丹参、赤芍、夜交藤	23
5	丹参、茯苓	31	18	丹参、白芍	23
6	远志、炒枣仁	30	19	白芍、赤芍	23
7	茯苓、炒枣仁	30	20	远志、茯苓、炒枣仁	22
8	丹参、炒枣仁、夜交藤	30	21	茯苓、炒枣仁、夜交藤	22
9	丹参、远志	28	22	丹参、白芍、赤芍	21
10	远志、茯苓	27	23	远志、炒枣仁、夜交藤	20
11	茯苓、夜交藤	26	24	丹参、远志、夜交藤	20
12	丹参、茯苓、炒枣仁	25	25	丹参、陈皮	20
13	远志、夜交藤	24	26	赤芍、炒枣仁	20

表 6-49　处方中药物组合关联规则表（置信度大于 0.9）

序号	规则	置信度	序号	规则	置信度
1	赤芍、夜交藤→丹参	0.958 33	16	珍珠母→赤芍	0.923 07
2	赤芍、炒枣仁→丹参	0.950 00	17	太子参→丹参	0.923 07
3	陈皮、夜交藤→丹参	0.944 44	18	桑寄生、炒枣仁→夜交藤	0.923 07
4	丹参、白芍、夜交藤→赤芍	0.941 17	19	麦冬、炒枣仁→丹参	0.923 07
5	白芍、赤芍、夜交藤→丹参	0.941 17	20	茯苓、葛根→丹参	0.923 07
6	赤芍、炒枣仁、夜交藤→丹参	0.937 5	21	赤芍、生龙牡→丹参	0.923 07
7	麦冬→丹参	0.933 33	22	赤芍、桑寄生→丹参	0.923 07
8	葛根→丹参	0.933 33	23	赤芍、陈皮→丹参	0.923 07
9	赤芍、茯苓→丹参	0.933 33	24	赤芍、柏子仁→丹参	0.923 07
10	柏子仁、夜交藤→丹参	0.933 33	25	陈皮、茯苓、夜交藤→丹参	0.923 07
11	赤芍→丹参	0.928 57	26	陈皮、炒枣仁、夜交藤→丹参	0.923 07
12	郁金、夜交藤→丹参	0.928 57	27	白芍、炒枣仁、夜交藤→丹参	0.923 07
13	丹参、白芍、炒枣仁→赤芍	0.928 57	28	赤芍→丹参	0.914 28
14	白芍、赤芍、炒枣仁→丹参	0.928 57	29	丹参、白芍→赤芍	0.913 04
15	珍珠母→丹参	0.923 07	30	白芍、赤芍→丹参	0.913 04

（三）基于熵聚类的方剂组方规律分析

1. 基于改进的互信息法的药物间关联度分析　依据方剂数量,结合经验判断和不同参数提取数据的预读,设置相关度为 8、惩罚度为 4,进行聚类分析,得到方剂中两两药物间的关联度,将关联系数 0.04 以上的药对列表。结果见表 6-50。

表 6-50　基于改进的互信息法的药物间关联度分析

药对	关联系数	药对	关联系数
赤芍 - 茯苓	0.051 903	枳壳 - 荆芥穗	0.045 596
大枣 - 炙甘草	0.050 354	枳壳 - 鱼腥草	0.045 596
麦冬 - 珍珠母	0.050 279	麦冬 - 西洋参	0.045 596
白芍 - 天麻	0.049 741	白芍 - 柏子仁	0.041 175

续表

药对	关联系数	药对	关联系数
大枣 – 郁金	0.046 449	远志 – 生首乌	0.041 116
白芍 – 龙眼肉	0.046 439	白芍 – 鸡血藤	0.040 72
麦冬 – 决明子	0.045 961	枳壳 – 杏仁	0.040 401
当归 – 葛根	0.045 961	郁金 – 蔓荆子	0.040 041
枳壳 – 煅瓦楞子	0.045 596		

2. 基于复杂系统熵聚类的药物核心组合分析 以改进的互信息法的药物间关联度分析结果为基础,按照相关度与惩罚度约束,基于复杂系统熵聚类,演化出 3~4 味药核心组合。具体见表 6-51。

表 6-51 基于复杂系统熵聚类的药物核心组合

序号	核心组合	序号	核心组合
1	白芍 – 赤芍 – 炙甘草	18	生龙牡 – 柏子仁 – 酸枣仁
2	白芍 – 赤芍 – 夏枯草	19	夜交藤 – 炒枣仁 – 生龙骨
3	白芍 – 炙甘草 – 白菊花	20	夜交藤 – 丹参 – 炒白术
4	白芍 – 白菊花 – 枸杞子	21	柴胡 – 炒枣仁 – 枣仁
5	枳壳 – 麦冬 – 陈皮	22	决明子 – 珍珠母 – 茯苓
6	枳壳 – 郁金 – 瓜蒌	23	决明子 – 生首乌 – 蔓荆子
7	党参 – 龙眼肉 – 炙黄芪	24	决明子 – 茯苓 – 蔓荆子
8	麦冬 – 黄芪 – 五味子	25	柏子仁 – 茯苓 – 蔓荆子
9	麦冬 – 五味子 – 陈皮	26	炒枣仁 – 生龙骨 – 炒山栀
10	麦冬 – 五味子 – 南沙参	27	白茅根 – 炒山栀 – 滑石
11	麦冬 – 五味子 – 太子参	28	炙甘草 – 白菊花 – 怀牛膝
12	大枣 – 当归 – 炙黄芪	29	白菊花 – 生地 – 枸杞子
13	大枣 – 丹参 – 炒白术	30	郁金 – 生地 – 香附
14	黄芩 – 夜交藤 – 丹参	31	陈皮 – 益母草 – 红花
15	当归 – 生黄芪 – 炒神曲	32	生地 – 枸杞子 – 香附
16	当归 – 生黄芪 – 桂枝	33	茯苓 – 瓜蒌 – 蔓荆子
17	当归 – 生黄芪 – 桑枝		

3. 基于无监督熵层次聚类的新处方分析　在以上核心组合提取的基础上，运用无监督熵层次聚类算法，得到 8 个新处方，具体见表 6-52。

表 6-52　基于熵层次聚类的治疗心悸新处方

序号	候选新处方	序号	候选新处方
1	白芍、赤芍、炙甘草、夏枯草	5	大枣、当归、炙黄芪、生黄芪、桑枝
2	枳壳、麦冬、陈皮、益母草、红花	6	黄芩、夜交藤、丹参、炒白术
3	麦冬、黄芪、五味子、南沙参	7	决明子、珍珠母、茯苓、蔓荆子
4	麦冬、五味子、陈皮、太子参	8	白菊花、生地、枸杞子、香附

（四）讨论

颜正华认为，心悸的病位主要在心，但也与脾、肾、肺等脏功能失调有关。如脾失健运，气血化生无源，或劳心过度，可致心脾两虚，而出现心悸；若肾水不足不能上济心阴以涵养心阳，亦可出现心悸；若肺气虚损或肺的宣降失常，进而导致气血运行不畅，也可引发心悸。颜正华同时认为，心悸的基本病因病机是本虚标实。初起以心气虚为常见，可表现为心气不足、心脾两虚、心肺气虚、心虚胆怯等；阳虚者则表现为心阳不振、脾肾阳虚，甚或水饮凌心之证；阴虚血亏者多表现为心血不足、肝肾阴虚、心肾不交等证。病久正气耗伤，阴损及阳，阳损及阴可出现气阴两虚、气血不足、阴阳俱损之候。而肝郁气滞或心脾气虚，均可导致痰浊、瘀血内生，而成痰浊阻络或心脉瘀阻之证，即所谓标实。颜正华经过多年临床实践，总结出治疗心悸的两种基本治法，即"益气养阴、安神定志""活血化痰、通络定惊"。

本研究应用中医传承辅助系统软件，运用关联规则和聚类算法分析颜正华治疗心悸的用药经验，较好地验证了颜正华的学术思想。关联算法分析显示，颜正华治疗心悸常用的药物有丹参、炒枣仁、夜交藤、茯苓、远志、赤芍、白芍、陈皮、生龙骨、生牡蛎、柏子仁、郁金、党参、枳壳、麦冬、葛根、佛手、香附、珍珠母、太子参、黄芪等。颜正华治疗心悸的常用药物组合有：①丹参、夜交藤；②丹参、炒枣仁；③炒枣仁、夜交藤；④丹参、赤芍，丹参、茯苓；⑤远志、炒枣仁；⑥茯苓、炒枣仁；⑦丹参、炒枣仁、夜交藤，丹参、远志；⑧远志、茯苓；⑨茯苓、夜交藤等。基于复杂系统熵聚类算法的新处方包括：①白芍、赤芍、炙甘草、夏枯草；②枳壳、麦冬、陈皮、益母草、红花；③麦冬、黄芪、五味子、南沙参；④麦冬、五味子、陈皮、太子参；⑤大枣、当归、炙黄芪、生黄芪、桑枝；⑥黄芩、夜交藤、丹参、炒白术；⑦决明子、珍珠母、茯苓、蔓荆子；⑧白菊花、生地、枸杞子、香附。

下面结合频次较高的常用药物进行分析,丹参为颜正华治疗心悸处方中出现频次最高的药物。丹参味苦,性微寒,归心包、肝经,功能活血调经、凉血消痈、祛瘀止痛、除烦安神,活血调经作用卓越,且古人云"一味丹参,功同四物"。颜正华用丹参,一方面取其活血化瘀之功,另一方面取其安神之效,共奏祛瘀定悸之作用。炒枣仁、夜交藤分别为出现频次第二、第三的药物,均为养心安神之佳品。炒枣仁补肝益阴,养心安神而定悸。夜交藤味甘,性平,入心、肝经,功能养血安神。二药配合共奏养心血、益肝阴而安神之功。茯苓味甘、淡,性平,归心、脾、肾经,功能利水渗湿、健脾、宁心,可用于心脾两虚、气血不足之心悸。远志味苦、辛,性温,归心、肾、肺经,功能安神益智、祛痰开窍、消散痈肿,性善宣泄通达,既能开心气而宁心安神,又能通肾气而强志不忘,为交通心肾、安定神志、益智强识之佳品,用于心肾不交之心悸。在颜正华治疗心悸处方中,赤芍和白芍常同时出现,其中赤芍味苦,性微寒,归肝经,功能清热凉血、散瘀止痛;白芍味苦、酸,微寒,归肝、脾经,功能养血敛阴、柔肝止痛、平抑肝阳。二药配伍共奏活血化瘀、平抑定悸之功。同时,颜正华处方中,龙骨和牡蛎也常同时出现,其中龙骨味甘、涩,性平,归心、肝、肾经,功能镇静安神、平肝潜阳、收敛固涩,为重镇安神常用药。牡蛎味咸,性微寒,归肝、胆、肾经,功能重镇安神、平肝潜阳、软坚散结、收敛固涩,虽属平肝潜阳之品,但亦是安神常用之药。颜正华治疗失眠兼心悸者,常将生龙骨、生牡蛎与炒枣仁、夜交藤同用,以期养心安神与重镇安神法兼用而效捷。

九、胸痹用药规律研究

(一)用药频次

对颜正华治疗胸痹的122首方剂中的药物频次进行统计,使用频次在20以上的药物有27味,使用频次前3位的分别是炒枣仁、丹参、川芎,具体结果见表6-53。

表6-53 方剂中使用频次20以上的药物情况表

序号	中药名称	频次	序号	中药名称	频次
1	炒枣仁	66	7	茯苓	34
2	丹参	59	8	香附	33
3	川芎	53	9	降香	31
4	赤芍	41	10	黄芪	29
5	陈皮	39	11	栀子	28
6	柴胡	36	12	夜交藤	28

续表

序号	中药名称	频次	序号	中药名称	频次
13	枳实	27	21	当归	22
14	远志	26	22	百合	22
15	瓜蒌	26	23	清半夏	21
16	佛手	26	24	麦冬	21
17	焦三仙	25	25	葛根	21
18	红参	24	26	枳壳	20
19	鸡内金	23	27	薤白	20
20	红花	22			

（二）基于关联规则的方剂组方规律分析

按照药物组合出现频次由高到低排序,前3位分别是"丹参、赤芍""丹参、炒枣仁""丹参、降香",具体见表6-54。分析所得药对用药规则,结果见表6-55。关联规则网络图见图6-21。

表6-54　处方中支持度为20条件下药物组合频次表

序号	药物模式	频次	序号	药物模式	频次
1	丹参、赤芍	36	16	枳实、柴胡	23
2	丹参、炒枣仁	33	17	丹参、瓜蒌	23
3	丹参、降香	30	18	丹参、佛手	23
4	川芎、炒枣仁	28	19	丹参、赤芍、降香	23
5	丹参、茯苓	27	20	丹参、炒枣仁、夜交藤	23
6	川芎、丹参	27	21	丹参、黄芪	22
7	丹参、夜交藤	26	22	丹参、远志、炒枣仁	21
8	香附、炒枣仁	25	23	丹参、远志	21
9	栀子、柴胡	24	24	丹参、茯苓、炒枣仁	21
10	远志、炒枣仁	24	25	鸡内金、焦三仙	20
11	茯苓、炒枣仁	24	26	丹参、红花	20
12	丹参、陈皮	24	27	川芎、赤芍	20
13	赤芍、降香	24	28	赤芍、黄芪	20
14	炒枣仁、夜交藤	24	29	赤芍、瓜蒌	20
15	柴胡、炒枣仁	24	30	赤芍、炒枣仁	20

表 6-55　处方中药物组合的关联规则（置信度大于 0.8）

序号	规则	置信度	序号	规则	置信度
1	丹参、远志→炒枣仁	1.000 000	11	赤芍→丹参	0.878 049
2	降香→丹参	0.967 742	12	远志、炒枣仁→丹参	0.875 000
3	赤芍、降香→丹参	0.958 333	13	茯苓、炒枣仁→丹参	0.875 000
4	炒枣仁、夜交藤→丹参	0.958 333	14	鸡内金→焦三仙	0.869 565
5	夜交藤→丹参	0.928 571	15	栀子→柴胡	0.857 143
6	远志→炒枣仁	0.923 077	16	夜交藤→炒枣仁	0.857 143
7	红花→丹参	0.909 091	17	枳实→柴胡	0.851 852
8	瓜蒌→丹参	0.884 615	18	夜交藤→丹参、炒枣仁	0.821 429
9	佛手→丹参	0.884 615	19	远志→丹参、炒枣仁	0.807 692
10	丹参、夜交藤→炒枣仁	0.884 615	20	远志→丹参	0.807 692

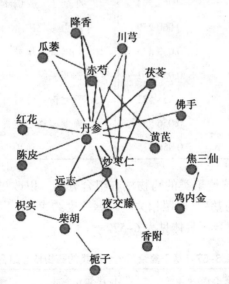

图 6-21　支持度为 20、置信度为 0.8 的药物网络展示图

（三）基于熵聚类的方剂组方规律分析

1. 基于改进的互信息法的药物间关联度分析　依据方剂数量,结合经验判断和不同参数提取数据的预读,设置相关度为 8、惩罚度为 4,进行聚类分析,得到方剂中两两药物间的关联度,将关联系数 0.05 以上的药对列表。结果见表 6-56。

表 6-56　基于改进的互信息法的药物间关联度分析

药对	关联系数	药对	关联系数
柴胡 - 鸡内金	0.101 627	赤芍 - 天花粉	0.056 187
丹参 - 瓜蒌	0.095 82	焦三仙 - 瓜蒌	0.055 873
丹参 - 红花	0.089 521	柴胡 - 瓜蒌	0.055 692
丹参 - 茯苓	0.078 104	车前子 - 陈皮	0.055 055
丹参 - 桑寄生	0.069 453	枳实 - 茯苓	0.053 773
降香 - 红参	0.065 491	赤芍 - 百合	0.053 398
丹参 - 益母草	0.063 469	佛手 - 红参	0.053 33
柴胡 - 清半夏	0.063 159	丹参 - 清半夏	0.053 101
丹参 - 怀牛膝	0.063 096	柴胡 - 知母	0.052 226
柴胡 - 陈皮	0.062 752	柴胡 - 槟榔	0.052 157
降香 - 鸡内金	0.062 394	车前子 - 茺蔚子	0.050 926
柴胡 - 桑寄生	0.060 279	佛手 - 鸡内金	0.050 818
降香 - 百合	0.059 333	鸡内金 - 瓜蒌	0.050 818
红参 - 清半夏	0.058 861	枳实 - 红花	0.050 482
枳实 - 焦三仙	0.058 521	三七粉 - 降香	0.050 371
丹参 - 薤白	0.056 883	夜交藤 - 生龙骨	0.050 175
柴胡 - 怀牛膝	0.056 775	夜交藤 - 琥珀	0.050 175

2. 基于复杂系统熵聚类的药物核心组合分析　以改进的互信息法的药物间关联度分析结果为基础,按照相关度与惩罚度约束,基于复杂系统熵聚类,演化出 3~4 味药核心组合。具体见表 6-57。

表 6-57　基于复杂系统熵聚类的药物核心组合

序号	核心组合	序号	核心组合
1	白芍 - 钩藤 - 天花粉	7	生葛根 - 磁石 - 莲子心
2	紫菀 - 黄芩 - 炙紫苏子	8	生葛根 - 磁石 - 炒川楝子
3	紫菀 - 黄芩 - 鱼腥草	9	甘草 - 防风 - 炒枣仁
4	钩藤 - 益母草 - 天花粉	10	甘草 - 金银花 - 炒枣仁
5	枳壳 - 郁金 - 金钱草	11	车前子 - 三七粉 - 檀香
6	枳壳 - 郁金 - 香附	12	三七粉 - 石菖蒲 - 细辛

续表

序号	核心组合	序号	核心组合
13	佛手 – 降香 – 枳实	24	赤芍 – 桑寄生 – 怀牛膝
14	佛手 – 降香 – 红花	25	天麻 – 益母草 – 天花粉
15	降香 – 枳实 – 栀子	26	瓜蒌 – 红花 – 薤白
16	降香 – 焦三仙 – 栀子	27	白芍 – 钩藤 – 石决明 – 石斛
17	降香 – 赤芍 – 栀子	28	车前子 – 三七粉 – 石菖蒲 – 冰片
18	青皮 – 煅瓦楞子 – 绿萼梅	29	降香 – 赤芍 – 瓜蒌 – 红花
19	远志 – 夜交藤 – 茯苓	30	枳实 – 柴胡 – 丹参 – 栀子
20	柴胡 – 红参 – 茯苓	31	柴胡 – 红参 – 焦三仙 – 丹参
21	柴胡 – 茯苓 – 栀子	32	柴胡 – 焦三仙 – 丹参 – 栀子
22	鸡内金 – 红参 – 茯苓	33	柴胡 – 丹参 – 赤芍 – 栀子
23	砂仁 – 炙甘草 – 冬瓜子	34	柴胡 – 丹参 – 百合 – 栀子

3. 基于无监督熵层次聚类的新处方分析　在核心组合提取的基础上,运用无监督熵层次聚类算法,得到 7 个新处方,具体见表 6–58。

表 6–58　基于熵层次聚类的新处方

序号	候选新处方	序号	候选新处方
1	紫菀、黄芩、炙紫苏子、鱼腥草	5	降香、赤芍、栀子、瓜蒌、红花
2	生葛根、磁石、莲子心、炒川楝子	6	柴胡、红参、茯苓、栀子
3	甘草、防风、炒枣仁、金银花	7	柴胡、红参、焦三仙、丹参、栀子
4	佛手、降香、枳实、红花		

（四）讨论

本研究应用关联规则和聚类算法分析颜正华治疗胸痹的用药经验。经过关联算法分析,提炼出颜正华治疗胸痹常用的药物有炒枣仁、丹参、川芎、赤芍、陈皮、柴胡、茯苓、香附、降香、黄芪、栀子、夜交藤、枳实、远志、瓜蒌、佛手、百合、麦冬、枳壳、薤白等。这些药物多数具有理气、活血、养心、安神等功效。常用的药物组合有:①丹参、赤芍;②丹参、炒枣仁;③丹参、降香;④川芎、炒枣仁;⑤丹参、茯苓,川芎、丹参;⑥丹参、夜交藤,香附、炒枣仁;⑦栀子、柴胡,远志、炒枣仁;⑧茯苓、炒枣仁；⑨丹参、陈皮等。经过聚类算法分析,常用药对包括柴胡－鸡内金、丹参－瓜蒌、丹参－红花、丹参－茯苓、丹参－桑寄生、降香－红参、丹参－益母草等。基于复杂系统熵聚类的治疗胸痹的核心组合主要有佛手－降香－红花、枳壳－郁金－香附、降香－赤芍－瓜蒌－红花、瓜蒌－红花－薤白等等。基于熵层次聚类的新处方包括：①紫菀、黄芩、炙紫苏子、鱼腥草；②生葛根、磁石、莲子心、炒川楝子；③甘草、防风、炒枣仁、金银花；④佛手、降香、枳实、红花；⑤降香、赤芍、栀子、瓜蒌、红花；⑥柴胡、红参、茯苓、栀子；⑦柴胡、红参、焦三仙、丹参、栀子。

国医大师颜正华在继承历代医家诊疗胸痹思路的基础上亦有创新,认为胸痹的病理变化多为本虚标实,虚实夹杂。其本虚为气阴两虚,标实为气滞血瘀。应标本同治,补气养血固其本,行气活血治其标。本研究结果较好地验证了颜正华诊疗胸痹的经验。下面结合研究结果对颜正华治疗胸痹处方中出现频次较高的药物进行分析。酸枣仁是频次最高的单味中药,其味甘、酸,性平,归心、肝、胆经,功能养血安神,常用于心肝阴血亏虚证。丹参味苦,性微寒,归心、心包、肝经,"一味丹参,功同四物",可见其活血之效捷,功善活血通经、祛瘀止痛、凉血消痈、除烦安神,可用于胸痹等瘀血证兼热者。川芎味辛,性温,归肝、胆、心包经,功能活血行气、祛风止痛,为"血中之气药",具有通达气血之功效,治心脉瘀阻之胸痹心痛常用之。赤芍味苦,性微寒,归肝经,功能清热凉血、散瘀止痛,入肝经血分,有活血散瘀止痛之功,亦可用于胸痹等瘀血证兼热者。陈皮味辛、苦,性温,归肺、脾经,功能理气健脾、燥湿化痰,性辛行温通,入肺走胸而能行气通痹止痛。柴胡味苦、辛,性微寒,归肝、胆经,功能解表退热、疏肝解郁、升举阳气,性善条达肝气,取气行助血行之意。其他频次较高药物亦多具有活血、行气、宁心等功效,另有黄芪、当归等补益之品。可见颜正华治疗胸痹一病,在攻伐瘀血之时,亦辅以理气、补益之法,使虚实错杂之病证迎刃而解。再者,基于复杂系统熵聚类的分析结果也验证了颜正华的用药经验,如所得核心组合"瓜蒌－红花－薤白"即为颜正华最喜用组合,源于汉代医圣张仲景的瓜蒌薤白半夏汤和瓜蒌薤白白酒汤,其中瓜蒌长于宽胸行气,薤白善于通阳散结,二者合用通阳散瘀、利气止痛,用于胸痹,见胸背疼痛、痰多喘闷、气短不得卧、苔白腻而滑、脉沉弦者最为适宜。颜正华临床中对胸痹见以上症状者,多在瓜蒌、薤白配伍基础上,加红花等活血化瘀药,收效甚佳。

十、眩晕用药规律研究

（一）用药频次

对颜正华190首眩晕处方中的药物频次进行统计,使用频次高于30的有29味药,使用频次前3位分别是赤芍、天麻、丹参。具体见表6-59。

表 6-59 处方中使用频次 30 以上的药物情况

序号	中药名称	频次	序号	中药名称	频次
1	赤芍	114	16	陈皮	45
2	天麻	112	17	当归	44
3	丹参	87	18	川芎	41
4	白芍	86	19	枳壳	35
5	白蒺藜	69	20	益母草	35
6	炒枣仁	68	21	石决明	35
7	夜交藤	62	22	清半夏	33
8	桑寄生	59	23	蔓荆子	33
9	白菊花	56	24	泽泻	31
10	生龙骨	54	25	夏枯草	31
11	茯苓	53	26	麦冬	31
12	怀牛膝	51	27	生地	30
13	生牡蛎	48	28	黄芪	30
14	钩藤	46	29	葛根	30
15	决明子	45			

（二）基于关联规则分析的组方规律分析

按照药物组合出现频次由高到低排序,前 3 位分别是"白芍、赤芍""天麻、赤芍""丹参、赤芍"。具体见表 6-60。分析所得药对用药规则,结果见表 6-61。关联规则网络图见图 6-22。

表 6-60 处方中使用频次 40 以上的药物组合情况

序号	药物模式	频次	序号	药物模式	频次
1	白芍、赤芍	78	7	天麻、丹参	48
2	天麻、赤芍	72	8	赤芍、夜交藤	46
3	丹参、赤芍	70	9	赤芍、桑寄生	46
4	赤芍、白蒺藜	57	10	丹参、白芍	45
5	天麻、白芍	54	11	丹参、白芍、赤芍	44
6	天麻、白芍、赤芍	52	12	赤芍、怀牛膝	44

续表

序号	药物模式	频次	序号	药物模式	频次
13	白芍、白蒺藜	44	18	赤芍、生龙牡	41
14	天麻、钩藤	43	19	炒枣仁、夜交藤	41
15	赤芍、白菊花	43	20	天麻、桑寄生	40
16	天麻、丹参、赤芍	42	21	白芍、桑寄生	40
17	白芍、赤芍、白蒺藜	42			

表6-61 处方中药物组合关联规则(置信度大于0.7)

序号	规则	置信度	序号	规则	置信度
1	丹参、白芍→赤芍	0.977 778	9	丹参→赤芍	0.804 598
2	天麻、白芍→赤芍	0.962 963	10	桑寄生→赤芍	0.779 661
3	白芍、白蒺藜→赤芍	0.954 54	11	白菊花→赤芍	0.767 857
4	钩藤→天麻	0.934 783	12	生龙牡→赤芍	0.759 259
5	白芍→赤芍	0.906 977	13	夜交藤→赤芍	0.741 935
6	天麻、丹参→赤芍	0.875 000	14	赤芍、白蒺藜→白芍	0.736 842
7	怀牛膝→赤芍	0.862 745	15	白蒺藜→赤芍	0.726 087
8	天麻、赤芍→白芍	0.822 222			

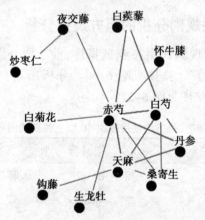

图6-22 关联规则网络展示图(支持度为40,置信度为0.7)

(三)基于熵聚类的方剂组方规律分析

1. 基于改进的互信息法的药物间关联度分析 依据方剂数量,结合经验判断和不同参数提取数据的预读,设置相关度为 8、惩罚度为 4,进行聚类分析,得到方剂中两两药物间的关联度,将关联系数 0.03 以上的药对列表。结果见表 6–62。

表 6–62　基于改进的互信息法的药物间关联分析

药对	关联系数	药对	关联系数
赤芍 – 益母草	0.055 042	红参 – 白菊花	0.033 047
红参 – 白蒺藜	0.042 848	赤芍 – 桑寄生	0.031 855
栀子 – 怀牛膝	0.038 9	白芍 – 钩藤	0.031 788
栀子 – 防己	0.038 613	白芍 – 山萸肉	0.031 267
柴胡 – 清半夏	0.035 384	丹参 – 瓜蒌	0.031 178
柴胡 – 决明子	0.035 23	红参 – 茯苓	0.030 93
红参 – 桑寄生	0.035 215	赤芍 – 泽泻	0.030 756
决明子 – 栀子	0.033 584	柴胡 – 桑寄生	0.030 28
柴胡 – 丹参	0.033 5	柴胡 – 知母	0.030 046
清半夏 – 生地	0.033 094	柴胡 – 百合	0.030 046

2. 基于复杂系统熵聚类的药物核心组合分析　以改进的互信息法的药物间关联度分析结果为基础,按照相关度与惩罚度约束,基于复杂系统熵聚类,演化出 3~4 味药核心组合。具体见表 6–63。

表 6–63　基于复杂系统熵聚类的药物核心组合

序号	核心组合	序号	核心组合
1	竹茹 – 枳壳 – 白蒺藜	11	麦冬 – 枸杞子 – 生地
2	生山楂 – 生龙牡 – 山萸肉	12	麦冬 – 枸杞子 – 夏枯草
3	生山楂 – 生龙骨 – 山萸肉	13	谷芽 – 佛手 – 覆盆子
4	续断 – 秦艽 – 羌活	14	党参 – 炒白术 – 大枣
5	生白术 – 炒薏苡仁 – 煅牡蛎	15	牡蛎 – 山楂 – 沙蒺藜
6	生白术 – 炒薏苡仁 – 枣仁	16	威灵仙 – 秦艽 – 羌活
7	生白术 – 炒薏苡仁 – 山药	17	钩藤 – 黄芩 – 当归
8	云苓 – 泽泻 – 白术	18	钩藤 – 怀牛膝 – 桑寄生
9	枳壳 – 茵陈 – 郁金	19	钩藤 – 石决明 – 桑寄生
10	生薏苡仁 – 谷芽 – 炒扁豆	20	当归 – 黄芪 – 珍珠母

续表

序号	核心组合	序号	核心组合
21	黄芪 – 炒枣仁 – 柏子仁	39	决明子 – 石决明 – 桑寄生
22	甘草 – 瓜蒌皮 – 桑叶	40	枸杞子 – 生地 – 怀山药
23	车前子 – 陈皮 – 茯苓	41	石决明 – 丹参 – 清半夏
24	生龙牡 – 夜交藤 – 炒枣仁	42	石决明 – 桑寄生 – 白芍
25	川芎 – 白芷 – 细辛	43	葛根 – 降香 – 薤白
26	川芎 – 白芷 – 防己	44	合欢皮 – 郁金 – 香附
27	大贝母 – 杏仁 – 百部	45	焦三仙 – 桑寄生 – 栀子
28	大贝母 – 杏仁 – 当归尾	46	赤芍 – 白蒺藜 – 白芍
29	大贝母 – 杏仁 – 白前	47	赤芍 – 百合 – 栀子
30	怀牛膝 – 决明子 – 桑寄生	48	生葛根 – 川断 – 炒川楝子
31	怀牛膝 – 赤芍 – 白芍	49	石菖蒲 – 桑寄生 – 白芍
32	怀牛膝 – 桑寄生 – 白芍	50	酸枣仁 – 天花粉 – 柏子仁
33	炒杜仲 – 山楂 – 沙蒺藜	51	赤芍 – 枸杞子 – 白菊花 – 生地
34	枳实 – 红参 – 鸡内金	52	生龙牡 – 炒枣仁 – 酸枣仁 – 柏子仁
35	夜交藤 – 枸杞子 – 白菊花	53	柴胡 – 红参 – 焦三仙 – 栀子
36	柴胡 – 白芷 – 鸡内金	54	柴胡 – 红参 – 焦三仙 – 鸡内金
37	柴胡 – 白芷 – 防己	55	知母 – 丹参 – 赤芍 – 栀子
38	决明子 – 石决明 – 清半夏	56	红参 – 丹参 – 赤芍 – 栀子

3. 基于无监督熵层次聚类的新处方分析　在以上核心组合提取的基础上，运用无监督熵层次聚类算法，得到 11 个新处方，具体见表 6-64。新方核心组合药物网络和新方药物网络图见图 6-23。

表 6-64　基于熵层次聚类的治疗眩晕新处方

序号	新处方
1	炒枣仁、生龙牡、夜交藤、酸枣仁
2	生山楂、生龙骨、山茱萸、生葛根、川断、炒川楝子
3	白芍、石菖蒲、桑寄生、焦三仙、栀子
4	生薏苡仁、谷芽、炒扁豆、佛手、覆盆子

续表

序号	新处方
5	麦冬、枸杞子、生地、夏枯草
6	钩藤、黄芩、当归、黄芪、珍珠母
7	秦艽、续断、银花藤、桑枝、木香
8	大贝母、杏仁、百部、当归尾
9	决明子、石决明、清半夏、桑寄生、怀牛膝
10	赤芍、百合、栀子、知母、丹参
11	瓜蒌、郁金、金钱草、香附、合欢皮

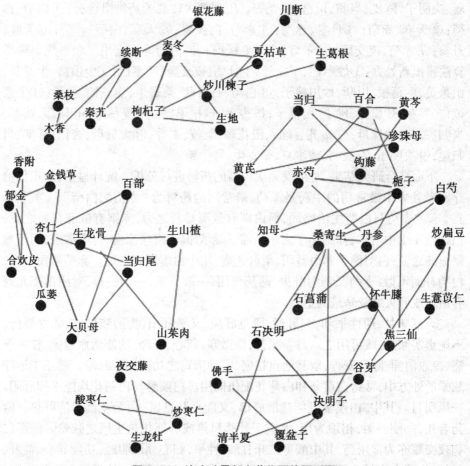

图 6-23　治疗眩晕新方药物网络展示图

（四）讨论

颜正华认为,眩晕的发生与肝、肾、脾三脏的功能失常密切相关,其中与肝的关系最为密切。肝五行属木,主疏泄气机,调畅情志;肝体阴而用阳,全赖阴血涵润,而阴血易耗,故肝风易动。若肝失疏泄,则升降失度,出入无节,病及清窍,而致眩晕。若肝之疏泄功能失常,横克脾土,则脾健运失司,气血生化无源,气血不能上养清窍而致眩晕,同时也可产生痰饮等病理产物,这些病理产物如停留于清窍亦致眩晕。颜正华同时认为,眩晕的病因病机虽多变,但总以虚实为纲。虚为病之本,实为病之标。然虚有气、血、阴、阳之分,实有风、火、瘀、痰之别。临床所见眩晕往往是虚实错杂,互为因果,彼此影响,甚至相互转化。故在临床中应详加辨析,抓住病理机制的关键所在。

本研究关联算法显示,颜正华治疗眩晕的常用药物有赤芍、天麻、丹参、白芍、白蒺藜、炒枣仁、夜交藤、桑寄生、白菊花、生龙骨、茯苓、怀牛膝、生牡蛎、钩藤、决明子、陈皮、当归、川芎、枳壳等。出现频次较高的药物组合有:①白芍、赤芍;②天麻、赤芍;③丹参、赤芍;④赤芍、白蒺藜;⑤天麻、白芍、赤芍;⑥天麻、丹参;⑦赤芍、夜交藤;⑧赤芍、桑寄生;⑨丹参、白芍等。运用复杂系统熵聚类算法得出新处方:①炒枣仁、生龙骨、生牡蛎、夜交藤、酸枣仁;②生山楂、生龙骨、山茱萸、生葛根、川断、炒川楝子;③白芍、石菖蒲、桑寄生、焦三仙、栀子;④生薏苡仁、谷芽、炒扁豆、佛手、覆盆子;⑤麦冬、枸杞子、生地、夏枯草;⑥钩藤、黄芩、当归、黄芪、珍珠母;⑦秦艽、续断、银花藤、桑枝、木香;⑧大贝母、杏仁、百部、当归尾;⑨决明子、石决明、清半夏、桑寄生、怀牛膝。

下面结合研究结果,对出现频次较高的药物进行分析。统计显示,颜正华治疗眩晕处方中最常用的中药是赤芍,最常用的药对为"赤芍配白芍"。《本草求真》云:"赤芍与白芍主治略同,但白则有敛阴益营之力,赤则有散邪行血之意;白则能于土中泻木,赤则能于血中活滞。"赤芍偏于清热凉血、行血散瘀,用于血瘀血滞之证;白芍偏于养血益阴、柔肝止痛,用于血虚肝旺之证。赤芍散而不补,白芍补而不散,赤芍又善泻肝火,两药合用,一散一敛,一泻一补,对阴虚阳亢兼有瘀血或肝火之眩晕最为适宜。

天麻味甘,药性平和,归肝经,既息肝风,又平肝阳,为治眩晕、头痛之要药,不论虚实寒热,咸可用之。丹参味苦,性微寒,归心、肝经,功能活血通经、祛瘀止痛、凉血消痈、除烦安神,取其活血祛瘀、安神清窍之功而用于眩晕。颜正华治疗眩晕的处方中,常将白蒺藜和白菊花配伍同用。白蒺藜与白菊花均能平抑肝阳,祛风明目。其中,白蒺藜既能疏散肝郁,又能平肝息风;白菊花偏于清肝热。两药合用,一刚一柔,相须为用,尤宜于外感风热或肝郁化热生风之眩晕。酸枣仁和夜交藤亦为常用药,其中酸枣仁味甘酸,性平,归心、肝、胆经,功能养心、益肝、安神,为养心安神之要药,可用于心肝阴血亏虚,心失所养,神不守舍而致失眠、眩晕互见者。夜交藤味甘,性平,入心、肝经,功能养血安神,适用于阴虚血少失眠兼有眩晕者。此外,兼具平肝潜阳和重镇安神作用的龙骨和牡蛎,也是颜正华治疗眩晕的常用药。其中,龙骨味甘、涩,性平,归心、肝、肾经,功能镇静安神、平肝潜阳、收敛固涩;牡蛎味咸,性微寒,归肝、胆、肾经,功能重镇安神、平肝潜阳、软坚散结、收敛固涩。二者配伍,平肝潜阳之功倍增,多用于肝阳上亢之眩晕。

十一、失眠用药规律研究

(一)用药频次

对颜正华170首失眠处方中的药物频次进行统计,使用频次高于20的有39味药,使用频次前5位分别是炒枣仁、夜交藤、生龙骨、生牡蛎、丹参。具体见表6-65。

表 6-65　失眠方剂中频次 20 以上的药物

序号	中药名称	频次	序号	中药名称	频次
1	炒枣仁	134	21	枳实	28
2	夜交藤	106	22	珍珠母	27
3	生龙骨	86	23	焦三仙	26
4	生牡蛎	79	24	酸枣仁	26
5	丹参	77	25	香附	26
6	远志	52	26	枳壳	25
7	茯苓	52	27	党参	25
8	白芍	50	28	黄芪	24
9	柴胡	48	29	乌药	24
10	赤芍	45	30	石菖蒲	23
11	合欢皮	42	31	川芎	22
12	百合	41	32	丹皮	22
13	麦冬	39	33	清半夏	22
14	柏子仁	39	34	红参	22
15	炒枳壳	37	35	生地	21
16	栀子	35	36	鸡内金	21
17	当归	34	37	熟地	21
18	陈皮	31	38	郁金	21
19	五味子	30	39	白菊花	21
20	知母	30			

（二）基于关联规则分析的组方规律研究

按照药物组合出现频次由高到低排序，前3位分别是"炒枣仁、夜交藤""丹参、夜交藤""生龙骨、生牡蛎、夜交藤"。具体见表6-66。分析所得药对用药规则，结果见表6-67。关联规则网络展示图见图6-24、图6-25。

表6-66　失眠方剂中使用频次40以上的组合

序号	药物模式	频次	序号	药物模式	频次
1	炒枣仁、夜交藤	84	10	丹参、炒枣仁、夜交藤	47
2	丹参、夜交藤	67	11	远志、夜交藤	46
3	生龙牡、夜交藤	63	12	丹参、珍珠母	46
4	炒枣仁、生龙牡	59	13	珍珠母、生龙牡	45
5	珍珠母、炒枣仁	58	14	炒枣仁、生龙牡、夜交藤	43
6	丹参、炒枣仁	53	15	柴胡、炒枣仁	43
7	珍珠母、夜交藤	49	16	丹参、生龙牡、夜交藤	42
8	茯苓、夜交藤	47	17	丹参、珍珠母、夜交藤	41
9	丹参、生龙牡	47	18	远志、炒枣仁	40

表6-67　失眠方剂药物组合的关联规则（置信度大于0.7）

序号	规则	置信度	序号	规则	置信度
1	茯苓、炒枣仁→夜交藤	0.972 973	16	赤芍→夜交藤	0.822 222
2	百合→炒枣仁	0.951 220	17	夜交藤→炒枣仁	0.792 453
3	丹参、茯苓→夜交藤	0.947 368	18	远志→炒枣仁	0.769 231
4	丹参、远志→夜交藤	0.921 053	19	茯苓、夜交藤→丹参	0.765 957
5	茯苓→夜交藤	0.903 846	20	茯苓、夜交藤→炒枣仁	0.765 957
6	柴胡→炒枣仁	0.895 833	21	远志、夜交藤→丹参	0.760 870
7	丹参、生龙牡→夜交藤	0.893 617	22	赤芍→丹参	0.760 870
8	丹参、珍珠母→夜交藤	0.891 304	23	珍珠母→炒枣仁	0.755 556
9	丹参、炒枣仁→夜交藤	0.886 792	24	生龙牡→夜交藤	0.734 177
10	远志→夜交藤	0.884 615	25	远志→丹参	0.732 558
11	远志、炒枣仁→夜交藤	0.875 000	26	茯苓→丹参	0.730 769
12	柏子仁→夜交藤	0.871 795	27	炒枣仁、生龙牡→夜交藤	0.730 769
13	丹参→夜交藤	0.870 130	28	茯苓→炒枣仁	0.728 814
14	合欢皮→夜交藤	0.857 143	29	丹参、夜交藤→炒枣仁	0.711 538
15	珍珠母、夜交藤→丹参	0.836 735			

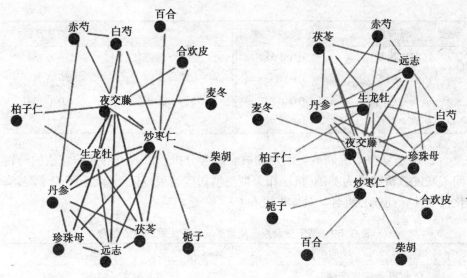

图 6-24 支持度 30、置信度为 0.8 的
网络展示图

图 6-25 支持度 30、置信度为 0.9 的
网络展示图

（三）基于熵聚类的方剂组方规律研究

1. 基于改进的互信息法的药物间关联度分析　依据方剂数量,结合经验判断和不同参数提取数据的预读,设置相关度为 8、惩罚度为 4,进行聚类分析,得到方剂中两两药物间的关联度,将关联系数 0.04 以上的药对列表。结果见表 6-68。

表 6-68　基于改进的互信息法的药物间关联度分析

药对	关联系数	药对	关联系数
夜交藤 – 丹参	0.093 084	赤芍 – 白蒺藜	0.047 082
夜交藤 – 茯苓	0.084 358	夜交藤 – 柏子仁	0.044 124
夜交藤 – 柴胡	0.069 623	红参 – 赤芍	0.043 154
丹参 – 赤芍	0.068 221	茯苓 – 生牡蛎	0.042 983
栀子 – 柏子仁	0.061 178	丹参 – 柏子仁	0.042 823
丹参 – 酸枣仁	0.059 749	茯苓 – 乌药	0.042 768
夜交藤 – 生龙骨	0.056 875	丹参 – 鸡内金	0.042 359
红参 – 鸡内金	0.054 302	茯苓 – 生龙骨	0.041 229
红参 – 百合	0.054 022	赤芍 – 土茯苓	0.041 089
茯苓 – 知母	0.053 873	赤芍 – 熟地	0.041 03

续表

药对	关联系数	药对	关联系数
红参－茯苓	0.051 382	赤芍－酸枣仁	0.040 254
知母－柏子仁	0.051 365	赤芍－香附	0.040 254
茯苓－鸡内金	0.048 847	乌药－柏子仁	0.040 124
茯苓－百合	0.048 785		

2. 基于复杂系统熵聚类的药物核心组合分析　以改进的互信息法的药物间关联度分析结果为基础,按照相关度与惩罚度约束,基于复杂系统熵聚类,演化出 3~4 味药核心组合。具体见表 6-69。

表 6-69　基于复杂系统熵聚类的治疗失眠的核心组合

序号	核心组合	序号	核心组合
1	茯苓－夜交藤－芡实	23	枳实－芡实－红参
2	茯苓－芡实－红参	24	炒薏苡仁－珍珠母－砂仁
3	茯苓－丹参－石决明	25	炒薏苡仁－珍珠母－炙甘草
4	茯苓－赤芍－百合	26	炒薏苡仁－陈皮－炒神曲
5	白芍－石决明－白菊花	27	炒薏苡仁－炒神曲－砂仁
6	生牡蛎－夜交藤－莲子心	28	夜交藤－焦三仙－鸡内金
7	生牡蛎－莲子心－茯神	29	石决明－制首乌－天麻
8	生薏苡仁－桂枝－煅磁石	30	炒枣仁－酸枣仁－益母草
9	党参－炒薏苡仁－砂仁	31	陈皮－炒神曲－炒枳壳
10	党参－炒薏苡仁－炙甘草	32	炒神曲－砂仁－炒枳壳
11	党参－炙甘草－炒白术	33	炒神曲－炒枳壳－炒麦芽
12	钩藤－青皮－牛膝	34	天麻－泽泻－杜仲
13	黄芩－炒山栀－茯苓	35	白菊花－桑寄生－枸杞子
14	当归－黄芪－盐黄柏	36	茯苓－夜交藤－丹参－百合
15	当归－黄芪－盐知母	37	远志－丹参－茯苓－栀子
16	当归－仙灵脾－盐知母	38	夜交藤－知母－丹参－栀子
17	当归－珍珠母－大枣	39	夜交藤－丹参－百合－栀子
18	乌药－知母－茯苓	40	柴胡－丹参－茯苓－栀子
19	生龙牡－炒枣仁－丹参	41	柴胡－丹参－百合－栀子
20	生龙牡－炒枣仁－酸枣仁	42	山萸肉－熟地－泽泻－山药
21	生龙牡－炒枣仁－柏子仁	43	知母－丹参－茯苓－栀子
22	怀牛膝－炒枣仁－益母草	44	珍珠母－炙甘草－炒白术－大枣

3. 基于无监督熵层次聚类的新处方分析　在以上核心组合提取的基础上，运用无监督熵层次聚类算法，得到 7 个新处方，具体见表 6-70。

表 6-70　基于熵层次聚类的治疗失眠新处方

序号	候选新处方
1	丹参、茯苓、远志、栀子
2	党参、炒薏苡仁、炙甘草、炒神曲、砂仁
3	当归、珍珠母、大枣、炙甘草、炒白术
4	生龙牡、炒枣仁、夜交藤、柏子仁
5	怀牛膝、炒枣仁、益母草、夜交藤
6	石决明、制首乌、天麻、泽泻、杜仲
7	夜交藤、知母、丹参、栀子、百合

（四）讨论

本研究应用中医传承辅助系统软件，运用关联规则和聚类算法分析颜正华治疗失眠的用药经验。经过关联算法分析，提炼出颜正华治疗失眠常用的药物有炒枣仁、夜交藤、生龙骨、生牡蛎、丹参、远志、茯苓、白芍、柴胡、赤芍、合欢皮、百合、麦冬、柏子仁、栀子等。这些药物多具有安神、补益、理气、清热等作用，显示出治疗失眠用药的集中性。本研究得到颜正华治疗失眠常用药物组合有：①炒枣仁、夜交藤；②丹参、夜交藤；③生龙牡、夜交藤；④炒枣仁、生龙牡；⑤珍珠母、炒枣仁；⑥丹参、炒枣仁；⑦珍珠母、夜交藤；⑧茯苓、夜交藤等。经过聚类算法分析，常用药对包括夜交藤 - 丹参、夜交藤 - 茯苓、夜交藤 - 柴胡、丹参 - 赤芍、栀子 - 柏子仁等。基于复杂系统熵聚类的核心组合包括茯苓 - 夜交藤 - 芡实、茯苓 - 芡实 - 红参、茯苓 - 丹参 - 石决明、茯苓 - 赤芍 - 百合、白芍 - 石决明 - 白菊花等。基于熵层次聚类的治疗失眠的新处方包括：①茯苓、丹参、远志、栀子；②党参、炒薏苡仁、炙甘草、炒神曲、砂仁；③当归、珍珠母、大枣、炙甘草、炒白术；④生龙牡、炒枣仁、夜交藤、柏子仁；⑤怀牛膝、炒枣仁、益母草、夜交藤；⑥石决明、制首乌、天麻、泽泻、杜仲；⑦夜交藤、知母、丹参、栀子、百合。

中医对失眠的认识源远流长，《黄帝内经》认为失眠的原因主要有两个方面，一是其他病证影响，如咳嗽、呕吐、腹满等，使人不得安卧；二是气血阴阳失和，使人不能寐。张景岳《景岳全书·不寐》较全面地归纳和总结了失眠的病因病机及其辨证施治方法，云"寐本乎阴，神其主也，神安则寐，神不安则不寐。其所以不安者，一由邪气之扰，一由营气之不足耳"。颜正华诊疗失眠一病辨证严谨,用药精当,常将重镇安神与养心安神之品同用。其中,炒枣仁为颜正华治疗失眠处方中最常用药。酸枣仁味甘,入心、肝经,能养心阴、益肝血而有安神之效,为养心安神之要药,常用于心血亏虚、心失所养、神不守舍之失眠。夜交藤出现频率仅次于炒枣仁。夜交藤味甘,性平,入心、肝经,功能补养阴血、养心安神,适用于阴虚血少之失眠多梦,因药性平和,颜正华多用 30g 以取佳效。龙骨和牡蛎亦为颜正华治疗失眠常用药物。其中,龙骨味甘、涩,性平,归心、肝、肾经,功能镇静安神、平肝潜阳、收敛固涩,为重镇安神常用药;牡蛎味咸,性微寒,归肝、胆、肾经,功能重镇安神、平肝潜阳、软坚散结、收敛固涩,虽属平肝息风药,但安神亦效佳,多用于心神不安、失眠多梦等症。临床中,颜正华常将牡蛎与龙骨同用,意在相须为用,增强重镇安神功效之妙。珍珠母味咸,性寒,归肝、心经,功能平肝潜阳、清肝明目、镇惊安神。丹参味苦,性微寒,归心、心包、肝经,功能活血通经、祛瘀止痛、凉血消痈、除烦安神。远志味苦、辛,性温,归心、肾、肺经,功能安神益智、祛痰开窍、消散痈肿,性善宣泄通达,既能开心气而宁心安神,又能通肾气而强志不忘,为交通心肾、安定神志之佳品,用于心肾不交之失眠。茯苓味甘、淡,性平,归心、脾、肾经,功能利水渗湿、健脾、宁心安神,可用于心脾两虚、气血不足之失眠、心悸等。上述诸药,皆有安神之功,颜正华临床依据具体病证特点灵活选用、配伍,并多将养心安神与重镇安神之药合用,以获综合疗效。

十二、气滞证用药规律研究

(一)用药频次

对颜正华 255 首气滞证处方中的药物频次进行统计,使用频次在 50 以上的有 26 味药,使用频次前 3 位药物分别是陈皮、香附、赤芍。具体见表 6-71。

表 6-71　处方中使用频次 50 以上的药物情况表

序号	中药名称	频次	序号	中药名称	频次
1	陈皮	211	9	茯苓	102
2	香附	208	10	丹参	102
3	赤芍	176	11	煅瓦楞子	101
4	白芍	157	12	紫苏梗	101
5	佛手	137	13	砂仁	97
6	柴胡	118	14	青皮	94
7	旋覆花	111	15	当归	91
8	枳壳	107	16	炒酸枣仁	89

续表

序号	中药名称	频次	序号	中药名称	频次
17	郁金	80	22	炒枳壳	56
18	乌药	78	23	炒神曲	52
19	首乌藤	67	24	延胡索	51
20	牡蛎	64	25	绿萼梅	51
21	龙骨	58	26	神曲	50

（二）基于关联规则分析的组方规律分析

按药物组合出现的频次将药对由高到低排序,前3位分别是"陈皮、香附""赤芍、香附""赤芍、陈皮"。具体见表6-72。对所得出的药对进行用药规则分析,结果见表6-73,关联规则网络图见图6-26。

表6-72　处方中高频次药物组合情况表

序号	药物模式	频次	序号	药物模式	频次
1	陈皮、香附	178	11	白芍、陈皮、香附	115
2	赤芍、香附	145	12	佛手、陈皮、香附	110
3	赤芍、陈皮	138	13	白芍、赤芍、陈皮	108
4	白芍、香附	137	14	香附、旋覆花	101
5	白芍、赤芍	133	15	香附、柴胡	99
6	白芍、陈皮	128	16	陈皮、紫苏梗	97
7	佛手、陈皮	127	17	白芍、赤芍、陈皮、香附	96
8	佛手、香附	120	18	陈皮、旋覆花	95
9	赤芍、陈皮、香附	117	19	陈皮、青皮	93
10	白芍、赤芍、香附	117	20	香附、煅瓦楞子	93

表6-73　处方中药物组合关联规则(置信度大于0.96)

序号	规则	置信度
1	赤芍、青皮→陈皮	1.000 000 000
2	赤芍、青皮、香附→陈皮	1.000 000 000
3	赤芍、青皮、柴胡→陈皮	1.000 000 000
4	白芍、赤芍、青皮→陈皮	1.000 000 000

续表

序号	规则	置信度
5	青皮→陈皮	0.989 361 702
6	青皮、香附→陈皮	0.987 341 772
7	青皮、柴胡→陈皮	0.985 294 118
8	白芍、青皮→陈皮	0.985 294 118
9	青皮、枳壳→陈皮	0.983 333 333
10	青皮、香附、柴胡→陈皮	0.983 333 333
11	白芍、青皮、香附→陈皮	0.983 050 847
12	白芍、青皮、柴胡→陈皮	0.981 132 075
13	青皮、枳壳、香附→陈皮	0.980 769 231
14	绿萼梅→陈皮	0.980 392 157
15	佛手、砂仁、紫苏梗→陈皮	0.980 392 157
16	青皮、枳壳、柴胡→陈皮	0.980 392 157
17	白芍、煅瓦楞子→香附	0.972 972 973
18	白芍、佛手、煅瓦楞子→香附	0.970 149 254
19	白芍、赤芍、煅瓦楞子→香附	0.970 149 254
20	白芍、陈皮、煅瓦楞子→香附	0.969 696 970
21	赤芍、佛手、煅瓦楞子→香附	0.969 230 769
22	白芍、旋覆花、煅瓦楞子→香附	0.969 230 769
23	赤芍、旋覆花、煅瓦楞子→香附	0.967 741 935
24	白芍、赤芍、佛手、煅瓦楞子→香附	0.967 213 115
25	砂仁、紫苏梗→陈皮	0.966 666 667
26	乌药、赤芍→香附	0.966 101 695
27	乌药、白芍→香附	0.966 101 695
28	白芍、佛手、陈皮、煅瓦楞子→香附	0.966 101 695
29	白芍、赤芍、陈皮、煅瓦楞子→香附	0.966 101 695
30	白芍、佛手、旋覆花、煅瓦楞子→香附	0.965 517 241
31	白芍、赤芍、旋覆花、煅瓦楞子→香附	0.965 517 241
32	赤芍、佛手、陈皮、煅瓦楞子→香附	0.964 912 281
33	白芍、陈皮、旋覆花、煅瓦楞子→香附	0.964 912 281
34	紫苏梗、煅瓦楞子→香附	0.963 636 364

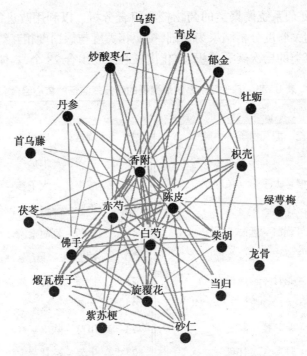

图 6-26 关联规则网络展示图（支持度 50，置信度 0.9）

（三）基于熵聚类的方剂组方规律分析

1. 基于改进的互信息法的药物间关联度分析 根据处方数量，结合经验判断和不同参数提取数据的预读，设置相关度为 9、惩罚度为 4，进行聚类分析，得到方剂中两两药物之间的关联度，将关联系数 0.023 以上的药对列表。结果见表 6-74。

表 6-74 基于改进的互信息法的药物间关联度分析结果

序号	药对	关联系数	序号	药对	关联系数
1	佛手–焦山楂	0.034 373	9	牛膝–首乌藤	0.024 081
2	砂仁–陈皮	0.031 475	10	佛手–黄连	0.023 929
3	佛手–焦麦芽	0.031 15	11	炙甘草–郁金	0.023 856
4	佛手–焦神曲	0.031 15	12	砂仁–牛膝	0.023 694
5	佛手–土茯苓	0.030 565	13	炙甘草–泽泻	0.023 45
6	牛膝–木通	0.028 501	14	佛手–合欢皮	0.023 266
7	砂仁–合欢皮	0.024 701	15	砂仁–炒栀子	0.023 235
8	白芍–益母草	0.024 344	16	旋覆花–焦神曲	0.023 025

2. 基于复杂系统熵聚类的药物核心组合分析 以利用改进的互信息法分析出的药物间关联度分析结果为基础,按照相关度与惩罚度相互约束原理,基于复杂系统熵聚类的层次聚类分析,演化出核心药物组合 28 个,具体见表 6-75。

表 6-75 基于复杂系统熵聚类的治疗气滞证的核心组合

序号	核心组合	序号	核心组合
1	旋覆花 - 煅瓦楞子 - 牛膝	15	旋覆花 - 煅瓦楞子 - 香附
2	白茅根 - 蒲公英 - 土茯苓	16	白茅根 - 土茯苓 - 鱼腥草
3	白茅根 - 太子参 - 鱼腥草	17	酸枣仁 - 太子参 - 栀子
4	续断 - 牛膝 - 桑寄生	18	牛膝 - 桑寄生 - 制何首乌
5	白芍 - 薤白 - 远志	19	白芍 - 延胡索 - 炒川楝子
6	炒麦芽 - 炒薏苡仁 - 炒白术	20	炒麦芽 - 泽泻 - 炒白术
7	牡蛎 - 龙骨 - 珍珠母	21	牡蛎 - 龙骨 - 炒酸枣仁 - 首乌藤
8	炒谷芽 - 炒薏苡仁 - 炒白术	22	炒谷芽 - 泽泻 - 炒白术
9	佛手 - 紫苏梗 - 陈皮	23	川芎 - 陈皮 - 红花
10	生姜 - 丹参 - 炙甘草	24	生姜 - 炙甘草 - 桂枝
11	款冬花 - 浙贝母 - 白前	25	款冬花 - 浙贝母 - 紫花地丁
12	神曲 - 砂仁 - 佛手 - 煅瓦楞子	26	神曲 - 砂仁 - 佛手 - 炒神曲
13	神曲 - 砂仁 - 佛手 - 紫苏梗	27	砂仁 - 佛手 - 紫苏梗 - 郁金
14	枳壳 - 炒川楝子 - 柴胡 - 紫苏梗	28	枳壳 - 柴胡 - 紫苏梗 - 郁金

(四)讨论

本研究应用中医传承辅助平台系统软件,运用关联规则和熵聚类分析的方法分析颜正华治疗气滞证的用药经验。经过关联算法分析,提炼出颜正华治疗气滞证的常用药物有陈皮、香附、赤芍、白芍、佛手、柴胡、旋覆花、枳壳、茯苓、丹参、煅瓦楞子、紫苏梗、砂仁、青皮、当归、炒酸枣仁、郁金、乌药、首乌藤等。这些药多具有理气解郁、健脾和中、止痛、活血等功效。常用的药物组合有:①陈皮、香附;②赤芍、香附;③赤芍、陈皮;④白芍、香附;⑤白芍、赤芍;⑥白芍、陈皮;⑦佛手、陈皮;⑧佛手、香附;⑨赤芍、陈皮、香附;⑩白芍、赤芍、香附等。经过聚类算法分析,常用的药对包括佛手 - 焦山楂、砂仁 - 陈皮、佛手 - 焦麦芽、佛手 - 焦神曲、佛手 - 土茯苓、牛膝 - 木通、砂仁 - 合欢皮、白芍 - 益母草、牛膝 - 首乌藤、佛手 - 黄连等。基于复杂系统熵聚类的治疗气滞证的核心组合包括旋覆花 - 煅瓦楞子 - 牛膝、白茅根 - 蒲公英 - 土茯苓、白茅根 - 太子参 - 鱼腥草、续断－牛膝－桑寄生、白芍－薤白－远志、炒麦芽－炒薏苡仁－炒白术等。

以上研究结果较好地验证了国医大师颜正华诊疗气滞证的用药经验。气滞证为邪气亢盛或病理产物蓄积的证候,气行不畅则胀,气滞不通则痛。颜正华认为气滞多责于肝郁,行气当重视疏肝,调畅肝气,莫忘扶正,疏肝解郁,辅以活血。既往基于医案的研究表明,颜正华治疗气滞证思想全面,常从肝郁脾虚、肝胃不和、胃肠气滞等方面综合考量、灵活论治。纳入本研究的病案以肝郁脾虚、肝胃不和所导致气滞证居多,故颜正华处方中所用药物以疏肝解郁、理气止痛为主。如单味药出现频次最高的陈皮,其味辛、苦,性温,归脾、肺经,功能理气健脾、燥湿化痰,用于湿阻中焦、脘腹胀满及脾胃气滞等。香附亦为出现频率较高的药物,味辛、微苦、甘,性平,归肝、三焦经,被李时珍称为"气病之总司,妇科之主帅",功能理气解郁、调经止痛,用于肝郁气滞,见胸胁脘腹胀痛、消化不良、胸脘痞满等。再如出现频次较高的赤芍,味苦,性微寒,归肝经,功能清热凉血、散瘀止痛、清肝泻火,用于肝郁胁痛、经闭痛经、吐血衄血等。

颜正华认为,肝为刚脏,喜条达、疏泄,肝气郁则疏泄失职,气机不畅,肝郁邪实、横逆克脾,脾气不运则胃气不降,导致运化不利、反酸、呃逆等症状。颜正华治疗气滞证属肝气郁结者常以疏肝健脾、理气止痛立法。本研究显示,出现频次和置信度较高的药物组合多具有疏肝理气、活血之功,如"陈皮与香附""赤芍与香附""赤芍与陈皮""白芍与香附""白芍与陈皮""佛手与陈皮""佛手与香附"均为理气组合或理气与活血组合。在以上组合中,除上文介绍过的陈皮、香附、赤芍外,还包括白芍、佛手。其中,白芍味苦、酸,性微寒,归肝、脾经,功能养血敛阴、柔肝止痛、平抑肝阳,治疗血虚肝郁,胸腹胁肋疼痛效果佳;佛手味辛、苦、酸,性温,归肝、脾、肺经,功能疏肝理气、和胃止痛,用于肝胃气滞、胸胁胀痛、胃脘痞满等。

十三、血瘀证用药规律研究

(一)用药频次

对颜正华 114 首血瘀证处方中的药物频次进行统计,使用频次在 30 以上的有 17 味药,使用频次前 3 位药物分别是赤芍、丹参、川芎。具体见表 6-76。

表 6-76　方剂中使用频次 30 以上的药物情况表

序号	中药名称	频次	序号	中药名称	频次
1	赤芍	100	5	当归	60
2	丹参	86	6	黄芪	59
3	川芎	86	7	香附	49
4	红花	62	8	益母草	44

续表

序号	中药名称	频次	序号	中药名称	频次
9	炒酸枣仁	42	14	茯苓	34
10	降香	41	15	桑寄生	32
11	白芍	40	16	陈皮	31
12	牛膝	38	17	薤白	30
13	瓜蒌	36			

（二）基于关联规则分析的组方规律研究

按药物组合出现的频次将药对由高到低排序，前3位分别是"川芎、赤芍""丹参、赤芍""川芎、丹参"。具体见表6-77。对所得出的药对进行用药规则分析，结果见表6-78，关联规则网络图见图6-27。

表6-77　血瘀证处方中支持度为30条件下药物组合频次表

序号	药物模式	频次	序号	药物模式	频次
1	川芎、赤芍	79	11	赤芍、黄芪	52
2	丹参、赤芍	75	12	川芎、当归、赤芍	50
3	川芎、丹参	65	13	丹参、红花	49
4	红花、赤芍	60	14	丹参、黄芪	47
5	川芎、丹参、赤芍	59	15	川芎、赤芍、黄芪	47
6	川芎、红花	56	16	丹参、红花、赤芍	47
7	当归、赤芍	56	17	红花、黄芪	44
8	川芎、红花、赤芍	54	18	川芎、丹参、红花	44
9	川芎、黄芪	53	19	川芎、丹参、黄芪	44
10	川芎、当归	52	20	赤芍、香附	43

表6-78　血瘀证处方中药物组合关联规则（置信度大于0.93）

序号	规则	置信度
1	降香→丹参	1.000 000 00
2	川芎、降香→丹参	1.000 000 00
3	赤芍、降香→丹参	1.000 000 00
4	当归、红花→赤芍	1.000 000 00

续表

序号	规则	置信度
5	川芎、牛膝→赤芍	0.968 750 00
6	当归、黄芪→赤芍	0.968 750 00
7	川芎、丹参、当归→赤芍	0.968 750 00
8	红花→赤芍	0.967 741 94
9	川芎、红花→赤芍	0.964 285 71
10	川芎、当归→赤芍	0.961 538 46
11	丹参、红花→赤芍	0.959 183 67
12	红花、黄芪→赤芍	0.954 545 45
13	川芎、丹参、红花→赤芍	0.954 545 45
14	川芎、红花、黄芪→赤芍	0.951 219 51
15	牛膝→赤芍	0.947 368 42
16	丹参、当归→赤芍	0.944 444 44
17	丹参、红花、黄芪→川芎	0.944 444 44
18	丹参、红花、黄芪→赤芍	0.944 444 44
19	丹参、红花、赤芍、黄芪→川芎	0.941 176 47
20	川芎、丹参、红花、黄芪→赤芍	0.941 176 47
21	川芎、益母草→赤芍	0.939 393 94
22	当归、香附→赤芍	0.939 393 94
23	桑寄生→赤芍	0.937 500 00
24	丹参、瓜蒌→薤白	0.937 500 00
25	丹参、黄芪→川芎	0.936 170 21
26	当归→赤芍	0.933 333 33
27	红花、黄芪→川芎	0.931 818 18

（三）基于熵聚类的方剂组方规律分析

1. 基于改进的互信息法的药物间关联度分析　根据处方数量,结合经验判断和不同参数提取数据的预读,设置相关度为8、惩罚度为4,进行聚类分析,得到方剂中两两药物之间的关联度,将关联系数 0.03 以上的药对列表。结果见表 6-79。

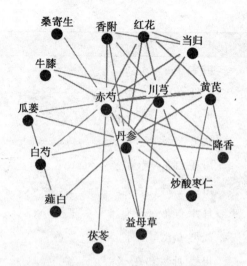

图 6-27 关联规则网络展示图（支持度 30，置信度 0.9）

表 6-79 基于改进的互信息法的药物间关联度分析

序号	药对	关联系数	序号	药对	关联系数
1	降香 – 桑枝	0.066 436 38	17	降香 – 香附	0.041 113 08
2	大枣 – 瓜蒌	0.059 625 92	18	天麻 – 片姜黄	0.040 892 27
3	降香 – 玫瑰花	0.059 480 46	19	石决明 – 茯苓	0.039 857 86
4	降香 – 桑寄生	0.058 279 87	20	天麻 – 茯苓	0.039 857 86
5	降香 – 石决明	0.056 285 5	21	白芍 – 天麻	0.039 291 68
6	降香 – 天麻	0.056 285 5	22	黄芪 – 佛手	0.039 260 86
7	大枣 – 炒酸枣仁	0.055 385 41	23	川芎 – 木香	0.038 060 9
8	降香 – 桃仁	0.052 646 52	24	川芎 – 白茅根	0.038 060 9
9	降香 – 砂仁	0.050 343 51	25	川芎 – 浙贝母	0.038 060 9
10	钩藤 – 片姜黄	0.046 500 86	26	白芍 – 玉竹	0.037 941 08
11	茺蔚子 – 当归	0.044 881 58	27	白芍 – 石斛	0.037 941 08
12	大枣 – 益母草	0.043 442 55	28	川芎 – 玫瑰花	0.037 330 72
13	大枣 – 木通	0.042 372 41	29	当归 – 薤白	0.037 316 92
14	大枣 – 细辛	0.042 372 41	30	降香 – 石斛	0.037 028 89
15	白芍 – 红花	0.041 307 69	31	降香 – 远志	0.036 534 1
16	大枣 – 首乌藤	0.041 174 95	32	熟地黄 – 首乌藤	0.035 913

续表

序号	药对	关联系数	序号	药对	关联系数
33	石决明－葛根	0.035 272	48	石决明－当归	0.032 604
34	降香－炒白术	0.035 138	49	熟地黄－枸杞子	0.032 244
35	当归－桂枝	0.035 096	50	白芍－郁金	0.031 741
36	石决明－香附	0.034 437	51	熟地黄－佛手	0.031 626
37	佛手－玫瑰花	0.034 252	52	熟地黄－葛根	0.031 626
38	佛手－牡丹皮	0.034 252	53	川芎－土茯苓	0.031 498
39	葛根－玫瑰花	0.034 252	54	茺蔚子－丹参	0.031 419
40	葛根－牡丹皮	0.034 252	55	白芍－熟地黄	0.031 295
41	葛根－白蒺藜	0.034 11	56	川芎－石决明	0.031 042
42	大枣－决明子	0.033 671	57	大枣－茯苓皮	0.030 98
43	茺蔚子－桑寄生	0.033 551	58	大枣－赤小豆	0.030 98
44	白芍－当归	0.033 431	59	丹参－瓜蒌	0.030 667
45	当归－香附	0.033 232	60	黄芪－远志	0.030 55
46	黄芪－土茯苓	0.033 049	61	大枣－香附	0.030 454
47	炒酸枣仁－玫瑰花	0.032 774	62	丹参－香附	0.030 088

2. 基于复杂系统熵聚类的新处方分析　以利用改进的互信息法分析出的药物间关联度分析结果为基础,按照相关度与惩罚度相互约束原理,基于复杂系统熵聚类的层次聚类分析,演化出核心药物组合,在核心药物组合提取的基础上,运用无监督熵层次聚类算法,得到 6 个新处方,具体见表 6-80。

表 6-80　基于熵层次聚类的治疗血瘀证新处方

序号	候选新处方
1	麦冬、天麻、香附、红花、地龙
2	大枣、降香、茺蔚子、佛手、薤白
3	黄芪、甘草、红花、炒川楝子
4	降香、茺蔚子、瓜蒌、佛手、薤白
5	陈皮、牡丹皮、制何首乌、地龙
6	茺蔚子、炒酸枣仁、瓜蒌、首乌藤、益母草

（四）讨论

本研究应用中医传承辅助平台系统,运用关联规则和熵聚类算法分析颜正华治疗血瘀证的用药经验。经过关联算法分析,提炼出颜正华治疗血瘀证常用的药物有赤芍、丹参、川芎、红花、当归、黄芪、香附、益母草、炒酸枣仁、降香、白芍、牛膝、瓜蒌、茯苓、桑寄生、陈皮、薤白等。这些药物大多具有活血、化瘀、调经、止痛、理气等功效。常用药物组合有:①川芎、赤芍;②丹参、赤芍;③川芎、丹参;④红花、赤芍;⑤川芎、丹参、赤芍;⑥川芎、红花;⑦当归、赤芍;⑧川芎、红花、赤芍;⑨川芎、黄芪;⑩川芎、当归等。经过层次聚类算法分析,常用药对包括降香–桑枝、大枣–瓜蒌、降香–玫瑰花、降香–桑寄生、降香–石决明、降香–天麻、大枣–炒酸枣仁、降香–桃仁、降香–砂仁等。基于熵层次聚类的治疗气滞证新处方主要有:①麦冬、天麻、香附、红花、地龙;②大枣、降香、茺蔚子、佛手、薤白;③黄芪、甘草、红花、炒川楝子;④降香、茺蔚子、瓜蒌、佛手、薤白;⑤陈皮、牡丹皮、制何首乌、地龙等。

以上研究结果较好地验证了国医大师颜正华治疗血瘀证的诊疗经验。颜正华认为,气为血之帅,血为气之母,气虚则推动无力,血行迟缓,甚则形成血瘀,虚者补气,滞者理气,亏者补血,瘀者化瘀,补气则能推动血液运行,活血则能使瘀血消散、脉络畅通。既往医案研究表明,颜正华诊疗血瘀证思想全面,常从气虚血瘀、气滞血瘀、寒凝血瘀、痰瘀互结等方面综合考量,辨证论治。纳入本研究的病案多以心脉瘀阻和气滞血瘀为主,故颜正华处方所用药物多以活血化瘀、调经止痛为主。以下以单味药出现频次前3位药物为例进行阐述。赤芍是出现频次最高的药物,其味苦,性微寒,归肝经,善走血分,功能清热凉血、散瘀止痛,用于治疗斑疹吐衄、目赤肿痛、经闭痛经、痈肿疮疡,凡血热、血瘀、肝火所致诸症均可用之。丹参是出现频次第二的药物,味苦,性微寒,归心、肝经,功能活血调经、祛瘀止痛、凉血消痈、清心除烦,主治月经不调、经闭痛经、胸腹刺痛、热痹疼痛、疮疡肿痛、心烦不眠、心绞痛。川芎亦是最常用药物之一,被称为"血中之气药",辛温香燥,走而不守,能行散,上行可达巅顶,下行可达血海,活血祛瘀作用广泛,适宜瘀血阻滞各种病证。颜正华临证擅灵活选用药对,师古而不泥古。本研究显示,处方中出现频次和置信度较高的配伍药物均具有活血化瘀等功效。如红花与当归配伍,红花味辛,性温,归心、肝经,功能活血通经、散瘀止痛,用于闭经、痛经、恶露不行、跌仆损伤、疮疡肿痛。当归味甘、辛、苦,性温,归肝、心、脾经,功能补血、活血、调经止痛、润燥滑肠,主治血虚诸证、月经不调、经闭、痛经、虚寒腹痛、肠燥便难等。降香配伍丹参,二者均能活血祛瘀止痛。其中降香,味辛,性温,归肝、脾经,功能行气活血、止痛、止血,用于脘腹疼痛、肝郁胁痛、胸痹刺痛。丹参味苦寒,善于活血化瘀、止痛。上述两药一温一寒,相辅相成。

十四、风湿痹证用药规律研究

（一）用药频次

对颜正华 102 个风湿痹证处方中的药物频次进行统计，使用频次高于 20 的有 25 味药，使用频次前 3 位分别是赤芍、桑寄生、桑枝。具体见表 6-81。

表 6-81 处方中使用频次 20 以上的药物情况表

序号	中药名称	频次	序号	中药名称	频次
1	赤芍	81	14	威灵仙	38
2	桑寄生	73	15	炒酸枣仁	35
3	桑枝	73	16	黄芪	31
4	当归	66	17	萆薢	30
5	秦艽	59	18	羌活	26
6	怀牛膝	53	19	忍冬藤	26
7	首乌藤	47	20	桂枝	26
8	防风	46	21	葛根	26
9	生薏苡仁	43	22	独活	24
10	白芍	43	23	茯苓	23
11	川芎	41	24	鸡血藤	20
12	丹参	39	25	牡丹皮	20
13	续断	39			

（二）基于关联规则分析的组方规律分析

按照药物组合出现频次由高到低排序，前 3 位分别是"桑枝、桑寄生""赤芍、桑枝""赤芍、桑寄生"。具体见表 6-82。分析所得药对用药规则，结果见表 6-83。关联规则网络图见图 6-28。

表 6-82 处方中药物组合频次表

序号	药物模式	频次	序号	药物模式	频次
1	桑枝、桑寄生	69	5	赤芍、桑枝、桑寄生	55
2	赤芍、桑枝	58	6	当归、赤芍	53
3	赤芍、桑寄生	58	7	秦艽、桑寄生	53
4	秦艽、桑枝	56	8	秦艽、桑枝、桑寄生	53

续表

序号	药物模式	频次	序号	药物模式	频次
9	怀牛膝、桑寄生	50	15	赤芍、秦艽、桑枝	46
10	怀牛膝、桑枝	48	16	当归、桑枝、桑寄生	45
11	当归、桑枝	48	17	赤芍、秦艽、桑寄生	44
12	赤芍、秦艽	48	18	赤芍、秦艽、桑枝、桑寄生	44
13	怀牛膝、桑枝、桑寄生	48	19	怀牛膝、赤芍	43
14	当归、桑寄生	46	20	赤芍、首乌藤	42

表6-83　处方中药物组合关联规则（置信度大于0.94）

序号	规则	置信度
1	怀牛膝、桑枝→桑寄生	1.000 000 000
2	防风、桑寄生→桑枝	1.000 000 000
3	赤芍、威灵仙→秦艽	1.000 000 000
4	威灵仙、桑枝→桑寄生	1.000 000 000
5	秦艽、桑寄生→桑枝	1.000 000 000
6	桑枝、续断→桑寄生	1.000 000 000
7	首乌藤、桑枝→桑寄生	1.000 000 000
8	怀牛膝、当归、桑枝→桑寄生	1.000 000 000
9	怀牛膝、赤芍、桑枝→桑寄生	1.000 000 000
10	怀牛膝、秦艽、桑寄生→桑枝	1.000 000 000
11	怀牛膝、秦艽、桑枝→桑寄生	1.000 000 000
12	怀牛膝、桑枝、续断→桑寄生	1.000 000 000
13	当归、防风、桑寄生→桑枝	1.000 000 000
14	当归、赤芍、桑寄生→桑枝	1.000 000 000
15	当归、秦艽、桑寄生→桑枝	1.000 000 000
16	防风、赤芍、桑寄生→桑枝	1.000 000 000
17	防风、赤芍、桑枝→桑寄生	1.000 000 000
18	防风、秦艽、桑寄生→桑枝	1.000 000 000
19	赤芍、秦艽、桑寄生→桑枝	1.000 000 000
20	赤芍、桑枝、续断→桑寄生	1.000 000 000
21	威灵仙、秦艽、桑寄生→桑枝	1.000 000 000
22	威灵仙、秦艽、桑枝→桑寄生	1.000 000 000

续表

序号	规则	置信度
23	怀牛膝、赤芍、秦艽、桑寄生→桑枝	1.000 000 000
24	怀牛膝、赤芍、秦艽、桑枝→桑寄生	1.000 000 000
25	当归、赤芍、秦艽、桑寄生→桑枝	1.000 000 000
26	当归、桑寄生→桑枝	0.978 260 870
27	怀牛膝、赤芍、桑寄生→桑枝	0.975 609 756
28	续断→桑寄生	0.974 358 974
29	防风、桑枝→桑寄生	0.974 358 974
30	桑寄生、生薏苡仁→桑枝	0.972 972 973
31	怀牛膝、当归→桑寄生	0.972 222 222
32	威灵仙、桑寄生→桑枝	0.971 428 571
33	怀牛膝、当归、桑寄生→桑枝	0.971 428 571
34	怀牛膝、续断→桑寄生	0.970 588 235

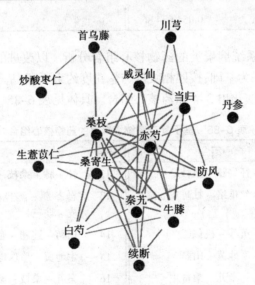

图 6-28 关联规则网络展示图（支持度 30，置信度 0.9）

（三）基于熵聚类的方剂组方规律分析

1. 基于改进的互信息法的药物间关联度分析 依据处方数量，结合经验判断和不同参数提取数据的预读，设置相关度为 9、惩罚度为 2，进行聚类分析，得到处方中两两药物间的关联度，将关联系数 0.05 以上的药对列表。结果见表 6-84。

表6-84　基于改进的互信息法的药物间关联度分析

药对	关联系数	药对	关联系数
桑枝－葛根	0.06 737 84	桑枝－络石藤	0.054 072
桑枝－丝瓜络	0.066 258 79	桑寄生－络石藤	0.054 072
桑枝－忍冬藤	0.060 994 27	秦艽－水蛭	0.053 355
桑寄生－忍冬藤	0.060 994 27	桑枝－黄芩	0.053 327
葛根－浙贝母	0.060 177 65	桑枝－威灵仙	0.051 839
秦艽－防己	0.059 929 91	红花－葛根	0.051 696
丹参－水蛭	0.059 565 22	桃仁－生薏苡仁	0.051 391
丹参－茵陈	0.059 565 22	桃仁－白芍	0.051 391
桑枝－红花	0.058 535 58	桑枝－珍珠母	0.051 38
夏枯草－生薏苡仁	0.057 521 22	葛根－防己	0.050 964
桑枝－独活	0.057 007 61	桑枝－炒酸枣仁	0.050 53
葛根－生薏苡仁	0.055 153 43	丹参－连翘	0.050 497
地龙－秦艽	0.054 779 29	红花－怀牛膝	0.050 133
桑枝－生薏苡仁	0.054 624 86		

2. **基于复杂系统熵聚类的药物核心组合分析**　以改进的互信息法的药物间关联度分析结果为基础,按照相关度与惩罚度约束原理,基于复杂系统熵聚类的层次聚类分析,演化出3~4味药核心组合。具体见表6-85。

表6-85　基于复杂系统熵聚类的药物核心组合

序号	核心组合	序号	核心组合
1	续断－怀牛膝－桑枝	12	怀牛膝－桑枝－桑寄生－夏枯草
2	续断－丝瓜络－牡丹皮	13	忍冬藤－丝瓜络－络石藤－牡丹皮－防己
3	白芍－黄芩－桃仁	14	白芍－连翘－金银花－浙贝母
4	麦冬－生地黄－山药	15	生地黄－珍珠母－瓜蒌
5	威灵仙－秦艽－桑寄生	16	秦艽－桑枝－桑寄生－夏枯草
6	青蒿－乌药－蔓荆子	17	乌药－蔓荆子－郁李仁
7	砂仁－赤芍－麦芽	18	炒白芍－浮小麦－赤芍
8	黄芪－秦艽－葛根	19	秦艽－葛根－夏枯草
9	防风－羌活－丹参	20	防风－丹参－地龙
10	炒白芍－海风藤－枸杞子	21	谷芽－制附子－五味子－酸枣仁
11	桃仁－桑枝－桑寄生	22	桑枝－桑寄生－夏枯草－地龙

3. 基于无监督熵层次聚类的新处方分析　在以上核心组合提取的基础上，运用无监督熵层次聚类算法，得到 11 个新处方，具体见表 6-86。新方核心组合药物网络和新方药物网络图见图 6-29、图 6-30。

表 6-86　基于熵层次聚类的新处方

序列号	候选新处方
1	续断、怀牛膝、桑枝、桑寄生、夏枯草
2	续断、丝瓜络、牡丹皮、忍冬藤、络石藤、防己
3	白芍、黄芩、桃仁、连翘、金银花、浙贝母
4	麦冬、生地黄、山药、珍珠母、瓜蒌
5	威灵仙、秦艽、桑寄生、桑枝、夏枯草
6	青蒿、乌药、蔓荆子、郁李仁
7	砂仁、赤芍、麦芽、炒白芍、浮小麦
8	黄芪、秦艽、葛根、夏枯草
9	防风、羌活、丹参、地龙
10	炒白芍、海风藤、枸杞子、谷芽、制附子、五味子、酸枣仁
11	桃仁、桑枝、桑寄生、夏枯草、地龙

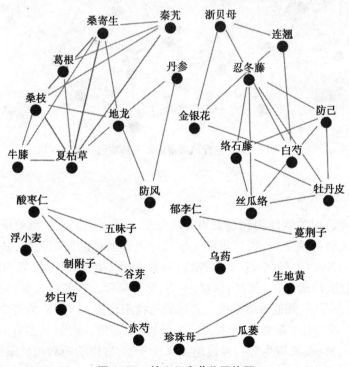

图 6-29　核心组合药物网络图

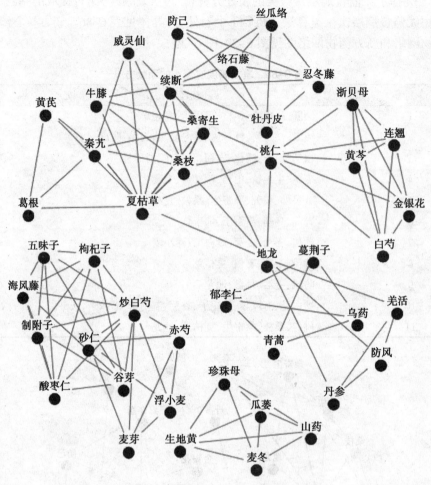

图 6-30　治疗风湿痹证新方药物网络图

（四）讨论

本研究运用关联规则和熵聚类算法分析了颜正华治疗风湿痹证的用药经验。经过关联算法分析，提炼出颜正华治疗风湿痹证的常用药物，具体包括赤芍、桑寄生、桑枝、当归、秦艽、怀牛膝、首乌藤、防风、生薏苡仁、白芍、川芎、丹参、续断、威灵仙、炒酸枣仁、黄芪、萆薢、羌活、忍冬藤等。这些药大多具有祛风湿、活血通络、补肝肾、强筋骨等功效。常用的药物组合有：①桑枝、桑寄生；②赤芍、桑枝、赤芍、桑寄生；③秦艽、桑枝、赤芍、桑寄生；④当归、赤芍、秦艽、桑寄生；⑤秦艽、桑枝、桑寄生等。经过聚类算法分析，常用的药对包括桑枝－葛根、桑枝－丝瓜络、桑枝－忍冬藤、桑寄生－忍冬藤、葛根－浙贝母、秦艽－防己、丹参－水蛭、丹参－茵陈、桑枝－红花、夏枯草－生薏苡仁等。基于复杂系统熵聚类的治疗风湿痹证的核心组合主要有续断－怀牛膝－桑枝、续断－丝瓜络－牡丹皮、白芍－黄芩－桃仁、麦冬－生地黄－山药、威灵仙－秦艽－桑寄生、青蒿－乌药－蔓荆子、砂仁－赤芍－麦芽、黄芪－秦艽－葛根、防风－羌活－丹参等。基于熵聚类的治疗风湿痹证新处方主要有：①续断、怀牛膝、桑枝、桑寄生、夏枯草；②续断、丝瓜络、牡丹皮、忍冬藤、络石藤、防己；③白芍、黄芩、桃仁、连翘、金银花、浙贝母；④麦冬、生地黄、山药、珍珠母、瓜蒌；⑤威灵仙、秦艽、桑寄生、桑枝、夏枯草；⑥青蒿、乌药、蔓荆子、郁李仁等。

以上研究结果较好地验证了国医大师颜正华诊疗风湿痹证的用药经验。颜正华认为，痹证应该标本兼治，风湿痹证的根本原因在于素体虚弱、正气不足、腠理不密、卫外不固，导致经络闭阻、气血运行不畅，故临证应以祛风除湿、活血通络治其标，以补肝肾、强筋骨治其本。以上思想在本研究提炼出的颜正华处方常用药中得以充分体现。常用药物以祛风除湿、活血通络、补益肝肾为主。如单味药出现频次最高者为赤芍，味苦，性微寒，归肝经，善走血分，功效清热凉血、活血祛瘀，善活血行瘀止痛，用于热入营血、斑疹吐衄、血滞经闭、痛经、热淋、血淋等，凡血热、血瘀所致诸症，均可用之。桑寄生亦为出现频次较高的药物，味甘、苦，性平，归肝、肾经，功能补肝肾、强筋骨、祛风湿、安胎，主要用于风湿痹痛、腰膝酸软、筋骨无力、胎动不安等。又如桑枝，微苦，性平，入肝经，功能祛风湿、利关节、行水气，用于风寒湿痹、四肢拘挛、脚气浮肿等。且临证中，颜正华常将桑枝与桑寄生作为药对同用，以相须为用，增强祛风除湿之效。颜正华同时认为，痹证以风、寒、湿、热、痰、瘀痹阻经络气血为基本病机，治风宜重视补血活血，祛湿应辅以健脾益气，久痹正虚者，应重视扶正。本研究显示出现频次和置信度较高的药物配伍均具有祛风湿、补肝肾、活血之功。如当归、秦艽的出现频次仅次于赤芍、桑寄生、桑枝。其中当归味甘、辛、苦，性温，归肝、心、脾经，功能补血活血、调经止痛、润燥滑肠，用于血虚诸证、风湿痹痛、月经不调、经闭、痛经、虚寒腹痛等。秦艽味辛、苦，性微寒，归胃、肝、胆经，功能祛风湿、舒筋络、清虚热，用于风湿痹痛、筋脉拘挛、骨节酸痛等。再如处方中，怀牛膝和防风常同时出现，二者相伍能祛风除湿、补肝肾、强筋骨，治疗风湿痹痛。其中怀牛膝味苦、酸，性平，入心、肝、大肠经，功能活血散瘀、补肝肾、利尿，用于风湿关节痛、瘀血肿痛等。防风为"风药中之润剂"，味辛、甘，性微温，归膀胱、肺、肝、脾经，功能祛风解表、胜湿止痛、解痉、止痒，用于风湿痹痛、外感风寒、头痛身痛、骨节酸痛等。上述两药一苦一甘，平温结合，相辅相成，共奏佳效。

综上，本研究应用数据挖掘方法对颜正华治疗 10 余种病证的用药规律进行了挖掘研究，获得了既往传统研究未发现的新知识、新信息，为颜正华临床用药经验的深入挖掘和传承提供了参考。数据挖掘方法在名老中医经验传承研究中发挥着重要作用,是深入挖掘、继承名老中医学术思想和临床经验的有力工具。然而,每种数据挖掘方法都有其局限性和不足,均有其适用范围,且对数据有一定的要求。中医药数据挖掘的对象是中医药领域中积累的海量数据,这些数据的属性既有离散型的,又有连续型和混合型的特点,挖掘过程需要人机交互、多次反复,在中医药专业背景知识引导下,针对具体问题,选择合适的数据挖掘方法。同时,数据挖掘研究所得的数学模型及其分析结果须与名医个人经验结合并通过临床予以验证,也须与其他数据挖掘方法研究结果进行综合比较,以获得全面准确的研究结果。

第七章　颜正华药学研究思想

颜正华在中药学研究领域取得突出成果，为现代中药学，特别是临床中药学研究领域的奠基与开拓作出了卓越贡献。颜正华的主要科学研究内容与成果包括：①中药药性理论研究，如通过文献和实验研究等方法，探讨四气五味、炮制与药性、采集与药效关系；②常用单味中药研究，如地黄、首乌治疗痴呆、健忘、抗衰老的作用机制研究；③中药自拟复方研究，如填精补血化瘀方、黄栀花口服液等研究。同时，颜正华结合数十年临床经验与用药心得，总结研究出抗炎组方（黄栀花方、灭炎灵方）、抗衰老组方（填精补血化瘀方）、抗眩晕方（潜降汤），研制成功了中成药黄栀花口服液、填精补血化瘀口服液与潜降合剂等，并进行了相关临床试验与药理实验，发表论文及论著数十篇。本章集中介绍颜正华中药学研究理念和熟地黄、填精补血化瘀口服液、小儿热咳平、黄栀花口服液的科学研究成果。

第一节　药学研究理念

颜正华常说，理、法、方、药是中医治病的 4 个环节，环环重要，缺一不可。如果一个医生，虽精通医理，熟悉治则，能正确辨证立法，而对中药药性理论和常用中药的各个方面不熟悉，仅停留于一知半解，不能恰当、合理用药，就不是一个好医生。如前所说，他自从步入岐黄，不但勤求医理，而且认真研药，特别是从事中医药教学与中医药研究工作以来，更是如此。他造诣颇深，积累了丰富经验。

一、高瞻远瞩，视野宽阔

在 60 余年的中药教学与研究中，颜正华对如何研究好中药学、促进中药学学科发展，颇有体会和见地。他的主要思路是多科合作，推进研究。颜正华指出，中药学古称本草学，从汉代《神农本草经》问世形成一个学科以来，至今已有 2 000 余年。经过 2 000 余年的发展，已形成一个内容十分丰富的大学科。这个大学科除主含临床中药学外，还涉及中医基础与临床各学科、植物学、动物学、矿物学、化学、生物学等。欲要研究、发展它，单凭某一学科的知识是不能解决问题的。如欲知植物类药、动物类药、矿物类药的基源，就必须分别应用现代植物学、动物学、矿物学知识进行研究；欲知药物的效能，就必须应用中医基础理论及临床各科知识对其进行观察研究；欲知药物效能的物质基础，就必须应用化学手段对其进行分析；欲知某药的药用历史及性能变迁，就必须应用文献学和本草史学等知识对其进行研究；欲改革某传统中成药的剂型，就必须用药剂学和药效学等对其进行研究等等。另外，随着科学研究的不断发展，各学科之间常常是相互渗透、相互促进，单靠某一个学科，很难将研究深入进去。有鉴于此，他积极倡导开阔眼界，多学科联合研究中药，并认为只有这样，才能将中药研究不断推向深入，提高到新的水平。颜正华指出，自古以来，人们研究中药的性能，基本采用的是宏观手法，在中医理论指导下，一方面观察用药后患者临床症状的变化，以推测其性能效用；一方面观察其形态、颜色、生长环境，了解其采集时间、药用部位，嗅尝其气味等，再运用五行、阴阳学说等进行分析演绎，进而推测导致药效的依据。前者是知其然，后者是知其所以然。随着科学的发展，人们发现采用这种宏观的方法研究中药的效能很不完善，不能完全揭示药物之所以具有某种或多种效能的真谛。欲彻底了解其真谛，知其所以然，就必须打破这种研究模式，用新的思路进行研究。近百年来，随着现代医药学的传入，我国医药学家逐渐发现，现代医药学重视应用现代科学技术，从微观角度入手研究药物的成分及药理的方法值得借鉴。随即，其中的有识之士，即开始学习国外的先进经验，在中医药理论指导下，运用现代化学、药理学手段，从微观角度对单味中药进行成分与药理研究，从此开创了宏观结合微观研究中药的新途径。经过几代人、数十年的反复实践与认识，证明这种方法是促进中药研究和早日实现现代化的好方法。今之医药界在继续对常用中药及复方进行宏观研究的同时，又普遍采用各种现代科学技术与实验手段，对常用中药及复方的成分与效用进行微观研究，并取得了一个又一个成果。如麻黄平喘，是因其主含能松弛支气管平滑肌的麻黄碱等；黄连清热燥湿解毒而治痢，是因其主含具有广谱抗菌作用的黄连素等；附子有毒，是因其含乌头碱，能回阳救逆，是因其含有能强心的 dl-去甲基衡州乌药碱和棍掌碱；马钱子有毒而能通络止痛，是因其主含兴奋脊髓和神经中枢的番木鳖碱等等。从而使我们不但知其然，又知其所以然。据此，颜正华认为，在中医药理论指导下，宏观与微观相结合，运用现代科学技术研究中药是一条成功的经验，是继续深入研究中药的必由之路。

二、谙熟本草，通晓古今

颜正华指出，中药学经过两千余年的发展，取得了巨大的成就。这些巨大的成就主要记载于历代本草之中，要想研究好中药学，就必须研读历代本草著作，特别是具有代表性的历代本草著作。这是研究中药学的根基。如果不研读这些本草著作，不了解历代中药学的发展概况与内涵，那就失去了研究中药学的根基，而深入系统地研究中药学就成了一句空话。为此，他十分重视研读历代本草著作，特别是有代表性的本草著作，力争做到博古通今。本草学文献丰富繁多，就古代的本草文献而言，亡佚的不算，仅现存的，据不完全统计就有 400 余种。这 400 余种古本草文献分藏于全国各地各级图书馆或私人手中，有的甚至于流传于海外。一个人要想从头到尾地将其阅读一遍，实难做到。怎样才能将历代本草文献研读好？这是每一个研究中药学的工作者必须面对与认真解决的问题。对此，颜正华认为，首先，要研读历代有代表性的综合性本草著作。所谓历代有代表性的综合性本草著作，一般是指汉代的《神农本草经》、魏晋南北朝时期的《本草经集注》、唐代的《新修本草》、宋代的《经史证类备急本草》、明代的《本草纲目》、清代的《本草纲目拾遗》、当代的《中华本草》等。然而，由于历史的原因，在这 8 部本草著作中，前 3 部已经亡佚，现存的仅有 5 部。其中，《经史证类备急本草》是集宋代及其以前本草之大成，保存了宋以前许多散佚的本草文献；《本草纲目》是集 16 世纪及其以前我国本草学研究之大成，保存了明以前的许多本草文献；《中华本草》是集 21 世纪及其以前我国本草学研究之大成，收载了大量古今中药学文献资料；而《本草纲目拾遗》则只是清代学者对《本草纲目》的补充。故此，颜正华又认为，需要重点研读的有代表性的综合本草著作实际上只有 3 部，即《经史证类备急本草》《本草纲目》和《中华本草》。事实也是如此，这三部本草著作基本上反映了中药学两千多年的发展概况与研究成果，将其研究透彻，对开展好中药研究工作大有裨益。更何况在这三部本草中，《本草纲目》与《中华本草》的版本极易得到，研读非常方便。至于《经史证类备急本草》，虽然其首刊本至今难以确定，但其全部内容却被《大观经史证类备急本草》所收录，此后又被《重修政和经史证类备用本草》所转载，这两部本草著作不但现存于世，而且还被当代学者与出版社影印出版或点校出版，今世早有刊行，研读也非难事。其次，要研读专科类本草著作。众所周知，在本草著作中，除了综合性本草著作外，还有大量的专科类本草著作。在这些著作中，所记载的大量文献资料，是对综合性本草著作的补充和扩展，对中药学研究具有极高的参考价值。有鉴于此，颜正华主张在进行中药研究时，除重点研读综合性本草著作外，还必须根据需要认真研读这些专科类本草著作。这些专科类本草著作涉及许多分支学科，如炮制类本草专著，主要有南北朝的《雷公炮炙论》、明代的《炮制大法》等；食疗类本草专著，主要有唐代的《食疗本草》、元代的《饮膳正要》《日用本草》、明代的《救荒本草》等；中药鉴定类本草专著，主要有宋代的《本草衍义》、明代的《本草原始》等；注疏《神农本草经》类本草专著，主要有明代的《本草经疏》、清代的《本草崇原》《本经逢原》《本经疏证》等；临床应用类本草专著，主要有明代的《本草蒙筌》《本草正》《本草汇言》《药品化义》、清代的《本草备要》《本草从新》《本草求真》等；探讨药物作用机理、论述药性理论类本草专著，主要有金元时期的《珍珠囊》《用药法象》、明代的《珍珠囊药性赋》、清代的《要药分剂》等；论述药物配伍的本草专著，主要有清代的《得宜本草》《得配本草》等；论述药用植物形态或图谱类本草专著，主要有宋代的《图经本草》、明代的《救荒本草》《本草品汇精要》、清代的《植物名实图考》等。另外，还有专属性本草著作，外来药类本草专著主要有唐代的《海药本草》等；地区性本草专著主要有五代时期的《日华子本草》、宋代的《履巉岩本草》、明代的《滇南本草》等。颜正华在进行研究工作时，常根据研究的需要，选择与研究内容相关的专科性或专属性本草著作进行研读，以补充综合性本草著作之不足，每能收到预期效果，如前述罗布麻的始见本草著作，就是靠考证《救荒本草》而得到了圆满解决。其三，要研读方书医籍等文献中有关本草的内容及古之本草文献资料。除了综合性本草或专科性本草著作外，还有不少本草文献散载于古之历代方书医籍之中。这些文献资料，可补上述两类本草著作之不足，是研究中药不可缺少的十分珍贵的文献资料。如汉代《金匮要略》中的"禽兽鱼虫禁忌并治篇"就涉及中药学的饮食禁忌、妊娠禁忌等。唐代《备急千金要方》的"食治篇"就是食疗类本草文献，"养性篇"中有中药栽培与炮制类本草文献；《千金翼方》中的"采药时节""药名""药出州土""用药处方"分别是中药的采集、品种、产地及认证选药类本草文献，至于书中的"本草"卷则是综合性本草的精编。此后，在宋、元、明、清各代的方书医籍中，涉及本草文献的资料也是不胜枚举。有鉴于此，颜正华主张在进行中药研究时，还须认真研读记载于历代方书医籍中的本草文献资料。在这一思路指导下，无论进行科研课题研究，还是编研教材或教参；无论是自己撰写论文，还是指导研究生撰写论文，他都是亲自或要求研究生，除检阅各类本草外，还要认真查阅研读方书医籍中相关的古本草文献资料。此外，在研读古之本草著作时，还要着重注意以下两点：一是要弄懂各类古本草著作的编写体例。颜正华常说，有些古本草著作体例复杂，研读时一定要先弄懂其体例及编写风格，否则要想读懂它还有一定难度。如《重修政和经史证类备用本草》就是一例。是书的编写体例比较复杂，要想读懂它，还得下一番功夫。欲明白其编写体例，尚需从读其卷第一《序例上》开始，只有将《序例上》中所列的各家序读懂后，才能弄懂它的编写体例，弄明白书中的黑色大字与白色大字的区别，小字注文前冠词的所指，唐本附、唐本先附的含义，今附、今按、今补的含义，新定、新补的含义，陶隐居云、雷公云、衍义云、别说云的含义，图经余、唐本余、食疗余、海药余的含义，以及唐慎微使用墨盖子的用意等等。否则，就不能完全读懂它，甚至会出现将其所载文献张冠李戴、时序颠倒等不该发生的低级错误。二是要注意版本的选择。颜正华指出,古之本草著作,由于历史上的多次刻板翻印,致使一书多版,各版本的质量差异较大。如果研读时没有采用最佳版本,势必会给研究带来诸多不便,甚至导出错误的结果,这样的例子也不少见。故颜正华主张,在研读前一定要对所研读的本草著作进行必要的版本考证,要从众多的版本中选出首刊本或最佳版本。如《本草纲目》就有"一祖三系"的多种版本,其首刊本(即祖本)为金陵本,较好的版本有夏良心、张鼎思序刊的江西本和合肥张绍棠味古斋的重校刊本,现代点校版本较好的有人民卫生出版社版本与华夏出版社版本等,可供我们选择。

三、三法并重,相得益彰

颜正华主张,研究中药应该"三法并重"。颜正华解释说,研究中药的方法概之主要有 3 种,即文献研究、实验研究和临床研究。所谓"三法",就是指这 3 种研究方法。所谓"并重",是指从总体角度说,这 3 种方法对中药研究同等重要,没有孰重孰轻之分。所谓"三法并重",是指在研究中药时,要应用文献研究、实验研究与临床研究三结合方法。接着,他又说,中药文献研究的内容非常广泛,它载述了历代中医药工作者研究中药的思路、方法、手段及成果。在这些既往的成果中,既有文献研究成果,又有实验研究成果,还有临床研究成果,具有极高的实用价值,对深入开展中药研究是必不可少的参考,甚或有指导意义。文献研究的内容主要是指前述古今本草文献,涉及古之历代各类本草文献和今之临床中药学、方剂学、炮制学、中药鉴定学、药用植物学、药用动物学、药用矿物学、中药药剂学等分支学科的文献,有时还涉及中医学各分支学科的古今文献,乃至西医药学某些分支学科的古今文献等。中药实验研究是以中医药理论为指导,以临床疗效为依据,应用现代科学技术方法和手段,分析研究中药及其制剂的功效或临床疗效的物质基础,或中药及其制剂、有效部位等疗效的作用机制,或稳定中药及其制剂的质量,保证其功效或临床疗效的制取方法、工艺流程等,主要包括中药化学实验研究、中药药理实验研究、中药药剂实验研究,涉及无机化学、有机化学、分析化学、物理化学、仪器分析、中药药理学、中药药剂学、中药鉴定学、中药炮制学和实验动物学等。中药临床研究,主要是指临床治疗与临床观察,即以中医药理论为指导,通过临床观察,分析总结中药及其制剂,抑或其所含活性成分或有效部位在治疗疾病中所显示的功效或临床疗效,主要涉及临床中药学、中医基础理论、中医诊断学、方剂学、中医临床各分支学科,有时也涉及西医的诊断学及临床各分支学科等。3 种研究方法既各自独立、自成一体,又相辅相成、紧密相连。其中,中药文献研究是中药实验研究与临床研究的基础与源泉,只有认真开展好中药文献研究,分析掌握前人的研究思路、研究方法、研究手段和已经取得的成果，以及在研究中的各种经验等，才能开展好后续的研究，使研究的目标更加明确，研究的内容更加切合实际，研究的成果更加有意义，研究的成功更加有把握。如果在研究中药时，轻视或鄙弃文献研究，那就会使实验研究与临床研究失去了根基与源泉，就不会使中药研究取得圆满的结果，甚至于失败。而中药的实验研究和临床研究，既是对中药文献研究结果的验证，又是对中药文献研究内容的充实。故而在进行某项中药研究时，只有在深入研究其文献的基础上，才能了解前人做过哪些工作，使用了哪些方法和手段，取得了哪些成果，哪些工作尚没有完成或尚未涉及，还需我们继续开展哪些研究工作和怎样开展研究工作，从而找准研究方向，确定研究路线和方法，并开展相应的实验研究和临床研究。再则，就实验研究与临床研究而言，实验研究是对临床研究的进一步验证与深化，没有实验研究就不能认识中药及其制剂的物质基础、作用机制及稳定其效能的各种药剂学条件；而临床研究与文献研究一样，也是实验研究的前提与基础，没有临床研究就会使实验研究失去了根基与灵魂。在进行某项中药研究时，若仅停留于总结临床经验、观察临床疗效，还是远远不够的，还必须开展相应的实验研究，以弄清其疗效的物质基础和作用机制。总之，颜正华认为，中药的文献研究、实验研究、临床研究，在中药研究中各有自身的科学价值，均占有重要的地位，均是研究过程的一个不能缺少的重要环节。3种研究虽涉及的范围和运用的手段各不相同，但却是相辅相成，同等重要，既不可厚此薄彼，又不可鄙弃其中的任何一法。只有将三者结合起来，才能说中药的研究是完整的、圆满的。至于"有机结合"，颜正华解释说，是指在应用文献研究、实验研究与临床研究相互结合研究中药时，不是机械地将3种方法简单地按序次第投用，而是根据研究工作的需要按需选择，配合使用。所谓将3种研究方法有机地结合在一起研究中药，这只是从研究工作的整体而言，而在具体应用时，可根据研究工作的需要或不同的情况灵活掌握。若研究工作的整体或在某一阶段选用其中的某一种或两种方法即可完成的，那就按需选配其中的某一种或两种，不必三法俱用，也不必在意孰重孰轻、孰前孰后。颜正华在主持科研课题时，每能灵活掌握，将3种研究方法合理配用。如他在研究编撰教材与教学参考书时，就以文献研究为主，并结合临床经验；在主持部级课题"黄栀花口服液"的研究时，就采用了以临床研究与实验研究为主，辅以文献研究。颜正华在指导硕士、博士研究生进行研究工作时，也同样是灵活掌握、合理配用3种研究方法。有的只进行文献研究，如对黄芪、大黄、桂枝等单味药分别进行系统的文献研究；或对中药药性理论进行系统的文献研究；或对某个历史时期的药性理论成果进行系统的文献研究；或对《神农本草经》的注疏进行系统的文献研究；或对美容中药进行系统的文献研究等。有的则将文献研究与实验研究相结合，如对益智中药进行文献学研究和初步的试验观察；或在对芳香药的药性理论进行文献研究的同时，又对芳香化湿醒脾进行实验研究；或在对补肾助阳药进行文献整理的同时，又对补肾助阳复方对脑－下丘脑－垂体－肾上腺轴功能影响进行实验研究；或对怀牛膝抗衰老作用、怀庆熟地黄益智作用分别进行文献研究与实验研究等。有的则将文献研究、实验研究和临床研究相结合，如对"乌龙丹"防治局灶性脑缺血进行理论研究、实验研究及临床研究；对"小儿热咳平"治疗小儿呼吸道感染的理论、实验研究及其解热作用机制的研究。又如在对"填精补血化瘀方延寿缓衰"进行研究时，也曾采用三结合的方法，而且是历时 7 年，分段完成。颜正华深知人各有专长，自己的专长是中医药文献研究与临床研究，而实验研究则是自己所欠缺的。为顺利开展研究工作，取得圆满完整的研究结果，他常聘请长于中药药理学、中药化学、中药药剂学、中西医结合生化学实验研究的专家、教授加盟自己的研究课题，或聘请他们与自己共同担任研究生指导老师，负责指导研究课题的实验研究部分，以取他人之长，补自己之短，每能收到良好效果。此外，颜正华还认为，单味药与复方研究同等重要，前者是后者的基础，后者是前者的发展与延伸，二者相辅相成，相互促进，不可轻此重彼。基础研究与应用研究难分伯仲，前者是后者的基础与指导，后者是前者在实践中的具体体现与应用，二者也是相辅相成、不可分割的，更不是对立的。药性理论研究与药物效用研究难分先后，前者是后者的基础与理论指导；后者是前者在临床治疗中的具体体现，并对前者进行检验与补充，二者同样是相辅相成、相互促进，不可偏废任何一方。故而，在进行中药研究时还要注意做到单味药与复方研究并重，基础研究与应用研究并进，药性理论研究与药物效用研究兼施。这些科学思路，均有益于深入研究中药学。

四、强调性效，整体研究

中药学是一个大学科，包含多门分支学科。随着科学的发展，其分支学科日趋增多。一个人的精力有限，不可能在有生之年门门精通。从事中药研究的每个具体个人，可根据自己的专业，选择主攻方向。如前所述，颜正华主攻中药药性理论和常用中药的性能主治与配伍应用等，也就是常说的临床中药学，并旁及其他相关分支学科。颜正华认为，中药中绝大多数源于自然界的植物、动物或矿物等天然品，人们在未发现它们能补虚扶正和祛邪疗疾之前，与自然界其他天然品并无两样。之所以称其为药，就是因为它们对人体分别具有某种特殊的效用，这就是药效。研究中药必须紧紧抓住这一点，突出药效，开展研究。离开了这一点，研究就失去了灵魂和方向。颜正华又认为，中药对人体的作用具有两面性，即对人体的治疗作用与不良作用。学习研究药物的效用，不能只知其一，不知其二。必须既知道其在合理应用条件下对人体产生的治疗作用，又要了解其在不合理应用时对人体产生的不良作用。研究中药还必须认识这一点，如果只知其一,不知其二,那就会使研究失去了完整,甚或不能取得成功。有鉴于此,他主张围绕着药物的效能,对临床中药学进行系统全面、深入细致的研究。在药性理论方面,他不但深入研究中医如何用气、味、升降浮沉、归经、有毒无毒、补泻、刚柔等学说概括解释药物的效能,而且全面深入研究中药的产地、采集、贮存、炮制、配伍、宜忌、用法、用量及人体体质等对药物性能的影响。在常用单味药方面,他除全面深入研究各药的性味功能、临床应用、用法用量、使用宜忌、药用历史及不同时期对其性效的不同认识等外,还十分注意借鉴药用植物学、中药鉴定学、品种考证学、中药炮制学、中药药理学及中药化学等对各药的研究成果,了解单味中药的品种来源、成分、实验和临床药理等。经过数十年的潜心研究,颜正华精通临床中药学,既熟悉中药药性理论及复杂的应用法则,又熟悉每味常用中药的性能主治、具体用法用量及使用宜忌;既熟悉每类相似药物的共性与个性,又熟悉每味常用中药炮制配伍后的性能变化;既熟悉每味常用中药的传统主治,又了解其现代研究及临床新用;既熟悉每味常用中药对人体的治疗作用,又了解应用不当会对人体产生何种不良反应等等。

第二节　药学研究成果

一、单味药研究成果

颜正华在数十年的科研工作中,对熟地黄、大枣等单味中药进行了大量科学研究。

(一)熟地黄相关研究

熟地黄为玄参科植物地黄的干燥块茎经炮制而成,功能补血滋阴、益精填髓,是优良的滋阴补血药,广泛用于阴虚、血虚所致的各种病症。颜正华善用熟地黄,临床常常运用其益智作用治疗健忘、痴呆等病症,并就其作用机制进行了深入研究。

1. 熟地黄对动物学习记忆障碍及中枢氨基酸递质、受体的影响

(1)熟地黄显著改善氯化铝(AlCl$_3$)拟痴呆小鼠学习记忆能力:本实验选取昆明种小鼠,采用氯化铝(AlCl$_3$)灌胃诱导小鼠痴呆模型,通过跳台试验观察模型组、熟地黄大小剂量及阳性药脑复康组错误反应次数,评价小鼠学习记忆能力的变化。结果显示:实验测试期时,AlCl$_3$模型组错误反应次数为2.8 ± 0.8,正常组为0.8 ± 0.7,AlCl$_3$模型组较正常组的错误反应次数明显增多($P<0.05$)。给予熟地黄大小剂量或脑复康的AlCl$_3$小鼠错误反应次数分别为1.1 ± 0.6、

1.3 ± 0.7 和 1.2 ± 0.8，与模型组比较显著减少（$P<0.01$）。

（2）熟地黄显著改善氯化铝（$AlCl_3$）拟痴呆小鼠中枢氨基酸递质紊乱：本实验选取昆明种小鼠，采用氯化铝（$AlCl_3$）灌胃诱导小鼠痴呆模型，观察模型组、熟地黄大小剂量及阳性药脑复康组小鼠脑组织中谷氨酸（Glu）和 γ- 氨基丁酸（GABA）含量。结果显示：模型组小鼠 Glu 含量为（$2\,104.19 \pm 186.9$）$\mu g/g$ 湿重组织，正常组小鼠为（$1\,431.75 \pm 140.06$）$\mu g/g$ 湿重组织，与正常组比较，模型组小鼠脑组织 Glu 含量明显升高（$P<0.05$）；给予熟地黄大小剂量和脑复康组小鼠 Glu 含量分别为（$1\,398.18 \pm 119.95$）$\mu g/g$ 湿重组织、（$1\,668.18 \pm 210.83$）$\mu g/g$ 湿重组织和（$1\,774.38 \pm 203.91$）$\mu g/g$ 湿重组织，较模型组明显降低（$P<0.05$）。同时，GABA 含量检测结果显示，模型组小鼠 GABA 含量为（403.04 ± 58.41）$\mu g/g$ 湿重组织，正常组小鼠为（503.68 ± 61.04）$\mu g/g$ 湿重组织，与正常组比较，模型组小鼠脑组织 GABA 含量明显降低（$P<0.05$）；给予熟地黄大小剂量和脑复康组小鼠 GABA 含量分别为（490.04 ± 50.75）$\mu g/g$ 湿重组织、（510.73 ± 51.26）$\mu g/g$ 湿重组织和（487.95 ± 61.76）$\mu g/g$ 湿重组织，较模型组明显升高（$P<0.05$）。

（3）熟地黄显著改善谷氨酸单钠（MSG）诱导学习障碍大鼠学习记忆能力：本实验选取 SD 雄性大鼠，采用谷氨酸单钠（MSG）损毁下丘脑弓状核塑造学习障碍模型，通过跳台试验和空间记忆实验观察模型组、熟地黄大小剂量组及阳性药六味地黄方组错误反应次数和寻台潜伏期（SPL）。结果显示：实验测试期时，MSG 模型组错误反应次数为 2.31 ± 1.0，正常组为 0.3 ± 0.7，MSG 模型组较正常组的错误反应次数明显增多（$P<0.05$）。给予熟地黄大小剂量或脑复康的 $AlCl_3$ 小鼠错误反应次数分别为 0.92 ± 0.7、0.62 ± 0.9 和 0.42 ± 0.5，与模型组比较显著减少（$P<0.01$）。空间记忆实验观察到，MSG 大鼠的 SPL 明显延长（$P<0.01$），给予熟地黄后，从训练的第 5 天开始，SPL 明显缩短（$P<0.05$），但未恢复到正常水平。

（4）熟地黄显著改善谷氨酸单钠（MSG）诱导学习障碍大鼠中枢氨基酸递质紊乱：本实验选取 SD 雄性大鼠，采用谷氨酸单钠（MSG）诱导学习障碍大鼠模型，观察模型组、熟地黄大小剂量及阳性药六味地黄方组大鼠脑组织中谷氨酸（Glu）和 γ- 氨基丁酸（GABA）含量。结果显示：模型组大鼠 Glu 含量为（$2\,459.67 \pm 763.19$）$\mu g/g$ 湿重组织，正常组大鼠为（$3\,995.437 \pm 711.12$）$\mu g/g$ 湿重组织，与正常组比较，模型组大鼠脑组织 Glu 含量明显降低（$P<0.05$）；给予熟地黄大小剂量和六味地黄方组大鼠 Glu 含量分别为（$3\,842.66 \pm 525.2$）$\mu g/g$ 湿重组织、（$4\,154.75 \pm 1\,179.29$）$\mu g/g$ 湿重组织和（$4\,686.64 \pm 1\,787.51$）$\mu g/g$ 湿重组织，较模型组明显升高（$P<0.05$）。同时，MSG 模型组大鼠 GABA 含量与正常组比较有降低趋势，给予熟地黄大小剂量和六味地黄方组大鼠有升高趋势，但均无

显著差异（$P>0.05$）。

（5）熟地黄对谷氨酸单钠（MSG）诱导学习障碍大鼠海马组织 N- 甲基 -D- 门冬氨酸受体 1（NMDAR1）和 GABA 受体（GABAR）表达的研究：本实验选取 SD 雄性大鼠，采用谷氨酸单钠（MSG）诱导学习障碍大鼠模型，免疫组化染色观察模型组、熟地黄大小剂量及阳性药六味地黄方组大鼠海马组织 N- 甲基 -D- 门冬氨酸受体 1（NMDAR1）和 GABA 受体（GABAR）的表达。结果显示：染色结果的半定量分析发现，MSG 模型组与正常组比较，MSG 组海马 NMDAR1 免疫反应物质数密度（0.088 ± 0.012, $n=5$）较正常组（0.117 ± 0.027, $n=5$）有明显降低（$P<0.05$），而给予熟地黄的 MSG 大鼠，其海马 NMDAR1 免疫反应物质数密度（0.197 ± 0.021, $n=5$）较 MSG 组显著升高（$P<0.01$），甚至超过了正常组水平（$P<0.01$）。同时，与正常组（0.079 ± 0.008, $n=5$）相比，MSG 组海马 GABAR 免疫反应物质数密度（0.050 ± 0.027）明显降低（$P<0.05$），而给予熟地黄的 MSG 大鼠，其海马 GABAR 免疫反应物质数密度（0.102 ± 0.016, $n=5$）较 MSG 组显著升高（$P<0.01$）。表明熟地黄能增加 NMDAR1 和 GABAR 在海马的表达。

（6）熟地黄对谷氨酸单钠（MSG）诱导学习障碍大鼠海马组织 c-fos、神经生长因子（NGF）表达的影响：本实验选取 SD 雄性大鼠，采用谷氨酸单钠（MSG）诱导学习障碍大鼠模型，免疫组化染色观察模型组、熟地黄大小剂量及阳性药六味地黄方组大鼠海马组织 c-fos、神经生长因子（NGF）表达的表达。结果显示：实验大鼠海马的 c-fos 和 NGF 免疫组化染色的半定量分析显示，MSG 模型组大鼠的 c-fos 和 NGF 表达较正常大鼠有轻度升高（$P>0.05$），给予熟地黄的 MSG 大鼠 c-fos 和 NGF 较 MSG 模型组有显著升高（$P<0.01$）。

（7）小结：熟地黄有改善 $AlCl_3$ 小鼠和 MSG 大鼠学习记忆的作用，其机制与调节谷氨酸和 GABA 含量，提高 MSG 大鼠 NMDAR1、GABAR、c-fos 和 NGF 在海马的表达有关。

2. 熟地黄对学习记忆障碍大鼠下丘脑 - 垂体 - 肾上腺 - 海马轴的影响

（1）熟地黄显著降低谷氨酸单钠（MSG）诱导学习障碍大鼠血浆皮质醇（CORT）的升高：本实验选取 SD 雄性大鼠，采用谷氨酸单钠（MSG）诱导学习障碍大鼠模型，放射免疫法检测模型组、熟地黄大小剂量及阳性药六味地黄方组大鼠血浆皮质醇水平。结果显示：MSG 模型组大鼠血浆 CORT 水平为（91.37 ± 46.21）ng/ml，正常组为（41.70 ± 30.19）ng/ml，模型组较正常组显著升高（$P<0.01$）；给予熟地黄大小剂量和六味地黄方的 MSG 大鼠，血浆 CORT 含量分别为（43.36 ± 16.31）ng/ml、（44.94 ± 18.33）ng/ml 和（38.65 ± 10.62）ng/ml，与模型组比较显著降低（分别为 $P<0.05$、$P<0.05$ 和 $P<0.01$）。

（2）熟地黄对谷氨酸单钠（MSG）诱导学习障碍大鼠海马糖皮质激素受体（GRmRNA）表达的影响：本实验选取 SD 雄性大鼠，采用谷氨酸单钠（MSG）诱导学习障碍大鼠模型，采用原位杂交技术观察模型组、熟地黄大小剂量及阳性药六味地黄方组大鼠海马组织 GRmRNA 表达的水平。结果显示：镜下观察显示，正常组大鼠海马可见 GRmRNA 染色细胞，处于（±）~（+）范围；MSG 组大鼠海马可见多量 GRmRNA 阳性染色细胞，处于（++）~（+++）范围；给予熟地黄的 MSG 大鼠，其海马 GRmRNA 阳性染色细胞个数为中等量范围（++），较模型组有很大改善。

（3）熟地黄对谷氨酸单钠（MSG）诱导学习障碍大鼠海马尼氏体的影响：本实验选取 SD 雄性大鼠，采用谷氨酸单钠（MSG）诱导学习障碍大鼠模型，组织形态学观察模型组、熟地黄大剂量及阳性药六味地黄方组大鼠海马尼氏体和肾上腺形成的影响。结果显示：海马甲苯胺蓝染色显示，MSG 组细胞稀疏、个数减少、有空泡出现，胞浆着色较浅，细胞轮廓不规整。尼氏体染色半定量分析观察到，MSG 大鼠光密度（0.351 ± 0.031，$n=5$）较正常组（0.415 ± 0.055，$n=5$）有降低的趋势，给予熟地黄大剂量后，光密度（0.415 ± 0.058，$n=5$）有升高的趋势，但无显著性差异（$P>0.05$）。

（4）小结：熟地黄具有改善学习记忆的作用，其机制与抑制血浆 CORT 含量和海马 GRmRNA 表达有关。

（二）大枣相关实验研究

1. 大枣多糖对免疫抑制模型的影响 采用 CY 腹腔注射复制出免疫低下模型，通过腹腔巨噬细胞吞噬功能，溶血素、溶血空斑形成，提高淋巴细胞转化及外周血 T 淋巴细胞百分率、腹腔巨噬细胞产生 IL-1α、脾细胞产生 IL-2、血清 IL-2R 水平和 ConA 及 LPS 体外刺激脾细胞增殖等指标，观察了大枣多糖对免疫抑制动物模型免疫功能的影响。选择各实验指标的基本思路如下：

腹腔巨噬细胞吞噬实验：一些颗粒状异物静注进入血液循环后，迅速为单核吞噬细胞所清除，其中主要被定居在肝和脾的巨噬细胞所吞噬，肝巨噬细胞摄取约 90%，脾巨噬细胞摄取约 10%，鸡红细胞作为抗原进入腹腔后，被腹腔巨噬细胞所吞噬，用吞噬百分率和吞噬指数可反映腹腔巨噬细胞的吞噬功能。该项指标反映的是机体非特异性免疫功能。

血清溶血素实验：经鸡红细胞致敏过的动物血清中的另一循环抗体——溶血素（IgM）与鸡红细胞一起体外温育，在补体参与下可产生溶血反应。致敏动物血清中溶血素的含量可通过溶血过程中释放的血红蛋白量来检测。该项指标反映机体体液免疫功能。

溶血空斑实验：经鸡红细胞免疫后，动物的 B 淋巴细胞将合成和分泌抗鸡红细胞抗体。将致敏动物的脾淋巴细胞与鸡红细胞和补体一起放入半固体介质内，37℃温育，该淋巴细胞释放溶血素，并在补体参与下，溶解其周围的鸡红细胞，致使在每一个淋巴细胞周围形成一圈溶血空斑，故溶血空斑数大体可反映抗体形成细胞数。而分光光度法则用液相介质代替固体介质作为反应条件，可完全测定抗体形成细胞所分泌的抗鸡红细胞抗体，不仅反映抗体形成细胞的数量，而且也提示其合成抗体的能力，故更精确。该项指标反映的是机体体液免疫功能。

淋巴细胞转化实验：T 淋巴细胞与植物血凝素（PHA）和刀豆蛋白（ConA）等有丝分裂原或特异性抗原一起体外培养时，可转换成淋巴母细胞，并出现旺盛的分裂现象。淋巴母细胞不仅在形态上幼稚化，而且蛋白质和核酸的合成增加。以淋巴母细胞比例的增减为指标，可定量表示淋巴细胞增大 3~4 倍或更大；核大呈蓝色，核质疏松或呈网状，有 1~3 个红色核仁；胞浆丰富呈红色（淋巴母细胞愈幼稚，其色愈红），有时有伪足样突起。转化不完全的"过渡型"细胞，往往只具以上 1~2 个特点。该项指标反映的是机体细胞免疫功能。

外周 T 细胞百分率：外周 T 细胞百分率升高，说明成熟 T 细胞增多，T 细胞的增多提示机体细胞免疫功能增强。

腹腔巨噬细胞分泌产生 IL-1α：巨噬细胞是机体免疫系统的一种主要的免疫细胞，不仅具有很强的吞噬功能，而且是主要的呈递细胞，在特异性免疫应答的诱导和调节中起关键作用。活化的巨噬细胞可分泌多种生物活性物质，如 IL-1α、NO、TNF-α 等，这些均是重要的免疫调节因子，还具有抗菌、抗病毒和抗肿瘤等活性。从巨噬细胞分泌产生 IL-1α 情况，可观察免疫系统及细胞因子的功能状态和作用特点。

脾细胞分泌产生 IL-2：IL-2 是由 T 细胞、NK 细胞产生的 15.5kD 糖蛋白，在机体的免疫应答中起着重要作用，是机体内最主要最强有力的 T 细胞生长因子。IL-2 是与 T 淋巴细胞从细胞周期 G1 到 S 期进展有关的主要细胞因子。IL-2 作用于产生它的同一细胞，也作用于附近的 T 淋巴细胞。因此，IL-2 是一种自分泌生长因子，也是一种旁分泌生长因子。IL-2 可刺激 NK 细胞生长并增强它的溶细胞作用，产生所谓的淋巴因子激活的杀伤细胞（LAK）。IL-2 还可作用于人类 B 细胞，既可作为生长因子，又是抗体合成的刺激剂。因此 IL-2 的含量与机体免疫功能，尤其是细胞免疫功能密切相关。

可溶性 IL-2R：IL-2 在 Th 受到抗原刺激或在对 PHA 反应中产生，通过与淋巴细胞表面的 IL-2R 结合而刺激淋巴细胞活化。IL-2 受体的 α- 链，主要激活 T 细胞表达，另外激活的 B 细胞、NK 细胞、单核细胞和一些肿瘤细胞也能少量表达。IL-2R 的细胞膜链经常从细胞表面脱落，以可溶性受体 SIL-2R 的形式释放。血清中的 SIL-2R 是从激活的淋巴细胞表面 Tac 抗原上脱的 42kD 片段，是 IL-2 的游离形式。血清中的高浓度 SIL-2R 与淋巴细胞膜上的 IL-2R（mIL-2R）呈竞争结合，IL-2R 产生类封闭因子效应，对循环中的 IL-2 起到抑制和灭活的作用。SIL-2 只属免疫抑制物，高水平的 SIL-2R 与免疫功能低下密切相关，是机体免疫功能受损的指标之一。

本实验研究结果表明，大枣多糖能显著提高 CY 致免疫抑制小鼠的特异性和非特异性免疫功能，可使腹腔巨噬细胞的吞噬功能显著提高，可促进溶血素、溶血空斑的形成，促进淋巴细胞的转化，提高外周血 T 淋巴细胞百分率，促进腹腔巨噬细胞分泌产生 IL-1、脾细胞分泌产生 IL-2，降低血清可溶性 IL-2R 水平，促进体外 ConA 及 LPS 诱导的脾细胞增殖。这些免疫指标的改善和提高是大枣多糖兴奋免疫系统的具体体现和作用机制。中医的气虚主要与西医学的免疫功能和能量代谢密切相关，兴奋机体免疫功能是其补气作用的重要指标和体现。从本实验也可看出，大枣多糖对免疫功能的影响并不呈明显的剂量关系，有时剂量小反而免疫兴奋作用强，如在溶血素形成、淋巴细胞转化、外周血 T 细胞百分率等实验中，均是小剂量大枣多糖作用为最好。其原因可能为免疫功能在许多情况下需要的是一种刺激，与剂量并不一定呈明显量效关系；此外，不同剂量的作用还与动物的机体功能状态和所选择的免疫指标有很大的关系，不同的功能状态和不同的指标，也会影响量效关系。

2. 对小鼠气血双虚模型的影响　本实验研究表明，大枣多糖对放血与环磷酰胺并用所致小鼠气血双虚模型有很好改善作用，可显著升高模型小鼠血象水平，使 Hb、WBC、RBC、PLT 显著升高（$P<0.01$）；以对血 WBC、PLT 的改善作用为好，给药后数据基本接近正常；使模型小鼠胸腺、脾的病理变化显著减轻（模型组胸腺显著萎缩，皮质、髓质分界不清，脾小节明显缩小、胸腺皮质及脾淋巴细胞明显减少），可使胸腺皮质显著增厚，脾小节显著增大，使胸腺皮质淋巴细胞数和脾淋巴细胞数显著增加。研究提示，大枣多糖可显著改善模型小鼠的造血功能，同时对免疫系统也有较好改善和刺激作用。正是大枣多糖的促进造血和兴奋免疫作用，而显示出对气血双虚模型有很好的改善效果。GM-CSF（粒-巨噬细胞集落刺激因子）主要由 T 细胞和巨噬细胞产生，许多因素能诱导细胞产生 GM-CSF，如 IL-2、IL-1 等，IL-1 能诱导 GM-CSF 基因转录，PGE_2 与 IL-2 协同诱导 T 细胞产生 GM-CSF。GM-CSF 的主要作用是对粒细胞系和单核细胞系细胞的维持存活、促进生长、诱导分化和增强功能等，可维持造血前体细胞和成熟血细胞（中性粒细胞、嗜酸性粒细胞和单核巨噬细胞）的存活、能促进造血前体细胞（粒细胞、单核细胞和巨核细胞等前体细胞）增殖分化，还能增强中性粒细胞和巨噬细胞的吞噬功能，即有一定促进免疫的作用。放血与环磷酰胺并用后

可使小鼠血清 GM-CSF 明显降低,应用大枣多糖后,可明显提高小鼠血清 GM-CSF 水平,其作用可能系直接刺激相应靶细胞分泌 GM-CSF,也可能通过促进 IL-1 分泌后诱导 GM-CSF 的转录和促进 IL-2 分泌后诱导的 T 细胞产生 GM-CSF。大枣多糖通过升高 GM-CSF 而对气血双虚小鼠模型呈现出促进骨髓造血和兴奋免疫的作用。

3. 对大鼠气血双虚模型血象的影响　大枣多糖可显著改善放血与环磷酰胺并用所致大鼠气血双虚模型的血象。为了观察造模过程中血象的变化情况及模型复制过程中的特点,特别观察了大鼠在造模的第 5 天、第 9 天的血象水平。结果显示,第 5 天模型组血 RBC、WBC、Hb、PLT 与空白对照组比均显著降低,大枣多糖可使相应血象显著或明显提高,以对 RBC 和 Hb 的提高为更好。第 9 天模型组血 RBC、WBC、Hb、PIT 与空白对照组比均显著降低,且比第 5 天降得更低,说明模型更严重,用大枣多糖后,血 RBC、WBC、Hb、PIT 均显著提高,但相应数值均比第 5 天低,可能系模型加重或多糖的作用尚未充分发挥所致。第 14 天模型组血 RBC、WBC、Hb、PIT 与空白对照组比均显著性降低,第 14 天模型组血象值比第 5 天为低,比第 9 天 RBC 降得更多,但 WBC、Hb、PLT 则略有升高,应用大枣多糖后,血 RBC、WBC、Hb、PLT 均显著提高,比用大枣多糖第 5 天、第 9 天后的相应血象值升得更高,尤以 PLT 提高更多,Hb 和 RBC 也基本接近正常。这是大枣多糖补血作用最直接、最能说明问题的指标。这既是补血作用的结果,也是其补血作用机制的一个方面。

4. 对大鼠气血双虚模型血清细胞因子的影响　近年来,对细胞因子白细胞介素 -2(IL-2)、白细胞介素 -6(IL-6)和促红细胞生长素(erythropoietin, EPO)的研究颇多,它们对免疫系统和造血系统均有重要的作用。

IL-2:在体内 IL-2 有抗肿瘤、抗微生物感染、引起移植排斥和自身免疫以及免疫调节等作用。IL-2 最重要的作用是诱导 T 淋巴细胞增殖(从 G0 期进入 S 期)和分化。T 细胞受多种刺激以后能产生 IL-2,产生的 IL-2 又作用于 T 细胞自身,诱导自身增殖、分化和发挥功能。高剂量 IL-2 能引起单核巨噬细胞增殖和分化,并增强单核巨噬细胞杀肿瘤细胞的作用,还能刺激已活化的 B 细胞增殖,活化 B 细胞表达高亲和力的 IL-2 受体。IL-2 除了支持 B 细胞生长外,还能促进免疫球蛋白(IgM、IgG)分泌,诱导 J 链合成,从而加速 IgM 的装配和分泌。IL-2 是一种广谱的免疫增强剂。IL-2 水平可反映机体免疫功能情况。

IL-6:IL-6 是由 184 个氨基酸残基组成的糖蛋白,可由多种细胞产生,与 IL-6 受体系统结合后,对免疫应答、急性期反应、造血和神经系统有多方面作用。主要诱导活化后期的 B 细胞大量合成分泌型 Ig 的 mRNA,从而增加 Ig(IgM、IgG、IgA)的分泌,也与 T 细胞的活化、增殖和分化有关。IL-6 可诱导小鼠多种造血前体细胞从休眠状态进入细胞周期,由 IL-6 刺激产生的骨髓细胞集落容易在致死性放射线照射小鼠中重建骨髓。Fanconi 贫血中出现的造血细胞分化缺陷与机体不能产生 IL-6 有关。IL-6 也能协同 IL-3 诱导巨核细胞成熟,显著增加巨核细胞的体积和细胞内乙酰胆碱酯酶活性。IL-6 既可反映机体免疫功能,也可反映造血情况。

EPO:EPO 是由肾皮质内的毛细管内皮细胞合成分泌的一种多肽激素,作用于骨髓红系祖细胞上的受体,促进骨髓造血干细胞分化为原红细胞,加速幼红细胞分裂并促进血红蛋白的合成;可维持红细胞造血前体细胞的存活并促进其分裂,诱导晚期爆式红系祖细胞(BFU-E)和红系祖细胞(CFU-E)生长成为成熟红细胞。EPO 对红细胞的血红素化很重要,输入 EPO 可增加正常小鼠、贫血小鼠和红细胞增多症小鼠的血细胞比容。EPO 能使未成熟骨髓网织红细胞在成熟前释放,进一步增加血液中的红细胞。由于红细胞没有细胞核、核糖体及线粒体等重要细胞成分,不能通过自身的分裂、分化,获得数量上的增加,因此促进红细胞生成是机体产生新红细胞的唯一途径。而 EPO 作为促进造血干细胞分化的重要成分,对于红细胞的生成有着决定性的作用。应用 EPO 治疗慢性肾衰竭贫血的疗效肯定,对改善获得性免疫缺陷综合征(AIDS)患者的贫血状态有明显作用,还可用于治疗肿瘤引起的贫血和肿瘤化疗引起的贫血等。改善失血性贫血最好的方法除输血外,就是靠自身骨髓造血干细胞尽快增殖和分化,以便形成新生红细胞,对提高 EPO 水平具有非常重要的作用。EPO 水平可反映机体造血功能。造气血双虚模型后,大鼠血清 IL-2、IL-6、EPO 水平均明显或显著降低,给大鼠大枣多糖后,相应细胞因子水平均明显或显著提高。大枣多糖可升高 IL-2 水平,而 IL-2 则可诱导 T 淋巴细胞增殖(可能是促进淋巴细胞转化和提高外周血 T 细胞百分率的原因),引起单核巨噬细胞增殖和分化等,而兴奋机体免疫系统,特别是提高细胞免疫功能。大枣多糖可提高 IL-6 水平,而 IL-6 可诱导活化后的 B 细胞对 IG 的分泌,同时促进 T 细胞的活化增殖、分化,尚能与 IL-3 协同诱导多种造血前体细胞的增殖,而兴奋体液免疫系统,同时对细胞免疫和造血功能也有促进作用。大枣多糖可显著升高 EPO 水平,而 EPO 可维持红细胞造血前体细胞的存活并促进其分裂,诱导晚期 BFU-E 和 CFU-E 生长和分化成为成熟的红细胞,促进红细胞的血红素化,而呈现很好的升 RBC 作用,即促进了机体造血功能。

5. 对大鼠气血双虚模型能量代谢的影响 ATP 酶是能量的基本来源,对维持细胞电活动、细胞膜的完整、组织代谢等具有重要意义,可作为损伤组织恢复能力及代谢紊乱的可靠指标。ATP 酶即逆离子梯度进行细胞膜内外转运的离子泵,在这个过程中需要能量。Na^+-K^+-ATP 酶的作用是将细胞膜内 Na^+ 移出细胞外,同时将细胞外的 K^+ 移入膜内,从而保持了膜内高 K^+ 和膜外高 Na^+ 的不均衡分布；Mg^{2+}–ATP 酶的作用是将 Mg^{2+} 移入细胞内，而 Ca^{2+}–ATP 酶的作用是将 Ca^{2+} 移出细胞外，维持细胞内 Ca^{2+} 稳态。造气血双虚模型后，能量代谢和离子平衡被破坏，膜离子泵功能障碍，ATP 减少，出现细胞内外离子分布异常，细胞 Na^+、Ca^{2+} 的堆积，促进了的 Na^+、Ca^{2+} 的反转运机制，细胞内钙超载，使自由基产生增多，损害线粒体结构、功能，导致组织和细胞的损伤。通过增加相应 ATP 酶的活性，可调节失常的离子分布、改善能量代谢、保护组织及减少细胞损伤。造气血双虚模型后，红细胞 Na^+–K^+–ATP 酶、Ca^{2+}–ATP 酶、Mg^{2+}–ATP 酶、Ca^{2+}–Mg^{2+}–ATP 活性明显或显著降低，给予大枣多糖后，相应酶的活性均明显或显著提高，尤以对 Na^+–K^+–ATP 酶、Mg^{2+}–ATP 酶活性的提高更显著，提示大枣多糖有较好的改善能量代谢，调整细胞内外离子分布、维持细胞正常功能的作用。气虚主要与西医学的能量代谢及免疫功能密切相关，大枣多糖升高红细胞相应代谢酶的作用，是其补气作用机制之一。

6. 对大鼠气血双虚模型胸腺、脾组织切片和超微结构的影响　免疫器官组织形态：胸腺是机体内很重要的免疫器官；脾既是很重要的免疫器官，同时与造血也有一定联系，当骨髓造血功能受损时，脾可代偿性地造血，致使脾体积扩大，重量增加。观察动物免疫器官的变化常选胸腺、脾，一般观察胸腺皮质厚度，通过测量皮质最宽处和最窄处，求其平均值为其厚度，然后计算压在测微尺标线上的淋巴细胞的计数。脾常观察脾小节大小，并用目镜测微尺为标线，以脾中央小动脉为中点，分别计算压在标线上两边的淋巴细胞数，求均数为一个中央小动脉周围淋巴鞘的淋巴细胞数；按同样方法计算 3 个脾中央小动脉周围淋巴鞘的淋巴细胞数，取均数即为脾中央小动脉周围淋巴鞘的淋巴细胞数。胸腺皮质增厚、脾小节增大、皮质淋巴细胞和脾淋巴细胞增多，提示机体免疫功能提高。对骨髓抑制动物，脾增大，也提示造血功能有一定增强。造气血双虚模型后，胸腺、脾明显萎缩，分叶不清、皮质变薄，脾小节变小、细胞密度显著降低；应用大枣多糖后，胸腺皮质增厚，脾小节变大，胸腺皮质淋巴细胞及脾淋巴细胞密集。胸腺、脾是机体的主要免疫器官，脾尚与造血系统有一定联系。大枣多糖可改善胸腺、脾的萎缩，这是其补气生血作用机制之一。

细胞超微结构：从组织的超微结构、线粒体等的改变，可以推断细胞的能量代谢情况。细胞能量代谢的旺盛与细胞的新陈代谢、修复、增生、分裂密切相关。为了观察气血双虚动物模型免疫器官的代谢情况，对胸腺、脾的超微结构进行了研究，以期揭示大枣多糖对细胞能量代谢和超微结构的影响。造气血双虚模型后，电镜下可见胸腺、脾的淋巴细胞明显缩小，细胞膜呈屈曲状，细胞核出现固缩，染色质密度增高，核膜出现皱褶，胞浆中线粒体减少，线粒体内嵴缩短或消失，嵴间腔扩张。大枣多糖则可使淋巴细胞体积明显增大、细胞核增大、常染色质增多，异染色质减小，胞浆内线粒明显增大、增多，线粒体嵴基本恢复正常；可使淋巴细胞线粒体密度、比膜面、常染色质体密度显著提高,使异染色质体密度、比表面及核比表面显著或明显降低。大枣多糖正是通过对细胞能量代谢的促进作用而起到补气作用。线粒体密度增加表示线粒体在胞浆中所占体积增加,即线粒体增大;比膜面增加则提示线粒体膜与线粒体体积之比增加,即线粒体内膜和嵴增加,能量代谢增强;常染色质体密度增高,提示细胞代谢活跃,核酸代谢旺盛;异染色质体密度降低,说明处于静止状态减少,从另一个方法说明代谢旺盛;比表面降低表示外膜与体积之比减少,越大表示细胞越小,减少表示细胞增大;核比表面提示的是体积之比,越大表示越固缩,核比表面降低则证明核固缩减小;异染色质体密度、比表面、核比表面均从另一方面说明细胞能量代谢增强、核酸代谢增强。

7. 对大鼠气血双虚模型胸腺、脾、骨髓中相关细胞因子基因差异表达的影响

（1）细胞因子相关基因差异表达的检测：细胞因子是生物体内一类重要的第一信使因子,是细胞内基因表达的产物。体内各种细胞因子之间并不是孤立存在的,而是有着复杂的相互作用。它们之间可通过合成和分泌的相互调节、受体表达的相互调节、生物效应的相互影响等,组成一个复杂的细胞因子网络（cytokine network）。细胞因子不仅在生物学效应方面存在相互作用,而且在基因表达调控之间也存在复杂的相互影响。一种细胞因子产生后,不仅可以诱生一些细胞因子及其受体基因的表达,也可以抑制一些细胞因子及其受体基因的表达,而这些细胞因子基因表达的变化又可级联影响其他细胞因子的基因表达。细胞因子之间存在着错综复杂的级联网络调节方式。因此,研究细胞因子（基因表达）时最好能较全面地观察比较对各种、各类、各级细胞因子的影响。但实现全面了解对所有（多数）细胞因子影响的目的,应用一般的基因表达研究手段难以实现。基因芯片技术是随着后基因组时代的到来而产生的一项应用技术,相关研究及应用首启于美国。基因芯片技术系指将大量（正常每平方厘米点阵密度高于400个）探针分子固定于支持物上,与标记的样品分子进行杂交,通过检测每个探针分子的杂交信号强度,获得样品分子数量和序列信息。基因芯片技术由于同时将大量探针固定于支持物上,所以可以一次性对样品中大量序列进行检测和分析,从而解决了传统核酸印迹杂交（Southern blotting 和 Northern blotting 等）技术操作繁杂、自动化程度低、分析序列数量少、检测效率低等的不足。而且通过设计不同的探针阵列,使用特定的分析方法,可使该技术具有多种不同的应用价值,如基因表达谱分析、突变检测等。正是由于基因芯片拥有用于生物活性的高通量筛选的特点,才使应用细胞因子芯片研究多种细胞因子相关基因的表达谱成为现实。目前,基因芯片显色和分析的测定方法主要为荧光法,检测采用的是激光共聚焦显微扫描技术,可对高密度探针阵列每个位点的荧光

强度进行定量分析；探针与样品完全正常配对产生的荧光信号强度，是具有单个或两个错配碱基探针的 5~35 倍，所以对荧光信号强度精确测定是实现检测特异性的基础（本方法不能提供足够的信息进行分辨是否为正常配对或正常配对错配兼而有之）。由于基因芯片上反映的信息量大，且需从图像分析提取转换成数据，对得到的芯片数据信息也需用工业标准的关系型数据库进行数据信息管理。基因芯片能够同时平行分析大量的信息，属海量数据，一般人工操作无法完成，多需专门的软件系统来处理芯片上的数据，并根据视图分析和统计分析的结果，结合生物学知识等作出相关判断，进行相应生物学分析。常规的基因芯片检测对象多为细胞，药物与细胞共培养后，然后提取细胞的 mRNA，观察对细胞内相关基因表达谱的影响，其结果稳定，也是目前常用的方法。但对相对为粗制剂的中药并不太适合，再者体外细胞培养的结果与临床实际差距也较大。为探讨中药对相关基因表达谱的影响，我们经多次摸索后，采用给动物灌服中药，然后提取相关脏器的 mRNA，观察在相关脏器中基因表达谱的变化，结果较为理想。在动物脏器中胸腺、脾、骨髓是细胞因子相对集中的主要脏器和部位，因此我们主要观察了动物造模和给药后以上 3 个脏器和部位中细胞因子基因表达谱的变化。

（2）相关细胞因子对免疫系统和造血系统的生物活性：IL-1 能协同有丝分裂原激活胸腺细胞和 T 细胞，促进胸腺细胞和 T 细胞增殖，表达 IL-2 受体，分泌 IL-2、IL-4、IL-6、IFN-γ 等，可增强 CTL 的杀肿瘤细胞活性；能促进 B 细胞增殖分化，表达 SmIgM 和 C3b 受体；诱导 B 细胞产生对 IL-2、IL-4、IL-5 和 IL-6 反应的能力；尚能增强 NK 细胞杀肿瘤细胞活性，增强巨噬细胞抗肿瘤作用等。IL-1R 是 IL-1 的受体，IL-1 通过与其受体相结合而呈现相应作用。IL-2 仅作用于有限免疫细胞，包括 T 细胞、大颗粒淋巴细胞、单核细胞、B 细胞等，可促进细胞增殖和分泌细胞因子。IL-3 是多克隆造血生长因子，是免疫系统调节造血系统的主要成分，可刺激多种骨髓细胞生长和分化，包括多能干细胞和淋巴细胞以外的几乎所有前体细胞系，如中性粒细胞、单核巨噬细胞、巨噬细胞、红细胞、嗜酸性粒细胞、嗜碱性粒细胞和肥大细胞；能刺激骨髓中前体细胞的早期发育和增殖，对成熟细胞的后期分化和增殖则有赖于其他细胞因子的协同作用。IL-4 可促进体液免疫（特别是 IgE 反应），增强特异性（体液免疫）和非特性免疫功能、免疫杀伤功能；对细胞免疫有抑制作用，但 IL-4 能在一定条件下维持胸腺细胞和活化 T 细胞生长，诱导活化 T 细胞表达 CD23；能诱导 NK 细胞增殖；可增加 G-CSF 诱导的粒细胞集落，增加 EPO 诱导的红细胞集落，增加 IL-6 诱导的红细胞和粒 / 单核细胞集落，增加呼吸爆发，增强中性粒细胞的吞噬功能等，主要表现出兴奋体液免疫，调节细胞免疫，增进造血功能的作用。IL-5 主要作用于 B 细胞和嗜酸性粒细胞，作用于已分化增殖的后期 B 细胞 G1 期，诱导细胞分泌 Ig（特别是 IgA），选择性刺激人骨髓中嗜酸性粒细胞等增殖分化，维持其存在和功能；也诱导造血前体细胞分化，诱导胸腺细胞发育为 CTL，表达 IL-2 受体，增强 NK 细胞和 CTL 的杀伤活性；对嗜碱性粒细胞也有促进增殖和增强功能的作用。IL-10 主要针对 T 细胞、NK 细胞、B 细胞、单核巨噬细胞和肥大细胞起抑制作用；可抑制 $CD4^+T$ 细胞合成和产生 IL-2、IL-5、TNF-α 和 IFN-r，这种作用可能与 IL-10 抑制抗原提呈细胞（APC）有关。IL-10 能抑制 CTL 释放 IFN-γ，也能抑制 NK 细胞产生 IFN-γ（IL-10 通过抑制巨噬细胞产生 IL-12，阻断了 IL-12 启动 NK 细胞合成 IFN-γ 的作用）；但 IL-10 也可作为 T 细胞发育的辅动生长因子，能刺激抗 CD40 抗体（或抗原）激活的人 B 细胞快速生长和分化；但主要作用是抑制免疫功能。IL-11 能与多种其他细胞因子协同支持造血前体细胞长期生长，对淋巴样细胞系、髓样细胞系、红细胞系和巨核细胞系都有促进生长作用；与 IL-3 对造血功能的刺激有协同作用。IL-12 能诱导 PHA 刺激的 T 细胞增殖，与 IL-2 有协同作用，能增加 $CD56^+$、NK 细胞活性；与 IL-4 有协同诱导作用，可直接促进骨髓干细胞增殖和形成集落，与其他造血生长因子（IL-3、IL-11）等协同诱导髓样前体、淋巴样前体、红细胞样前体和巨核细胞形成集落；其作用的发挥有赖于与其相应受体的结合。IL-13 与 IL-4 有许多共同之处，能诱导单核巨噬细胞分化并延长其生存期，促进单核细胞表达 MHC-Ⅱ类分子和 CD23；IL-13 能诱导人 B 细胞增殖活化，与 CD40 抗体一起刺激 IgM 和 IgG 的产生。IL-15 能促进 PHA 激活的外周血 $CD4^+T$ 细胞和 $CD8^+T$ 细胞增殖，促进小鼠 Th 和 CTL 细胞株增殖；增加抗原特异性 T 细胞和 LAK 细胞的杀伤活性，诱导人外周血 T 细胞趋化；对活性 B 细胞的促增殖作用与 IL-2 相似，还能和 CD40 配体一起刺激 B 细胞分泌免疫球蛋白（IgM、IgG、IgA），能诱导 $CD34^+$ 的造血前体细胞分为 $CD3^-$、$CD56^+$ 的 NK 细胞，产生 IFN-γ 和 GM-CSF 等。IL-17 能诱导上皮细胞等分泌 IL-6、IL-8 和 CSF，与成纤维细胞一起支持 $CD34^+$ 造血前体细胞增殖和分化成熟为中性粒细胞，是联接免疫系统和造血系统的细胞因子网络的重要成分之一。IL-18 能诱导 Th 细胞产生 IFN-γ，诱导 T 细胞产生 GM-CSF，促进 T 细胞增殖和增强 NK 活性。G-CSF 主要作用是促进骨髓造血细胞增殖分化，形成粒细胞集落，诱导中性粒细胞的终末分化，增强中性粒细胞的功能。CSF1（M-CSF）主要作用是诱导巨噬细胞的前体细胞增殖分化为巨噬细胞，其靶细胞是一些具有营养和清道夫作用的细胞，在器官发生和组织重建方面起重要作用。EPO 作用是维持红细胞造血前体细胞的存活并促进其分裂，诱导晚期 BFU-E 和 CFU-E 生长和分化成为成熟的红细胞；EPO 对红细胞的血红素化也很重要。

（3）对胸腺中相关细胞因子基因差异表达的影响：气血双虚大鼠模型可使胸腺中 IL-4、IL-5、IL-11、IL-15、IFNγ-R、EGF、TNF-α、CD27、IGF-Ⅱ、MIP 共

10个细胞因子基因表达下调,使IL-10、c-fos共2个细胞因子基因表达上调。IL-4、IL-5、IL-11、IFN-γR、TNF-α、CD27、IGF-Ⅱ基因表达下调,说明造成气血双虚模型后,胸腺中与免疫和造血密切相关的细胞因子如IL-4、IL-5、IL-11等基因表达均减少;IL-10上调则提示抑制免疫的细胞因子基因表达增多,即呈现抑制免疫功能的作用;c-fos基因上调可能与免疫功能的降低有一定联系,从基因水平也说明了气血双虚模型复制成功。

模型动物应用补气生血代表方当归补血口服液后,IL-10、c-fos基因表达下调,EGF基因表达上调。主要抑制免疫的IL-10表达减少,有利于免疫功能的提高,而免疫增强可使癌症发生减少,原癌基因表达减少。EGF则与造血免疫关系不大。

模型动物应用大剂量大枣多糖后,IL-2、IL-3、IL-4、IL-13、IL-17、IL-18、G-CSF、IFN-α、MHC、CSF1、EGF、EGF-R、HGF、PDGE-R、PDGF-α、CD8b、CD27、CD30、CD40、IGF-1、i-NOS、Jun、LiF-R、Onco、C-KIT共有25个细胞因子基因表达上调。大剂量大枣多糖组通过提高兴奋免疫、促进造血相关细胞因子的表达,如IL-2、IL-3、IL-4、IL-B、IL-17、G-CSF、CSF1等而呈现出好的刺激免疫和造血功能的作用;中剂量大枣多糖可使胸腺中IL-1、IL-4、IL-5、IL-11、IL-15、EGF、NGF等7种细胞因子基因表达上调,使IL-10、c-fos基因表达下调,小剂量大枣多糖组可使胸腺中IL-1、IL-2、IL-4、IL-5、IL-11、IL-13、IL-15、IL-1R1、G-CSF、IFN-α、IFNr-R、EPO、NGF、TNF-α、CO27、CD40、IGF-Ⅱ、MLP细胞因子基因表达上调。

(4)对脾中相关细胞因子基因差异表达的影响:气血双虚模型动物可使脾中IL-4、IL-5、IL-11、IL-13、IL-2-R、CD27、CD40、G-CSF、HGF、IFN-α、TNF-β细胞因子基因表达下调,使c-fos、C-kit、IL-4R、IL-6-R、IL-7R2\TGF-α细胞因子基因表达上调;多数细胞因子基因表达与其作用和特点一致,但IL-4R、IL-6R、7L-PR基因表达上调还无合适的解释。当归补血口服液对气血双虚模型动物脾中相关细胞因子基因表达的影响与其作用一致。大、中、小剂量大枣多糖对脾中相关细胞因子基因表达的影响与其作用基本一致,其中大剂量大枣多糖组对IL-4、IL-5、IL-11、IL-13、IL-5R2细胞因子基因表达上调作用明显,与其强的促进造血和兴奋免疫作用一致。小剂量大枣多糖组下调IL-9、IL-12b基因的表达,还无更合理的解释。

(5)对骨髓中相关细胞因子基因差异表达的影响:气血双虚模型动物可使骨髓中IL-2R、IL-4R细胞因子基因表达上调,使IL-17、IL-18、GM-CSF、HGF、IGF-1、CD30、CD40、MIP基因表达下调。但对上调的2个细胞因子基因表达无合适解释。当归补血口服液可使气血双虚模型动物骨髓中TL-10、TGF-β、CD27、CD30、PDGF-β基因表达下调,IL-4基因表达上调。大、中、小剂量大枣多糖的作用与其上调和下调相关细胞因子基因表达基本一致。

（三）应用细胞因子芯片开展相关中药研究的思考

利用细胞因子芯片对相关基因表达进行检测,虽然检测范围广,灵敏度比较高,但影响因素也多,加上本实验室是观察动物脏器中细胞因子相关基因的表达,方法学本身也在进一步探索和完善之中。动物因素、脏器因素、mRNA 的提取、反转录、杂交、信号检测等,任何一个环节都会对实验结果造成较大影响。但总起来看,胸腺、脾、骨髓中细胞因子相关基因的表达检测比较理想,方法稳定、结果可靠。为了建立稳定的检测方法,先后进行了长达 1 年多的预试验临床及研究,所有实验的研究工作则是建立在全军生物芯片几年来相关研究基础上开展。虽然在个别脏器中细胞因子相关基因的表达还不太好解释,如应用当归补血口服液后骨髓中 CD17、CD30、TGF-β 基因表达的降低,有些与免疫和造血无太大关系的基因表达也出现了变化等。但细胞因子是一个网络,虽然本身的作用是一方面,但细胞因子又可通过诱导或刺激其他的细胞因子分泌释放,或与其他细胞因子的作用有协同或拮抗等,而发挥范围更广、作用更复杂的机体效应,更多的工作及机制还有待进一步深入研究和揭示。本实验所开展的中药对动物模型脏器中细胞因子基因表达的研究是创新性的工作,其复杂程度高、技术参数要求高、条件要求高、费用较大,其建立方法和技术平台的意义远大于实验结果的本身。本实验所得结果,也只是提示有关细胞因子基因在相应脏器中表达的变化情况,为了避免细胞因子基因表达上调或下调可能存在的遗漏,在 2 个平行实验中,只要有一个明显上调或下调,另一个有上调或下调趋势者,均按上调或下调列出。具体某个脏器中细胞因子基因表达情况,还需深入进行研究。

二、复方研究成果

颜正华将数十年来临床治疗经验与用药心得结合,总结出抗炎组方（黄栀花方）和抗衰老组方（填精补血化瘀方）,制成中成药黄栀花口服液及填精补血化瘀口服液,并就其药效基础进行深入探讨。

（一）填精补血化瘀口服液相关研究

1. 临床试验药效研究

填精补血化瘀口服液对冠心病患者的治疗作用研究：填精补血化瘀口服液系颜正华防治老年人精亏血瘀诸证的经验方制剂。多年来临床证实该方具有缓解老年冠心病（CHD）患者心前区憋闷刺痛、降低血脂等疗效。为系统研究该方对于 CHD 的治疗作用,我们从 1994 年 2 月到同年 7 月,于北京鼓楼医院内科老年心血管组对该方治疗、缓解 CHD 的药效与药理作用进行了系统观察。

（1）填精补血化瘀口服液显著改善冠心病患者临床症状:本临床试验纳入 31 例 62~74 岁的老年冠心病患者,其中男 16 例、女 15 例。运用症状积分进行疗效评定。31 例 CHD 患者给予填精补血化瘀口服液 3 个月（1 个疗程）后,显效 19 例,改善 8 例,无效 4 例,总有效率 87%。症状积分显示:

治疗后四诊症状总积分,女性由治疗前的 69.45 ± 7.49 降至 37.80 ± 8.66,经统计学处理 $P<0.05$;男性由治疗前的 72.25 ± 6.89 降至 40.18 ± 6.47,差异非常显著,$P<0.01$。其中,各症状积分显示患者心前区憋闷刺痛发作减少,疼痛程度减轻,精神状态转佳,心悸及神疲、健忘、眠差多梦等亦有不同程度好转,用药前后积分差异显著（$P<0.05$）。腰酸腿软、视物昏花等精血亏虚证,治疗前后临床症状积分差异非常显著（$P<0.01$）。患者舌黯淡,亦有明显改善,治疗前后差异显著（$P<0.05$）。其他症状如耳聋耳鸣、尿后余沥、皮肤粗糙、性功能减退等治疗前后积分虽有减小趋势,但经统计学处理,无显著差异（均为 $P>0.05$）。同时,临床观察还发现,该方对精血亏虚、瘀血阻络所致的心悸、怔忡、心律失常亦有较好的治疗效果,体现出中医药异病同治的辨证思想。

（2）填精补血化瘀口服液具有抗脂质过氧化作用:本临床试验纳入 31 例 62~74 岁的老年冠心病患者,其中男 16 例、女 15 例。观察填精补血化瘀口服液对 CHD 患者血清脂质过氧化（LPO）水平的影响,检测其终产物丙二醛（MDA）的含量。结果显示:

治疗后患者 MDA 水平,男性由（5.37 ± 1.69）nmol/L 降至（4.16 ± 0.98）nmol/L,前后差异显著（$P<0.05$）;女性由（5.62 ± 2.17）nmol/L 降至（4.05 ± 1.68）nmol/L,差异显著（$P<0.05$）。填精补血化瘀口服液不仅通过调整血脂,降低血清 LPO 水平,减轻对血管壁的损伤作用,且方中首乌、枸杞、丹参等亦有直接降低过氧化脂质的药效。因而可以有效保护动脉壁生理功能,改善 CHD 患者临床症状。

（3）小结:填精补血化瘀口服液可显著改善老年 CHD 患者肾精阴血亏虚症状,缓解血虚血瘀导致的心痛、心悸、怔忡等症状;其疗效基础是该方药调节血脂、改善血液流变性的综合作用。

2. 动物实验药效研究

（1）填精补血化瘀口服液对实验性动脉粥样硬化（AS）治疗作用的研究:动脉粥样硬化（AS）是冠心病（CHD）的基础。分析填精补血化瘀口服液抗 AS 效应机制,有助于阐明该方防治老年 CHD 的作用特点。因此我们根据临床观察,围绕其药效学检测结果,又设计了该口服液对 AS 模型动物影响的相关实验,结合 AS 动物的病理改变,深入探讨填精补血化瘀口服液防治 CHD 的作用机制。

1)填精补血化瘀口服液显著改善实验性 AS 鹌鹑动脉壁脂质沉积:本实验选取雌雄各半迪法克纯种鹌鹑,运用高脂饲料饮食诱发鹌鹑动脉粥样硬化,采用油红"O"及改良的 Pollark 染色方法,分析模型组及给予填精补血化瘀口服液大剂量(12g/kg)、小剂量(6g/kg)和阳性对照药脂可清后鹌鹑的动脉壁脂质及胶原纤维染色图片。结果显示:

模型组鹌鹑 AS 病变出现率高达 82%,其动脉硬化板块平均面积约占动脉内膜总面积的 50%;脂质含量(以光密度值表示)亦显著高于正常组,差异非常显著($P<0.01$)。结果说明模型动物动脉脂质沉积明显,AS 模型塑造是成功的。填精补血化瘀口服液可减少动脉病变面积,大小剂量组与模型组比较,差异显著(均为 $P<0.05$)。大小剂量组动脉壁脂质沉积亦明显减少,差异显著(分别为 $P<0.01$ 和 $P<0.05$)。大剂量组作用优于阳性对照药。

HE 及 Pollark 染色片显微镜观察:正常组动物动脉壁内膜结构完好,内皮细胞排列整齐,平滑肌细胞形态正常。模型组动物内膜可见明显脂纹、斑块,内膜增厚,局部平滑肌细胞增生、聚积,细胞体增大,胞浆内出现空泡,形成泡沫细胞,部分切片上可见明显附壁血栓形成。填精补血化瘀方大小剂量组病变程度不一,大剂量组内膜病变较轻,结构基本正常,未见有血栓附着。

2)填精补血化瘀口服液显著降低实验性 AS 鹌鹑血清总胆固醇(TC)、甘油三酯(TG)、高密度脂蛋白(HDL-C)及低密度脂蛋白(LDL-C)水平:本实验选取雌雄各半迪法克纯种鹌鹑,运用高脂饲料饮食诱发鹌鹑动脉粥样硬化,观察模型组及给予填精补血化瘀口服液大剂量(12g/kg)、小剂量(6g/kg)和阳性对照药脂可清后鹌鹑血清总胆固醇(TC)、甘油三酯(TG)、高密度脂蛋白(HDL-C)及低密度脂蛋白(LDL-C)水平变化。结果显示:

造模 4 周时,模型组 TC 含量为(6.91±1.31)mmol/L,正常组 TC 含量为(4.53±0.98)mmol/L,模型组 TC 较正常组显著升高($P<0.05$);造模 8 周时,模型组 TC 为(9.42±1.16)mmol/L,正常组为(4.98±1.07)mmol/L,升高更加显著($P<0.01$)。填精补血化瘀方大小剂量组可降低 TC 水平,8 周时,大小剂量组 TC 含量分别为(7.27±2.31)mmol/L 和(7.46±1.02)mmol/L,与模型组比较差异显著(分别为 $P<0.01$ 和 $P<0.05$)。同时,填精补血化瘀方大小剂量组还可以显著降低 LDL-C 水平(均为 $P<0.05$);而该方对 TG 影响不明显。

此外,该方大剂量组有升高 HDL-C/LDL-C、HDL-C/TC 比值,与造模组比较,差异显著($P<0.05$);该方大小剂量组亦可降低 AI 值,差异显著(分别为 $P<0.01$ 和 $P<0.05$)。填精补血化瘀方大小剂量组与阳性药间差异无统计学

意义。

3）填精补血化瘀口服液具有抗脂质过氧化（LPO）作用：本实验选取迪法克纯种鹌鹑雌雄各半，运用高脂饲料饮食诱发鹌鹑动脉粥样硬化，观察模型组及给予填精补血化瘀口服液大剂量（12g/kg）、小剂量（6g/kg）和阳性对照药脂可清后鹌鹑血清丙二醛（MDA）水平变化。结果显示：

造模4周时，模型组MDA含量为（3.92±1.11）nmol/L，正常组MDA含量为（2.73±0.69）nmol/L；造模8周时，模型组MDA含量为（6.16±2.31）nmol/L，正常组MDA含量为（2.97±1.00）nmol/L，模型组MDA含量较正常组显著升高（$P<0.01$），且随造模时间的延长，MDA含量持续升高，提示其LPO水平持续升高。尤其在实验8周时MDA含量已达正常动物的3倍之多。造模4周时，填精补血化瘀方大剂量组已初步显示降MDA作用，与模型组相比差异显著（$P<0.05$）；8周时，大小剂量组MDA均显著降低，与模型组相比差异显著（$P<0.05$），提示填精补血化瘀方能够显著降低鹌鹑动脉粥样硬化模型LPO水平。

4）填精补血化瘀口服液显著降低实验性AS鹌鹑血液黏度，改善血液流变性：本实验选取雌雄各半迪法克纯种鹌鹑，运用高脂饲料饮食诱发鹌鹑动脉粥样硬化，观察模型组及给予填精补血化瘀口服液大剂量（12g/kg）、小剂量（6g/kg）和阳性对照药脂可清后鹌鹑血液黏度、血细胞比容及红细胞（RBC）刚性指数、集聚指数的变化。结果显示：

正常组全血低切黏度为（5.31±2.09）mpa.s，模型组为（7.86±1.62）mpa.s，比正常组显著升高（$P<0.05$）；模型组给予填精补血化瘀方大小剂量后全血低切黏度分别为（5.78±1.67）mpa.s和（5.72±1.11）mpa.s，显著低于模型组（$P<0.05$）。同时，正常组和模型组血浆黏度为（1.35±0.58）mpa.s和（2.44±0.03）mpa.s，模型组异常增高显著（$P<0.05$）；填精补血化瘀方大小剂量组分别为（1.32±0.23）mpa.s、（1.34±0.27）mpa.s，显著降低（$P<0.05$）。正常组和模型组全血还原黏度为（12.23±8.79）mpa.s和（17.97±4.49）mpa.s，模型组异常增高显著（$P<0.05$）；填精补血化瘀方大小剂量组分别为（8.64±1.92）mpa.s、（11.11±4.37）mpa.s，亦显著降低（$P<0.05$）。

此外，RBC刚性指数方面，正常组为3.89±2.34，模型组为5.53±2.42，填精补血化瘀方大剂量组为4.20±1.62，显著低于模型组（$P<0.05$）。RBC集聚指数方面，正常组为1.76±0.13，模型组为1.98±0.61，填精补血化瘀方大剂量组为1.51±0.42，亦显著低于模型组。该方小剂量组RBC刚性指数及RBC集聚指数分别为4.79±1.55及1.70±0.56，虽然有降低趋势但是无统计学意义。同时，该方对血细胞比容似无明显影响。

5）填精补血化瘀口服液改善实验性AS鹌鹑纤溶活性：本实验选取迪法克

纯种鹌鹑雌雄各半,运用高脂饲料饮食诱发鹌鹑动脉粥样硬化,观察模型组及给予填精补血化瘀口服液大剂量(12g/kg)、小剂量(6g/kg)和阳性对照药脂可清后鹌鹑组织型纤溶酶原激活物(t-PA)水平、纤溶酶原激活物抑制物(PAI)水平的变化。结果显示:

正常组 t-PA 含量为(0.452±0.241)IU/ml,模型组为(0.283±0.073)IU/ml;正常组 PAI-1 含量为(15.300±2.690)AU/ml,模型组为(17.390±0.960)AU/ml;两者比值 t-PA/PAI-1,正常组为 0.033±0.010,模型组为 0.011±0.005。即模型组动物较正常组动物 t-PA 活性下降,PAI-1 活性升高,差异显著(均为 $P<0.05$);t-PA/PAI-1 比值降低,非常显著($P<0.01$),表明模型动物纤溶活性严重受损。填精补血化瘀方大剂量组 t-PA 含量、PAI-1 含量及两者比值 t-PA/PAI-1 分别为(0.409±0.101)IU/ml、(14.780±2.030)AU/ml 和 0.039±0.001,与模型组相比,可显著升高 t-PA 活性,同时降低 PAI-1 活性,差异显著(均为 $P<0.05$);大剂量组还可以显著升高 t-PA/PAI-1 比值($P<0.05$),与降脂阳性药比较亦有统计学意义($P<0.05$)。

(2)填精补血化瘀口服液对小鼠学习记忆的改善作用研究:填精补血化瘀方通过补肾填精以充脑髓、养血通脉以益心神,达到健脑益智、抗老缓衰的目的,符合中医"积精以全神"的养生防衰理论。本研究通过智能实验观察了该方对学习记忆能力的影响。

1)填精补血化瘀口服液显著改善东莨菪碱所致小鼠记忆获得障碍:本实验选取昆明种小鼠,运用东莨菪碱塑造小鼠记忆获得障碍模型,采用一次性被动回避反应 – 跳台法进行评价(5分钟内的错误次数),观察填精补血化瘀方大剂量(20g/kg)、中剂量(10g/kg)、小剂量(5g/kg)组与脑复康的改善作用。结果显示:

模型组测试时间内错误次数为 5.87±0.81,空白组为 0.13±0.34,模型组错误次数增加,差异极显著($P<0.01$);与模型组比较,填精补血化瘀方大中小剂量组和脑复康组错误次数分别为 1.47±0.49、1.53±0.62、2.60±0.71 和 1.33±0.47,非常显著降低,差异有统计学意义($P<0.01$)。

2)填精补血化瘀口服液显著改善环己酰亚胺所致小鼠记忆巩固不良:本实验选取昆明种小鼠,运用环己酰亚胺诱导小鼠记忆巩固不良,采用一次性被动回避反应 – 跳台法进行评价(5分钟内的错误次数),观察填精补血化瘀方大剂量(20g/kg)、中剂量(10g/kg)、小剂量(5g/kg)组与脑复康的改善作用。结果显示:

模型组测试时间内错误次数为 5.87±0.68,空白组为 0.5±0.5,模型组错误次数增加,差异极显著($P<0.01$);而填精补血化瘀方大中小剂量组和脑复康组错误次数分别为 3.35±0.65、2.3±0.71、3.9±0.77 和 2.55±0.67,错误次数显著

减少,其中填精补血化瘀方中剂量组和脑复康组与模型组比较,有非常显著差异(*P*<0.01)。

3)填精补血化瘀口服液显著改善乙醇所致小鼠记忆再现障碍:本实验选取昆明种小鼠,运用40%乙醇溶液诱导小鼠记忆再现障碍,采用一次性被动回避反应－避暗法进行评价(5分钟内的错误次数),观察填精补血化瘀方大剂量(20g/kg)、中剂量(10g/kg)、小剂量(5g/kg)组与脑复康的改善作用。结果显示:

模型组测试时间内错误次数为3.40±0.61,空白组为0.40±0.89,模型组错误次数增加,差异显著(*P*<0.05);给药组除了填精补血化瘀方小剂量组外,其余各组与模型组比较,错误次数显著减少(*P*<0.01),其错误次数分别为1.73±0.77、1.07±0.25和2.07±0.68。

4)填精补血化瘀口服液显著改善戊巴比妥钠所致小鼠方向辨别学习记忆的障碍:本实验选取昆明种小鼠,运用戊巴比妥钠诱导小鼠方向辨别学习记忆障碍,采用一次性被动回避反应－水迷宫法法进行评价(3分钟内的错误次数及到岸正确反应百分率),观察填精补血化瘀方大剂量(20g/kg)、中剂量(10g/kg)、小剂量(5g/kg)组与脑复康组的改善作用。结果显示:

连续实验5天,模型组在训练过程中,第2天错误次数明显多于空白组,第3、4、5天其差异非常显著;而填精补血化瘀方中剂量组和脑复康组前3天错误次数较模型组减少,第4、5天包括填精补血化瘀方大剂量组错误次数与模型组比较,差异有非常显著意义;而小剂量组也较模型组有显著性减少。模型组小鼠5次训练到岸百分率无明显改变,其余组均呈明显递增趋势。与模型组相比较,填精补血化瘀方大、中剂量组和脑复康组第2天到岸后正确百分率增高,有非常显著意义(*P*<0.01),填精补血化瘀方小剂量组第4、5天与模型组比较也有非常显著性差异(*P*<0.01)。

5)小结:填精补血化瘀口服液具有确切的益智作用,且其可能具有多方面的作用机制。

(3)填精补血化瘀口服液对老龄大鼠单胺能神经活动和胆碱能神经活动调节作用的研究:前期实验证明填精补血化瘀方能明显改善中枢抑制剂所致小鼠学习记忆障碍,推测该方有改善老年脑老化而出现的中枢神经系统功能减退的功效。本实验观察了填精补血化瘀口服液对老龄大鼠中枢单胺类递质及其代谢产物的影响,以期从中枢神经递质代谢、中枢受体水平了解该方抗老化、提高智能的机制。

1)填精补血化瘀口服液降低老龄大鼠脑皮质单胺类递质去甲肾上腺素(NE)、多巴胺(DA)及5-羟色胺(5-HT)水平:本实验选取24月龄的Wistar老年大鼠和3月龄的青年大鼠,采用高效液相色谱－电化学检测法,观察给予填精补血化瘀口服液后中枢单胺类神经递质去甲肾上腺素（NE）、多巴胺（DA）及 5- 羟色胺（5-HT）水平。结果显示：

老龄组大鼠 NE 含量为（3.14±0.15）ng/g 湿重组织、DA 含量为（8.62±1.00）ng/g 湿重组织、5-HT 含量为（2.76±0.49）ng/g 湿重组织，而青年组大鼠 NE、DA 及 5-HT 含量分别为（1.33±0.17）ng/g 湿重组织、（5.25±0.93）ng/g 湿重组织及（1.64±0.38）ng/g 湿重组织，老年组含量高于青年组，差异显著（$P<0.01$）。填精补血化瘀方组 NE 含量分别为（2.47±0.30）ng/g 湿重组织，较老年组显著降低（$P<0.01$），而 DA、5-HT 含量分别为（7.85±1.38）ng/g 湿重组织、（2.37±0.68）ng/g 湿重组织，较老年组有降低趋势，但仅统计学处理无差异（$P>0.05$）。结果说明填精补血化瘀口服液能够加强中枢单胺神经元功能，填精补血化瘀方组单胺递质水平趋势与青年组相近。

2）填精补血化瘀口服液对老龄大鼠脑皮质单胺类递质代谢产物 3- 甲氧基 -4- 羟基苯乙二醇（MHPG）、3,4- 二羟基苯乙酸（DOPAC）、5- 羟吲哚乙酸（5-HIAA）及高香草酸（HVA）水平的影响：本实验选取 24 月龄的 Wistar 老年大鼠和 3 月龄的青年大鼠，采用高效液相色谱 - 电化学检测法，观察给予填精补血化瘀口服液后中枢单胺类神经递质代谢产物 3- 甲氧基 -4- 羟基苯乙二醇（MHPG）、3,4- 二羟基苯乙酸（DOPAC）、5- 羟吲哚乙酸（5-HIAA）及高香草酸（HVA）的水平。结果显示：

正常组大鼠 DOPAC 水平为 0.92±0.26，老龄组大鼠为 1.34±0.53，高于正常组，给予填精补血化瘀方后降低，差异显著（$P<0.05$）；同时，老龄组大鼠升高的 5-HIAA 和 HVA 含量在给予该方后均有所降低，但经统计学处理无显著差异（$P>0.05$）；老龄组、老龄给药组与青年组之间的 MHPG 含量没有显著变化（$P>0.05$）。

3）填精补血化瘀方对老龄大鼠大脑皮质 M- 胆碱受体（M-R）结合参数 B_{max} 及 K_D 值的影响：本实验选取 24 月龄的 Wistar 老年大鼠和 3 月龄的青年大鼠，采用放射配基受体结合分析法，观察老龄大鼠及给予填精补血化瘀口服液后 M- 胆碱受体结合能力，以 Scatchard 分析法作图，评价参数为 B_{max} 及 K_D 值。结果显示：青年组大鼠大脑皮质 M-R 的 B_{max} 为（356±59）fmol/mg 蛋白，老龄组大鼠大脑皮质 M-R 的 B_{max} 为（190±52）fmol/mg 蛋白，与青年组相比显著降低（$P<0.05$）；而填精补血化瘀方组（10g/kg）M-R 的 B_{max} 明显高于老龄组，两组间有显著性差异（$P<0.05$）。3 组 K_D 值无显著性差异。此外，填精补血化瘀方队老龄大鼠大脑皮质 M-R 有上调作用，比老龄对照组约升高 78%。

4）小结：填精补血化瘀口服液的益智作用与提高中枢单胺递质代谢活动、增加 M 受体数量密切相关。

（4）填精补血化瘀口服液对小鼠脑内蛋白质、RNA合成的影响：前期实验证实填精补血化瘀方对学习记忆障碍具有明显改善作用，由于学习、记忆的形成和储存与脑内蛋白质、RNA的合成速率密切相关。故本实验探讨该方对脑内蛋白质、RNA更新速率的影响，深入分析其健脑益智作用与脑组织蛋白质合成的关系。

1）填精补血化瘀方显著增加脑组织[^{3}H]-亮氨酸摄取量：本实验选取昆明种小鼠，运用环己酰亚胺诱导小鼠记忆巩固不良病理模型，观察正常组与病理组分别给予填精补血化瘀口服液后脑组织[^{3}H]-亮氨酸摄取量，并以阳性药脑复康作为对照。结果显示：

正常组[^{3}H]-亮氨酸摄取量为（347.51±140.99）DPM，环己酰亚胺病理组为（236.6±97.0）DPM，病理组明显低于正常组，有显著性差异（$P<0.05$）；病理组给予填精补血化瘀方后[^{3}H]-亮氨酸摄取量较病理组显著升高，有显著性差异（$P<0.05$）；同时，正常组给予填精补血化瘀方和脑复康后[^{3}H]-亮氨酸摄取量均有所升高，其中填精补血化瘀方组为（412±21.00）DPM，与正常组相比，差异较显著（P接近0.05）。

2）小结：本实验观察到环己酰亚胺能非常明显抑制脑组织[^{3}H]-亮氨酸摄取，而填精补血化瘀方可消除这种作用，作用较脑复康强，对于正常小鼠也可增强脑组织对[^{3}H]-亮氨酸的摄取量。提示该方改善记忆障碍的作用与其通过某种途径保证或促进脑组织蛋白质合成的正常进行有关。

（5）填精补血化瘀口服液对局灶性脑缺血保护作用的研究：填精补血化瘀方是抗衰老益智的有效方剂，对缺血性脑血管病、冠心病治疗效果显著。本实验从血管通透性、琥珀酸脱氢酶及脑组织形态学等方面观察了该方对光化学诱导大鼠局灶性脑缺血的脑保护作用。

1）填精补血化瘀口服液显著改善局灶性脑缺血大鼠脑血管通透性：本实验选取Wistar雄性大鼠，运用光敏性染料（玫瑰红B）尾静脉注射加特定头颅光线下照射制造局灶性脑缺血模型，观察填精补血化瘀方及尼莫地平对大鼠脑组织水分含量及脑血管通透性的影响。结果显示：

模型组大鼠梗死侧大脑半球含水量为（79.21±0.81）%，正常对照组为（73.58±0.38）%，模型组含水量显著增加，提示脑缺血组织有明显水肿；尼莫地平组含水量为（77.03±0.58）%，显著低于模型组；填精补血化瘀方组含水量为（76.23±0.59）%，显著低于对照组，且低于尼莫地平组。同时，模型组大鼠梗死侧脑半球血管通透性值为1.97±0.81，正常对照组为0.92±0.26，模型组值显著升高，有非常显著性差异，提示模型组光照射侧大脑血管通透性发生明显梗死；尼莫地平组和填精补血化瘀方组值分别为1.41±0.73和1.43±0.64，均低于模型对照组，有显著性差异，说明尼莫地平和填精补血化瘀方均有改善大脑血管通透性的作用。

2）填精补血化瘀口服液显著提高脑琥珀酸脱氢酶（SDH）活性：本实验选取 Wistar 雄性大鼠，运用光敏性染料（玫瑰红 B）尾静脉注射加特定头颅光线下照射制造局灶性脑缺血模型，光镜观察脑组织 SDH 组化染色。结果显示：

脑缺血模型组出现神经细胞大片溶化，SDH 染色较正常组浅，细胞周围染色颗粒不清楚，且数量较少；而填精补血化瘀方组酶染色颗粒清晰，并较尼莫地平组染色深而数量多，表示填精补血化瘀方可提高 SDH 活性，加强神经细胞的有氧氧化。

3）填精补血化瘀口服液具有减轻脑不可逆损害作用：本实验选取 Wistar 雄性大鼠，运用光敏性染料（玫瑰红 B）尾静脉注射加特定头颅光线下照射制造局灶性脑缺血模型，光镜观察给予模型组及填精补血化瘀口服液和尼莫地平后的脑组织变化。结果显示：

正常对照组脑组织细胞结构清楚，核仁存在，无病理学改变。脑缺血模型光镜下显示有明显的缺血性变，表现为神经元核质固缩、核仁消失、胞浆疏松、染色变浅，胞浆及血管周围空化，毛细血管损伤渗漏，血栓物质形成，坏死灶周围有急性炎症，细胞浸润；填精补血化瘀方组脑皮质有浅表的局灶坏死，周围可见到正常的神经元区，脑皮质中、深层神经元无明显坏死表现；尼莫地平组脑皮质有浅表性局灶坏死，周围也可见正常神经元，皮质坏死区可见到扩张的毛细血管，无血管渗漏。

4）小结：填精补血化瘀口服液可明显抑制脑缺血后脑水肿的发生发展，改善血管通透性，提高琥珀酸脱氢酶活性，减轻脑损害，其效果优于尼莫地平。

（6）填精补血化瘀口服液显著延长果蝇寿命、增强其性活力：药理实验表明，填精补血化瘀方能显著延长果蝇的寿命，差异非常显著（$P<0.01$）；能增强果蝇的性活力，使其交配时间显著延长。结果说明填精补血化瘀方具有良好的抗衰老作用。

（7）填精补血化瘀口服液显著延长蓖麻蚕寿命、增强其耐疲劳能力：药理实验表明，填精补血化瘀口服液能显著延长蓖麻蚕的寿命，差异非常显著（$P<0.01$）；能增强蓖麻蚕的耐疲劳能力，使其体质强壮。结果说明填精补血化瘀方具有良好的强壮、抗衰老作用。

（二）黄栀花口服液相关研究

黄栀花口服液是根据颜正华 40 余年经验方，经计算机中药筛选及优化组合系统确认，由中国中医研究院（现中国中医科学院）、中国医学科学院、北京中医药大学等科研单位，历经 10 年研制完成的中成药。该口服液为棕褐色液体，味酸、微甜、微苦，是治疗小儿外感发热（急性上呼吸道感染）的三类新药，是中医治疗急症的部级科研课题成果。

1. **临床试验药效研究**　临床疗效观察本品具有清热解毒、清肺泻火功能；主治小儿外感风热，温病初起发热不退，咽喉神痛，心烦不安，大便秘结，小便短赤；适用于普通感冒、流行性感冒，急性咽喉炎、急性扁桃体炎、急性喉炎、急性支气管炎。

治疗急性上呼吸道感染：临床观察治疗小儿外感热病 402 例，按随机分配原则分为黄栀花口服液组（302 例）与清热解毒口服液组（100 例），其中黄栀花组总有效率为 91.7%，对照组为 74%，明显优于对照组。退热起效时间与完全退热时间也明显优于对照组（$P<0.01$）；对症状的总有效率分别为发热 91.7%，鼻塞流涕 86.7%，咳嗽 78.92%，咽喉肿痛 89.67%，口渴 90.2%，烦躁 93.26%，其疗效也明显优于对照组（$P<0.01$）。

北京红十字朝阳医院儿科于 1991 年 11 月—1992 年 5 月对黄栀花口服液治疗小儿急性呼吸道感染进行了初步疗效观察。以美欧卡干糖浆为对照药。结果 48 小时内退热例数治疗组占 83.3%、对照组占了 66.7%，平均退热时数治疗组为 43.7 小时、对照组为 47.1 小时，治疗组均优于对照组。总有效率为 93.3%。结果显示了本品治疗小儿呼吸道感染有良好疗效，尤其对上呼吸道感染效果更显著。

2. **动物实验药效研究**

治疗急性上呼吸道感染

1）动物体内外抑菌试验：体内 40.0g（生药）/（kg·d）对临床分离菌株金黄色葡萄球菌（26 002）感染小鼠存活率具有明显保护作用（$P<0.05$）；体外平皿二倍稀释法试验表明，在中药抗菌作用中属具较强活性者。通过对 14 种阴阳致病菌（共 121 株）试验，对肺炎链球菌、乙型链球菌、肠球菌的 MIC_{90} 和 MIC_{50} 均 12~48mg/ml。对产酶金黄色葡萄球菌和不产酶金黄色葡萄球菌、产酶表皮葡萄球菌和不产酶表皮葡萄球菌 MIC_{50} 和 MIC_{90} 均在 8.0~6.0mg/ml。抗菌作用较对肺炎球菌、乙型链球菌、肠球菌强。对大肠杆菌、肺炎杆菌和普通变形杆菌等 6 菌株也有抗菌活性。

2）体内抗病毒试验：黄栀花口服液 35.0g（生药）/（kg·d）可明显降低流感病毒感染小鼠的肺指数（$P<0.05$）；17.5g（生药）/（kg·d）及 35.0g（生药）/（kg·d）两个剂量组能显著抑制小鼠肺内流感病毒的增殖（$P<0.001$；0.01）。结果说明该药在体内能显著减轻流感病毒所致小鼠的肺炎程度，且能特异性抑制流感病毒在鼠肺内的增殖量。

3）抗炎实验：黄栀花口服液能显著降低小鼠腹腔毛细血管通透性 [20g/（kg·d）组 $P<0.001$；10g/（kg·d）组 $P<0.05$]；对二甲苯所致小鼠耳肿胀、

酵母所致小鼠足肿胀及蛋清所致大鼠足肿胀均具显著抑制作用,说明试验药品对动物炎症模型具良好的抗炎作用。

4)解热实验:黄栀花口服液对酵母致热大鼠有明显的退热作用。30g(生药)/(kg·d)作用最强,随剂量降低,作用减弱,作用时间可维持6小时。对伤寒菌苗致热家兔也有显著退热作用,作用时间持续2小时以上。

3. 毒理研究

(1)急性毒性实验:经测试,本品小鼠口服给药最大耐受量为140g(生药)/kg。除给药初期有轻度腹泻并于24小时内消失外,未见其他明显毒副作用。

(2)亚急性毒性实验:亚急性毒性实验,按《新药审评办法》要求检测14项指标及心、肝、肺、肾、胸腺等病理检验,均无明显变化,说明黄栀花口服液毒性很低。

(3)长期毒性实验:本品50g(生药)/(kg·d)和25g(生药)/(kg·d)连续给大鼠灌胃35天,测定血常规、血小板、血浆蛋白及 K^+、Na^+、Cl^-、ALT、NPN 等14项指标并做心、肝、脾、肺、肾、胸腺和骨髓标本的病理学检查,结果与对照组比较,两剂量组各项指标均无显著差异。实验表明本品毒性很低。但试验过程中动物有腹泻现象,临床上可作为毒性反应的初始指标。

(三)小儿热咳平相关研究

颜正华指导学生系统研究了小儿热咳平对体温调节中枢发热介质前列腺素 E_2(PGE_2)、环磷酸腺苷(cAMP)、钠钙比值(Na^+/Ca^{2+})、去甲肾上腺素(NA)、5–羟色胺(5–HT)的影响,从小儿热咳平与中枢发热介质的关系来探讨其解热作用机制。

1. 小儿热咳平对酵母致发热大鼠下丘脑组织中 PGE_2 含量的影响　模型组大鼠体温及下丘脑组织中 PGE_2 含量均高于正常对照组,其差别有非常显著意义($P<0.01$),结果与 PGE_2 是发热中枢介质的报道相一致。小儿热咳平组大鼠体温及下丘脑组织中 PGE_2 含量均低于模型组,两组之间的差别有显著意义($P<0.05$)。小儿热咳平不仅能使酵母致热大鼠体温下降,还可降低致热大鼠下丘脑组织中 PGE_2 含量。

本实验采用大鼠皮下注射酵母混悬液复制发热模型。皮下注射酵母混悬液导致局部炎症反应,激活产生 EP 细胞,合成、释放 EP,通过发热介质使体温调定点上移而使其体温升高;致热5小时后(体温升值 >0.8℃)口饲小儿热咳平,药后2小时(预实验表明小儿热咳平药后2小时解热作用最强)断头取脑,用 RIA 方法检测大鼠下丘脑组织中 PGE_2 含量。结果发现,模型组随体温升高其下丘脑组织中 PGE_2 含量亦升高,表明大鼠皮下注射酵母混悬液不仅能致大鼠发热,还可使其下丘脑组织中的 PGE_2 含量升高。这一结果与 PGE 是发热中枢介质的学说相符。小儿热咳平组大鼠体温及下丘脑组织中 PGE_2 含量均低于模型组,表明小儿热咳平不仅对酵母致热大鼠有解热作用,而且还能降低发热大鼠下丘脑组织中 PGE_2 含量;小儿热咳平对酵母致热大鼠的解热作用与影响中枢发热介质 PGE_2 有关,可能部分是通过影响 PGE_2 的合成、释放、灭活而实现的(如抑制合成、释放,促进灭活)。

2. 小儿热咳平对酵母致发热大鼠下丘脑组织中 cAMP 含量的影响 模型组大鼠体温及下丘脑组织中 cAMP 含量均高于正常对照组,两组之间的差别有非常显著差异($P<0.01$),表明造模成功,且与 cAMP 是发热中枢介质的报道一致。小儿热咳平组大鼠体温及下丘脑组织中 cAMP 含量均明显低于模型组,其中两组之间的体温差别有非常显著意义($P<0.01$),两组之间 cAMP 含量的差别有显著意义($P<0.05$),表明小儿热咳平不仅能使酵母致热大鼠体温下降,还可降低其下丘脑组织中 cAMP 含量。

本实验采用皮下注射酵母混悬液复制大鼠发热模型。大鼠皮下注射酵母混悬液导致局部炎症,激活产生 EP 细胞合成释放 EP,通过 EP 作用于体温调节中枢,再通过某些中枢发热介质,使体温调定点上移而发热。大鼠致热 5 小时后,体温显著升高,模型组大鼠伴随体温升高其下丘脑组织中 cAMP 含量也显著升高。这一实验结果与 cAMP 是发热中枢介质的国内外报道一致。给药组大鼠致热 5 小时后灌服小儿热咳平 4g/kg,药后 2 小时,大鼠体温显著下降,且随着体温下降其下丘脑组织中 cAMP 含量亦显著降低。结果表明:皮下注射酵母混悬液不仅可致大鼠发热,还可使其下丘脑组织中 cAMP 含量升高。小儿热咳平不仅对酵母致热大鼠有解热作用,伴随降热还可使大鼠下丘脑组织中 cAMP 含量下降,因而作者推论,酵母致大鼠发热是通过某一或某些途径升高下丘脑组织中 cAMP 含量使体温调定点上移而发热,而小儿热咳平解热作用与影响体温中枢 cAMP 有关,可能部分是通过抑制 cAMP 合成,或 / 和促进其分解,降低下丘脑组织 cAMP 含量,从而使体温调定点下移而呈现解热作用。

3. 小儿热咳平对大鼠侧脑室注射 EGTA 致发热的影响 3 组大鼠侧脑室注射后均先出现明显体温下降,下降幅度 <1.0℃,下降持续时间 1~2 小时,随即体温恢复正常或上升。人工脑脊液组大鼠注射后 2 小时、3 小时、4 小时体温无显著升高;模型组大鼠造模后 2 小时体温显著升高,且持续 3 小时以上,与人工脑脊液组比较,其差别有非常显著意义($P<0.01$),说明造模是成功的。小儿热咳平组大鼠造模后 2 小时体温低于模型组,两组之间差别有显著意义($P<0.05$);造模后 3 小时体温明显低于模型组,两者之间的差别有非常显著意义($P<0.01$);造模后 4 小时体温与模型组比较差别没有显著

意义（$P<0.05$），说明小儿热咳平对大鼠侧脑室注射 EGTA 所致发热有解热作用。

本实验采用大鼠侧脑室注射 EGTA 复制发热模型。EGTA 为 Ca^{2+} 络合剂，能与脑内 Ca^{2+} 络合而使 Na^+/Ca^{2+} 比值升高。大鼠侧脑室注射 EGTA 后先有短暂体温下降，导致体温下降的原因不明，推测可能与麻醉或侧脑室注射操作有关。模型组大鼠注射 EGTA 2 小时后体温显著升高，并持续至 4 小时以后，表明造模成功，结果与脑室灌注 EGTA 导致动物体温上升的报道相一致，因 EGTA 注入脑室络合 Ca^{2+}，使中枢 Na^+/Ca^{2+} 比值上升，导致体温调定点上移而引起体温升高。给药组大鼠体温低于模型组，差异显著，说明小儿热咳平可抑制大鼠侧脑室注射 EGTA 所致的发热反应，推测其作用机制与中枢 Na^+/Ca^{2+} 比值有关，可能部分通过某种方式影响 EGTA 所引起的 Na^+/Ca^{2+} 比值升高，使 Na^+/Ca^{2+} 比值降低，抑制体温调定点上移而发挥解热作用。当然，也有可能是通过抑制 Na^+/Ca^{2+} 比值上升导致 cAMP 含量增高这一环节而发挥解热作用的，有待于进一步研究。

4. 小儿热咳平对酵母致发热大鼠对大鼠下丘脑组织中 NA、5-HT 含量的影响　模型组大鼠体温及下丘脑组织中 NA、5-HT 含量均高于正常对照组，其中两组体温及 NA 含量之间的差别有非常显著意义（$P<0.01$），两组 5-HT 含量之间的差别有显著意义（$P<0.05$）。小儿热咳平组大鼠体温及下丘脑组织中 NA、5-HT 含量明显低于模型组，其中两组体温及 NA 含量之间的差别有非常显著意义（$P<0.01$），两组 5-HT 含量之间的差别有显著意义（$P<0.05$）。

本实验采用皮下注射酵母混悬液复制大鼠发热模型。大鼠皮下注射酵母混悬液导致局部炎症反应，引起炎症性发热。大鼠致热 5 小时后体温显著升高，模型组大鼠伴随体温升高其下丘脑组织中 5-HT 含量也显著升高。这一实验结果与 5-HT 是发热中枢介质的国内外报道相一致。小儿热咳平组大鼠致热 5 小时后口饲药物 4g/kg，药后 2 小时大鼠体温显著下降，伴随体温下降其下丘脑组织中 5-HT 含量亦明显降低。可见，酵母致大鼠发热与体温调节中枢发热介质 5-HT 含量升高有关，可能通过某种途径使下丘脑组织中 5-HT 含量上升使体温调定点上移而发热。小儿热咳平解热作用也与影响体温调节中枢 5-HT 含量有关，而降低下丘脑组织 5-HT 含量，使体温调定点下降可能是其解热作用机制之一。另外，模型组大鼠体温升高同时其下丘脑组织中 NA 含量也显著升高，给药组大鼠体温降低也伴随下丘脑组织 NA 含量下降，这一实验结果与有关 NA 对体温调节作用的报道不尽一致。分析其结果，可能是中枢发热介质、解热介质共同作用的结果，其中发热介质使体温调定点上移而发热，解热介质则可能限制体温过度升高，因此模型组大鼠下丘脑组织中 5-HT 及 NA 含量均升高，而给药组大鼠下丘脑组织中 NA 含量降低的原因可能与小儿热咳平解热作用有关，至于解热作用与 NA 含量下降之间的关系有待于进一步研究。

5. 小儿热咳平对酵母致热大鼠下丘脑组织中 AVP 含量的影响 模型组及小儿热咳平组致热 5 小时后体温显著升高，与正常对照组相比较两者之间差别有非常显著意义（$P<0.01$），说明造模成功。模型组大鼠下丘脑组织中 AVP 含量明显高于正常对照组，两组之间的差别有显著意义（$P<0.05$）。小儿热咳平组大鼠药后 2 小时体温明显低于模型组，其差别有非常显著意义（$P<0.01$）；大鼠下丘脑组织中 AVP 含量高于模型组，与模型组比较，其差别有显著意义（$P<0.05$）。

本实验采用大鼠背部皮下注射酵母混悬液复制发热模型。酵母混悬液皮下注射引起局部炎症反应，通过内生致热源导致体温调定点上移而发热。大鼠致热 5 小时后体温显著发热，表明造模成功，给药（或饮用水）后 2 小时，模型组大鼠体温未见下降，给药组大鼠体温显著下降，表明小儿热咳平对酵母致发热大鼠有解热作用。用 RIA 方法检测大鼠下丘脑组织中 AVP 含量，结果模型组大鼠下丘脑组织中 AVP 含量明显升高，显著高于正常对照组，表明体温调节中枢 AVP 参与了酵母致热大鼠发热时体温调节（负调节），这与发热时体温调节中枢 AVP 含量增高的报道相符。小儿热咳平组大鼠下丘脑组织中 AVP 含量显著高于模型组，与其解热作用有关。小儿热咳平可能通过某种途径增加中枢 AVP 的合成、释放，或抑制其灭活，增加下丘脑组织中 AVP 含量，通过其体温的负调节，限制体温正调节而达到解热作用。

6. 小儿热咳平对酵母致发热大鼠下丘脑组织中 β-EN 含量的影响 模型组及小儿热咳平组大鼠致热 5 小时后体温明显升高，与正常对照组大鼠体温相比较两者之间的差别有非常显著意义（$P<0.01$），说明造模是成功的。小儿热咳平组大鼠给药 2 小时后体温明显低于模型组，两者之间的差别有非常显著意义（$P<0.01$）。模型组大鼠下丘脑组织中 β-EN 含量低于正常对照组，两组之间的差别没有显著意义（$P>0.05$）。小儿热咳平组大鼠下丘脑组织中 β-EN 含量虽高于模型组，但两组之间的差别没有显著差异（$P>0.05$）。

本实验采用大鼠背部皮下注射酵母混悬液复制发热模型，用 RIA 方法检测大鼠下丘脑组织中 β-EN 含量，模型组及给药组大鼠致热 5 小时后体温显著升高，表明造模成功。但模型组大鼠下丘脑组织中 β-EN 含量与正常对照组比较无显著差异。结果与有关动物致热源性发热时下丘脑 β-EN 含量增高的报道不一致，推测其原因可能是由于造模方法不同。一般报道多采用 LP 或 ET 复制发热模型观察到动物发热时下丘脑中 β-EN 含量上升,而本实验采用酵母混悬液皮下注射复制炎症发热模型,中枢 β-EN 可能不参与大鼠炎症发热时体温的调节,或者说大鼠炎症发热对其下丘脑组织 β-EN 含量变化影响不大。给药组大鼠药后 2 小时体温显著下降,表明小儿热咳平对酵母致热大鼠有解热作用,但给药组大鼠下丘脑组织中 β-EN 含量无显著变化,推测下丘脑 β-EN 可能没有参与小儿热咳平对酵母致热大鼠的解热作用,即其解热作用可能与体温调节中枢 β-EN 无关。

第八章 颜正华药学教育思想

颜正华是新中国高等教育中药学学科主要创建人,为中药学教学和人才培养,特别是临床中药学学术思想的奠基与发展作出了卓越贡献,是新中国现代中药学学科的开拓者与主要奠基人。本部分主要从治学思想、教学贡献、教学方法与改革思想等方面全面阐释颜正华药学教育思想。

第一节 治学思想与教学贡献

唐代名士韩愈在《师说》中云:"师者,所以传道受业解惑也。"颜正华从事中医药教育工作60余年,主要讲授临床中药学。从受命的那一时刻起,他就知难而上,终日刻苦钻研,勤奋工作。他具有长者风度,待学生亲如一家,处处为人师表,时时用正确的言行影响学生,使学生既学到了渊博的知识,又学到了良好的品质,深受学生爱戴。他对学生严格要求,一丝不苟,毫无保留地向学生传授中医药知识与临床经验,不但建树颇多,而且还积累了丰富经验,值得借鉴。

一、治学思想

(一)倡导性效,突出实用

颜正华在教学和治学中,十分注重药性和疗效的讲解与分析。在颜正华主编的《中药学》辅导书籍和《中药学讲稿》中均将中药的药性和功能、疗效作为主要内容,予以重点阐述。在中药药性理论的研究与教学中,颜正华在重点研习、讲授四气、五味、归经等理论外,也十分重视中药"毒"的阐释与讲解。他认为,中药的临床安全十分重要,强调临床合理使用中药。这一思想,在他的教学、科研和临床工作中贯穿始终。同时,颜正华十分注重中药学知识的实用性,强调中药学知识的记忆与巩固需要反复的实践。他鼓励医学生早临床、多临床;鼓励药学生上山采药和进入中药房实践。

（二）打好基础，广深并重

颜正华认为，学好中医药基础知识，是从事中医药工作的基本要求，如果达不到这一点，就不能胜任工作，更谈不上在自己从事的专业上取得成就。治学犹如盖楼，要盖一座大楼，首先要打好地基，地基打不好大楼就建不好。要想成为一名合格的、有作为的中医药工作者或专家，就必须像盖楼那样，先打好地基。只有基础牢固，才能取得丰硕的成果。怎样才能打好基础？颜正华认为，必须广博与深化并重。所谓广博，就是广泛全面地学习基础理论和基础知识。所谓深化，就是在广泛学习基础理论和基础知识的基础上，在某个方面或者针对某个专题，进行深入研究。广博是基础，是深化的条件，只有知识广博，才能由博返约，不断深化。深化是发展，是广博的动力，只有不断深化，才能促进学习新知识，使知识面不断扩大。颜正华在从医从教过程中，时时注意基础知识的学习和基本功的训练。先时初学，曾认真诵读记忆《黄帝内经》《伤寒杂病论》等中医经典著作及易读易记的药性歌、汤头歌等，至今仍能背诵如流。后从事中药教学工作，颜正华专攻中药药性理论及临床应用等，又广泛研读《神农本草经》等历代本草专著，同时旁及中药药理、中药品种鉴定、炮制及制剂等，进一步扩大自己的知识面。在不断学习和研究中，颜正华深深地体会到广深并重、相互促进的重要性。

（三）理论实践，紧密结合

颜正华认为，研究任何一门学问，都必须理论联系实践，研究中医药学也不例外。中医药理论源于临床实践，又指导临床实践，而临床实践又检验了中医药理论，使其进一步深化完善。若理论脱离实践，便成为空洞无用的理论，而实践没有理论的指导，就无法摆脱盲目性，无法取得最佳效果。如果只重视书本上的理论知识，忽略临床实践，久而久之，势必造成理论脱离实践，变成只会背条文，不会诊病疗疾的空谈家。古云"熟读王叔和，不如临证多"，正是对这种空谈家的嘲讽。反之，只注意临床实践，不重视理论学习，即使能开几张处方、处理几个患者，其学问也是比较肤浅的，治病效果也不会提高。所以，钻研理论和反复实践是治学的两个方面，缺一不可。针对教学工作容易偏重理论的实际情况，颜正华始终认为，中医中药本为一体，实践理论不能分离，教中药学的不能丢弃中医临床，丢掉临床实践就失去了根本，也讲不好中药的性效及临床应用。因此，中药学教师既要学好中医药理论知识，指导临床、教学、科研实践；又要学会通过实践检验理论，从而修正、充实、完善理论。

（四）勤于动手，积累资料

颜正华认为，做学问就得积累资料，掌握学科动向，古往今来概莫能外。一个人的记忆力是有限的，即使是很聪明的人，看到听到的难免会忘记，只有用手抄下来的资料，才能较长时间保存。所以，颜正华最推崇用手抄法积累资料。当年，在编写《中药学讲义》时，颜正华曾翻阅摘记了大量资料，至今仍保存完好。手头积累的资料越多，做起学问就越方便。平日要多进图书馆，多看书，多上网，多收集资料。把看到的或听到的资料简明扼要地抄录成卡片，分门别类加以保存，并详注作者、文题、出处、以便查阅。积累资料要古今并举，不能厚此薄彼，特别是新近的资料更要收集。因为中医药现代研究发展迅速，不收集新资料、掌握学科发展的新动向，就做不好各项工作。当然，收集资料不能也不可能面面俱到，要根据自己的研究方向或工作需要有所侧重。

（五）分析文献，去粗取精

颜正华认为，中医药学历史悠久，虽文献资料浩如烟海，但因历史条件所限，不免精华与糟粕混杂，我们必须认真分析，批判继承，取其精华，去其糟粕。以中药学为例，自汉代《神农本草经》起，历代医家不断补充修订。时至今日，本草文献汗牛充栋，不可避免地夹杂有糟粕。就药性理论而言，古人常用阴阳学说、五行学说、生成禀受学说、象数学说及运气学说等来解释药性，其中有唯物的，也有唯心的，这就需要我们客观分析，不能全盘接受。如药性中以温热为阳，寒凉为阴；以阳胜阴，以阴胜阳；以阳补阳，以阴补阴；以及辛散、酸收、苦坚、咸软、甘缓，即是以阴阳学说、五行学说对药性的解释，是正确的，可以肯定的。而将五味、五色与五脏结合起来讨论药物性效就值得商榷了。近几十年来，中医药文献更是数不胜数，对有些临床报道及用药经验，乃至实验研究，也应实事求是地认真研究分析。属精华的，要继承发扬；属糟粕的，要扬弃纠正。绝不能人云亦云，兼收并蓄。有些问题，一时难下结论，可存疑待考。

（六）博采众长，刻意求新

颜正华认为，中医每个学术流派都有自己独特的学术观点和临床经验，如伤寒学派、温病学派、金元四大家等。颜正华认为，这些各具特色的学术观点和临床经验，既是人类对自身生理功能和病理变化不断认识的概括，又是人类防病疗疾经验的总结；既是前人的智慧结晶，又是对中医药学的丰富和发展。认真阅读他们的学术著作，研究其学术思想和独特的临床经验，吸取各家之长，既是不断完善自己的学术思想、提高业务水平的捷径，又是搞好中医药研究的前提与著书立说的基础。颜正华反对门户之见，从不鄙弃别家，始终恪守博采众长之原则，除认真研读《黄帝内经》等中医药经典著作外，还十分重视研究历代名家的医药著作，特别是本草著作，使颜正华受益颇多。

在继承前人学术思想和临床经验的同时，不能忽视发展和创新。继承是发展的前提与基础，而发展和创新又是继承的目的和归宿。一门科学，只有不断发展，不断创新，才具有生命力。所以，颜正华既重视批判地继承传统医药知识，又注重研究吸收现代医药知识，尤其重视应用现代科学方法和手段，对传统中医药学进行整理、研究、提高。

（七）矢志岐黄，潜心研究

颜正华是国内外知名的中医药学术大家，但他从不以权威自居，遇到不熟悉或有争议的问题，他总是虚心向有关专家请教，吸取别人的长处。即使是弟子或学生们对一些问题的见解，他也能认真听取，对正确的给予肯定采纳；片面或错误的，给予补充或纠正。颜正华常以战国先贤庄子的名言——"吾生也有涯，而知也无涯"等古训自勉，并经常教导和告诫学生们："山外有山，人上有人，要虚怀若谷，不耻下问，切忌夜郎自大；知识无边，学海无涯，要活到老，学到老，切忌故步自封。"并以"梅须逊雪三分白，雪却输梅一段香"为喻，教导自己的学生，必须具有"逊雪三分白"的谦虚和"输梅一段香"的雅量，放下架子，虚心求教，如此才能在学术上不断取得进步。

颜正华以为，治学必先立志，立志是治学成功的开始。没有坚定的志向，没有远大目标，治学也就不能取得成功。治学必须潜心，一心不能二用，潜心研究是治学取得成功的重要保证。倘若心境不静，神情不专，见异思迁，浅尝辄止，治学就失去了成功的保证，远大志向就无从实现。颜正华经常教导学生："研究中医药首先要明志，即树立为中医药研究贡献毕生精力的远大志向；其次要潜心，即摒除杂念，专心致志地研究中医药学。只有这样才能使治学的航船达到胜利的彼岸。"

颜正华是这样教导学生的，自己更是这样做的。他自幼研习岐黄，从无间断，初始刻苦攻读医药书籍，数载如一。继而拜师深造，白天随师侍诊，晚间秉灯研读医经、方书与本草。满师从业，日间虽忙于应诊，夜晚仍专心苦读。凡所读之书，均逐字推敲，并联系临床实际，仔细琢磨。从事教学工作后，尽管先后多年担任教研室主任等行政职务，但从不放弃业务研究，在出色完成教学等各项工作的同时，仍潜心于中医药学术研究，或授课传业，或著书立说，或临床诊病，真可谓一生致力于岐黄事业。平素，他每与学生谈及治学之道，总是深有感触地说："成就事业，必先立志。成功治学，必须潜心。"并衷心地希望后学能树雄心，立大志，为发展中医药事业努力奋斗！

二、教学贡献

（一）创建学科，开启新的纪元

新中国建立不久，国家决定创办中医药高等教育，颜正华有幸受命，参与创建新中国中医药高等教育临床中药学学科。工作伊始，首先必须明确界定其范围。颜正华与同道们一道，对此进行了深入的研究，并取得了科学的结论。中药古称本草，中药学古称本草学，有时也简称本草。古之本草学，是指研究本草认、采、制、用、理、种（驯）等知识的一门学科；其内涵十分广泛，包括今之大中药学学科的全部内容，实指广义的中药学。所谓广义中药学，按今之认识讲，即指专门研究中药基本理论和各种中药的来源、采制、生产、化学成分、药理、性味、归经、功效、主治病证、用法用量、使用注意、质量控制，以及药用植物的栽培、药用动物的驯养等知识的一门学科。发展至今，古本草学已经分化为临床中药学、中药炮制、中药药剂、中药药理、中药化学等数个分支学科，包括了今之大中药学学科的各个分支学科。而我们今天常说的中药学，实际是指临床中药学，即狭义中药学，其研究内容主要是中药基本理论和各种中药的性味、归经、功效、主治病证、用法用量、使用注意等，并旁及中药的来源、炮制、制剂、成分及药理等。临床中药学虽是大中药学学科的一个分支学科，但它在大中药学中的学术地位有别于其他分支学科，它是大中药学学科的核心和灵魂，是其他各分支学科的基础。早在 20 世纪 80 年代初期，颜正华与国内同道不约而同地提出了上述见解，并还将自己的著作定名为"临床实用中药学"。从而，既界定了临床中药学的范围，又明确了临床中药学在大中药学学科中的地位。其次还必须明确其内涵。颜正华指出，临床中药学虽是大中药学的分支学科，但它却十分古老。从标志该学科初具规模的汉代《神农本草经》问世算起，至今已有两千余年。它卷帙浩瀚，内容丰富，若不加选择地将这些内容均列为中药学教学的内容，既不可能，也没有必要。只有弄清其内涵，由博返约，撷取其精华，才能便于讲授与学习。颜正华与全国同仁一道，通过深入的研究，不但弄清了它的内涵，而且还初步界定了它的学科范围。他们一致认为，临床中药学的内容主要包括两大部分。第一部分为药性理论。颜正华认为："所谓药性，即是药物与疗效有关的性质和性能的统称。它包括药物治疗效能的物质基础和药物治疗过程中所体现的作用。药性理论即是研究药物的性质、性能及其运用规律的理论。药性理论范围很广，以《神农本草经》为例，在序例中所论述的有关药性理论即包括药物的分类、产地、采集、加工、四气、五味、有毒无毒、制剂、剂量、用法、服法、组方原则、配伍宜忌等内容，以后历代本草又不断补充，凡涉及与药物疗效有关的理论问题，均可列入药性理论范畴之中。但以其主要内容而言，一般认为包括药物的产地、采集、贮藏、加工炮制、制剂、四气、五味、有毒无毒、升降浮沉、归经、配伍、禁忌、剂量、服法等,而其中四气、五味、有毒无毒、升降浮沉、归经、配伍、禁忌等则是药性理论的核心内容。"他指出,中药的产地、采集、炮制、制剂、贮存等,也都有丰富的理论内容。这些理论都是为临床疗效服务的,与药性理论关系密切。从广义上说,这些内容也是药性理论不可或缺的一部分。药性理论是几千年来我国劳动人民在医疗实践中所总结出来的用药规律,凝结着丰富的临床用药经验。为了保证药物的疗效,我们应该继承、整理、研究、提高、讲授这些理论,让未来的临床中医与中药工作者能熟练地掌握它、应用它。他曾在总结教学经验时反复强调:"在药性理论中凝结着丰富的临床用药经验,是一份宝贵文化遗产。我们要精确地了解这些用药规律和经验以及中医临床疗效的记载,非掌握药性理论不可。"颜正华的这一见解,得到了同仁们的一致赞同。如今,药性理论既是临床中药学学科的重要组成部分,又是现行高等医药院校《临床中药学》教材总论的核心内容。第二部分为单味中药的性味归经、功效主治、配伍应用、用法用量、使用注意等。关于单味中药的数目,古之本草各有不同,且呈历代续增之规律。汉代,我国第一部药学专著《神农本草经》收载药物仅有 365 味,而至南北朝梁代《本草经集注》即倍增至 730 种。以后历代修订本草,不断补充,至《本草纲目》载药已达 1 892 种之多。再加明、清以来,全国各地新增的中草药,时至今日单味中药已达万余种之上。从广义上讲,这万余种中药的性味归经、功效主治、配伍应用、用法用量、使用注意等均应是临床中药学的研究内容。然而,若将这上万种单味中药的性味归经、功效主治、配伍应用、用法用量、使用注意等知识一股脑儿全抛给学生,既是不可行的,也是没有必要的。那么,用于中药教学的《临床中药学》教材应选用多少味药为宜,众说纷纭,争论不休。对此,颜正华也进行了深入研究,并在 1981 年《北京中医学院学报》第 2 期上公开发表了自己的见解。他在文章中论述云:"中药教学应该选用多少味药为宜,这是一个值得讨论的问题。药味过多,难于记忆,无此必要;药味过少,又不能达到打好中药基本功的要求。根据多年来的教学实践和临床实际需要,当以常用中药为准。查《伤寒论》113 方,所用药物 80 余味,但不能满足内科杂病、妇科、儿科、外科以及温病等用药需要,显然是很不够的。清代徐大椿著《神农本草经百种录》,以 100 味药供初学之用,也不能满足临床实际需要。现据一般医生临床用药数字的统计,均在 200 余味以上,况且地区有不同,病种有差异,200 余味也不能代表常用中药的数字。明代龚廷贤编《药性歌括四百味》,流传极广。清代汪昂从《本草纲目》中选择常用中药 474 味编成《本草备要》,由于切合实用,所以受到国内外医药界的重视。《中华人民共和国药典》1963 年版,收载常用中药 446 味,为一般中药店所具备之品。中医学院试用教材《中药学讲义》1963 年版,选用常用中药 420 味。可见 400 余味常用中药作为中医学院的中药教学内容,是符合实际需要的;掌握 400 余味常用中药的药性,是学习中医必须打好的基本功。"之后,鉴于中医专业与中药专业的不同培养目标和课程设置,颜正华又提出在具体讲授临床中药学课程时可酌情对待,如单味中药的数量,中药专业在数量上可适当增加些,以便满足调剂等工作之需要等等。颜正华的这一见解,也得到了学术界绝大多数专家、学者的认同。如今,数百味的常用中药既是临床中药学的主要研究内容,又是编著、讲授《临床中药学》各论部分的主要依据。

(二)编写大纲,明确教学目标

所谓教学大纲,即指讲授与学习某门课程的纲领。在教学大纲中,既准确阐明了该课程的性质、特点、内容、目的要求、教学方法及与相关课程的联系,又详细规定了该课程的认知要求、学习方法及使用教材。它既是教师撰写讲稿与教案、制订教学日历、课堂授课和编写教材的准绳,又是教学管理部门检查教师教学质量与考核学生学习成绩的依据。教学大纲是做好教学工作的重要保证,它制定得是否适当,关系到该门课程教学质量的好坏和能否达到预期的培养目标。若在进行某门课程的教学时,没有一个高质量的教学大纲作依据,那就不能保证教学质量,而达到预期的培养目标就成了一句空话。颜正华从教以来,十分重视《临床中药学》教学大纲的制订与修订,将制订与修订教学大纲放在教学工作的重要地位。20 世纪 50 年代末,他亲自制订了北京中医药大学早期的《临床中药学》本科教学大纲,明确了临床中药学在中医本科教学的性质、内容、目的要求、教学方法及与相关课程的关系等。然而,他也深知要想制订出一份好的教学大纲并非易事,更不能一劳永逸,还必须通过教学实践、依据教学需要与学科发展,不断地修订与完善,故每隔一段时间,或一个学期,或一个学年,特别是在重新编写讲义时,他都要广泛征求各位任课老师的意见,并参照兄弟院校的教学大纲,逐字逐句对《临床中药学》教学大纲进行仔细的审修。20 世纪 60 年代初期,他参加了全国中医学院中药学教学大纲的修订。他曾多次亲自制订与修订北京中医药大学自编《临床中药学》教学大纲与国家高等医药院校统编《临床中药学》教学大纲,也曾数次指导中青年教师制订与修订北京中医药大学自编《临床中药学》教学大纲。在这些不同版本的大纲中,有专用于中医本科的,也有专用于中药本科的;有供中医本科与中药本科共用的,也有供中药本科与制药本科共用的;有专用于中医大专的,也有专用于中药大专的。这些大纲各有特点,针对性强,不但目的明确、要求适当,而且层次清楚、条理清晰。在任教研室主任期间,他对任课的老师,特别是刚刚走上讲台的青年教师,总是要求他们一定要认真阅读、研究教学大纲,将教学大纲作为指导自己各项教学工作的准绳。在他的要求和带动下,教研室的各位老师个个都能不折不扣地执行教学大纲,从而保证了教学质量,圆满地完成了教学任务。同时他还要求每一位任课教师在使用大纲时,如发现大纲存在不足或有不妥的地方,都要记下来,以便进一步研究修订与完善。此外,为了支持社会办学,他还亲自主持制订了北京市高等教育《中药学》自学考试大纲和北京市高等教育学历文凭考试《中药学》课程考试大纲,为指导北京市广大中医、中药自学考生的学习、辅导与考试起到了良好的效果。

(三)创编教材,始有教学用书

教材是学科内涵的展示。教材编写得是否完善、质量是否上乘,既标志着学科是否成熟,也关系到该学科课程教学质量的优劣。颜正华深知,编写好《临床中药学》教材,是建立高等医药院校临床中药学学科,提高临床中药学教学质量的根本。而要想编出一部高质量的《中药学》(即《临床中药学》)教材,并非易事,必须花大气力,经过不懈的努力才能完成。故此,在60余年的教学工作中,他始终将编写、修改、充实、提高《中药学》(即《临床中药学》)教材放在首位。颜正华还认为,中药文献资料甚为丰富,古本草卷帙浩繁,现代实验研究及临床报道层出不穷,这些都是研究教学、编写教材、更新讲稿所必需的资料。他主张广泛地积累资料,摘录文卡,凡涉及药性理论、药物采制、临床经验及实验研究的新内容,都要加以收录,作为编著教材的参考资料。起初,他从师资进修班毕业后,即受命担任中药教研组组长,为南京中医学院(现南京中医药大学)建院,开设中医本科中药学课程做准备。当时,除有几名教师外,既无合适教材,又无应有的资料,更无讲授经验,一切须从头摸索,而建院招生迫在眉睫。为此,他带领全组教师,昼夜工作,与其他教师合作,数月内编出适合中医本科学习用的新《中药学》(即《临床中药学》)讲义。1957年调到北京中医学院(现北京中医药大学)本草教研组后,他又在前教材基础上,很快编写出本科教材《常用中药》。此后,他每讲一轮课,都要修改、补充一次讲义,如是数年使教材基本定型。然而,与全国兄弟院校编写的《中药学》(即《临床中药学》)讲义相比,虽体例大致相似,但仍存在不少问题,主要是:在总论中,对药性理论的阐述不够深入,尚须深化;在各论中,对每味药物的性味、归经、功效、主治等论述缺少有机联系,显得条文罗列,重点不够突出,使人难以理解和掌握。鉴此,颜正华决定对教材再进行一次彻底的修改。从1964年起,颜正华即着手这项工作,在全面搜集资料的基础上,改写充实了中药学发展概况和药性理论,对各论的每味药,从《神农本草经》到《本草求真》,从古代各家论述到现代临床应用,都作了一次系统全面的总结,将药物的性味、归经、功效、主治等紧密联系起来,进行有机的阐述。这项艰难费力的工作,全部由他一人承担,至1966年基本完成。1968年4月在其他老师的帮助下,曾将主要内容刻印成讲义,供越南留学生使用。至20世纪70年代初,学校恢复招生,又将其主要内容印成讲义,供中医药本科生、西学中班使用,反响良好。之后,又对其进行反复修订,并以附录形式增加现代研究内容,旨在开拓学生思路,推动中医药现代化。

20世纪70年代末,学校工作逐步复常,在教研室全体教师的协助下,遂将这本讲义进一步修订成本科生正式教材。讲义的主要内容分上下两编,突现了中医药特色。上编为总论,计有7章,其中药性理论一章为总论的重点,全章分为四气五味、升降浮沉、归经、有毒与无毒、配伍、禁忌6节,全面而准确地论述了中药药性理论;下编为各论,计有20章,收药468味(包括附药67味),以中医药理论为指导,结合历代医家临床用药经验,重点论述各药的性能概要及应用要点,并以"中药学"之名,由北京中医学院教材科排印,先后印制万余册,不仅供北京中学院使用,也供兄弟院校使用,深受国内同行赞誉,堪称全国一流教材。1984年,颜正华又将上述教材经过简单的修订,并冠以"临床实用中药学"之名,由人民卫生出版社出版,向全国公开发行,并多次再版,成为全国医药人员学习中药的重要参考书,收到了良好的社会效益。同时,为帮助学生更好地学习记忆单味中药的性能主治,颜正华还特地编写了内容与教材完全一致的《中药药性歌诀》,供学生诵读,对提高教学质量十分有益。颜正华在1960年参加了全国高等医药院校统编教材《中药学》的审订工作,1963年又参加了编写与修订,习称"二版教材"。1983年再次参加了编写与修订,并担任副主编,习称"五版教材"。这本教材的问世与不断完善,标志着临床中药学学科地位已在我国高等教育中确立。颜正华深知,讲课的内容不能仅限于教材,还必须有一部拓宽教材内容、解释教材疑难点、可供教师特别是青年教师备课参考的教学参考书,以利于提高教学质量。有鉴于此,颜正华在1987年至1990年间,又主持了高等中医院校教学参考丛书《中药学》的编写。全书共150万字,在统编教材(习称"五版教材")的基础上,对中药药性理论和常用中药的性能应用及现代研究等,进行了系统的论述和深入的探讨。2003年至2005年,颜正华又主持了该书第2版的修订工作,对原有的内容进行了修正、补充、完善,并于2006年付梓,2009年第2次印刷。该书具有很高的学术价值,是中、高级中医药人员学习研究中药学难得的参考书。这本教学参考书的问世与不断完善,进一步巩固了临床中药学学科在我国高等教育中的地位。1989年至1990年,颜正华还主持编写了北京市高等教育自学考试《中药学》(即《临床中药学》)教材。本教材突出中医药特点,以中医药理论为指导,精辟地论述了每一味药物的性能特点、功效主治与临床应用,注重实用,宜于自学,收效良好。2007年,颜正华不顾年高,在徒弟的协助下编写出版了《颜正华中药学讲稿》。全书共60余万字,是对自己多年讲授临床中药学课程经验的又一次总结。

(四)建设梯队,后备师资

培养合格的人才是成就事业的关键,建设合理的人才梯队是学科存在与发展的根本。有鉴于此，颜正华在担任教研室领导期间，始终将建立健全临床中药学学科的教学梯队作为教研室的重点工作，并取得了成功。颜正华深知，培养一名善于讲解临床中药学的教师不是一朝一夕的事，建立健全临床中药学教学梯队更是长期的任务。因此，对每一个教师总是精心培养，言传身教，诲人不倦。每以"业精于勤，荒于嬉"之古训，与教研室的每一个教师共勉。他特别提倡在实践中学习中医药理论和诊疗技能，要求教研室的每一个教师要广读书、多思考、勤动手，不断在教学、科研及临床实践中增长才干。对于刚分配到他身边工作具有初级职称的青年教师，颜正华就安排他们一边跟着老师随班听课、辅导，学习主讲老师的讲课方法，一边研读、熟悉《临床中药学》教材及老教师的讲稿。经过一段时间的随班听课与熟悉教材，就让他们逐章逐节地构思讲解方法，撰写自己的讲稿，并针对听课、研读教材、撰写讲稿时碰到的问题，进一步温习以往学过的中医基本理论及临床各科知识。同时还要求他们通过研读采集文献、协编讲义、助修大纲、撰写论文、临床诊治及实验研究等实践，进一步学习钻研中医药理论，学会讲授、研究临床中药学的方法，提高业务水平与工作能力。在经过一段充分准备后，就安排他们在教研室每周的专业学习日进行试讲。试讲时，教研室的全体老师都要参加，集思广益，从试讲教师的仪态表情、语言表达、讲解内容、板书书写等方面进行评论，并提出改进建议，最后再做出其能否正式登台讲课的结论。若初次试讲不合格，还要继续随班听课，继续进行试讲准备，直至满意合格为止。对于在他身边工作的具有中、高级职称的中老年教师，颜正华除要求他们认真备课、精心讲好每一节课外，还要求他们要注意研究教学法，并通过研究收集文献、编修讲义、修订大纲、撰写论文、著书立说、临床诊治及实验研究等实践，进一步学习钻研中医药理论，继续提高业务水平与工作能力。同时，还要求他们要做好表率，认真指导青年教师，为培养好青年教师献计献策，流汗出力。对于来教研室进修的教师，颜正华也照样精心安排，除给他们布置必读的专业教材和参考书外，还根据他们每个人的具体情况和原单位的进修要求，或让他们随班听课辅导、撰写讲稿、准备试讲，或让他们根据原单位工作需要补充缺乏的相关基础知识，或让他们跟随自己出诊，或让他们参与实验研究工作，或让他们参加教材或辅导材料的编写，使他们在实践中提高水平，增长才干。在颜正华数十年的辛勤培育和指导下，北京中医药大学临床中药学学科无论是中药学院的临床中药系，还是在基础医学院方药系的中药教研组，均早已形成了老、中、青三结合的教师梯队。同时还为南京中医药大学、天津中医药大学、甘肃中医药大学、河南中医药大学、黑龙江中医药大学、内蒙古医学院、山西中医药大学、重庆医科大学等兄弟院校输送或培养了不少中青年教师，如今他们中的大多数已成为所在院校临床中药学学科的带头人或专业骨干，为发展中医药事业添砖加瓦。

第二节　教学方法与改革思想

一、强调备课

常言道："不打无准备之仗。"颜正华认为，讲课也与打仗一样，必须做到不上无准备之课。课前准备是讲好课的关键，要想讲好课，就必须精心进行课前准备，而且准备得越周密、越细致越好。如果没有课前的精心准备，将课讲好的目的就不能达到。他又认为，对于讲解临床中药学来说，虽然你站在小小的讲台上，但讲授的却是内容繁复的大学问。临床中药学原本就内容丰富，讲解时又必然涉及中医基础理论、方剂学、伤寒论、金匮要略、黄帝内经、中药炮制学、中药鉴定学、药用植物学及中医临床各科的基本理论或基本知识等，如果教课的老师在课前不学习了解这些学科，并对讲义中涉及这些学科的问题，特别是难以理解或自己还不够熟悉的地方，逐个地进行认真的研究理解与消化吸收，那就很难讲好。有鉴于此，颜正华对课前准备特别重视，从教以来一向将课前准备作为教学工作的重点之一。从广义上说，课前准备可分为远期准备与近期准备两部分。远期准备，是指距课堂教学还有较长时间的教学准备工作。远期的教学准备工作，主要包括教师的知识储备与更新、教学大纲的制订与修订、教材的编写与修订、辅导材料的编写与补充、临床用药经验的体悟与总结、直观教具的制作与更换，以及讲课方法、技巧的研究与提高等。颜正华认为，从某种角度说，一个高等院校专业课老师，特别是讲授临床中药学课的专业老师，从走上教学岗位的那一刻起，他就开始了教学准备工作，他的一生都在备课。只要他不离开教学第一线，他就必须永不停息地为做好远期课前准备工作而忙碌。颜正华60余年的从教经历，就是这种远期课前准备工作的真实写照。他在教学、临床及科研工作中，既不断地深入研究临床中药学与中医内科学、中医妇科学、中医儿科学等临床各科，体悟与总结临床用药经验；又不断地研集文献，拓宽知识面，进行知识的储备与更新；还不断地进行临床中药学教学大纲的制订与修订、教材的编写与修订、辅导材料的编写与补充等课前准备工作，使他搞好课堂教学与临床带教工作的基础愈加深厚扎实。近期准备，是指课堂教学即将开始之前，或在开课之后、每堂课之间的教学准备工作。近期的教学准备工作，主要包括了解听课的对象、使用的教学大纲与教材、上课地点与黑板的大小，制订教学进度，书写教案与讲稿，准备教具，以及登台讲解前的默诵讲课内容等。常言说得好："临阵磨枪，不快也光。"从教以来，为了搞好教学工作，颜正华除了年复一年地进行着远期的教学准备工作外，还非常重视近期的教学准备工作，每接一个班次的课，他都要认真地进行近期准备。在学期末接到新的教学任务或开课的前一周，他一般要做四件事：一是弄清楚自己讲课的对象是中医本科，还是中药本科，抑或是西学中班，以便因材施教；二是了解所使用的教学大纲与教材，若所用教学大纲与教材均为首次使用，或为新制订或新修订的大纲，或为新编写或新修订的教材，则一定要通读大纲，吃透教材，以便为制订教学进度、书写教案与讲稿提供依据；三是填写教学日历，确定教学进度，撰写供第一周上课用的教案与讲稿，以便合理安排教学进度与进一步熟悉教学内容；四是确认辅导教师，与辅导老师共商辅导之事。到了开课前一天，他还要做五件事：一是按讲课进度要求，对照着教材熟悉第一次或第一周上课用的讲稿，逐字逐句地进行推敲，标记讲解重点；对其中的难点或不好讲解的地方要反复地研究理解，直至消化吸收，并能用通俗的语言予以解释清楚为止；对须引用的原文或有疑问的地方，要逐一核查，做到准确无误；对其中的难字或多音字要查认其读音，甚至标注于讲稿之上。二是依据大纲及教学内容，初步拟定课堂临时提问的问题或课后复习思考题。三是依据讲稿，标记板书书写内容，构思板书书写格式。四是备齐首次上课用的挂图与药材饮片等教具。五是确认上课地点，以便次日准时抵达。此后，从第二次上课起，在每一次上课的前一天，他都要做好前四件事，以便为讲好该次课做好准备。到了上课的当天，颜正华有时也利用上课前的空闲时间，或提前10分钟来到教室，端坐于讲桌之后，浏览讲稿，默思讲解内容。另外，颜正华还要求学生进行课前准备，在每一堂课之末，都要给学生布置预习内容，以便学生提前预习下次讲课内容，对于提高课堂教学效果，也大有帮助。由于颜正华采用了周密而细致的课前准备，遂使每堂课都能讲得丰富生动，条理清晰，重点明确，深入浅出，堂堂成功，万无一失。

二、突出重点

临床中药学内容庞杂，牵涉面广，尽管教材的内容是经过精选的，但仍显得内容繁多，况且这些内容又是不得不写、不能缺失的。如果在讲解时，照本宣科，将教材的内容原封不动地搬上讲台，不但听课的学生感到头脑发涨，繁多难记，就是讲课的教师也感到内容烦琐，难于讲完。如果在讲解时偷工减料，删减内容，那就会背离教学大纲的要求，使教师的讲解枯燥简单，学生听起来枯燥乏味，达不到预期目的。在保证教学质量的前提下，课堂讲解时如何处理教材内容，讲解好临床中药学这门课程，完成教学大纲所规定的教学内容，是每一个任课教师必须解决的问题，颜正华也不例外。颜正华通过多年的教学实践，取得了解决这一问题的经验。他的经验是分清主次，突出重点，并认为这是解决这一难题的唯一方法。他曾不止一次深有感触地说："中药学内容较多，课堂讲解时必须分清主次，突出重点。如果不能分清主次，突出重点，那就必然会导致烦琐难讲、难学，也势必会影响教学效果。"对于教材内容，哪些是重点，应该详细讲解，让学生熟悉掌握；哪些是非重点，讲解时应简单介绍，或留给学生自己研读，让学生只作一般了解，颜正华不但写进了教学大纲，而且还熟记在自己的心中。关于总论，他认为在课堂讲解时，当以气味、归经、有毒无毒、升降浮沉、配伍、禁忌、用法、用量等作为教学重点。课堂讲解时要结合中医基本理论进行详细而有力的讲解。对于产地、采集、贮存、炮制及中药的起源与中药学的发展等章节，凡与中药性能、功效有关的部分都要结合中医理论进行重点而详细的讲解，而其他内容则只宜作一般介绍，或在课堂做简单讲解，或在课堂提示后让学生课下自学。关于各论，他认为在课堂讲解时，当以主要药为重点，次要药只作一般介绍，或留作自学，以培养学生独立思考的能力。例如发表药分辛温解表与辛凉解表两部分，各部分均有重点药与次要药。就辛温解表药而言，需重点讲解的重点药有桂枝、紫苏、荆芥、防风、羌活、白芷、生姜、香薷；需一般讲解的次要药有藁本、辛夷、苍耳子；只需作简单提示，待课后学生自学的药有葱白、胡荽、柽柳，以及生姜皮、姜汁、苍耳草等附在主药之后的药物。辛凉解表药及其他各章节也是如此，此不一一列举。关于单味药，他认为在课堂讲解时，当以药性部分为重点，特别要重视药物的性能特点、功效与主治病证。例如麻黄，通过学习，首先要掌握麻黄辛温疏散，开宣肺气，药力颇强。其次要掌握麻黄的功效主治主要有三方面：既善发汗解表，主治太阳经风寒表实证；又善宣肺平喘，主治肺气不宣的喘咳；还能通过发汗、利尿而退水肿，主治水肿兼表证者。此外，取其宣散温通之功，还可用治风寒湿痹及阴疽痰核等。对于药物的配伍，只能适当介绍，目的是加强学习的深度和广度，避免枯燥乏味和脱离实际，但不能过多。要求记忆的配伍内容，更不宜过多，除少数常用药对，如麻黄配杏仁、麻黄配生石膏、桂枝配白芍等，可要求学生理解记忆外，一般不要求记忆。否则，势必形成烦琐难学的局面，效果适得其反。对于单味药的具体用法、用量及使用注意，当视具体药物而区别对待，有的药物，特别是药力峻猛或有毒药物，需重点讲解，如麻黄、荆芥、香薷等；有的药物，特别是药力平和或可作食用的药物，则只需简单介绍，如生姜、胡荽等。至于药物的来源、本草摘要、现代研究等内容，均可作为自学内容。另外，为了突出重点，颜正华在授课时在语音与语速上也作了处理，一般在重点的地方，他的语气要加重，语速要减慢，有时还要重复一两遍，以引起学生的注意。

三、理用并重

讲解单味中药的性能功效及临床应用，看起来很简单，但要想讲好却并非易事，并有相当难度。颜正华通过对古今本草文献的深入研究，发现古今医药学家特别是明清以来的一些名家的本草著作，如明代陈嘉谟的《本草蒙筌》、李时珍的《本草纲目》、缪希雍的《本草经疏》、张景岳的《本草正》、倪朱谟的《本草汇言》,清代张志聪的《本草崇原》、汪昂的《本草备要》、张璐的《本经逢原》、吴仪洛的《本草从新》、黄宫绣的《本草求真》,以及近代名医张山雷的《本草正义》与张锡纯的《医学衷中参西录·药性解》等,在论述单味药的性能功效及临床应用时,无不是采用紧密结合中医学、理论结合实践之手法。他将其概括为"药医结合,理用并重",并将这一经验移植于课堂教学,成功地解决了如何讲解好单味中药的性能功效及临床应用这一难题。颜正华指出,所谓药医结合,就是常说的医药结合,是指在讲解单味中药的性能功效及临床应用时,要以中医理论为指导,紧密结合中医临床。这是因为,中药是防治疾病的重要武器,临床中药学既是大中药学学科的分支学科,也是中医学的重要组成部分,讲解临床中药学理当以中医基本理论为指导。而中医治病是辨证论治的,在诊治疾病时,首先按中医理论进行辨证、立法,然后再处方、遣药,这就是一般所说的理、法、方、药,它是一个有机联系的整体,为了达到在中医理法的原则下,准确地处方、遣药,就必须掌握药性理论。如果离开了中医理论,便不能辨证、立法,更谈不上正确论治;离开了药性理论,便不能在中医辨证、立法的基础上处方、遣药,更谈不上取得疗效。同样,在讲解单味中药的性能功效及临床应用时,如果脱离中医基本理论与临床实践,那就会使讲课失去了灵魂,使听课者不能完整理解药物的性能功效与临床应用,达不到学以致用之目的。

颜正华又指出,理,即理论知识;用,即实际应用;所谓理用并重,是指在讲解单味中药的性能功效及临床应用时,要努力做到既要应用中医药理论阐明其作用机制,又要将作用机制的推导落实到功效主治与临床应用,二者缺一不可,不能厚此薄彼。课堂讲授时,若只注重说理而忽视了应用,那就会使讲授变成了空洞无物的虚玄之说;反之,若只重视应用而忽视了说理,那就会使讲授变成枯燥无味的简单罗列。另外,单味中药的性能特点、功效主治及临床应用,都是来源于中药的临床疗效和对其生药的生态与形态的观察分析推理所得,在讲解单味中药的性能功效及临床应用时,如果不能理用并重,有机地将中医药理论与中医临床实践相结合,势必导致讲解或虚无缥缈、难于理解,或听起来明白、用起来糊涂。颜正华在讲解单味中药的性能特点、功效主治及临床应用时,不但能做到药医结合,而且能做到理用并重,使学生在课堂上就能对药物的性能功效与临床应用之间的联系有初步的理解,为其熟练掌握单味中药的性能功效及临床应用大有帮助。例如颜正华在课堂上给学生讲解白术的性能功效与临床应用时曾云:"脾胃气虚、运化失常,常致气短倦怠、面色萎黄、纳少便溏或泄泻等症。白术甘温补虚,入脾胃经,有良好的补气健脾作用,故单用熬膏服,即可用治脾胃气虚证;若与大补元气的人参同用,则药力更佳。"又云:"脾虚水湿不运,可发为水肿。白术既甘温,能补气健脾,脾气健运则水湿不生;又苦温,能燥湿利水,祛除已滞留体内的水湿之邪,故为治水肿之佳品;兼脾虚者尤宜,并常与茯苓、猪苓、泽泻等同用,以增强利水消肿之力。"上述对白术性能功效与临床应用的讲释,不但活生生地向我们展示了颜正华药医结合、理用并重的讲授经验,而且还有利于我们在理解的基础上熟练掌握白术的性能功效与临床应用。

四、效用结合

为了能讲解好单味中药的性能功效及临床应用,颜正华除注重药医结合、理用并重外,还提倡在讲释单味中药的性能效用时,要由虚到实,环环相扣。所谓虚,即该药的性能特点与作用机制;所谓实,即该药的功效主治与临床应用。由虚到实,即由讲解该药的性能特点与作用机制开始,到论述推导出该药的功效主治与临床应用。颜正华以此为指导,在汲取前人特别是清代汪昂《本草备要》讲释药效经验的基础上,进一步升华提高为由虚到实、环环相扣的讲授模式,使教学效果大大提高。这一讲释模式的表述可简括为性能特点→功效主治→配伍应用。即首先以中医药理论为指导,提纲挈领地论述药物的性能特点与作用机制;然后,依据其性能特点与作用机制,并结合历代医方本草文献的相关记载,推导、总结出该药的主要功效及主治病证;再后,在论述该药功效主治的同时,再结合历代名医的临床经验及个人的心得体会,论述其配伍应用、使用宜忌,以及与其功效相似、药物性能主治及应用异同的鉴别等。这种环环相扣、既务虚又务实的论述模式,不但条理清晰,而且逻辑性强。首先揭示了药物的性能特点、功效主治、配伍应用三者之间的内在联系。这就是,药物的性能特点是其功效主治的高度概括,而药物的功效主治又是其性能特点在防治疾病时的具体展现;药物的性能特点与功效主治是指导其配伍应用的基本依据,而药物的配伍应用又是其性能特点与功效主治在防治疾病中的具体运用。其次揭示了药物对人体具有祛除疾病与造成伤害的两面性,提醒为医为药者对药物要有两面观。那就是既要知其所能,又要知其所不能;既要知其所宜,又要知其所忌;绝不能只知其一,不知其二。这种严谨的讲解模式,不但展示了颜正华良好而成熟的讲授经验,而且还有力地证明临床中药学是具有理论内涵的学科,绝不是用药经验的简单罗列。颜正华还认为,从另一种角度说,这种讲解药效的方法实际上以其功效主治为核心,用性味归经等药性理论加以阐明,并进一步结合临床,说明药物的配伍应用、用量、用法及禁忌等。也只有这样,才能使学生掌握药性与药效的本质,达到在中医药理论的指导下运用中药之目的。颜正华在中药的性能功效及临床应用课堂讲解时,将这种思维模式贯穿其中,每能收到事半功倍的效果。例如他在讲解石膏时曾云:"石膏,生用味辛、甘,性大寒,归肺、胃经。大寒能清热降火,味辛能透散,故能清解肺、胃大热而除烦;味甘而大寒,热去而津自保,故又能生津而止渴。功能清热泻火,除烦止渴。既为治阳明经高热烦渴之主药;又善治肺部热盛引起的喘咳,胃火上升引起的头痛、牙痛、口疮等。煅用则味涩性凉,长于涩敛,兼清解。功主收湿敛疮,兼以清热。外用可治湿疹、烫伤及疮疡。其为矿物药,质重而难溶于水,故入汤剂用量宜大些,且当打碎先煎。又因其性大寒,能伤中阳,故素有胃寒食少者慎服。"颜正华的如此讲解,可谓真正做到了引导学生以中医药理论指导去理解掌握石膏的性能主治及临床应用,为辨证用好石膏打下了坚实的基础。

五、横联竖比

颜正华通过研究明代陈嘉谟《本草蒙筌》、李时珍《本草纲目》和清代《本草备要》等本草著作,发现运用横联竖比、归纳分析方法,将性能功效与主治病证相近的药物进行归纳对比,对研究掌握中药的性能功效与临床应用极有帮助,并将其成功地应用于课堂教学,收到了良好的效果。常言说得好,没有对比,就不能鉴别。对于学习中药特别是性效相似的中药更是这样。没有对比,就谈不上鉴别;没有鉴别,就谈不上全面掌握;没有全面掌握,就谈不上合理应用。有鉴于此,他在课堂教学时,对性效相似的中药,常常运用这一方法进行横联竖比。而具体形式则不拘一格,酌情而定。或两两一组,或数味中药一组。或全面对比,明示异同;或抓住一点,同中求异。或在讲完两个性能功效相似的药物后,当即进行归纳对比;或在课堂讲授之末,给学生提出归纳对比性复习思考题,待下一次上课时再提问,并分析对比;或让辅导老师利用辅导课,将课堂讲过的性能功效相类似的药物进行归纳对比等等。所谓横联,即指将本章或本节性能功效相似的药物进行归纳对比。颜正华认为,目前《临床中药学》教材是以药物功能分类的,非常有利于应用横联法对性能功效相似的药物进行归纳对比、分析异同。以清热泻火药为例:"生石膏与知母皆有清热降肺胃火、生津止渴作用。然而,生石膏辛甘大寒,知母苦甘寒质润。生石膏清热降火之力大于知母,且知母只能清降,不如生石膏之能清解;知母又能入肾滋阴,生津润燥之力较生石膏为良。因此,用治阳明经高热烦渴等症,二药同用,可增强疗效。生石膏降火之力较大,故又多用于肺部热盛的喘咳及胃火上升的头痛、牙痛、口疮;知母清热降火之力虽不及生石膏,但能滋阴润燥,故又可用于津伤消渴、肺热燥咳、阴虚劳热、肠燥便秘以及阴虚小便不利之证。生石膏与知母都不利于胃寒食少者,且知母能滑肠,便溏者忌服。这样将生石膏与知母的作用进行比较,既指出了药物的共性,又说明了药物的个性,对了解和掌握药性的特点来说,是非常必要的。"所谓竖比,即指将本章或本节药物与他章或他节性能功效相似的药物进行归纳对比。颜正华认为,这种方法有利于学习者在更广的角度去学习研究中药,鉴别应用中药。在课堂教学中他常使用这种方法,并常于讲完各论的第二章之后开始。如在讲解完补气药白术之后,他常将白术与苍术进行比较,云:"白术、苍术，上古通用，宋元始分，今列两种。两药均源于菊科苍术属植物，均味苦、性温而归脾胃经，善燥湿健脾，治脾虚湿停之泄泻或便溏、带下等。然白术又兼甘味，以补虚为长，除善健脾外，又善补气、止汗、安胎；苍术又兼辛味，以祛邪为长，除善燥湿外，又善祛风湿、发表。故治脾虚气弱当用白术，治湿浊中阻当用苍术；治气虚自汗、气虚外感多汗及脾虚胎动不安当用白术，治表证夹湿及风寒湿痹当用苍术；若脾虚湿盛互见，二者又当同用。此外，白术还能利水，治水肿、痰饮。苍术还能明目，治夜盲症；配苦寒之品治湿热之疮疹、脚气及痹痛。"颜正华应用横联竖比法讲药，既有利于学生尽快掌握常用中药的性能特点、功效主治及临床应用，又为学生毕业后在实际工作中合理应用中药奠定了基础，深受学生欢迎。

六、直观教学

临床中药学内容丰富，但在学习时常常会感到难于记忆或枯燥乏味，如何提高学生的学习兴趣，加深记忆，是任课老师经常碰到的问题。颜正华注重中药直观教学。他认为，充分利用教具，进行直观教学，是提高教学质量的重要一环，有助于解决这个问题。在此宗旨指导下，他除带领全组教师认真编教材、备课、讲课，搞好课堂教学，引导学生学好课本知识外，还组织专人收集标本，绘制药用植物、动物、矿物的标准模式图，联系安排参观标本室、参观药厂及上山采药等，筹备直观教学。早在南京中医学院（现南京中医药大学）任教时，颜正华就与教研室的老师们一道收集中药材标本，以备直观教学之用。到京任教伊始，他即着手组织筹建北京中医药大学最早的标本室。在不到 3 年的时间内，共收集到标本1 000 余种。并仿《中药学讲义》，按药物功效将其分类陈列，便于教学使用。组织制作，或与兄弟院校交换用蜡叶标本压制法制作的药用植物标本，并配以文字说明，装入镜框内，陈列于教室的墙壁和教学楼的走廊，供学生随时通过直观地观察标本图，进一步熟悉药物的形态、产地、性味及功效。与校内外美工合作，绘制常用中药彩色标准挂图，供课堂教学使用。这一切，使得北京中医药大学早在20 世纪 60 年代就具备了国内一流的中药标本室和较完备的中药直观教具。此后，他还将利用教具直观教学的教学方法写进了教学计划和教学大纲。除规定课堂教学要必须使用已有的挂图、药材标本进行直观教学外，还规定在讲完中药学课程后，要专门安排学时，由专职老师带领学生到野外进行辨认、采集药物（主要是植物药）、制作标本等，以便通过这些实践活动，激发学生学习中药的兴趣，加深学生对中药性能功效的记忆。颜正华给学生上课，常将直观教学与课堂讲授融为一体。30 多年前，在我刚刚走上教学岗位不久，正好赶上颜正华为中医本科 1979 级讲授临床中药学课，我有幸作为颜正华的辅导教师，目睹了他老人家利用教具进行直观教学的过程。他每次上课，总是让我和其他年轻教师将中药挂图、中药材饮片标本等教具带到课堂,供他讲课使用。在课堂讲授时,他总是穿插给学生观看、讲解挂图,或讲解、传看药材饮片标本。有时甚至还将刚刚从院内采来的蒲公英、车前草等新鲜药材直接拿到课堂上,让学生观看,并讲解。课下还亲自与辅导老师分批带领学生到标本室,一边让学生观看药材标本,一边给学生讲解药材的形态、性能功效等,以加深学生对中药的印象。课堂讲授完成后,还与专职老师一起,带领授课班同学到野外去认药、采药、制作标本,大大激发了学生学习中药的兴趣,使学生受益匪浅。

七、板书清晰

讲解加板书是课堂讲授《临床中药学》的常用模式。板书的好坏可直接影响《临床中药学》的教学质量,对此颜正华心知肚明,并将写好板书作为提高教学质量的重要手段。平素,他十分注意改进与提高板书的书写质量,并认为将板书写好是一个高教老师必须具备的技能。经过数十年的磨炼,颜正华的板书堪称一绝。凡是听过颜正华讲解《临床中药学》课程的学生或老师,无不交口称赞。颜正华的板书之所以书写得好,一是由于他具有丰厚的文字书法功底,二是得益于他多年的反复苦练与经验的积累。他书写板书颇有经验,概之有以下几点:首先是明确目的,紧扣大纲。颜正华认为,板书是信息的载体,对于《临床中药学》课堂板书来说,它既是教师与学生课堂交流的平台,又是学生记好课堂笔记与复习考试的重要参考。书写板书的目的是为了加强教师与学生的课堂交流,帮助学生记录笔记,方便学生复习巩固所学知识,促进教学质量的进一步提高,而不能是其他。因此,板书的书写内容一定要紧扣大纲,绝不能偏离。颜正华在进行课堂教学时,将教学大纲对各章节的具体要求,贯穿于每堂课板书书写的内容之中,堂堂如此。其二是简明扼要,繁简适中。一般来说,课堂板书的内容虽然来源于教师讲课的讲稿,展示了课堂讲授的内容,但却不等同于讲稿,更不等同于课堂讲授内容。针对《临床中药学》课程的特点,颜正华认为,板书的内容应该是在教材基础上,对课堂讲授内容的高度概括。要简明扼要,繁简适中,既不能过繁,也不能过简。若书写过繁,将讲课的内容大部或全部书写于黑板,势必会占用大量宝贵的课堂讲授时间,导致学生只记不听,教师也没时间讲解;若书写过简,只是将讲课内容的小标题书写于黑板,虽然给教师留下了足够的讲解时间,但却导致学生记笔记难,课后难以复习消化。只有将板书写得简明扼要、繁简适中,才能既有利于教师课堂讲授,又有利于学生课堂笔记与课后复习参考。至于如何做才能达到简明扼要、繁简适中之目的,颜正华的做法是按不同的章节相机行事。若属于总论或各论各章的章前概述,除书列章节、小标题外,还要将各讲解段的重点内容,用最简洁的文句进行书列;若属各论单味药,除书列药名、性味归经、功效及主治病证外,还要酌情书列基本配伍等。其三是层次明晰，重点突出。颜正华认为，板书既然是讲授内容的高度概括，在书写时也应与讲授一样，必须做到层次清晰，重点突出。具体处理也应根据各章节的不同情况，相机行事。若属总论各章节者，一般按章节名称、含义（或概念）、历史沿革、所示功效、临床应用等依次书列，其中含义、所示功效、临床应用为重点，在文字上可以多写一些，其余则宜简；属各论各章的章前概述者，一般按章节名称、概念、功效、适应范围、配伍应用及使用注意次第书写；除书写章节名称和小标题外，还要将各讲解段的重点内容，用最简洁的语句进行书写。若属各论单味药者，除书写药名、性味归经、性能特点、功效、主治病证、特殊用法用量及使用注意外，还要酌情书写部分常用基本配伍等。特别是药性（指药物的寒、热、温、凉、平等之性）、功效及主治病证，因均为教学的重点，故每药必书，其他项目则不一定句句皆书于黑板之上。其四是合理布局，分区书写。板书应具有可读性与观瞻性，板书布局的合理性，是直接影响其可读性与观瞻性的重要环节。为了增强板书的观瞻性与艺术性，以利于提高学生的学习兴趣，就必须对板书书写的布局进行合理的安排。在颜正华担任主讲的那个年代，书写板书的黑板，基本上都是镶嵌在墙壁上的单板，不但板块固定，而且面积较小。要想将板书书写得既布局合理，又有利于讲课，实属不易。颜正华通过多年的教学实践，取得了丰富的经验，成功地解决了这个问题。他的经验是分区书写，灵活安排，即将黑板分为主写区与辅写区。主写区书写讲课的主要内容，其格式相对固定，保留时间相对较长，中间留有空格；辅写区书写授课中需要即时明示的字、词、句等，其格式不固定，内容可根据讲课的需要随时更换，保留时间相对较短。具体区域划分，一般是主写区在黑板的左侧，面积较大；辅写区在黑板的右侧，面积较小。有时也灵活处理，采用主写区居中、辅写区分居两侧的形式。他在给中医本科 1979 级讲授临床中药学时，就熟练地应用了这种分区书写的模式。如对单味药，主写区书写的内容，一般是：首行为药名；次行列味、性、归经；此下各行，以功效在前、主治病证在后之格式，书列功效与主治病证，每一条功效对应 1 个或几个主治病证；若对应的主治病证有 2 个以上，那就上下并列于功效之后；需在板书中书写的常用基本配伍，多列于对应的主治病证之后（或之下）。辅写区则可据情随时更换。如此巧妙合理的布局，不但可读性强，而且观瞻性好，对于提高课堂教学质量大有裨益。其五是字体隽秀，笔笔见功。文字是板书表述信息的工具，书法是一种文化艺术。字体书写得好坏，不但能直接影响板书的质量，而且也影响到课堂教学质量。颜正华曾说，作为高等院校的教师，在书写板书时，务必要做到精益求精，不能只求字体工整清晰易辨，还要力争笔画隽秀耐看。他不但是这样说的，也是这样做的。他每次书写的板书，都是字字隽秀，笔笔见功，清晰易辨，赏心悦目，令人百看不厌。颜正华之所以能写一手好的板书，一是得益于对书法的喜爱与研究。他自幼酷爱书法，喜欢读帖临帖，汉晋唐宋，明清近代，无不涉猎。早年曾喜爱习写晋唐书法，飘逸潇洒，苍劲挺拔；从教后由于书写板书多用楷体、行体，他又独钟楷体与行体的习写，有时还兼及草体；近年则多习写隶书，工整端庄，优美精巧。字如其人，其书艺墨宝凝聚着他的人格与对中医药的挚爱，铸就了他深厚的书法功底。二是得益于锲而不舍的勤学苦练。板书所用的字体属于硬笔字，虽与毛笔书写的软笔体有许多相同之处，但要书写好还得多练习。他为了写好板书曾进行了无数次的练习，除坚持挥毫练习书写软笔字外，还经常用铅笔在纸上，或用粉笔在黑板上，练习、体悟硬笔字的书写技巧，为写好硬笔字板书奠定了基础。

八、临证带教

临证带教，也就是临床带教。对于本科或研究生教育来说，它是课堂教学与临床实践的桥梁，主要包括带本科生临床见习、带本科生或研究生临床实习。对于师带徒教育来说，它是传承学术思想与经验的最佳方式。临床带教，是中医教育不可缺少的形式，具有独特的效果。在从教的初期，颜正华除主要从事本科生课堂教学外，还经常参加本科生临床带教，在实践中指导本科生学习临床诊断技能。在招收研究生后，颜正华认为临床带教是培养中医和临床中药专业研究生不可缺少的教学形式，他总是在百忙中抽出时间带领自己的研究生到医院门诊诊治疾病。被确定为全国老中医药专家学术经验继承工作指导老师后，颜正华更是重视临床带教，每周定期带领弟子出门诊，在为患者诊治疾病的过程中向弟子传授自己的学术经验与诊治疾病的技能。通过长期的临床带教实践，颜正华积累了丰富的临床带教经验。这些经验可概括为4个到位：①指导到位。即指在带教期间，带教老师一定要认真负责，切实担负起指导责任，将带教的具体措施落到实处。颜正华对中医本科学生在见习或实习期间，或学术经验继承人在侍诊学技期间，总是提出具体而详细的要求，而不是将带教流于形式，不作具体要求。如在带中医本科生见习期间，针对课堂讲授的进度对见习的学生提出不同的要求，当课堂讲到了四诊时，他就要求学生要熟读"十问歌"，反复习读四诊的基本知识，掌握四诊的基本操作技能等。在带中医本科毕业实习时，他除要求学生按时随其出诊外，还要求他们以病证为中心，或带着工作中碰到的问题等，系统温习、巩固所学中医药基本理论与临床各科基本知识，练习书写中医病历等。在带研究生临床实践时，除按本科毕业实习生提出要求外，还要求他们将随诊记录的病例进行整理分析，并结合自己的论文进行深入学习研究。对于学术继承人（即经过批准的法定徒弟），则要求更是严格具体，在拜师之后，就立即依据每个徒弟的具体情况，与弟子们分别制订培养计划。除要求他们以病证为中心，或带着工作中碰到的问题等系统温习、巩固所学中医药基本理论与临床各科基本知识外,还特地为他们分别选择必须阅读的医籍,如林佩琴的《类证治裁》等,并要求他们将随诊记录的病案进行整理,写出按语和心得体会,构思并撰写自己的毕业论文。颜正华的这些要求,大大促进了中医见习生、实习生及学术经验继承人的学习,加快了他们对中医药基本理论与技能的掌握。②示范到位。即指在带教期间,带教老师一定要认真向被带教的学生进行诊治疾病的全过程示范。颜正华在带教时,对诊治的每一个患者,首诊都要认真按照先望、闻、问、切,次辨证立法,再组方遣药,最后嘱告服药宜忌之程序,一一向学生或学术经验继承人示范诊治疾病的全过程;二诊、三诊,以及以后各诊都要向学生或学术经验继承人示范如何根据用药后病情变化及有无不良反应等修正前诊治法,并在前诊处方基础上进行加减用药,或依据变化了的病情,制订新的治法,重新组方遣药。每诊一位患者,他都十分耐心,不厌其烦地向学生一边示范诊治技能,一边讲授自己的经验体会,从来不急不躁,不怕劳累,不敷衍了事,不应付差事,使学生受益多多。③讲解到位。即指在带教时,教师要对自己的示范进行简明扼要的讲解。颜正华除了亲自向被带教的学生进行四诊合参、辨证立法、遣药组方、嘱告服药宜忌,以及复诊以后各诊变化立法及处方的全过程示范外,还要在诊治过程中或利用诊治的间歇,对所诊疾病的病因病机、辨证立法、遣药组方、服药宜忌,以及复诊之后变化治法和加减用药,或者重新立法、组方等,进行简要的分析讲解。必要时他还针对带教中遇到的普遍问题进行专题讲解,或随时针对学生提出的问题答疑解惑。这些分析讲解与答疑解惑,对学生学习与理解所碰到的问题,有时确有画龙点睛之效。他绝不只重视示范,而轻视讲解,甚至因劳累而不作讲解。④督促到位。即指教师在带教时,要想方设法及时督促学生学习。颜正华对此十分赞同,每到临床带教,他都严格要求学生,注意运用各种方法,定期检查,督促他们珍惜机会,认真学习。或提出问题,先让学生回去思考,然后再寻机解答;或检查学生对所布置必读的临床报道是否已经阅读,并做了摘要;或检查学生对所布置必读的医学著作是否已经阅读,并写下了心得体会;或让学生将自己治验的病例进行整理,并定期检查,认真修改,直至投稿发表;或按培养计划之规定,定期检查弟子完成整理病例、撰写学习心得等作业的情况,对未能如期完成者予以批评,并限期完成等。颜正华认为,这些督促手段,对提高临床带教的教学质量有很大帮助,应当予以重视。

九、教学互动

教学互动,即指在教学期间,教师要努力做到与学生互动。教师是教学的中心,学生是学习的主体。欲将教学工作搞好,就必须调动两个积极性,即既要调动教师的积极性,又要调动学生的积极性,二者缺一不可。否则,就不能搞好教学工作,临床中药学的教学工作也是如此。颜正华在教学工作中,非常重视教学互动,并通过教学互动调动学生的学习积极性。无论课堂教学,还是临床带教,他都想方设法通过与学生互动,调动学生的积极性,提高他们的学习兴趣。颜正华在进行课堂教学时,常常注意利用各种形式与学生互动。或采用课堂提问的形式,先让一名同学回答所提问题,再让另一个同学判断其回答的是否准确,还有没有需要补充的地方,最后再予以评判,若有缺漏或不确之处,就当堂加以纠正与补充;或采用自问自答的形式,即在讲解时颜正华自己先提出问题,稍停片刻,再给予解答,以引起学生对所讲问题的注意;或在课堂之末提出问题,让学生回去准备,下次上课之始,先让一个学生在课堂上作回答,回答完毕之后,再予以评说与补正,以加深学生的记忆。颜正华认为,对学生进行适当的课堂测验,既能督促学生学习,又可帮助教师了解学生对课堂讲解内容的掌握情况,有利于教学质量的提高。他或采用小测验形式,让同学们默写上一堂讲过的某一重点内容或当堂刚刚讲过的重点内容,并当堂或下一堂课再针对小测验反映出的问题进行讲评;或抓住期中考试的结果,对试卷中反映的普遍问题,专门抽出时间进行针对性讲评,肯定成绩,找出不足,并分析出现问题的原因,提出改进的办法和建议,以促进学生后半学期的学习,圆满完成学习任务。颜正华有时也采用插入与药效或药名有关的逸事趣闻,以活跃课堂气氛。如胖大海,其干品用开水一泡即似海绵一样涨发,故而名之。颜正华在柬埔寨执行援外任务时,又曾亲眼见到柬埔寨民间习惯在夏季用开水泡发本品,然后再去核加冰糖而食用,清凉可口,有良好的清热解暑作用,是预防暑热的好饮料。在给中医本科1979级讲课讲到胖大海时,就列举了上述亲历所见,使同学们对"胖大海"名称的由来及其性能功效,以及别名"大发"等有了较深的印象。又如宋代《开宝本草》蛤蚧条云:蛤蚧"生岭南山谷及城墙或大树间。身长四五寸,尾与身等,形如大守宫,一雄一雌,常自呼其名,曰蛤蚧,最护惜其尾,或见人欲取之,多自咬断其尾,人即不取之。凡采之者,须存其尾,则用之力全故也"。颜正华在讲到蛤蚧名称的来历与功效时,就以上述记载为基础进行讲解。台上是绘声绘色地讲,台下是聚精会神地听,大大提高了课堂教学效果。如何首乌、刘寄奴等,在讲解时他也相机插入与这些药物的名称或性能功效相关的趣闻,对提高课堂教学效果也大有帮助。当然,这样的东西要适当,不能太多,也不能讲得太长,否则就会喧宾夺主,不利于突出重点。颜正华非常注意在临证带教时与学生互动,如在讲解辨证立法或病因病机时,他有时用设问句,先提请学生思考,然后再作回答;或当次仅提问出问题,下次先听学生的讲解,而后再作评论;或在患者不多时,选择病情较简单者,让学生直接进行全过程诊治操作示范,最后再予以评判、把关,确定治法与处方。他认为,这种教与学的互动,既能极大地提高学生学习思考的积极性,又有利于学生对基本技能的熟悉,还能从另一个角度检验学生对基本理论和基本技能的掌握程度,绝不能我教我的,你学你的,不相交流。颜正华还鼓励学生将单味药的性能功效自编成歌诀、顺口溜,或制成小卡片等,对提高学生学习中药的兴趣也大有裨益。

下 篇

颜氏孟河京派传承篇

第九章　中药药性理论的传承与创新

　　颜正华高度重视中药药性理论的研究与传承,在20世纪60年代编写首部中药学教材时对药性理论进行了系统整理,在20世纪80年代发表了多篇与中药药性相关的学术论文,影响深远。他认为中药药性是中医中药的桥梁,是中医治疗的根本,几千年来指导着我们的临床应用。正因为中药药性的重要性,颜正华不仅在教学中非常强调,研究中也非常重视,且在他的研究团队里面,非常注重中药药性的研究。作为导师,颜正华指导弟子张冰对中药药性进行了系统的研究,课题"基于药性构成三要素的中药药性实质研究"(NO:2007CB512605)获得了国家重点基础研究发展计划(973计划)的资助;该研究采用现代文献学、临床、化学、生物学等方法对药性进行了广泛的研究,得到了导师颜正华的高度评价。他认为,该研究是在遵循中药自身临床应用背景下的现代科学研究,实为可贵。虽少有超前高新的先进技术,却富含真知灼见的平凡解读,真正推动了中药药性的科学解读和中药学术的发展进步。

　　基于对中药药性的理解,张冰认为:中药药性认知模式的构建,不仅是理解药性构成、药性形成和药性认知过程的模式,而且是理解药性内涵、研究药性实质的模式。基于"三要素"假说,提出中药药性认知模式,采用化学、病理学、药理学、数学等多学科方法与技术,逐步完成各要素信息的采集和统合,分析药性认知过程,阐明药性实质。相关研究成果获中华中医药学会科学技术进步奖、华夏医学科技奖一等奖各2项。依据认知模式研究,笔者从以下两节分述之。

第一节　基于"药物－机体－生物效应"三要素探讨药性寒热实质研究

　　中药药性是通过总结其临床治疗作用或副作用而进行认知的。中药在发挥作用、表达性效过程中的各种必需因素就是认识要素,主要包括药物和人体两个范畴。为了观察药物作用,就必须观察人体在药物应用前后的状态变化。因此,中药的性效表达过程涉及了3个不同的因素,即药物、用药的病态机体和用药后的药物作用。这3个因素也就构成了中药药性认知过程的3个认知要素。基于前期研究成果及认识，张冰以尊重中药的应用特点为前提，提出"药性是药物作用于机体状态的、与化学成分相关的生物学效应的概括和归纳"研究策略。在研究视角上围绕药物构成的化学成分、机体状态、生物学效应三要素，引入生物－数学系统分析方法，力求在不同层面上明了其物质基础及其间的关联关系，整体阐释药性构成因素及其实质。

这种结合机体状态、化学成分、生物学效应的整体研究思路，已得到同行的认可与支持。张廷模等认为本研究的"三要素"药性认知模式，立足于药性构成的科学问题，采用"还原整合，合纵连横"方法，阐述药性构成与认知的诸要素，剖析中药临床应用特征，取得了多层次、多水平研究数据，拓展了研究视角，推动了药性的认识与理解，为整体研究药性提供数据支持，并探索了一条研究新路径。项目首席科学家王振国认为"三要素"药性认知模式的探索，推荐作为重大成果向科技部专题汇报。

一、药物化学因素与中药药性研究

中药的化学成分是防治疾病的物质基础，与其功效或药理作用密切相关。它与机体状态、生物效应共同构成中药药性的三要素。中药的药性是其化学成分共同作用于机体的总体效应的概括。在中药药性理论指导下，通过对中药化学成分及其作用的深入研究，探索中药药性的科学内涵，将有助于中药药性理论更有效地指导临床实践。

（一）背景与思路

1. 化学成分

药物的化学成分是中药寒热药性的物质基础。

（1）化学成分类别与药性：化学成分类别按成分的生物合成途径可分为初生代谢物质和次生代谢物质。初生代谢物质是指植物在体内代谢过程中普遍存在的维持有机体正常生存的必需物质，包括糖类、蛋白质、脂类和核酸等。次生代谢物质是在特定的条件下，一些重要的初生代谢物质代谢产生的，如生物碱、黄酮、萜类和皂苷等。次生代谢物质大多具有特殊、显著的生理活性。

1）次生代谢产物与药性：研究发现，相同的药性有相同或相似的化学成分，如辛温药的有效成分多含挥发油，苦寒药主要含生物碱、苷类，甘平药以糖类成分为主。有学者发现寒凉药的化学成分主要为生物碱和苷类，且临床实践表明，生物碱多用于抗菌、消炎，苷类多为强心药，与寒凉药清热功用相关联。有学者首先对平性药有效成分与药性的相关性进行了研究，采用模式识别中的支持向量机法对50味平性药和50味对照非平性药的有效成分进行分类研究，结果最优分类总正确率达到 73%。随后,选取平性、温性和寒性中药各 30 味,采用文献研究方式,对中药的药性与其所含的化学成分进行两因素关联性分析,结果寒性中药含黄酮类成分较高(为 70%),其次为甾醇类和挥发油类;温性中药含挥发油类成分较高(为 80%),高于寒性药,其次为甾醇类和黄酮类;平性中药多含黄酮类和甾醇类成分(均为 77%),其次为氨基酸类;组间差异比较,平性中药含黄酮类化学成分高于温性中药。此外,有学者研究发现,附子、细辛、吴茱萸、蜀椒、高良姜、丁香等热性药中均含有去甲乌药碱,该成分具有肾上腺素能 β 受体兴奋剂样的生理作用,因此认为去甲乌药碱是热性药产生作用的共同物质基础。

2)无机元素与药性:药物中无机元素也是药性成分的组成,因此也参与了药性临床特征的表达。有学者采用石墨炉原子吸收光谱法检测 100 种常用中药中硒、砷、钼的含量,用火焰原子吸收光谱法检测铁、锰、锌、铜、镍、钴、银、钡、镉、铅、镁的含量,以各元素含量为自变量,以中药药性为应变量,建立药性的判别函数,且判别函数分析结果与传统分类相比,准确率达 73.56%,且显示中药药性可能与微量元素 Mn、Co、Cr、Ni、Mg 有关。有学者以 Fe、Mn、Cu、Zn、K、Ca、Mg 各元素的含量为分类指标,选取 193 味中药以支持向量机为工具,探讨上述 7 种微量元素与中药药性的关系,结果显示,该法对中药药性的正确识别率至少达 61%。

(2)化学成分物理性质与药性

1)化学成分的含量与药性:即按照药物中所含蛋白质、脂类、氨基酸等含量来分析药性。①蛋白质的含量与药性:有学者选取寒性、热性中药各 10 味,加石英砂和蒸馏水研磨,反复离心,提取蛋白,采用考马斯亮蓝法测定各中药的蛋白质含量,来探讨了中药药性与蛋白质含量的关系。结果显示,10 味寒性中药和 10 味热性中药的蛋白质含量不具有统计学差异,但热性中药蛋白质平均含量为寒性中药的 1.9 倍。又有学者将样本量扩大至 50 味中药,用同样方法考察了中药药性与蛋白质含量的关系,结果显示,25 味寒性中药和 25 味热性中药组间有显著差异($P<0.05$),热性中药的总蛋白质含量为寒性中药的 2.37 倍。②脂类的含量与药性:有学者选取寒性和热性中药各 20 味,用石油醚加热回流提取总游离脂,并计算其百分含量。结果显示,热性中药与寒性中药的总脂含量具有统计学差异,热性中药的总脂含量高于寒性中药。此外,又另取寒性和热性中药各 10 味,对其脂类进行甲酯化,进行气质分析,对各成分色谱峰处理后,通过 SAS 分析,提取其前 18 个成分,运用支持向量机建立相关数学判别式,对该 20 味中药药性的判别正确率达 100%。③氨基酸的含量与药性:有学者探讨了 30 味中药中 18 种氨基酸含量与药性的关系,将中药中提取的蛋白质用酸水解成氨基酸,并用异硫氰酸苯酯 - 甲醇 - 三乙胺 - 水(1:7:1:1)对氨基酸衍生化处理,用 HPLC 在 254nm 分析,测定各药材中 17 种氨基酸的含量,色氨酸另按国家标准方法测定,结果 15 味寒性中药和 15 味热性中药的总氨基酸含量差异无

统计学意义,但将含量测定结果使用 PAST 统计软件,用 Fisher 多元统计分析,建立寒热药性数学判别函数,30 味中药的寒热药性判别正确率达 90%。

2)化学成分群的谱图特征与药性:有学者采用不同的技术、手段,采集、提取不同药物中的化学成分群,总结、分析、判断各自的特征,从而揭示相关的药性。①HPLC 指纹图谱与药性:如选取车前子、地肤子、天冬等 10 味寒性药和白芥子、半夏、补骨脂等 10 味热性药,分别提取其水溶性糖,在碱性环境下用 1- 苯基 -3- 甲基 -5- 吡唑啉酮对糖进行衍生化,以阿拉伯糖、半乳糖、葡萄糖、甘露糖、鼠李糖为对照,建立各药材的 HPLC 指纹图谱,获得各图谱上各色谱峰的信息,再运用 SPSS 统计软件,采用 Fisher 法建立判别函数,计算判别函数得分,得分为正即判为寒性药,得分为负即判为热性药,结果 20 种中药已知药性与 Fisher 预测药性完全一致,表明 20 种中药的水溶性糖成分与其寒热药性存在明显相关性。又有学者采用类似研究方法探讨了中药药性与水溶性糖或多糖的关系。选取寒性、热性中药各 30 味,分别提取多糖并精制,测定多糖的单糖组成 HPLC 指纹图谱并采用线性判别、Logistic 判别、主成分 - 线性判别、偏最小二乘判别、随机森林和支持向量机 6 种统计模式识别方法对 HPLC 数据建模分析,结果中药寒热药性与多糖类物质成分存在明显相关性,且偏最小二乘判别分析识别率最高,对测试集植物药的组内判别正确率为 91.7%。②GC-MS 指纹图谱与药性:如选取寒性、热性中药各 10 味,在水溶性糖中加盐酸羟胺、吡啶和乙酸酐对其进行乙酰化,采用 GC-MS 建立指纹图谱,结果 Fisher 法能对 20 味中药的寒热药性准确识别,组内回代一致率为 100%。③IR 与药性:如选取 36 味平性药、20 味寒凉药和 20 味温热药,对各中药乙酸乙酯提取物的 IR 及数据采用主成分分析方法进行分析,结果构建的识别模型对平性药和非平性药的正确识别率分别为 83.33%、82.5%,总正确率 82.89%。又有学者用傅氏转换红外线光谱技术分别对 20 种不同药性活血化瘀中药的乙酸乙酯等 4 种溶剂提取物得到的成分进行分析,得到各样本的 IR 图谱。再用主成分分析结合支持向量机方法分析各谱图,结果用乙酸乙酯提取物的红外光谱构建的模型可较好地用于区分平性与非平性的活血化瘀中药,平均识别正确率为 85%。表明中药红外光谱与药性具有一定的相关性。④全电性离子色谱图与药性:有学者选取干姜、肉桂、仙茅 3 味热性中药和黄连、知母、金银花 3 味寒性中药,对其表征药性的蛋白分子进行了标识,结果显示,3 味热性中药有 3 条共有条带,3 味寒性中药有 2 条共有条带,为中药药性物质基础研究开创了一个新方法。

3)其他:用代谢组学方法研究了苦寒中药黄连和温热中药高良姜对热病证候大鼠代谢的影响,聚类分析结果显示,模型组与正常组离散分为两类,给予黄连后大鼠尿液中的代谢物在主成分得分图上的落点无离散分类,而给予高良姜组却不能与正常组聚为一类,提示黄连可纠正热病证候,佐证黄连为寒性药,高良姜为热性药。

2. 辨证药动学——以"证"鉴"性"　中药药代动力学是研究中药活性成分、中药单方和中药复方等在体内吸收、分布、代谢、排泄的体内过程及变化规律的一门学科,在一定程度上阐明中药药效物质基础及其作用机制,对中药传统理论的科学阐释提供一定依据。辨证药动学是指同一药物不同证的药动学参数经统计学处理,有显著差别。这种差别明显影响药物疗效和毒副作用,经过辨证施治后,这种差异或消失或减轻。有学者比较了阿魏酸在脾气虚、肝郁脾虚和胃实热证患者体内的药动学差异,结果显示,阿魏酸在3组患者体内的吸收、分布和排泄均存在差异。

遗传药理学揭示个体、家系、种族人群中药效动力学和药代动力学差异,并用于探讨药物代谢相关酶的特性。中医所说的"证"即对疾病特定阶段特定个体病理的概括。辨证药动学如同遗传药理学一样,其目的就是探讨"证"的病理生理状态对药物代谢动力学的作用规律,并探讨其机制。辨证药动学虽然起步较晚,但认为是疾病的生理病理状态对药物代谢动力学的影响的重要切入点。辨证药动学用于研究寒热药性,遵照以"证"鉴"性"的思想,联系不同的机体状态,研究同一药物在不同机体状态的药代动力学差异,并探讨产生差异的可能原因,以药物对机体的纠正作用反证中药药性。

3. 研究思路与方法　研究思路:基于化学成分与中药药性的研究分为两个层次,其一探讨化学成分与药性关联的某种特征,并可借此判别中药药性;其二是以中药的化学成分为研究对象,探讨中药化学成分在不同机体状态下的代谢差异,从中药的体内代谢角度探讨化学成分和药性之间的联系。

研究方法:现阶段的研究表明,化学成分和药性的关联关系研究应首先立足于探寻具某类功效中药的化学成分与寒热药性的关联规律,在此基础上,渐次扩大,逐步上升到更大的研究群体。因此,本研究以含有挥发油化学成分的解表药为载体,拟采用文献总结结合数学分析的方法探讨该类化学成分与药性的关联关系。化学成分代谢差异的研究采取如下方法:首先建立寒热机体状态动物模型,其次考察中药在不同模型上的药代动力学参数和组织分布的差异。

(二)关于药性与药物成分研究的探讨与思考

1. 结果与结论

(1)挥发油化学成分与药性:在解表药的挥发油成分与药性的关联关系的示例性研究中,采用贝叶斯分析法,以不同成分的含量为变量,可以获得较好的预测解表药寒热药性的效果。在此基础上,还可对挥发油化学成分的寒热性作出评判,结果表明,6,6-二甲基-2-亚甲基双环庚烷、γ-松油烯、藁本内酯、柠檬烯、壬基环丙烷、肉豆蔻醚、香叶烯、异松油烯、樟烯、棕榈酸甲酯等成分更偏向热性；β-金合欢烯、δ-杜松烯、石竹烯、香桧烯等成分更偏向寒性。

（2）机体状态对中药体内代谢的影响

1）机体状态对次乌头碱药代动力学和组织分布的影响：给不同机体状态大鼠单次灌胃次乌头碱，研究结果显示，药物在正常大鼠体内比虚寒大鼠体内半衰期（$t_{1/2}$）略低，在虚热大鼠体内半衰期是前两者的3倍左右；表观分布容积（Vz/F）正常组＜虚寒组＜虚热组；药物在虚热大鼠体内迅速吸收，30分钟达峰；其次是虚寒大鼠，120分钟达峰；正常大鼠吸收较慢，240分钟达峰；血浆清除率（CLz/F）正常组＜虚寒组＜虚热组；药物在3种状态大鼠体内的驻留时间［MRT（0~t）］均较长；药时曲线下面积AUC（0~t）正常组＞虚寒组＞虚热组。

次乌头碱在3种状态大鼠心脏中的分布研究结果显示：正常组大鼠吸收迅速并且含量较高，其次是虚寒组大鼠，虚热组大鼠吸收较慢且含量较低。3种状态均有双吸收峰现象，推测存在肝肠循环。由此分布趋势可以看出，相同剂量的次乌头碱在不同状态大鼠体内吸收分布不同，产生不同强度的药理毒理作用。

综上，机体状态的不同导致次乌头碱药代动力学和心脏分布的差异。次乌头碱对于虚寒大鼠是对症治疗，对于虚热大鼠和正常大鼠均不对症，且对虚热大鼠表现出强烈的毒性。这与传统中医药理论中的辨证论治、对症下药、"毒药之于常人为有毒，对病患则治病"相符合，同时反证次乌头碱为热性。

给不同机体状态小鼠连续灌胃附子水煎液，正常组给药第7天和第14天血药浓度均高于第1天，其中第7天血药浓度最高；虚寒组给药第1天和第7天血药浓度水平相似，第14天降低；虚寒组给药第1天高于正常组，第7天和第14天均低于正常组。临床报道，附子具有一定的蓄积性，可能与附子水煎液干扰正常状态小鼠代谢环节，在机体内代谢酶受到抑制、靶器官（代谢器官）损害等原因有关，对机体表现出毒性作用，从而引起第7天和第14天血药浓度均高于第1天。此外，根据实验结果发现，随着附子水煎液给药次数的增多，正常状态小鼠出现体重、饮水量和摄入量下降，体温有上升趋势，躁动不安，活动量增加等表现，推测附子水煎液已对正常小鼠产生毒性作用。

附子为临床常用的温阳药物之一，虚寒状态小鼠血药浓度降低，很可能是随着附子对虚寒状态小鼠机体的调节而使其代谢水平升高，从而加速生物碱的代谢，降低了血药浓度。随着附子水煎液给药次数的增多，虚寒小鼠的毛色变光滑，体温、体重、饮水量、摄入量均有不同程度的上升，表明附子水煎液对虚寒状态小鼠起到一定的治疗作用。

2）机体状态对肉桂酸药代动力学和组织分布的影响：给不同机体状态大鼠单次灌胃肉桂醛，研究结果显示，肉桂醛在虚寒组大鼠体内的吸收以及消除速度均比正常组快，但总体吸收量要小于正常组；肉桂醛在虚热组大鼠体内的吸收比正常组要快，消除速度与正常组无明显差别，总体吸收量略小于正常组。虚热组大鼠对肉桂醛的吸收代谢要慢于虚寒组,总体吸收量大于虚寒组大鼠。

正常组的组织脏器含量分布为肺 > 肝 > 肾 > 脾 > 心;虚寒组的组织脏器含量分布为(肝、肺)> 肾 > 脾 > 心;虚热组的组织脏器含量分布为肺 > 脾 > 肾 > 肝 > 心。可以看出,对大鼠造模影响了肉桂酸在其体内组织的分布。

实验中给大鼠肌内注射氢化可的松和地塞米松复制虚寒、虚热模型,造成 CYP1A、CYP2B 和 CYP3A 等参与体内药物代谢酶活性的改变,从而影响了肉桂酸在不同机体状态大鼠体内的代谢速率。肉桂酸在虚寒组大鼠体内的消除快于正常组,可能是因为氢化可的松诱导了 CYP1A,从而加快了肉桂酸在虚寒大鼠体内的代谢。对证的虚寒组大鼠对肉桂醛的吸收代谢均较正常组快,肉桂酸在非对证的虚热组内的代谢速率与正常组差异不大,这在一定程度上说明了虚寒组大鼠对肉桂醛的"需求"较大,在某种意义可以说明肉桂醛具热性。

3)机体状态对苔黑酚葡萄糖苷药代动力学和组织分布的影响:给不同机体状态大鼠单次灌胃仙茅水煎液,剂量为 30g(生药)/(kg·d),即高剂量,$AUC(0\sim\infty)$ 虚寒组 > 正常组,Ka 虚寒组 > 正常组,K 正常组 > 虚寒组,CL/F 正常组 > 虚寒组,MRT 虚寒组 > 正常组,虚寒状态对苔黑酚葡萄糖苷的药代动力学有一定的影响,表明药物在虚寒大鼠体内吸收速率远大于正常组,消除较慢,在体内驻留时间较长,药效较持久,利于药物发挥作用。

给不同机体状态大鼠单次灌胃仙茅水煎液,剂量为 20g(生药)/(kg·d),即中剂量,药时曲线下面积[$AUC(0\sim t)$]显示对证虚寒组大鼠吸收到体内的苔黑酚葡萄糖苷总药量较多,不对证虚热组较少,这可能是机体的一种"趋利避害"行为,但两者均多于正常组,表明药物在模型组大鼠体内的吸收、代谢发生了改变。从吸收角度讲,吸收速率常数(Ka)和吸收半衰期($t_{1/2Ka}$)均直观地表明虚寒组大鼠吸收苔黑酚葡萄糖苷的速度最快,正常组与虚热组接近,均慢于虚寒组。从消除角度讲,虚热组大鼠体内苔黑酚葡萄糖苷分子的平均滞留时间[$MRT(0\sim t)$]最小,表明药物在虚热组大鼠体内停留时间短,代谢、排泄较快,其消除半衰期($t_{1/2}$)也最短,虚寒组大鼠居中,正常组大鼠代谢较慢;肾排泄速率常数(Ke)也表明正常组肾排泄最快,虚寒、虚热组大鼠接近,均慢于正常组;机体总清除率(CL/F)虚热组最大,虚寒组最小,正常组居中,与虚寒模型的代谢功能较为低下、虚热模型则较为亢进相一致。

组织分布研究结果显示,苔黑酚葡萄糖苷主要分布在血流量次于肝的肾中,肾组织中苔黑酚葡萄糖苷的浓度为对应肝组织中浓度的 5 倍左右,提示肾可能是该药物分子的靶器官。本研究结果表明,仙茅的化学成分苔黑酚葡萄糖苷与肾组织能特异性结合,提示苔黑酚葡萄糖苷可能通过某种机制发挥补肾壮阳作用,其作用机制有待进一步研究。或者由于苔黑酚葡萄糖苷分子极性较大,可以不经过肝代谢,直接以原型经肾排出。

2. 启发与思考

（1）化学成分与药性关联关系研究中化学成分和药性表征问题：目前，对化学成分的表征方式包括化学成分类型、分子量、得失电子性质以及化学成分群的指纹谱图等。药性的表征则包括四气、五味、升降浮沉、归经和毒性等几个方面。从现阶段的研究结果分析，根据上述表征方式的确可以获得一些阶段性的结论，但是也发现存在着不同的研究得到完全不同的实验结论的现象。导致这种结果的一个原因可能是由于表征化学成分特征参数的微观性以及表征药性特征的高度概括性，两者较难找到匹配点。因此，找寻合理的化学成分的表征方式，或者对药性进行更细致的剖析，将是今后寻找两者关系需要重点考虑的问题。

（2）化学成分与药性关联关系研究中数学分析方法选用问题：采用多种数学分析方法解析化学成分与药性的关联关系，如逻辑斯蒂回归、聚类分析、贝叶斯分析法以及相关分析等多种数学统计方法。其中采用贝叶斯分析法，对解表药的挥发油成分与药性的关联关系进行研究，得到较好的预测解表药寒热药性的效果。由此可见，不同数学分析方法各有其适用范围，在研究中需要合理选用。

（3）通过机体状态影响化学成分药性表达的规律寻找问题：现代医学研究表明，不同状态机体的药物代谢环境不同，对药物的处置方式不同，药物的血药浓度和组织分布也将不同，最终导致不同的生物效应，即机体状态影响药物的药性表达。

影响机体药物代谢环境的因素较多，其中最为主要的是肝药物代谢酶活性的高低。细胞色素 P450（CYP450）就是肝重要的 Ⅰ 相代谢酶，包括多个亚型，其中 CYP3A 活性可以干预许多药物的代谢水平。同时，大量的中西药可以通过诱导或抑制 CYP3A 活性从而影响机体的药物代谢环境，改变自身或其他药物的代谢水平，影响最终的药物效应。因此，机体的 CYP3A 水平与药物效应的发挥密切相关。另外，作为主要的跨膜转运蛋白，P- 糖蛋白（P-gp）也对药物的吸收和代谢具有重要作用。因此，本课题组以关键药酶 CYP3A 和 P-gp 的活性为基础，发现虚寒状态下机体甲状腺、肾上腺功能低下，物质、能量代谢水平低下，肝药酶 CYP3A 活性降低，小肠跨膜转运蛋白 P-gp 水平降低，其代谢环节整体处于抑制状态，理论上血药浓度应具有增加趋势；虚热状态下机体甲状腺功能指标、物质代谢指标升高，整体较为亢进，理论上血药浓度应具有降低趋势。

综合本部分研究结果，虚寒状态下附子入血成分次乌头碱的吸收较慢、吸收量较多、消除快；仙茅入血成分苔黑酚葡萄糖苷的吸收较快、吸收量多、消除较慢；肉桂入血成分肉桂醛代谢产物肉桂酸的吸收快、吸收量少、消除快。3 种化学成分在虚寒大鼠体内的代谢情况规律性不强，与以药酶 CYP3A 和 P-gp 的活性低下的虚寒体征不是很符合,其代谢过程很有可能不只与这两种酶相关。

此外,本课题组研究发现,连续 14 天给虚寒小鼠灌胃附子水煎液后,可明显改善虚寒小鼠 CYP3A 和 P-gp 活性低下的状态。体外研究显示,苔黑酚葡萄糖苷可显著提高 cAMP-PKA 信号通路中关键酶 PKA,提高 PXR 表达,增强 CYP3A 的活性($P<0.05$)。对于肉桂酸的代谢,研究发现,肉桂酸代谢的速率在特异性 CYP1A 诱导剂 β-NF(β- 奈黄酮)组中明显高于对照组,而主要诱导 CYP2B 的 PB(苯巴比妥钠注射液)组和 CYP3A 的 DEX(地塞米松磷酸钠注射液)组的代谢速率与对照组则无明显区别;特异的 CYP1A 抑制剂 α-NF(α- 奈黄酮)能显著抑制肉桂酸的代谢。所以 CYP1A 是介导肉桂酸代谢转化的主要酶系,肉桂酸与抑制或诱导 CYP1A 酶的药物合用可能存在相互作用。因此,要想解开次乌头碱、肉桂酸和苔黑酚葡萄糖苷的代谢之谜,揭示机体状态对其体内过程的影响,还需进一步深入、细致的研究。

二、机体状态与中药药性研究

中医临床始终重视患者的机体,机体状态因素为临床诊断、处方用药所关注。机体状态因素也始终存在于中药给予患者后产生药效、表达药性的全过程,因而也成为构成药性的三要素之一。那么,机体状态的概念是什么? 它是怎样影响药性的? 机体状态研究能够为中药药性提供哪些思考和方法呢? 围绕着这些问题,笔者系统梳理了药性研究中有关机体状态的内容,展示了机体状态要素的来龙去脉;再通过相关实验研究,阐述了机体状态及其影响药性表达的机制原理。

(一)背景与思路

1. 机体状态

(1)概念:"机体状态"一词是由"机体"和"状态"两部分组成。其中,机体是指有机体。《辞海》对其解释为:"机体,亦称有机体,自然界中有生命的生物体的总称,包括人和一切动植物。""状态",《辞海》将其定义为:"①人或事物表现出来的形态;②物质系统所处的状况,由一组物理量来表征。"因此,"机体状态"就是指由一组生理生化指标表征的生命系统所处的状态,其概念具有较为广泛的外延。

具体到生命健康领域,机体状态是指医学治疗和研究的人体状态,是某个时间段内人体病理生理的综合概括,可以由一组生理生化指标来表示。在西医学中,机体状态指的可以是不同年龄、性别人体的生理病理状态,可以是健康状态、亚健康状态和疾病状态,通常由 1 个或 1 组实验室检查指标来界定;在中医学中,机体状态指的可以是平人(健康人)和各类证候状态,也可以是人体的不同体质,通常由 1 组四诊信息指标来界定。在中药药性研究中,机体状态指的是正常状态和各类证候状态,例如寒热药性研究涉及的正常状态、寒证状态和热证状态。

(2)机体状态与临床用药:无论是中医学还是西医学,在临床治疗活动中都需要以人为中心,必须首先清楚掌握患者的机体状态,根据患者的机体状态特点,再选择适合的治疗方法和治疗药物,以达到恢复健康的目的。反之,如果在不明确患者机体状态特点的情况下处方用药,则不仅会影响治疗效果,还会大大增加药物不良反应的发生率,轻则引起脏器功能损害,重则造成死亡。因此,患者的机体状态为临床用药时必须考虑的主要因素之一,这一点在中医学和西医学中均是十分重要的。

中医学著名的"有故无殒"理论,出自《素问·六元正纪大论》:"黄帝问曰:妇人重身,毒之何如? 岐伯曰:有故无殒,亦无殒也。帝曰:愿闻其故何谓也?岐伯曰:大积大聚,其可犯也,衰其太半而止,过者死。"对此,张景岳注曰:"重身,孕妇也;毒之,谓峻利药也。有是故而用是药,所谓有病则病受之,故孕妇可以无殒,而胎气亦无殒也。殒,损伤。"也就是说,对于患病孕妇,使用适合病情需要的峻利药,是不会对其及胎儿有所损害的。从这段对中药毒性发生与否的论述中可以看出患者的机体状态对于临床处方用药的重要性,辨明机体状态用药,则药到病除,无所损伤。所谓"病之当服,附子大黄砒霜,皆是至宝;病之不当服,参芪鹿茸枸杞,都是砒霜"。如果辨证准确,辨"机体状态"准确,则峻烈中药附子、大黄、砒霜均为良药,不表现毒性。现代研究证明,剧毒中药砒霜对急性早幼粒细胞型白血病有较好效果,其治疗效果优于经典药物维 A 酸,且毒副作用小。如果辨证不准,辨"机体状态"不准,则补益中药人参、黄芪、鹿茸均是毒药,会对机体造成损害。如不顾及体质或证候特点,长期或过量食用人参就会出现烦躁、失眠、易激动等症状,俗称"人参滥用综合征"。因此,中药的药性(毒性)是相对于机体状态而言的,不同的机体状态下可产生不同的药性(毒性)表达,临床上用药的关键就是辨明机体状态。

日本汉方研究学者也曾专门针对机体状态与中药的作用功效进行研究,并将此现象描述为中药的"病态选择活性",认为如果方(药)证相符的条件已具备,则方剂就能对某种病态发挥针对性治疗作用,也不易出现不良反应。大量缺乏中医理论知识、不了解证候概念、更没有辨证论治的日本医生按照西医病名开出的小柴胡汤,也就成了间质性肺炎的诱因,并导致小柴胡汤具有严重副作用的说法一时间甚嚣尘上。这些事实均证明了患者机体状态对于临床合理用药的重要性。

在西医学中,机体方面的因素也是临床医生应注意的影响药物作用的重要因素之一,包括年龄、性别、个体差异、精神因素、病理因素、遗传因素等方面,均可以影响最终疗效。目前提倡的个体化治疗,针对特定的患者制订特定的治疗策略,实际上也是临床关注人、关注机体状态的必然结果。如在肿瘤治疗过程中,通过临床层面(性别、年龄、生活习惯、病理特点、临床分期等)、细胞层面(肿瘤细胞的药物敏感程度)、分子层面(功能基因组学、蛋白质组学)的考察分析,确定治疗方案,以实现患者治疗选择的最优化。

综上,无论是中医的辨证论治,还是西医的个体化治疗,均是"以人为本",关注患者机体状态的体现,是临床医学追求的最高境界。从另一个角度看,不同的机体状态下药物的效用表现不同,机体状态可影响药物的性效表达。要研究中药的药性,必须首先关注承载药物的机体状态。

(3)机体状态与药物代谢环境:患者机体状态影响药物作用的机制原理是怎样呢?现代医学研究表明,药物治疗活动是药物与人体相互作用的过程,在药物作用于机体的同时,机体也对药物进行处置,并通过吸收、分布、代谢、排泄等药物代谢动力学性质表现出来。不同机体状态的药物代谢环境不同,对药物的处置方式不同,血药浓度和药物分布不同,最终导致药物的生物效应也不同。无论是中药还是西药,药物性效的发挥均与药物代谢环境息息相关。

影响机体药物代谢环境的因素较多,其中最为主要的是肝药物代谢酶活性的高低。细胞色素 P450(CYP450)就是肝重要的 I 相代谢酶,包括多个亚型,对于体内药物的代谢具有较为明确的生理作用。其中,细胞色素 CYP3A 家族(CYP3A)占肝中整个 P450 酶系总量的 30%,占肠壁中整个 P450 酶系的 70%,是人类 P450 酶系中最主要的亚型,参与多种内源性和外源性底物的生物转化,主要分布于肝细胞、胆小管上皮细胞以及空肠的绒毛柱状上皮细胞中,在肾等其他脏器中也有表达。临床上 50%~60% 的药物通过 CYP3A 代谢而排出体外。现代研究发现,全身性疾病如慢性肝病、炎症、恶性肿瘤等均可以影响宿主细胞 I 相代谢酶活性(主要为 CYP3A),使得药物的肝清除率减小;肺癌组织中可检测到 CYP3A 表达,使得多烯紫杉醇的药效降低。同时,许多药物可以诱导或抑制 CYP3A 的活性,如卡马西平、地塞米松、苯巴比妥等可诱导 CYP3A 活性;地尔硫革、酮康唑、大环内酯类抗生素等可抑制 CYP3A 活性。中药对 CYP3A 也有一定的影响,如山奈酚、当归醇组分、藤黄中双黄酮化合物、银杏叶提取物、贯叶连翘提取物等均可直接或间接地诱导 CYP3A 活性;甘草酸、橙皮苷、黄芩素和汉黄芩素、葛根素、槲皮素、呋喃香豆素类单体及二聚体、中药成药止咳橘红颗粒等均对 CYP3A 活性有不同程度的抑制作用。由此可知,CYP3A 活性可以干预许多药物的代谢水平,影响其血药浓度和组织分布,从而影响其效应的发挥。同时,大量的中西药可以通过诱导或抑制 CYP3A 活性从而影响机体的药物代谢环境,改变自身或其他药物的代谢水平,影响最终的药物效应。因此,机体的 CYP3A 水平与药物效应的发挥密切相关。

另外,作为主要的跨膜转运蛋白,P- 糖蛋白(P-gp)也对药物的吸收和代谢具有重要作用,其主要分布在消化道、肾、血-脑屏障、胎盘等处。P-gp具有广泛的生理功能,可以影响到药物代谢全过程。P-gp的主要生物学作用是外排细胞生存环境中可能遇到的细胞毒物(药物),降低细胞内该毒物(药物)的积累而达到自我保护。如胃肠道的P-gp降低药物的吸收,肠道和肝的P-gp增加药物的非肾清除,各生理屏障上的P-gp使药物表观分布容积减小等。现代研究发现,P-gp与细胞的耐药性密切相关,如难治性癫痫患者脑组织、脑毛细血管内皮细胞上的P-gp过度表达,可导致脑局部的抗癫痫药物浓度过低,严重降低药效;肿瘤细胞膜上P-gp的过度表达是肿瘤细胞产生多药耐药的重要原因。同时,冰片、大黄素、槲皮素、汉防己甲素、补骨脂提取物、薏苡仁注射液等中药或中药提取物对P-gp具有抑制作用,可以逆转肿瘤细胞的耐药性。由此可见,病理状态下细胞P-gp蛋白表达的异常可以影响药物的代谢水平,从而影响其效应的发挥。采用中药调节P-gp蛋白表达,可以改善其他药物的代谢水平,影响最终的药效。因此,机体的P-gp水平也与药物效应的发挥密切相关。

综上,机体的药物代谢环境影响着药物的性效表达,不同机体状态的药物代谢环境不同,直接影响药物的体内处置过程,使得血药浓度和组织分布存在差异,从而最终产出不同的效应。

(4)中药药性构成要素——机体状态要素:机体状态是影响药物性效表达的重要因素。中药药性来源于性效表达,是对中药作用于机体后生物学反应的概括归纳,故必然与机体状态密切相关。机体作为药物作用的生物学载体,是中药发挥药效、表达药性的依托和承载,它既包含了临床证候的概念,也涵盖了正常状态。同一性味的中药作用于不同机体状态,不仅有功效的强弱,甚或有效-毒等反应差异,而这种差异与机体药物代谢环境(由药物代谢酶CYP3A、P-gp的活性状态)影响下的有效成分血药浓度和组织分布密切相关。中药化学成分必须作用于机体,才能表达中药药性。离开特定机体状态,中药的性效反应便无从表达,中药的药性也就无从认知。因此,机体状态是中药药性认知过程中必需的要素之一,也是药性研究中必须关注的因素之一。笔者认为,特定机体状态作为药性表达的承载,决定和制约着中药药性表达的方向、方式和程度,对于定性和定量地研究药性具有重要意义。

开展机体状态要素的研究,目的是为了观察机体状态对中药药性表达的影响,发掘其作用规律。具体到实际研究中,就必须依托实验动物学,借助动物模型,观察中药作用于不同机体状态模型代谢过程的差异,进而说明其性效表达。要做到这一点,就必须建造适合药物研究的动物模型,全方位地建立模型筛选、诱导、界定和评价体系,确定其生物学实质,并提供药物干预的模型稳定时间段。以下笔者将对机体状态模型与中药药性研究进行综述,针对寒热药性,分析汇总了寒热证候模型的诱导方法、评价指标和药物代谢环境,为系统观察不同机体状态下的中药代谢过程及性效表达做准备。

2. 研究思路与方法　总结以上内容,笔者认为,中药药性是中药作用于机体后生物效应的概括总结,与机体状态密切相关;不同机体状态下的药物代谢环境差异直接影响着药物的血药浓度和组织分布,最终影响其性效表达。因此,依托实验动物学,展开两部分实验研究,即是机体寒热状态模型的研究与机体状态对中药代谢过程影响的研究。

(1)机体状态模型的系统研究:首先,需要建立成熟稳定的机体状态模型。考虑到示例药物的性味归经情况,笔者借鉴最为成熟稳定且病理特征较为明确的证候模型,开展了虚寒、虚热动物模型的系统研究,结合临床医学、文献学、病理生理学、生物化学、数学等研究手段,全面深入地开展机体状态研究,形成机体状态模型研究的"五步法",为后期药物干预实验提供稳定可靠的生物学载体,同时为证候模型研究提供方法学示例。机体状态模型研究的5个步骤:

1)模型筛选研究:采用文献调研研究方式,收集、分析国内证候模型研究历史及现状,针对寒热药性,寻找模型诱导方案。

2)模型诱导研究:以造模剂、造模剂剂量、造模时间等关键因素为变量,开展模型诱导实验,探讨最佳造模方案以及模型稳定时间段,观察造模成功率与重现性,分析不同条件模型的优劣。

3)状态界定研究:多角度界定模型状态,包括与临床患者进行比较、相反状态模型的对比、经典药物的治疗反证等,确定模型状态特征。

4)状态评价研究:在证候表现和相关指标变化的基础上,运用数学方法进行模型判别和统计分析,筛选指标圈,探讨分级指标评价体系。

5)状态实质研究:综合以上研究内容,阐明模型状态的生物学实质。

(2)机体状态对中药代谢过程的影响研究:在此基础上,切入药物代谢过程,开展示例药物干预不同机体状态模型的实验研究,观察血药浓度和组织分布,探讨机体状态对中药性效表达的影响。主要包括:①不同机体状态下药物代谢酶 CYP3A、P-gp 活性分析:以关键药酶 CYP3A 和 P-gp 的活性为基础,分析虚寒、正常和虚热模型药物代谢环境的特点;②不同机体状态下示例中药代谢过程分析:采用药代动力学研究方法,考察寒、热性示例中药附子、仙茅、肉桂、黄柏作用于上述 3 种机体状态后的代谢过程差异。

(二)关于药性与机体状态研究的结果与思考

1. 结果与结论

(1)虚寒、虚热状态动物模型诱导方法和指标评价体系的建立:机体状态是某个时间段内人体病理生理的综合概括反应,是机体多系统、多层次的综合病理生理状态。国内研究结果显示,寒热证候状态是机体的下丘脑－垂体－靶腺轴功能、免疫功能、物质能量代谢等系统交互紊乱的病理生理综合态。基于以上认识,针对寒热药性,密切结合临床实际,张冰课题组开展了虚寒、虚热证候动物模型的系统研究,建立了成熟可推广的虚寒、虚热动物模型的诱导方法和指标评价体系。

模型诱导方面,在成功复制糖皮质激素诱导的虚寒与虚热模型的基础上,重点对不同激素(种类、剂型、给药途径)、中药(复方、单药、有效部位)、环境因素诱导虚寒、虚热模型的发生、发展、持续稳定时间进行了系统、全面的综合观察,经过大批次实验重复、临床资料验证、经典方药反证等,明确了糖皮质激素、中药复方／有效部位、物理环境因素等不同造模剂诱导虚寒、虚热模型变化趋势、特点,最终确定了适用于药物治疗观察的虚寒和虚热状态模型的最佳造模剂剂量和模型稳定时间范围,为寒热药性实质研究奠定了状态基础。

模型评价方面,采用"组指标"而不是"金指标"的评价思路,对虚寒、虚热模型动物生理生化指标进行纵向考察,包括一般状态、神经系统、内分泌系统、免疫系统、信号通路分子、物质能量代谢、肝肾功能和药物代谢环境等;并对承载辛热药性的虚寒状态模型进行了横向的多角度界定,包括临床验证、虚热模型佐证、经典方药干预反证、数学分析判别等,初步建立了虚寒证候模型指标分级评价体系,具有一定的学术影响和实用价值。

(2)虚寒状态病理实质的确定:考察了虚寒状态下 G-蛋白耦联受体、酶耦联受体下游的信号通路网(钙通路、cAMP-PKA 信号通路、ERK 信号通路)与药物代谢酶(CYP3A、P-gp)的相互关系,并结合体内外实验,多层次、多水平观察了其调控变化,初步认为状态的病理实质是信号通路网络介导的多系统(神经、内分泌、免疫、物质代谢等)生物学改变,同时影响着药物代谢环境。

(3)不同机体状态的代谢环境影响着中药的代谢过程及性效表达:在成熟稳定的虚寒、虚热状态动物模型基础上,笔者开展了示例辛热药附子、肉桂和仙茅的干预实验,观察了不同机体状态的代谢环境,以及中药干预后的药代动力学过程,主要包括虚寒、正常及虚热状态下药物代谢酶 CYP3A、P-gp 的活性,示例药的血药浓度及组织分布。研究发现了不同机体状态下药物代谢环境的差异:总体来看,虚寒状态的药物代谢酶活性降低,药物的代谢和外排均降低;而虚热状态的药物代谢酶活性升高,药物的代谢和外排均增加。同时,不同机体状态下辛热药血药浓度不同,部分条件下出现与机体药物代谢环境相符的对应性变化。例如,虚寒状态下附子入血成分次乌头碱、仙茅入血成分苔黑酚葡萄糖苷的吸收较慢、吸收量较大,而虚寒状态下 CYP3A 和 P-gp 均降低的药物代谢环境可能是这种差异的原因。又如,虚热状态下肉桂入血成分肉桂酸的消除最快、吸收量最小,而虚热状态下 CYP3A 和 P-gp 均升高的药物代谢环境可能是这种差异的原因。而在组织分布方面也表现出类似变化。

因此,不同机体状态的药物代谢环境(由肝、小肠等组织的 CYP3A、P-gp 等药物代谢酶活性决定)影响着药物的血药浓度和组织分布,进而影响药物的性效表达。具体表现为辛热药干预虚寒状态后增强其性效表达的药代动力学过程,或干预虚热状态后减弱其性效表达的药代动力学过程。

(4)机体状态模型的系统研究方法的探索:在研究过程中,结合临床、文献学、病理生理学、生物化学、数学等研究手段,全面深入地开展机体状态研究,形成了一套完整的机体状态模型研究"五步法",为后期药物干预实验提供了稳定可靠的生物学载体,同时为证候模型研究提供了方法学示例。机体状态模型研究可采用"五步法"(如前所述)。

2. 启发与思考

(1)关于虚寒、虚热状态动物模型的建立与应用:中医证候动物模型一直是学术界争论的焦点,原因在于:中医药具有与西医药完全不同的诊断和治疗模式,中药治疗的对象是证候而不是疾病,采用证候动物模型更为适合中药药理和药性研究;但是由于中医"证候"概念的复杂性,适用于西医学疾病研究的生化指标不能很好地适应中医证候诊断的需要,中医证候动物模型的客观化诊断是不明确的。

虽然建立全面符合证候概念的动物模型存在难度,但通过临床观察,发掘证候的病理生理基础,再通过病理造模或病因造模的方法复制这种特定的病理改变,从某一个角度实现对临床患者的模拟还是可行的,也为中药药理和药性的研究提供尽可能符合中药临床应用特点的生物学平台。然而此类动物模型的建造需要密切注意以下两点:第一,动物模型与临床的吻合度,造模目标应当针对最常见、最关键的证候病理实质,同时注意对比模型与临床客观指标的相似性;第二,注意造模方式的稳定性与可重复性,以及模型状态维持的稳定时间段,这对于中药干预研究具有十分重要的意义。

基于以上思考,围绕着中药寒热药性,笔者开展了虚寒、虚热动物模型的复制研究,通过机体状态研究的"五步法",结合临床、文献学、病理生理学、生物学和数学等手段,建立较为成熟稳定的模型诱导方法,确定模型维持时间段,分析模型状态生物学特征,为中药药性表达提供生物学载体,为中药药性研究奠定基础。

(2)关于分级指标评价体系:在模型诱导实验研究中,考察模型组动物与正常组动物某个指标的差异是最常见的研究方法。通常是进行组间差异的统计学检验,以观察两组之间的指标水平是否相同;同时,反过来说,如果某个指标在两组之间存在显著差异,那么该指标适合作为模型的评价指标。然而,随着各类型指标的引入,以及大批次实验结果的综合分析,实验数据维度越来越高。那么,怎样判断一个指标对于模型评价更为重要呢? 在此,笔者将本课题组在研究中摸索总结出的一些规律简要介绍如下,以供参考。

1)造成指标波动性的因素多样:首先,由于生物体的自适应性,正常指标值本身就处于一个合理的波动范围,经造模剂刺激后,模型动物的指标波动范围可能更大,这就造成较大的组内差异,不利于组间比较分析;其次,在生物学实验研究中,为了不同的研究目的需要检测不同部位或组织的生化指标,不同的生化指标具有不同的检测方法,而不同检测方法带来的组内差异也是不同的。就笔者所观察到的情况,放射免疫法检测的指标(如 T_3、T_4、COR 等)带来的组内差异最大,生化仪或分光光度计法检测的指标(如 GLU、TG、TC 等)次之,电子天平检测的指标(如体重、脏器指数等)再次之。似乎是检测的方法越复杂,带来的不稳定性就越大。我们的方法是,采取标准化方法,通过均值和组内方差将所有指标进行标准化,得到标准分。标准分越靠近零,说明指标的波动性越大,不适合作为特征指标,以此来确定其重要性。

2)不同批次实验中指标变化趋势的一致性也不一样,有些指标在多批相同条件的实验中表现较为一致(如 T_3、IgM 等),而有些指标则不然(如 GLU、LAC等)。分析可能是部分实验条件的不一致性造成,包括饲养温度、取材方式等。我们的方法是,采用频次统计的方法,对有显著差异和有趋势的指标变化进行分类统计,或借助信息熵的方法,结合指标变化的病理生理意义,确定其重要性。

3)指标之间存在着较为复杂的相关性:如总蛋白(TP)和白蛋白(ALB)的变化趋势十分接近,采取一个作为评价指标即可。我们的方法是,借助相关性分析、聚类分析等统计学方法,考察各个指标之间的相关性,结合指标的病理生理联系,确定其重要性。

4)本研究选取多系统、多层次的生理生化指标作为机体状态参数,也存在一定程度的指标泛化和缺乏特异性的问题。实际上,应该多从医学和生物学角度出发,对指标的病理生理意义进行清晰、严格的把握,才能更好地认清机体状态实质,从看似盲目的指标群中总结抽提出有意义的规律性内容。本研究采用多学科集成的方法,尝试在此方面有所突破。

(3)关于模型诱导实验技术:机体状态要素研究中,笔者开展了大批次的模型诱导实验研究,包括不同动物品系、不同造模剂、不同造模剂型、不同造模剂剂量和不同给药途径等,针对虚寒、虚热状态模型的诱导,获得了大量有意义的经验性认识。①大鼠与小鼠相比,大鼠血量充足,满足多指标检测所需。②氢化可的松水针剂与粉针剂相比,水针剂腿部长期肌内注射给药会造成腿部肌肉的萎缩和溃烂,而采用粉针剂溶于生理盐水后则无此现象,推测水针剂溶剂(酒精)与激素的复合作用诱发了这一不良反应。粉针剂是更为合适的造模剂型。

③为了使得机体状态的差异表现得更加明显,可以采取在取材之前加运动刺激的方法,令大鼠在不可触底的水缸中游泳至衰竭,再行取材处理。对于激素注射以及游泳刺激两种因素的数学分析显示,复合模型基本保留了单纯激素注射引起的生物学变化,同时增加了能量系统指标变化的幅度和可能性,有利于诱发模型状态。

对于本部分研究,高学敏等给予了高度的评价与认可,认为本研究以全新视角,比较多种造模方法,采用临床患者验证、虚寒模型佐证、药物干预反佐,对虚寒动物模型进行多角度界定,并结合指标变化的病理、生理意义,构建模型评价的核心指标圈,进一步建立指标分级评价体系,具有证候模型研究的示范作用。本研究填补了虚寒模型研究中的不足,深化了对虚寒状态的认识,其核心指标圈与评价体系的建立具有显著的学术意义与实用性,模型诱导方法被项目组采纳应用,在同领域研究中处于领先水平。

三、生物效应与中药药性研究

中药药性是中药本身具有的属性,是中药所具有的与治疗作用相关的性能,是历代医药学家在长期用药实践中概括出的用药规律。运用现代技术手段认识其科学内涵一直是广大医药学者努力的方向。药性本身是抽象的,对其认知必须借助其作用于机体后,机体所表现出的外在表现来实现。本部分研究立足临床用药实际,尊重药性认知规律,观察药物作用于不同状态后的生物效应变化,探讨生物效应与中药药性表达的相关性,并切入信号网络通路和药物代谢酶,进一步揭示其药性表达的可能机制。

(一)背景与思路

1. 生物效应与中药药性

(1)生物效应的含义:生物效应,广义上讲就是指某种外界因素(如生物、化学、物理等因素)对生物体所产生的影响。本部分生物效应特指,药物作用于机体后,对机体所造成影响的外在表现或观察到的现象。

(2)生物效应与药性表达:生物效应是药物作用于机体后的综合表现,是概括药性功效的生物学信息源,也是药性体内作用机制的外在表达。药性是中药特有的属性,是中药基本理论的核心组成部分,是对中药性质和功能的高度概括。对中药性质的认知必须借助生物体对其的反应来实现。药性是通过药物作用于机体后,机体所发生的变化来表达的,即生物效应是药性表达的直接体现。

(3)中药药性构成要素——生物效应要素:在系统复习前人研究的基础上,以全新的视角,引入新的研究方法和理念,张冰提出了"药性是药物作用于机体状态的与化学成分相关的生物效应的概括和归纳"研究策略,即药性由化学成分、机体状态、生物效应三要素构成。生物效应是机体在某种条件下,神经－内分泌－免疫网络与药物代谢趋势性改变的综合性概述与表达,其核心是由信号通路介导的多系统功能的变化。

2. 研究思路与方法

(1)研究目的:明确药物作用于不同机体状态后的生物效应变化差异,进一步说明机体状态是药物产生生物效应的承载体;探讨不同机体状态下药物代谢酶与信号通路网络变化对生物效应的影响,从而揭示药性表达的可能分子生物学机制。

(2)研究假说:中药药性是药物作用于机体状态的、与化学成分相关的生物效应的归纳和概括。从化学要素和状态要素的角度来看,药物代谢环境是药物与生物效应的桥梁,化学要素作用的最终靶位是特定状态下 G-蛋白耦联受体、酶耦联受体等下游的信号通路网络(钙通路、cAMP-PKA 信号通路、ERK 信号通路等),同时调控药物代谢酶变化,直接影响生物效应产生。因此,特定机体状态下,信号通路网络介导的以神经－内分泌－免疫网络改变为基础的生物效应与药物代谢酶活性的变化相关性是药性表达的重要分子生物学机制之一。

(3)研究方法:本部分研究在化学成分、机体状态研究的基础上,选取典型的寒热中药作用于不同机体状态,采用生理学、病理学、药理学、分子生物学等相关知识与技术,观察其作用于对证机体状态后的生物效应,继而比较在不同机体状态下的生物效应差异及可能的作用机制,全面、整体、动态地阐释中药药性表达的实质与内涵。

(二)关于药性与生物效应研究的结论及思考

1. 结果与结论

(1)机体状态影响药物的生物效应:本研究观察辛热药附子、肉桂、仙茅分别作用于正常、虚寒、虚热状态大鼠的生物表达,发现辛热药能改善虚寒状态大鼠的指标,而对正常和虚热大鼠指标变化影响不明显,甚至对指标变化有加重趋势。说明不同状态下药物的生物效应存在差异,从而证实机体状态与药性表达相关。

(2)明确了辛热药性效表达与其干预虚寒状态信号通路相关:信号通路介导了体内多种重要的激素及神经递质发挥生物效应,是联系体内分子、功能层次及多系统间联系的重要途径,可反映出机体整体性变化的调节机制,与中医药基础理论的整体性特点较为相似,可作为中医药基础理论研究的新的切入点。

本研究探讨辛热药作用于虚寒状态的生物机制,切入虚寒机体状态,观察 cAMP、PKA、PKC、ERK、Ca^{2+}/CaM 信号转导通路介导的信号网络变化,通过体内、体外实验,从多层次、多角度探讨虚寒状态下辛热药性效表达的可能机制。

结果发现,虚寒状态下 cAMP、PKA、PKC、ERK、Ca^{2+}/CaM 变化与辛热药性效表达密切相关,这一结果为中药药性研究拓宽了思路,为中药药性实质研究提供了参考。

（3）初步阐明药物代谢酶可直接干预血药浓度和分布,进而影响药物的性效表达,探讨了虚寒状态下辛热药性效表达的生物学基础:本实验引入药物代谢酶 CYP3A 和转运蛋白 P-gp,考察了其在虚寒状态下的变化,并分析了不同机体状态下辛热药的血药浓度和组织分布变化。结果显示,虚寒状态时,机体药物代谢酶 CYP3A 活性和转运蛋白 P-gp 水平降低,进而影响辛热药的性效表达。体内代谢过程研究发现,辛热药在虚寒状态下的血药浓度高,有利于其作用的发挥。因此,机体药物代谢水平与药物性效的发挥密切相关,是药性表达的重要影响因素。

总之,辛热药作用于虚寒状态动物的性效表达,主要为改善虚寒状态的表征。分子生物机制可能是辛热药通过干预虚寒状态信号通路,影响药物代谢酶活性,改变药物体内代谢过程,表现出一定的辛热药性。

2. 启发与思考

（1）本部分探讨了药物作用于机体后,多条信号通路相关蛋白活性变化,及其介导的内分泌、免疫、神经、物质能量代谢等众多指标的变化,初步证实了"信号通路网络－药物代谢环境"是辛热药药性表达的分子生物学机制之一。但是生物体内信号通路网络广泛且深入,神经、内分泌、免疫系统功能指标的种类也十分多样,本研究的示范性意义更强,今后可进一步深入研究。

（2）本研究初步证实体内代谢环境影响药物的性效表达。药物代谢环节非常复杂,涉及药物的吸收、分布、代谢、排泄等各环节,本研究仅探讨了最重要的药物代谢酶 CYP3A 和转运蛋白 P-gp 对药物性效表达的影响,其整体代谢过程和特点有待进一步探讨。

（3）初步探讨了机体状态对药性表达影响的分子生物学机制,对于药性研究有一定的启示。但是由于影响药性表达的因素较多,本研究涉及了机体状态生物学变化、药物有效成分的体内过程、药物作用的分子生物学机制等多个指标,虽然这些指标的变化能够综合地反映出药性的表达,但深入探讨这些指标间的关联关系对于药性实质的研究亦至关重要。

四、中药药性构成"三要素"的数学研究

中药药性构成的"三要素"是化学成分、机体状态和生物效应。中药通过作用于特定机体状态上的生物效应表达药性。那么,三要素与药性之间是什么关系? 三要素之间的相关性是怎样的? 它们又是怎样统一起来表达药性的? 基于这些问题,本章从数学的视角进行思考,探索性研究这些关联关系的特征和

内涵,尝试建立包含"三要素"的药性表达数学模型,在验证示例药药性表达结果的基础上,挖掘共性规律,实现一定程度上的药性预测,并初步探讨其复杂性特征。

（一）研究思路与方法

1. 研究思路　基于药性构成"三要素"的中药药性认知理念认为,药性是中药作用于机体状态的与化学成分相关的生物效应的概括和归纳,而化学成分、机体状态、生物效应是构成药性的三要素。化学成分要素是药性表达的物质基础,生物效应要素是药性表达的直接反映,机体状态则为化学成分要素的生物表达提供了平台和桥梁。三要素紧紧相扣,共同作用形成最后的药性表达和药性认知全过程。以辛热药为示例,课题组前期分别针对三要素开展了系统的实验研究,积累了大量的实验数据,包括化学、生物学、临床等各相关学科数据,已经从化学角度对化学成分要素、从生物学角度对机体状态要素和生物效应要素在药性表达和认知过程中的地位和作用进行了说明,并对各要素与药性的相关性进行了阐释,取得了阶段性认识。在此基础上,笔者认为有必要从数学角度,对各要素与药性的相关性以及最终的"三要素"药性表达模型进行探索性研究,为课题组相关工作提供数学角度的支持与监督,也从整体上阐释基于"三要素"的药性表达和认知规律。

从系统观角度看,基于"三要素"的中药药性认知模式系统内部由各个实体以及各种实体间的相互联系组成。缺少实体,则药性构成不完整;缺少联系,则各实体孤立分散,无法形成最终的药性表达。所以,实体以及实体之间的联系是组成一个具有完整功能的系统必不可少的基本要素。有实体有联系、先实体后联系是考察和研究一个系统必不可少的方法。针对药性构成"三要素"理念,在各要素的研究基本完成后,对于各要素之间、各要素与药性之间以及整合"三要素"与药性之间的关联关系进行考察和研究,探明各种联系,组成具有完整功能的药性认知模式系统。引入数学方法、计算机方法对于实现这一系统目标大有裨益。

综上,本部分在药性构成"三要素"的实体研究基础上,采用合理的数学方法,对药性与化学成分的关联关系、药性与机体状态的关联关系、药性与生物效应关联关系以及药性与"三要素"整体的关联关系展开讨论,并挖掘其复杂性特征,实现对于药性构成"三要素"药性认知模式的全面、系统的研究与分析。

2. 研究基础　课题组前期针对化学成分要素、机体状态要素、生物效应要素与药性进行了独立研究,分别形成了化学成分与中药药性研究、机体状态与中药药性研究、生物效应与中药药性研究三部分,构成了本节研究的工作基础。简要说来,主要包括以下三部分:

（1）化学成分与中药药性研究：以辛热药为示例，课题组构建了以温里药、解表药和祛风湿药为核心的辛热药集合，采集了中药化学成分的名称、结构、类别、活性信息等，采用文献与实验相结合的方法，确定了示例药附子、肉桂、仙茅的有效成分及入血成分，考察了不同机体状态下示例药血药浓度及组织分布差异，结合生物效应的差异，分析不同机体状态下血药成分与药性表达的相关性，积累了宝贵的数据。

（2）机体状态与中药药性研究：以辛热药"对证"的虚寒（阳虚）状态为主体，采用文献、临床与实验相结合的方法，对虚寒状态的病理特征进行研究。课题组通过文献学回顾，寻找较为公认的能够代表虚寒状态的临床客观生理生化指标，以及经典的实验造模方法，在此基础上，开展多造模剂（化学药物、中药、物理因素）、多剂型（注射剂、灌胃剂）、多剂量、多时间点的虚寒状态模型诱导实验，借鉴较为公认的客观指标，确定模型稳定时间段，考察模型状态病理特征。同时，以辛热药"不对证"的虚热（阴虚）状态为佐证，采用相同的方法进行研究，辅助佐证虚寒状态病理特征和辛热药药性表达，积累了宝贵的数据。

（3）生物效应与中药药性研究：在化学成分要素和机体状态要素研究基础上，以药性表征指标和表达方式的考察为主，采用文献与实验相结合的方法，阐释辛热药药性表达，并辅以苦寒药佐证。课题组开展了不同药性中药（水提物、有效部位）干预不同状态机体（虚寒、正常、虚热）的比较药理学实验，以宏观状态、神经、内分泌、免疫、物质能量代谢、肝肾功能、信号通路等多系统生理生化指标变化作为表征，探讨药性表达，积累了宝贵的数据。

3. 研究内容　在前期研究基础上，本内容着眼于"三要素"与中药药性的关联关系研究。主要包括：

（1）还原型关联关系：还原型关联关系主要有3种，分别指的是药性与化学成分、药性与机体状态和药性与生物效应之间的相关性，是在拆分"三要素"进行还原性实体研究的基础上，挖掘药性与各个要素之间的关联关系。其中，药性－化学成分的关联关系主要包括哪些化学成分与特定药性表达密切相关；药性－机体状态的关联关系主要包括哪些状态改变（指标参数）与特定药性表达密切相关；药性－生物效应的关联关系主要包括哪些生物效应指标与特定药性表达密切相关。研究这些关联关系的目的，即找到相关性较强的成分或指标，同时分析这种关联关系的特征。

（2）整合型关联关系：整合型关联关系主要指的是药性与"三要素"整体的关联关系，也即整合"三要素"的药性表征规律，是在还原型关联关系的基础上构建的统一关系表述，是从整体宏观角度全面、深入、客观地描绘药性表征规律和药性实质。

以上两种关联关系相辅相成、合纵连横，组成了模式系统的正常构架，解释了模式系统的运作方式,推动了对药性认知模式的最终理解,具有十分重要的研究意义。在这些关联关系的研究中,除了采取传统的化学、生物学研究方法外,通过引入现代数学思想和方法,利用其对于处理多变量、非线性等复杂问题的显然优势,实现了药性"三要素"关联关系的客观诠释,为最终药性认知模式及药性实质的阐明奠定基础。

4. 研究方法　围绕着研究目的与研究内容,本章采取先还原后整合的方法开展中药药性与"三要素"的关联关系研究。包括:

(1)药性与化学成分的关联关系研究:围绕着示例药化学成分,寻找原形化学成分及在体代谢物的化学结构、含量等化学信息层面的药性共性规律,主要包括示例药化学成分的药性判别研究、不同机体状态下示例药药代动力学特征研究两部分。

(2)药性与机体状态的关联关系研究:围绕着示例药"对证"的虚寒(阳虚)状态,对其筛选、诱导、界定与评价研究展开全程数学跟踪。主要包括临床阳虚状态与生理生化指标的相关性研究、临床阳虚患者状态与实验室虚寒模型状态的类别分析、实验室虚寒模型状态病理特征分析及判别研究三部分。

(3)药性与生物效应的关联关系研究:围绕着示例药生物效应,寻找生理生化指标及功效等生物学信息层面的药性共性规律,主要包括示例药生物效应的判别研究和药性功效的关联关系研究两部分。

(4)药性与"三要素"统合体的关联关系研究:在前期研究基础上,采取适当的数理分析方法,对药性与"三要素"统合体的关联关系进行研究,即挖掘整合"三要素"的药性表征规律。主要包括基于状态选择活性和交互作用的"三要素"数学模型研究、基于药性发生学和模糊集理论的"三要素"数学模型研究、基于虚拟寒热中心和贝叶斯分析的"三要素"数学模型研究三部分。

(二)关于药性与中药药性构成"三要素"数学研究的结论及思考

1. 结果与结论

数学思想和方法的引入有利于解决中药药性理论复杂问题:中药药性理论是中药学理论的核心部分,是中药学的灵魂,是中医学、中药学衔接的桥梁,是临床应用的纲领,是保持中医特色、发挥中医优势的关键环节。由于中药药性理论是在特定历史背景下形成的面向实践的开放性理论体系,具有朴素的模糊性和非形式逻辑思维特点,使得中药药性理论实质研究及其相关问题变得复杂。主要包括:

1)形成过程复杂:如中药药性理论虽然属于药物性能特征方面的记载,其产生过程却不仅仅与药物因素有关,药物治疗活动中的机体状态因素、药物治疗的生物效应因素也是药性理论形成过程中不可缺少的要素,这也就是药性"三要素"假说形成的理论基础。

2）干预因素复杂：如在药物因素方面，药性与中药材的性状、生长环境、原植物特征、功效以及一些社会文化观念均有关，不同药物的表现不同。即使对于其中的一个因素如功效因素，也与药性具有复杂的离合关系。某些情形下，药性与药效显著相关；而在另外一些情形下却又相对独立，表现出复杂的相关关系。

3）表达途径复杂：如中药药性是药物作用于特定状态机体的生物效应的概括和归纳，而概括和归纳的过程却较为复杂。一方面，药性表达方式多样，如寒性药可以通过纠正热证状态、加剧寒证状态、引起正常机体的寒性反应表达寒性；热性药可以通过纠正寒证状态、加剧热证状态、引起正常机体的热性反应表达热性。不同药物的表达方式不同。另一方面，借助现代医学研究手段，药性的生物效应通过机体生理生化指标得以体现，而这种生物效应也表现在机体多系统、多层次的指标变化上，如神经-内分泌系统、免疫系统、第二信使、物质能量代谢等等。而生物效应最终通过哪个指标，哪些指标的组合得以体现，同样是十分复杂的问题。

因此，作为传统中医药基本理论的一部分，中药药性理论具有与现代药学理论不同的特殊性和复杂性，折射到其现代研究中就主要体现为以上三部分。同时，作为自然现象的理论抽象，复杂性问题一直存在于物理、化学、信息等各领域研究中，如精密仪器制造、计算机网络建设等方面，数学思想和方法的引入对于这些领域复杂性问题的解决起到了至关重要的作用。众多的数据挖掘方法，如多元统计分析、复杂网络、数学建模等为有效提取隐含信息、发现潜在规律作出重大贡献。此外，数字信息的易保存不失真等特性，又能够使中药得以保持与延续，再利用时也更为简便、快捷。可以说数学思想、方法应用于复杂性问题的解决，已经具备成熟的理论和实践应用背景，事实证明了其有效性和创新性。因此，本研究在遵循中医药基本理论和明确研究问题基本内涵的基础上，运用现代数学思想和方法解决以上药性理论研究中的复杂问题，旨在更为合理、有效地分析问题和解决问题。主要包括：

数理分析工作（机制建模）：在明确研究问题内涵的基础上，通过引入合理的数学分析思想，建立数学模型，描述问题、分析问题并解决问题，尝试探讨药性实质。包括采用神经网络建模法进行虚寒状态的数学判别、基于交互作用思想的"三要素"数理分析模式，基于距离判别思想的寒热药性表达评价模式等。

数据挖掘工作（统计建模）：采用成熟的数据挖掘方法，尝试理清药性与其三要素之间的复杂相关关系，包括采用聚类分析、主成分分析方法、信息熵理论考察表达药性的生物效应指标，采用关联规则挖掘方法分析中药药性与功效的复杂相关性，采用判别分析方法建立中药寒热药性表达评价体系等。

以上研究工作均取得较好的结果，例如：①在糖皮质激素诱导虚寒虚热模型状态分析研究中,综合多批生物学数据探讨指标变化的趋向性。在分析造模条件对模型指标变化的干预程度及方向的基础上,提出适合两种模型比较研究的合理指标,提出合理阐释模型状态的若干建议。②在"虚寒－正常－虚热"状态判别体系建立研究中,通过测试,运用主成分分析与神经网络相结合的方法建立的"虚寒－正常－虚热"状态判别体系,较好地区分了正常、阳虚和阴虚3个不同的机体状态,可以作为不同状态的界定体系。此外,分析主成分计算结果可以得知不同指标对于状态界定的权重,也有利于状态的深入研究。③在基于生物效应的"三要素"数理分析模式的建立及验证工作中,基于药性构成"三要素"理论的数理分析模式能够有效阐释寒热药性的生物学表征差异,为中药药性理论的现代解读提供理论依据和数学工具,为中药药性的实质研究奠定基础。④在基于药性表达模糊集的寒热药性评价模式的建立及验证工作中,建立寒热药性评价模式,分析不同药物的不同寒热药性表达方式,得出"寒者寒之、热者热之"适用于寒热药性表达研究的结论,为寒热药性实质研究提供思考。

因此,中药药性实质相关问题的现代研究需要擅长解决复杂问题的方法,数学思想、方法的引入有利于解决中药药性理论复杂问题。

2. 启发与思考

(1)进一步完善数据集和数学方法:本研究结合文献数据和实验数据,以辛热药药性表达为示例对中药药性"三要素"进行数学研究,尝试阐释了化学成分要素、机体状态要素和生物效应要素与辛热药药性表达的关联关系,获得了对药性表达规律的认识。同时,本研究所采用的数据集还可进一步拓展,以获得更大样本量的支持,并使得基于"三要素"的中药药性研究范式在其他药性研究中得到验证。如:化学成分要素研究只涉及与辛热药药性相关的挥发性成分,可继续引入生物碱、苷类等成分,或增加成分含量、生物活性等信息进行拓展研究。又如,机体状态要素研究建立了合理的证候实质数理分析模型,但是只进行了临床阳虚证的示范研究,可继续将其应用到临床常见的脾虚证、血瘀证研究中,考察其性能。还如,生物效应要素研究中采集了365味《神农本草经》中药信息,可继续纳入《本草经集注》《证类本草》等的药物信息,并增加药用部位、生长环境等药材特征进行数据挖掘。

本研究采取数据挖掘与数学建模并重的数理分析方法进行相关问题的研究。在数据挖掘研究中,笔者尽可能地对现有成熟的聚类分析、判别分析和关联规则挖掘等各类数据挖掘技术进行综合运用比较,寻找最为适合的方法。另一方面,针对不同的问题,采取机制分析的方法,尝试建立数学模型进行研究。在以后的工作中,可进一步对数据挖掘算法和数学模型进行改造和修订,借鉴现有的数学领域和人工智能领域的最新成果,完善数学方法。

(2)加强对于数学研究结果的多角度验证:在一个优秀的数学研究中,数学计算只是其中的一部分,关于数学方法是否能解决问题,能在多大程度上解决问题,始终是研究需要关注的部分,也就是关注对于研究结果的验证。在这里,张冰课题组认为"验证"的含义是十分丰富的,并作出如下初步描述:

1)最基本的验证就是指数学方法本身要求的结果验证,即需要各评价参数达到一定的阈值,比如主成分分析的累计贡献率、判别分析的回代准确率或交叉验证率、关联规则研究中的支持度和置信度等。满足这些条件是保证从数理分析角度验证数学研究的可靠性。

2)对数学结果进行解读,分析数学结果所揭示的相关性规律、特征属性权重等信息,尝试将其与中药药性理论、病理生理学理论或其他学者的研究结果进行对比和比较,观察其匹配度。满足这些条件是保证从本学科领域角度验证数学研究的可靠性。

3)在学科领域范围内对研究进行定位,尝试思考研究结果在本学科领域内的地位和意义,寻找与其他相关研究的联系与区别,并对后续研究进行展望,尝试从更宏观的逻辑学角度思考研究结果的地位与意义。只有加强多角度的验证,才会使得数学研究的结果更有意义和实际价值。

(3)加强对于药性理论深层次结构特点的挖掘:从国内中药药性理论研究现状来看,所有研究都不同程度地采用了数学分析方法进行数据处理,有些研究更是直接将数据挖掘或数学建模作为重点部分之一。这其中频次最高的莫过于各类判别分析的应用,包括 Fisher 判别、Baye 判别、支持向量机、决策树、人工神经网络等,建立了许多以不同类型指标(化学类、生物类、信息类)为特征属性的判别方程和预测模式,并且具有很好的回代准确率或预测准确率。这些研究推动了中药药性理论实质的认识与解读。但是,判别方程的形式会根据训练集数据的不同而发生变化,同样的训练集也会因为不同数据挖掘技术而得到准确率不同的判别方程,即判别方程本身存在不确定性。更重要的是,此研究以此类指标作为特征属性建立判别方程,彼研究会以彼类指标为特征属性建立判别方程,如此循环,如何统一分析和比较? 因此,建立判别方程不是药性理论研究的直接目的,研究重点应从建立判别方程转向挖掘药性理论深层次的结构特点,力求"以指标入,从指标出",跳出各类指标的局限,在整体上对药性理论形成统一认识,阐明药性实质。

对于数学分析在传统药性研究中的应用探索,得到了同行一致好评。李梢等认为本研究首次提出"药性构成三要素"新理念,采用"三要素"数理建模的方法,实现了传统药性理论的现代生物学量化表达,为其他相关研究提供方法学借鉴。本研究也注重传统中医药理论与现代数学思想方法的汇通融合,注重机制建模与统计建模的统一,阐释了药性理论的复杂性特征在化学 – 状态 – 生物表达途径上的具体体现,实现了对药性表达复杂性特征的多视角现代解读,不仅为中药药性实质研究提供合理可靠的数学模型,也为中药学 – 生物学 – 数学交叉问题的研究提供方法学范例。

第二节　中药药性理论研究方法学

本课题组提出基于"三要素"的中药药性认知模式,并采用化学、病理学、药理学、数学等多学科方法与技术,逐步完成各要素信息的采集和统合,分析药性认知过程,阐明辛热药药性表达的实质。在研究过程中,笔者采用了不同学科方法和技术进行相关的研究,得到了满意的效果。现就中药药性理论研究采用方法进行简要的介绍,以便更好地应用于中药药性理论研究。

一、文献学方法和技术的应用

中医药学历史悠久,与博大精深的中华文化关系密切,积累了大量的学术文献。据报道,美国国会图书馆亚洲部收藏的 60 余万册中华古籍中,中医药学古籍文献占 60.8%。简要地说,这些文献记载了有关中医药的知识信息,是研究中医药的首要前提和关注对象。因此,针对中药药性理论的文献学研究是十分必要,也是十分重要的。一般来看,文献学是一门研究文献整理、利用理论和方法的学科,其主要任务是通过对文献的搜集、比较和整理,为追溯事件源流或探寻事件本质提供客观依据。关于中药药性理论的文献学研究主要包括以下两个方面:一方面是采用经典或现代的研究手段,开展文献学考据或文献学整理的研究;另一方面就是常见的文献综述。

(一)文献学考据

文献学考据主要是指通过文献溯源、比较、旁证等方法论述某一药性的本源特征或历史发展规律。有的重在追本溯源,有的重在厘清疑惑,有的重在理论解析。在追本溯源方面,有学者全面梳理了《黄帝内经》中有关四气、五味、升降浮沉、归经和有毒无毒的认识,对这本非药性专著中的药性知识进行了系统总结;在厘清疑惑方面,有学者从文献记载和临床应用入手,对丹参的寒热之别,石膏的大寒之性,葛根、柴胡的肺经、膀胱经归属进行了深入探讨,提出了新的见解;在理论解析方面,有学者对四气的双重性特征进行分析,认为受客观条件的局限和人体反应功能的复杂性影响,部分中药显示出寒热两重性特征。文献学考据是所有中医药学类研究的前提,更是阐明药性理论实质的基础,应该得到重视。

(二)文献学整理

文献学整理分为初级统计方法和高级统计(数据挖掘)方法,其中:

初级统计方法主要是指频次统计、分类资料的假设检验（卡方分析）等方法。早在 20 世纪 60 年代，有学者通过频次统计首次探讨了四气、五味在五脏、十二经、化学成分类别中的分布规律，阐释其相关性。有对 1 820 种具有止痛作用的止痛中药的来源、四气、五味、归经进行频次统计，发现止痛中药四性偏向于温，药味以辛苦为主，近 1/4 的药物明确记载有毒，归经以入肝、肺、心、脾经为主等，从而阐释其药性规律。也有以完整的本草著作为研究对象，例如有的研究对《神农本草经》中四气与基原、五味、毒性的相关性进行卡方检验分析后发现，四气的标定主要与所治疗疾病的寒热有关，但也与五味及三品归属有一定关系。该方法能够反映出药性特征规律的基本轮廓，且计算方法简便。

数据挖掘是在一定规模数据库的基础上，采用适合的数据挖掘方法，如聚类、分类、关联分析等，对数据挖掘的结果进行合理解释与阐发，从而解决实际问题的方法。在中药药性研究中，基于古代或现代文献，构建中药药性与传统功效的数据库，利用数据挖掘的方法研究二者之间的相关规律，对发掘传统知识、阐释药性规律有重要意义。有学者以历版《中国药典》收载的中药及其药性、功效数据为基础，在对功效术语进行初步整理的基础上，构建中药药性与功效数据库，采用贝叶斯网络、决策树、关联规则等寻找药性与功效的关联性。又如有学者以经典本草如《神农本草经》作为数据源，采用关联分析、聚类分析等方法寻找药性理论的内在规律。利用数据挖掘的方法能够进一步理解文献数据，发展前景较为广阔。

（三）文献综述

文献综述是指就某一时间内、某一专题的大量原始研究论文中的数据、资料和主要观点进行归纳整理、分析提炼而写成的论文。针对中药药性理论的全部或部分内容的文献综述非常多，其中，有些研究围绕药性理论的某一具体内容展开全方位综述，例如寒热本质研究进展、中药四性研究的新进展、中药"十八反""十九畏"的研究进展、中药毒性研究进展等；也有从化学、生物学、临床和数学等方面切入的药性研究综述，例如基于药性研究的化学、生物学和数学等方法、中药药性与物质基础关系的研究进展、中药四性与机体反应关系的研究进展、中药药性的临床研究进展、数学方法在中药药性研究中的应用进展等。另外，还有基于新方法、新技术的药性研究综述，例如中药分子药性学的进展、热力学理论在中药药性研究中的应用进展等。文献综述是掌握研究背景和研究前沿必需的、最有效的方法，要求必须有综有述。

二、临床研究的应用

本着"从临床中来，到临床中去"的研究思路，着眼于临床层面解决中药药性研究中相关关键科学问题,所以切入临床是研究的重中之重。因为从一定程度上讲,中药寒热药性认识的形成与建立既不是单体来源于药物化学,亦不是依靠现代实验手段得出的,而是长期、大量真实可靠的临床经验的总结升华。普遍认为,结合临床实践的药性理论研究,不仅能最大限度地还原药性的本质,亦能够对传统的药性理论去粗取精、去伪存真,更能够在研究中丰富、发展原来的药性理论。

（一）临床医学方法

主要是中医寒热证候学相关研究方法:寒热是中医证候理论和中药药性理论共有的概念,中医寒热证候与中药寒热药性具有相关性且相互印证。一般认为,能够治疗或改善热证的药物为寒性中药,能够治疗或改善寒证的药物为热性中药。因此,许多中医寒热证候临床研究中的药物干预部分,均可以视为相关药性的临床研究。此类研究涉及许多生理系统,包括中枢神经系统、自主神经系统、内分泌系统等,为药性实质的研究提供了大量的临床参考。如寒性中药羚羊角、苦参等具有中枢抑制作用,热性中药麻黄、附子等具有中枢兴奋作用;寒性中药能够抑制交感神经介质和肾上腺皮质激素的合成和释放,热性中药则可能具有相反的作用;寒性中药黄连、黄芩等也能够抑制垂体－甲状腺、垂体－肾上腺、垂体－性腺系统的功能,热性中药附子、肉桂等则可能具有相反的作用;寒性中药生地黄、知母等还能够抑制热证患者的基础产热,一些热性中药如干姜、肉桂等则能够增强物质代谢从而增加产热。中医证候与中药药性本就密不可分,借鉴较为成熟的中医寒热证候本质的临床研究成果,对于阐明寒热药性本质具有重要意义。

（二）临床药学方法

临床药学方法常用的是药物代谢组学方法。代谢组学是对生物体内所有代谢物进行定量分析,并寻找代谢物与生理病理变化的相对关系的研究方式,是系统生物学的组成部分。如通过研究黄连解毒汤对健康人群尿液代谢物组的影响,发现并检识了7个能够表征黄连解毒汤作用于健康人群的潜在生物标志物,鉴定了1个具有生物学意义（增强抗内毒素效应）的生物标志物（2－甲酰氨基－苯甲酸）,为其寒热药性的本质研究提供了理论基础和技术支持。药物代谢组学是系统生物学思想指导下的药性研究思路和方法,具有较为广阔的应用前景。

三、生物学方法和技术的应用

笔者提出的药性构成"三要素"理念认为,中药药性直接反映在药物作用于不同机体状态的生物效应上,中药药性表达与生物效应密切相关。因此,采用各种生物学、生物医学的方法和技术,考察药物作用于机体后的生物效应指标,成了研究中药性效表达的重要手段。适合应用于中药药性研究的生物医学方法很多,按照生物体不同层次,可分为整体动物水平、组织和器官水平、细胞水平和分子水平;按照不同学科,可分为生理学方法、生物化学方法、形态学方法、免疫学方法、药理学方法和生物物理学方法。

(一)整体动物研究方法

整体动物实验反映的生理功能变化是体内各种生理过程的综合表现,是生命活动最终的表现形式,能够较好地符合临床实际。整体动物实验的观察目标是清醒或麻醉状态下的动物生理功能和行为变化,以能够较为全面地反映整体功能变化。同时,实验环境、条件、动物生理状态等因素对于实验结果有明显影响,保证这些实验条件的一致性对于获得稳定结果十分重要。

1. 动物温度趋向行为学评价　动物的温度趋向性是根据不同温度梯度,机体能量状态发生改变,能够使运动的动物倾向于生活在一个狭窄的最适温度区域内。本方法即是通过比较正常动物和给药动物对于不同温度区(可耐受高温区、舒适区、可耐受低温区)的趋向性选择来表征药物作用寒热属性的行为学监测方法。如有学者以"寒药致寒,寒体趋热;热药致热,热体趋寒"为指导表征药物四气,开展包括红参和西洋参、生晒参和参花、附子和大黄、麻黄汤和麻杏石甘汤等的比较研究,发现各研究中相对温热性的药物可以减少热证或虚寒证小鼠的高温区停留时间比例,相对寒凉性的药物可以增加热证或虚寒证小鼠的高温区停留时间比例,反映出药物的寒热作用倾向,与传统理论认识基本一致。该法能够反映整体动物的能量代谢水平,结果较好。但实验结果容易受到环境和动物状态的影响。

2. 动物四诊客观化信息评价　在中医证候实质研究中,建立了标准化的大鼠、小鼠四诊采集项目标准及操作规范,初步实现了对于实验动物的体质差异、疾病动物模型的证候及其演变规律的客观化表达。其主要指标包括饮食量、饮水量、体重、腋温、眼和尾的红外检测、爪和尾的温度检测等。在此基础上,对单味中药、中药复方或有效成分作用于动物后的机体状态进行四诊,即可实现寒热药性的客观化评价。基于此平台,采用正常小鼠、酵母发热造模大鼠、优甲乐内热造模小鼠、环磷酰胺虚寒造模小鼠作为受试动物,检测了黄柏、生晒参、淫羊藿等10味中药饮片,黄连解毒汤等6张中药复方,以及小檗碱、淫羊藿苷等7个中药有效成分作用后的四诊客观化信息,发现其确能相应地影响受试动物的寒热证候表现。虽然有争议,但动物模型的中医四诊信息客观化探索研究仍然是必要的,也为药性理论提供了方法学思考,实验中需要注意四诊信息收集时的环境条件。

（二）血清生物学方法与技术

血清生物学方法是指在动物血清水平上进行机体内分泌系统、免疫系统、物质能量代谢等相关生化指标的检测，以此考察生物功能水平，反映药物作用特点。血清生化指标是反映机体各系统功能水平的重要手段，也是临床医学诊断的重要依据，因此，血清生物学方法和技术始终为中药药性的生物效应实质研究所关注，目前常用的包括分光光度法、放射免疫分析法等。

1. 分光光度法　分光光度法是基于物质对光的选择性吸收而建立起来的分析方法，它通过测定被测物质在特定波长处或一定波长范围内光的吸光强度或发光强度，对该物质进行定性和定量的方法。有学者研究了热性药高良姜干预大鼠后增强脂肪代谢相关酶活性的作用；也有学者对热性药干预肾阳虚大鼠后其总蛋白、白蛋白、转氨酶、肌酐等肝肾功能指标的变化开展研究；还有的研究采用涉及多系统血清生化指标的广义生物效应表达药性，也发现了一定条件下某些指标对于寒热药性的指征作用。

2. 放射免疫检测技术　放射免疫检测技术是一种将放射性同位素测量的高度灵敏性、精确性与抗原抗体反应的特异性相结合的体外测定超微量物质（ $10^{-15} \sim 10^{-9}$ g）的技术，属于免疫检测技术的一种。内分泌系统是中药药性生物学实质研究重点关注的对象之一，其中各类激素指标的检测大多是采用放射免疫法完成的。有学者采用放射免疫法检测了热性中药复方姜附桂方作用于正常大鼠后其内分泌系统指标皮质醇（COR）、三碘甲腺原氨酸（T_3）、甲状腺素（T）、促甲状腺激素（TSH）、雌二（E_2）和睾酮（T）的变化，以阐释其药性表达。也有学者研究了附子大小剂量组给予虚寒模型大鼠后的甲状腺系统功能指标变化，证实了附子对于虚寒模型的纠正作用。

（三）细胞生物学方法与技术

细胞生物学方法和技术是指利用现代物理、化学技术和分子生物学方法，从细胞整体、亚显微结构、分子水平来研究细胞生命活动规律的科学。从结构层次来看，细胞生物学是位于分子生物学和发育生物学之间，并与它们相互衔接，互相渗透。目前，国内已经有大量研究着眼于中药干预后细胞整体或部分的功能，以此来探讨寒热药性的本质差异。

1. 显微成像技术　显微成像技术就是利用各类显微镜，放大微小物体成为人的肉眼能够看到图像的技术。根据显微镜原理的不同，主要分为光学显微成像技术和电子显微成像技术。如采用倒置显微镜观察了寒凉药、温热药对人乳腺癌细胞 MCF27 的细胞形态特征的影响，发现：寒凉药黄连、虎杖等在一定质量浓度范围内可使 MCF27 密度减小，细胞固缩变圆；温热药干姜、肉桂等在各自促进作用的质量浓度范围内可使 MCF27 密度增大,生长旺盛。

2. 细胞活力检测法　细胞活力检测法是指采用 MTT 比色法或是流式细胞仪检测人工培养细胞的细胞活力或细胞凋亡率的生物学技术。有学者认为,寒凉药一般可以抑制细胞生长,温热药一般可以促进细胞生长,并以此鉴定了 8 种寒热记载不一致中药的药性。另外,有学者采用细胞活力检测法研究属凉性的西洋参水提物和属温性的红参水提物对 SH-SY5Y 细胞凋亡的影响,发现两者均有抗凋亡作用,但是温性中药作用更强。

四、化学方法和技术的应用

探讨中药药性与某些化学成分之间的相关性,或是寻找某些条件下的"药性成分",成为中药药性理论化学研究的主要内容。一般认为,化学物质成分是产生药性的基础,运用现代化学方法和技术研究中药的四性、阐释药性的内涵,是中药理论创新和中药新药研发的现实要求。

(一)定性与标记

1. 有机物质定性　针对中药里占绝大多数的植物药,许多学者尝试采用全面的提取分离方法来寻找、发掘药性的化学物质基础。鉴于药性物质基础的特异性,此类研究大多着眼于次生代谢产物,如生物碱类、苷类、萜类等。有学者认为,辛热性与挥发油关系密切,寒凉性与苷类关系密切;一些生物碱表现为热性,另一些则表现为寒性。在化学单体的研究中,热性药化学成分去甲乌药碱的提出和探讨,在许多热性药如细辛、附子、吴茱萸等的提取物中发现去甲乌药碱后,并证实了其强心的药理效应。也有学者采用全电性离子色谱法考察药性特征标识峰,寻找相同药性中药共有的蛋白条带,以此作为药性的分子标记。

2. 无机元素检测　植物无机元素的含量与其生长环境和药效具有一定的相关性,因此也成为中药药性物质基础研究的对象。一般方法是通过测定不同药性中药微量元素含量的均值,对微量元素与中药药性四气、五味、归经等进行相关分析或判别分析,并建立相关数学模型,为中药药性实质的研究提供思考。有学者采用原子吸收光谱法检测了 100 种生药材样品的 15 种无机元素含量,并用数理统计方法对中药四性与各元素之间的关系进行逐步判别分析,结果显示,Mn、Co、Cr、N 等在不同药性间的差异在统计学上有显著性,其中作为多种酶组分或激活剂的 Mn 含量温热药显著高于寒凉药。也有研究选取 313 味中药,并用原子发射光电直流光谱仪对其所含的 35 种无机元素进行了含量测定,数理统计发现,味相同的中药与不具此味的中药存在多种无机元素含量上的显著性差异,如甘味药 Li 含量高。

（二）传统理化定量分析

1. 初生代谢产物定量　中药绝大多数来自于天然的动物、植物或矿物,其共有的初生代谢产物是决定细胞结构和功能的主要物质。一般方法是,采用传统的理化方法提取中药中某一类初生代谢产物并测定其含量对结果进行统计分析,寻找其含量或比例与药性之间存在的关系。有学者采用费林滴定法测定了20味典型寒性与热性中药的总糖含量,结果发现,热性中药的总糖含量总体高于寒性中药的总糖含量。也有研究采用考马斯亮蓝法测定了20味中药的蛋白质含量,结果发现,10种热性药蛋白质的平均含量为12.68mg/g,10种寒性中药的蛋白质含量为6.50mg/g,热性药蛋白含量是寒性药的1.9倍。还有的学者选取了10种寒性中药和10种热性中药并提取粗脂,结果发现,中药游离脂成分与其寒热药性存在明显相关性。

2. 次生代谢产物定量　随着中药化学研究的深入,植物类药材中的次生代谢产物,如生物碱、挥发油、苷类、蒽醌类、黄酮类等也逐渐引入中药药性物质基础研究。这些物质一般具有较为特异的理化特性,可以采用薄层色谱鉴定、分光光度法、高效液相色谱法等传统理化方法测定其含量或通过炮制、配伍后的含量变化寻找次生物质与药性的相关性。有学者采用《中国药典》挥发油含量测定法分别测定了生姜、干姜样品中有效成分挥发油的含量,揭示了两者同药异性及其临床应用之别的实质所在。也有的学者测定经药性相反的辅料炮制后中药有效成分的含量变化,借此来寻找药性变化的化学本质。如采用紫外分光光度法测定酒黄连、生黄连、胆黄连中总生物碱的含量,证实其寒性的递增;又如采用HPLC定量分析证实了大黄的苦寒药性,按照生大黄→酒大黄→熟大黄→大黄炭的顺序逐步减弱等。

（三）现代化学成分表征研究技术

1. 高效液相色谱技术　高效液相色谱指纹图谱是最先发展起来的中药指纹图谱方法之一,并且应用于中药药性研究。有学者选取寒、热性植物药各30种,提取和精制多糖,并彻底水解成单糖进行衍生化反应,测定多糖的单糖组成HPLC指纹图谱并构建数据库,数据经预处理后,建立统计模式识别方法,探讨中药寒热药性与多糖成分的相关性。也有学者采用指纹图谱技术优选寒热药物的提取方法,其基本思路即建立寒热药物指纹图谱,以未知成分的模糊数据(总色谱峰面积和总色谱峰数量)为评判指标,对寒热药性中药HPLC测定的提取方法进行优化,为寻找寒热药性物质基础的HPLC指纹图谱研究奠定了基础。

2. 红外、近红外光谱技术　中药提取物的红外光谱是所有化学组分的红外光谱的叠加,不同药性中药化学成分的类别或是配比上的差异信息,在其红外指纹图谱中会有整体表征,可以此探讨中药红外光谱数据与药性的相关性。近红外光谱是通过测量化合物在近红外谱区的电磁波并对其进行分析而得到化合物的成分或性质等信息的光谱技术,它也可用于探讨物质成分与药性的相关性。有学者对 20 种活血化瘀中药提取物进行红外光谱分析,探讨中药提取物用于中药药性识别的可行性,结果表明,用乙酸乙酯提取的部位化学成分的红外光谱与中药药性之间有一定的相关性,以之构建的模型可以较好地区分平性药与非平性药。也有学者采用近红外漫反射光谱结合模式识别方法对 19 味苦味药材、15 味甘味药材和 20 味辛味药材进行分类,发现热、温性辛味药材的分类准确率为 91%,寒、温性甘味药材的分类准确率为 86.7%,苦、甘、辛味药材的分类准确率为 83%。

3. 紫外光谱技术　在中药药性理论研究中,考虑到不同中药所含成分的不饱和程度有差异,其紫外吸收曲线的形态、峰位、峰强度也有差异,而药性是中药所含物质的外在体现,所以,中药药性与其紫外吸收之间存在一定的相关性。通过总结不同药性中药紫外光谱特征峰的吸收规律并统计分析,构建药性判别模型,可以揭示中药药性的物质基础。有学者采用紫外谱线组法从中药中提取出各种不同极性的成分建立了 51 味寒性热性中药的紫外指纹图谱进行表征,采用主成分分析、判别分析方法对紫外数据进行统计分析,建立了寒、热性中药的判别模型,初步构建了反映寒、热药性物质基础的紫外光谱指纹图谱数字化表征体系。

4. 色谱－波谱分析技术的联用技术　包括紫外光谱法、红外光谱法、近红外光谱法、气相色谱法、液相色谱法、X 射线衍射法、磁共振技术、质谱等。在实际应用中,通常就中药多成分的特点,采取技术更全面地分析化学成分及其结构。有学者选取 20 味代表性寒热中药,提取水溶性糖并进行乙酰化反应,测定水溶性多糖的 GC-MS 指纹图谱,采集水溶性糖的保留时间和对应的峰面积数据,采用 Fisher 判别方法建立了回代率 100% 的判别分析模型,确定了水溶性多糖与中药药性的显著相关性。

五、物理学方法和技术的应用

物理学方法和技术在中药药性研究中逐渐进入人们的视线,如可反映能量变化的热辐射成像、热力学等物理学研究方法常被药性研究所采纳。由于寒热概念本身与整体宏观的能量代谢紧密相关,寒的概念意味着能量的减少,热的概念意味着能量的增加。此类研究方法和技术常用于四气的药性差异研究。较常用的有光学方法、燃烧焓测定法等,如热性的干姜和寒性的黄芩,在人体服用前后 2 小时分别进行红外成像的对比观测,结果发现,寒性药黄芩作用于人体后可使人体头面和胸部的热传导功能和热辐射程度有所减弱,热性药干姜作用于人体后可使人体腹部和脊柱及人体特异性低辐射点的热辐射程度增加,相对温度差和图像动态变化均与两类药性差异相符。利用红外扫描成像系统研究归胃经寒性中药对胃热证大鼠全身不同部位热效应的影响,结果显示,大鼠灌胃干姜煎剂造成胃热证模型后,全身多部位温度明显升高,但经寒性中药治疗后,各部位温度又降低,药物寒性越强,温度降低的部位越多,且程度越大。根据燃烧焓原理,有学者认为平性药是因为机体服用中药后吸收的能量与各类排泄物释放的总能量持平。热性药则表现为吸收大于释放,使机体总能量增加;寒性药则表现为吸收小于释放,使机体总能量减小。有学者通过测量热性药组(肉桂、吴茱萸)、寒性药组(黄芩、黄柏)和平性药组(甘草)给予大鼠后整个生物体系所有输入物质(中药提取物、饲料)、输出物质(各种代谢产物)的燃烧焓,证实了关于中药四性能量变化的设想,为中药药性实质研究提供了新的方法和思考。

六、数学、信息学和计算机技术的应用

近10年来,数学、信息学以及计算机技术正快速地进入药性研究的几乎所有方面,在药性实质的研究中数据挖掘和数学建模是常用之法。

(一)数据库和数据挖掘方法

1. 关于分类和判别　数据库是按照数据结构来组织、存储和管理数据的仓库,在数据库中寻找有价值的信息称为数据挖掘。其中,分类是一种常见的数据挖掘方法,它是根据大量研究对象的已知类别,寻找研究对象的特征属性和类别之间的数学关系建立分类准则。根据这样的分类准则,建立合适的判别函数,判断新样本的类别归属问题的分析方法就是判别分析。许多数学理论和算法均可用以进行判别分析,如线性分类法、贝叶斯分类法、人工神经网络分类法、决策树等。分类和判别引入中药药性理论研究中的一般方法是将药性设定为研究对象(药物)的类别,将待分析的指标设定为研究对象的特征属性,建立基于特征属性(指标)的类别(药性)判别函数,实现药性判别。有学者采用 Fisher 线性判别法,以105种中药的42种无机元素含量为数据集,建立了基于42个无机元素含量(特征属性)判别寒热温凉4种药性(类别)的判别方程,回代准确率为80.9%。也有学者采用人工神经网络判别法,以1728味中药的药用部位、采收季节、性状颜色等150个属性为数据集,建立了基于150个各类属性(特征属性)判别寒热2种药性(类别)的判别方程,回代率为71.49%。

2. 关于关联规则分析　关联规则分析也是一种常见的数据挖掘方法,它在大量数据记录基础上,寻找特征属性之间的相关性,即哪些属性在一起出现的概率比较高,哪些属性在一起出现的概率比较低,又称关联规则挖掘。与分类和判别不同的是,关联规则分析着眼于研究特征属性之间的关系,并最终以规则范

式 X → Y 的形式表示出来。常用的关联规则算法也有很多,例如 Apriori 算法、FP 算法等。有学者以 2005 年版《中国药典》收录的 525 味中药为数据集,挖掘了符合条件(支持度计数 >2)的关联规则,探索了实际出现的 235 种"性 – 味 – 归经"药性组合与 319 个功效术语之间的关联关系,为药性组合与功效相关性的进一步确认提供参考。也有学者以《神农本草经》收录的 365 味中药为数据集,挖掘了符合条件(支持度计数 >6,置信度 >45%)的关联规则,探索了四气、五味及其组合与 134 项实际功效之间的关联关系,并尝试探讨了药性理论深层规律,为药性理论实质研究提供思考。

(二)数理分析和数学建模方法

数学模型是数学理论与实际问题相结合的一门科学,它将现实问题归结为相应的数学问题,并在此基础上利用数学的概念、方法和理论进行深入的分析和研究,从而从定性或定量的角度来刻画实际问题,并为解决现实问题提供精确的数据或可靠的指导。建立数学模型的一般步骤包括模型准备、模型假设、模型构成、模型求解和模型分析。在中药药性理论研究中,由于不同学者的切入点和所要解决的实际问题不同,出现了若干不同的数学模型,但是都与中药药性理论本身的特征有关,成为探索药性理论实质的新尝试。有学者尝试建立一种基于药性位势模型和功效知识元网络的中药药性理论模型化表征方法,通过在一个三维模式位势图中展现一味中药的药性理论(包括四气、五味、归经和功效)特征,借此探讨它们之间内在的关联规律。本课题组基于药性构成"三要素"理念,建立了能够合理表达化学成分要素、机体状态要素和生物效应要素信息的数学模型,并在此基础上实现了对附子、肉桂、黄柏和栀子的寒热药性表达。还有学者建立了基于三阴三阳系统的模型,并以此诠释传统药性理论的思维方式等。

第十章 中药药物警戒思想的创立与发展

国医大师颜正华作为当代孟河医派的杰出代表，承袭了孟河用药"平和轻灵"之特点。颜正华曾在总结自己学术思想时说："在常用中药中，有一部分毒烈之品，其性能特点突出，药力峻猛，效速害大，不易掌握。对这类药，我从扬长避短、用药安全的原则出发，总结出一套应用方法。首先，主张慎用，不到万不得已，不得投用。其次，主张严格炮制，以缓其毒，如甘遂醋制、巴豆去油制霜等。其三，主张遵从古法，从小剂量开始投用，不效逐加，至效即止。绝不能首量即足，致使攻伐太过。其四，主张间隔使用，穿插扶正。不可连续用药攻伐，致使故疾未去而新病又起，或体虚致极，不堪用药。"可见，在颜正华的学术思想中，安全用药是十分重要的组成部分。颜正华学术继承人、颜正华名医工作室负责人张冰在学习继承颜正华安全用药思想基础上，提出"中药药物警戒"和"中药药源性疾病学"的概念并主编出版了相关学术著作及教材多部。颜正华名医工作室秘书吴嘉瑞在颜正华和张冰的指导下专注中药注射剂安全性研究10余年，相关成果获得中国药学会科技奖一等奖。颜正华鼓励并称赞这项工作，不仅主审《中药药物警戒》《中药注射剂临床应用系统评价研究》，而且为《中药药物警戒》作序并题写书名。

本部分主要以颜正华名医工作室所开展的中药药物警戒和中药安全相关研究等成果为示例展开论述，以期反映颜正华安全用药思想的传承与发扬。

第一节 中药药物警戒思想的创立

一、中医药安全用药源流

中医药学历来重视药物毒性和用药安全。古代本草医籍中蕴涵着大量与安全用药相关的论述，主要包括服药禁忌，配伍、炮制等减毒方法，有毒中药的剂量控制原则，中药毒性分级以及中毒解救等内容。综合而论，传统中医药学对药物安全性的认识可分为3个阶段。

（一）早期认识阶段

中医药学对药物毒的认识是伴随着远古人类的生产、生活和医疗实践而萌芽产生的。如《淮南子·修务训》云："神农乃教民播种五谷……尝百草之滋味，水泉之甘苦，令民知所避就。当此之时，一日而遇七十毒。"周代，人们已懂得利用"毒药"来医治疾病，如《周礼·天官·冢宰》有"医师掌医之政令，聚毒药以共医事"的记载。战国秦汉之间，中医学奠基之作《黄帝内经》中有"必齐毒药攻其中"和"毒药治其内"的论述。虽然以上论述中的"毒药"未必专指对人体有毒害作用的药物，但至少说明当时的医药学家已认识到毒与药的密切联系性。

汉代，医药学家对中药毒性的认识更加明确。如已知最早的本草著作《神农本草经》在论述药性时云："药有酸咸甘苦辛五味，又有寒热温凉四气，及有毒无毒。"并将所载 365 种药物按功效特点及有毒无毒分为上中下三品，云："上药一百二十种为君，主养命以应天，无毒，多服、久服不伤人。……中药一百二十种为臣，主养性以应人，无毒、有毒，斟酌其宜。……下药一百二十五种为佐使，主治病以应地，多毒，不可久服。"此处"多毒，不可久服"即是安全用药思想的初步体现。不仅如此，《神农本草经》还明确提出了配伍禁忌和配伍减毒思想，云："勿用相恶相反者；若有毒宜制，可用相畏相杀者。"并提出服用毒药时应遵循的剂量原则，云："若用毒药疗病，先起如黍粟，病去即止，不去倍之，不去十之，取去为度。"以上记载说明当时的人们已懂得通过药物配伍和控制药物剂量的方法来避免毒性反应的发生。东汉后期成书的经典医学著作《伤寒杂病论》中亦有关于药物剂量控制原则的阐释。如《金匮要略》在论述乌头桂枝汤时云："初服二合，不知，即服三合，又不知，复加至五合。"又如在论述乌头赤石脂丸时云："先食服一丸，日三服。不知，稍加服。"另外，《伤寒杂病论》已有与服药食忌相关的记载。如《伤寒论》在桂枝汤后注云："禁生冷、黏滑、肉面、五辛、酒酪、臭恶等物。"又如《金匮要略·禽兽鱼虫禁忌并治》云："所食之味，有与病相宜，有与身为害，若得宜则益体，害则成疾，以此致危，例皆难疗。"汉末至两晋间成书的《名医别录》首次将毒性药物分为大毒、有毒、小毒 3 个等级，如"天雄有大毒""乌头有毒""菜耳实有小毒"等。这标志着中药毒性分级思想的产生。

魏晋时期，医药学著作中开始出现有关药物中毒解救的专篇论述。如东晋葛洪《肘后备急方·治卒服药过剂烦闷方》是针对服药过量引起胸闷反应的解救专篇，其在论述"服药失度心中苦烦方"时云："饮生葛根汁，大良。无生者，干葛为末，水服五合，亦可煮服之。"又如《肘后备急方·治卒中诸药毒救解方》是有毒中药的解毒诊治专篇，详细记载了"中狼毒毒以蓝汁解之""中踯躅毒以栀子汁解之""中雄黄毒以防己汁解之"等多种解毒方法。再如《肘后备急方·治食中诸毒方》中亦载有部分药物中毒的解救方法，云："蜀椒闭口者有毒，戟人咽,气便欲绝,又令人吐白沫。多饮桂汁若冷水一二升,及多食大蒜,即便愈。"因此,可以认为,《肘后备急方》作为我国最早设专篇论述中药解毒方法的著作,奠定了中药中毒解救思想的基础。

(二)成熟阶段

南北朝陶弘景《本草经集注》的问世标志着中医药学对药物毒的认识取得新的突破,其在《神农本草经》等前世著作的基础上,首次系统整理了"畏恶反忌""服药食忌"等药物警戒内容,并在序录中设专项列出。其"畏恶反忌表"共收载相畏、相恶、相反等配伍药组数百对,被后世本草医籍奉为经典,为金元时期"十八反""十九畏"的诞生奠定了理论基础。《本草经集注》论述服药食忌时,云"服药,不可多食生胡荽及蒜杂生菜;又不可食诸滑物果实等;又不可多食肥猪、犬肉、油腻、肥羹、鱼脍、腥臊等物",并将"有术,勿食桃李""有甘草,勿食菘菜"等20余条服药食忌示例整理总结于序例中。这标志着服药食忌思想的正式形成。此外,《本草经集注》在《神农本草经》"毒药疗病,先起如黍粟"论断的基础上,对服用毒药的剂量原则作了进一步阐述,云:"一物一毒,服一丸如细麻;二物一毒,服二丸如大麻;三物一毒,服三丸如胡豆;四物一毒,服四丸如小豆;五物一毒,服五丸如大豆;六物一毒,服六丸如梧子;从此至十,皆如梧子,以数为丸。而毒中又有轻重,且如狼毒、钩吻,岂同附子、芫花辈耶?凡此之类,皆须量宜。"意思是说使用毒药治病时,应具体情况具体分析,斟酌药物中含毒量或药物的毒性大小决定服药剂量的大小,不可一概而论。

隋唐时期,人们对药物毒的认识进一步深化发展。如隋代巢元方在《诸病源候论·蛊毒病诸候·解诸药毒候》中警示云:"凡药物云有毒及有大毒者,皆能变乱,于人为害,亦能杀人。但毒有大小,自可随所犯而救解之……从酒得者难治……因食得者易愈。"唐代王冰强调根据不同药物毒性的大小决定其中病即止的时机,其在《重广补注黄帝内经素问·五常政大论》中云:"大毒治病,十去其六;常毒治病,十去其七;小毒治病,十去其八;无毒治病,十去其九。谷肉果菜,食养尽之,无使过之,伤其正也。不尽,行复如法。"就安全用药而言,这显然比《神农本草经》中所云"取去为度"更加科学。王冰又云:"能毒者以厚药,不胜毒者以薄药。"意思是说,临床用药时应根据不同患者体质的具体情况决定不同毒性药物的选取。药王孙思邈在《备急千金要方》和《千金翼方》中对药物中毒后的解救做了专篇论述。如《备急千金要方·解毒并杂治·解百药毒》云:"甘草解百药毒,此实如汤沃雪,有同神妙。有人中乌头、巴豆毒,甘草入腹即定……有人服玉壶丸,治呕不能已,百药与之不止,蓝汁入口即定。"并在此段论述后列出解毒方剂12首。又如《千金翼方·杂病下·药毒》中列述"解野葛毒方"和"一切诸毒方"等解毒方剂共计12首。

宋代,寇宗奭在前世有关毒药使用剂量论述的基础上,强调应根据患者和疾病的具体情况确定毒药的用量。如《本草衍义》云:"凡服药多少,虽有所说一物一毒,服一丸如细麻之例,今更合别论。缘人气有虚实,年有老少,病有新久,药有多毒少毒,更在逐事斟量,不可举此为例。"唐慎微《证类本草》全面继承了《本草经集注》等前世本草中有关药物警戒思想的论述并有所发展,如对"畏恶反忌表"和"服药食忌"等内容进行了扩充,并在前世本草三级毒性分类法的基础上,首创四级分类,将有毒药物划分为大毒、有毒、小毒、微毒 4 个级别。此外,南宋朱端章《卫生家宝产科备要》中首载的妊娠禁忌歌诀以及王怀隐《太平圣惠方·解诸药毒诸方》和赵佶《圣济总录·杂疗门》中对药物中毒解救的精辟阐述都是宋代药物警戒思想发展的写照。

金元时期,经典的配伍禁忌"十八反""十九畏"被提出。如金代张从正《儒门事亲》中首载十八反歌诀:"本草明言十八反,半蒌贝蔹及攻乌;藻戟遂芫俱战草,诸参辛芍叛藜芦。"又如李杲《珍珠囊补遗药性赋》中首载十九畏歌诀:"硫黄原是火中精,朴硝一见便相争;水银莫与砒霜见,狼毒最怕密陀僧。巴豆性烈最为上,偏与牵牛不顺情;丁香莫与郁金见,牙硝难和荆三棱。川乌草乌不顺犀,人参最怕五灵脂;官桂善能调冷气,若逢石脂便相欺。"两首歌诀中所云"功、战、相争、相欺、最怕、难和、莫与、不顺情"等均含有配伍禁忌之意。时至今日,"十八反""十九畏"仍然是中药配伍禁忌理论的核心内容。

(三)补充完善阶段

明清时期,随着医药学的蓬勃发展,人们对药物毒的认识也进一步丰富充实。明代,著名医学家张景岳强调凡药皆有毒,并以此为论据,对药物的毒进行了精辟的阐释。如《景岳全书·本草正》云:"本草所云某有毒、某无毒,余则甚不然之,而不知无药无毒也。"又云:"药以治病,因毒为能。"又如《类经·论治类》云:"毒药者,总括药饵而言,凡能除病者,皆可称之为毒药。"张景岳《类经·论治类·有毒无毒制方有约必先岁气无伐天和》中亦有关于药物毒性分级的论述,云:"大毒之性烈,其为伤也多。小毒之性和,其为伤也少。常毒之性,减大毒之性一等、加小毒之性一等,所伤可知也。"此外,张景岳也强调用毒药时应因人而异。如《类经·藏象类·耐痛耐毒强弱不同》中指出:"人有能耐毒者,有不能胜毒者。"又如《类经·脉色类·诊有大方》云:"五脏各有所偏,七情各有所胜,阳脏者偏宜于凉,阴脏者偏宜于热,耐毒者缓之无功,不耐毒者峻之为害。"李时珍在《本草纲目》中对前世本草中的配伍禁忌、妊娠禁忌、服药食忌等内容进行了综合概括,并在宋代唐慎微《证类本草》基础上对有毒药物进行了大量增补,共收载毒药 361 种,亦按毒性大小分为大毒、有毒、小毒、微毒 4 个级别,并在草部下首次单列"毒草"专目,收载有毒草药 47 种。明末医家王肯堂在《证治准绳》中从医（药）源性疾病角度对药物安全提出警示，云："夫有生必有死，万物之常也。然死不死于老而死于病者，万物皆然，而人为甚。故圣人悯之而医药兴，医药兴，而天下之人又不死于病，而死于医药矣。"此外，明代朱橚《普济方·诸毒门》和董宿《奇效良方·诸毒门》中记载的众多解毒方剂也是明代药物毒认识发展的鲜活例证。

清代医药学家对药物毒性分级的认识更加细化，如汪昂《本草易读》突破前世本草四级分类法，将有毒药物分为大毒、毒、小毒、微毒和微有小毒5个等级。一些清代著作从药物偏性角度阐释药物毒性，并提出警示。如《嵩崖尊生书》云："一药之生，其得寒热温凉之气，各有偏至，以成其体质，故曰药。药者，毒之谓。"晚清名医凌奂所著《本草害利》是一部浓缩了我国传统药物警戒思想精华的著作，其在自序中云："凡药有利必有害，但知其利，不知其害，如冲锋于前，不顾其后也。"又云："知药利必有害，断不可粗知大略，辨证不明，信手下笔，枉折人命。"《本草害利》在各论阐述每一味药物性能主治特点时，均先言其害，后言其利。且书中所云每味药之"害"不仅涉及药物自身毒性，还包括配伍禁忌、妊娠禁忌、服药食忌、证候禁忌等多方面。如论述诃子害时云："至于带下本于湿热，喘嗽实由肺火，用之立致杀人，宜当深戒其弊。"又如芎䓖："单服久服，令人暴亡，亦泄其真气使然也。畏黄连、硝石，恶黄芪、山茱萸。"再如牡丹皮："胃气虚寒，妇人血崩，经行过期不净，妊娠者并忌之。"此外，书中还在"修治"项中附有详细的解毒方法。

由此可知，中医药学对药物毒性的认识源远流长，初成于汉末魏晋时期，至金元时期内容趋于完善，明清时期得到进一步充实与发展。这些对药物毒性的认识和相关安全用药思想是祖国传统医药学的宝贵财富，对指导临床安全用药具有重要意义。

综合历代本草医籍中有关中药"毒"的阐释，中药的"毒"有狭义与广义之分。所谓狭义的"毒"，即指药物可以对人体造成伤害的性质。有毒的药物，大多性质强烈，作用峻猛，极易损害人体，常用治疗量范围较小，安全性低。药量稍微超过常用治疗量，即可对人体造成伤害。正如隋代《诸病源候论》云："凡药物云有毒及有大毒者，皆能变乱，于人为害，亦能杀人。"明代《类经》云："毒药，为药之峻利者。"据此推断，砒石、雄黄、轻粉、千金子、巴豆、芫花等有毒中药即为"药之峻利者"，而其中"毒"即为狭义概念，指药物可以对人体造成伤害的性质。

所谓广义的"毒"主要有4种含义：①药物的总称。即"毒"与"药"通义。如《周礼·天官·冢宰》云："医师掌医之政令，聚毒药以共医事。"明代《类经》云："毒药者，总括药饵而言，凡能除病者，皆可称之为毒药。"《类经》又云："凡可避邪安正者，皆可称之为毒药。"以上文献中，"毒"即是指"药"。②药物的偏性。中医药学认为，药物之所以能治疗疾病，就在于它具有某种偏性。临床用药每取其偏性，以祛除病邪，调节脏腑功能，纠正阴阳盛衰，调整气血紊乱，最终达到愈病蠲疾、强身健体之目的。古人常将药物的这种偏性称之为"毒"。如金代《儒门事亲》云："凡药有毒也，非止大毒小毒为之毒，甘草、苦参不可不谓之毒，久服必有偏胜。"明代《类经》云："药以治病，因毒为能。所谓毒者，以气味之有偏也。盖气味之正者，谷食之属是也，所以养人正气。气味之偏者，药饵之属是也，所以去人邪气。其为故也，正以人之为病，病在阴阳偏胜尔。欲救其偏，则惟气味之偏者能之，正者不及也。"可见，每种药物都具有各自的偏性，中药理论将这些偏性统称为"毒"。③指药物作用的强弱。如《普济方·药性总论》云："有无毒治病之缓方，盖药性无毒，则攻自缓""有药有毒之急方者，如上涌下泄，夺其病之大势者是也"。一般来说，在常规剂量下应用，有毒特别是有大毒的药物，如马钱子、巴豆等，对人体作用强烈；而无毒或毒性极小的药物，如麦芽、龙眼肉等，对人体作用较缓。④指药物可以对人体造成伤害的性质，即狭义的"毒"。

二、中药药物警戒的内涵

（一）中药传统药物警戒思想探讨

中国传统医药学历来重视药物毒性和用药安全。古代本草医籍中蕴涵着大量与安全用药相关的论述，主要包括服药禁忌，配伍、炮制等减毒方法，有毒中药的剂量控制原则，中药毒性分级以及中毒解救等内容。这些与安全用药相关且反映中医药用药戒备思想的思想统称为中药传统药物警戒思想。这些警戒思想是历代中医药学家临床经验的积累与结晶，是中医药安全用药理论的集中体现。

1. 毒性分级思想　中国传统医学对药物毒性分级的认识可以追溯到中药理论形成之初。如已知最早的本草著作《神农本草经》论述药性："药有酸咸甘苦辛五味，又有寒热温凉四气，及有毒无毒。"并将所载365种药物按功用及有毒无毒分为上中下三品："上药一百二十种为君，主养命以应天，无毒，多服、久服不伤人。……中药一百二十种为臣，主养性以应人，无毒、有毒，斟酌其宜。……下药一百二十五种为佐使，主治病以应地，多毒，不可久服。"《神农本草经》中所说"有毒无毒"即是药物毒性分级思想的初步体现。汉末至两晋间成书的《名医别录》首次将毒性药物分为大毒、有毒、小毒3个等级，如"天雄有大毒""乌头有毒""菜耳实有小毒"等。这标志着中药毒性分级思想的深化。五代时期，《日华子本草》将有毒中药分级增加了"微毒"一级，由三级分类法上升为四级分类法。明代本草巨著《本草纲目》亦按毒性大小将有毒中药分为大毒、有毒、小毒、微毒4个级别。清代医药学家对药物毒性分级的认识更加细化，如汪昂《本草易读》突破前世本草四级分类法，将有毒药物分为大毒、毒、小毒、微毒和微有小毒5个等级。

2. 中毒解救思想　中药中毒解救思想由来已久。魏晋时期，医药学书籍中已出现药物中毒解救的专篇论述。如东晋葛洪《肘后备急方·治卒服药过剂烦闷方》是针对服药过量引起胸闷反应的解救专篇,其中论述"服药失度心中苦烦方":"饮生葛根汁,大良。无生者,干葛为末,水服五合,亦可煮服之。"又如《肘后备急方·治卒中诸药毒救解方》,详细记载了"中狼毒毒以蓝汁解之""中踯躅毒以栀子汁解之""中雄黄毒以防己汁解之"等多种解毒方法。再如《肘后备急方·治食中诸毒方》中亦载有部分药物中毒的解救方法:"蜀椒闭口者有毒,戟人咽,气便欲绝,又令人吐白沫。多饮桂汁若冷水一二升,及多食大蒜,即便愈。"可以认为,《肘后备急方》作为我国最早设专篇论述中药解毒方法的著作,奠定了中药中毒解救思想的基础。唐代药王孙思邈在《备急千金要方》和《千金翼方》中对药物中毒后的解救做了专篇论述。如《备急千金要方·解毒并杂治·解百药毒》云:"甘草解百药毒,此实如汤沃雪,有同神妙。有人中乌头、巴豆毒,甘草入腹即定……有人服玉壶丸,治呕不能已,百药与之不止,蓝汁入口即定。"并在此段论述后列出解毒方剂 12 首。又如《千金翼方·杂病下·药毒》中列述"解野葛毒方"和"一切诸毒方"等解毒方剂共计 12 首。此后,历代本草医籍中均载有中毒解救的相关论述。

3. 用药警戒思想

(1)配伍禁忌思想:配伍禁忌思想是中药药物警戒思想的最鲜明体现。早在汉代《神农本草经》中就提及了配伍禁忌。如《神农本草经》指出:"勿用相恶相反。"金元时期,中药学经典的配伍禁忌理论"十八反""十九畏"被提出,标志着配伍禁忌思想日趋成熟。如金代张从正《儒门事亲》中首载十八反歌诀:"本草明言十八反,半蒌贝蔹及攻乌;藻戟遂芫俱战草,诸参辛芍叛藜芦。"又如李杲《珍珠囊补遗药性赋》中首载十九畏歌诀:"硫黄原是火中精,朴硝一见便相争;水银莫与砒霜见,狼毒最怕密陀僧。巴豆性烈最为上,偏与牵牛不顺情;丁香莫与郁金见,牙硝难和荆三棱。川乌草乌不顺犀,人参最怕五灵脂;官桂善能调冷气,若逢石脂便相欺。"两首歌诀中所说"功、战、相争、相欺、最怕、难和、莫与、不顺情"等均含有配伍禁忌之意。时至今日,"十八反""十九畏"仍然是中药配伍禁忌理论的核心内容。

(2)剂量与疗程控制思想:中药服用剂量与疗程控制思想最早见于《神农本草经》。如《神农本草经》说:"若用毒药疗病,先起如黍粟,病去即止,不去倍之,不去十之,取去为度。"意思是说,服用毒药应首先从小剂量开始尝试,慢慢加量,直至疾病祛除。南北朝《本草经集注》在《神农本草经》的基础上,对服用毒药的剂量原则作了进一步详细阐述:"一物一毒,服一丸如细麻;二物一毒,服二丸如大麻;三物一毒,服三丸如胡豆;四物一毒,服四丸如小豆;五物一毒,服五丸如大豆;六物一毒,服六丸如梧子;从此至十,皆如梧子,以数为丸。"意思是说,使用毒药治病时,应具体情况具体分析,斟酌药物中含毒量决定服药剂量的大小,不可一概而论。唐代王冰强调根据药物毒性的大小决定其疗程,如王冰在

《重广补注黄帝内经素问·五常政大论》中说："大毒治病,十去其六;常毒治病,十去其七;小毒治病,十去其八;无毒治病,十去其九。谷肉果菜,食养尽之,无使过之,伤其正也。不尽,行复如法。"

（3）妊娠禁忌思想：中药妊娠禁忌思想源远流长。早在《素问·六元正纪大论》中就有"妇人重身,毒之何如"的记载,说明当时的医药学家已经对孕妇可否使用有毒药物的问题进行讨论。汉代《神农本草经》中记载了若干堕胎药物,如牛膝、瞿麦等。南北朝梁代陶弘景在《本草经集注·序例·诸病通用药》中专设堕胎药项,收载堕胎药41种。唐代《产经》中列举了82种妊娠期间禁忌服用的药物。宋代以来,文献中出现以妊娠禁忌为内容的歌诀,如南宋朱端章《卫生家宝产科备要》中的产前禁忌药物歌,陈自明的《妇人大全良方》和许洪《指南总论》中的歌诀。后世许多妊娠禁忌歌诀多以此为基础。如元代医家李杲编成的《妊娠用药禁忌歌》："蚖斑水蛭及虻虫,乌头附子配天雄;野葛水银并巴豆,牛膝薏苡与蜈蚣。三棱芫花代赭麝,大戟蝉蜕黄雌雄;牙硝芒硝牡丹桂,槐花牵牛皂角同。半夏南星与通草,瞿麦干姜桃仁通;硇砂干漆蟹爪甲,地胆茅根都失中。"此外,《胎产救急方》和《炮炙大法》等著作中亦有类似歌诀。明清时期,《神农本草经疏》和《本草纲目》等本草学专著中均有妊娠禁忌药的记载。

（4）配伍与炮制减毒思想：中医临床历来重视通过配伍和炮制等手段降低药物的毒烈之性。如汉代《神农本草经》中即有配伍减毒的相关论述："若有毒宜制,可用相畏相杀者。"所谓相畏是指一种药物的毒性可以被另一种药物抑制或削弱,如半夏畏生姜;所谓相杀是指一种药物能够抑制或削弱另一种药物的毒性,如生姜杀半夏。又如李时珍《本草纲目》中有炮制减毒的论述："芫花用时以好醋煮十数沸,去醋,以水浸一宿晒干用,则毒减也。"现代毒理学研究证明,芫花经醋制后 LD_{50} 较生品提高了1倍,毒性降低。

综上可见,中医药学历来重视用药安全。中药传统药物警戒思想中蕴含着大量与防治不良反应相关的经典论述,这与现代药物警戒所强调的主动防治不良反应的理念相得益彰。

（二）中药药物警戒的内涵与特色

如前所述,中药传统药物警戒思想主要包括服药禁忌（配伍禁忌、妊娠禁忌、服药食忌、证候禁忌）,配伍、炮制等减毒方法,有毒中药的剂量控制原则,中药毒性分级以及药物中毒解救等内容。这些警戒思想是历代中医药学家临床经验的积累与结晶,是中医药安全用药理论的集中体现。随着时代的变迁与发展,中药药物警戒开始融入新的内涵与理念。近年来,中药安全性事件引起国内外广泛关注,如以龙胆泻肝丸不良反应为代表的马兜铃酸肾病事件,以鱼腥草注射剂、刺五加注射剂、双黄连注射剂严重不良反应为代表的中药注射剂不良反应事件等。因此，在 21 世纪，中药药物警戒显得尤为重要。依据药物警戒的定义，中药药物警戒即指与中药安全性相关的一切科学与活动。其中"科学"主要包括中药临床安全用药理论，中药不良反应理论和中药毒理学等学术内容；"活动"则主要包括中药上市前与上市后的安全性监测与评价，中药安全性实验室研究和中药安全用药普及宣传等内容。

中药药物警戒与西方药物警戒既有密切联系，又有明显区别。简而言之，中药药物警戒的特色可以归纳为以下几个方面：①中药药物警戒与中华民族数千年的安全用药思想一脉相承，有着丰富的中医药理论底蕴；②中药药物警戒是我国历代医药学家行医用药经验的精华浓缩，有着鲜明的中医药实践特色；③中药药物警戒不仅是中药安全性研究的指导性理论，同时也对西方草药的安全性监测与使用具有借鉴意义；④中药药物警戒并不将中药上市后安全性监测作为核心内容，而是承袭了中医"治未病"思想，具有丰富的前瞻性预防理念，强调通过临床合理用药将中药的潜在危害性降至最低。

综上所述，中药药物警戒是在中药安全性日益引起关注的背景下，应运而生的新概念，是西方药物警戒理念与中医药特色相结合的产物，也是与中医药传统安全用药思想一脉相承的理论体系。中药药物警戒理论内涵的提出与明确有助于更好地在中医药理论指导下合理使用中药，有助于更好地开展中药安全性监测，有助于更加准确地认识与评价中药安全性。

第二节　中药药物警戒的研究实践

一、含有毒成分中成药药物警戒

含有毒成分中成药在中医临床中发挥着重要作用。以有毒中药治疗急重病证更是中医药的一大特色，如张仲景用"四逆汤""真武汤"等治疗亡阳厥逆证。许多含有毒中药的方剂及其相应中成药在中医临床上沿用多年，是中药的重要组成部分。然而，含有毒成分中成药相比其他中成药而言，安全性较差，易发生不良反应，或不良事件。且其毒性范围广，涉及多个系统、器官，大部分毒性中药应用不当可引起多系统损伤。因此，掌握、熟悉含有毒成分中成药的不良反应十分必要，有助于促进临床合理用药，减少不良反应/事件的发生。如前所述，颜正华针对毒药使用，提出慎用和从小剂量投用等观点。本节系对颜正华有毒中药科学认识的继承与发展。

（一）含有毒成分中成药的概念及分类

处方中含有毒性物质的中成药称为含有毒成分中成药。此类中成药如果应用不当,容易造成人体组织器官的损害,扰乱或破坏正常生理功能,产生病理变化甚至危及生命。隋代巢元方《诸病源候论》云:"凡药物云有毒及有大毒者,皆能变乱,于人为害,亦能杀人。"明代李时珍《本草纲目》云:"乌附毒物,非危病不用。"所云都是指的这类药。有毒中药可以分为3个级别:①大毒:凡使用小剂量即可发生毒副反应且症状发生快且重的称大毒。中毒症状十分严重,能引起重要脏器的严重损害,甚至造成死亡。大毒药材有巴豆、巴豆霜、斑蝥、草乌、川乌、马钱子、马钱子粉、闹羊花、天仙子、红粉等。②有毒(即中等毒性):使用较大剂量方出现毒副反应,且症状发生较慢、较轻的称有毒。中毒症状比较严重,甚者能引起重要脏器的损害,用量较大时能引起死亡。有毒药材有干漆、土荆皮、山豆根、千金子、千金子霜、制川乌、制草乌、天南星、甘遂、仙茅、白附子、白果、半夏(炮炙品)、朱砂、华山参、两头尖、附子、苦楝皮、京大戟、牵牛子、轻粉、香加皮、洋金花、硫黄、蜈蚣、罂粟壳、蟾酥、雄黄、常山、芫花、木鳖子、蕲蛇、苍耳子、全蝎、商陆等。③小毒:使用大剂量或蓄积到一定程度才出现毒副反应且程度较轻的称小毒。这类药一般不易造成重要脏器的损害,且不易引起死亡。小毒药材有丁公藤、九里香、土鳖虫、川楝子、小叶莲、地枫皮、红大戟、吴茱萸、苦杏仁、草乌叶、南鹤虱、绵马贯众、鹤虱、猪牙皂、水蛭、急性子、两面针、北豆根、重楼、蛇床子等。

1. 含生物碱类有毒成分中成药　此类有毒中药包括乌头、附子、马钱子、雪上一枝蒿、山豆根、曼陀罗、莨菪子、藜芦、雷公藤等。含此类中药的常用中成药有玉真散、小活络丹、祛风舒筋丸、虎骨木瓜丸、附子理中丸、舒风定痛丸、九分散、雷公藤片、痛血康胶囊、二十五味珊瑚丸、跌打镇痛膏、正骨水、通络骨质宁膏、香药风湿止痛膏、寒喘膏药、祖师麻风湿膏、祛风骨痛巴布膏、三七伤科片、大活络丸、透骨镇风丸、药酒丸、安肾丸、壮骨木瓜丸、骨刺消痛液等。

2. 含苷类有毒成分中成药　①氰苷类:此类有毒中药主要有杏仁、桃仁、枇杷仁等。中成药有气管炎片、银屑丸、桃仁承气丸、桂枝茯苓丸、抵当丸等。②强心苷类:此类有毒中药主要有万年青、香加皮、夹竹桃、罗布麻、福寿草、铃兰、毒箭木等。中成药有罗布麻降压片、罗布麻片、修正万年青等。③皂苷类:此类有毒中药主要有黄药子、商陆、天南星、木通、皂角荚、白头翁、川楝子。中成药有达肺草、治伤散、保赤散、玉真散、珍珠丸等。

3. 含毒蛋白类中成药　此类有毒中药包括苍耳子、蓖麻子、巴豆等。中成药有辛芩颗粒剂、龙虎丸、小儿七珍丸、小儿脐风散、保赤万应散等。

4. 含动物类有毒成分中成药　此类有毒中药常见的有蟾酥、全蝎、斑蝥、红娘子等。中成药有六神丸、六应丸、喉症丸、蟾酥锭、蟾酥丸、小儿回春丸、黑虎散、抵当丸、复方斑蝥散等。

5. 含矿物类有毒成分中成药　此类有毒中药主要有朱砂、白降丹、红升丹、轻粉、铅丹、雄黄、砒霜。常用中成药有:①含铅类中成药:黑锡丹、四胜散、珍珠散等；②含汞类中成药：朱砂安神丸、七厘散、磁朱丸、局方至宝丸、琥珀抱龙丸、蟾酥锭等；③含砷类中成药：小儿回春丸、牛黄解毒片、安宫牛黄丸、六神丸等。

6. 其他 近年来在临床上发现一些非传统毒性成分，如马兜铃酸，过量服用含马兜铃酸的中成药能引起快速进展的肾间质纤维化，称为马兜铃酸肾病（AAN）。常用含马兜铃酸的中药有广防己、关木通、马兜铃、青木香、天仙藤、寻骨风、朱砂莲等；中成药有跌打丸、龙胆泻肝丸（片、颗粒、口服液）、小儿金丹片、分清五淋丸、导赤丸、妇科分清丸、排石颗粒、十香返生丸、大黄清胃丸、纯阳正气丸、冠心苏合香丸、二十五味松石丸、止咳化痰丸等。

（二）含有毒成分中成药的不良反应表现

既往文献显示，有毒中药更易出现不良反应或不良事件。含有毒成分中成药不良反应表现有过敏反应、中毒反应等，与其他中成药相比，中毒反应比例更大，有急性中毒或慢性蓄积中毒，主要表现为肝、肾等主要脏器的损伤。下面按成分分类将各类含有毒成分中成药的不良反应表现及典型案例概述如下。

1. 含生物碱类有毒成分的中成药 含生物碱类有毒成分中成药的中毒反应报道主要集中在含乌头、马钱子、雷公藤的中成药中。

（1）含乌头类中成药的中毒表现：乌头中的乌头碱是强毒性成分，属于双酯型的二萜生物碱。乌头碱通过消化道或经由破损的皮肤而很快被吸收，若大量误服，可在几分钟内出现中毒症状，3~4小时即可死亡。中毒致死的主要原因是严重的心律失常和呼吸中枢麻痹。中毒机制为兴奋迷走神经，对心脏通过兴奋刺激作用，导致起搏异常、传导障碍和各种异位节律，继而引起心源性脑缺血综合征。其症状主要有：起初感觉过敏，继而口舌、四肢及全身发麻，痛觉减退甚至消失、头晕眼花、烦躁不安、流涎、恶心、呕吐、腹痛腹泻、心率变慢、心律失常、血压下降，甚至昏迷、抽搐、虚脱、呼吸衰竭或出现急性心源性脑缺血而死亡。

（2）含马钱子中成药的中毒表现：马钱子的有毒成分为士的宁，有兴奋脊髓、延髓中枢神经系统作用，过量服用，可引起中毒反应。临床中毒表现：先出现头痛、头晕、舌麻、口唇发紫、烦躁、呼吸加快、血压升高等症状，继而出现肌肉震颤，最后可导致强直性惊厥，角弓反张，随后呼吸肌痉挛收缩而致窒息死亡。

（3）含雷公藤中成药的中毒表现：雷公藤有大毒，毒性与其所含生物碱及有细胞毒的二萜类成分有关。接触皮肤后可引起局部刺激作用，内服刺激胃肠道，吸收后则损害中枢神经系统，还可作用于心肌，引起肺水肿及心源性脑缺血综合征。中毒后出现恶心、呕吐、剧烈腹痛、四肢麻木或抽搐、脱发、口干、便秘、肝区疼痛、黄疸、肌肉疼痛、心悸、胸闷、气短、脉搏细弱、血压下降、心律失常、少尿、水肿、血尿、血便，严重时脱水、电解质紊乱，肝、心出血和坏死，急性肾衰竭和尿毒症。

（4）含天仙子、曼陀罗中成药的中毒表现：天仙子、曼陀罗中毒性成分是莨菪碱和东莨菪碱，对中枢有先兴奋后抑制作用，引起延髓麻痹；对周围神经系统表现为能阻断 M- 胆碱反应系统，抑制或麻痹迷走神经。临床表现：面部及全身皮肤潮红、皮肤干燥、口干渴、声音嘶哑、心动过速、瞳孔散大、视力障碍、头晕、头痛、烦躁不安、幻觉、谵语、抽搐，严重者导致昏睡、发绀、痉挛、血压下降，甚至昏迷、死亡。

2. 含苷类有毒成分中成药

（1）氰苷类：毒性成分是苦杏仁苷，在胃中苦杏仁苷酶的作用下水解，释放出毒性极大的氢氰酸（HCN），内服 50mg 即迅速死亡。大量 HCN 对中枢先兴奋后抑制，引起惊厥，然后麻痹，并抑制细胞呼吸系统，抑制细胞氧化反应，出现组织窒息。轻者表现为吐泻、腹痛、头痛、头晕乏力、心悸，重者感到胸闷、呼吸困难、抽风、昏迷、瞳孔散大，极重者血压下降、深度昏迷、抽搐不止，最终因呼吸麻痹、心跳停止而死亡。

（2）强心苷类：大剂量会使心脏中毒。长期服用可造成蓄积中毒，毒性与洋地黄苷类相同，且含五元环的甲型强心苷毒性小于含六元环的乙型强心苷。万年青苷刺激迷走神经及延髓中枢，抑制心肌，有蓄积性，大剂量发生传导抑制；夹竹桃中夹竹桃苷刺激胃肠道，损伤心肌及神经系统。夹竹桃叶中毒报道多为服用大量新鲜夹竹桃叶引起，也有心衰患者，由于机体敏感性强或者耐受性差而发生中毒。中毒表现可见头痛、头晕，恶心，呕吐，腹痛、腹泻，烦躁、谵语，继则四肢麻木，冰冷，汗出，呼吸急促，体温血压下降；严重者心律失常，昏迷，痉挛抽搐，休克，心跳停止而死亡。

（3）皂苷类：如黄药子、商陆、天南星。黄药子皂苷及薯蓣类 A、B、C 以及鞣质对口、舌有刺激，过量服用能引起急性中毒。中毒症状是口、舌、喉等处烧灼痛，流涎，恶心呕吐，腹痛腹泻，严重的出现昏迷、抑制呼吸，因心脏病麻痹而死亡。黄药子久服可引起肝损害。商陆中商陆毒素刺激黏膜溶血，内服可引起惊厥。

3. 含毒蛋白类中成药 巴豆含 30%~50% 的巴豆油和 18% 的蛋白质，后者为毒性极大的细胞原浆毒。一般口服少量可致严重中毒甚至死亡。巴豆的毒性蛋白能溶解红细胞，油中的巴豆油酸在消化道内分解后有强烈腐蚀和峻泻作用，使肠道产生炎症，蠕动强烈，以致肠嵌顿、肠出血、腹痛。中毒症状表现为口腔、咽喉灼热刺痛、流涎、恶心、呕吐及出血性急性胃肠炎的症状，排泄米汤样大便，剧烈泻下而脱水，致肾受损而发生蛋白尿、血尿、尿闭等。有时出现呼吸困难，脉细数而弱，体温下降、谵语、发绀等虚脱症状，最后可因呼吸或循环衰竭而死亡。苍耳子所含毒蛋白是一种细胞原浆毒，损害心、肝、肾，引发肝性脑病而迅速死亡。此外，也可以使毛细保管通透性增高，引起广泛性出血。

4. 含动物类有毒中成药 含蟾酥类中成药误用过量中毒,多在 0.5~1 小时发病,少数延至 2 小时左右。中毒症状也与洋地黄中毒相似,表现为恶心呕吐（先吐清水,继而吐出胃中食物、胃液、胆汁,甚至吐出血液）、腹痛肠鸣、腹泻等消化系统症状;胸闷心悸、心率缓慢、脉搏细弱、心律不齐、心房颤动、轻度发绀、四肢冰冷、血压下降等循环系统症状;头晕头痛、口唇或四肢麻木、嗜睡出汗、膝反射迟钝或消失、惊厥等神经系统症状。由于毒素排泄迅速,无蓄积作用,所以中毒症状多在治疗后 1~12 小时消失。

斑蝥中有毒物质为斑蝥素,口服后可引起消化道炎症、黏膜坏死,对肾、肝、心等器官以及神经系统都有损伤。中毒者可出现消化道系统症状,如咽喉、食管及胃有灼痛感,口腔及舌部起水疱,恶心呕吐,剧烈腹痛,腹泻;泌尿系统症状,如腰痛,尿频,尿道烧灼感和排尿困难;神经系统症状,如头痛、视物不清、抽搐等;循环系统症状,如血压增高、心律不齐、周围循环衰竭等。皮肤接触斑蝥后可产生红斑、水疱等。

5. 含矿物类药物的有毒中成药 矿物类药物中所含砷、铅、汞等金属元素均有毒,主要作用于机体的酶系统,能抑制酶及酶蛋白的活性,引起中枢神经和自主神经功能紊乱,阻碍细胞氧化和呼吸,使神经系统发生各种病变。毒副作用的发生,以铅中毒最常见,其次是汞、砷、铜中毒等。

长期内服含铅的中成药产生显著蓄积作用。慢性中毒可见多发性神经炎、腹绞痛、贫血及脑水肿等。早期症状可有神经衰弱综合征、牙龈出现蓝色铅线、食欲不振、腹胀腹痛等。

口服含汞制剂中毒后,口中有金属味及辛辣感,黏膜红肿、口渴、呕吐、吐出物带黏膜呈血精样,继而便血、尿血、尿少、呼吸困难、脉搏细小、体温下降,严重者最后因中毒性肾病、心力衰竭而死亡。

含氧化砷或硫化砷中成药中毒后,均极易被呼吸道和消化道黏膜吸收。一般成人中毒量为 10mg,致死量为 100~200mg。其中毒表现主要是神经系统刺激症状和肝、肾、心等脏器功能障碍,如腹膜炎、脊髓炎、多发性神经炎等广泛性神经系统病变;中毒性肝炎或急性、亚急性肝萎缩;心脏脂肪浸润;肾小球损害等。轻者有眼睑水肿、眼花、皮肤发红等;重者则口咽干燥、灼热、吞咽困难,继而剧吐、腹痛腹泻,血压下降、少尿、发绀、四肢冷、虚脱。慢性中毒患者,体力逐渐丧失、腹泻或便秘、蛋白尿、皮肤潮红、水肿、形体消瘦、皮肤色素沉着,亦可引起瘫痪、脂肪肝、再生障碍性贫血等。

6. 含马兜铃酸中成药 马兜铃酸可造成肾毒性,特点是形成广泛的肾间质纤维化,其致病机制不是很清楚。目前的观点主要是细胞毒假说、免疫反应假说、缺血说、AA-DNA 加合物（AA-DNA adducts）致病假说等等,其中细胞毒假说目前越来越得到广泛的认可。该学说认为马兜铃酸具有 "胞浆毒" 的特性,长期滞留于细胞内带来慢性肾损害。

马兜铃酸肾病在临床上可分为 3 型,即急性型马兜铃酸肾病、慢性型马兜铃酸肾病与肾小管功能障碍型。急性马兜铃酸肾病病情进展迅速,近端及远端肾小管功能障碍,肾小管酸中毒,呈少尿性或非少尿性急性肾衰竭,轻度水肿,患者有消化道症状如恶心、呕吐、上腹部不适等,并可有轻度贫血,血压正常或轻度升高。慢性马兜铃酸肾病逐渐出现肾小管及肾小球功能损害,呈氮质血症或终末期肾衰竭,贫血出现较其他原因的肾衰竭早,血压轻中度升高。肾小管功能障碍型马兜铃酸肾病出现肾小管酸中毒,肾浓缩功能轻度受损,多尿,肾功能基本正常,伴有恶心、呕吐等消化道症状。

（三）含有毒成分中成药不良反应的发生原因

含有毒成分中成药不良反应的发生原因同样涉及医生用药、药物本身与患者等因素。较为突出的是:

1. 用药时间过长　中成药被认为副作用少,起效缓慢;而且多用于慢性病治疗,服用疗程不明确,因此容易造成患者服用时间过长。某些毒性的药物,短期应用尚不致有害,用药时间过长会蓄积中毒。如含雷公藤的制剂长期服用可致再生障碍性贫血;久服含朱砂的制剂或红升丹长期外用可致汞中毒;长期服用含雄黄的中成药可导致砷中毒。个别药物长期服用还可致依赖性。一些慢性病,由于病程较长,易使药物发生蓄积作用。如壮骨关节丸,72 例患者服用 14~90 天,造成肝功能损害。另外,黄花、夹竹桃长期使用会发生洋地黄样蓄积中毒反应,长期服用马兜铃酸会发生肾衰竭。因此,慢性病患者在长期服用中药时,应定期检查肝肾功能。

2. 药物间不合理联用　临床上常常针对不同患者的症状和病情,采用联合用药的方式,包括中成药之间的联用和中西药之间的联用。若两种中成药均含有某一有毒成分,联用时会因剂量的增加和毒性成分的蓄积而造成不良反应。如朱砂安神丸和天王补心丹(两者均含朱砂)合用,增加了有毒药物的服用量,加大出现中毒的可能性。另有疏风定痛丸和痹痛宁胶囊(两者均含马钱子)并用致使患者中毒的报道。中西药联用是我国的临床用药特色,但若不注意成分的毒性,使用不当,不仅不能发挥增效作用,反而会造成不良反应。有人将含汞的中药或中成药与西药溴化钾、三溴合剂、碘喉片等联用,会生成有毒的溴化汞或碘化汞等沉淀物,导致药源性肠炎或赤痢样大便;六神丸与地高辛合用易引起频发室性期前收缩等中毒反应。

3. 产品质量不稳定　中药因其品种、药材质量、炮制方法和制剂过程中工艺参数不同等原因,使提取物中所含有效成分也会大不相同,这样可能造成不同厂家或同一厂家不同批次生产的同一成药的产品质量不稳定,如果是有毒成分含量有差异,在临床应用时,对于敏感体质或耐受性差的患者,易发生不良反应。

4. 产品说明书不规范　药品说明书是指导医生和患者临床合理用药的主要依据,应该包括药品的安全性和有效性等重要科学数据、结论及其他相关信息。而某些中成药说明书不详,很少列出药品的毒副作用,或有关不良反应的研究资料不全,这样对患者容易形成误导,使其盲目使用,从而产生不良反应。因此,加强中成药说明书的规范与完善对于提高用药安全十分重要。

除以上因素外,还包括患者体质方面的因素,如年龄、特异体质等。

（四）含有毒成分中成药不良反应的防范措施

1. 重视对含有毒成分中成药的正确认识和风险管理　含有毒成分中成药有着悠久的应用历史,其功专效捷,在治疗疑难杂症及危重症方面有着独特的疗效。近些年不断攀升的不良反应/事件的发生,大多数是使用不当所致,也反映出我们对有毒中药的研究严重滞后。目前,国家有关部门已设立课题,重点研究建立适合中药特点的"毒性中药"安全性评价方法及其质量控制,并建立具有"毒性成分""毒性药材""含毒性药材的中成药"之间交叉检索性能的数据库,这将为临床安全合理使用中药提供科学依据。国家市场监督管理总局已在研制立题、药品注册、生产、流通、使用等环节建立含有毒成分中成药风险管理的条例。尤其要建立与完善上市后监管法律法规,扩大对含有毒成分中成药监督检验的广度与深度,及时分析评价其质量稳定性。

2. 重视含有毒成分中成药的临床应用管理

（1）辨证使用:临床医师要严格掌握含毒性成分中成药的用药指征,如龙胆泻肝丸治疗肝胆湿热证时并无明显不良反应,而用治其他证候时则易于出现不良反应;附子适于阴寒之证,若用在热证或阴虚火旺之证则能助火伤阴。用药前应详细询问过敏史,重视个体差异,"能毒者以厚药,不胜毒者以薄药",尤其对小儿、老人、孕妇、哺乳期妇女、体弱者,更应注意正确辨析患者体质,恰当选用有毒中药,方能在保证用药安全的基础上,达到理想的治疗效果。

（2）注意用量和疗程:含毒性成分的中成药安全范围小,容易引起中毒,因而要严格控制剂量。《神农本草经》说:"若用毒药疗病,先起如黍粟,病去即止,不去倍之,不去十之,取去为度。"主张从小剂量开始,随疗程在观察中可逐渐增加剂量,但需恪守"中病即止"的原则,不能超过极限量。而需长期用药的,必须注意有无蓄积性,可逐渐减量,或采取间歇给药,中病即止,防止蓄积中毒。另外,对于长期应用的患者,要定期监测肝肾功能,一旦发现异常,要立即停药处理。

（3）重视联合用药禁忌:临床医师要掌握含有毒成分的中成药之间及与西药间的相互作用,认真分析各成分之间有无配伍禁忌,熟悉和掌握一些中药和西药相互作用的原理和配合应用的规律。如含同类毒性成分的中成药不要伍用；含有朱砂的中成药，不宜与还原性西药配伍；含有雄黄的中成药，不与硝酸盐、硫酸盐、亚铁盐类药物同用；含氰苷类的中成药，不与西药麻醉类、地西泮合用等。

（4）规范含有毒成分中成药说明书：按照国家市场监督管理总局的相关规定，中成药说明书必须包括以下内容：药品名称、成分、性状、功能主治/适应证、规格、用法用量、不良反应、禁忌、注意事项、孕妇及哺乳期妇女用药、儿童用药、老年用药、药物相互作用、临床试验、药理毒理、药代动力学、贮藏、包装、有效期、执行标准、批准文号、生产企业。处方中若含有毒性药材，应特别增加所含有毒成分、安全剂量和疗程、配伍禁忌或注意事项等栏目，并明确阐述警示语、注意事项、不良反应及特殊人群用药等内容。若缺乏可靠的实验或者文献依据而无法表述的项目，应当注明"尚不明确"。

3. 重视含有毒成分中成药的生产管理

（1）严格把关药材原料的品种和炮制：含有毒成分中成药在备料时除重视药材的采收、加工和贮藏条件外，应特别重视品种鉴定和有毒药材的炮制问题。如山豆根、广豆根（苦参碱）毒性明显大于北豆根（蝙蝠葛碱），不可混淆。再如药用防己来源较多，名称亦较混乱。其中主要有粉防己，为防己科植物粉防己的干燥根；广防己为马兜铃科植物广防己的干燥根；还有马兜铃科植物异叶马兜铃的根称为汉中防己。后三种含有马兜铃酸成分，有可能造成肾间质损害，不可误当作粉防己使用。依法炮制有毒中药可达到解毒、减毒和增效的作用，是保证安全性的重要环节。炮制过程中，通过对生药进行水处理、加热、辅料处理、制霜等达到减毒目的。如生半夏有毒，用生姜、明矾制后，毒性减低，止呕效果更好；甘遂、大戟、芫花用醋制后，毒性减低。通过加热炮制，将乌头碱水解为毒性较小的苯甲酰乌头胺和乌头胺，既降低了毒性又保存了药效。

（2）慎重选择相宜的剂型：传统有毒成药多为丸散，丸剂取其效缓，以减慢毒性成分的吸收；散剂取其剂量易于控制。在制备现代剂型时，如片剂、胶囊、颗粒、液体制剂，应充分考虑其毒性成分的吸收速度和剂量可控性。

（3）严格生产工艺条件：在有毒成药的生产过程中，应特别注意有毒中药的工艺条件，如巴豆蛋白加热至110℃毒性消失；藜芦中的毒性成分原藜芦碱和藜芦碱，加热120℃以上时，毒性和药效甚小，而60℃以下加热毒性大；半夏毒性成分不溶于水或难溶于水，120℃加热2~3小时可被破坏。生产含马兜铃、关木通、广防己、青木香、天仙藤的中成药时，应除去所含的有毒成分马兜铃酸。

（4）完善质量控制标准：对含有毒成分中成药进行再评价，完善其质量标准，尤其对所含有毒成分均应有可量化的规定。如《中国药典》中制川乌与草乌项下规定含乌头碱和酯型乌头碱不得过0.15%和0.2%，而含制川乌与草乌的小活络丸就没有此项规定,应当引起重视。对上市含毒性成分中成药进行相应的标准提高性研究,增强其质量的可控性和稳定性。

4. 加强含有毒成分中成药的不良反应监测和建立处方点评制度　不良反应监测是及时发现药物对人体毒副作用的一个强有力手段。早在 40 年前,我国的一些临床医师已注意到关木通导致肾损害的问题,但由于那时尚未建立起正常的监测报告制度,这个现象未被重视。近些年发生引起国际广泛关注的"马兜铃酸事件",使中药的安全性受到质疑。我们应充分吸取教训,认真贯彻、执行药品不良反应报告制度,有效形成药品不良反应的预警机制。通过搜集和分析中药使用中的不良反应,了解中药在人体的毒性表现,捕捉其毒性反应的信号并及时反馈,不仅有助于对其毒性进行深入研究,也给企业和药品监督管理部门提供了实践依据。在新药的审批投产时,应当要求研制或生产单位提交药物不良反应监测报告,以保证用药的安全性。

完善适合含有毒成分中成药的处方点评制度。处方点评内容包括辨证用药、用药剂量、用药方法、给药途径、溶媒、联合用药及配伍合理性、治疗过程中更换药品或停药的合理性等,对处方实施动态监测及超常预警,登记并通报不合理处方,对不合理用药及时予以干预。

5. 加强含有毒成分中成药安全性研究

(1)开展中药不良反应物质基础的研究:应用日益成熟的分析技术,特别是气相、高效液相色谱、气质联用、液质联用、放射性同位素等分析其引起不良反应的成分是毒理学研究的基础,也是减少中药不良反应的重要途径。目前,有毒中药所含的成分尚不明确,有些虽然有明确的成分,但其毒性成分有哪些,如何克服或利用其毒性作用尚不明了,极大限制了有毒中药的使用。因此,开展不良反应物质基础研究至关重要。

(2)加强毒理学基础研究:中药毒理学是研究毒物和超剂量给药对机体的影响,药物对机体的不良反应和毒性作用机制,为避免中毒及中毒后的解救提供科学依据。如探讨中药雄黄的毒–效关系,结果表明,雄黄中可溶性砷含量从精制前的 3.75% 降至精制后的 0.24%,急性毒性大大降低,而免疫调节功能的活性无明显变化。说明雄黄的有效成分为不可溶性砷,其中所含的可溶性成分是其毒性成分。目前,对有毒中药、中药中有毒成分的安全性基础研究尚不足,宜加强应用中药血清药理学、毒代动力学、分子生物学等方法深入开展中药中毒机制的研究,以及中药炮制、制剂、给药途径对有毒中药成分的影响,为合理应用含有毒成分中成药,减少不良反应 / 事件的发生提供理论基础和方法。

二、中药注射剂的药物警戒

中药注射剂是在中医药理论指导下使用的注射剂型。《中国药典》将中药注射剂定义为："系指饮片经提取、纯化后，制成的供注入人体的溶液、乳状液及供临用前配制成溶液的粉末或浓溶液的无菌制剂。"作为我国特有的一种剂型，中药注射剂问世已逾70年。1941年第一个中药注射剂柴胡注射液问世，开辟了中药注射剂临床应用之先河。中药注射剂是中医药临床治疗体系的重要组成部分，是现代药物制剂技术与传统中医药相结合的产物，是我国特有的具有原创性的药品剂型。由于中药注射剂在继承传统中药治疗特点的基础上，起效迅速，且疗效确切，在临床中得到广泛应用，特别是在治疗心脑血管疾病、抗肿瘤、抗病毒以及一些急症的治疗中发挥着重要的作用。

（一）中药注射剂安全性问题的基本认识

目前，我国约有300个企业生产134个中药注射剂品种，涉及1 255个不同的生产批文，其中常用品种有40~50个。2015年版《中国药典》收载的中药注射剂包括双黄连粉针剂、清开灵注射液、血塞通注射液、灯盏花素粉针剂和止喘灵注射液。2017年版《国家基本医疗保险、工伤保险和生育保险药品目录》（国家医保目录）中收录中药注射剂49种。中药注射剂按临床功效可以分为以下几类：①清热类：具有清热解毒功效的中药注射剂占多数，多用于抗细菌和病毒感染，用于耐西药的细菌及病毒感染、不耐受抗生素的患者群体。如双黄连注射液、莲必治注射液、板蓝根注射液、穿心莲注射液、鱼腥草注射液、射干抗病毒射液等。清肝胆湿热常用的有肝欣泰注射液、肝炎灵注射液、苦黄注射液、清肝注射液、舒肝宁注射液、田基黄注射液、岩黄连注射液、茵栀黄注射液等。辛凉解表剂有柴胡注射液、柴辛感冒注射液、桑姜感冒注射液等。②补益类：主要用于各类虚证，是具有补益作用的中药注射剂。如参麦注射液、生脉注射液、黄芪注射液、参芪扶正注射液、人参糖肽注射液、注射用黄芪多糖、参附注射液、鹿茸精注射液、注射用脑心康、肾康注射液等。③活血类：主要用于心脑血管疾病，涉及脑卒中、心肌梗死及合并休克、心律失常、冠心病、心绞痛等。如丹参注射液、血塞通注射液、注射用血塞通（冻干）、血栓通注射液、注射用血栓通（冻干）、香丹注射液、灯盏花素注射液、脉络宁注射液、丹红注射液、丹香冠心注射液等。④抗肿瘤类：对肿瘤的治疗侧重于抑制肿瘤生长和提高机体免疫力两方面，主要用于放化疗的减毒增效，作为抗癌的辅助治疗药，提高患者生存质量。如艾迪注射液、蟾酥注射液、华蟾素注射液、康莱特注射液、痛可宁注射液、乌头注射液、消癌平注射液、鸦胆子油乳注射液、得力生注射液、康艾注射液、猪苓多糖注射液等。⑤祛风类：主要用于风湿性关节炎。如穿山龙注射液、当归寄生注射液、丁公藤注射液、复方风湿宁注射液、红茴香注射液、黄瑞香注射液、鸡矢藤注射液、健骨注射液、雪莲注射液、雪上一枝蒿总碱注射液、伊痛舒注射液、正清风痛宁注射液、祖师麻注射液等。⑥其他类：如治疗皮肤病的薄芝菌注射液、补骨脂注射液、驱虫斑鸠菊注射液、土贝母皂苷注射液等；治疗骨关节结核、淋巴结核、肺结核的骨痨敌注射液；治疗痔疮的矾藤痔注射液、消痔灵注射液；治疗咳嗽、气喘的喘可治注射液、止喘灵注射液、复方蛤青注射液、地龙注射液；治疗子宫收缩的益母草注射液等。

在安全性方面，2006年的"鱼腥草注射剂事件"和其后发生的一系列中药注射剂严重不良反应使人们对中药注射剂安全性产生怀疑，但应理性认识中药注射剂安全性问题，不宜片面夸大。根据近年的国家药品不良反应监测年度报告，中药注射剂不良反应的数量和比例均在可防可控的范围内。如2017年度中药注射剂不良反应的数量约为12.56万例次，2017年度化药注射剂不良反应的数量约为78.92万例次。中药注射剂不良反应在中药整体不良反应中所占比例为54.6%；化药注射剂不良反应在化药整体不良反应中所占比例为66.7%。2016年度中药注射剂不良反应的数量约为13.45万例次，化药注射剂2016年度不良反应的数量约为79.71万例次。中药注射剂不良反应在中药整体不良反应中所占比例为53.8%；化药注射剂不良反应在化药整体不良反应中的比例为64.9%。由此可知，注射剂型不良反应多发这一现象在中药和化药中均存在，且化药更趋明显，故而片面夸大中药注射剂不良反应的严重性和危害是不够客观的。

（二）中药注射剂不良反应的发生原因

中药注射剂不良反应的发生原因及其影响因素十分复杂，归纳起来可概括为药品自身因素、临床用药因素和患者三方面。

1. **药品自身因素**　一方面，中药成分复杂，加上中药又大多为复方制剂，因而中药制剂的质量控制、不同药厂生产的同一品种以及同一药厂生产的不同批号产品的质量标准的把握确实存在一定的困难，特别是注射剂的质量问题更值得引起注意。在中药的不良反应中Ⅰ型变态反应占有很大比例，这一方面与中药含有大分子物质有关，另一方面与注射剂的质量也密切相关。因注射剂肌内注射后吸收迅速、静脉注射后直接进入血液循环，含有杂质则抗原性显著增强，易产生过敏反应。另一方面，某些中药注射剂不良反应的发生与所含功效成分相关，如在双黄连、清开灵、鱼腥草、茵栀黄等品种中，均主要含有绿原酸，且是这些药物抗菌、抗病毒的功效成分。而研究证实，绿原酸具有半抗原性质，与人类血清蛋白的结合产物具有高度致敏活性。又如清开灵注射液中主含黄芩、水牛角等药物的提取物，而黄芩提取物中所含的黄芩苷对人体有致敏作用，水牛角提取物中所含的蛋白质在体内也会激发某些敏感抗体引起过敏等。由于中药成分复杂，加之中药注射剂提取工艺有待提高和完善，其中可能会存留某些大分子物质，甚至杂质，如蛋白质、淀粉、鞣质、挥发油等，这些与治疗无关的物质进入机体后，可成为抗原或半抗原，刺激机体产生相应抗体，从而引起过敏反应等。再者，有研究表明中药注射剂不良反应的发生有的与其所含辅料有关,如有学者对国内鱼腥草注射剂助溶性辅料吐温 –80 的含量进行测定,发现不同厂家生产的鱼腥草注射剂中吐温 –80 含量相差 8 倍之多,而吐温 –80 具有显著的致敏作用。再如穿琥宁注射剂的辅料琥珀酸盐和莲必治注射剂辅料亚硫酸盐也具有致过敏特性,极易导致患者发生变态反应等。

2. 临床用药因素

(1)临床辨证失宜:中医药学历来强调辨证求因、审因论治、以法统方。因时制宜,因地制宜,因人制宜。临床若辨证失误、用药不当,或不经辨证、随意滥用,是发生毒副作用导致不良反应的重要原因之一。临床若辨证失误,热证阳证误用温热药物,阴证寒证乱投寒凉药物,则最易致耗损阴津、损伤阳气之类的不良反应。对于这类不良反应,王叔和举了一个很好的例子"桂枝下咽,阳盛则毙;承气入胃,阴盛以亡"。中医治病讲究辨证论治与辨病施治相结合,采用现代制剂方法研制的中药注射剂仍保留了传统中药的特点,因此临床应用时亦应遵循这一原则。而有调查显示,双黄连、清开灵、穿琥宁等常用中药注射剂大部分在西医院使用,西医师往往只强调辨病施治,而忽略或抛弃辨证论治。例如清开灵等清热解毒类中药注射液具有阴寒药性,用于表证有遏制阳气之弊,故表证患者,无论表寒、表热或表里同病,均不宜使用。但有时,清开灵注射剂却被误用于表证初起发热,这种违背中医辨证原则的用药增加了不良反应发生的可能性。

同时,我们认为,中药注射剂临床使用中的药证不符现象与目前药品标准中缺乏明确的中医辨证表述有关。因此,深入挖掘和继承中医传统理论,在药品标准的"功能主治"和"使用注意"项中增加用中医学术语的相关表述至关重要。

(2)给药剂量和静脉滴速:中药注射剂引发的不良反应以过敏反应为主,虽然理论上过敏反应的发生与给药剂量关系不大,但药物引起的抗体滴度变化、内生致热源释放、血细胞破坏等,仍与血液中药物浓度密切相关。因此,剂量过大可能是中药注射剂引发不良反应的原因之一。中药注射液不良反应的发生,有时与医护人员的给药速度有关。如某些输液操作也可能增加不良反应发生的概率,即使医生处方中药物用量不大,而护士在实施输液时将滴速调得过快,单位时间内药物进入患者体内量过多,会增加不良反应发生的可能性。临床试用中药注射剂时,医护人员应特别注意控制给药剂量和滴速,2 次 /d 静脉滴注给药,避免高浓度一次性静脉给药,滴速宜控制在 40 滴 /min 以内。儿童应用时,则应按成人剂量折算法、年龄计算法或体表面积计算法求得其准确使用剂量。

(3)合并用药:研究表明,某些中药注射剂与其他药物配伍后可产生混浊、沉淀、变色等现象。如双黄连注射剂与庆大霉素、阿米卡星(丁胺卡那霉素)、诺氟沙星、环丙沙星、氧氟沙星、卡那霉素、链霉素、红霉素配伍时会产生沉淀,清开灵注射剂与庆大霉素、卡那霉素、链霉素、维生素 B_6、环丙沙星等多种药物发生反应而产生混浊或沉淀,亦可与稀释所用的溶媒如葡萄糖、生理盐水等产生不溶性微粒或使原有不溶性微粒增加。临床应用中如对中药注射剂相关配伍禁忌不加以注意,易引起不良反应发生。

（4）药品贮藏:药品是商品,但不同于一般的商品。药品有其自身的特殊性,应该加强管理与监督,否则其所造成的危害将比一般商品严重得多。而实际上由于中药管理不善、监督不严所导致的不良反应为数不少。由于中药成分复杂,提纯工艺有待提高,某些中药注射剂性质不稳定,在贮藏过程中会产生混浊,甚至沉淀。医护人员在取药时,如不注意观察,立即给患者输入,极易引起有害反应。如有报道称,2009年初,致人死亡的某批次刺五加注射剂就是在贮存过程中被雨水浸泡后变质所引起的。凡此种种中药管理不善的现象,希望将随着我国药品生产管理、药品经营管理和医院药事管理制度、法规的健全和实施逐步得到改善。

3. **患者机体因素** 首先,患者过敏体质是导致中药注射剂不良反应发生的重要原因。中药注射剂不良反应中过敏反应比例较高,临床表现包括过敏性休克、皮肤损害、过敏性哮喘等。其发生机制可能是:具有抗原性的药物进入人体后,刺激机体合成特异性IgE,并与肥大细胞和嗜碱性粒细胞等细胞表面的特异性受体结合。当药物再次进入人体时,即可与肥大细胞、嗜碱性粒细胞表面的IgE结合,损伤肥大细胞、嗜碱性粒细胞,使之脱颗粒,释放出过敏活性介质,如组胺、5-羟色胺、激肽等,进而作用于靶细胞,导致过敏反应的发生。统计显示,过敏体质的患者发生过敏反应的概率较无过敏史的患者高出4~10倍,属于不良反应高危人群,用药时当特别注意。此外,不良反应的发生还与患者伴发疾病有关,特别是肝肾疾病,可能影响药物的代谢,降低患者对药物的耐受能力,增加不良反应发生的可能性。此外,患者年龄、性别和精神状态也会对不良反应的发生产生影响。

（三）中药注射剂不良反应的防范措施

1. 药品研制方面

（1）提高中药注射剂原料药的可控性:首先,中药材来源广泛、质量不一、批与批之间的差异性是导致中药注射剂质量不稳定的因素之一。因此应从源头着手,尽可能使投料药材质量稳定,缩小批与批之间的差异。

中药注射剂的处方组成及用量应与国家标准一致。中药注射剂处方中的原料应为具有法定标准的有效成分、有效部位、提取物、药材、饮片等。无法定药品标准的原料应建立其质量标准,并附于制剂质量标准后,仅供制备该制剂用。应采取有效措施保证原料质量的稳定。应固定药材的基原、药用部位、产地、采收期、产地加工、贮存条件等,建立相对稳定的药材基地,并加强药材生产全过程的质量控制。药材标准中包含多种基原的,应固定使用其中一种基原的药材。无人工栽培药材的,应明确保证野生药材质量稳定的措施和方法。如确需固定多个基原或产地的,应提供充分的研究资料,并保证药材质量稳定。处方中饮片的生产企业、炮制方法和条件应固定,药材来源及饮片质量应具有可追溯性。再者,中药注射剂所用原料应根据质量控制的要求,完善其质量标准,必要时增加相关质量控制项目,如指纹图谱、浸出物检查等,以体现原料的特点以及与制剂质量控制的相关性,保证原料的质量。

（2）严格把控药品生产工艺:药品生产工艺的控制是中药注射剂安全、有效的前提条件和基本保证。因此,加强对药材、提取、分离、纯化、制剂全程的控制至关重要。中药注射剂的生产工艺不得与法定质量标准相违背,否则应提供相关的批准证明文件。中药注射剂应严格按工艺规程规定的工艺参数、工艺细节及相关质控要求生产,并强化物料平衡和偏差管理,保证不同批次产品质量的稳定均一。关键生产设备的原理及主要技术参数应固定。应提供实际现行生产工艺规程、近期连续 5 批产品生产记录及检验报告。生产工艺过程所用溶剂、吸附剂、脱色剂、澄清剂等应固定来源,并符合药用要求。用于配液的还应符合注射用要求,必要时应进行精制,并制订相应的标准。法定标准中明确规定使用吐温 -80 作为增溶剂的,应规定使用剂量范围,并进行相应研究和质量控制。生产工艺过程中应对原辅料、中间体的热原（或细菌内毒素）污染情况进行研究,根据情况设置监控点。应明确规定除热原（或细菌内毒素）的方法及条件,如活性炭的用量、处理方法、加入时机、加热温度及时间等,并考察除热原效果及对药物成分的影响。应提供相关研究资料。生产工艺过程中应对高分子杂质进行控制。如采用超滤等方法去除注射剂中的高分子杂质（包括聚合物等）的,应不影响药品的有效成分。应明确相关方法和条件,如滤器、滤材的技术参数（包括滤材的材质、孔径及孔径分布、流速、压力等）等,说明滤膜完整性测试的方法及仪器,提供超滤前后的对比研究资料。注射剂生产的全过程均应严格执行《药品生产质量管理规范》（GMP）相关要求,并采取措施防止细菌污染,对原辅料、中间体的微生物负荷进行有效控制。应采用可靠的灭菌方法和条件,保证制剂的无菌保证水平符合要求,并提供充分的灭菌工艺验证资料。

（3）严格上市前安全性评价:上市前安全性评价是药物安全性评价的重要组成部分,也是保证患者用药安全的第一道屏障,必须严格把好这一关。中药注射剂研制中应严格执行《药物非临床研究质量管理规范》（GLP）和《药物临床试验质量管理规范》（GCP）,按《药品注册管理办法》及其补充规定进行必需的药理学、急性毒性、长期毒性、制剂安全性等试验研究,并根据试验结果申报资料。

对于在临床使用中已发现安全性风险信号的,须有针对性地进行非临床安全性研究,并注意研究方法的设计。中药注射剂如果没有充分、规范的临床安全性数据支持,应进行一般药理学试验、急性毒性试验、长期毒性试验、制剂安全性试验、遗传毒性试验。根据遗传毒性试验结果考虑是否进行生殖毒性试验、致癌试验。长期毒性试验应采用啮齿类和非啮类两种动物。2005年7月1日以后进行的急性毒性试验应采用啮齿类和非啮类两种动物。制剂安全性试验主要包括刺激性、过敏性、溶血性试验。过敏性试验至少应进行全身主动过敏试验和被动皮肤过敏试验。刺激性试验、溶血性试验应根据临床使用的需要,对稀释溶液的种类、给药浓度、给药速度进行考察,并提供三批样品相关研究资料。

以安全性评价为主要目的的临床研究主要考察广泛使用条件下药品的安全性,主要研究不良反应情况(包括不良反应类型、不良反应发生率、不良反应影响因素等)及对特殊人群的影响。不良反应影响因素主要研究稀释溶液的种类、药液配制后的存放时间、给药浓度、给药速度、与临床常用药品的配伍禁忌。

以安全性评价为目的的临床研究可采用观察性或实验性多种药物流行病学设计方法。可采用主动监测研究方法,并结合自发报告系统数据和文献研究数据进行研究。主动监测为非干预性、观察性研究,对一定时间、一定范围内收集的病例进行回顾性研究,或根据需要进行前瞻性监测研究,获取与安全性相关的监测信息。为达到研究目的,主动监测应遵循药物流行病学的研究方法,并且需要足够的样本量。对于每个特定目的,其样本量也应符合统计学要求。对于在非临床安全性研究中和临床使用或监测中已经发现安全性风险信号的,应结合研究目的有针对性地开展干预性的临床试验。

(4)加强辅料的安全性研究:研究表明,某些中药注射剂的不良反应可能与其辅料相关,如莲必治注射剂的辅料亚硫酸盐可引起过敏性哮喘样反应,口服剂量的亚硫酸氢钠还可引起胃黏膜增生。穿琥宁和炎琥宁注射剂的辅料琥珀酸酐可引起小鼠死亡、上呼吸道发炎和胃损伤。因此应加强辅料的安全性和辅料与不良反应发生相关性的研究。

中药注射剂用辅料的种类及用量应与国家标准一致。包装材料应与批准的一致。注射用辅料、直接接触药品的包装材料应固定生产企业,严格进行供应商审计,应提供生产企业资质证明文件、执行标准、检验报告、购货发票、供货协议等,进口辅料还应提供进口注册证。注射剂用辅料应符合法定药用辅料标准(注射用)或注射用要求。应加强辅料的质量控制,保证辅料的质量稳定。必要时应进行精制,并制订相应的质量标准。应提供详细的精制工艺、内控标准及其依据。注射剂用直接接触药品的包装材料应符合相应质量标准的要求,必要时应进行相容性研究。

2. 药品使用方面

(1)增强预防意识:医护人员应在用药前仔细询问患者是否为过敏体质及是否有药物过敏史,必要时可通过皮肤试验对过敏体质患者进行筛选,对有明确过敏史或肝肾功能不全患者,应慎用中药注射液。中药注射液引起不良反应多发生在首次用药30分钟内。因此,医护人员应在首次给药30分钟内对患者进行严密监护,若患者出现皮肤瘙痒、胸闷、恶心等轻度症状,应立即停药并给予及时治疗。此外,中药注射液不良反应亦可能发生在静脉滴注结束后数分钟,所以建议患者用药后留观 30 分钟,以防不测。鉴于某些品种的中药注射剂会引起肝肾和血液系统损害,长期使用中药注射剂的患者,应定期检查肝肾功能和血细胞计数,以便早发现、早治疗。

(2)恪守合理用药:恪守合理用药,是保证用药安全的重要一环。建议医护人员使用注射液时从小剂量、低浓度、慢滴速开始用药,待机体适应后,再逐步增加剂量、滴速。推荐成人使用 5% ~10% 葡萄糖注射液 250~500ml 为配液,滴速控制在 30~40 滴 /min;小儿使用剂量应根据体重比例换算,滴速控制在 15~20 滴 /min。此外,医护人员应尽量减少、避免不必要的联合用药,特别是本品说明书中提及的配伍禁忌以及已被报道配伍同用可引起严重不良反应的药物。如必须使用时,应严格遵守操作规范,避免两种药物直接接触。

3. 药品监测方面

(1)建立完善的中药注射剂不良反应监测系统:第一,建立、健全长期有效的中药注射剂不良反应监测报告表制度,根据中医辨证论治及整体宏观的特点,制订符合临床中药不良反应发生特点监察报告表,以保证报告呈报的及时准确,提高报告呈报率。中药注射剂不良反应监测表基本内容应包括不良反应的表现(症状、出现时间、发生发展特征以及症状出现、加重、缓解与用药的关系等)、患者一般情况、治疗过程(患者的中医证型、药物适应证型、治疗效果)、可疑药物(生产厂家、批号、药物基源、组成、主要成分、制剂、药效、药理、毒理等)、不良反应救治过程(用药、不良反应症状消退过程)、其他情况等。在日常药品不良反应(ADR)监察工作中,医师、护士、药师应分工明确,责任落实到人,监察员应经常深入临床与医生交流,主动查看病历,当好医生的参谋,发现 ADR 要协助医生及时上报,与此同时还可采取一定措施,定出各科呈报的任务。一旦发生 ADR,多方协作共同做好 ADR 报告工作。第二,加强各级监察报告工作,形成由上至下,横向联合的中药 ADR 监察报告系统,并建立 ADR 信息网络系统,尽快缩小与世界先进国家的差距,尽量与国际药品监察合作中心接轨。第三,加强有关中药注射剂不良反应分析、评价和反馈工作,建立中药注射剂不良反应评价标准。

(2)开展体现中医药特色的多中心流行病学研究:中药注射剂不良反应的发生,有其特殊的发生原因、发病机制和临床特征。由于中药临床应用是以中医辨证论治为指导的,而且中药在体内吸收、分布、代谢、排泄与化学药物有所不同,中药注射剂不良反应的发生及其机制可能有别于化合药物,因而其不良反应有自身的特点和规律。不仅要考虑到药材品种及品质、炮制制剂质量、剂型合理与否等因素,还涉及中医临床辨证施药的方式方法。因此,中药 ADR 监测工作既与西药有相似之处,又要根据中医学临床用药的规律,确立符合中医药实际的、确实可行的 ADR 监测方法,并在获得中药 ADR 详细资料的前提下,探讨其发生的原因或易发因素,为临床医生、研究人员和政府有关部门提供全面的、准确的、可靠的数据。在更广泛的范围内实施中药 ADR 监控,进一步将中药 ADR 监测工作推广应用于多种剂型中药及其他相关范围,全面提高中药的安全性、有效性,指导临床正确合理用药。

近几年,我国已经开展了一些中药注射剂的流行病学研究,如国家药品不良反应监测中心开展的"双黄连注射剂的安全性研究",北京市药品不良反应监测中心组织开展的"葛根素注射液安全性评价研究"和温州医学院开展的"葛根素注射剂与不明原因短期发热相关性的流行病学研究"等。

当然如果要全面准确地评价中药安全性,还需在中医药理论指导下开展监测与评价工作。如设计体现中医辨证特色的流行病学调查表,选择《药品不良反应信息通报》中重点通报的中药注射剂品种为研究对象,依据循证医学研究标准,建立中药注射剂不良反应规范化信息采集量表,攻克"中药注射剂不良反应信息规范化程度低"这一技术难题。进而,开展多中心前瞻性流行病学研究,并结合中医辨证理论,对研究结果进行探讨,如探讨热证、寒证患者使用清热解毒类中药注射剂不良反应发生率是否有显著性差异等研究,从而为深入揭示中药注射剂不良反应的发生原因提供科学依据。

(3)应用数据挖掘方法进行深层次数据分析研究:目前,我国中药注射剂不良反应报告的利用度不高,缺乏科学、深入的分析与评价,往往仅是对不良反应病案信息进行简单的归类论述(如计算各临床表现的构成比和各年龄段、性别构成比等),缺少具有统计学意义的有价值的知识发现。之所以出现这样的现象,从技术层面分析,其根本原因在于缺乏先进的数据分析手段。数据挖掘也被称为数据库知识发现,是从大量数据中提取有效的、新颖的、潜在有用的以及最终可被理解的模式的非平凡过程。其与传统统计学方法最明显的区别在于,不需要给定明确的假设验证条件,即能够主动地探寻数据库中隐藏的深层次规律。在既往研究中,国内学者应用数据挖掘方法对双黄连注射剂、清开灵注射剂、穿琥宁注射剂、鱼腥草注射液、复方丹参注射剂的不良反应流行病学特点进行了分析。重点探讨了患者性别、年龄、原发疾病、过敏史、剂型、用药剂量、配液情况、合并用药等因素与不良反应类型之间的关系,并初步尝试构建了中药注射剂不良反应发生神经网络和贝叶斯网络等数学模型。数据挖掘研究结果表明,中药注射剂不良反应的临床表现类型与患者性别、年龄、过敏史、药品剂型、药品剂量、药品质量等因素具有相关性,且呈现非线性关系。因此,引入数据挖掘技术(如神经网络、贝叶斯网络、决策树算法和 Apriori 算法等)对中药注射剂不良反应数据库进行深入挖掘,对更高效的发现不良反应信号和探索不良反应发生规律具有重要意义。

第十一章 颜正华学术传承人及学生验案

颜正华从事高等教育60余年，作为我国高等教育中药学学科和临床中药学学科的主要创建人，为中医药事业传承辛勤耕耘，先后培养学术继承人、博士、硕士研究生数十人。颜正华常教导学生："知识无边，学海无涯，要活到老，学到老，切忌故步自封。"并以"梅须逊雪三分白，雪却输梅一段香"为喻，教导自己的学生，必须具有"逊雪三分白"的谦虚和"输梅一段香"的雅量，放下架子，虚心求教，如此才能在学术上不断取得进步。颜正华以为，治学必先立志，立志是治学成功的开始。没有坚定的志向，没有远大目标，治学也就不能取得成功。颜正华经常教导学生："研究中医药首先要明志，即树立为中医药研究贡献毕生精力的远大志向；其次要潜心，即摒除杂念，专心致志地研究中医药学。只有这样才能使治学的航船达到胜利的彼岸。"颜正华鼓励弟子及学生在中医药诊疗中的创新与发挥。本章收录了颜正华学术继承人，以及颜正华的博士、硕士研究生继承的颜正华学术经验，谨表后学在临床中继承颜正华学术思想的一些体会，与各位同仁分享。

一、颜正华学术继承人张冰临床传承心得

张冰与恩师颜正华相识于1984年硕士研究生论文写作期间。由于其研究内容涉及近代本草思想挖掘等，前去颜正华老师家请教。1985年，颜正华出任张冰论文答辩会的主任委员，给予谆谆鼓励。1992年，张冰成为颜正华的博士研究生。2002年7月25日，张冰被确定为学术经验继承人，2006年5月25日结束继承工作，2006年6月中旬完成结业论文，2006年9月中旬通过论文答辩与考核，2007年9月由中华人民共和国人事部、卫生部、国家中医药管理局联合颁发全国老中医药专家学术经验继承人出师证书，其后一直负责主持颜正华名医工作室各项工作。近30年来，张冰作为颜正华的学生、学术继承人、颜正华名医工作室负责人，在颜正华身边学习、侍诊，陪同颜正华参加各种学术会议、传播颜正华学术思想、完成颜正华的各类任务。特别是学习颜正华临诊之道，体会颜正华辨病辨证、脾胃为中心、用药之平和等等，临床工作深受启迪。在此总结张冰的学习传承体会，聊表对恩师的敬意，请同仁指正。

（一）张冰治疗桥本甲状腺炎

桥本甲状腺炎为自身免疫性甲状腺疾病,以血清甲状腺细胞自身特异性抗体甲状腺过氧化物酶抗体(TPO-Ab)、甲状腺球蛋白抗体(TgAb)阳性和病理甲状腺组织淋巴细胞浸润为特征,是导致甲状腺功能减退的主要疾病之一。据统计,我国约有 16.7% 人口处于亚临床甲状腺功能减退状态,其中 36%TPO-Ab 阳性,33.8%TgAb 阳性,与桥本甲状腺炎密切相关。张冰在临床实践中,学习颜正华既重辨证又明晰辨病、注重病证结合的思想,分阶段干预,可取得既病防变、改善患者临床症状、延缓疾病进程的疗效。

1. 病证并重辨整体

（1）辨病：中医对疾病规律的探索自古有之,早在《素问》中即有对"咳""痹""痿"等病的症状色脉、病因病机、传变规律的详细记载;《金匮要略》以主要症状或病因病机为病名分列各章,开启了辨病论治的先河; 清代徐大椿在《兰台轨范》开篇即谓"欲治病者,必先识病之名……而后求其病之所由生……然后考虑其治之之法",深刻地论证了医者当在审病求因的前提下施治,才能有的放矢。因此,张冰临床上重视辨病,并认为现代中医应在四诊合参的基础上,学会借助科学理论和工具,将影像学、病理学、血清学检查作为四诊的延伸,从中医角度分析各项指标的意义,把握疾病的发展规律及核心病机。

桥本甲状腺炎主要表现为颈前漫肿、质韧、多无触痛,微观病理表现为甲状腺淋巴细胞浸润及不同程度的纤维化。张冰认为,劳逸失调,忧思过度,气郁津聚成痰,或喜怒不节,肝郁化火,火毒炼津为痰,痰气交阻结于颈前则形成肿大,属于中医瘿病范畴。其中,免疫细胞对甲状腺组织的破坏类似于中医毒邪致病的过程,而弥漫肿、纤维化则符合气滞痰凝的表现,因此,痰毒互结贯穿桥本甲状腺炎发展的各个阶段,是该病的核心病机。如《外科正宗》言:"夫人生瘿瘤之症,非阴阳正气结肿,乃五脏瘀血、浊气、痰滞而成。"因此,治以软坚散结、解毒化痰法,且贯穿全病程,临床上常用夏枯草 10g、浙贝母 10g、制鳖甲[先煎]30g。对于甲状腺质地不均、结节多发或性质待定的患者,则辅以猫爪草 30g、白花蛇舌草 30g、野菊花 10g 等消肿解毒散结。现代研究表明,夏枯草片联合优甲乐可缩小甲状腺结节,鳖甲单味药煎煮剂可有效防治大鼠肝纤维化,其复方制剂可通过多靶点发挥抗肝、肺、肾等脏器纤维化作用。而猫爪草、白花蛇舌草、野菊花可解毒消肿,均有免疫调节及抗肿瘤作用。以此方加减,临床观察可降低患者血清甲状腺过氧化物酶抗体(TPO-Ab)和甲状腺球蛋白抗体(TgAb)滴度,限制甲状腺结节生长,延缓病程。

（2）辨证：张冰临证时善抓主证,兼顾次要症状。对于初诊患者,她先四诊详查患者的症状体征,仔细询问病史,明确患者当前最痛苦的症状的或对疾病预后有较大影响的症状。再寻找主症与其他表征的病机联系,概括出最符合患者当前状态的证。桥本甲状腺炎病程各阶段的不同证候为其分证辨治提供了依据,将在下文具体探讨。

对于桥本甲状腺炎慢性病程中患者出现的新发症状,张冰常判断其标本缓急,及与当前主证的关系,急则治其标、缓则标本兼治。具体而言,对于与当前主证病机一致或对疾病预后影响不大的新症状,无须改变整体治疗方针,对症增添药对即可。例如,一桥本甲状腺功能亢进症患者有心悸、易怒、汗多等症状,辨证为心肝火郁,因再次郁怒出现入睡困难,此时患者入睡困难乃由原患疾病而起,仅是原证候的新表现形式,则仍以原证候为治疗重点,从疏肝清热角度论治,配伍失眠药对。若当前辨证不能很好地凸显现阶段主症的病机,则需要重新辨证,解决当务之急。例如上例患者出现反酸、烧心、腹胀等脾胃症状,影响药物运化,则治疗上先以调脾胃为主,重新辨证为肝胃不和,待此阶段性症状减轻后再回归对原有疾病的治疗。

总而言之,辨病能预见性地把握患者病情的发展趋势,而辨证能在动态变化中对患者当前的整体情况进行把握。张冰临床将辨病与辨证结合,既有个体针对性,又把握了病势整体发展,相得益彰。

2. 阶段分治别本质　在桥本甲状腺炎发展的不同阶段或不同患者身上,由于甲状腺滤泡破坏影响血清甲状腺激素含量,临床常表现出 4 类阶段性症候群,为该病阶段分证的辨治提供了依据。具体如下:

（1）破坏性甲状腺毒症:部分患者病程早期,免疫细胞在甲状腺自身抗原刺激下攻击甲状腺细胞,导致甲状腺激素过多释放,血清 T_3、T_4 升高或仅 TSH 降低,出现甲状腺功能亢进的症状。主要表现为心悸多汗、急躁易怒、多食易饥、易疲劳、喜太息、消瘦等,舌边尖红或红瘦,脉弦细或弦滑。患者肝郁化火,火热内灼,扰动心神,久病气阴耗伤,出现诸症。多从心肝火旺、气阴两虚辨治,治以疏肝清热、益气养阴,常用黄芩、香附、合欢皮、赤白芍、川芎合生脉饮加减。

（2）甲状腺功能亢进期:主要见于桥本甲状腺炎伴发 Graves 病。由于 TSAb 与 TSH 受体结合,刺激甲状腺激素过度产生,导致甲状腺毒症甚至甲状腺危象,临床较少见。患者主要表现为发热、烦躁、失眠、心悸、多汗、消瘦、手震颤等,严重者可见高热、大汗、心动过速、恶心呕吐、腹泻等甲状腺危象症状。患者素体阳盛,加之情志不遂,肝火炽盛,火毒内灼,扰及心神,导致诸症。治疗以清热解毒、透热凉血为主,选用黄芩、栀子、玄参、竹叶、丹皮、赤芍、丹参等。

（3）亚临床甲状腺功能减退期:此阶段甲状腺滤泡持续破坏,而甲状腺组织在功能上处于代偿状态,表现为 TSH 升高,血清 T_3、T_4 正常。部分患者并见心烦易怒、经前乳胀、乏力、手脚凉、心悸、食后腹胀等肝郁脾虚症状。治以益气健脾、疏肝解郁,常用党参/太子参、生/炒白术、黄芪、黄芩、香附、川芎、合欢皮等加减。亦有部分患者临床症状并不突出,仅表现为甲状腺肿大、质地变韧、TgAb、TPO-Ab、促甲状腺激素受体抗体(TRAb)等升高,甲状腺 B 超示甲状腺形态与功能的损伤仍在继续。此时治疗当以软坚散结解毒为主导。

(4)临床甲状腺功能减退期:此期为桥本甲状腺炎的最终转归。由于甲状腺滤泡破坏程度超出代偿能力,出现临床甲状腺功能减退的症状。主要表现为疲劳、畏寒、健忘、乏力气短、精神萎靡、全身浮肿等,脉沉细弱,舌淡或黯、边齿痕、苔白。辨证为脾肾阳虚,治以健脾温肾、散寒化湿,用炒白术、党参、黄芪、茯苓、木香、砂仁、锁阳、巴戟天、淫羊藿等加减。一般建议此类患者遵医嘱服用甲状腺素片。已规律服用甲状腺激素的患者表现与亚临床甲状腺功能减退阶段患者类似,只是甲状腺滤泡破坏程度较重,治疗上以恢复部分甲状腺功能、减少甲状腺激素用量为目标。

辨证施治的过程中,张冰不仅以症状缓解为目标,更关注患者甲状腺素水平、TSH 及血清抗体的情况,以评估药效,判断预后。若各项指标趋于正常,则甲状腺结构、功能的破坏减缓,反之则重新分析、调整思路。

案例 王某,女,44 岁,河南郑州,2016 年 7 月 28 日初诊。主诉:甲状腺弥漫性肿大 1 年余。患者 2015 年 9 月于郑州市中心医院 B 超发现甲状腺双侧叶低回声结节,未予重视。2016 年 7 月郑州市中心医院查 TgAb 727.65U/ml,TPO-Ab 132.40U/ml;B 超示双侧囊实性结节,左侧 11mm×4.3mm、右侧 7.2mm×3.7mm。现急躁,易怒,易疲乏,畏冷,纳少,眠可,二便调,舌黯紫苔白干,脉弦细。既往子宫肌瘤 2 年。无过敏史。末次月经 2016 年 7 月 23 日。辨证为肝郁脾虚、瘀血阻滞,治以疏肝健脾、活血化瘀、软坚散结。

方用:黄芩 10g,醋香附 10g,合欢皮 10g,赤白芍各 10g,夏枯草 10g,浙贝母 10g,太子参 30g,炒白术 30g,制鳖甲^{先煎}30g,白花蛇舌草 30g,桃仁 10g,红花 10g。共 10 剂,服 14 天。

2016 年 8 月 18 日二诊:烦躁易怒减,憋气、唇干、口干、不喜饮、易受惊吓、疲乏、畏冷、纳少、不喜食油腻,眠可,大便一日二行,成形。现带经第 3 天,色黯,有血块。平素白带多,质稠。舌黯苔白,舌下静脉曲张,脉细滑。2016 年 8 月 1 日郑州大学第一附属医院 B 超示甲状腺结节左侧 4mm×3mm,右侧 5.7mm×4.0mm。辨证仍为肝郁脾虚,治以疏肝健脾、行气活血、镇惊安神。

方用:黄芩 10g,醋香附 10g,醋柴胡 9g,合欢皮 10g,太子参 30g,炒白术 30g,生龙骨^{先煎}30g,生牡蛎^{先煎}30g,川芎 10g,丹参 30g,醋龟甲^{先煎}30g。共 10 剂,服 14 天。

2016 年 11 月 3 日三诊:服 8 月 18 日方 14 天(10 剂)后,乏力、烦躁减轻。现畏寒,手脚冰凉,健忘,月经色黯,有血块。舌黯苔白,脉细滑。2016 年 10 月 17 日查甲状腺彩超示双侧甲状腺数个低回声结节,未见明显血流信号。TgAb

207.07U/ml（0~34），TPO-Ab 89.29U/ml（0~12）。辨证为肝郁脾虚、痰瘀互结,治疗予健脾益气、疏肝行气、软坚散结。

方用:党参 30g,茯苓 30g,炒白术 30g,企边桂 8g,酒肉苁蓉 10g,柴胡 8g,合欢皮 10g,醋香附 10g,夏枯草 15g,浙贝母 10g,白花蛇舌草 30g,醋鳖甲^{先煎}30g,醋穿山甲^{先煎}3g,路路通 10g,炒川楝子 8g,醋延胡索 10g。共 10 剂,服 14 天。诸症改善。

分析:本例患者甲状腺结节伴 TPO-Ab 及 TgAb 升高,辨病为桥本甲状腺炎,临床辨证为肝郁脾虚。初诊患者甲状腺功能正常,属于亚临床甲状腺功能减退期,辨证为肝郁脾虚兼血瘀,故方用黄芩、醋香附、合欢皮、赤白芍疏肝清热,太子参、炒白术健脾益气,夏枯草、浙贝母、制鳖甲、白花蛇舌草软坚散结,从辨病机角度论治;并用桃仁、红花加强活血力度。二诊患者舌质由黯紫变为黯,脉弦细变为脉细滑,瘀血程度减轻,故去桃仁、红花,改用川芎、丹参。患者主要症状为易怒、易烦、憋气、易受惊吓、疲乏、纳少,辨当前主证为肝郁脾虚,故在疏肝健脾基础上增用生龙牡和醋龟甲,镇惊潜降以治标。三诊时患者主证为肝郁脾虚,继续疏肝健脾对证治疗与软坚散结解毒辨病治疗相结合,兼有畏寒、手脚凉等阳虚症状,故加用肉桂、肉苁蓉温肾阳,并辅以醋穿山甲、路路通散结通络。此案充分体现了张冰辨病机与辨当前主证相结合的临证思路,以及亚临床甲状腺功能减退期肝郁脾虚证型患者的用药特点,使甲状腺肿及相关抗体明显降低,患者主观症状改善,收效明显。

（二）张冰传承颜正华治疗便秘经验介绍

便秘是临床常见的一种病症,主要表现为排便周期延长,或周期不长,但粪质干结、排出艰难,或便质不硬,虽颇有便意,但排便不畅的症状。病因多由饮食不节、情志失调、年老体虚、感受外邪等导致。张冰在治疗便秘时,既继承颜正华之经验,注重润肠法的应用,同时注重调畅气机,兼顾脾肾,临床效果颇佳。

1. 增水行舟助下 张冰常用此法治疗"无水舟停"之肠燥便秘,对其他疾病兼见大便不通者,亦常以本法辅助。继承颜正华临床治疗便秘不能唯以峻下攻伐为用,应以调节脏腑功能,调动机体为要,故喜用药力平和之品,如种子类和温润多汁之药物,使攻邪而不伤正,通便而不障脾,常用药物如生地、生决明子、瓜蒌仁、黑芝麻、火麻仁、肉苁蓉、当归、蜂蜜、郁李仁等。生地、黑芝麻（捣用）、当归常用量较大。此类药物通中有补,攻邪不伤正,适用于津血不足者。若兼有热象者,首选生决明子、瓜蒌仁、牛蒡子等寒凉之品;气滞者,常配伍枳壳、槟榔、木香等行气之品,增强行气通腑之效,且气滞轻者用枳壳,重者用枳实,更甚者则用槟榔。主张润肠药虽药力和缓,但在治疗便秘中具有重要意义,常结合他法,功效颇佳,且安全性高,对于慢性习惯性便秘尤为适用。

2. 益土养肠助下　脾胃虚弱,中气不足,肠道推动无力,如病后、产后及年老体弱者,气血虚衰,血虚则津枯肠道失润,甚者阴阳俱虚。此类患者大便不甚干硬,排出无力,以益气健脾为要,须以补为通,健脾胃助运化,调畅气机,升降相宜,常主选升阳益气、佐以滋阴养血之品,如党参、太子参、白术、升麻、黄芪、葛根配伍生地、当归等。其中重用白术,补益中焦,健脾助肠。继承颜正华用白术滋大便之干的经验,张冰治疗此类便秘,除重用白术外,常用生地黄、升麻等。伴内热燥结者,合用大黄、芒硝;阳气虚衰者,治以肉苁蓉、当归、黄芪等;阴液不足者,重用生地黄伍以玉竹、石斛、麦冬等;年老体弱者,加肉苁蓉、锁阳、当归等补益精血。生白术用量一般从 15g 开始,也可以视病情用 30~60g,以大便通畅略溏泄为度。

3. 理气化滞助下　便秘有一特殊类型,即每逢月经前后更甚,且伴有乳房胀痛、心烦起急、痤疮亦甚。此应为阴血不足,肝气不疏,气机不畅化热则上下攻冲、肠腑不通,血虚阴亏不能濡养肠道,大便干结难下。治以肝肠同调的养血疏肝润肠法,选用当归、地黄、香附、川芎、柴胡、枳壳等疗效显著。脾胃不健,则气血津液生化乏源,再以补益脾胃为主,肝脾同调。加以柴胡、黄芩药对运用为多,柴胡药性苦、辛、微寒,归肝、胆经;陈皮、枳实、木香、旋覆花、绿萼梅等降胃通腑;四君子顾护脾胃之气,充分体现了肝脾胃肠同调的思想。

4. 峻下攻伐推肠　攻伐之法主要用于阳明腑实、肠道燥结之便秘,临床虽少见,但患者甚是痛苦。临床表现为胀满、数天不便、便质燥实、口臭口干、心烦易怒,脉象滑数。或久秘,湿热证较明显者,或泻下轻剂,难以达到效果的患者,且无虚象者,均可选用本法治疗,宗古法多用大黄、芒硝之类峻下热结之品。张冰临床运用此法,大黄多从小剂量开始,如效果不显,再逐渐加大剂量,一般大黄用 6g,多采用单包后下,根据患者排便情况增减用量。学习颜正华常配伍枳实、槟榔、厚朴等行气之品,取"承气类之意"增强通腑之力,若病症较轻,大黄用量可轻,加以火麻仁、蜂蜜等润肠药同用。若热结津伤者,配伍天冬、石斛、生地黄、玄参等,滋阴生津;若阳气不足,冷积便秘,加以温阳之品如干姜、桂枝等。应用时注意,峻下攻伐之法,虽效果明显,但临床运用当慎重而行,掌握剂量。

总之,便秘为临床常见病,张冰细分病机之虚实,病性之寒热,病势之急缓。一般习惯性便秘,热结不甚,虚象不明显,润下法即可奏效;热结湿热壅滞者,常用攻下法为主,虚象明显者则首选益土助肠法;但三法当灵活配伍应用,攻下而不忘顾脾,生津而不忘行气,调和阴阳,激发脏腑则便自通。

5. 验案举隅

案例1　李某,女,45 岁。2016 年 6 月 15 日初诊。主诉:经期便秘 5 年。近 5 年来大便不畅,每逢月经期便秘更甚,质干难下,排解困难,大便 4 日 1 行,食欲差,心烦失眠多梦。乏力明显,面色少华,唇舌色淡,小便可,舌淡苔白,脉细。西医诊断：便秘。中医诊断：便秘。证属阴血不足，肠道津枯。治宜滋阴养血，润肠通便。药物组成：熟地黄10g，当归30g，黑芝麻^捣30g，生地黄10g，肉苁蓉10g，火麻仁10g，柏子仁10g，郁李仁10g，生白术30g。日1剂，水煎2次取汁300ml，分早、晚饭前服。服用7剂。忌食生冷、油腻，戒烟酒。

2016年6月22日二诊：患者大便2日1行，质干缓解，乏力未见明显缓解，饮食可，心烦失眠缓解，苔白，脉细。现患者大便通畅，乏力明显。初诊方去生白术，加炒白术30g、生黄芪10g。服用7剂。

2016年6月28日三诊：患者大便每日1行，质软，饮食可，睡眠可，乏力感明显缓解。继服二诊方7剂，巩固疗效。随访3个月，便秘未发。

案例2　王某，男，58岁。2016年4月15日初诊。主诉：便秘1年，加重1周。刻诊：每日凌晨便意明显，但无力外排，汗出气短，便质不干硬，便后疲乏，腹部无胀痛，面色白，神疲乏力，舌嫩苔薄，脉虚。西医诊断：便秘。中医诊断：便秘。证属脾胃气虚。治宜健脾益气，助肠通便。药物组成：黄芪10g，党参10g，茯苓30g，炒白术30g，地黄10g，当归30g，升麻10g，柴胡10g，黄芩10g，陈皮10g，木香10g。日1剂，水煎早饭前、晚饭后服。服用7剂。嘱忌食生冷、油腻，戒烟酒。保持良好情绪。

2016年4月21日二诊：诸症大缓。继服原方10剂，大便如常人。

案例3　程某，男，65岁。2016年10月2日初诊。主诉：大便7日未行。刻诊：脘腹胀痛拒按，口干口苦，面色红炽，口气较重，食欲差，烦躁易怒，心烦失眠。舌红苔黄腻，脉滑数。西医诊断：便秘。中医诊断：便秘。证属阳明腑实。治宜通腑泄热。药物组成：大黄^{后下}6g，枳实10g，厚朴10g，芒硝^{冲服}10g，瓜蒌10g，神曲10g，炒麦芽10g，焦山楂10g。日1剂，水煎2次取汁300ml，分早、晚饭前服。服用4剂。嘱大便通，可自行停药。忌食生冷油腻，戒烟酒。保持良好情绪。

2016年10月7日二诊：患者服初诊方2剂，大便通，后自行停药，近日大便日1次、质略干，口苦、面色红炽、烦躁易怒、口气重、大便秘结均缓解，饮食可，睡眠可。初诊方去大黄、枳实、芒硝，加茯苓30g、党参10g、炒白术30g、木香10g、砂仁^{后下}10g、蜂蜜^{冲服}10g。服用7剂。

2016年10月14日三诊：大便通畅，诸症大缓，大便如常人，便秘未发。

（三）张冰清热法治疗糜烂性胃炎经验

慢性糜烂性胃炎是临床常见消化系统疾病，发病人群广泛，又称慢性胃炎伴糜烂，临床表现多以慢性上腹部疼痛、腹胀、反酸等为主要症状。中医学无"慢性糜烂性胃炎"的病名，但根据其临床特征应归属中医"胃痛""呃逆"等范畴。张冰认为糜烂性胃炎由热毒引起，病位在胃，而与肝脾关系密切。七情所伤，肝失疏泄,脾失健运,久郁化火,郁火煎灼阴液,胃阴虚耗,胃体失养形成疾病。慢性胃炎病程缠绵,反复发作,久病致瘀,瘀而化热,阻滞经脉,煎灼胃体形成损伤。慢性糜烂性胃炎患者多伴有幽门螺杆菌感染,并且幽门螺杆菌是慢性胃炎的主要致病因素,久治不愈可导致胃黏膜萎缩或肠化。根除幽门螺杆菌可使胃黏膜炎症减轻,是治疗慢性胃炎的重要环节。张冰认为幽门螺杆菌感染属中医"毒热"范畴,临床治疗灵活运用清热法,效果颇佳。

1. 清热化郁和胃　张冰认为糜烂性胃炎起病多以郁热为主,因情志失调,肝气失于条达,肝郁化火,肝火克脾犯胃所致。患者常见胃脘胀痛、牵连两胁,情绪暴躁时疼痛加剧,胸闷不舒,反酸较多,善叹息,舌苔黄,脉弦。治以疏肝和胃。方用柴胡疏肝散加减。张冰认为此时肝郁为本,火热为标,肝郁消则火热自去,但郁火侵犯胃体加重病情,因此应标本兼治,治以清热化郁和胃为主,选药应升降相宜,肝胃同治,但应灵活应用,各有所重。肝旺克脾,肝郁重者,应着重应用疏肝解郁之品;脾虚木乘,脾胃虚弱者,应着重应用益气健脾助运之药。张冰临床常用柴胡、黄芩、香附、郁金、佛手、香橼疏肝解郁。尤以柴胡、黄芩相配和解退热,解少阳半表半里之邪,清肝经郁热,且具有抗幽门螺杆菌的功效。陈皮、枳壳、木香、旋覆花、绿萼梅等降胃通腑。党参、茯苓、白术、甘草顾护脾胃之气。胃痛重者加川楝子、延胡索疏肝泄热、理气止痛。反酸者加黄连、吴茱萸、牡蛎、海螵蛸、煅瓦楞子等增强治酸功效。张冰对临床郁火者以原方黄连∶吴茱萸为6∶1,对于无明显寒热者3∶3,寒邪偏重者1∶6。若见大便不通者,可选用决明子、生大黄等。兼呃逆者可采用通腑降胃之法,用砂仁、槟榔等。其中黄芩、黄连、大黄对损伤的胃黏膜具有保护作用,且具有抗幽门螺杆菌的功效,临床每获疗效。

2. 清热养阴益胃　糜烂性胃炎前期治疗不当,肝胃之火煎灼阴液导致胃阴亏虚,胃体失养。此时患者多见胃脘隐隐灼痛,饥不欲食,口燥咽干,大便不通,五心烦热,舌红少津,脉细数。张冰此时宗颜正华养阴益胃之法,方用益胃汤加减,兼以四君子顾护脾胃之气。胃为水谷之海,多气多血,不宜峻补,治宜清和。张冰临床多选用麦冬、玉竹、石斛、北沙参、生地、赤白芍、甘草等益胃生津,健脾益气顾护脾胃,避免运化不利,湿热内生,加重病情。现代研究也表明益胃汤可以增强西药抗幽门螺杆菌的功效,且能明显缓解患者症状。健脾益气法可增强自身免疫,提高抗生素的敏感性,增强抗幽门螺杆菌的功效。现代药理研究表明,黄芪可以下调幽门螺杆菌的 VacA 基因的表达,减少幽门螺杆菌的 VacA 分泌,起到抑杀作用。

3. 清热活血治胃　糜烂性胃炎因病情缠绵,久治不愈,久病致瘀、久病致虚,气血失和,瘀血阻滞,瘀而化热。此时患者因瘀血停胃多表现为胃脘持续性疼痛,痛处固定,入夜加重,舌质黯有瘀点瘀斑,脉涩。张冰认为对于此类患者应运用凉血散瘀通络之法。方用丹参饮加减。张冰临床组方中常运用凉血化瘀之品,如赤芍、白芍、郁金、牡丹皮、丹参等,既能化瘀血又能散瘀热。郁金药性辛、苦、寒,归肝、胆、心经,具有活血止痛、行气解郁、清心凉血、利胆退黄的功效。《本草纲目》云:"治血气心腹痛……失心癫狂。"丹参苦、微寒,活血调经、祛瘀止痛、凉血消痈、除烦。丹参、郁金配伍增强活血化瘀、调经止痛之功。辅以当归、川芎、蒲黄、五灵脂等活血行气止痛。兼有出血者加三七、白及、仙鹤草等止血。其中三七与乳香、没药配伍可增强活血化瘀生新的功效,白及收敛生肌、止血、愈合损伤的黏膜。川芎药性辛温,具有活血行气、祛风止痛的功效,可以通过抑制胃运动的途径来抗溃疡,保护胃黏膜。牡丹皮味苦、辛,性微寒,具有清热凉血、活血散瘀的功效,《珍珠囊》谓其"治肠胃积血……无汗骨蒸",现代研究表明其含有的丹皮酚具有良好的抑杀幽门螺杆菌的功效。赤芍苦、微寒,归肝经,清热凉血,散瘀止痛,标本兼治,《神农本草经》谓其"主邪气腹痛,除血痹,破坚积,寒热疝瘕,止痛,利小便",且现代研究表明具有抗幽门螺杆菌功效。

4. 案例

案例 1　周某,女,60 岁,2015 年 5 月 3 日初诊,慢性浅表性胃炎伴糜烂 2 年余加重 2 个月。外院病历摘录:幽门螺杆菌(Hp)阳性,曾以制酸、西药三联(PPI、卡拉霉素、甲硝唑)服药 6 个月,现 Hp 转阴。患者因 2 个月前情志失调,大怒后,出现胃脘疼痛加剧,反酸加重,胸骨后灼热感明显,两胁窜痛,善叹息,烦躁气急,食欲可,食后反酸加重,睡眠可,大小便调,绝经 10 年,舌红苔黄,脉弦。证属肝火犯胃,治以清热疏肝和胃,方用柴胡疏肝散加减。

处方:柴胡、黄芩、延胡索、炙香附、合欢皮、夏枯草各 10g,太子参、炒白术、茯苓、煅龙骨、煅牡蛎、海螵蛸[先下]各 30g,黄连 12g,吴茱萸 2g,川楝子 8g。7 剂,水煎服,每日 2 次。嘱忌生冷油腻甜食,戒烟酒,保持良好情绪。

二诊:反酸、胸骨后灼热感、胁痛缓,情绪急躁易怒缓,仍有胃脘隐痛。加赤白芍各 10g、甘草 10g。续服 10 剂巩固疗效。

案例 2　刘某,女,50 岁,初诊于 2015 年 1 月 3 日。糜烂性胃炎 10 年。患者近 2 个月胃脘灼热隐痛,偶有反酸,食欲差,饥不欲食,口干明显,饮水后不能缓解,睡眠尚可,烘热汗出,乏力明显,心烦,大便干,小便可。绝经 3 年。舌红少津,脉细。证属胃阴亏虚,治以养阴益胃,方用益胃汤加减。

处方:生地、麦冬、沙参、玉竹、石斛、炙五味子各 10g,太子参、葛根各 30g。7 剂,水煎服,每日 2 次。嘱忌辛辣生冷油腻之品,忌烟酒及饮料,忌腌烤食品,保持良好情绪。

二诊:诸症缓,但仍烘热汗出、心烦。原方加炒酸枣仁、炙龟甲各 30g,炒白芍、赤芍、甘草各 10g。续服 12 剂,诸症大缓。

案例 3　张某,男,45 岁,2015 年 10 月 18 日初诊。糜烂性胃炎 3 个月,幽门螺杆菌阳性,已进行抑酸、三联抗菌治疗 20 天。患者现胃脘持续性疼痛,痛处固定,拒按,食后疼痛加重,反酸。情绪差,倦怠乏力,睡眠可,大便干,小便可,舌黯苔黄有瘀点,脉涩。证属瘀血停胃,治以化瘀通络、理气和胃,方用丹参饮加减。

处方:太子参、炒白术、当归、丹参、蒲公英各 30g,赤芍、炙香附、川芎、蒲黄、五灵脂、牡丹皮、白及各 10g,仙鹤草 20g。7 剂,水煎服,日 2 次。嘱与现用西药间隔 1 小时分开服用,忌辛辣生冷油腻之品,忌烟酒,保持良好情绪。

二诊:胃脘痛缓,反酸消,倦怠乏力缓,大小便可,上方加神曲、麦芽、焦山楂各 10g,调理 10 余日,复查 Hp 转阴,诸症大缓。

(四)张冰辨治寻常型银屑病

银屑病是一种常见的慢性、复发性、炎症性皮肤病,临床主要表现为红色丘疹、斑块,表面覆盖有程度不等的白色鳞屑。除皮损外,患者尚可有脏腑功能阴阳失调以及外在指甲的变化,严重影响患者的生活质量。银屑病相当于中医的"白壳疮""顽癣""白疕"等。

颜正华认为,皮外疾病当从内调治。基于这种认识,张冰认为,热毒、血瘀、风燥毒三者是引起银屑病发病的重要因素,其中"毒"邪为主线,贯穿银屑病发生发展的各个环节。热、瘀、虚 3 种因素互相关联,而"毒"贯穿疾病发生发展的始终。清代尤怡在《金匮要略心典》中云:"毒者,邪气蕴蓄不解之谓。"可见毒邪具有缠绵难愈的特点。在病机认识及治疗上,张冰以毒为主线分阶段治疗。

1. 病机特点与治法

(1)热毒期:多见于发病初期或急性发作期阶段。或由积热已久,蕴于血络;或由性情急躁,复感外邪,入里化热;或恣食肥甘厚味,蕴而化热,内外合邪而发病。《素问·皮部论》云:"邪之始入于皮也……其入于络也,则络脉盛色变。"由于营血运行于络脉之中,受气分热毒影响充斥脉络,故起红斑、丘疹。

(2)瘀毒期:《医林改错》曰:"血受热则煎熬成块。"热邪缠绵日久,煎熬血中的津液使血黏稠,气血运行不畅,以致瘀热互结而闭阻经络。受王清任"肌肤甲错,关节不利,血府逐瘀汤主之"的启悟,对瘀血致病的银屑病患者,从行气活血角度治疗往往疗效显著。

(3)风燥期:由于本病缠绵难愈,瘀热互结,病久营血亏损,脉络充养不足,易生风生燥,使肌肤失去濡润。或素体气血亏虚,或久病耗伤营血损伤皮肤,或由于调治失当兼感毒邪,风寒化热,湿热化燥,以致风毒流窜。张冰认为,无论是热毒、血瘀还是血虚,均不离毒邪致病,其特点为病程长,病情顽固。

寻常型银屑病治疗在于把握疾病的发展阶段,张冰根据各阶段的病理特征,总结出解毒兼"清、行、润"三法辨证治疗银屑病。

清法，即清三焦之毒，适用于火热、热毒邪气所引起的实热证初期或急性发作期。心火热盛，黄连、莲子心清心火；肺热蕴结，皮肤焮红，有灼热感，加桑白皮、金莲花等清肺泻热。必要时投以石膏、黄连清利中焦。肝火旺盛，用桑叶、菊花、夏枯草等。对下焦湿热者，用白花蛇舌草、苦参等解毒利湿之品。西医学认为，银屑病是免疫介导的多基因遗传性皮肤病，天然免疫细胞因子［白细胞介素（interleukin, IL）-1、IL-6 和肿瘤坏死因子 -α（TNF-α）］等可刺激角质形成细胞增殖，后者释放血管内皮生长因子、血管生成素等促进真皮血管新生，促发并参与银屑病的发展。临床实验证明，凉血解毒中药可以降低银屑病患者 TNF-α、IL-8 水平，抑制免疫力，从而抑制银屑病的发展。临床运用清法的时候，必依"固护脾阳"的治则，在大队寒凉药中，配伍生白术、陈皮等以护脾胃。脾为后天之本，气血生化之源，一味寒凉易伤及脾胃，会导致气血生化乏源而外疡不易痊愈。

行法，即行肝气、行肝血、行血脉。行法针对气滞血瘀的病机，张冰常用丹参、牡丹皮、凌霄花等行血解毒，配枳壳、陈皮行气。气为血帅，气促血行，张冰在活血化瘀的同时十分重视疏肝理气，常用同归心肝二经的合欢皮疏畅肝气，活血消痈。"治血不离调气"的思想贯穿于理、法、方、药各个环节。

润法，即润阴液、润血。适用于病久血虚，脉络充斥不足，肌肤失去濡养，血虚则燥的患者。张冰在此期会使用石斛养阴。若见脉细，配以黄精、当归、生地黄、赤白芍等养血滋阴之品。此期患者要根据病情需要，适当配合他法。如滋阴养血和疏风止痒结合、滋阴养血与清法同用，以温和扶正之品为主，防止病情反复。

2. 临床用药特点

（1）一花一草：善用凌霄花和紫草。紫草始载于《神农本草经》中品，味苦性寒，既可清热凉血，又可活血解毒。《药鉴》记载："（紫草）大都血家药也，无问麻痘症，无论痈疽病，无问男女杂症，但见血紫血热，及热毒深者，俱宜用之。但泻痢则忌。"张山雷在《本草正义》中即指出："凡外疡家血分实热者，皆可用之。"凌霄花始载于《神农本草经》中品，原名紫葳，具有活血通经、凉血祛风的功效。李时珍认为此药"行血分，能去血中伏火"。《医学正传》记载凌霄花为末以酒服治通身风痒，故而凌霄花对血热居于上焦引起的皮损瘙痒尤为适宜。近代皮科泰斗赵炳南治疗上焦毒热发斑常以此药组方。诸花皆升，凌霄花尤具攀援之性，张冰取其轻灵上升之性，遇皮损在上部时首选此花。

（2）两组对药：丹参伍牡丹皮、赤芍伍白芍是张冰在方中常用药对。"诸痛痒疮，皆属于心。"牡丹皮和丹参均归心、肝经。临床上银屑病患者皆有心肝火旺的表现，用牡丹皮和丹参，活血祛瘀不伤正。汉代以前不分赤芍和白芍。赤芍清热凉血、散瘀止痛，白芍养血调经、敛阴止汗、柔肝止痛、平抑肝阳，而"肝为刚脏,非柔不克",二药同归肝经,可共奏柔肝平肝而凉血散瘀之效。

（3）以皮治皮：中药的药象学源自于中医象学思维,从药物形态特征分析功能,认为药物皮部和人体皮肤都是生物外表,而现代药理学研究表明,植物皮部含有多种的活性成分,确实可以起到治疗和辅助治疗皮肤病的作用。张冰在治疗银屑病时,善用皮类药物,如牡丹皮、白鲜皮、合欢皮、桑白皮。对女性患者,酌情加减,常配以合欢皮,因女子以肝为先天,用合欢皮起到疏肝解郁的作用。

（4）药物警戒：张冰提出中药药物警戒思想体现在安全用药及与患者的沟通中。银屑病发病伴随多种生理或病理改变,患者往往自行使用多种药。治疗实践中发现,糖皮质激素类及其复方制剂使用率较高。银屑病多伴有表皮通透屏障功能降低,外用保湿剂可以改善此功能。另外,中药诱发不良反应大多与机体因素有关,表现为个体差异导致的过敏反应。因此,张冰在治疗银屑病时十分重视患者的既往史、过敏史合理选择中药,同时根据药物警戒酌情增减西药。

（5）特殊人群用药：女性银屑病患者,要考虑月经周期的变化。女子以肝为先天,以血为用,治疗女性银屑病渗透着调肝之法。小儿银屑病患者用药时要考虑到小儿"肝常有余,脾常不足"的特点,治疗时宜健脾消导。张冰在治疗小儿皮肤病时,考虑到其"易虚易实",用药在养血健脾基础上清热解毒,且小儿脏腑娇嫩,形气未充,吸收药物迅速,所以宜选用量轻味淡的药物,力求轻调气机,勿致中焦壅滞,脾胃运化受阻,尤其注重用量和服用方法。

张冰诊病过程中,将局部皮损与全身症状相结合,尤重舌脉,不妄用清法。每接诊皮肤病患者,必在充足光线条件下仔细观察皮损色泽、是否有浸润、表皮鳞屑是否黏着紧密。张冰认为,疾病外在表现多种多样,唯独舌象、脉象是无法欺骗医生的。

3. 案例

案例1 患者某,男,3岁,2016年11月24日初诊。主诉:四肢瘙痒1年余,加重2周。刻下躯干四肢瘙痒加重2周,下肢红色丘疹,皮损部位有红晕、表面覆盖多层干燥银白色鳞屑、伴有抓痕。外用吡美莫司、曲安奈德益康唑、肤乐霜、二甲硅油乳膏、维生素E乳膏,仍无缓解。纳差,入睡难,小便黄,大便干。3天前感冒发热,用咳喘宁、头孢克肟,热退后停服头孢克肟,现仍用咳喘宁。脉滑数,舌苔厚腻微黄。西医诊断:变态反应性皮肤病;中医诊断:白疕。辨证:热毒炽盛。治法:清热泻火,凉血解毒。

方药:黄芩5g,金银花5g,白花蛇舌草10g,酸枣仁10g,陈皮5g,地肤子5g,白鲜皮5g,威灵仙5g,玄参5g,大青叶5g,丹参8g,生白术10g,苦参4g。14剂,每日1剂,水煎温服。

二诊:2016年12月8日。上身皮损逐渐消退,下身仍有瘙痒,上方去威灵仙,加白蔻仁、砂仁,继服14天。

按：本患者西医诊断为变态反应性皮肤病，结合患者体质及回诊信息，辨为热毒炽盛型白疕，且其皮肤红斑鳞屑，相当于温病之"斑疹"。在宗叶天士"入血就恐耗血动血，直须凉血散血"之旨的基础上，张冰将经络、脏腑、卫气营血、三焦融汇于银屑病的辨证中。银屑病之发斑有邪外出肌表之势，而非邪气在表，对银屑病的治疗在于清营凉血、散血解毒。"阳明斑者，化斑汤主之。"（《温病条辨》中焦篇21条）化斑汤是清代温病大家吴鞠通根据白虎汤方理加上清营凉血之品化裁而来。原方主治气血两燔之发斑、发热或身热夜甚，外透斑疹，色赤，口渴或不渴，脉数等。以辛甘大寒之石膏、入肺胃经之知母急撤热邪，导热外达。而斑疹透发不畅时，配以轻灵之品。化斑汤制方思想是热淫于内，治以咸寒、佐以甘苦之法。张冰取其法理而不拘泥于原方，同时根据不同体质化裁加减，治小儿病用药轻灵，若见舌下静脉瘀紫且脉滑，加金钱草，引邪从小便出；若见脉细滑者，利湿的同时配合滋阴药物，如石斛、玉竹。

案例2　患者某，女，23岁，2017年5月18日初诊。主诉：全身皮疹7年。头面、发际、躯干均起红疹、白屑。曾用卤米松、卡泊三醇、地奈德、苗药逸肤霜，仍反复发作。左侧下颌部、下肢新发皮损呈小斑块鳞屑状，颜色黯红，痒甚。近日咽痛、咽干、饮水多。饮食改善，眠可，二便调，现已停用卡泊三醇。2016年2月起月经不规律，经色黯，有小血块。脉细滑，舌黯淡、花剥苔。西医诊断：银屑病；中医诊断：白疕。辨证：气血瘀滞。治法：解毒化瘀，疏肝解郁。

方药：合欢皮10g，桑白皮10g，牡丹皮10g，丹参30g，金银花10g，野菊花10g，紫草10g，拳参9g，白花蛇舌草30g，地肤子10g，白鲜皮10g，刺蒺藜9g，苦参8g，砂仁^后下^10g，半边莲30g。7剂，每2日1剂，水煎温服。

二诊：2017年5月25日。患者头面、四肢皮损现均得改善，服上方后，无明显不适，现有咽干声哑。经色较之前红，无血块，纳可，眠可，服药期间大便呈小球状，现双腿有新发斑疹，右脚偶有水疱。脉细滑，舌淡花剥苔。西医诊断：银屑病；中医诊断：白疕。辨证：血虚风燥。治法：养血滋阴，解毒祛风润燥。

方药：当归30g，麦冬20g，玉竹10g，石斛10g，山萸肉10g，野菊花12g，金银花10g，白花蛇舌草40g，土茯苓30g，紫草8g，白鲜皮10g，蚤休6g，金莲花10g，苦参10g，砂仁^后下^10g，桑白皮10g。10剂，水煎温服，1日1剂，服1日停2日。

在治疗女性银屑病时，张冰十分强调辨病－辨体－辨证的结合。"毒"邪贯穿银屑病始终，但张冰在使用祛"毒"之法时尤其重视患者体质。女子以血为本，血得温则行，得寒则凝。若久服寒凉，则致女子痛经或月经不行。张冰首先辨病，比如选用治疗银屑病特异性药物紫草。若是气郁体质患者，张冰选用陈皮或合欢皮等疏肝理气之品；若脾虚湿盛，则投以薏苡仁、土茯苓健脾祛湿之品。在立法上，斑初发以清热解毒、凉血活血立法而忌重寒之品；若病在阳明，治以清热解毒，养血活血利湿立法，切忌升散提透，恐耗气伤阴；病邪退却以后以凉血行气、滋阴养血立法,此时切记峻下以防斑"毒"内陷。总之,张冰治银屑病,从"热毒、瘀毒、燥风毒"辨证,提出以解毒为主线的"清、行、润"三法辨治银屑病,清热解毒而切忌寒凉伤胃,行气活血而尤重祛瘀解毒,养血润燥而息风解毒。

二、颜正华学术继承人邓娟临床传承经验

邓娟于 2002 年 7 月 25 日被确定为学术经验继承人,2006 年 5 月 25 日结束继承工作,2006 年 6 月中旬完成结业论文,2006 年 9 月中旬通过论文答辩与考核,2007 年 9 月由中华人民共和国人事部、卫生部、国家中医药管理局联合颁发全国老中医药专家学术经验继承人出师证书。3 年的师承学习,使邓娟深受启迪。

(一)跟师体会

1. 颜正华治学严谨的工作态度,启迪了我临床学习方法　颜正华经常教育我们要努力探讨、掌握研究学习中医的方法,只有思想方法对头才能不断进步。做好临床工作的关键是打好中医理论基础,尤其让我们养成在临床工作、学习中,对中医药文献、临床报道及用药经验,乃至实验研究,实事求是地研究分析,批判继承,取其精华,去其糟粕,决不人云亦云。有些问题,一时难于下结论,存疑待考。还要求要勤于动手,积累资料。颜正华 80 余岁高龄带教门诊,每次出诊均要记录每个患者病情、诊断、用药,定期整理医案,典型病例都要向我们介绍,使我们直接受益。

2. 颜正华勤求医理的工作作风,拓展我临床治疗手段　跟师学习中,深刻体会到老一辈医药专家对医理精益求精。在临床治疗中强调四诊,详查合参,在具体应用时,又注意灵活机动,突出问诊,参以望、闻、切诊,在诊病过程中,还注意吸收借鉴西医学诊断方法及技术,参考西医学的诊断和临床检验结果,对准确诊断与合理治疗很有裨益。强调辨证辨病有机结合,酌情活用辨证论治与辨病施治,如治绦虫病,即不必辨证论治,此时强调辨病施治当合事理;如辨治感冒,就必须辨清其证属风寒还是风热,以及是否夹湿等,才能正确治疗。

在治疗复杂多变的疾病时,要善抓主证,抓住疾病主要矛盾,不为兼证所迷惑。颜正华介绍抓住主证方法:①详细而准确地望、闻、问、切,全面了解患者的每一个具体病症及既往史。②先依据四诊所得的主要症状,分析、辨识病家患有几个病证,再依据中医标本缓急等治疗原则,确立须立即治疗的病证,即主证。③主治证与兼治证是不断变化着的,在动态中辨识主证,不死守规律而束缚自己的手脚。治疗中调护脾胃贯穿始终,诊察疾病必问脾胃,辨证立法不忘脾胃,遣药组方想着脾胃。颜正华勤求医理,所获得丰富临床治疗经验,拓展了我的临床

思路,丰富了我的治疗手段。

3. 颜正华精研药学的学术思想,改变我的临床思路　颜正华作为我国著名中药学专家,对临床中药学研究深入细致,知药善用,灵活有验,在临床中巧用多效药,如生山药味甘性平,功能益气养阴,且兼涩性,临床应用,要从益气、养阴、兼涩性三个角度去考虑,若但见气阴两虚,即投山药,还不够全面,还必须询问患者是否兼有便秘或便溏,再决定是否投用才为确当。若兼便秘,即不宜投;而兼便溏者,则用之为佳。

善于使用平和药,和缓调节脏腑功能而不致出现新的功能紊乱,祛邪而不伤或少伤正气,慎用毒烈药,不可连续用药克伐,致使故疾未去,新病又起,或体虚至极,不堪用药。颜正华深入研究药物配伍,活用对药,不拘成方,按证调配,因时、因地、因人制宜,随机变通。这些理念改变了我的临床思路,在治疗中考虑巧用多效药、平和药,时时顾护脾胃,协调机体平衡,是"和谐"论在临床治疗中的体现。这些用药经验,对于提高临床治疗效果起到了非常重要的作用。

(二)慢性胃炎诊疗经验与案例

1. 慢性胃炎的基本病因和治法　慢性胃炎是由多种原因引起的胃黏膜慢性炎症性疾病,为临床常见病、多发病。根据该病的不同特征,归属于中医学的"胃脘痛""胃痛""胃痞""胃胀""腹胀""痞满"等范畴。慢性胃炎以胃脘近心窝部位疼痛、胀满为主要症状,多伴有胃脘中嘈杂、嗳气、纳呆、反酸等症状。慢性胃炎从中医理论认为是由外邪内侵、情志失调、饮食不节、脾胃虚弱等导致中焦气机阻滞、升降失常而形成的一种病证。颜正华认为,胃的生理功能的正常发挥与其生理特性密切相关,认为胃生理上以降为顺,病理上因滞而病。胃主受纳,以降为顺,为"水谷之海";腐熟水谷,为后天之本。胃和脾相互配合,共同完成饮食物的消化吸收。胃以降为顺,以通为用,通是降的结果和表现,通降是胃的生理特点的集中体现。《灵枢·平人绝谷》指出:"胃满则肠虚,肠满则胃虚,更虚更满,故气得上下,五脏安定,血脉和利,精神乃居。"由此可见,只有胃气和降,才能腑气通畅,发挥胃的正常生理功能。《温热经纬》云:"盖胃以通降为用。"《临证指南医案》谓:"脾宜升则健,胃宜降则和。"《医经溯洄集》载:"夫胃受水谷,故清阳升而浊阴降,以传化而入,滋荣一身也。"胃具有"传化物而不藏"的特点,只有使其保持通降的特性,才能奏受纳腐熟之功效。胃因滞而病。《灵枢·胀论》云:"胃胀者,腹满,胃脘痛,鼻闻焦臭,妨于食,大便难。"这是胃病较为典型的症状表现,其突出的特点就是胃"更虚更满"的正常生理状态发生紊乱,从而导致胃气不得通降,失去了受纳腐熟水谷及与脾纳运相协、升降相因的功能。

学习颜正华临床治疗慢性胃炎,重视虚实、寒热、气血三方面辨证,用药皆有独到之处,每奏奇效。具体辨证论治,分为从肝论治、化湿健脾、消食导滞、降逆和酸、活血化瘀、健脾益胃、养阴益胃等方面着手。

（1）从肝论治:颜正华认为肝主疏泄的生理特点即是通畅条达。一般来说,慢性胃炎初期多属气滞,颜正华认为病位虽在中焦,但多累及肝气而成肝胃脾三脏俱病。因肝主疏泄,性喜条达,脾升胃降全赖肝气调畅。肝气郁结者宜疏肝和胃,方用柴胡疏肝散加减;肝火犯胃者当清肝泄火,方用丹栀逍遥散加减。

（2）注重化湿健脾:在病变过程中亦可因胃失和降、脾失健运而致湿浊不化。湿浊既成,困阻中焦,则又进一步影响脾胃升降之枢,因此颜正华在治疗中十分重视化湿健脾。在临床治疗中凡患者胃脘胀满痛,口中黏腻,或口干不欲饮,食欲不振,大便黏溏不爽,小便混浊不清,舌苔厚腻,则必选用芳香化湿、醒脾健胃之品。由于慢性胃炎多兼湿浊不化,因此,虽无典型湿浊中阻之证,但见口中黏腻,舌苔厚腻,亦予化湿辟浊,选用佩兰、藿香、苡仁、苍术、厚朴之类。

（3）佐以消食导滞:饮食伤胃究其原因有二,一是病在中焦,脾失健运,运化无力,每多兼有宿食不化而见胃脘满闷、嗳气吞酸;二是即使未见明显宿食之象,但患者脾胃运化之功减退,则必兼食欲不振、食后饱胀。治疗时可增强消化之力,增进食欲。喜用炒谷芽、炒麦芽,取二芽合用或再加炒神曲,也可用鸡内金。一般不用山楂,因其味酸,引起加重胃酸。

（4）佐以降逆和酸:慢性胃炎常伴有恶心、呕吐、嗳气、反酸等症。颜正华多在辨证施治基础上,佐以降胃气、和胃酸之品对症治疗,常能取得较好疗效。临床症见恶心、呕吐、吸气乃胃气上逆,一般于主方中加入降逆和胃之品,多选用生姜、旋覆花,寒重则加高良姜。若舌苔白腻,则用半夏;若舌苔黄腻则用竹茹;若呕恶、呃逆,因于中焦虚寒者,加入砂仁、丁香。反酸则是因胃酸分泌过多,治疗宜和酸制酸。若有反酸而兼见气滞血瘀,用煅瓦楞子;若反酸兼见大便泄泻,则选海螵蛸;若泛酸见烧心、舌红苔黄者,为肝火犯胃,也常用左金丸,且左金丸中黄连与吴茱萸的比例,因寒热轻重不同而比例不同。

（5）佐以活血化瘀:慢性胃炎一般病初多在气分,病久则入血分,瘀血内停,胃脘疼痛加剧,痛处固定不移,如锥如刺,按则痛甚。此类病证,颜正华或按瘀血论治,或于方中加入活血化瘀之品,如延胡索、当归、丹参、赤芍之类,如瘀血较重则用失笑散或三棱、莪术之类。

（6）健脾益胃为本:慢性胃炎病程较长,经年逾月,反复发作,缠绵不愈,则多损伤中气,致脾胃虚弱。病情加重之时,虽然疼痛较剧,或伴见胃脘胀满、恶心呕吐等形似实证的表现,但其根本在于脾胃虚弱,且每因饮食失调,情志不遂,冷暖失宜而发,虽因实而发但详细诊之则不难发现其本为虚。慢性胃炎病情急重之时,颜正华虽急则治标,以求尽快缓解症状,但也不忽视本虚这一根本原因,在症状得以缓解后或在治疗标病的同时,即着重补益中气、调理脾胃以治本。脾胃虚弱,颜正华将其大致分为脾胃气虚、脾胃阳虚、脾虚湿阻3类,分别予以健脾益气、温中健脾、健脾化湿而选用四君子汤、理中汤、参苓白术散加减化裁。

（7）养阴益胃:慢性胃炎迁延日久,易致胃阴不足,胃阴亏虚,则胃失于润降。颜正华多用一贯煎或益胃汤加减化裁。若痛甚者多加香橼、佛手;若脘腹灼痛、嘈杂泛酸者多加左金丸,每在养阴药中酌加酸甘化阴、缓急止痛之芍药、甘草,每获良效。

2. 典型案例

案例1 顾某,女,78岁,退休工人。初诊时间:2018年6月7日。

主诉:上腹烧灼、反酸半年。现病史:半年前因丈夫突发重病住院导致情绪不畅而出现上腹烧灼、反酸,不伴上腹疼痛,伴畏寒,纳食少,大便少,夜寐睡眠减少。既往有慢性萎缩性胃炎病史10年。舌质红,苔白,脉弦滑。西医诊断:慢性萎缩性胃炎。中医辨证:嘈杂病,肝胃郁热。

处方:黄连6g,吴茱萸3g,乌贼骨30g,浙贝10g,陈皮10g,苍术15g,厚朴10g,炒栀子15g,丹皮10g,柴胡6g,白芍12g,细辛6g,枳实10g,元胡10g,干姜6g,黄精10g,白及10g。14剂,配方颗粒,日服2次,餐后30分钟服用。

二诊:2018年6月21日。患者诉服药后症状好转,偶有烧心反酸,夜寐少,纳食少,大便量少。舌质红,苔白,脉弦滑。经仔细辨证,据颜正华对此类病症的用药经验,笔者在原方疏肝理气和胃之基础上,增用鸡内金、法半夏、黄芩,以健脾消食、清热燥湿;因患者畏寒减轻,原方去白及、干姜、细辛,增用肉桂、夜交藤,以引火归原、养心安神。

处方:丹皮10g,炒栀子15g,柴胡6g,白芍12g,枳实10g,黄连6g,吴茱萸3g,黄芩10g,鸡内金15g,乌贼骨30g,浙贝10g,肉桂3g,陈皮10g,法半夏10g,佩兰10g,苍术15g,夜交藤30g,黄精15g。14剂,配方颗粒,日服两次,餐后服用。

三诊:2018年7月19日。家属代述。服药后症状明显好转,无明显不适,夜寐睡眠无改善,纳食可,大便调。原方去海螵蛸、浙贝,加党参、云苓,增用健脾益气之品。

处方:丹皮10g,炒栀子15g,柴胡6g,白芍12g,枳实10g,黄连6g,吴茱萸3g,黄芩10g,鸡内金15g,肉桂3g,陈皮10g,法半夏10g,佩兰10g,苍术15g,夜交藤30g,黄精15g,党参10g,云苓30g。14剂,配方颗粒,日服2次,餐后服用。

按:本案患者证属肝郁不舒、胃失和降、脾胃郁热,治以疏肝清热、和胃制酸。笔者跟随颜正华治胃脘胀痛反酸证属肝气不舒、肝胃郁热者,多用丹栀逍遥散、左金丸、乌贝丸加减。灵活掌握黄连与吴茱萸比例,因寒热轻重不同而比例不同;伴呃逆、嗳气者加旋覆花;脾虚者加党参、茯苓、黄精;常用浙贝、乌贼骨敛酸止痛；反酸兼气滞血瘀加煅瓦楞子；加鸡内金健运脾胃。颜正华认为疏肝行气治法，应该"刚柔相济"，不伤阴。肝为风木之脏，胃为燥土，用药过于辛燥，易伤肝阴胃津，用药应相互监制，起温中、行气作用，达到制肝安胃的目的。

本案三个诊次均用左金丸加味，并根据患者刻诉灵活加减变化。如二诊，针对患者眠差，用夜交藤安神；增用鸡内金、法半夏、黄芩，以健脾消食、清热燥湿；三诊，加党参、云茯苓、黄精，以增加健脾益气作用。三个诊次治疗均以疏肝清热、和胃止痛为组方思路，临证加减，使胃脘胀痛、反酸烧心基本好转。从以上治疗过程可见，国医大师颜正华治疗胃脘痛反酸烧心病辨证思路清晰，用药精微，学生临证辨证准确必有疗效。

案例2　马某，女，54岁，职员。初诊时间：2018年4月12日。

主诉：上腹灼烧4日，不伴食物反流，偶有上腹痛，腹胀，纳食可，大便不成形、1日2次，夜寐好。胃镜（305医院）示胆汁反流性胃炎。舌体胖大，边有齿痕，苔白，脉沉。西医诊断：胆汁反流性胃炎。中医辨证：胃脘痛，肝郁脾虚。

处方：党参15g，云苓30g，炒白术10g，白扁豆15g，山药15g，黄连6g，吴茱萸3g，金钱草30g，煅瓦楞子30g，元胡10g，大腹皮20g，枳实10g，柴胡6g，川楝子10g。14剂，水煎服，日2次。

二诊：2018年4月26日。患者诉，服药后上腹疼痛消失，胸骨后烧灼减轻，嗳气，流口水，夜寐安，大便不成形、1日2次。舌质黯淡，舌体胖大、边有齿痕，苔薄白，脉沉细。在前方基础上加乌药等。

处方：党参15g，云苓30g，炒白术10g，白扁豆15g，山药15g，黄连6g，吴茱萸3g，煅瓦楞子30g，元胡10g，大腹皮20g，枳实10g，柴胡6g，川楝子10g，海螵蛸30g，半夏15g，金钱草40g，乌药10g。14剂，水煎服（浓煎100ml），日2次。

三诊：2018年5月17日。患者诉，服药后症状好转，偶有反酸、嗳气、咽部不适、流口水，夜寐欠佳，易醒。舌质嫩红，苔薄白，脉沉细。治疗有效，原方去白扁豆，加陈皮、莲子肉、砂仁、苏梗、高良姜、香附温中散寒、理气和胃止痛；旋覆花、厚朴降气止逆。

处方：党参15g，云苓30g，炒白术10g，陈皮10g，莲子肉10g，山药10g，砂仁6g，高良姜10g，香附10g，旋覆花[包]10g，厚朴10g，法半夏10g，苏梗10g，金钱草40g，黄连6g，吴茱萸3g。14剂，配方颗粒，日2次。

四诊：2018年6月7日。患者诉，服药后症状好转，偶有反酸、嗳气、流口水，夜寐尚可。舌质红，舌体胖大，边有齿痕，苔白，脉沉细。流口水为脾肾阳虚所致，前方去砂仁，加益智仁温脾暖肾、摄唾固精，海螵蛸敛酸止痛。

处方：党参15g，云苓30g，炒白术10g，陈皮10g，莲子肉10g，山药10g，高良姜10g，香附10g，旋覆花[包]10g，厚朴10g，法半夏10g，苏梗10g，金钱草40g，黄连

6g,吴茱萸 3g,益智仁 10g,海螵蛸 30g,浙贝 10g。14 剂,水煎服,日 2 次。

按:本案患者属胃脘痛,证属肝郁脾虚,治以疏肝健脾、和胃制酸。颜正华治疗多用加味逍遥丸加减或柴胡疏肝散合参苓白术丸加减。党参、白术、茯苓、山药、白扁豆,尤其白扁豆,用于健脾和胃,其性温和,补脾不腻,化湿不燥;鸡内金健运脾胃;香附、柴胡等柔肝而和气血;川楝子、枳实清肝热,行气止痛;元胡活血化瘀而止痛;左金丸清肝泻火降逆止呕,且灵活运用黄连与吴茱萸比例,因寒热轻重不同而比例不同,原方黄连、吴茱萸用量为 6∶1;吞酸者兼见大便泄泻选海螵蛸,反酸兼气滞血瘀加煅瓦楞子;金钱草、虎杖清利肝胆湿热,散瘀定痛制酸;和胃降逆宜用旋覆花、厚朴、陈皮之类,调气祛湿用厚朴、陈皮、苏梗、佩兰、苍术等。颜正华临证时重视兼症调理,若属寒热错杂,主张疏肝利胆清热,寒、温并用。

案例 3　宋某,女,68 岁,退休。初诊:2018 年 4 月 12 日。主诉:偶尔上腹刺痛,伴反酸烧灼,腹胀,纳食可,夜寐多梦,大便 1 日 1 次。广安门医院消化科胃镜示慢性胃炎伴糜烂,^{14}C 呼气试验 Hp(++),给予治疗,查 Hp(-)。2017 年 12 月 12 日于新疆维吾尔自治区中医医院做病理图文分析,病理诊断为(胃窦)慢性萎缩性胃炎糜烂,炎症(+++)、活动性(+++)、肠化生(++)。内镜诊断:慢性胃炎伴糜烂,胃底黏膜下隆起,十二指肠球部线形溃疡。2004 年患者心脏房间隔缺损修补,子宫切除术后,多囊肾。舌质淡,苔白,脉沉细。西医诊断:慢性糜烂性胃炎。中医辨证:胃脘痛,脾气不足。

处方:党参 12g,云苓 30g,炒白术 10g,丹参 15g,莪术 10g,白及 10g,黄连 6g,吴茱萸 3g,瓦楞子 30g,元胡 10g,陈皮 10g,法半夏 10g,大腹皮 10g,炒枣仁 10g。14 剂,水煎服,日 2 次。

二诊:2018 年 6 月 7 日。患者诉,服药后腹胀疼痛,反酸烧灼好转,纳食可,夜寐多梦。舌质淡红,苔白,脉沉细。处方去莪术,加黄精、旋覆花、厚朴。

处方:党参 12g,云苓 30g,炒白术 10g,丹参 15g,白及 10g,黄连 6g,吴茱萸 3g,瓦楞子 30g,元胡 10g,陈皮 10g,法半夏 10g,大腹皮 10g,炒枣仁 10g,黄精 10g,旋覆花^{包}10g,厚朴 10g。20 剂,水煎服,日 2 次。

三诊:2018 年 7 月 26 日。患者诉,服药后无明显腹胀疼痛,无反酸烧灼症状,纳食好,大便调,夜寐多梦。舌质淡红,苔薄白,脉沉细。减元胡、陈皮、黄精,加虎杖、香附。

处方:党参 15g,云苓 30g,炒白术 10g,丹参 15g,白及 10g,黄连 6g,吴茱萸 3g,虎杖 15g,煅瓦楞子 30g,香附 10g,法半夏 10g,大腹皮 10g,炒枣仁 10g,厚朴 10g,旋覆花^{包}10g。28 剂,配方颗粒,日 2 次。

按:本案患者属胃脘痛、脾胃气虚证,治以健脾益气、和胃止酸。颜正华治胃脘胀痛反酸,临床以肝胃不和、肝郁脾虚、肝胃郁热多见。本证属脾胃气虚证,治疗以参苓白术丸加减。党参、白术、茯苓健脾益气；气虚则气机郁滞，生痰化热，用平胃散理气化痰，左金丸加减清热制酸；反酸兼气滞血瘀加煅瓦楞子，病久有瘀者加丹参；胃糜烂，加白及、元胡活血止痛生肌。二诊，用黄精补气益津；旋覆花、厚朴和胃降逆止嗳。三诊患者无疼痛及大便干燥，减元胡、陈皮、黄精，加虎杖、香附清热祛湿，行气解郁。

本案中效仿颜正华治疗胃酸经验，均用左金丸加减，因寒热轻重不同调整黄连与吴茱萸用药比例，制酸效佳，足见颜正华治疗胃痛反酸组方用药之纯熟精湛。临证组方，辨证准确，胃脘胀痛、反酸烧心随即好转。

三、颜正华学术继承人高承琪传承验案

高承琪于 2003 年 2 月被确定为学术经验继承人，2006 年 5 月结束继承工作，2006 年 6 月中旬完成结业论文，2006 年 9 月中旬通过论文答辩与考核，2008 年 10 月由北京市卫生局、北京市中医药管理局联合颁发北京市老中医药专家学术经验继承人出师证书。

案例　赵某，男，72 岁。初诊时间 2018 年 12 月 29 日。主诉：因感冒咳嗽 20 余天，服用抗生素仍未止咳，特来求助中医中药。现口干口苦，痰不易排出。舌白腻，脉细滑。

处方：桑白皮 10g，款冬花 10g，炙苏子 6g，浙贝 10g，生甘草 5g，橘红 10g，杏仁 10g，紫菀 12g，炙百部 10g，白前 10g，黄芩 10g，竹茹 6g，鱼腥草 30g，北豆根 9g，丹参 20g。7 剂，水煎服。

二诊，2018 年 12 月 29 日。服用第一方症状虽减但拖延时间过久，故去中日友好医院做肺部 X 线检查无明显异常，故再来复诊。

处方：生黄芪 15g，知母 10g，柴胡 10g，麦冬 10g，五味子 10g，石菖蒲 10g，郁金 12g，桑白皮 10g，炙白前 10g，炙杷叶 10g，钩藤 10g，薄荷$_{后下}$ 5g，桔梗 10g，鱼腥草 30g，北豆根 9g，黄芩 10g，佩兰 10g。7 剂，水煎服。

三诊：2019 年 1 月 5 日。咳嗽明显好转，痰易排出，舌苔白腻已减。上方去佩兰，再服 7 剂。诸症明显好转，上方加丹参 20g、佩兰 10g。

按：此病例属外感咳嗽，颜正华临证多用"止嗽散"加减治疗。颜正华认为风寒犯肺，则郁闭肺气，使肺失宣发而气滞于中，肺失肃降而气逆于上，遂见鼻塞流涕、咳吐白痰、苔薄白脉浮紧或细滑等症。肺主宣发，肃降水液，肺失宣降则水液停聚而为痰饮，故风寒袭肺多见咳嗽吐痰。所以治疗必宣通肃降肺气，否则难以恢复肺的生理特性。学习心得：颜正华止咳与平喘之药对颇为有效，如紫菀、款冬花、百部、白前；化痰止咳药对橘红、杏仁，临证加味，多能取效。

四、颜正华博士研究生崔瑛临床传承经验

1999—2002年期间,我作为颜正华的博士研究生在北京学习,曾有幸侍诊于旁,得以见识颜正华治病用药之平和及治病疗效如鼓应桴。期间,给我印象最深的是颜正华使用吴茱萸、黄连两味药。侍诊时有一位幽门螺杆菌阳性的胃病患者,颜正华处方中有两味药的用量分别是吴茱萸3g、黄连1g。请教颜正华如此轻量,是否可以起到应有的疗效。颜正华向笔者讲述了《黄帝内经》合理用药的思想、用药安全有效的原则,临床治病用药不仅追求疗效,安全意识也不能放松,用药剂量达到起效的最低剂量就可,不图一时之快而图润物细无声,在不知不觉中、在对机体了无损伤中解决疾病问题。颜正华的教诲给笔者留下了深刻的印象。在其后的侍诊中,我特别留意处方、选药、剂量等细节,从中体味用平常方、平常药、平常量的苦心孤诣,揣摩其治病济人的仁术仁心,并在临诊时遵循其治病用药思想。

(一)量到恰处不虑少

颜正华用吴茱萸、黄连治疗吞酸嘈杂给我留下了深刻的印象。在临证中每遇此类症状,常如法用之,应手起效。

案例1 彭某,女,26岁,已婚,郑州市人。初诊:月经隔月未至,平时经色黯红,自查未显示妊娠;失眠1周,手心热,身热,乏力,口干,烧心。舌淡红润,脉细弱。

处方:酒女贞子15g,墨旱莲15g,楮实子15g,炒白芍15g,当归15g,鸡血藤15g,黄连3g,吴茱萸3g,酒黄精15g,木瓜15g,莲子12g,煨葛根15g,鹿角霜6g,灵芝15g,首乌藤15g,炙甘草6g。7剂,水煎服。

二诊:失眠减轻,烧心明显好转,余症仍在,舌淡红,脉细弱。

处方:酒女贞子15g,墨旱莲15g,楮实子15g,炒白芍15g,当归15g,鸡血藤15g,黄连3g,吴茱萸3g,酒黄精15g,木瓜15g,莲子12g,煨葛根15g,鹿角霜6g,灵芝15g,首乌藤15g,炙甘草6g。7剂,水煎服。

患者后未再来,回访得知有效,后又续服7剂,月经至,色变浅,后未再服药。

按:此案患者属于阴血不足、脾胃虚弱,有烧心症状,但胃中无热,因此,采用黄连、吴茱萸等量同用;寒之不寒、温之不热,虽然用量只有3g,依然表现出良好的制酸效果。

案例2 辛某,女,23,商丘市人。

一诊:晚上鼻塞严重,心悸、胸闷,晨起鼻干,恶心吞酸,餐前胃不适,有针刺感,餐后1.5小时后得舒,乏力,舌淡胖,苔薄白腻,脉弦细数。

处方:炒白芍15g,桂枝10g,干姜6g,黄连3g,制吴茱萸6g,地骨皮10g,炒

僵蚕 10g,辛夷^(包煎)10g,白芷 6g,党参 12g,炙甘草 6g。7 剂,水煎服。

患者家在外地,来电告知服药后诸症减轻,没有明显不适。嘱其照方服用 7 剂收功。

按:本案患者以脾胃虚寒为主证,兼有肺阴不足、鼻窍不利。治疗以小建中汤、理中汤化裁。由于有恶心吞酸,使用了黄连、吴茱萸。患者脾胃薄弱,证属虚寒,因此在二药的比例上重用吴茱萸 6g,轻用黄连 3g。地骨皮、僵蚕、辛夷、白芷以兼顾肺燥鼻塞。故用药后诸症应手而瘥。

左金丸是治疗肝火犯胃呕吐吞酸、胁痛口苦的名方。颜正华治疗嘈杂吞酸属热者,黄连重而吴茱萸轻;属寒者,黄连轻而吴茱萸重;寒热不明显者,黄连吴茱萸等量。临床中应用,确实有"立竿见影"之效。

(二)同类药中选平和

颜正华指出,按药力强弱,大致可将中药分为平和、较强、强烈 3 类。这 3 类药对人体均有良好的效果,关键是合理应用。颜正华十分喜用平和药,无论内伤或外感,每于平和之中取效。如解表喜用荆芥、紫苏叶、菊花、桑叶、生姜;清热喜用芦根、山栀、金银花、蒲公英、鱼腥草、淡竹叶;祛风湿喜用秦艽、防风、木瓜、萆薢、桑枝、桑寄生、生苡仁等;温里喜用生姜、桂枝、小茴香等;利水湿喜用茯苓、茯苓皮、猪苓、冬瓜皮、赤小豆、生苡仁等;退黄喜用茵陈、金钱草、赤小豆等;理气喜用香附、陈皮、乌药、沉香、绿萼梅、佛手、苏梗等;止咳喜用百部、紫菀、款冬花、白前、杏仁等;补气喜用生芪、党参、太子参、山药等;补肝肾喜用菟丝子、沙苑子、女贞子、覆盆子等;补阴喜用麦冬、玉竹、枸杞子等。对一些重症顽疾,其选用峻猛之品时,往往用量偏小,以期平和之中取效;对一些毒烈之品,主张严格炮制后慎用,并遵古法从小剂量开始使用,不效逐加,致效即止;且间隔使用扶正药,以免连续攻伐,伤其正气。颜正华的用药思想深深影响着我对中药的选用。

受颜正华药尚平淡用药思想的影响,笔者在临证用药时,喜好从中选择清淡平和之品。如鹿茸、鹿角、鹿角胶、鹿角霜均属于补阳调冲任之品。但鹿茸温燥力猛,鹿角胶滋腻有余,唯有鹿角霜,乃鹿角熬胶后的骨渣,其性虽温而性最平和,因此为临床调理冲任所常用,常用量 6g。恒以此少量与补阴中药配伍,治疗冲任不调月经病、闭经、围绝经期综合征、乳腺病,疗效卓著。再如补阴类中药,常用有熟地黄、制何首乌、阿胶、女贞子、墨旱莲、桑椹、楮实子、枸杞子、鳖甲、龟甲等多种,其中不乏滋养填补、药效颇佳之品。笔者用药时尤中意于使用女贞子、墨旱莲、楮实子。临证时阴虚常伴虚热,女贞子、墨旱莲、楮实子药性寒凉,补阴又能清热,实为最应手的补虚清热清补之品。其中楮实子又能利水,表面看利水与补阴似乎矛盾,但从补而不腻的用药目标考虑,楮实子不易产生滋腻副作用。而且,阴虚和水饮内停并不是不能同时出现的。当此之时,楮实子确实是难得的佳品。

案例1　任某,18岁,郑州市人。

初诊:闭经,B超显示有多囊卵巢综合征,平常月经量少色深。曾使用所谓日服8杯水减肥法,但体重增加,体型较胖,自觉身重、乏力,舌淡胖齿痕苔白,脉沉滑。

处方:酒女贞子15g,墨旱莲15g,楮实子15g,当归15g,鸡血藤15g,炒白芍15g,茯苓30g,生白术20g,怀牛膝15g,鹿角霜10g,肉桂后下3g,干姜10g,制附子10g,炒杜仲10g,生黄芪20g,炙甘草6g。7剂,水煎服。并嘱其不要拼命喝水,不渴可不喝水。

二诊:月经仍未来潮,体重减少1kg,自觉身重、乏力表现减轻,舌淡胖齿痕苔白,脉沉滑。

处方:酒女贞子15g,墨旱莲15g,楮实子15g,当归15g,鸡血藤15g,炒白芍15g,茯苓30g,生白术20g,怀牛膝15g,鹿角霜10g,肉桂后下3g,干姜10g,制附子10g,炒杜仲10g,生黄芪20g,炙甘草6g。7剂,水煎服。

因为患者是准大学生,因此在家吃完7剂药后,在学校又服7剂后,月经来潮。其母电话告余,余告之若无不良反应,续服。

三诊:十一放假,患者又来诊,观其体型变瘦,自言又瘦2kg,月经将至,遂来诊,自觉身重、乏力等改善,舌淡胖,齿痕,苔薄白。

处方:酒女贞子15g,墨旱莲15g,楮实子15g,当归15g,鸡血藤15g,炒白芍15g,茯苓30g,生白术20g,怀牛膝15g,鹿角霜10g,肉桂后下3g,干姜10g,制附子10g,炒杜仲10g,炙黄芪20g,炙甘草6g。7剂,水煎服。

7剂服完,患者又续服上方至月经又正常来潮2次,又来诊时,嘱其可做检查而查看卵巢情况,B超显示多囊情况仍有,然而囊腔减少、变小,情况改善,遂嘱其无不适可续服。

按:此例多囊卵巢综合征可以归属中医闭经范畴。既有血分之热,又有脾胃寒湿偏盛。治疗时温里祛湿与调理冲任并重。调理冲任以鹿角霜与女贞子、楮实子配伍贯穿治疗始终,阴阳兼顾,补阴育阳。同时重用温阳利水之品。服药过程中无任何不适,患者虽是年轻人,但对汤剂依从性很高。经过长期用药,取得了理想的效果。

案例2　姚某,女,48岁,郑州市人。

初诊:右侧乳房正上方偶有发作性疼痛,乳房下部偶有疼痛,B超示有乳腺结节(疼痛部位与B超提示结节部位重合),服用小金丸后自觉变得严重,心情抑郁,大便易干,月经开始时色重,舌淡红,脉弦细滑。

处方:酒女贞子15g,墨旱莲15g,白芍15g,当归15g,鸡血藤15g,醋香附

10g,醋郁金 10g,醋延胡索 10g,川芎 10g,鹿角霜 6g,生白术 15g,麸炒枳实 6g,炙甘草 6g。7 剂,水煎服。

二诊:疼痛好转,心情大为好转,患者心结抒发,大便干,舌微红,裂纹,脉弦细。

处方:酒女贞子 15g,墨旱莲 15g,白芍 15g,当归 15g,鸡血藤 15g,醋香附 10g,醋郁金 10g,醋延胡索 10g,川芎 10g,鹿角霜 6g,乌梅 10g,麸炒枳实 6g,炙甘草 6g。7 剂,水煎服。

后患者未再来,回访得知二诊 7 剂药服过后,基本不再疼痛,心情舒畅,大便可,遂自行停药,未有复发。

按:此例诊断为阴血不足、肝郁。治疗时,使用二至丸来补阴,使补而不滞,并没有使用如熟地等滋腻之品;应用白芍、当归、鸡血藤补血活血,而不用阿胶等;醋香附、醋郁金疏肝解郁,皆是疏肝之中平淡之品;醋延胡索行气中之血滞、血中之气滞,又善于止痛,而不用莪术、三棱等破气之品;枳实行气滞,必用麸炒品;乌梅滋阴生津;用鹿角霜调冲任,而不用鹿角、鹿茸、鹿角胶等。整个方子便是平补平调,却十分有效。乳腺结节是乳腺病中非常常见的、非常普遍的,完全依靠中药除去,必定要经过漫长的历程,必是经年服药才能奏效,所以现在的治疗我主要专注于患者的自我感觉或胸胀、疼痛等,而中医药在治疗乳腺病时,优势在于很快就能够改善患者的感觉,不良反应少。

(三)方平效依然

颜正华喜用平和药、使用平和方,整体上清不过寒,温不过热,攻不过度,平淡中和,然而却常效如桴鼓,令我瞠目。这对我产生了巨大影响,使我在临床中经常运用平和药、平和方,既有疗效,也没有什么不良反应,让我又一次惊叹于运用平和药治病疗疾的不可思议。

案例 1 赵某,男,36 岁,周口市人。

初诊:经常鼻衄,尤其在喝酒以后,疲倦夜甚,舌红齿痕,脉弦细滑数。

处方:生地黄 15g,地骨皮 15g,酒女贞子 15g,墨旱莲 15g,赤芍 15g,白茅根 15g,侧柏叶 12g,醋郁金 10g,怀牛膝 15g,煅磁石[先煎]30g,炙甘草 6g。7 剂,水煎服。

二诊:家人替其来诊,鼻衄明显减轻,无不适,舌红齿痕。

处方:生地黄 15g,地骨皮 15g,酒女贞子 15g,墨旱莲 15g,赤芍 15g,白茅根 15g,侧柏叶 12g,醋郁金 10g,怀牛膝 15g,煅磁石[先煎]30g,炙甘草 6g。7 剂,水煎服。

三诊:患者隔了很长一段时间又来复诊,言及上次服药后鼻衄消失,并注意饮食,最近应酬较多,难免饮酒,有所反复,血糖 7.66mmol/L,舌红齿痕,脉弦细滑数。

处方:生地黄 15g,地骨皮 12g,酒女贞子 15g,墨旱莲 15g,白芍 15g,茜草 15g,怀牛膝 15g,煅磁石^{先煎}30g,荆芥炭 10g,炙甘草 6g。7 剂,水煎服。嘱其尽量少饮酒,放弃应酬。后随访鼻衄不再发生。

按:此案诊断为气火上逆,凉血与滋阴潜阳并用,用生地、赤芍、白茅根、女贞子、墨旱莲、地骨皮等平和之品,不用黄芩等苦寒清泻,一样收到良好的效果。

案例 2 巫某,男,48 岁,滑县人。

一诊:患者来诊时,左手插入暖手宝内,问其异常,原是前几天手指发凉、疼痛,后入当地医院住院,检查有血栓,做溶栓治疗后,左手发凉加重、食指凉甚,左手手指发黑、食指甚,舌红少苔,脉细滑数。有糖尿病病史。

处方:玄参 15g,丹皮 12g,丹参 12g,金银花 15g,当归 15g,鸡血藤 15g,地龙 15g,土鳖虫 10g,桂枝 10g,大血藤 15g,凌霄花 10g,红花 15g,紫草 10g,炙甘草 6g。7 剂,水煎服,每剂煎服 2 次。药渣加水煎煮后浴手。全蝎 2g,蜈蚣 1g。7 剂,打粉,分 2 次用上述汤剂送服。

二诊:家人替其来诊,言上药服完后,疼痛大减,发凉减轻,无不良反应,舌红少苔。

处方:玄参 15g,丹皮 12g,丹参 12g,金银花 15g,当归 15g,鸡血藤 15g,地龙 15g,土鳖虫 10g,桂枝 10g,大血藤 15g,凌霄花 10g,红花 15g,紫草 10g,炙甘草 6g。7 剂,水煎服,每剂煎服两次。药渣加水煎煮后浴手,并可泡脚。全蝎 2g,蜈蚣 1g。7 剂,打粉,分 2 次用上述汤剂送服。

后随访得知,服药后疼痛、发凉感基本消失,遂停止服药,几天后疼痛不复,发凉消失。疾病告愈。

按:该患者属于血管疾患,中医认为是"坏疽",西医认为是末梢循环问题。辨证时不能根据左手发凉的症状就认为是寒证,此病例根据脉数、舌红少苔等临床表现,辨证为血热瘀滞,宗四妙勇安汤的思路,清热凉血祛瘀并行。方中丹参、当归、地龙、土鳖虫、鸡血藤、大血藤、红花活血通络,又有祛瘀生新之功;玄参、丹皮、凌霄花、紫草共行清热凉血之功;桂枝以通经脉,取类比象,通四肢血脉;又加全蝎、蜈蚣打粉送服,以通络。地龙、土鳖虫药性猛烈一些,用量少,而全蝎、蜈蚣用量更小,整体平和,效果明显。

案例 3 鹿某,女,28 岁,郑州人。

初诊:痛经 10 多年,月经量少、提前、血块色深,大便量少、日 1 行。舌淡红、胖润,脉弦细。

处方:赤芍 15g,白芍 15g,当归 15g,鸡血藤 15g,醋郁金 15g,酒女贞子 15g,墨旱莲 15g,鹿角霜 6g,醋延胡索 10g,怀牛膝 15g,醋北柴胡 10g,炙甘草 6g。颗粒剂,7剂,水冲服。

二诊:上药后2日月经至,痛经减轻但不明显,月经量仍少、提前、血块色深,食欲差,大便量少、日1行。舌淡红、胖润,右脉弦细,左滑。

处方:赤芍15g,白芍15g,当归15g,鸡血藤15g,醋郁金15g,酒女贞子15g,墨旱莲15g,鹿角霜10g,醋延胡索10g,怀牛膝15g,北柴胡6g,炒麦芽12g,炙甘草6g。颗粒剂,7剂,水冲服。

三诊:服药无不适,大便不爽,带下黄,舌淡红胖大,脉细滑数,左弱。

处方:白芍15g,椿皮10g,当归15g,鸡血藤15g,醋郁金15g,酒女贞子15g,墨旱莲15g,鹿角霜10g,醋延胡索10g,怀牛膝15g,醋北柴胡10g,盐车前子15g,炙甘草6g。颗粒剂,7剂,水冲服。

四诊:服药后痛经大减,月经量增多、血块减少,现腰酸,小腹胀,大便量少、成形,舌淡红胖,苔薄,脉沉细滑。

处方:白芍15g,椿皮10g,当归15g,鸡血藤15g,醋郁金15g,酒女贞子15g,墨旱莲15g,鹿角霜6g,醋延胡索10g,怀牛膝15g,北柴胡10g,盐车前子15g,炙甘草6g。颗粒剂,7剂,水冲服。

五诊:上药服完后未再服用,病情反复,症见月经提前,仍痛经,月经量偏少、少量血块,月经来前胸胀,现正经期,有阴痒,大便1日1行、不顺、偶尔干,舌淡胖,苔薄,脉细弱,右微滑。

处方:白芍20g,椿皮10g,当归15g,鸡血藤15g,白术15g,女贞子15g,墨旱莲15g,鹿角霜6g,醋延胡索10g,牛膝15g,醋北柴胡6g,炙甘草6g,地肤子15g,车前子^{包煎}15g。7剂,水煎服。

后患者未再来,回访阴痒减轻,月经改善。

按:此病例中,患者治疗过程中病情改善非常明显,后患者不服药,病情反复。临床实践中,一般有正常3次月经后,患者不再用药,情况也相对稳定,如果患者不坚持服药,时常不能够使病情真正告愈,致病情易于反复,因此患者一定要有坚持的心,因低依从性常常是病情反复、疾病难以根治的原因。审视患者病情大为好转的处方,用药尽是平和之品,如白芍、椿皮、当归、鸡血藤、醋郁金、酒女贞子、墨旱莲、鹿角霜、醋延胡索、怀牛膝、醋北柴胡、盐车前子。二至丸是我临床中时常运用的方子,两味药补阴效果明显而又无滋腻之弊,其他药品所取也是平和之品,组成的方子平和中正,补而不滞。

五、颜正华硕士研究生刘树民临床传承经验

刘树民于1985—1988年在北京中医药大学师从颜正华攻读硕士。现任黑龙江中医药大学教授,中药安全评价中心主任。

案例1　林某,女,46岁。2018年9月12日初诊。

患者久病虚劳面容。数日来,每晚发热,体温 38~39℃。发热时头痛,以后头痛尤甚。多汗,以上午 9：00—10：00 为甚。口干喜饮,喉部发紧,吞咽困难,心烦心悸,气短神疲,不思饮食。多梦易醒,每晚仅能睡 2 小时,情志不畅。小便少,大便常。舌质淡,少津,苔白,脉虚数。半年前曾上消化道出血。服用复方丹参片则胃痛,对中药红花过敏。

处方:北沙参 20g,麦冬 20g,玉竹 20g,地骨皮 20g,银柴胡 15g,葛根 30g,桑叶 15g,炒麦芽 30g,五味子 30g,竹叶 10g,党参 15g,石膏^{先煎}30g,山药 20g,浙贝 20g,太子参 20g,桔梗 10g,莱菔子 15g。7 剂,每日 1 剂,水煎服。忌食生冷、油腻、辛辣、刺激之品。畅情志,勿过劳。

二诊:药后热退,睡眠改善,每晚能睡 4~5 个小时。偶觉心慌,晚上易出汗,晨起后被子如冷水浸过。口干咽干,运动后加重,气短乏力,胃中发热。舌质淡红,少津,苔薄白,脉缓。

处方:北沙参 20g,麦冬 30g,玉竹 20g,生地 25g,炒麦芽 30g,五味子 30g,党参 15g,茯苓 25g,炒白术 25g,桔梗 10g,浙贝 20g,山药 20g,女贞子 15g,太子参 20g,黄芪 30g,生牡蛎 30g。7 剂。

三诊:药后乏力感减轻。但仍觉口干、咽干,晚上心慌易汗,以午夜时尤为明显。经期延后量少,一年 2 次。舌质淡红,少津,苔薄。脉结代。

处方:前方加当归 20g、白芍 20g。14 剂。

四诊:出现带状疱疹 10 余日,除正常服用中药外未做其他处理,现疱疹已干瘪结痂,偶有刺痛感。胃胀、呃逆、肠鸣,素日不能食米饭,食则烧心胃痛,近日尤甚。晚上身热汗出,活动后乏力。舌质淡,苔薄,脉缓。

处方:黄芪 30g,麦冬 20g,玉竹 15g,北沙参 20g,炒白术 25g,茯苓 25g,炒麦芽 30g,浙贝 20g,生牡蛎^{先煎}30g,陈皮 15g,肉苁蓉 15g,党参 15g,山药 20g,生地 25g,莱菔子 15g,五味子 20g,丹参 20g,白芍 20g,覆盆子 15g,肉桂^{后下}10g。7 剂。

五诊:药后诸证减轻。现偶尔呃逆,偶感肠鸣,大便羊粪状、易排出、日 1 次。活动后乏力,阵热,睡眠尚可。舌质淡,苔薄,脉缓。

处方:黄芪 50g,麦冬 20g,玉竹 15g,北沙参 20g,生牡蛎^{先煎}30g,炙百合 20g,五味子 30g,生地 25g,太子参 20g,山药 20g,炒麦芽 30g,莱菔子 20g,炒白术 25g,丹参 20g,石斛 20g。7 剂。

六诊:乏力,大便似羊粪但易排出、日 1 次。健忘。呃逆,久站则有胃下垂感,口略干,咽干。遇冷后胃胀。舌质淡红,少津,少苔,脉沉细。

处方:黄芪 50g,炒白术 25g,制附子 15g,干姜 15g,茯苓 25g,太子参 20g,肉苁蓉 15g,五味子 30g,浙贝 20g,生牡蛎^{先煎}30g,玄参 20g,枳实 15g,麦冬 20g,升麻 15g,柴胡 15g,白芍 20g,远志 15g,党参 20g,水牛角丝 15g。14 剂。

七诊:药后诸证减轻。易乏力,眠浅易醒,肠鸣,大便正常,口干。舌质淡红,少津,少苔,脉沉细。

处方:柴胡 15g,白芍 20g,干姜 15g,太子参 20g,陈皮 15g,茯苓 25g,川芎 15g,麦冬 30g,玉竹 20g,五味子 30g,炒枣仁^{打碎}30g,黄芪 50g,炒白术 25g,浙贝 20g,玄参 30g,生牡蛎^{先煎}30g,生地 25g,刺五加 20g。10 剂。

药后诸证减轻。患者精气神较初诊时已大有改善,遂停药。嘱其畅情志,调饮食,勿过劳。随访至今,诸证未发。

按:本案患者,初诊时一派虚羸之象,如身热多汗、口干喜饮、气短神疲、虚烦少寐、舌淡少津、脉虚数,证属气津两伤。《伤寒论·辨阴阳易差后劳复病脉证并治》云:"伤寒解后,虚羸少气,气逆欲吐者,竹叶石膏汤主之。"《温病条辨》言:"燥伤肺胃阴分,或热或咳者,沙参麦冬汤主之。久热久咳者,加地骨皮三钱。"故以竹叶石膏汤合沙参麦冬汤加减。银柴胡为清虚热要药,退热而不苦泄。桑叶亦为止汗之良药。《神农本草经》载,桑叶"主除寒热,出汗"。宋代洪迈《夷坚志》中亦有桑叶止汗之案例。葛根入阳明而解肌退热,生津止渴。五味子收敛固涩、益气生津、补肾宁心,与麦冬、党参、太子参同用,取生脉饮之意。桔梗为利咽良药。虚劳久病,必时时顾护胃气,故以炒麦芽健脾开胃兼以疏肝。

二诊,患者热象见退,脉象缓和,是为病情平稳好转之象。证属气阴两虚,故加黄芪以益气固表止汗,再取四君子汤益气健脾之意。

三诊,据患者经期延后量少之症,加归、芍,取四物汤之意。带状疱疹,常见于年老体虚之人,该患者于此间出现带状疱疹,乃是体虚正邪抗争之征。"正气存内,邪不可干",故四诊仍以扶正为大法。虑带状疱疹常见神经痛等后遗症,证属中医气虚血瘀,且《黄帝内经》有言"诸痛痒疮,皆属于心",故加丹参活血祛瘀、通经止痛、清心除烦、凉血消痈。大米性凉,临床常见脾胃虚寒患者诉食米饭则反酸烧心胃胀胃痛。且本患者舌淡,阳气不足,故加肉桂以温养之。

五诊加大黄芪剂量,重在补气增强体力。本案患者性格隐忍,常戚戚,且年近七七,任脉虚,太冲脉衰少,天癸不能按期而至,诸证繁多,故加百合地黄汤养阴清热、补益心肺。

六诊患者诸症见轻,唯胃部症状明显,遇凉加重,故以附子理中汤加减。胃下垂感,乃是气虚下陷之症,故取补中益气汤之意,重用黄芪。患者情志不畅,以四逆散调和肝脾,疏解情志。且枳实配黄芪,为治疗气虚脱垂之佳配,枳实得黄芪则行气而不破气,黄芪得枳实则补气而不壅滞。气虚日久,难免气滞,故临证治气虚下陷证时常以大量黄芪酌情配伍行气药,此乃颜正华之临证心得,吾辈验之临床,常取桴鼓之效。健忘之症,无非虚、瘀、痰。远志苦辛性温,性善宣泄通达,既能开心气而宁心安神,又能通肾气而强志不忘,为交通心肾、安神定志、益智强识之佳品,对因痰所致的健忘之症用之尤宜,然其富含皂苷类化合物,对胃肠有一定的刺激作用,故药量不宜过大。

七诊时患者眠浅易醒。《金匮要略·血痹虚劳病脉证并治》有言："虚劳虚烦不得眠,酸枣仁汤主之。"仍易乏力口干,且舌少津液,仍属气阴不足之证。且患者素日情志不畅,虚劳不足,故以酸枣仁汤、生脉饮、玉屏风散、四逆散等加减以调和肝脾、固本培元。刺五加可"(治)五缓虚羸,补中益精,坚筋骨,强志意",对虚劳及老年失眠患者效佳。

本次患者诸症已平稳,精气神较初诊时已大有改善。随诊,均未见明显异常。

本案患者,虚劳久病,情志不畅,诸症蜂起,治疗颇为棘手。虚劳之证,治非一日之功,既需要患者的信任和配合,也考验着医生的功夫和底蕴。此案,辨证论治当为大法,治疗过程中也应时时固护胃气,用药当立足病机,直中要点,且应重视善后工作,若能以丸散善后调养,更佳。颜正华常常嘱患者畅情志、调饮食、勿过劳,可谓经验之谈。

案例2　姜某,男,56岁。2018年12月9日初诊。主诉:晨起心慌明显,低热38.5℃,服药后体温正常。消瘦明显,自汗、盗汗,乏力,大便干燥,每日1行。睡眠尚可。舌质淡尖红,苔薄,脉细数。

处方:黄芪50g,玄参20g,生牡蛎^{先煎}30g,浙贝20g,桂枝15g,白芍20g,炒白术25g,地骨皮15g,生地25g,茯苓25g,当归25g,麦冬30g,银柴胡15g,五味子30g。7剂,每日1剂,水煎服。忌食生冷油腻辛辣刺激之品。畅情志,勿过劳。

二诊:药后诸症减轻。刻诊:心慌明显,下午低热。乏力,大便干燥、日1行。体肤潮湿。舌质黯,苔薄,脉细数。

处方:黄芪50g,玄参20g,生牡蛎^{先煎}30g,浙贝20g,夏枯草20g,炒白术25g,地骨皮15g,麦冬30g,生地25g,茯苓25g,五味子30g,太子参20g,当归25g,黄连10g。7剂。

三诊:药后诸症减轻,心慌明显改善。仍有乏力感,大便干燥,口略干,腹中胀气,手足发冷。舌质淡、体略大、边有齿痕,苔薄,脉缓。

处方:黄芪50g,玄参20g,生牡蛎^{先煎}30g,浙贝20g,生白术80g,生地25g,当归25g,太子参30g,麦冬30g,枳实15g,吴茱萸15g,黄连10g,肉桂^{后下}15g,丹参20g,木香10g,肉苁蓉20g。7剂。

四诊:药后诸症减轻。仍有乏力感,活动后心慌,大便略干燥,左腹胀气,按之濡,脚底发冷。舌质淡、体略大、边稍有齿痕,脉缓。

处方:黄芪50g,玄参20g,生牡蛎^{先煎}30g,浙贝20g,生白术80g,生地25g,当归25g,肉苁蓉20g,枳实15g,升麻15g,泽泻30g,丹参20g,麦冬30g,茯苓25g,党参20g。7剂。

五诊:药后诸症减轻。近日大便略干燥,余无明显不适。舌质淡,苔薄,脉缓。

处方：上方生白术减至60g,麦冬减至20g,肉苁蓉加至30g,加淫羊藿15g。7剂。

六诊：大便正常,唯活动后觉心慌,休息可恢复。腹中略感有气。体重增加5kg。舌质淡,苔薄,脉缓。

处方：黄芪50g,玄参30g,生牡蛎^{先煎}30g,浙贝20g,肉苁蓉20g,淫羊藿15g,当归25g,陈皮15g,枳实15g,炒白术25g,茯苓25g,丹参30g,麦冬20g,党参15g,怀牛膝20g,桂枝15g,白芍20g。7剂。另嘱服桂附地黄丸1盒,以善其后。并嘱畅情志、调饮食、劳逸适度。随访诸症皆平,未见明显不适。

按：本案患者初诊时,心慌低热,盗汗自汗,消瘦乏力,大便干燥,舌淡脉细数,诊为气阴两虚。黄芪、炒白术补气健脾、固表止汗;桂枝、芍药调和营卫,略增白芍量而敛营阴以止汗;五味子收敛固涩、益气生津、补肾宁心;地骨皮、银柴胡清虚热、止盗汗;玄参归肺、胃、肾经,清热凉血、滋阴降火、解毒散结;"血汗同源",大汗必然伤血,故以生地清热凉血、养阴生津;当归补血活血,还可润肠通便,与生地合用,共奏滋阴养血、润肠通便之功。

二诊时,诸症见轻,但仍心慌低热,脉细数,加之体肤潮湿、大便干燥,故加黄连以清泄心、胃之热,苦寒燥湿。药后心慌明显改善,说明黄连对心率具有一定的调节作用,临床应加以重视。

三诊见腹中胀气,手足发冷,舌体胖大,考虑肝胃不和,内有寒饮,以左金丸疏肝和胃,交泰丸交通心肾。患者近期持续大便干燥,考虑脾虚运化无力,兼精血亏虚,故以大量生白术伍生地、当归、肉苁蓉,加枳实、木香加快胃肠蠕动,以肉桂温化诸滋补药,防止其滋腻碍胃,同时加强津液气化。"血不利则为水",加丹参活血以利水。

以后三诊均以此方随症加减。大便干燥乃精血不足,故增肉苁蓉量以补肾阳、益精血、润肠通便,排便无力乃脾气虚推动无力,故以生白术健脾通便。临证见顽固性便秘,或产妇、老人及妇女经期便秘证属精血亏虚兼脾虚运化无力者,以肉苁蓉、生白术合用,常得桴鼓之效。诸位可验证之。

该患者初诊时消瘦明显,及六诊时,体重增加5kg,诸症向愈。《素问·阴阳应象大论》言："形不足者,温之以气;精不足者,补之以味。"该患者消瘦、乏力自汗、舌淡脉缓,是为"形不足",故始终重用以黄芪、白术以健脾益气;盗汗便秘,当属"精不足",故补之以肉苁蓉等厚味之物,使精髓逐渐充实。肾藏精,为先天之本。脾胃主受纳运化,为后天之本。欲培先天,必先调后天,故时时处处健脾益气,顾护胃气,略加培元之品。后以桂附地黄丸调肾之阴阳,以期增强体质,并嘱畅情志、调饮食、劳逸适度,防病于未然。

两则医案均以发热、心悸、汗出为主诉,均以辨证论治为大法。然二人体质相差悬殊,病情轻重不一,观其处方用药,同中有异,异中有同。颜正华常常教导我们："中医最大的优势就在于辨证论治。"临证之时，要求我们"观其脉证，知犯何逆，随证治之"，并常常激励我们熟读经典、博采众长，要求我们熟练掌握经典名方、知药善用，尤其强调《神农本草经》的重要价值，希望我们能做到真正的药医相通、理论与实践相结合。

第十二章　颜正华学术传承人及学生文集

一、颜正华治疗反流性胃炎-食管炎经验介绍

反流性胃炎-食管炎是由于食管下端括约肌功能失调,或幽门括约肌关闭功能不全,胃液或十二指肠内容物反流入胃或食管,引起局部黏膜充血、水肿、甚至糜烂的病理过程。本病可见于青、中、老年各阶段,是消化系常见病,以胃脘和剑突下疼痛、烧灼感、打呃、反酸、胀闷为主要症状。中医学无反流性胃炎-食管炎病名,根据其临床特征,应归属于胃脘痛、反酸、胸痛、呕吐等范畴。

(一)疏肝和胃法

胃脘、胸骨后烧灼样疼痛、胀闷不适,常见诱因为情志不遂,肝气郁结,气逆犯胃。肝主疏泄,以条达为顺;胃主受纳,以通降为和;脾升胃降,肝气调畅,乃相因相用。肝胃一荣俱荣,一伤俱伤,生理上互相促进,病理则互相影响。颜正华临床将肝胃失和归纳为3种原因:一是多数患者先有精神刺激,脘腹不适随即出现。即情志不遂致肝失疏泄,肝气郁结致脾胃升降失调,出现"木不疏土"。症见脘腹胀痛、烧心、纳差、呃逆。二是肝气横逆,脾胃失和,浊气上逆,即"木横克土"。症见脘腹胀痛窜及胁肋、反酸、呕逆、嗳腐。三是饮食失节,脾胃失健,升降失枢致肝失条达,即"土壅木郁"或"土虚木贼"。症见食少纳呆,胃脘隐痛、胀闷,泛酸,呕恶。因此,反流性胃炎-食管炎主要病机不外肝胃失和。治疗关键是肝胃同治,各有所重。颜正华擅用理气疏肝、通降和胃,肝胃同调法。选择药物忌刚宜柔、升降相因,药性以轻灵、流通见长。方用柴胡疏肝散加减。常用柴胡、香附、川楝子、佛手、香橼疏肝解郁,条达肝木;陈皮、木香、赭石、旋覆花、甘松、绿萼梅、谷芽、麦芽、枳壳降胃逆、通腑气、调脾胃;重用白芍15~30g配甘草,缓肝急,柔胃阴,与理气药相辅相成,缓解肝胃上冲之逆气。此外,可据症调整左金丸之黄连、吴茱萸比例,有效抑止反流。如肝郁化火用黄连、吴茱萸6:1,寒邪盛则1:6,寒热不明显3:3。或以黄连炒吴茱萸,也可用海螵蛸、煅瓦楞子以加强制酸效果。

案例　赵某,女,37岁,2002年1月20日初诊。胃脘疼痛、胀气、烧心1年,

加重 3 个月,伴反酸。当地医院行胃镜检查,诊为反流性胃炎－食管炎。诊见胃脘胀满牵及两胁,剑突下及胸骨后灼痛,食后尤甚,自觉时常有食物上冲至咽喉,遇情绪波动时加重,伴纳差、心烦、口干苦、疲乏、睡眠差、舌红、苔白、脉弦滑。月经周期正常,色、质无异常,二便调。证属肝胃失和,治以疏肝和胃降逆。

处方:柴胡、香附、焦三仙、紫苏梗、陈皮各 10g,炒白芍 18g,炙甘草 6g,枳壳 12g,黄连 4g,吴茱萸 2g。7 剂,每天 1 剂,水煎服。嘱患者忌食生冷、油腻及甘酸之品。

二诊:胃脘及胸骨后胀痛明显减轻,口苦减,纳食好转,仍有反酸烧心、口干等。守方加海螵蛸 20g、黄连 5g、吴茱萸 1.5g,以防气郁化热及加强制酸之功。又服 10 剂,诸症大减,唯乏力、精力不支,以参苓白术散善后而安。

(二) 通腑降胃法

腑气相通,以降为和,通肠腑降胃气,事半功倍。颜正华认为反流现象是胃气夹肝胆浊气上逆所致。胃乃六腑之一,胃气上逆不仅与肝郁密切相关,与腑中浊气不降亦相关。治宜舒畅肝气,通降腑气。腑气通则胃气降,胃浊降则脾气升,中焦枢转得利,肝胃协调,诸症则消。反之,则影响脾升清,且横窜致肝失疏泄。凡肝胃不和、脾胃不和或胆胃不和,均应在疏肝调气中辅以通腑降浊,使中焦气机顺畅,还胃受纳之功。颜正华治疗伴便秘者,常用瓜蒌、决明子、当归、郁李仁、枳实、槟榔、大黄等,不囿于攻下或润下,辨证灵活用药,驱浊外出。

案例　王某,男,34 岁,1997 年 3 月 3 日初诊。反流性胃炎 2 年。曾以制酸、促消化、增进括约肌张力等治疗,症状好转,但停药则加重。诊见胃烧灼痛,食后有食物伴酸水逆上,打呃,胸胁胀闷,纳可,烧心,口不干,小便黄,大便干结、3~4 天 1 次,舌红、苔薄黄、脉滑弦。曾服香砂养胃丸、丹栀逍遥丸无效。证属肝郁化热,腑气不通,胃浊上逆。治以清肝解郁,通腑泻浊。

处方:香附、蒺藜、枳壳、赤芍各 10g,白芍 20g,黄连 5g,吴茱萸 1.5g,炙甘草 6g,决明子、瓜蒌各 30g。7 剂,每天 1 剂,水煎服。嘱忌生冷油腻、戒烟酒。

二诊:大便每天 1 次,呃逆、烧心及胃脘胀闷大减,仍有胃脘隐痛。上方去瓜蒌,加延胡索、佛手各 10g。继服 14 剂,以巩固疗效。

(三) 活血治胃法

颜正华临证善于观察患者气血,认为反流性胃炎－食管炎疗效与气血运行通畅与否直接相关,只注重理气而失察脉络血行,则会延缓病情恢复。反流性胃炎患者病程日久,久病入络,气血失和,瘀血阻滞;又因肝气郁结,气滞血停,血瘀胃络,气血相因相果,使病症加重难愈。临床常见患者胃脘痛持久、顽固,入夜尤甚,均为气滞血瘀所致。理气勿忘活血,治胃勿忘活血。常配川芎、赤芍、白芍、丹参、延胡索、失笑散、当归、大黄、乳香、没药等,根据瘀血之轻重选用药物。

案例 李某,女,60岁,1996年11月初诊。反流性食管炎5年。因家中发生变故,近1个月来病情加重。胸骨后烧灼感及疼痛反复发作,食后加重,入夜尤甚,拒按,伴剑突下胀闷,牵及胸膺、嗳气、泛酸、口干,不欲食,大便不成形、每天1次,体瘦,面色萎黄,乏力、懒言,舌淡、苔白,脉沉弦。证属肝胃气滞,瘀血阻络,脾胃失健。治以疏肝和胃,理气活血。

处方:香附、枳壳、陈皮、焦三仙、赤芍、丹参、醋延胡索各10g,白芍、当归各20g,太子参30g,黄连1.5g,吴茱萸5g,炙甘草6g。7剂,每天1剂,水煎服。药后烧灼感及疼痛、胀满减轻,仍神疲乏力,时有打呃、嗳气。治以活血益气、健脾养胃为法。守方去当归、焦三仙、赤芍、白芍、炙甘草,加白术20g、砂仁^{后下}5g、旋覆花^包10g。调理半月,诸症悉除。

（上文由颜正华指导,其学术继承人张冰、高承琪执笔撰写）

二、颜正华临床治疗咳嗽病经验

咳嗽是临床常见病症,颜正华按照中医四诊合参辨证论治,治疗咳嗽病,疗效显著。笔者有幸师从颜正华学习,深得教诲。现总结治疗咳嗽病经验如下。

（一）风热袭肺之咳,宜清润并行

颜正华认为,临床所见风热咳嗽患者,大多是患病后经治疗无效而延诊中医,故多有伤津存在。临床表现既有热盛之征,又有伤津之象,如身热、咽痛、口渴、咳吐黄痰、小便短赤、大便或干、舌边尖红、苔薄黄少津、脉浮数。此时治疗,应以辛凉清解与甘寒滋润并施,往往收到良好效果,常以银翘散为主方治之。方中金银花、连翘、薄荷、荆芥等辛凉清解,可解散风热;芦根甘寒滋润,可养阴生津;枇杷叶、浙贝母、竹茹清化痰饮,有助清肃肺气;若痰黏难咳者,加瓜蒌皮化痰润肠通便。热客上焦而表证仍在者,用药谨避黄芩、黄连等入里之品,以免引邪入里,致生变局。

（二）风寒犯肺之咳,宜宣降并施

颜正华认为,风寒犯肺,郁闭肺气,使肺失宣发而气滞于中,肺失肃降而气逆于上,遂见啬啬恶寒,鼻塞流涕,胸闷,咳吐稀白痰,甚或喘息,苔薄白,脉浮紧等症。肺失宣降则水液停聚而为痰饮,故风寒袭肺,多见咳痰。此时治疗,非宣通肺气则邪气留恋不解,非肃降肺气则难复肺气主降的生理特性,故治疗宜宣肃并行,临床最常用方剂为加减止嗽散。方中荆芥、紫苏叶清解外邪;百部、白前、紫菀、款冬花、紫苏子、杏仁降气止咳;二陈汤化痰止咳。颜正华指出:"此方能够散客邪而安肺气,治感冒后遗咳嗽者,亦应手有效。"

（三）寒饮化热之咳，宜寒热兼投

颜正华认为，寒饮停聚胸肺，阻闭阳气，阳气不通，则郁而化热，而此热即尤在泾所说"痞坚之处必有伏阳"的"伏阳"。治此寒热兼夹证，须寒热并用，温热可以化散痰饮，寒凉可以清泄郁热。临床施治应根据饮与热孰轻孰重而选方遣药。若饮热并重，可见咳吐黄痰，胸闷肩息，面色暗滞，心烦躁扰，舌苔黄滑，脉浮大等，治用越婢汤加半夏。方中麻黄开宣肺气；石膏性寒可清泄郁热；麻黄、石膏并用，可复肺脏宣降治节之权；半夏蠲饮；姜、草、枣调和营卫。若饮重于热，可见咳吐清稀白痰，胸闷不畅，面色黧黑，喘而烦躁，苔白滑，脉浮等，宜用小青龙汤加石膏温散饮邪，清除湿热。颜正华指出："肺为娇脏，易寒易热，故临证治疗肺系病证，若能把握寒热并用之法，多可收到理想疗效。"人体气血互为影响，气行则血行，气滞则血瘀，寒饮内停，阻滞气机，可致血行不畅，故治疗此类喘咳，佐以活血化瘀之品，如当归、丹参等，而《神农本草经》谓当归"主咳逆上气"，其理在此。古云肺病以中气健旺、能食便硬为佳，其意即在建立中气，土旺可以生金，并能杜绝生痰之源，故治肺病者，用药宜肺胃兼顾。肺胃二脏，上下毗邻，其气同降，降胃气则有助于肺气肃降，故治咳证当辅以降胃气之法。颜正华深谙医理，治疗中运用半夏、陈皮、茯苓和降胃气之品，其意在于此。

（四）肺阴亏虚之咳，宜气阴并益

颜正华认为，汗下太过，或外感温热，失治或治之不当，耗伤肺阴，阴虚则气无以生，可致其气阴两亏；临床可见咳嗽日久不已，干咳或少痰，或痰中带血丝，口燥咽干，低热，消瘦，声低乏力，舌红少苔，脉沉细无力等症。治疗若徒滋阴则损伤阳气，但益气则耗劫阴津。颜正华仿仲圣麦门冬汤一法，气阴并补，用北沙参、麦门冬、知母、川贝母、百部滋阴润肺；党参、山药、白术补益肺气；有痰者加瓜蒌皮、橘红、竹茹化痰以廓清肺气。并谆谆告诫，治此类咳嗽，不可初不见效，遂改弦易辙，转去转远，贻误病机，应守法守方，自可逐渐恢复。

（五）腑气不通之咳，宜通便止咳

颜正华认为，咳嗽之病位不离肺，但肺与大肠相表里，肺气肃降有度，则大肠传导正常；若肺气不能清肃下行，则逆而为咳喘，易使肠腑传导失司，大便秘而难行。腑气不通，又可使肺气不利，咳嗽更甚，故治疗咳嗽必须注意通腑。但咳嗽一病，即使实咳，亦有其虚，对于此种便秘，若以硝黄之辈泻下，则愈泻愈虚，使病情加重。因此，常用杏仁、全瓜蒌、冬瓜仁等润肠之品；也可用紫菀、知母加入汤药同煎服，此二味通利肺气，润通肠腑而不伤正；若患者气虚较甚，临厕努挣，汗出短气，可适量加用白芍、黄芪益气养阴通便，疗效甚佳。

（六）痰浊壅肺之咳，宜健脾化痰

颜正华认为，咳嗽先有脓痰，脉见滑象，舌苔黄腻，是湿痰久积、蕴而化热的症状，治疗仅补脾气则会助热生痰，仅清湿热则会苦寒伤脾，因此必须既顾脾胃，又清湿热，化痰止咳。方选薏苡仁、甘草健脾补气；茯苓、冬瓜子能助脾利湿；半夏、橘红、竹茹行气化痰，三药相配，不燥不寒；杏仁、川贝母润肺止咳；瓦楞子一味，运用尤有新意，其功能软坚散结，化痰消瘀，调和胃气。

（七）用药轻灵，平中见奇

颜正华认为风温肺病，发热咳嗽，当恪守"治上焦如羽，非轻不举"之法，重在宣肺解表，表解方可清里，或用表里双解之法，如表邪未解，而单用清肃肺气、化痰止咳，必致病情缠绵难愈，甚至发生变证。外感咳嗽，表证已解，而痰热阻肺，虽病情单纯，辨析不难，然欲数剂取效，亦属不易。颜正华告诫治疗痰黄稠量多，热与痰并盛之候，不能单用苦寒清泄之品，必须配伍适量温化宣降之品，只有这样才能尽快使痰热两清。倘若单用苦寒清泄之品，则易致肺热去而痰浊留伏，咳嗽难愈。投桑白皮、黄芩、浙贝母、瓜蒌皮、竹茹、白前、生甘草，旨在清泄肺热，化痰止咳；投小量杏仁、化橘红、紫菀、百部、桔梗，旨在增强化痰止咳之力。若痰多未减，仍用原方，去桔梗，加苏子，以再增降气化痰止咳之功。

（上文由颜正华指导，颜正华弟子邓娟执笔撰写）

三、谈中医治则与治法的概念及相互关系

中医治则与治法是中医诊疗过程中一个重要步骤，研究中医治则与治法可以阐明中医治疗及立法处方用药的理论，并可以推动中医药事业的发展，但是中医界的人们对中医治则与治法的概念有很多认识不统一之处，对治则与治法的相互关系阐述得也较肤浅，因此本篇就中医治则与治法的概念及相互关系阐述一下自己的观点，以供同道商榷。

治则，是指治疗疾病的总原则，《素问·移精变气论》原称"治之大则"。它是从整体观念出发而对治疗方法的总体要求，故对各科临证治疗的立法及处方用药，都具有决定性指导意义。治则首先强调治病求本，重视人体发病的内在因素，其次注重正气与邪气的关系，同时根据具体情况（时间、地点、人物的不同），做具体分析，指导人们在复杂多变的疾病中，分清缓急，区别主次，抓住主要矛盾，而采取相应的措施，调整机体阴阳，使之重新恢复平衡。

治法，又称治疗法则，是治疗疾病的具体方法，是在辨证论治的基础上通过辨证求因，审因论治而制订的。"辨证论治"的"治"，就是指根据辨证的结果而确定的治法。临床上根据诊断，拟定治法，依法立方，随证用药，进行治疗。由此

可见,治法是辨证论治中的一个重要环节。但是治法的确立必须是建立在总治则基础之上的,否则治法就会偏离方向,因此我们说,治则规定着具体的治法,同时决定着治法的分类,而治法从属于总的治疗原则,二者是既有严格的区别,又有着本身的必然性联系。

首先,调整阴阳是中医治则与治法的总纲。阴阳是构成世界万物的两大要素,万物的千变万化均是由于阴阳的消长而发生,故《素问·阴阳应象大论》曰:"阴阳者,天地之道也,万物之纲纪,变化之父母,生杀之本始,神明之府也。"把阴阳概念引用到医学中,用以说明人体的生理功能、病理变化,同样体现了阴阳概念的总体性。而阴阳又是中医辨证的总纲,疾病的各种病理变化均可以用阴阳失调加以概括,如表里出入、上下升降、寒热进退、邪正虚实,以及营卫不调、气血不和等,无不属于阴阳失调的具体表现。从整体出发,通过辨证施治而确立的治则与治法,就是要针对阴阳失调而确定调整阴阳之法,而使其达到"阴平阳秘"之态。《素问·阴阳应象大论》云:"谨察阴阳所在而调之,以平为期。"这就是治疗疾病的最终目的。因此,从广义上来说,解表攻里、越上引下、升清降浊、寒热温清、虚实补泻,以及调和营卫、调理气血等治疗方法,都属于调整阴阳的范围。如《素问·阴阳应象大论》曰:"其高者,因而越之;其下者,引而竭之……其在皮者,汗而发之;其慓悍者,按而收之;其实者,散而泻之。审其阴阳,以别柔刚,阳病治阴,阴病治阳。定其血气,各守其乡。"此段经文正指出了调整阴阳这一法则的具体应用,体现了中医治则与治法的总体思想。因此我们说,调整阴阳是治疗疾病法则的总纲。

其次,治病求本之治则是指导治法具体应用的准则。凡治病必须求"本",这是治疗疾病的原则。近来关于"本"的含义争议较多,但我认为"本"与"标"是相对而言的。"本"就是能够反映疾病的本质,即亟待解决的主要矛盾和矛盾的主要方面,而"标"则是指疾病反映在外的次要矛盾和矛盾的次要方面。为了达到治本的目的,就要抓住主要矛盾,解决主要矛盾,临床上分别有或先取其标,或先取其本,或标本并取之别,这是大纲。至于汗、吐、下、和、温、清、消、补八法则属于目,"纲"清则"目"明。《素问·标本病传论》说:"知标本者,万举万当;不知标本,是谓妄行。"这句就指出了审清标本缓急的重要性。因此在临床上,必须通过诸多表面症状,看到疾病的本质,指出疾病的根本原因,并以此来决定制订何种治法,比如头痛可由外感、血虚、痰湿、瘀血、肝阳上亢等多种原因引起,治疗时就不能简单地采用对症止痛法,而应通过全面地综合分析,找出致病的原因,以此为准则而相应用解表、养血、燥湿化痰、活血化瘀、平肝潜阳等方法进行治疗,才能收到满意的疗效。

再则,扶正祛邪之治则是治法之总括。大凡治病的目的,不外乎尽快把致病因素予以排除,把受影响或受破坏了的生理常态加以恢复,前者称为"祛邪",后者属于"扶正"。祛邪与扶正,殊途而同归。扶正即是补法,用于虚证;祛邪即是泻法,宜于实证;若虚实兼杂,则扶正与法邪并用。在临床上由于各种疾病的本质都是正邪斗争而表现出阴阳的消长盛衰变化,因此扶正祛邪,即为总的治疗原则。而在此原则指导下所采取的益气、滋阴、养血、助阳等方法,就是扶正的具体方法;而发汗、涌吐、攻下、清解等法就是祛邪的具体方法。前人曾将诸多治法,归纳为8类,即汗、和、下、吐、温、清、消、补。程国彭曰:"八法之中,百法备焉,病变虽多,而法归于一。"这种归纳无疑对于临床治疗具有普遍指导意义,同时也有助于科学研究。然而目前临床实际运用的治法有的已超出八法的范围,况且八法的划分也有很多不足之处,为此后人又据此将诸多治法划分为祛邪与扶正两类,如汗、叶、下、消、清等法统属于祛邪,补、温等法统属于扶正,而和法则为祛邪与扶正相结合之法。八纲以阴阳为总纲,八法以祛邪,扶正为总括。阳证多用祛邪,阴证常宜扶正;实证、热证多用祛邪,虚证、寒证常宜扶正;虚实互见,寒热并存,则宜祛邪与扶正相结合。这种划分充分反映了治则与治法的内在联系及特点,体现了中医传统的理论体系,即系统性、完整性和逻辑性,同时更加有利于用现代科学方法研究,进而起到推动中医治则与治法的规范化和科学化。

另外,临床具体的治法是中医治则思想的反映与体现,其上承辨证,下统方药,是理、法、方、药至关重要的一环。治则思想只有通过治法的具体运用才能得以体现。

综上所述,调整阴阳是治则与治法的总纲,治则是指导治法运用或创新的原则和依据,临证时,必须以扶正祛邪和治病求本为准则,同时要结合患病个体和时间、地点的不同而确立不同的治法,通过治法的运用而体现治则思想,同时也验证治则的指导原则的正确与否。治则是一个固定不变的原则,治法却是一个灵活的方法,它在治则指导下可千变万化,同时不断地延伸与发展。如清代王清任在前人的基础上,遵照治病准则而创造性地、并较灵活地运用了活血化瘀这一治法,对后世有很大的启发。近代研究活血化瘀之法取得了很大进展,证明了活血化瘀疗效原理是针对发病学治疗,主要是控制或纠正疾病发病过程中的某个或某些环节,同时还可能有促进机体保护机制的作用。由此可见,如果进一步探求治则与治法的原理并不断加以整理与提高,弄清治则与治法的概念及相互关系,势必对中医药理论的运用起决定性指导作用。

(上文由颜正华指导,颜正华学生刘树民执笔撰写)

四、妊娠禁忌药研究概况

妊娠禁忌药是指具有导致胎动不安、滑胎、堕胎的副作用,因而在妊娠期应当禁用或慎用的药物。自从《神农本草经》提出"堕胎药"之后,经过历代医家的增益补充,属妊娠禁忌的药物为数颇多。在众多的妊娠禁忌药中,可能有的是古人偶用失利,遂未加详究而定为禁忌者,也有的药物,只要运用得当,不失安胎佳品。近年来有关这方面的研究文章不少,现仅就个人所知,综述如下。

在文献整理方面,高晓山搜集了 38 种医药书籍,除去重复,共有 264 种中草药属于妊娠禁忌药,其中巴豆、斑蝥、半夏、雌黄、大戟、赭石、地胆、粉锡(胡粉)、附子、干姜、干漆、桂、槐角、荆三棱、瞿麦、藜芦、虻虫、茅根、牡丹皮、硇砂、牛黄、牛膝、牵牛子、蛇蜕、麝香、水蛭、水银、桃仁、天南星、天雄、通草、蜈蚣、乌头、蟹爪、薏苡、芫花、芫青、皂荚等 38 种,见于半数以上的文献,并总结前人列为妊娠禁忌药的大致包括以下 8 个方面:①堕胎;②造成难产或滞产;③延长孕期;④造成畸胎或畸形;⑤伤害胎儿(烂胎、死胎、消胎);⑥影响胎儿发育;⑦影响生后体质及免疫能力;⑧影响母体健康。秦伯未等对《金匮》《千金》《产宝》《济阴》四书中有关胎前用药作出统计,认为动胎药与安胎药之间古人的界限不很明确,定出妊娠禁忌药可分为以下 3 个大纲:①禁用药物:包括毒剧药、峻泻药和子宫收缩药,如水银、砒、巴豆、牵牛、乌头、益母草、川芎、瞿麦、牛膝等;②忌用药物:包括一般祛瘀通经和激惹药,如红花、地胆、水蛭、虻虫、斑蝥、大戟、商陆、肉桂、麝香;③慎用药物:包括一些辛温香窜药、消导药和利尿药,如桂子、半夏、枳实、大黄、山精、冬葵子、车前子等。陶乃贵认为,不论是从古代文献记载,还是现代药理研究结果来看,将薏苡仁、槐花、蝉蜕、半夏、茅根五味药列为妊娠用药禁忌是不合理的,其根据也不足,建议今后不应再列为妊娠禁用的范围。张清河经过考证,认为妊娠禁忌歌中的蝉蜕应改为蛇蜕。

对于如何使用妊娠禁忌药这一问题,大多数医家主张在妊娠期仍然应该辨证用药,对古人妊娠禁忌之说不必过分拘泥。叶长清介绍吴金池老中医治疗妊娠病,常以逐瘀以求胎安,尤其对屡孕屡堕、迭用滋补罔效的病例,每获良效。李俊辉等报道,于清热解毒方中,酌加丹皮、红花、丹参等活血化瘀药,且用量较大,治疗妊娠期急性白血病患者,取得较好的近期疗效,并未引起流产,分娩时失血也不多,婴儿无畸形。哈荔田对有瘀血指征的子痫患者,常于丹参、琥珀、赤芍、寄奴、乳香、没药、苏木、茜草等活血化瘀药中选一二味配伍应用,并配以麻仁、郁李仁、黑芝麻、桑椹等滋阴润便药,效果颇佳。陈芝高、王靖寰报道用附子治疗妊娠疾患有效。戴桂满等用大黄、芒硝、紫雪丹、安宫牛黄丸等治疗妊娠期"乙脑"患者。刘延龄用滑石块、生赭石、玄明粉、紫雪丹、局方至宝丹等妊娠禁忌之品,治疗胎产期暑温病,肖俊逸用重剂大黄为主治疗妊娠期高热,均获良效,产后母子均健。袁今奇报道,曾治 1 例妊娠晚期合并重症急性胰腺炎患者,虽经大剂量解痉止痛剂、抗菌及胃肠减压等救治,病势未得控制,而急投加减清胰汤(柴胡 15g,胡黄连、川连、木香、甘草各 9g,生白芍 15g,生甘草 9g,川楝子 12g,延胡索 12g,生大黄 9g,芒硝 9g,黄芩 9g,郁金 12g,香附 12g),服药 3 剂,病情有所缓解。惶有堕胎之虞,改用他方,则病势复增,又复投原方而愈。何绍奇、郑长松等认为半夏碍胎之说不能成立,半夏治疗妊娠恶阻屡获良效,而无副作用,且何绍奇主张治疗妊娠恶阻当用生半夏。

有的妊娠禁忌药,应用于孕妇,不唯无副作用产生,反而对新生儿的某些疾病有一定的预防作用。如陈惠英报道,妊娠期服用黄疸茵陈冲剂(茵陈15g,黄芩9g,制大黄3g,甘草1.5g),可以预防新生儿 Rh 及 ABO 溶血病,对原因不明的及由 G-3-PD 缺乏引起的新生儿高胆红素血症,也有一定的预防作用。

有人报道,对早期妊娠者用破血逐瘀通经之方进行中药人工流产而有效。孙济民用当归、丹参、香附各15g,桃仁、生卷柏各12g,红花、赤芍、泽兰、牛膝各19g,三棱、莪术各9g,川芎8g,水煎,一次服完,白酒25~50ml 为引,药后饮下,治疗56例,45例成功,11例无效;临床观察表明,对妊娠40天以内,年龄30岁以上,分娩二胎以上者为佳。王振华用自拟方对妊娠60天以内孕妇11例行中药流产,均获成功。方药组成:益母草45g,川芎、延胡、三棱、莪术各10g,牛膝、桃仁、红花、赤芍各15g,每日1剂,水煎,加黄酒少量,空腹顿服。以上2例提示,对于早期妊娠者应当尽量避免使用大剂破血逐瘀之品。综合有关文章,对孕妇使用妊娠禁忌药时,应注意以下几点。

(1)妊娠禁忌药抑或堕胎药的应用,与孕妇的个体差异、体质强弱有关。高晓山、郁加凡等认为妊娠禁忌药并不都是堕胎药,即令称为堕胎的药,也不一定能中断健康人的妊娠,但是对于某些病理状态、体质虚弱及有习惯性流产的患者,这些药可能是导致堕胎的关键因素。黄奉辛观察2个病例口服麝香并不堕胎,而李枫等报道1例口服麝香导致子宫破裂、胎儿死亡。半夏一般认为对妊娠恶阻有良效,但据陶宗晋等研究半夏蛋白质是一种植物凝集素,能中止小鼠早期妊娠,这种蛋白质可经胃蛋白酶降解而失活,但胰蛋白酶处理可保存部分活性,这就提示胃酸缺乏患者服用半夏有可能影响妊娠。这说明不能固执"有故无殒"之说而妄用妊娠禁忌药。

(2)重视药物的合理配伍,通过组方以监制药物的毒烈之性。田家村认为,将一些安胎药如白术、黄芩、杜仲、苏梗等,与妊娠禁忌药同用,可以使妊娠禁忌药对子宫的刺激减弱或消失。

(3)郁加凡认为药物剂量得当,是保胎愈疾的必要前提,指出妊娠期用药剂量一般宜轻,或视患者反应由轻至重,逐渐增加。

(4)近年来研究发现,有的中草药有致畸作用,如刘为民报道,百合、苦参、杏仁、桃仁、郁李仁、荠菜、酒等药物都有致畸作用,这些药物对孕妇应避免使用。

近年来,药理工作者对妊娠禁忌药也进行了一些研究,发现莪术的醇浸膏及分离的萜类和倍半萜类化合物,动物实验有明显的抗早孕作用,莪术配伍红花、牛膝组成的复方,作用较单味莪术更为明显,初步认为莪术的抗早孕作用可能与其抗孕激素作用有关。又发现连续给妊娠兔或大鼠注射川芎浸液,可使胎仔坏死于子宫中,推论可能由于动物子宫痉挛所致。张培炎等的实验结果表明,藏红花制剂对兔、犬或豚鼠等动物的子宫,不论受孕或未孕,离体或在体以及整体,均有作用,一般大剂量或中等量,完全为兴奋,剂量再增,均可出现痉挛性收缩,受孕子宫尤为显著。张寅恭等认为姜黄终止动物妊娠的机制,可能系其抗孕激素活性和收缩子宫的作用。吕怡芳等提出甘遂中止妊娠的首要机制不是加强子宫收缩而可能是对滋养性细胞的选择性损害。于天文根据对甘遂中期引产的胎盘及胎儿脏器进行光镜及电镜观察,认为甘遂可能对胎儿循环系统有损害作用。张家铨等的实验结果提示,麝香对于大鼠、家兔以及豚鼠的离体子宫,均呈现明显的兴奋作用,妊娠的较非妊娠的为敏感,在整体情况下晚期妊娠的子宫对麝香的敏感更为突出,认为对于孕妇,尤其是晚期妊娠者,麝香及其制剂应作为绝对禁忌药物。周氏报道,水蛭对小鼠各个时期妊娠,包括着床的早、中、晚期都有终止妊娠的作用,不同途径给药均对早期妊娠作用最好。有关这方面的文献报道还很多,此不一一列举。

妊娠禁忌药是中药药性理论所研究的一个重要问题。长期以来,对这个问题各家说法不一,为了达到既扩大妊娠期用药范围,又确保安全有效的目的,有必要综合文献整理、临床、药理三方面的力量进行系统研究,从而制订出更合理的妊娠用药禁忌范围。

(上文由颜正华指导,颜正华学生吴晓凌执笔撰写)

五、衰老机制与延缓衰老对策探讨

随着白发浪潮在世界范围内的兴起,老年人占总人口构成比例逐渐增大,社会地位日益受到重视。所以探讨人类衰老机制,探索有效的医疗保健措施以延缓人类衰老,是现代生物医学科学中愈来愈重视的研究课题。

(一)关于衰老机制

1. 古人认识 中医学关于衰老机制的学说甚多,大致可归纳为4种:①气血津液郁滞说。这种学说基于"流水不腐、户枢不蠹"理论,认为人体衰老是流通着的物质(气血津液)郁滞的结果。②阴亏说。这种学说认为,人之阴精如油灯之油,生命活动如油灯之焰,油有余则灯亮,油不足则灯暗,甚则灯灭;人体阴精充足则生命力旺盛,阴精不足则生命力低下,衰老早至。③阳虚说。明代张介宾《类经附翼·大宝论》曰:"凡万物之生由乎阳,万物之死亦由乎阳,非阳能生万物,阳来则生,阳去则死矣。……人是小乾坤,得阳则生,失阳则死。"强调人体阳气充盛,则功能旺盛,否则多病损年。④先天禀赋不足说。清代医家徐大椿认为人的寿命长短是有定数的,这定数是由先天禀赋来的,即父母遗传的,定数大则寿长,定数小则寿夭。其《医学源流论》谓人"形成之时,即有定数"。他所说的定数,与现代生物学中的细胞分裂次数相似,当细胞分裂达到一定次数后,生命即告结束。这一理论揭示早衰与先天禀赋不足有关。上述学说从不同角度阐述了中医学对衰老机制的认识,包含着极丰富的实践内容,具有较高的学术价值。

2. 笔者认识　众所周知,人届老年,诸般功能低下。根据物质基础决定功能活动的观点,老年人功能低下是因为物质基础不足。人体的物质基础主要指精血言,所以精血不足与人体衰老关系密切。人体的精血犹如大地之河水,河水多则行速,河水少则行缓、甚则淤塞不行。人体精血不足,运行亦往往迟缓,因此认为精血不足、兼有瘀滞是人体衰老的主要机制。

3. 实验研究　为了证实上述理论的正确与否,笔者用颜正华拟定的以填精补血为主、兼以活血化瘀的延缓衰老方——填精补血化瘀方进行了若干药理实验观察。实验看到,填精补血化瘀方能显著延长蓖麻蚕和果蝇的寿命,差异非常显著;能增强蓖麻蚕和小鼠的耐疲劳能力,使其体质强壮;能显著增强老龄大鼠的学习、记忆能力,促进其脑蛋白质合成,延缓动物智力衰老;能增强果蝇的性活力,使其交配时间显著延长,提高中龄大鼠血清睾酮水平,可延缓动物性功能衰老;任何生物的老化都与过氧化有关,人体亦不例外,填精补血化瘀方能清除氧自由基、抑制透明质酸解聚及过氧化脂质的生成,显示出良好的抗氧化作用;人类随着增龄,免疫功能逐渐减低,填精补血化瘀方能显著增强小鼠的细胞免疫和非特异性免疫功能;老年人大多血液黏稠度增高,填精补血化瘀方能降低血液黏度、凝聚性,并能降低血脂。上述实验结果初步证明,精血不足、兼有瘀血是机体衰老的主要机制之一。

（二）如何延缓衰老

延缓衰老措施较多,但能否正确运用则是关键。由于衰老的机制是精血不足、兼有瘀血,所以无论采取何种缓衰措施,都应遵循以补养精血为主、活血化瘀为辅的原则。

1. 服用药物延缓衰老　用药物延缓衰老应既服用填补精血药如六味地黄丸、杞菊地黄丸、首乌片等,同时又服用活血化瘀药如丹参片、当归片等,二者结合才可能有效地延缓衰老。

2. 饮食调理延缓衰老　古人认为,一些高蛋白食物有补精润燥作用。老人宜多进高蛋白食物以补养精血。酒为谷蘖之精,能和养神气,流通气血,每日饮少量酒可防止气血瘀滞,延缓衰老。笔者统计了《备急千金要方》《普济方》等古医籍中的 512 首延寿方,其中为药酒方的多达 201 首。日本有研究表明,每日饮少量酒(酒精含量在 28g 以下)者较之不饮酒及过量饮酒者的老化度显著降低。所以饮食缓衰若能做到补养精血与流通气血食品共进,则可确保或增强饮食抗衰老效果。

3. 精神调摄延缓衰老　通过精神调理以延缓衰老是儒、道两家所共同重视的。大怒则精耗神去,故摄生首应静神以保精养神,做到"美其食,任其服,乐其俗,高下不相慕""嗜欲不能劳其目,淫邪不能惑其心,愚智贤不肖",则能使精神内守,度百岁乃去。再者,思则气结,精神调摄还应注意不可过思,应畅情悦志,使气血流通。若过度抑郁或思虑,则是引致疾病与衰老的根源。正如《吕氏春秋·恃君览·达郁》所说:"病之留、恶之生也,精气郁也。"所以欲得延年,既要静神以保阴精,又要怡志以快气血。

4. 运动适度延缓衰老　明代王文禄《医先》指出"劳极则精罢",折寿损年。美国生物学家海弗利克等的研究表明,人类的细胞一生能分裂 50 次左右,每次约需 2.4 年,若劳累过度,细胞代谢过快,分裂加速,则寿命缩短,这与劳极精罢折寿的论述是吻合的。基于此,老年人保健应充分休息,保证充足睡眠,以聚精养神。但若一味静卧不动,气血流通不畅,亦损天年,故尚需适度运动,活动肢体,流通气血,做到以静为主,兼以运动,动静结合,却病延年。

综上可知,人体衰老的一种主要机制是精血不足、兼有瘀滞,故延年益寿当以填精补血与活血化瘀相结合为大法。

（上文由颜正华指导,颜正华学生郑虎占执笔撰写）

六、芳香药的药性理论探讨

中药的形、色、气、味是传统鉴定药材质量的主要指标。其中之气,是指气臭或气味而言。气臭之中,又以香气最为重要。具有芳香气味的中药为数甚多,古代医药家常称之为"芳草""香木"等,更多的称其为"芳香药"。我们在翻阅历代有关文献时发现,古代医药家对这类药物论述颇多,有人并试图以"芳香"来解释药物的性质、作用和临床运用规律。这样,如同"味"可以作为性能一样,香气就不再单纯是鉴定药材质量的指标,而是作为性能来看待了。然而,芳香气味与作用之间究竟存在何种内在联系以及机制,限于历史条件,至今尚未有较为明确的答案。本文拟在广泛搜集、整理历代有关文献的基础上,结合现代药理学研究和临床应用情况,对芳香药的药性理论作一粗略探讨。

（一）芳香药的一般特性

为考察芳香药的一般特性,我们对 1984 年版《中药学》教材进行了详细统计。全书载药共 424 味（不包括附加药）。根据《本草品汇精要》《本草纲目》及《药品化义》等本草书的有关记载,筛选出芳香药 79 味,占总数的 21.6%。对此 79 味芳香药作进一步的统计分析,结果如下。

1. 药物来源　植物药为 77 味,占 97.5%;余 2 味为动物药,占 2.5%。77 味植物药分布于 26 个植物科中,其中伞形科（12 味）、姜科（11 味）、菊科（10 味）、芸香科（8味）、唇形科（5味）、樟科（4味）所占比例较大，胡椒科、蔷薇科各占3味，松科、橄榄科、木兰科各占2味，其余15味植物药分属15个不同的科。可见芳香药在某些科中较为集中，芳香气味与植物亲缘关系可能有一定联系，这对植物学上研究芳香药和发现新药有一定帮助。

2. 药效范围 《中药学》按药物功效分成20类，芳香药在其中14类中均有分布，而主要分布在芳香化湿药、开窍药、温里药和理气药及解表药等类中，由此可见其药效的大致范围（表12-1）。

表12-1 芳香药在14类药中的分布情况

分类	总数	芳香药味数	%
解表药	27	14	51.9
清热药	63	4	6.3
祛风湿药	20	2	10.0
芳香化湿药	8	8	100
利水渗湿药	22	1	4.5
温里药	12	11	91.6
理气药	23	15	65.2
止血药	20	2	10.0
活血化瘀药	35	10	28.6
化痰止咳平喘药	35	1	2.9
开窍药	4	4	100
补益药	42	3	7.1
收涩药	21	1	4.3
外用药及其他	28	3	10.7
总计	366	79	21.6

3. 性味统计 从表12-2可见，芳香药大多为温热之品（占75.9%），且多具辛味（占82.3%），故应有其相似的性能。

表12-2 芳香药四性属性的构成情况

	温热				寒凉				平	总计
	热	温	微温	合计	寒	微寒	凉	合计		
芳香药数	8	48	4	60	3	10	3	16	3	79
%	10.1	60.8	5.0	75.9	3.8	12.7	3.8	20.3	3.8	100

4. 归经统计　芳香药以归脾、胃经居多，其次为肝、肺等。按五行理论，五臭中的"香"与脾、胃对应。李东垣说："芳香之气助脾胃。"《药品化义》也有"香气入脾"的记载。此说与本统计正好吻合。

5. 化学成分统计　根据《中药大辞典》和《中药药理与应用》等书所载有关化学成分资料统计，发现79味芳香药中，绝大多数含有挥发油成分（表12-3），所占百分率明显高于其他化学成分。将芳香药与非芳香药（130种）所含之挥发油成分的味数做 χ^2 检验（表12-4），发现两者之间有极显著性差异（$P<0.001$）。可见芳香药的香气－挥发油－疗效之间极可能存在着内在联系，这种联系在大部分芳香药中可得到体现。挥发油在芳香药中多为主要有效成分，不过，也有少量芳香药所含挥发油并非其主要有效成分，与疗效可能没有直接联系，而主要由其他成分发挥作用。

表 12-3　79 味芳香药含不同化学成分的情况

化学成分	芳香药数	%	化学成分	芳香药数	%
挥发油	77	97.5	树脂	8	10.1
苷类	17	21.5	维生素	8	10.1
生物碱	15	19.0	糖类	6	7.6
有机酸	9	11.4	酚性物质	5	6.3
鞣质	8	10.1			

表 12-4　芳香药与非芳香药所含挥发油成分情况

组别	含挥发油（味数）	不含挥发油（味数）	合计	%
芳香药	77	2	79	97.5
非芳香药	18	112	130	13.8
合计	95	114	209	45.5

（二）芳香药性作用及其现代药理学基础

古代对芳香药性理论有较详细的论述。如明代贾所学认为："香能通气，能主散，能醒脾阴，能透心气，能和合五脏。"这大致上概括了芳香的药性作用，但尚欠详细和全面。现结合有关文献就芳香药性作用及其现代药理学基础作一探析。

1. 护正辟秽　《神农本草经百种录》云："香者气之正，正气盛则除邪辟秽也。"芳香药正是借其清气之正，鼓舞人体正气，辟除秽浊邪气，从而达到养生防病之目的。从现代药理学解释，可能与其提高免疫功能与抗病原微生物有关。

如有人曾用高良姜、佩兰、冰片制作香囊悬挂胸前 14 天后,呼吸道可分泌较多的分泌型免疫球蛋白 A(SIgA),并在停药 7 天后仍能保持较高水平。白术、当归、肉桂、山茱萸、金银花、野菊等芳香药有提高免疫功能的作用。用苍术、艾叶、香薷等制成的烟熏剂抗菌和抗病毒效力很强。柴胡、佩兰、香薷、苍术、菖蒲、艾叶以及藿香正气水等对流感病毒均有抑制作用。国外也有类似报告,如埃及芳香植物中提取的 40 种挥发油和 32 种挥发油成分的抗菌试验表明,绝大多数挥发油对真菌有完全抑制作用,相当数量的挥发油对细菌具有抗菌活性。因此,可以认为,芳香药是通过提高免疫功能等来保护人体正气、抗病原微生物等以辟除秽浊邪气,达到护正辟秽、防治疾病之目的的。

2. 解表散邪 《本草求真》在散剂中收载药物 120 种,其中有 59 种属芳香药,说明芳香药多具疏散之性。《神农本草经百种录》认为:"凡药香者,皆能疏散风邪""凡芳香之物,皆能治头面肌表之疾"。芳香药以其疏散之性,走肌表而开毛窍,祛除头面肌表六淫之邪,以显示其解表散邪之性。至于其解表散邪的机制可能与其发汗、解热、镇痛、抗菌、抗病毒等药理作用有关。如芳香药柴胡、青蒿、茵陈蒿、细辛、菊花等能调节体温中枢而起解热作用;细辛、桂枝、柴胡、生姜、紫苏等具镇痛作用。体外实验表明,柴胡、桂枝、紫苏、辛夷、菊花等对流感病毒具抑制作用;以上药物及细辛、薄荷等还具广谱抗菌作用。综合这些药理作用,可达到解表散邪之目的。

3. 健胃悦脾 《素问·金匮真言论》云:"中央黄色,入通于脾……其臭香。"此句经文说明芳香气味主要与脾胃有关,这也可从前面的归经统计中得到证实。李时珍说:"中气不运,皆属于脾,故中焦气滞宜芳香,以脾胃喜芳香也。"叶天士更在临床中屡次证实了芳香健胃悦脾的作用,提出了"芳香逐秽,以疏中宫"的理论见解。可见,香入脾胃,能投脾胃之所喜,助其运化,以健胃悦脾。现代药理实验也证实了芳香健胃之说,如桂皮油系芳香健胃性祛风剂,对肠胃有缓和的刺激作用,可促使唾液及胃液分泌,增强消化功能,并能解除内脏平滑肌痉挛,缓解胃肠道痉挛性疼痛。芳香品一般亦具辛辣味,口服时可刺激嗅觉和味觉感受器,通过神经反射纠正精神抑郁、不思饮食及消化系统的抑制状态。因此,芳香健胃悦脾的药理学基础,可能与其刺激嗅、味觉及胃肠黏膜,以增强食欲、促进消化、排除肠道内气体有关。

4. 化湿醒脾 芳香药多为辛温香燥之品,主归脾经。由于脾恶湿而喜燥,湿浊内阻中焦,则脾阳为湿所困,运化失常。而芳香药善能疏畅气机,宣化湿浊,醒脾助运,以消除湿阻症状。目前对芳香化湿药的药理研究很不充分,尚难解释芳香化湿醒脾的机制,为此,我们首先建立了湿阻证的动物病理模型,进而观察了芳香化湿醒脾中药(不换金正气散)对湿阻动物的药理作用,发现其能促使湿阻动物的胃酸分泌明显增加,胃壁黏液量增多,胃肠推进运动加快,血浆胃泌素及全血5-HT和5-HIAA、血清钾含量提高并恢复正常水平。由此证明,芳香化湿醒脾的主要内涵在于增强胃肠道的消化、吸收和运动功能。

5. 走窜通达 芳香药大多具走窜通达之性,能通关开窍、行气活血、通经止痛、去腐消肿,善治各种神昏窍闭、诸痛、癥瘕积聚及疮疡肿毒等症。这些作用在芳香药麝香上可得到充分体现。正如李时珍说:"麝香走窜,能通诸窍之不利,开经络壅遏,若诸风、诸气、诸血、诸痛、惊痫、斑痘诸病,经络壅闭,孔窍不利者,安得不用为引导以开之、通之耶?"现就芳香走窜通达之性分述如下:

(1)通关开窍:温病邪入心营,小儿急惊动风,中风突然窍闭以及癫痫等都可导致神志昏迷,孔窍闭塞。芳香走窜之品能入心开窍,通其闭塞,苏醒神志,为急救之首选药物。如苏合香丸,又叫十香丸,即以苏合香、安息香、青木香、香附、檀香、沉香、麝香、丁香、熏陆香、龙脑香10味芳香药配合其他药物温通气机,走窜经络,使脏腑经络突然壅闭者得以通达宣行,窍开神醒。芳香通关开窍的机制颇为复杂,其作用与现代药理学中的苏醒药不尽相同。如有人报告,小剂量麝香及麝香酮对中枢神经系统呈兴奋作用,过量反而抑制。石菖蒲、牛黄等具明显的中枢抑制作用。艾叶、郁金却含有兴奋中枢神经的成分。芳香通关开窍的机制可能与上述药理作用有关,其作用值得进一步探讨。

(2)通经止痛:芳香走窜通达之性还表现在善于行气消滞、活血通经,以治疗气滞血瘀所引起的各种痛证。由于芳香药多属温热之品,因而一般多用于寒痛。《素问·举痛论》说:"经脉流行不止,环周不休,寒气入经而稽迟,泣而不行,客于脉外则血少,客于脉中则气不通,故卒然而痛。"故心痛、胃痛、胁肋痛、腹痛、疝痛以及一切肢节疼痛,只要属于上述病机,均可用芳香药行气活血、通经止痛。至于其药理作用可能与镇痛、扩张血管、利胆、缓解胃肠平滑肌痉挛等有关。如肉桂、干姜、吴茱萸等有显著的镇痛作用。香附、沉香、青皮、陈皮、枳壳等具利胆作用,故可治疗肝郁胁痛。木香、厚朴、枳壳、陈皮、香附等有抑制胃平滑肌收缩、缓解肠管痉挛的作用,因而可用治脘腹疼痛。高良姜、吴茱萸、肉桂、细辛、菖蒲、冰片及冠心苏合丸、麝香保心丸等都能增加冠脉流量,故可用于冠心病、心绞痛。众多的芳香药可缓解疼痛,极可能与其香气有着内在联系。

(3)去腐消肿:宋代陈自明认为:"气血闻香则行,闻臭则逆。大抵疮疡,多因荣气不从,逆于肉理,郁聚为脓,得香之味,则气血流行。"芳香药如乳香、丁香、藿香、青木香、沉香,均为外科治疗疮痈常用之品,如配伍麝香及连翘、升麻等解毒散风通络之品,便为五香连翘汤,是疮疡初起、恶寒发热的首选方药。明代杜文燮《药鉴》记载,羌活"排巨阳肉腐之疽",白芷"外散乳痈背疽、内托肠风痔瘘,诚诸疮疡痘疹必要之药也"。近代张赞臣也认为:"疮疡溃后,生肌药中须少加冰、麝,避臭散秽。"芳香药在疮疡初起、脓成不溃及溃后久不收口各个阶段均可应用。其去腐消肿的药理学基础可能与其抗菌、抗炎作用有关,如麝香的水溶性肽类具有显著的抗炎作用,对炎症初期和中期效果尤为显著。当归、细辛、柴胡、姜黄等芳香药都具明显的抗炎作用。

此外,芳香药性还善于引药入经,如《本草纲目》列举"引经报使"的25种药物中,就有12种为芳香药,这是取其走窜通达,善于引散之性,引导诸药直达病所,以提高临床疗效。

综上所述,芳香为清气之正,故能护正辟秽;香性燥烈,而又入脾胃,故能化湿浊而醒脾胃;香入脾胃,脾胃喜香,则能健胃悦脾,有助运化;香性行散而上升,则可解表散邪,开通鼻窍;香性走窜通达,故可通关开窍,通经止痛,去腐消肿,引药入经,并有助于开通鼻窍。这是芳香药性作用之主要内容。

(上文由颜正华指导,颜正华学生郭金龙执笔撰写)

七、论《本草衍义》的学术价值

北宋是中药学发展史上一个伟大的转折时期,这一时期本草学的研究从只论及药物的性味、功效、产地、有毒无毒等方面,开始转向了对药性理论较深入的探索。寇宗奭的《本草衍义》就是较早、较系统地运用性味、归经等药性理论来阐释药效的代表著作。此书对后世医药学家产生了一定影响,在中药学史上具有较高的价值。元明医药学家对此书至为推崇。新中国成立以后,一些医史学家、药学家又进一步探讨了本书的版本、刊行情况、主要内容及成就。在此基础上,笔者进一步研究本书的学术价值,阐发它对今天中药研究的现实意义。

《本草衍义》成书于政和六年(1116),于宣和元年(1119)由寇约刊行。当时与《证类本草》分别流行。宋代书志对《本草衍义》名称记载有两种:①《通志·艺文略》《直斋书录解题》记为《本草衍义》;②《郡斋读书后志》《文献通考》记为《本草广义》。柯逢时刻《本草衍义》跋云:"疑宣和所刊当名广义。适庆元时避宁宗讳始改广为衍。"清归安陆心源重刻《本草衍义》序中写道:"宗奭里贯无考。"尚志钧先生根据日本人河田羆《静嘉堂秘籍志》一书的记载,推论寇宗奭为陕西下邽(渭南)人,但尚无更多的佐证。《本草衍义》共20卷,序例3卷,余17卷为各论,收药名478条,附药30余种,总计收药数530余种(其中16种并于同一药条下)。

《本草衍义》自刊行以来保存完整,所以镂板脉络较清楚。其大致情况为:宋宣和元年(1119)初次刊行,宋庆元元年(1195)附于《大观本草》后,通称江西漕司本;金张存惠重修《政和证类本草》(1249)又把《本草衍义》逐条附入,通称晦明轩本。明代无单刻本。清收入丛书的有光绪五年(1879)十万卷楼本,宣统二年(1910)武昌医学馆丛书本。近代的有1936年中国医学大成本,1937年丛书集成本。笔者采用版本为1957年商务印书馆重印的校点本。

在本书卷一《序例上·衍义总叙》中，寇宗奭明确指出："然本草二部，其间撰著之人，或执用己私，失于商较，致使学者检据之间，不得无惑。今则并考诸家之说，参之实事。有未尽厥理者，衍之以臻其理；隐避不断者，伸之以见其情；文简误脱者，证之以明其义；讳避而易名者，原之以存其名。使是非归一，治疗有源，检用之际，晓然无惑。"寇宗奭还说："谨依二经类例，分门条析，仍衍序例为三卷，内有名未用及义已尽者，更不编入。其神农本经、名医别录、唐本先附、今附、新补、新定之目，缘本经已著目录内，更不声说。"可见，寇宗奭《本草衍义》是针对当时的官修本草《嘉祐本草》《图经本草》之不足而作，充分反映了寇宗奭自己的研究成果和学术观点。下面，作者从研究方法、医学研究、药学研究等三方面具体论证本书的学术价值。

寇宗奭《本草衍义》自始至终都贯穿了强调科学实践、实事求是的研究方法。寇宗奭官宦南北（卷十三桑寄生条记），广泛游历，又添差充收买药材所辨验药材之职（见书后答记），职业习惯，使寇宗奭接触、观察了大量的药材，掌握了大量的第一手资料，摒弃按图索骥、以文证文的方法，较准确地抓住了药物的形态、治疗特征。如卷六菊花水条言："菊生被崖，水为菊味，此说甚怪。"寇宗奭亲自观察，发现菊生于浮土上，根深不过尺，而菊根亦无香，花期又仅在九月十月间，故非因花而香，且花香也难以入水。水味一般仅甘、淡、咸、苦，寇宗奭不知是否有菊味，于是他"尝官于永、耀间，沿干至洪门北山下古石渠中，泉水清澈。众官酌而饮，其味与惠山泉水等，亦微香，世皆未知之，烹茶尤相宜。由是知泉脉如此，非缘浮土上所生菊能变泉味"。菊花水是《嘉祐本草》新补的药物。《嘉祐本草》引抱朴子之说，认为是"菊生被崖，水为菊味"。寇宗奭则通过一系列的观察、分析，否认"水为菊味"的说法，提出是"泉脉如此"。泉脉实际上是水质相异的泉水来源，这种观点是合乎科学的。在卷七柴胡条下，他说："注释本草，一字亦不可忽，盖万世之后所误无穷耳。"另外，寇宗奭也勇于承认自己的不足，对研究不透的问题，不意会，提出存疑。在卷九蠡实条下，他说："今不敢以蠡实为马蔺子，更俟博识者。"植物学研究表明，马蔺子的异名之一就是蠡实，为鸢尾科植物马蔺的种子。寇宗奭当时对此药研究不够，就不贸然下结论。这些事实充分说明了寇宗奭一贯坚持科学实践、求实的学风。

《本草衍义》是寇宗奭10余年来研究、实践的结晶，意在明辨疑误，补充发挥，所以全书论证精辟、言简意赅，体现了有的放矢、重点突出的精神。如卷四菩萨石条，仅论到了它的产地、物理性质（物理学中的色散现象）、命名依据、用药情况，不再谈其功效主治。因为该药是《嘉祐本草》据《日华子本草》新补的药物，《嘉祐本草》已阐述了它的功效应用。又如卷八黄连言："今人多用治痢，盖执以苦燥之义。下俚但见肠虚渗泄，微似有血便即用之，更不知止，又不顾寒热多少，但以尽剂为度，由是多致危困。若气实初病，热多血痢，服之便止，仍不必尽剂也。或虚而冷，则不须服。余如《经》。"《嘉祐本草》《图经本草》分别论述了黄连的功效、产地、形态和在复方中的应用。寇宗奭则着重指出了黄连的使用注意。

《本草衍义》不仅是药学专著，而且提出了许多有关养生学、治疗学、医学伦理学方面的独到见解。这些内容主要集中在《序例》三卷之中。寇宗奭重视养身防病，认为"身以安乐为本，安乐所可致者，以保养为本""然保养之义，其理万计，约而言之，其术有三：一养神，二惜气，三堤疾"。他还说："故善服药者，不若善保养；不善保养，不若善服药。""防患须在闲日。"这实际上就是对预防为主、既病防变思想的进一步阐发。寇宗奭十分重视情志因素在五脏发病中的重要性。他说："未有不缘六欲七情而起忧患者。"对于辨证立法，寇宗奭研究较深，重申应因人因地因时制宜，反对当时妇科的隔帏诊病法，他说："今豪足之家，居奥室之中，处帷幔之内，复以帛幪手臂，既不能行望色之神，又不能殚切脉之巧，四者有二阙焉……医人止据脉供药，其可得乎？如此言之，乌能尽其术也，此医家之公患，世不能革。"还说："但古人设例，皆是假令，岂可执以为定法。"寇宗奭认为治病有八要："八要不审，病不能去，非病不去，无可去之术也……一曰虚，五虚是也……二曰实，五实是也……三曰冷，脏腑受其积冷是也；四曰热，脏腑受其积热是也；五曰邪，非脏腑正病也；六曰正，非外邪所中也；七曰内，病不在外也；八曰外，病不在内也。"八要实际上是八纲的原始雏形。张景岳、程钟龄在此基础上完善了八纲理论。寇宗奭提倡培养良好的医德。他说："凡为医者，须略通古今，粗守仁义，绝驰骛能所之心，专博施救拔之意。"综上，本书的医学成就是不容忽视的。

《本草衍义》最主要的学术价值，还在其对于药学的研究方面所取得的成果。①《本草衍义》指出了前人论药的种种谬误。如卷十六鼹鼠条论证了该药的形状，并说："陶不合更引今诸山林中大如水牛，形似猪，灰赤色者也。……陶如此轻信，但真醇之士不以无稽之言为妄矣。"又如同卷十六腽肭脐条，寇宗奭根据自己的亲自观察，对《药性论》谓之海内狗外肾、《日华子》又谓之兽提出异议，并详细描述了它的性状和运用。寇宗奭所述腽肭脐的原动物为海豹科动物海豹，他的观察和描述跟现代的研究结果基本一致。此外，寇宗奭在书中还纠正了前人记载的一些错误。如卷十六獭条，前代本草言獭胆分杯，寇宗奭尝试之不验。他发现："惟涂于盏唇，但使酒稍高于盏面，分杯之事，亦古今传误言也，不可不正之。"又同卷羚羊角条说："陈藏器取耳边听之集集鸣者良。亦强出此说，未尝遍试也。今将他角附耳，皆集集有声，不如有挂痕一说尽矣。"②补充了对药物性味功用及效验的认识。如卷八五味子条记载，《药性论》以谓除热气，《日华子》又谓暖水脏，又曰除烦热。寇宗奭认为："今既用之治肺虚寒，则不必取除烦热之说。"《本草衍义》论及了许多药性理论的内容，且颇有发挥，开药性理论研究的先河。寇宗奭探讨了五味子的性质与临床运用。他说："生物者气也，成之者味也。以奇生则成而偶，以偶生则成而奇。"他根据五行类属和制化关系以说明五味子的作用："寒气坚，故其味可用以软；热气软，故其味可用以坚。风气散，故其味可用以收；燥气收，故其味可用以散。土者冲气之所生，冲气则无所不和，故其味可用以缓。气坚则壮，故苦可以养气。脉软则和，故咸可以养脉。骨收则强，故酸可以养骨。筋散则不挛，故辛可以养筋。肉缓则不壅，故甘可以养肉。"寇宗奭指出四气当为四性之误。四气应指香、臭、腥、臊。补寒热二剂于药物十剂中，使药物功能分类法更趋完善。他还强调道地药材的使用。书中卷二《序例》论道："凡用药必须择州土所宜者，则药力具，用之有据。如上党人参、川蜀当归、齐州半夏、华州细辛。"唐以前的本草著作论药一般仅按性味、功效、有毒无毒、畏恶等内容分别叙述，很少以性味等药性理论来阐释药效。《嘉祐本草》《图经本草》也无这方面的阐发，而《本草衍义》则较多地涉及了这方面的内容。如卷十九莱菔条论其辛甘故能散缓，下气又速。卷十地榆条言其性沉寒入下焦，卷六戎盐条言其入肾，从而较明确地揭示了药物的归经。再如卷八防风、黄芪条，卷十一白蔹、白及条，谈到上二组药常相须而用，使配伍七情的内容具体化。本书特别注意药物使用的宜忌。如卷五食盐条言："病嗽及水者，全禁之。"书中多次提到食鸡、鱼及某些动物肉易"发风"，多食生冷蔬果则易伤脾胃而致泄。酒损益兼行。《本草衍义》十分推崇张仲景经方，并多次记载应用仲景方的验案。本书也收集了一些成方、验方，对前人经验加以临床验证。如卷十二胡芦巴条记载，寇宗奭按《图经本草》一验方治膀胱气获效。③提出了许多生药学方面辨识药物特征、鉴别药物真伪优劣的知识。如卷七甘草条很详细地分析了它的叶、实形状，没有亲自观察，是难以取得这样的成就的。书中还对药物真伪优劣的鉴别作了较深刻的研究。因为寇宗奭本身就是辨验药材的官吏，所以在这方面尤为擅长。如卷十三条说："枫香与松脂，皆可乱乳香，尤宜区别。枫香微黄白色，烧之尤见真伪。"又如卷十七蠮螉条说："诸家所论备矣，然终不敢舍《诗》之意耳。"因此，他详细观察了它的生活习惯，赞同陶氏的观点。④主张正确认识和使用人工冶炼化学药品，反对滥服丹石药。唐以前，服食丹药风盛行，以求长生不死。宋代已有服食有害的论述，但《嘉祐本草》仍有因袭服食成仙之弊。如论水银时引《药性论》文言其为神仙不死药。《图经本草》论其"医家下膈最为要药"，不再说它是神仙药。寇宗奭在《本草衍义》中明确反对服食，认为石药"冷热皆有毒""损益兼行"。在卷五水银条下引唐韩愈所记服食至死的病例，并提醒服药者注意："今有水银烧成丹砂，医人不晓，研为药衣，或入药中，岂不违误，可不谨哉！"⑤反映了当时的药物应用情况。因认识水平的差异，各个历史时期药物使用情况是有较大变化的。《本草衍义》记述的药物分布、采集、药用部位、炮制情况等内容，为我们展示了北宋中药研究的情况及进展。如书中提到当时少用的药有云母、菩萨石、雌黄等,卷十七白花蛇条所记其炮制工艺至今为人们所遵循。⑥推动了元明药性理论研究。《本草衍义》成书以来,对后世医药学家产生了一定影响,如王好古《汤液本草》的一些药条中援引了它的内容。朱丹溪《本草衍义补遗》在此基础上作了补充、发挥。刘文泰在《本草品汇精要》凡例中说:"《衍义》之言,多能折衷,虽书其末,实以正诸家之疑也。"李时珍对本书评价很高。他说:"以《补注》及《图经》二书,参考事实,核其情理,援引辨证,发明良多。东垣、丹溪诸公亦尊信之。"时珍《本草纲目》各药集解、发明及附方项下多引用该书内容。杨守敬赞道:"寇氏辨正药品,凡四百七十二种,发明良多。盖翻性味之说,而立气味之论,东垣、丹溪之徒多尊信之,本草之学自此一变。"可见,《本草衍义》对中药理论的发展,有着重要的贡献。

　　《本草衍义》的学术价值是不容否认的,但由于客观历史条件的限制,书中也存在一些问题。如引文无出处、名称不全,部分条文取舍尚不够严谨,以及对一些药物和炮制品的错释。另外,个别论述尚有一些唯心的观点等等,但与它特出的学术价值相比,毕竟是瑕不掩瑜的,对于今天的中药研究,仍有一定指导意义,对书中所描述的药物形态、药效、成方可作进一步验证,加强药物形态、产地、炮制加工、功效关系的研究,进一步发扬文献、实验、临床三结合方法的优势,加快中药现代化的进程。

(上文由颜正华指导,颜正华学生黄幼群执笔撰写)

八、论熟地黄的益智作用与研究思路

　　熟地黄为玄参科植物地黄 *Rehmannia glutinosa* Libosch. 干燥块茎的炮制品。熟地黄补血滋阴、益精填髓,是优良的滋阴补血药,被誉为"壮水之主,补血之君",广泛用于阴虚、血虚所致的各种病证。虽然古今临床在治疗健忘、痴呆的复方中频繁使用,但其益智作用,从古至今缺乏系统的认识和直接的证据。本文拟通过对古今文献的整理研究,对熟地黄益智作用、作用机制及研究思路进行探讨。

(一)中医药学根据

　　1. 脑髓是智力活动的物质基础　脑是人体精神意识、思维活动、学习记忆的器官。如《本草纲目》云:"脑为元神之府,以统全身。"《医林改错》云:"灵机记性在脑者,因饮食生气血、长肌肉,精汁之清者,化而为髓,由脊髓上行入脑,名曰脑髓。"故"脑为髓之海"(《灵枢·海论》),"诸髓者皆属于脑"(《素问·五脏生成》)。《类证治裁》明确提出:"脑为元神之府,精髓之海,实记性之所凭也。"汪昂在《本草备要》中也指出:"人之记性皆在脑中。小儿善忘者,脑未满也；老人健忘者，脑渐空也。"可见，脑学习记忆的功能以脑髓为物质基础。

2. 脑髓依赖肾精滋养　《灵枢·经脉》云："人始生，先成精，精成而脑髓生。"肾精充沛，滋养补充脑髓，则髓海充盈，学习记忆功能正常。如清代王学权所云："盖脑为髓海，又名元神之府，水足脑充，则元神精湛而强记不忘矣。"若肾精亏虚，"肾不生则髓不能满"（《黄帝内经》），因而易出现"肾虚则智不足，善忘其前言"（《医学心悟》）的病理表现。故学习记忆功能的正常与否与肾精的盈亏有密切关系。

3. 补肾生髓充脑是益智的重要途径　根据上述认识，古人治疗健忘症，多从补肾精、生脑髓入手，常用药物如龟甲、熟地黄等。现代临床辨证分型治疗痴呆，也十分重视补肾生髓。如《中药新药治疗痴呆的临床研究指导原则》将痴呆分为虚实两大类，其中虚证有髓海不足、肝肾亏虚和脾肾两虚等 3 型，治疗不离补肾填精、滋补肝肾等法。可见古今临床都将补肾、生脑髓作为益智的重要手段。

4. 熟地黄为充髓养髓良药　熟地黄入肾滋阴，具有良好的充髓、养髓作用。如《神农本草经》《本草蒙筌》《本草纲目》均谓其"填骨髓"。《药品化义》曰："滋补真阴，封填骨髓，为圣药也。"《本草乘雅半偈》曰："熟之则色黑，能入肾填髓。"《本草备要》云："滋肾水，补真阴，填骨髓。"《本草从新》云："滋肾水，封填骨髓。"《本草新编》强调："熟地黄……长骨中脑中之髓。"可见，熟地黄充髓、养髓得到历代医药学家的认同。熟地黄不仅充养骨髓，也能直接充养脑髓。

5. 熟地黄益智应用　尽管中医药文献没有明确肯定熟地黄的益智作用，但根据中医智力与肾 – 髓 – 脑的认识及熟地黄补肾精、充脑髓的功能，在治疗痴呆、健忘临床用药中熟地黄一直备受关注，使用频率很高。如《圣济总录》"地黄煎"治疗髓虚寒，脑痛不安。"开心益智"之琼玉膏，以及六味地黄丸、地黄饮子、补肾方等具有益智作用的古今方药均以熟地黄为主药。现代具有益智健脑作用的成药"人参滋补膏""参茸大补液""山参鹿茸丸""益智灵口服液""红景天膏"等都配伍熟地黄。周慎对 34 篇中药治疗老年性痴呆的临床报道分析发现，所统计的 47 首方剂中使用频率最高的药物依次是菖蒲、当归、茯苓、地黄、远志、甘草、陈皮、半夏、白术、党参和川芎；陈楷等通过对 50 首治疗老年期痴呆专方的分析发现，使用频率最高的中药补益药为人参、党参、黄芪、地黄、枸杞、山茱萸和茯苓。研究表明熟地黄益智、治疗学习记忆障碍疾病已具备坚实的临床实践基础。

综上所述，熟地黄益智具有中医理论根据、药物性能依据和临床应用基础。其作用机制应为"滋肾水，益真阴""长骨中脑中之髓"。但是，将益智作为熟地黄的功能明确提出,尚须得到基础研究结果的支持。

（二）相关研究分析

熟地黄益智作用的基础研究尚未见报道,但通过对熟地黄相关研究的分析,不难发现熟地黄益智作用的端倪。

1. 抗氧化途径　模拟生理性脑老化痴呆模型的常用造模方法之一是皮下注射 D-半乳糖（D-Gal）。该模型动物脑、心、肝发生脂质过氧化效应,脂褐素、丙二醛（MDA）蓄积增加,超氧化物歧化酶（SOD）活性下降,学习记忆功能减退。脑内 MDA 含量增高是学习记忆障碍的原因之一,而提高 SOD 活性对机体有保护作用。熟地黄具有抗氧化作用,可提高正常动物血清谷胱甘肽过氧化物酶（GSH-Px）活性,降低血清过氧化脂质（LPO）的含量。对 D-Gal 衰老模型小鼠,能明显提高脑组织中一氧化氮合酶（NOS）和 SOD 活性,使一氧化氮（NO）增加,从而产生延缓衰老作用。因此,熟地黄可望通过抗氧化作用,改善 D-Gal 小鼠脑功能,增强学习记忆能力。

2. 钙拮抗途径　钙自体平衡失调是老化的动因之一。衰老过程中钙自动平衡失调可引起各主要脑区的细胞内 Ca^{2+} 浓度升高（钙超载）、学习记忆功能衰退。因此,采用钙拮抗剂防治老年认知障碍已引起广泛重视。钙拮抗剂尼莫地平良好的促智作用,已得到临床和实验证实。地黄能抑制缺血脑组织 Ca^{2+},Mg^{2+}-ATP 酶活力的升高,防止脑缺血损伤和 ATP 耗竭而抗缺血;能抑制 L-甲状腺素升高的心脑线粒体 Ca^{2+},Mg^{2+}-ATP 酶活力,保护心脑组织,避免 ATP 耗竭和缺血损伤;具有 Ca^{2+} 拮抗剂样作用。因此,熟地黄可能通过其钙拮抗作用,改善老年期学习记忆功能,产生益智效果。

3. 胆碱能神经与受体途径　胆碱能 M 受体和大脑高级神经活动关系密切。M 受体参与大脑的唤醒、选择性注意力、情绪和运动协调等功能的调节,特别在学习、记忆和认知等方面被认为是关键环节之一。大量实验证实,脑组织中 M 受体的数量随年龄增加而减少,是脑功能障碍的重要病理基础。增加脑中 M 受体含量与提高痴呆动物学习记忆功能明显相关。据报道,地黄能升高甲状腺素阴虚小鼠脑 M 受体,这一作用可能对阴虚引起的学习记忆功能减退产生有益的影响。

4. 神经内分泌途径　下丘脑-垂体-肾上腺（HPA）轴功能亢进的标志是终末激素糖皮质类固醇（GCS）分泌增加,血浆 GCS 水平升高。高水平的血浆 GCS 具有对海马组织的专一性神经毒性,可引起海马形态退行性变化和学习记忆能力降低;还可通过增加海马细胞外兴奋性氨基酸（EAAS）的堆积,造成 EAAS 对海马神经细胞的兴奋性毒性,加重学习记忆功能减退。临床上,皮质醇增多症患者常伴有老年人见的认知功能缺陷,尤其表现在记忆能力降低和其他非语言的认知能力的降低,AD 患者多表现有 HPA 轴功能亢进,血浆皮质醇异常升高,下丘脑 HPA 轴负反馈调节功能明显降低。故中枢学习记忆功能衰退与 HPA 轴功能亢进有密切关系。现已认识到,HPA 轴功能亢进属于中医肾阴虚范畴。滋补肾阴方药左归丸能有效改善左旋单钠谷氨酸(MSG)损毁下丘脑弓状核大鼠的 HPA 轴亢进状态。滋补肾阴方药六味地黄丸不仅能明显改善快速老化模型小鼠 SAMP8 学习记忆功能,同时可显著降低其血浆皮质酮(CORT)水平,使 SAMP8 小鼠 HPA 轴的功能恢复平衡,从而发挥益智作用。左归丸和六味地黄丸均为滋补肾阴代表方药,二者对 HPA 轴功能亢进的抑制作用和六味地黄丸对 SAMP8 小鼠的益智作用,提示滋阴方药能通过抑制 HPA 轴功能亢进,恢复 HPA 轴功能平衡而改善学习记忆功能。上述两方均以熟地黄为主药,因而熟地黄在两方药抑制 HPA 轴功能亢进、恢复 HPA 轴功能平衡而改善学习记忆过程中所起的作用不容忽视。

从上述相关研究可以看出,熟地黄似可通过抗氧化、上调脑 M 受体、钙拮抗作用及抑制 HPA 轴功能亢进等多途径、多环节、多靶点发挥益智作用。在研究熟地黄益智作用机制时,上述几方面可作为观察其作用机制的指标。然而,与具有益智作用的其他类药物比较,抗氧化、钙拮抗、上调脑 M 受体作用非滋阴药所特有,例如活血药丹参、止血药三七、补气药党参、安神药酸枣仁、平肝息风药天麻等既能益智,又分别有抗氧化、钙拮抗、上调脑 M 受体的作用。由此看来,抗氧化、钙拮抗、上调脑 M 受体等作用并非观察熟地黄益智作用机制的特异性指标。已知 HPA 轴功能亢进与学习记忆功能减退相关,HPA 轴功能亢进与肾阴虚证密切相关,滋阴药能有效改善之。熟地黄为"壮水之主",滋阴佳品,故我们认为,对 HPA 轴功能亢进的抑制作用可能是熟地黄益智的关键途径之一。

(三)研究思路

观察药物改善学习记忆的药效宜在记忆障碍模型上进行。就熟地黄研究而言,根据中医药辨证施治原理,其最佳适应证是肾阴(精)虚,故应首选肾阴虚动物模型。而要确切地反映熟地黄益智作用,应在阴虚记忆障碍动物模型上进行。鉴于阴虚、学习记忆减退均与 HPA 轴亢进密切相关,我们认为熟地黄益智研究实验的动物模型应满足以下条件:①基本符合中医肾阴虚证候;②有学习记忆功能障碍表现;③HPA 轴功能亢进。在符合上述条件的动物模型上,应能比较客观地反映熟地黄益智作用和作用机制。从现有的动物模型看,甲状腺素阴虚模型动物有学习记忆功能减退,体重下降,活动频度增加,血浆皮质醇水平升高,宜首选;其次是 MSG 模型,该模型动物神经 – 内分泌 – 免疫网络出现多层次、多环节的功能紊乱,HPA 轴功能亢进,与肾阴虚密切相关。但其学习记忆功能是否有异常尚无实验报道。由于 MSG 选择性地破坏新生期大鼠下丘脑的弓状核,形成持久损伤。因此,可以考虑将 MSG 动物作为肾阴虚基础模型。该模型在新生期造模成功后,长期饲养,可作为阴虚老年动物;也可在 MSG 模型基础上,造 D-Gal 拟脑衰老复合模型或其他方法的学习记忆障碍复合模型。再次是应激动物模型。该模型有 HPA 轴亢进,学习记忆减退。但与中医阴虚证的相关性仍需提供实验依据。

（四）结语

综上所述,根据中医益智的理法、熟地黄性能、古今临床应用和现代相关研究,可以认为熟地黄具有益智作用。其益智作用的传统作用机制为"滋肾水,益真阴""长骨中脑中之髓";现代机制应为抑制 HPA 轴的功能亢进,恢复 HPA 轴的功能平衡。

为适应临床防治学习记忆功能障碍疾病用药需要,开展熟地黄益智作用研究,探讨其作用机制,势在必行。在研究过程中,应充分考虑中药的特性,突出中医用药特色。在既符合中医肾阴虚病证又有突出的学习记忆功能障碍表现的模型上,探讨熟地黄益智作用及其作用机制。

（上文由颜正华指导,颜正华学生崔瑛执笔撰写）

九、学习颜老　做好中药

1986 年 9 月考进北京中医学院,有幸成为颜正华的中药专业硕士研究生,跟师学习 3 年。老师从《神农本草经》开始讲授,让学生掌握了历代本草的学术发展情况,在性味、归经、升降浮沉等中药药性理论方面结合临床实践培养学生。老师常常教导学生,中药是为临床所用,要想充分发挥中医的临床疗效,必须注重中药的质量保证,特别是在源头的中药材基原、产地、种植、采收、加工等重要环节。

毕业之后,长期从事中药材无公害、规范化种植和饮片生产工作。颜正华老师曾亲临学生所在公司视察,对学生的工作给予指导、鼓励和肯定。先后得到了老师亲笔所赐"精研中药　弘扬国粹"和"真心诚意　做好中药"的墨宝。在工作中牢记老师的谆谆教诲,致力于中药材和饮片的质量保证和提升,不辱使命地传承老师的学术思想,力争实现老师的殷切期望和寄托。

中药来源于自然,又受人为影响,质量管控颇为困难。在 30 余年的工作实践中,体会到要从源头开始全过程管控才能保证其安全、有效、均一和稳定。主要总结有以下几个方面:①确保基原:基原是否正确直接影响药材质量,是中药质量"真伪优劣"中决定真伪的关键。要保证基原正确,一是种源管控。种源管控主要控制种子种苗的基原准确和来源渠道以及种子种苗的生产方式。二是鉴定技术。药材基原复杂,近缘物种相似度高,另外存在杂交品种,所以需要利用性状特征经验鉴别、TLC、显微鉴别和 DNA 等传统技术和现代技术,综合鉴别判定。②产出道地:由于中药材天然生长分布广泛,加之人工异地引种,导致同一药材产地来源较多。中医临床实践之中形成了疗效保证的道地药材,因现代分析技术水平有限,仅仅依靠检测很难区分是否为道地药材。如此,在药材种植地和野生药材采收地方面进行严格的控制就成了关键的手段。通过我们与香港浸会大学关于"中药质量分级标准研究"课题的共同研究,结果表明在保证基原正确的基础上,药材的产地是决定药材质量的最重要因素。③规范种植:野生药材资源逐年减少,加上从事野生药材采收人员减少和老龄化,野生药材的市场供应比例在降低。因此,种植规模扩大和野生转家种成了满足中药材市场供应的主要方式。药材种植管理粗放、种源复杂、缺乏标准、滥用农药和化肥、指导不足、监管不到位等问题,严重影响了药材的质量。根据世界卫生组织(WHO)发布的药用植物种植采集质量管理指南、结合各产地公司的实际经验所制定的药用植物种植和采集质量管理规范(GACP)体系,包括 GACP 指南、生药生产标准书、可追溯体系、教育培训、监查认证,对农药采用禁用清单(否定列表)和使用许可清单(肯定列表),加强栽培者特定管理、扩大自主管理农场生产等手段,对药材源头进行严格管控,保证药材的安全和质量。④适时采收:不同药材因其自身生长周期和生长规律有不同的适宜采收时间,要充分保证质量必须在满足生长年限的基础上,确定适宜采收的季节时间。受市场价格的影响,在价格高涨时会出现抢青,相反在价格低迷时会出现迟收或弃采问题。为了解决这些问题,我们通常采用扩大自主管理农场、长期稳定合作、协议种植提前约定价格、加强监查和追溯管理工作。⑤标准加工:药材在产地需要进行清洗、干燥、净选等初加工,某些品种还会有如发汗、蒸煮、切制。由于加工方法的差异、缺乏标准化流程,导致药材质量参差不齐。为此,我们制定了产地公司的厂房设备硬件标准和每个品种的加工标准、检查标准,通过事前制定标准化加工流程和工艺、文字标准、实物样品和标准图谱,对加工人员进行培训及指导,确保药材原料的质量均一和稳定。后期在饮片生产过程中,严格按照 GMP 规定、执行国家法定标准和进口国的标准要求,提升企业内控标准进行生产。⑥合理储藏:药材和饮片是天然产物,加工前后在储藏过程中易发生虫蛀、发霉、走油、劣化等问题,因此药材储藏环境和条件也影响着中药质量。我们在实践过程中除矿物类药以外全部储藏在温度 15℃ 以下、相对湿度 60% 以下的恒温恒湿封闭仓库。另外,为了质量追溯和研究,制定了样品储藏 10 年的期限。⑦安全可溯:由于缺乏可信的追溯信息,市场供应的药材不能保证产地、种植过程、采收时间、加工方法等,发生药材本身质量问题和非法添加、染色等情形时难以分析原因和追究责任。为了解决这种问题,我们在 GACP 体系中建立了可追溯体系,从产地源头建立了栽培履历记录表、农药·肥料施用记录表、加工记录表等原始记录信息,在药材原料购进入库时同时需要提供。⑧全面检验：对药材和饮片进行检验，是评价质量的重要手段。抽样方法、检验项目和方法、判定标准决定了质量水平。我们除了国家法定检验项目以外，还建立内控标准进行先行样品、原料和成品的项目检验。包括基原鉴定、外观·性状确认、浸出物、成分含量试验、显微镜检查、理化学试验、污染确认试验（农药残留、重金属、微生物、外源毒素）、内源性有毒有害物等。

通过与中国中医科学院中药研究所等单位合作，"无公害中药材精细栽培关键技术与应用"获得了2018年度中华中医药学会科学技术奖一等奖；参与制定了中国中药协会"无公害人参药材及饮片农药与重金属及有害元素的最大残留量"团体标准、商务部"重要产品追溯中药材追溯信息要求"行业标准起草制定等工作。在工作过程中，谨记老师语重嘱托，传承老师学术思想，与中医药同仁合作，共同致力于提升中药质量，将是学生事业的恒久追求。

（上文由颜正华学生刘玉德执笔撰写）

十、孟河京派治疗眩晕的临床用药经验传承研究

孟河医派起源于明末清初的江苏常州武进县，至清同治年间发展达到鼎盛时期，形成了费、马、巢、丁四大医学家族，其诊疗范围辐射至苏州、上海等地。至新中国成立之后，孟河医家已遍布全国。其中，第四代孟河传人颜正华奉命调入北京中医学院（现北京中医药大学）开展教学及临床工作。在继承孟河医学思想的基础上，颜正华博采众家之长，形成了独具特色的临床用药学术思想，开创了孟河医派的重要分支——孟河京派。

眩晕是临床上以头晕、眼花为主症的一类病证。孟河医派从肝、脾、肾立论，自费伯雄以降的孟河四家形成了滋肾阴、养营血、平肝阳、化痰浊的辨治思路进行处方调治；第二、三代传人邓星伯、杨博良注重气机升降，在前人基础上佐以行气化湿通络，丰富了眩晕的辨治方法；颜正华全面继承了孟河学术思想，并综合历代医家的辨治经验，提出以虚实为纲，从肝火亢盛、肝阳上亢、痰浊中阻、肾阴不足、肾阳不足、阴阳两虚、脾气虚弱七方面辨治眩晕的观点，经学术继承人张冰整理补充，形成了京派辨治眩晕的用药体系。

（一）孟河四家学术思想

肝为将军之官，体阴而用阳。肝阴有赖于肾水的滋养，如肾水不足则水不涵木，导致肝失所养，肝阳上升扰乱清窍发生眩晕。另外肝主藏血，如营血亏虚则血虚生风，引起肝风内动，也可引发眩晕。孟河医派继承了《黄帝内经》的学术思想，认为肝是与眩晕发病最直接相关的脏腑，对眩晕常从肝论治；同时师古不泥古，强调辨证施治。

费伯雄擅于柔肝、平肝并用治疗眩晕。肝肾同源,因此费伯雄还常用滋肾柔肝之法从肝肾出发治疗眩晕。费伯雄在《医醇賸义》中根据兼证的不同将眩晕分为肝风和肾风,并分别附上自拟方阐释治法。其中,肝风兼有"肢节摇颤,如登云雾,如坐舟中"的症状,以滋生青阳汤治疗,组成为:生地四钱,白芍一钱,丹皮一钱五分,麦冬(青黛拌)一钱五分,石斛二钱,天麻八分,甘菊二钱,石决八钱,柴胡(醋炒)八分,桑叶一钱,薄荷一钱,灵磁石(整块同煎)。肾风兼有"中心悬悬,惊恐畏人,常欲蒙被而卧"的症状,用滋肾息风汤治疗,组成为:熟地四钱,当归二钱,枸杞三钱,菟丝四钱,甘菊二钱,巴戟天三钱,豨莶三钱,天麻八分,独活(酒炒)一钱,红枣十枚,姜三片。费伯雄用药轻灵,辨证精确,常以当归、白芍、丹参养肝阴,以菊花、石决明、天麻平肝阳,以生地、女贞子、川续断补肝肾益精血。肝阳上亢者常以沙苑子、白蒺藜同用加强平肝息风之用,伴有呛咳者加杏仁、橘红润肺降气,以痰气阻滞为主证者则以半夏白术天麻汤为基础,随症加减治疗。

马培之在治疗眩晕的过程中尤为重视对营血的培补。根据中医理论,肝主藏血,营血不足则肝失涵养易化阳生风。心主血脉,脾为气血生化之源,如使心脉得养,脾胃健运,则肝血自充,肝阳自敛。故而马培之治疗眩晕以养血柔肝为主,除兼平肝阳之外,尤擅通过养心血、健脾胃以增强养血柔肝的作用。马培之喜用当归、白芍,常配以菊花、生地柔肝平肝,配以柏子仁、丹参、茯神养心安神,配以橘白、合欢皮调畅气机。相比费伯雄,马培之对入脾胃经的药物应用尤多。脾胃为气血生化之源,也是生痰之源,故而无论气血不荣、血虚肝旺还是痰浊上扰所致的眩晕均应责之脾胃。马培之即常以二陈汤(半夏、陈皮、茯苓、甘草)中的单味或多味药化痰浊,以大枣、白术、山药健运脾胃助气血化生。马培之还擅用黑料豆治疗眩晕。黑料豆为穭豆的别名,根据《全国中草药汇编》的记载,黑料豆可健脾益肾,养阴除烦。此药性质平和,可平补肾阴而无寒凉滋腻之碍,对肝肾阴虚所致的眩晕尤为适宜。

丁甘仁治疗眩晕以平肝为主,兼化痰浊,但选药与费伯雄、马培之相比多有不同。丁甘仁喜用穭豆衣、钩藤[后下]各三钱,配伍生白芍、菊花等养阴平肝,其中菊花常用炒杭菊,偶用滁菊花。对肝阳上亢较重者,丁甘仁喜加生石决明、生牡蛎平肝潜阳,对肝气郁结者加川楝子、薄荷疏肝解郁,对阴血亏耗重者则加炒枣仁、桑椹、阿胶珠、黑芝麻等养血益阴。肝阳上亢易横逆脾土,影响脾胃运化而生湿生痰,而痰湿阻滞气机,又会加重眩晕的程度。因此对于伴有纳差、泛恶等症状者,丁甘仁常用橘白配伍生熟谷芽或炒谷麦芽以健运脾胃,防患于未然;对于已生痰湿并伴有呕恶者,则常加半夏、川贝、远志、竹茹化痰止呕。

巢崇山所遗留的医案较少,其中两个以眩晕为主症的病案均由肝阴亏耗引起,治疗上二者均以养阴平肝为主,一人兼滋肾化痰,一人兼养胃阴,所选药物与前三者相仿。

（二）邓星伯、杨博良学术思想

邓星伯、杨博良分别为孟河医派第二代和第三代传人，二者在继承孟河医派辨治眩晕思路的基础上，对用药进行了调整，同时对发病原因及治法进行了补充。邓星伯认为肝阳可化风袭络，肝风也可挟痰湿入络，因此常配伍祛风除痰通络的药物治疗眩晕。如对于伴有四肢酸软无力、麻木、抽搐甚至僵直的患者，邓星伯喜用橘络、丝瓜络以行气化痰通络，重症者则加陈胆星、制僵蚕、宣木瓜、郁金增强疗效。杨博良治疗眩晕仍以清肝益阴、平肝潜阳为主，用药常选桑叶、菊花、白蒺藜、荷叶（荷蒂）。桑菊配伍既可苦寒降泄以清肝热，又可甘寒益阴以平肝阳，对虚火实火所致的眩晕皆有良效。刺蒺藜性平，可平肝阳，祛头风，适用于肝阳上亢引起的头晕。荷叶不仅能升发清阳、清利头目，还可助脾胃运化以升清降浊，对肝阳、痰浊所引起的眩晕均适宜。其叶基部称荷蒂，又称荷鼻，《本经逢原》即指出"入健脾药但用其蒂，谓之荷鼻，取其味厚胜于他处也"。

邓、杨二人还擅用疏肝理气法治疗眩晕。如邓星伯曾治一产后头额昏晕的患者，辨证为血虚木旺，肝胃不和，开具的丸药组成为：当归身一两，白蒺藜（去刺）一两，焦山楂一两，香橼皮八钱，滁菊五钱，紫丹参一两，黑料豆一两，白蔻仁一两，娑罗子八钱，台乌药（淡吴萸五钱同炒）八钱，大白芍一两，制香附八钱，缩砂仁五钱，青陈皮各八钱。上药共研细末，以玫瑰花二两、代代花一两煎汤泛丸。方中香橼、香附、娑罗子、青皮、玫瑰花舒理肝气，山楂、乌药、陈皮、代代花健运脾胃，白豆蔻、缩砂仁化湿和中，伍用当归、蒺藜、丹参、菊花、黑料豆养血平肝，共同达到调和肝胃的作用。邓星伯仅用一味蒺藜息风定眩，而以大量药物舒理肝气、健运脾胃，看似与症状无关，实则是经过详细的辨证后针对病机用药，肝胃调和则营血渐生，清窍得以滋养而眩晕自愈。可见治疗眩晕应根据实际情况辨证论治，不可因"无痰不作眩""无虚不作眩"等论述而盲目化痰、补虚。杨博良认为气郁也可生风，上扰清窍导致晕眩。一患者头晕耳聋，心悸不宁，杨博良认为是由于肝脾之气不调，应从肝脾理楚，处方组成为：池菊一钱五分，桑叶一钱，炙蒺藜四钱，炒当归一钱，石决（先煎）五钱，枳壳一钱五分，广皮一钱，炙草三分，苏梗一钱五分，茯苓三钱，茯神三钱，白芍一钱五分，益智仁一钱五分，黑芝麻一两，干荷叶（煎汤代水）一张。本方在滋肾平肝的基础上加用健脾宁心的炙甘草、茯苓、茯神，又用枳壳、陈皮、苏梗理气健脾，体现了治病求本的用药思想。

（三）颜正华学术思想

颜正华是首届国医大师，孟河医派第四代传人，师承杨博良。颜正华认为，眩晕虽病在清窍,但与肝、肾、脾三者的功能失调密切相关,三者中又与肝的关系最为密切。眩晕的病因病机多变,可以以虚实为纲进行分类。虚为病之本,有气、血、阴、阳之分;实为病之标,有风、火、瘀、痰之别。它们可以独见,亦可并见。临床所见往往是虚实错杂,互为因果,彼此影响,甚至互相转化。故在临床中应详加辨析,抓住病理机制的关键所在。病程久者多偏于虚,虚者以精气虚居多。精虚者,宜填精生髓,滋补肾阴;气血虚者,宜益气养血,调补肝肾。病程短者多偏于实,实证以痰火为常见。痰湿中阻者,宜燥湿化痰;肝火偏盛者,当清肝泻火;肝阳上亢、化火生风者,宜清镇潜降。颜正华对眩晕的辨治思路与孟河医派一脉相承,且更为系统、条理,方便后世理解、掌握。

本病的发生以阴虚阳亢者居多。颜正华在治疗眩晕证属肝阴不足、肝阳上亢者时,擅用石决明、龙骨、牡蛎等潜镇浮阳,再配伍其他药物以达到清火滋阴潜阳的效果。由此,颜正华自创处方——潜降汤,对此类眩晕的治疗收效甚佳。方用熟地黄 15g,白芍 12g,生石决明^{打碎,先煎}30g,生牡蛎^{打碎,先煎}30g,茯苓 10~20g,丹参 12~15g,益母草 15g,怀牛膝 12~15g,夜交藤 30g,白菊花 10g。本方以熟地、白芍共为君药,滋补阴血,平抑肝阳;石决明、生牡蛎共为臣药,既助君药补阴潜阳,又能镇心安神;茯苓、丹参、牛膝、益母草共为佐药,茯苓、丹参清心宁神,牛膝、益母草既助君臣药潜肝阳,补肝肾,定神志,又引火引血下行,直折亢阳,乃平肝息风定眩的又一蹊径;白菊花、夜交藤共为使药,一则平抑肝阳、养心安神,二则引药入心肝二经。方中药多寒凉,又多用金石贝壳之药,用时应谨防戕伐胃气,不可久服。另外,此类眩晕常因急躁、劳累加重,故颜正华常配合辅助疗法,嘱咐患者调畅情志,而疏肝气。

颜正华临床精于辨证,善于随兼症的变化灵活加减用药,故而屡获神效。现举一例加以说明。

王某,男,68 岁,于 2000 年 8 月 17 日初诊,患者主诉眩晕反复发作 10 年。患者 10 年前在不明原因的情况下出现"眩晕欲仆"的症状,西医急诊诊断为高血压脑病。治疗后症状减轻,10 年来一直服用降压药控制血压。现眩晕,头痛,疲乏无力,左侧偏瘫,胸痛,汗出,口干欲饮,口苦,眠差,纳呆,排便无力、日 1 行。舌黯紫,苔白腻,舌下青紫,脉弦。既往有多发性脑梗、脑萎缩、高血压、糖尿病、冠心病等病史。证属肝阳上亢,瘀血阻络;治以平抑肝阳,活血通窍。

处方:天麻 10g,菊花 10g,赤芍 15g,丹参 30g,桃仁 10g,红花 10g,地龙 12g,益母草 30g,决明子^{打碎}30g,全瓜蒌 30g,清半夏 10g,黄芩 10g,石决明^{打碎,先煎}30g。7 剂,水煎服,日 1 剂。

2000 年 8 月 24 日复诊:药后诸症减轻。现口干、纳呆,排便无力、日 1 行。舌黯紫,苔白腻,舌下青紫,脉弦细。

处方：白蒺藜 12g，天花粉 15g，天麻 10g，菊花 10g，赤芍 15g，丹参 30g，桃仁 10g，红花 10g，地龙 10g，益母草 30g，决明子^{打碎}30g，全瓜蒌 30g，焦三仙各 10g，黄芩 10g，石决明^{打碎,先煎}30g。7 剂，水煎服，日 1 剂。

药后诸证均释，随访半年未见复发。

按：此案患者年近古稀，素来性情急躁易怒。五志过极，郁而化火，灼伤肾阴，致阴虚不能敛阳，遂成肝阳上亢之证。方中天麻、菊花、决明子、石决明平抑肝阳，赤芍清肝活血，丹参、桃仁、红花、地龙活血通窍，清半夏、全瓜蒌化痰通络。颜正华辨证准确，组方精当，故而获得了良好的治疗效果。

（四）张冰学术思想

张冰是颜正华的学术传承人，从事中医药教学、科研与临床工作 30 余年，临床经验丰富。张冰不但全面继承了孟河医派对眩晕症的辨治思路，而且结合临证，在治法、选药上均有所突破。如对于肝阳所致的眩晕，张冰不仅承袭了颜正华重镇平肝的治法，还关注到肝阳亢盛常会横逆脾胃，而大量金石药也会对脾胃有所损伤，故在平肝潜阳的同时尤为注意对中焦的保护。如常在平抑肝阳的同时加入党参、白术、陈皮、半夏、砂仁、谷麦芽等药理气和中、健运脾胃。张冰临证善用药对，巧用多效药，因此临证每获良效。如对于眩晕属肝阳上亢者常选用天麻、钩藤药对。天麻甘平柔润，息风止痉力强，尤长于平肝息风；钩藤轻清微寒，不仅息肝风，尚可清肝热，二者合用力专效宏，平肝息风之力倍增。酸枣仁常作为安神药使用，实际上除了安神，酸枣仁还具有养心阴、益肝血的功效。对于阴血亏虚所致眩晕伴有失眠者，张冰即常开具酸枣仁，既可养心以安神，又可养肝以止晕。张冰还擅长结合现代药理研究成果丰富选药思路。如葛根辛甘而凉，功能解肌退热，透发麻疹，生津止渴，升阳止泻，通常作为辛凉解表药使用。现代研究表明，葛根可扩张脑血管，增加脑部血流量，对于脑部供血不足引起的眩晕有确切疗效。张冰常用葛根升阳解肌，以改善脑部供血，辅助眩晕症的治疗。现举一例加以说明。

宋某，女，53 岁，于 2016 年 7 月 14 日初诊，主诉头晕、乏力持续 5 年。5 年前起经常头晕、乏力，伴左肋下痛，口服牛黄上清丸未见效，口服龙胆泻肝丸好转，故间断口服龙胆泻肝丸。双下肢沉（伴静脉曲张），眠差，尤其凌晨 1：00—3：00 难以入睡。小便调，大便不成形。脉沉滑，舌红苔黄。自述肝功能异常史。

处方：天麻 10g，钩藤^{后下}10g，生白术 30g，法半夏 10g，川芎 10g，白芷 10g，夏枯草 10g，炒枣仁 30g，生龙骨^{先煎}30g，生牡蛎^{先煎}30g，山萸肉 10g，黄芩 10g，香附 10g，合欢皮 10g，丹参 30g。7 剂，水煎服，日 1 剂。

2016 年 7 月 21 日复诊：服药 5 剂后，诸证减轻，仍有轻度头晕、乏力，伴左肋下隐痛。超声显示双侧大隐静脉 – 股静脉处中量反流，双侧股浅静脉起始段少量反流。血压 125/90mmHg。纳可,二便调。舌红苔黄,舌下静脉曲张。

处方:党参 15g,炒白术 30g,葛根 20g,升麻 10g,天麻 10g,钩藤^{后下}10g,合欢皮 10g,生龙骨^{先煎}30g,生牡蛎^{先煎}30g,赤芍 10g。7 剂,水煎服,日 1 剂。

按:方中天麻、钩藤、生龙骨、生牡蛎平肝息风,黄芩、丹参、夏枯草、赤芍清肝泄热,川芎、白芷、葛根、升麻升阳祛风,炒枣仁、山萸肉柔肝益阴,香附、合欢皮疏肝理气,党参、白术、法半夏益气化痰。诸药配伍严谨,切合病机,故能应手取效。如有食后反酸烧心可酌加黄连、吴茱萸药对,二者的剂量不必死守原方 6∶1 的比例,应视患者的寒热轻重灵活调整。

(五)小结

孟河医派主张师古而不泥古,擅取其长而化其偏。故从费、马、巢、丁四家,至邓、杨二公,再至颜正华、张冰,对眩晕症的治疗不仅传承有序,而且每一代均有补充、创新,发展至孟河京派逐渐形成了理法方药齐备的治疗体系。而历代医家重视辨证论治,根据每一个患者的症状灵活选药、组方则是获得良好临床效果的关键。

(上文由颜正华学术继承人张冰指导研究生撰写)

十一、孟河京派治疗泄泻的临床用药经验传承研究

孟河京派是由首届国医大师、孟河医派第四代传人颜正华带领其学术传承人开创的医学流派,辨证用药思想自孟河医派一脉相承,对消化系统、呼吸系统、皮肤病及代谢性疾病等多系统疾病均形成了独到的诊疗体系,是孟河医派的重要分支。本文针对泄泻的治疗对比孟河京派与孟河医派用药的异同,梳理孟河京派用药特色的传承与发展。

本研究分别以孟河京派和孟河医派代表性医家的医案为来源进行筛选。其中孟河京派选取国医大师颜正华 2000 年 8 月 10 日—2008 年 5 月 24 日期间在北京中医药大学国医堂的出诊医案,以及颜正华学术继承人、第六批全国老中医药专家学术经验继承工作指导老师张冰 2015 年 11 月 12 日—2017 年 3 月 30 日期间在北京中医药大学国医堂的出诊医案;孟河医派选取《孟河四家医集》中《费伯雄医案》《马培之医案》《务存精要》《巢崇山医案》《巢渭芳医话》《诊方辑要》《丁甘仁医案》《丁甘仁晚年出诊医案》各部分,以及《邓星伯临证医集》《杨博良医案》所载医案,涉及与颜正华有传承关系的孟河第一代医家费伯雄、马培之、巢崇山、巢渭芳、丁甘仁,第二代传人邓星伯及第三代传人杨博良共 7 位医家。以《中医内科学》中泄泻的诊断要点为评判标准进行筛选。本研究通过筛选共获得泄泻医案 804 例,其中孟河京派医案 284 例、孟河医派医案 520 例,纳入的医案来源、数目及所涉及医家见表 12-5。

表 12-5　泄泻医案来源统计

序号	医家	医案来源	医案数
1	费伯雄	《费伯雄医案》	45
2	马培之	《务存精要》《马培之医案》	85
3	巢崇山	《巢崇山医案》	3
4	巢渭芳	《巢渭芳医话》	11
5	丁甘仁	《诊方辑要》《丁甘仁医案》《丁甘仁晚年出诊医案》	136
6	邓星伯	《邓星伯临证医集》	88
7	杨博良	《杨博良医案》	152
8	颜正华	2000 年 8 月 10 日—2008 年 5 月 24 日医案	215
9	张冰	2015 年 11 月 12 日—2017 年 3 月 30 日医案	69

总计：804

（一）用药种类

按照传承关系将上述医家分为 5 组：A 组为孟河医派第一代医家代表，包括费伯雄、马培之、巢崇山、巢渭芳、丁甘仁，B 组为孟河医派第二代传人代表邓星伯，C 组为孟河医派第三代传人代表杨博良，D 组为孟河京派第一代医家颜正华，E 组为孟河京派第二代传人张冰。5 组医家的医案共涉及药物 404 种，其中各组医案均包含的药物共有 57 个品种，包括瓜蒌、当归、葛根、大枣、白芍、桔梗、川芎、厚朴、薏苡仁、丹皮、柴胡、菊花、防风、干姜、鳖甲、党参、甘草、白扁豆、枳实、山楂、白茅根、石斛、天花粉、牡蛎、白豆蔻、黄芩、砂仁、桂枝、连翘、紫苏、川楝子、吴茱萸、鸡内金、半夏、茯苓、麦芽、乌药、桑叶、竹茹、金银花、黄芪、佛手、木香、木瓜、郁金、荆芥、神曲、枳壳、藿香、赤芍、陈皮、茵陈、白术、生姜、南沙参、泽泻、浙贝母。孟河京派的医案涉及药物 213 种，有 78 个品种的药物未在前人医案中出现，其中颜正华与张冰医案重叠的药物共 17 种，分别为磁石、白花蛇舌草、野菊花、鸡血藤、密蒙花、土茯苓、枸杞子、鱼腥草、金钱草、水红花子、败酱草、仙鹤草、淫羊藿、珍珠母、玫瑰花、龙胆草、姜黄。

（二）用药频次

对孟河 9 位医家 804 例泄泻医案中的药物频次分别进行统计，各医家使用频次不少于医案数目 20% 的药物如表 12-6 所示。颜正华使用频次前 5 位的药物分别是茯苓、陈皮、薏苡仁、白术、白芍，张冰使用频次前 5 位的药物分别是白术、太子参、砂仁、赤芍、酸枣仁。

表 12-6　出现频率超过 20% 的药物及频次分布

序号	费伯雄 药物	频次	马培之 药物	频次	巢崇山、巢渭芳 药物	频次	丁甘仁 药物	频次	邓星伯 药物	频次	杨博良 药物	频次	颜正华 药物	频次	张冰 药物	频次
1	茯苓	43	茯苓	65	茯苓	6	茯苓	98	茯苓	81	茯苓	133	茯苓	160	白术	54
2	荷叶	27	甘草	41	木香	6	陈皮	67	陈皮	50	半夏	89	陈皮	143	太子参	40
3	薏苡仁	25	白术	41	白扁豆	5	甘草	59	山楂	45	枳壳	76	薏苡仁	134	砂仁	35
4	木香	24	山药	35	谷芽	5	白术	55	白芍	44	大腹皮	70	白术	128	赤芍	29
5	车前子	24	白芍	30	木瓜	5	荷叶	43	白术	34	黄芩	56	白芍	102	酸枣仁	28
6	陈皮	21	当归	28	石膏	5	山楂	41	半夏	33	栀子	52	赤芍	95	川芎	28
7	厚朴	19	陈皮	24	白芍	4	谷芽	39	紫苏	32	薏苡仁	41	麦芽	92	黄芪	22
8	白术	18	枳壳	23	蚕砂	3	附子	39	乌药	31	谷芽	40	甘草	92	白芍	22
9	葛根	17	薏苡仁	22	甘草	3	神曲	37	谷芽	28	郁金	38	枳壳	77	香附	21
10	枳壳	15	木香	21	佳枝	3	半夏	37	车前子	28	陈皮	38	丹参	77	牡蛎	21
11	泽泻	12	石斛	19	厚朴	3	砂仁	36	木香	27	瓜蒌	37	谷芽	76	龙骨	21
12	青皮	12	半夏	19	藿香	3	金银花	33	枳壳	25	紫苏	36	神曲	73	党参	21
13	半夏	12	人参	18	石斛	3	赤芍	32	鸡内金	24	炮姜	36	泽泻	70	薏苡仁	20
14	桔梗	11	荷叶	18	益元散	3	白芍	32	青皮	23	六一散	36	酸枣仁	69	黄芪	20
15	猪苓	10	黑料豆	17			黄芩	28	栀子	20	黄连	36	砂仁	67	合欢皮	20
16	生姜	10	党参	17					大腹皮	19	桔梗	35	首乌藤	65	茯苓	17
17	神曲	10							薏苡仁	18	麦芽	34	香附	61	丹参	17
18	藿香	10							麦芽	18	神曲	33	牡蛎	56	陈皮	17
19	甘草	10							葛根	18	丹皮	32	龙骨	47	延胡索	16
20	谷芽	9									车前子	32	山药	46	防风	15
21													桑寄生	45	麦冬	14
22													党参	43		

统计表 12-6 所涉及的 66 个药物品种在各医家处方中出现的频次,对相应的频率进行层次聚类分析。根据聚类分析结果,孟河京派与孟河医派各医家治疗泄泻的通用高频次药物为甘草、当归、山药、白术、党参、赤芍、砂仁、白芍、陈皮、茯苓、谷芽、神曲、薏苡仁、半夏、枳壳、麦芽。孟河京派对前代医家普遍常用的车前子、葛根、荷叶、厚朴、藿香、木香、生姜、猪苓、鸡内金、青皮、乌药、山楂、紫苏应用有所减少,而京派习用的黄芪、川芎、太子参、麦冬、合欢皮、延胡索、防风、龙骨、丹参、牡蛎、酸枣仁、香附、桑寄生、首乌藤在前代医案中较少出现。颜正华与张冰用药相似度高,且特色鲜明,可聚类为孟河京派用药体系。

(三)基于关联规则的孟河京派泄泻医案组方规律分析

对孟河京派 284 例医案中的药物进行关联规则分析,按照药物组合出现频次由高到低排列,前 5 位分别是"茯苓、白术""茯苓、陈皮""茯苓、薏苡仁""白术、陈皮""白术、薏苡仁"。关联规则按置信度由高到低排列,前 5 位分别为"龙骨→牡蛎""牡蛎→龙骨""枳壳→陈皮""黄芪→白术""砂仁→白术",结果如表 12-7 及表 12-8 所示。

表 12-7 孟河京派泄泻医案中高频次药物组合情况(支持度 ≥ 20%)

序号	药物组合	频次	序号	药物组合	频次
1	茯苓、白术	121	15	陈皮、枳壳	68
2	茯苓、陈皮	110	16	龙骨、牡蛎	67
3	茯苓、薏苡仁	106	17	陈皮、神曲	66
4	白术、陈皮	105	18	白术、甘草	66
5	白术、薏苡仁	101	19	陈皮、甘草	65
6	陈皮、薏苡仁	91	20	白术、赤芍	65
7	赤芍、白芍	87	21	茯苓、砂仁	64
8	白术、砂仁	82	22	茯苓、酸枣仁	64
9	陈皮、白芍	80	23	茯苓、泽泻	63
10	白术、白芍	79	24	白术、泽泻	61
11	茯苓、白芍	78	25	茯苓、谷芽	61
12	茯苓、赤芍	75	26	陈皮、赤芍	60
13	茯苓、甘草	73	27	薏苡仁、砂仁	60
14	陈皮、砂仁	70	28	陈皮、谷芽	60

表 12-8　孟河京派泄泻医案关联规则分析（置信度 ≥ 0.7）

序号	药物组合	置信度	序号	药物组合	置信度
1	龙骨→牡蛎	1	15	薏苡仁→茯苓	0.757 1
2	牡蛎→龙骨	0.881 6	16	太子参→白术	0.745 5
3	枳壳→陈皮	0.809 5	17	龙骨→酸枣仁	0.731 3
4	黄芪→白术	0.807 0	18	谷芽→薏苡仁	0.723 7
5	砂仁→白术	0.803 9	19	薏苡仁→白术	0.721 4
6	谷芽→茯苓	0.802 6	20	茯苓→白术	0.703 5
7	谷芽→陈皮	0.789 5	21	赤芍→白芍	0.701 6
8	谷芽→白术	0.776 3	22	白芍→赤芍	0.701 6

（四）讨论

本研究围绕孟河京派及与颜正华有传承关系的前代医家治疗泄泻的医案，运用关联规则及层次聚类算法分析京派治疗泄泻的用药经验及传承脉络。研究结果显示，孟河京派医家与前代医家的用药品种均有不同程度的重叠，且重叠部分远大于非重叠部分，表明孟河医派与孟河京派传承有序。由维恩图获得孟河京派与前代医家治疗泄泻的通用药有茯苓、白术、白芍、陈皮、泽泻、枳壳、枳实、厚朴、桑叶、木瓜等，各药多入脾、胃、肝、肺、膀胱经，功效多为健脾、理气、柔肝、清热、利水、化湿。此外与前人相比，孟河京派在选药方面有所取舍，所用磁石、白花蛇舌草、野菊花、鸡血藤、密蒙花、土茯苓等在前人泄泻医案中未见出现，此部分药物药性多偏寒凉，功效以疏肝、平肝、泻火解毒为主。自费伯雄至颜正华的各医家应用频次最高的药物均为茯苓，但不同的是颜正华应用茯苓的频次与陈皮、薏苡仁、白术等其他高频次药物已无显著性差异。孟河京派对前人的经验有传承也有发扬。一方面，高频次使用白术、党参健脾益气，赤芍、白芍清肝柔肝，砂仁、陈皮、枳壳理气健脾，茯苓、薏苡仁、泽泻利水渗湿，与前人用法基本一致；另一方面少用前人清泄肝火的丹皮、栀子，消食化积的鸡内金、山楂，升阳举陷的葛根、荷叶等，而以龙骨、牡蛎平抑肝阳，以川芎、合欢皮、香附疏肝理气，以黄芪、太子参益气升阳，用药更趋于缓和，形成了孟河京派特色的泄泻治疗经验。

根据研究结果，结合各家医案中及相关医论、医话中的著述，对孟河京派及与之相关的各代医家治疗泄泻的用药传承脉络进行梳理如下。

孟河四家用药思想：①费家。费伯雄在《医醇賸义·下利》中指出，泄泻不可单纯着眼于肠胃，也不能仅仅套用痢疾的辨治思路进行治疗。从高频用药可以发现，费伯雄喜用升阳、利水、行气三法，如喜用茯苓、薏苡仁、车前子利水渗湿,葛根、荷叶升举阳气,陈皮、枳壳、厚朴、木香健运中焦,使脾胃气机调畅,恢复升清降浊之能则泄泻自止。费伯雄赞成将泄泻的病因病机按照"内伤外感,三阴三阳,虚实寒热"细分,并进一步提出外感六淫、内伤五邪均可致泻,治疗也应"各随所主之病以施治"。其中对外感燥邪及内伤于肺导致泄泻的论述尤为新颖。"燥气中人,口渴心烦,下利白滞,内犯于肺……感于燥者清润之""伤于肺者,口燥咽干,微咳下利……伤于肺者存其津",传统医家多宗《素问·阴阳应象大论》"湿胜则濡泻"的观点,强调湿邪是导致泄泻的基本原理,明代李梴更提出"凡泄皆兼湿",因而尽管泄泻有不同的病因病机,但传统用药多偏燥,对功专养阴血的品种则尤为忌惮。费伯雄从辨证论治的角度大胆革新,有是证用是药,医案中可见石斛、当归、白芍等养血益阴之品,为泄泻的治疗提出了新的思路。②马家。马培之继承了孟河医派重视脾胃的一贯风格,且极为关注津液与中气、脾阳、肝阳的关系,用药在孟河各家中最为濡润。马培之治疗泄泻常用参苓白术散为基础,但少用原方,使用时常取其中的人参、白术、茯苓、甘草、山药、陈皮、薏苡仁加减,并根据病证不同以兼能养阴生津的党参、参须、西洋参、北沙参代替人参。其中参须是人参的细支根,传统本草典籍多认为参须本质即人参,但由于气味淡薄,仅具有生津、和胃等功用。如张山雷在《本草正义》中指出:"惟生津止渴,微有养液之用耳。若阴虚火升,肝胆之阳上炽,用此潜阳降火,尤为相宜。"马培之处方包含山药的医案达六成,且必与参类配伍使用,二者相须可增强益气养阴的功效。在养阴药的选择上,马培之较费伯雄又有了进一步突破。如在辨证为阴虚火旺且燔灼肺胃时,马培之会酌加生地、麦冬、石斛、玄参以养阴。生地、麦冬、玄参是吴鞠通《温病条辨》中增液汤的成分,用于治疗阴虚便秘,马培之巧妙借用以治疗泄泻,看似与疾病相左,实则是针对病因病机用药,值得借鉴。此外,马培之擅用炮制调整药物性质。如土炒当归既能补血而又不致滑肠;煨姜温而不燥,既可温里建中又不至于耗伤津液;鳖血炒柴胡则消除了柴胡劫肝阴的弊端。③巢家。巢家所留医案虽少,但由研究结果亦可略窥其用药偏好。巢家常用人参、茯苓、白术、白扁豆健脾益气,陈皮、厚朴、藿香、木香理气化湿,白芍、木瓜柔肝缓急,蚕砂、益元散、车前子化湿利水,又常以荷叶升阳,谷芽消食,以石膏清气分热。巢家治疗泄泻尤为关注湿邪为患,重柔肝益阴而轻疏肝、平肝,以此形成用药特色。④丁家。相较早期的费伯雄、马培之,丁甘仁治疗泄泻的用药偏于温燥,在遇泻久伤阴时还会酌加炒诃子皮、炒罂粟壳及炭类药收敛涩肠,这在费伯雄和马培之的医案中未曾出现。丁甘仁治疗泄泻多以二陈汤为基础燥湿化浊,加白术、党参以健脾益气,加神曲、谷芽、扁豆、山楂等消食开胃,加荷叶以升阳止泻。如兼有肝火,除沿用前人柔肝缓急治法,丁甘仁还喜用黄连、吴茱萸组成的左金丸清泻肝火。炭类药是丁甘仁治疗泄泻处方中一类常见的炮制规格,也是丁甘仁用药的一大特色。中药制炭的原则是"炒炭存性",即制炭后依然保留药材原有的功效。丁甘仁泄泻处方中共使用了焦楂炭、枳实炭、炮姜炭、银花炭、鸡金炭5个炭药品种,其生品的性味、功效虽各有不同,但均入脾胃经,且药效均较强,制炭后既可产生涩肠止泻的功效,又可缓解生品对胃肠的刺激,适用于脾胃虚弱的泄泻患者。另据陈修园《女科要旨》记载:"枳实烧黑,得火化而善攻停积。"查丁甘仁含有枳实炭的处方均涉及食滞、湿滞、痰阻中焦等,而症状不仅局限于泄泻,可以推知丁甘仁用枳实炭确有增强药效这一层意图。

邓星伯、杨博良用药思想:①邓星伯师承马培之,是孟河医派的第二代传人。与马培之相比,邓星伯治疗泄泻的用药更为温燥,且尤擅调理气机,治法以疏肝、运脾、化湿、利水为主。邓星伯重用理气药,而且细别药物的性味归经,充分发挥各自的作用。如以乌药、炒枳壳、苏梗、青皮、川楝子等疏肝运脾和胃,用于泄泻属肝气横逆脾胃者;以陈皮、木香、枳壳、苏梗等理气宽中,用于脾虚湿滞者;以大腹皮、槟榔降气利水,分化湿热,用于湿热困脾者。邓星伯喜用山楂,在超过五成的泄泻处方中都用到了山楂,在治疗痢疾的处方中这一比例更高。山楂味酸、甘,性微温,入于脾、胃、肝经,除常被用于消食化积、活血散瘀外,《新修本草》还记载服用山楂汁"主水痢",王孟英在《随息居饮食谱》中也指出山楂能"止泻痢"。邓星伯所用山楂包括生山楂、焦山楂、山楂炭3种规格,其中以焦山楂为多。生山楂多食易伤脾胃,经炒焦后的焦山楂降低了对胃肠的刺激性,同时增加了苦味,长于消食止泻。②邓星伯的弟子杨博良用药思路承袭了前人以行气、利水之法治疗泄泻的经验,喜用枳壳、大腹皮、陈皮、苏梗等运化脾胃湿滞,配伍茯苓、车前子等分化湿热。但与邓星伯不同的是,杨博良所选药物药性转凉转润,药效则更为平和。就理气药而言,杨博良对性燥偏温的乌药、木香、青皮、槟榔较少使用,而对瓜蒌皮、砂仁等更为凉润、温和的药物应用较广。收涩药方面,杨博良医案中并未应用罂粟壳、乌梅、诃子等,而炭类药的应用品种超出了前述的各医家,计有木香炭、山楂炭、炮姜炭、党参炭、大黄炭、瓜蒌炭、藕节炭、池菊炭、红曲炭、丹参炭、鸡内金炭、白术炭等12种。杨博良选用炭类药所对应的生品多走而不守,炒炭后药性较为缓和,又没有闭门留寇之虞。值得注意的是,杨博良常用于清肃上、中二焦痰热积滞的生瓜蒌、杏仁、牛蒡子等均性滑利,有滑肠之弊,但其在泄泻的治疗中并未刻意回避,其用药果断、精确可见一斑,颇有马培之的遗风。

孟河京派用药思想:孟河京派全面继承了孟河先贤的用药思想,又师古不泥古,随证化裁,在选药、配伍等方面均有革新,形成了疗效显著的辨治用药体系。孟河京派重视对中气的保护和运化,用药以平和为期,如对寒热证候不明显的泄泻患者,处方必以温凉并用,使全方整体保持平和,确保不会因药物造成患者寒热失调。对于罂粟壳等具有毒性的饮片及涩性较强的炭类药极少应用,以防产生毒副反应或致闭门留寇。此外,强调肝、脾、肾在泄泻治疗中的重要地位,关注气血的密切关系,在调理脾胃的同时兼用清肝、温肾、活血等法,以达到标本兼治的目的。①颜正华。颜正华认为，泄泻的发病原因主要分为内因和外因，其中内因包括饮食所伤、情志失调、病后体弱及先天禀赋不足；外因主要为外感寒湿或暑热之邪，其中以湿邪最为多见。尽管泄泻的病位在肠，而病机关键却是湿盛和脾虚，同时与肝、肾两脏关系密切。颜正华将运脾化湿作为泄泻的主要治疗原则，而治疗上还必定结合病程、兼症等进行辨证论治。如急性泄泻多以湿盛为主，重在化湿，佐以分利，再根据寒湿和湿热的不同分别采用温化和清化之法；久泻多见于脾虚，当以健脾为主，兼以疏肝、温肾、升提、固涩等法。在前人大量的经验基础上，颜正华将临床常见的证型归纳为寒湿壅盛证、湿热伤中证、饮食积滞证、肝脾不和证、脾气虚弱证、肾阳虚衰证 6 型，搭建起了京派内容全面、条理清晰的辨治体系。颜正华治疗泄泻多用理气和中、健脾益气之品，高频用药的前 10 位药物中，茯苓、陈皮、薏苡仁、白术、麦芽、甘草、枳壳 7 味均入脾胃经，由此也印证了颜正华以健运脾胃为核心的治疗原则。②张冰。张冰是国医大师颜正华的学术传承人，也是第六批全国老中医药专家学术经验继承工作指导老师。在近 30 年的跟师学习过程中，张冰将颜正华的辨治体系与自身临证体会相结合，对泄泻的治疗提出了新的尝试。如对于伴有脾胃气滞的泄泻患者，张冰不拘泥于使用传统的健脾理气药，常将用于治疗心胃诸痛的丹参饮加入处方中，其中丹参仍按原方剂量 30g，檀香、砂仁分别用 10g，各药根据病情加减使用。"气为血之帅，血为气之母"，气滞可致血瘀，血瘀又会加重气滞，因此，在行气时如根据病情酌加活血药物往往每获良效。张冰选药精到，临床十分重视合理应用多功效药物。如对于血瘀夹湿的泄泻，张冰细辨寒热，对偏寒性的病证加用泽兰，而对于偏热性的病证则加用益母草，二者活血兼能利水，一药多效，避免了专其一点而不及其余的弊端。张冰用药平淡，但常于平和中见神奇，药味虽少，但攻补兼施颇合法度。

（五）小结

泄泻是以排便次数增多、粪质稀溏或完谷不化甚如水样为主症的病证。孟河医家立足肝、脾、肾，形成了以健脾柔肝、行气利水为核心，兼以升阳、益气、养阴、收涩、温里、通利等诸法的用药特色，选药轻灵平和而效如桴鼓。无论是升阳利水、养阴生津，还是收敛固涩、调畅气机，历代孟河医家的用药思路看似有相左之处，但其不拘泥成见、以辨证论治指导用药的治疗思想以及用药平和、顾护脾胃的用药思路是一脉相承的。颜正华及其学术继承人张冰等继承了前人和法缓治的学术思想，辨内外因、辨发病缓急、辨寒热，同时在药物的选择、配伍方面有所革新，以顾护脾胃为基础建立起了一整套泄泻的辨证用药体系。而尤为注重脾胃，选药更为注重安全性，形成了孟河京派的治疗特色。

（上文由颜正华学术继承人张冰指导研究生撰写）

附一：颜正华大事年谱

1920 年 2 月 27 日　出生于江苏省丹阳县。

1934 年 6 月　拜同邑儒医戴雨三习读医经典籍。

1937 年 1 月　拜孟河医派著名医家马培之第三代传人杨博良为师。

1940 年 6 月　满师归乡，独立悬壶行医。

1947 年秋季　参加中医统考，名列丹阳县榜首。

1950 年　任江苏省丹阳县导墅区联合诊所所长，兼区卫生工作者协会主任。

1951 年初始　参加丹阳县中学西班，学习西医基础知识。

1955 年 3 月　考入江苏省中医进修学校师资进修班（南京中医药大学前身）学习。

1956 年　毕业前被任命为教学组组长，到邳县、阜宁县办中医短训班。

1956 年 3 月　从江苏省中医进修学校师资班毕业，并留校任教。

1956 年 8 月　被任命为江苏省中医进修学校中药教研组组长，编写《中药学讲义》。

1957 年 9 月　奉卫生部调遣，到北京中医学院任教，后任本草教研组组长。

主编本科教材《常用中药》，由北京中医学院教材科刻印。

1958 年　受北京中医学院委派，参加《中药志》的编写，并任编委。

1959 年 3 月　被任命为北京中医学院首届院务委员会委员。

6 月　参加审查中医学院试用教材《中药学讲义》编写提纲。

9 月　参加编写的《中药志》（1 版）第 1 册由人民卫生出版社出版。

12 月　参加编写的《中药志》（1 版）第 2 册由人民卫生出版社出版。

荣获 1959 年度北京市教育和文化、卫生、体育方面社会主义建设先进工作者。

1960 年 6 月　参加审订中医学院试用教材《中药学讲义》；10 月，由人民卫生版社出版。

7 月　指导中药研究班编写《新中药学》，由北京中医学院教材科刻印。

10 月　编著的《药性赋白话解》由人民卫生出版社出版。

1961 年 2 月　参加编写的《中药志》（1 版）第 3 册由人民卫生出版社出版。

9 月　参加编写的《中药志》（1 版）第 4 册由人民卫生出版社出版。

1962 年 2 月 19 日　加入中国共产党，后任中药教研室副主任。

完成所承担的 1963 年版《中华人民共和国药典》一部的研究与编写任务。

12 月　编著的《药性歌括四百味白话解》（1 版）由人民卫生出版社出版。

1963 年 5 月前　撰写中医学院试用教材《中药学讲义》部分章节。

5 月　参加了全国教材修订会议，审定中医学院试用教材《中药学讲义》文稿。

1964 年 3 月　参加编写的中医学院试用教材《中药学讲义》由上海科学技术出版社出版。

1967 年　在河南省商丘地区农村锻炼，任开封市西学中班教师，主讲中药方剂、中医基础及临床课。

1968 年　返回北京中医学院，任新医学习班教师，主讲中药方剂课。

4 月　主编《中药学讲义》（供越南留学生用），由北京中医学院教材科刻印。

1970 年　被派赴中国医学科学院参与办西学中班，担任教学组组长。

1971 年　在教育革命组领导下，主编《中药方剂学》教材中的中药学部分，由北京中医学院革命委员会教育革命组印刷。

1973 年　被卫生部派遣赴朝鲜医疗服务考察 1 个月。

1977 年　被卫生部派遣赴柬埔寨医疗服务 6 个月，编写《柬中常用草药》等。

1978 年　被评聘为教授。

1979 年 7—10 月　主编《中药学》教材，由北京中医学院教材科排印。

11 月　参加修订的《中药志》（2 版）第 1 册由人民卫生出版社出版。

被确定为研究生导师，开始指导硕士研究生。

1981 年 1 月　赴日本东京讲学。

2 月　被聘为北京市业余中药学校副校长。

3 月　被聘为卫生部医学科学委员会委员暨药学专题委员会委员。

12 月　被确定为北京中医学院首届学位评定委员会委员暨中医分会委员。

1982 年 5 月　参加修订的《中药志》（2 版）第 2 册由人民卫生出版社出版。

10 月　被聘为卫生部高等医药院校中医专业教材编审委员会委员。

下半年　参加高等医药院校教材《中药学》的编写，任副主编。

1983年5月　赴成都,参加高等医药院校教材《中药学》的审定。

1984年1月　当选为中国药学会北京分会第九届理事会理事。

6月　任副主编的高等医药院校教材《中药学》由上海科学技术出版社出版。主编的《临床实用中药学》,由人民卫生出版社出版。当选为中国药学会第十七届理事会理事。

10月　被聘为《健康报》振兴中医刊授学院顾问、《中医刊授自学之友》编委会委员。

12月　参加修订的《中药志》(2版)第3册由人民卫生出版社出版。被确定为北京中医学院第二届学位评定委员会委员。

1985年2月　被聘任为国务院学会委员会第二届学科评议组(药学分组)成员。

2月　被聘为张仲景国医大学名誉校长。

4月　被聘任为卫生部药品审评委员会委员。

5月　被任命为第二届北京中医学院院务委员会委员;被聘为《光明中医》杂志顾问。

6月　被聘为光明中医函授学院顾问、编委、北京分院院长;被聘为中国民间中医药研究开发协会理事。

8月　被聘为中医类成人高等教育入学考试命题委员。

9月　被聘为北京市高等教育自学考试中医专业中药学课程考试委员。

11月　被确定为北京中医学院第一届专业技术职务审定委员会委员。

12月　被聘为《中医文摘》编辑委员会顾问。

1986年2月　主持修订的《药性歌括四百味白话解》(修订本)由人民卫生出版社出版。

4月　被聘任为卫生部第五届药典委员会委员。

7月　被确定为博士研究生指导老师。

9月　奉调到中药系工作,任中药研究所名誉所长、中医药临床研究室(临床中药系前身)顾问。

11月　被国家民政部聘为按摩专业高级职务评审委员会委员;获北京科学技术协会荣誉证书。

1987年4月　被聘为北京中药学会顾问。

6月　主编的《中医自学丛书·中药学》由江西科学技术出版社出版。

1988年2月　被聘为《中国基本中成药》(二部)编委会顾问。

5月　参加修订的《中药志》(2版)第4册由人民卫生出版社出版。

7月　被聘为国家教委科技委员会医药卫生学科组组员;被聘为光明中医函授大学顾问暨北京分院院长。

8 月　主编的《中医学问答题库·中药学分册》由中医古籍出版社出版。

10 月　因培养中西医结合人才有贡献，受到中国中西医结合研究会表彰。

11 月　被聘为北京中医学院教材委员会顾问。

1989 年 1 月　当选为中国药学会北京分会中药分科学会名誉主任委员。

4 月　被聘为卫生部第二届药品审评委员会委员。

5 月　被聘为国家中医药管理局《中华本草》编撰工作领导小组组员暨编委会委员。

6 月　参与策划编撰的《中药大全》由黑龙江科学技术出版社出版。

1990 年 3 月　组织校点的《本草衍义》由人民卫生出版社出版。

3 月　被确定为北京中医学院第三届院务委员会委员。

5 月　被确定为北京中学院第二届高级专业技术职务评审委员会委员暨中药学学科评议组组长。

6 月　主编的高等中医药专业自学考试教材《中药学》由贵州人民出版社出版。

1991 年 2 月　被聘为中国民间中医医药研究开发协会第二届理事会理事；被聘为《中国中药杂志》特约审稿人。

6 月　主编的《高等中医院校教学参考丛书·中药学》（1 版）由人民卫生出版社出版。

9 月　被遴选为全国继承老中医药专家学术经验指导老师；被聘为北京中医学院第三届学位评定委员会副主席。

10 月　被聘为《北京中医学院学报》第二届编委会编委；获国务院特殊政府津贴。

1993 年 7 月　被聘为沪、港、台当代中医学技术中心特约研究员；被聘为《中国中药资源丛书》编辑委员会委员。

10 月　获中医学院中药系建系三十五周年"桃李奖"。

1994 年 1 月　当选为中国药学会第九届理事会理事；参加修订的《中药志》（2 版）第 5 册由人民卫生出版社出版。

10 月　被载入《中国英才》大型系列丛书。

11 月　被聘为香港中科中医癌症研究中心荣誉顾问。

1996 年 8 月　审订的《颜正华临证验案精选》一书由学苑出版社出版；被编入由龙致贤主编、人民卫生出版社出版的《北京中医药大学中医学家专集》。

1997 年 9 月　被聘为中国文化研究会《中国本草全书》学术委员会委员暨工作委员会学术顾问；领衔研制的"黄栀花口服液"获卫生部新药证书。

1998 年　被聘为《实用临床中成药全书》主审；被聘为《中药现代化研究与应用》主审。

1999 年 10 月　被聘为国家执业药师资格考试大纲及应试指南编审委员会委员。

2000 年 3 月　被聘为香港《医学纵横》杂志社学术顾问。

5 月　审订的《颜正华临证论治》一书由黑龙江科学技术出版社出版。

2001 年 2 月　被聘为六十集大型电视纪录片《黄帝内经》专家委员会委员。

12 月　被聘为北京中医疑难病研究会名誉会长、高级顾问。

2002 年 1 月　被聘为《中医药学刊》杂志社顾问。

11 月　被推选为北京中医药学会第八届理事会对外交流工作委员会顾问。被聘为北京中医药学会第八届理事会临床药学专业委员会顾问；被遴选为第三批全国老中医药专家学术经验继承工作指导老师。

2003 年　被授予中华中医药学会终身理事。

2006 年 1 月　主编的《高等中医药院校教学参考丛书·中药学》（2 版）由人民卫生出版社出版。

7 月　获河南省第九届自然科学优秀学术论文（《熟地黄对动物学习记忆障碍及中枢氨基酸递质、受体的影响》）一等奖（第二作者）。

12 月　获中华中医药学会首届中医药传承特别贡献奖。

2007 年 10 月　获国家中医药管理局批准的"全国老中医药专家学术经验继承工作优秀指导老师"称号；获国家中医药管理局"优秀中医临床人才研修项目优秀指导老师"称号。

2008 年　被确定为第一批国家级非物质文化遗产项目（中医传统制剂方法）代表性传承人。

7 月　被聘为国家级"中药教学团队"学术顾问及教学导师。

11 月　获北京中医药大学中药学院建院五十周年突出成就奖。

12 月　获北京市首都国医名师称号；获北京中医药大学学位与研究生教育三十年重要贡献奖。

2009 年 1 月　编著的《颜正华中药学讲稿》由人民卫生出版社出版。

5 月　被卫生部、国家人力资源与社会保障部、国家中医药管理局联合遴选为全国首届国医大师。

6 月　获中华中医药学会终身成就奖。

8 月　审定的《国医大师颜正华临证用药集萃》，由化学工业出版社出版。

11 月　编著的《颜正华中药歌诀 400 首》由人民卫生出版社出版。

2010 年 4 月　被聘为北京中医药大学"教育部'质量工程'人才培养模式创新实验区中医教改实验班"特聘顾问。

4 月　审定的《中国百年百名中医临床家丛书·颜正华》由中国中医药出

版社出版。

9 月　被聘为中国健康教育中心、卫生部新闻宣传中心专家咨询委员会专家。

11 月　审定的《国医大师学术经验传承录·颜正华学术经验辑要》由人民军医出版社出版。

12 月　获北京中医药学会颁发的中医药工作 60 年特殊贡献奖。

2011 年 1 月　审定的《中国百年百名中医临床家丛书国医大师卷·颜正华》由中国中医药出版社出版；主审的《国医大师临床经验实录·国医大师颜正华》由中国医药科技出版社出版。

6 月　《中华中医昆仑·颜正华卷》由中国中医药出版社出版。

2013 年　颜正华获北京中医药大学首届岐黄奖（指导老师奖）。

2014 年 12 月　颜正华名医工作室承办的"国医大师颜正华学术思想研讨会"顺利召开。

2015 年　由颜正华名医工作室承办的"国医大师颜正华学术思想研讨暨临床中药学学科服务发展高峰论坛"在京举行；北京市中医管理局授予 12 家医疗机构首批"颜正华临床中药学学科服务基地"，并向 12 家基地颁发铜牌及颜正华主审的《临床中药学科服务手册》系列口袋书 11 册。

2016 年 1 月　"十二五"国家重点图书出版规划项目《颜正华中药学思想与临床用药研究全集》由科学出版社出版。

2016 年—2019 年　由北京中医药学会主办、颜正华名医工作室承办的国家级继续教育项目"临床中药学服务策略与实践培训班"连续四年在北京举行。

2017 年 11 月　由颜正华担任名誉会长的中国民族医药学会信息与大数据分会成立大会在四川成都举行。

2018 年 8 月　于北京中医药大学第三附属医院建立"颜正华名老中医工作室"分站。同年，建立"颜正华临床中药学学科服务基地"6 家。

2019 年 9 月　颜正华获"全国中医药杰出贡献奖"。

附二：颜正华指导研究生名录

一、硕士研究生名录

1978 级

王育杰,男,《补药之长——黄芪》,1980 年在北京中医学院中医系完成。

王学智,男,《论大黄推陈致新作用》,1980 年在北京中医学院中医系完成。

周平安,男,《对张仲景用桂枝的探讨》,1980 年在北京中医学院中医系完成。

1979 级

刘为民,男,《中医药与现代抗衰老学说》,1982 年在北京中医学院中医系完成。

刘恩生,男,《中药药性理论的探讨》,1982 年在北京中医学院中医系完成。

程振芳,男,《试论归经》,1982 年在北京中医学院中医系完成。

1983 级

林毅,男,《试论〈千金翼方〉中"采药时节"一节同〈新修本草〉的关系》,1986 年在北京中医学院基础部完成。

黄幼群,女,《〈本草衍义〉的特色和历史价值》,1986 年在北京中医学院基础部完成。

1984 级

钟赣生,男,《宋金元时期药性理论主要成就初探》,1987 年在北京中医学院中药系完成。

倪建伟,男,《益智中药文献学研究及初步试验观察》,1987 年在北京中医学院中药系完成。

郭金龙,男,《芳香药的药性理论探讨以及芳香化湿醒脾的实验研究》,1987 年在北京中医学院中药系完成。

1985 级

刘树民,男,《中药在防止放射损伤中的运用——中药复方对小鼠骨髓造血机能影响实验室观察》,1988 年在北京中医学院中药系完成。

许青峰,男,《〈神农本草经〉注疏概况探讨》,1988 年在北京中医学院中药系完成。

吴晓玲，女，《补肾助阳药的文献整理及补肾助阳复方对下丘脑－垂体－肾上腺轴功能影响的实验研究》，1988 年在北京中医学院中药系完成。

沈惠军，男，《清热解毒药的理论探讨》，1988 年在北京中医学院中药系完成。

徐晓玉，女，《试论中药的对症治疗作用》，1988 年在北京中医学院中药系完成。

1986 级

刘玉德，男，《补益中药对荷瘤机体的应用研究》，1989 年在北京中医学院中药系完成。

黄星，男，《历代美容中药之探讨》，1989 年在北京中医学院中药系完成。

韩秋华，女，《昼夜择时服药初探》，1989 年在北京中医学院中药系完成。

二、博士研究生名录

1987 级

黄幼群，女，因 1990 年初赴美工作而未答辩。

1988 级

郑虎占，男，《填精补血化瘀法延缓衰老作用探讨》，1991 年在北京中医学院中药系完成。

1991 级

黄晖，男，《填精补血化瘀方健脑益智作用及其机制的理论和实验研究》，1994 年在北京中医药大学中药系完成。

1992 级

张冰，女，《填精补血化瘀口服液防治老年冠状动脉粥样硬化性心脏病的临床与实验研究》，1995 年在北京中医药大学中药系完成。

1993 级

徐刚，男，《小儿热咳平治疗小儿呼吸道感染理论、实验研究及其解热作用机理探讨》，1996 年在北京中医药大学中药学院完成。

彭康，男，《乌龙丹防治局灶性脑缺血的实验及临床研究》，1996 年在北京中医药大学中药学院完成。

1995 级

王志斌，男，《安神口服液治疗阴虚失眠的理论与实验研究》，1998 年在北京中医药大学中药学院完成。

1997 级

孟杰，男，《中药复方研究方法探讨与升脉颗粒剂的研制》，2000 年在北京中医药大学中药学院完成。

袁秀荣，女，《怀牛膝抗衰老作用研究》，2000 年在北京中医药大学中药学院完成。

1999 级

崔瑛，男，《怀庆熟地黄益智作用研究》，2002 年在北京中医药大学中药学院完成。

2000 级

苗明三，男，《大枣多糖补气生血作用研究》，2003 年在北京中医药大学中药学院完成。

赵晓霞，女，《肝脂清胶囊的研制及其复方药代动力学的研究》，2003 年在北京中医药大学中药学院完成。

闫惠俊，女，《肠安康微丸制备工艺及其结肠定位释药评价》，2003 年在北京中医药大学中药学院完成。

附三: 颜正华学术经验继承人

高学敏 1990年10月被确定为学术经验继承人,1991年9月28日结束继承工作,1991年12月17日由北京中医学院继承工作领导小组确认其师承关系。

高云艳 1991年9月28日被确定为学术经验继承人,1994年9月28日结束继承工作,1994年10月底完成结业论文,11月初通过结业论文答辩与考核,1994年12月27日由中华人民共和国人事部、卫生部、国家中医药管理局联合颁发全国老中医药专家学术经验继承人出师证书。

常章富 1991年9月28日被确定为学术经验继承人,1994年9月28日结束继承工作,1994年10月底完成结业论文,11月初通过结业论文答辩与考核,1994年12月27日由中华人民共和国人事部、卫生部、国家中医药管理局联合颁发全国老中医药专家学术经验继承人出师证书。

张　冰 2002年7月25日被确定为学术经验继承人,2006年5月25日结束继承工作,2006年6月中旬完成结业论文,2006年9月中旬通过论文答辩与考核,2007年9月由中华人民共和国人事部、卫生部、国家中医药管理局联合颁发全国老中医药专家学术经验继承人出师证书。

邓　娟 2002年7月25日被确定为学术经验继承人,2006年5月25日结束继承工作,2006年6月中旬完成结业论文,2006年9月中旬通过论文答辩与考核,2007年9月由中华人民共和国人事部、卫生部、国家中医药管理局联合颁发全国老中医药专家学术经验继承人出师证书。

高承琪 2003年2月被确定为学术经验继承人,2006年5月结束继承工作,2006年6月中旬完成结业论文,2006年9月中旬通过论文答辩与考核,2008年10月由北京市卫生局、北京市中医药管理局联合颁发北京市老中医药专家学术经验继承人出师证书。

张济中 2006年底,经人介绍,被颜正华收为徒弟,并协助颜正华整理书稿。

高　琰 颜正华之外孙女,2006年步入岐黄,2007年随颜正华临证侍诊,承家传。

45